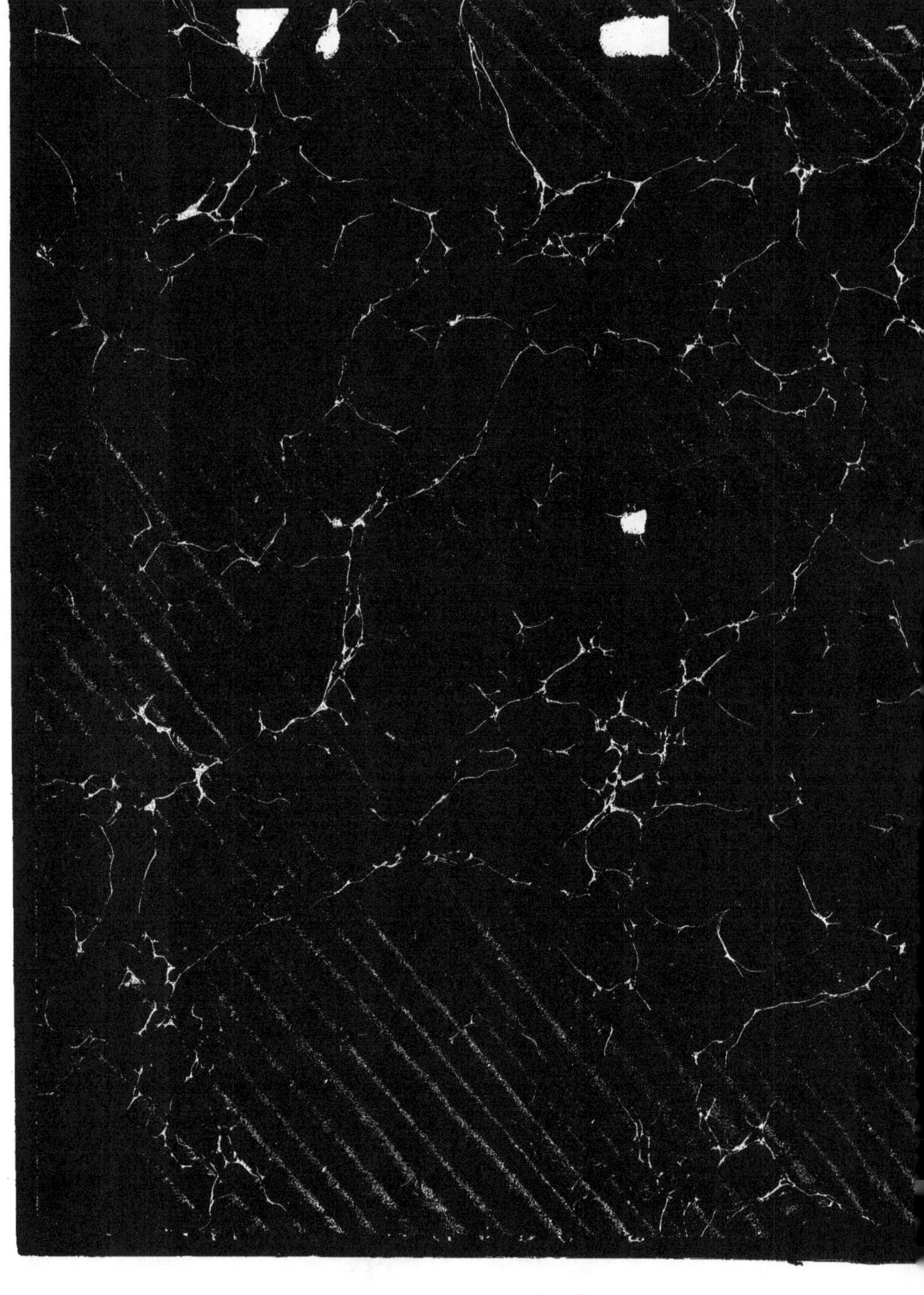

FRONTISPICE DU TRAITÉ GÉNÉRAL DE L'ANATOMIE DE L'HOMME PAR M.M. BOURGERY ET JACOB

Composé et dessiné par N.H. Jacob.

Imp. Lemercier Benard et Cie

BIBLIOTHÈQUE DE L'ARSENAL

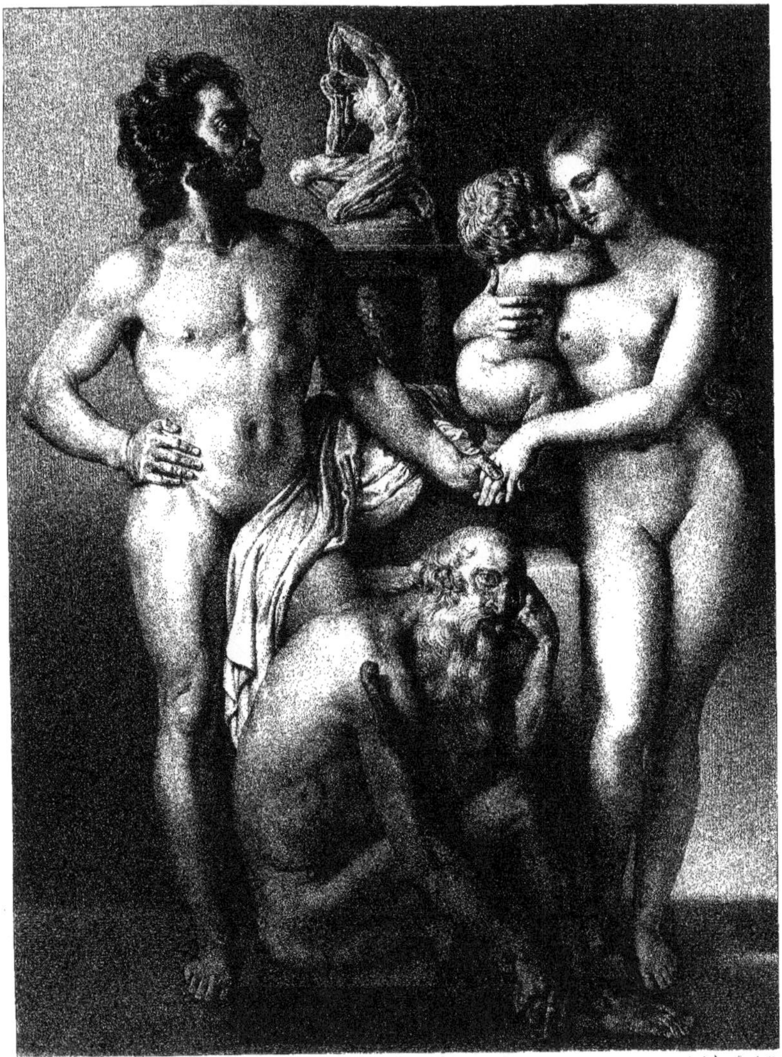

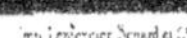

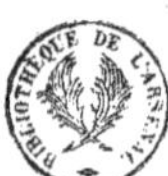

ANATOMIE DESCRIPTIVE

OU

PHYSIOLOGIQUE.

APPAREIL DE RELATION,

ORGANES DE LOCOMOTION.

OSTÉOLOGIE.

SYNDESMOLOGIE.

ΓΝΏΘΙ ΣΕΑΥΤΌΝ.

TOME PREMIER.

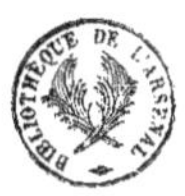

PARIS

C. A. DELAUNAY, ÉDITEUR.

LIBRAIRIE ANATOMIQUE, RUE DE L'ÉCOLE-DE-MÉDECINE, N. 13.

IMPRIMÉ CHEZ PAUL RENOUARD, RUE GARANCIÈRE, N. 5.

1832.

Fol S. A. 993

INTRODUCTION.

UTILITÉ DE L'ANATOMIE.

Depuis que la médecine, éclairée par le perfectionnement des méthodes scientifiques, a substitué à l'esprit de système l'observation rigoureuse de la nature, on sent plus particulièrement le besoin d'appuyer l'étude des sciences médicales sur une exacte connaissance de l'anatomie, la plus utile de ces sciences, celle qui est le fondement de l'art de guérir.

Qui ne sait que les progrès de l'anatomie ont toujours amené ceux de la médecine et de la chirurgie? Telle est son importance que, parmi les médecins et les chirurgiens célèbres dans l'histoire de l'art, ceux-là seuls ont laissé un nom durable, dont les travaux et les découvertes avaient pour base une parfaite connaissance de l'organisation du corps humain. Sans l'anatomie, la physiologie n'est qu'un tissu de fables plus ou moins ingénieuses, la chirurgie est sans guide, et la médecine est réduite à un aveugle empirisme.

Vingt siècles s'étaient écoulés depuis Aristote et Hérophile jusqu'à Vésale. Comment se fait-il que, dans ce long espace de temps, l'art de guérir, d'abord si brillant chez les Grecs, au lieu de continuer à prospérer n'ait plus fait que s'éteindre : c'est que dépourvus, pour l'étude de l'anatomie, des ressources qu'avaient eues les médecins grecs et alexandrins, les Arabes et les mires et physiciens du moyen âge, loin de perfectionner la science, n'avaient pu qu'obscurcir de leurs préjugés les lumières léguées par les anciens. Sans doute l'ignorance de l'anatomie n'a pas été la seule cause de cette décadence, mais elle en est la principale. A peine Mondini a-t-il disséqué quelques cadavres que déjà Guy de Chauliac donne à la chirurgie une impulsion nouvelle. Après un siècle Vésale, Fallope, Eustache, etc., créent l'anatomie tout entière, et bientôt on voit surgir des chirurgiens tels que Franco, Ambroise Paré, Fabrice de Hilden; des médecins tels que Fernel, Forestus, Baillou.

Mais la médecine et la chirurgie ne profiteront pas seules de ce grand mouvement : la physiologie, jusqu'alors vain amas de subtilités scolastiques, va désormais revêtir une forme plus rationnelle. Toutes les découvertes dans cette science auront l'anatomie pour base, tous les inventeurs seront anatomistes : c'est Servet découvrant la circulation pulmonaire, et, soixante ans après lui, Harvey démontrant la circulation générale; puis Aselli, Rudbeck et Pecquet créant cette double circulation des vaisseaux chylifères et lymphatiques, dont, avant eux, les liquides et leurs réservoirs étaient également inconnus. Depuis lors, par une succession de travaux sur les glandes, les nerfs, les vaisseaux, la physiologie continuera à s'éclairer des lumières empruntées à l'anatomie, jusqu'aux temps où Haller et Bichat, interprétant l'une par l'autre ces deux sciences, les rendront à jamais inséparables.

Enfin c'est encore de cette époque brillante du XVIe siècle, et comme résultat combiné des travaux des anatomistes et des grands observateurs cliniques qui l'ont illustrée, que vont naître deux sciences nouvelles qui plus tard seront les flambeaux de la médecine et de la chirurgie. Déjà l'étude des formes et des rapports des organes a mis sur la voie de l'anatomie chirurgicale, et la comparaison des organes dans les deux états de santé et de maladie promet l'anatomie pathologique. Un long temps s'écoulera encore avant que toutes deux soient assez riches de matériaux pour être considérées comme sciences spéciales, mais pourtant elles ont commencé d'exister en fait. La première, perfectionnée par les efforts de tous les chirurgiens, jettera, dans le dernier siècle, le plus vif éclat sur les travaux de Cheselden, de J.-L. Petit, et de cette illustre Académie de chirurgie; puis, systématisée par Desault, professée par ses plus brillans élèves, elle deviendra de nos jours une branche spéciale d'enseignement. La seconde, fondée principalement sur l'anatomie de texture, ne sera formée d'abord que d'observations éparses sur des altérations plus ou moins grossières; mais enfin, éclairée par les travaux de fine anatomie de Ruysch et de Malpighi, elle immortalisera, dans le dernier siècle, le nom de Morgagni, et, par ses progrès non interrompus jusqu'à nos jours, elle deviendra le guide le plus sûr du médecin.

En voyant quelle immense utilité le médecin et le chirurgien retirent de l'anatomie, on croirait que cette science devrait être la mieux sue de toutes celles qui ont rapport à la médecine. Aucune n'est peut-être mieux enseignée dans les écoles, aucune mieux possédée par les jeunes médecins qui viennent de terminer leurs études. Cependant, après quelques années d'exercice, l'anatomie est la science que l'on se rappelle le moins : la raison en est dans la multitude de faits qu'elle embrasse, et dans la difficulté de s'entourer des moyens d'étude qui lui sont propres. Éloigné des amphithéâtres et des centres d'instruction, absorbé par les devoirs de sa profession, le médecin perfectionne chaque jour ses études cliniques par le fait même de sa pratique. Il peut à volonté s'environner des objets propres à étudier la chimie, la botanique et toutes les autres sciences, mais il manque de cadavres; et au moment de pratiquer une opération grave, il cherche en vain dans sa mémoire les faits oubliés de l'anatomie. A la vérité, il possède des livres, il peut les relire, s'en pénétrer; mais ces images factices, que l'intelligence se crée d'après une description souvent vague ou inexacte, combien elles sont éloignées de la représentation réelle des objets! Aussi tel chirurgien, habile d'ailleurs, s'abstient-il d'opérer, dans la crainte d'accidens qu'il redoute, qu'il s'exagère peut-être, parce qu'il ne saurait en calculer les probabilités. Mais ce même praticien, fort de bonnes études cliniques, qu'on lui donne un moyen de se rappeler les détails d'anatomie échappés de sa mémoire, et bientôt il reprend toute son assurance, il se décide à agir, et sauve son malade.

Cette nécessité d'avoir toujours l'anatomie bien présente a fait songer de bonne heure à la reproduire, à la fixer en quelque sorte par le dessin. Aussi, dès les premiers temps, Vésale, Eustache, Charles-Étienne, Ambroise Paré, Dulaurens, etc., anatomistes, médecins et chirurgiens, se sont-ils également empressés de suppléer par des figures au vague des descriptions.

Pourtant, il faut l'avouer, l'imperfection des premières planches n'était pas propre à en assurer le succès; autant pourrait-on en dire de la plupart des ouvrages antérieurs aux *Icones anatomicæ* de Haller, qui, même encore aujourd'hui, ont conservé de la réputation : et, pour n'en citer que deux exemples, ne vante-t-on pas tous les jours les planches de Bidloo, et pourtant n'y avait-il pas à tirer un meilleur parti du talent d'un artiste tel que Gérard de Lairesse! n'a-t-on pas épuisé toutes les formules de la louange sur la myologie d'Albinus; mais, à part les insertions des muscles qui sont exactes, quel profit peut-il résulter pour l'étude de dessins sans plans, sans perspective, et qui ne donnent qu'une idée aussi imparfaite du volume, de la forme, des connexions et de la structure musculaire ou aponévrotique des parties représentées!

Il n'en est pas de même des ouvrages qui ont paru depuis cinquante ans. Sans parler des belles monographies de Mascagni, Scarpa et Sœmmerring, qui sont autant de monumens impérissables, un certain nombre d'auteurs, nos devanciers ou nos contemporains, nous ont donné sur des sujets importans des planches dont quelques-unes pourraient être considérées comme modèles, et qu'il serait à désirer que tout le monde pût également consulter.

Maintenant que la lithographie permet de publier, sans trop de frais, des ouvrages iconographiques très volumineux, ce serait rendre un service aux médecins que de mettre à la portée de tous l'ensemble des travaux qui ont eu l'anatomie pour objet. Mais, pour qu'un ouvrage de ce genre puisse offrir toute l'utilité dont il est susceptible, il faut non seulement que la science y soit présentée dans son état le plus avancé, mais encore qu'elle y paraisse avec toutes ses applications. Ainsi on ne devrait copier servilement aucun travail antécédent, dès lors qu'il n'en est pas auquel on ne puisse ajouter des faits nouveaux; mais surtout il est indispensable que les planches d'un pareil ouvrage, exécutées dans une intention nouvelle, soient dessinées d'après nature, en se servant toutefois comme indication des figures reconnues les meilleures parmi celles qui ont été publiées jusqu'à ce jour.

C'est cette tâche que M. Jacob et moi nous nous sommes proposé de remplir. Aucun sacrifice ne nous coûtera pour terminer honorablement l'immense travail que nous avons entrepris. Pour ce qui me concerne, j'ai dès aujourd'hui la certitude d'être aidé par la collaboration de plusieurs des anatomistes les plus distingués tant de la France que de l'étranger. Leur savante coopération me sera d'un grand secours dans les points obscurs et qui exigent de nouvelles recherches.

NOMENCLATURE ET SYNONYMIES.

Convaincu de l'influence des mots sur les idées, nous aurions désiré que l'anatomie possédât comme la chimie une nomenclature en usage parmi les savans de tous les pays. A la vérité des essais ont été tentés à cet égard, mais sans un succès complet. Pour qu'une nomenclature anatomique satisfît aujourd'hui aux exigences de la science, il faudrait que les noms, en rappelant des idées exactes, ne fussent ni trop long ni trop bizarres, et que leur signification, créée pour l'anatomie de l'homme, s'appliquât également à celle des animaux mammifères qui s'en rapprochent le plus par leur organisation. Dans l'absence d'un travail de ce genre qui ait reçu la sanction générale, nous donnerons au moins, pour chaque objet, les nomenclatures partielles de MM. Dumas, Duméril, Chaussier et Sarlandière; nous y joindrons les diverses synonymies, même celles qui appartiennent aux langues vivantes les plus répandues, pour faciliter l'intelligence du texte aux élèves étrangers qui, déjà familiers avec la langue française, ne le sont pas encore avec notre vocabulaire de médecine. Contraint de faire usage de l'ancien langage anatomique, le seul qui soit universellement répandu, nous y mettrons pourtant le plus de rigueur qu'il nous sera possible. Nous suivrons le conseil de Vicq-d'Azyr, en évitant de nous servir de ces expressions si nombreuses empruntées de comparaisons absurdes, ou de ces dénominations représentant les idées fausses de l'époque à laquelle elles ont été inventées. Il n'en est pas de même de l'emploi des verbes actifs, *monte*, *descend*, *s'enfonce*, etc., si usités dans les descriptions des vaisseaux, et par lesquels on semble animer les objets. C'est en vain que le même auteur conseille d'y substituer les verbes auxiliaires, qui ne font qu'énoncer la situation pour chaque point déterminé. Ces locutions plus sévères auraient le mérite d'une grande exactitude; mais elles rendraient les descriptions tellement arides et rebutantes, que nous croyons plus convenable de faire un usage modéré du langage métaphorique.

EXPRESSIONS RELATIVES.

La position dans laquelle nous décrivons le sujet est la station verticale, les membres inférieurs rapprochés l'un de l'autre, et les membres supérieurs étendus et accolés au tronc, les mains placées en supination. Cette dernière position de la main supposant une contraction des muscles supinateurs, on a dit qu'elle ne convenait pas pour une description cadavérique. Cependant c'est avec raison que la plupart des anatomistes l'ont adoptée; car si on suppose la main en pronation, il est impossible de décrire avec clarté les parties qui composent l'avant-bras : leurs deux extrémités ne se trouvant pas en regard des mêmes plans.

Le sujet étant debout, comme nous venons de l'exprimer, pour déterminer avec exactitude la valeur des expressions relatives il faut le supposer renfermé dans un espace à six plans, comme l'est une chambre carrée. Dans cette situation la paroi de la chambre vers laquelle est tourné le visage prenant le nom de plan antérieur, celle qui lui est opposée s'appellera le plan postérieur; le plafond sera le plan supérieur, le plancher le plan inférieur, les parois de côté formeront les plans latéraux droit et gauche. Enfin si, par la pensée, on divise verticalement le sujet en deux moitiés égales par un plan médian qui du vertex vienne tomber entre les deux pieds, on complétera ainsi la description, en appelant interne tout ce qui rapproche de ce plan, et externe ce qui est relativement plus près de l'un ou l'autre des plans latéraux.

Le mot plan n'a pas, en anatomie, la même signification qu'en géométrie. Le plan géométrique n'ayant d'étendue qu'en longueur et largeur, sans épaisseur, ne convient qu'à la détermination des surfaces planes. Pour exprimer la forme des surfaces courbes, comme le sont toutes celles du corps humain, on est obligé d'admettre, à partir du point le plus rapproché, une série de plans superposés et graduellement décroissans, d'où résulte, pour le dessin, la perspective. En anatomie, où l'appréciation rigoureuse des surfaces n'est pas nécessaire, on simplifie beaucoup les opérations de l'esprit en concevant, parallèlement à chaque surface, un plan qui en touche l'extrémité la plus rapprochée, et on évalue approximativement, par des expressions relatives, l'écartement et le degré d'inclinaison des points principaux de l'une par rapport à l'autre. Une comparaison achèvera d'éclaircir la signification que l'on doit attribuer au plan anatomique. Supposons que, placé en face du sujet, on aperçoive son visage au travers d'une glace: en dessinant sur le verre chacun des traits qui viennent s'y produire, on inscrirait ainsi la surface antérieure du visage; mais les détails en seraient exprimés comme s'ils appartenaient tous à un même plan. C'est cette glace qui figure le plan anatomique auquel se rapportent tous les points visibles quel que soit leur éloignement. Pour déterminer la position relative des différentes parties par rapport à ce plan; prenant pour terme de comparaison le sommet du nez, extrémité la plus saillante, il ne resterait plus qu'à indiquer de combien la joue, l'oreille ou tout autre point s'en écartent en arrière.

Ces premières données étant établies, pour en faire l'application à la description des parties il suffira d'appeler leurs différentes faces du nom des plans du sujet auxquels elles correspondent. Prenant pour exemple le pied posé à plat sur le sol, sa face dorsale tournée en haut se nommera supérieure; la face plantaire, inférieure: celle dont fait partie le gros orteil sera interne, et celle du petit orteil externe; l'extrémité digitale du pied s'appellera antérieure, et son extrémité calcanéenne postérieure. Pour les parties superposées, il est clair que les expressions relatives deviendront réciproquement inverses. Ainsi la face postérieure du muscle grand pectoral sera en rapport avec la face antérieure du petit pectoral; et la face interne du muscle deltoïde avec la face externe de l'articulation scapulo-humérale, etc. Quand une partie par sa forme et sa direction ne sera placée parallèlement à aucun des sept plans que nous venons d'énoncer, on dira qu'elle est située obliquement, en indiquant ses rapports avec chacun des trois diamètres; c'est ainsi que la direction de l'artère fémorale, du pli de l'aine à l'arcade aponévrotique du 3e adducteur, sera oblique de haut en bas, d'avant en arrière et de dedans en dehors. Nous ne partagerons pas l'erreur de plusieurs anatomistes qui, dans leurs descriptions, substituent continuellement la ligne médiane au plan médian. Une ligne n'ayant d'étendue qu'en longueur, il est impossible, pour un corps irrégulier, de déterminer son trajet et la distance de ses différens points aux plans antérieur et postérieur. Nous en dirons autant de l'axe prétendu imaginé pour la description des membres, comme s'il était possible de concevoir un axe dans un corps qui n'est régulièrement ni sphérique ni cylindrique. Les viscères, en raison de leurs formes bizarres et de leurs inclinaisons variées, sont les seuls pour la description desquels il soit utile de créer de nouvelles expressions relatives, en leur supposant un centre et une circonférence. A la vérité ces expressions manquent d'exactitude; mais au moins présentent-elles à l'esprit un sens assez défini pour que l'on puisse appeler internes les parties situées vers la profondeur de l'organe, et externes celles qui se rapprochent des contours extérieurs. Peut-être trouvera-t-on que nous avons trop insisté sur ces détails; mais nous avons cru convenable de le faire, l'observation nous ayant appris que, pour un grand nombre de personnes, les idées fausses qu'elles attachent aux expressions relatives sont un des plus grands obstacles qui s'opposent à leurs progrès dans l'étude de l'anatomie.

PLAN DE L'OUVRAGE.

Dans l'état actuel de l'anatomie, il nous a paru qu'elle pouvait comporter quatre divisions principales: 1° l'énoncé de la forme et des propriétés physiques des organes, tels que la nature nous les présente, ou l'*anatomie descriptive;* 2° l'examen des rapports de ces mêmes organes entre eux, tant dans l'état de santé que dans l'état de maladie, en d'autres termes l'*anatomie chirurgicale;* 3° l'étude spéciale des tissus, ou l'*anatomie générale;* 4° l'histoire des modifications que subit la forme animale sous l'influence des causes physiques et morales: nous désignons cette dernière partie par le nom d'*anatomie philosophique*.

L'ouvrage, lorsqu'il aura paru dans son entier, devra composer huit volumes. Les cinq premiers appartiendront à l'anatomie descriptive; les 6e et 7e contiendront l'anatomie chirurgicale et le manuel opératoire, le 8e comprendra l'anatomie générale et l'anatomie philosophique.

1° ANATOMIE DESCRIPTIVE.

Le texte, pour cette section, devant être accompagné d'un très grand nombre de planches, afin de rendre facilement comparables entre elles toutes les parties de notre travail nous avons dû nous créer un type idéal de la forme la plus belle et du parfait développement de l'espèce, type d'après lequel toutes les figures seraient également représentées. Dans ce but, nous sommes convenu de décrire l'homme de race caucasique, d'une taille de cinq pieds, âgé de trente-trois ans, et doué des plus heureuses proportions. A son étude nous rattachons celles de l'enfant et du vieillard: en d'autres termes, c'est toujours le même individu idéal que nous décrivons tel qu'il a dû être, et tel qu'il serait par les progrès de l'âge. La femme, qui n'est que l'homme modifié pour l'accomplissement de certaines fonctions, doit être décrite en même temps pour chacune des parties de son organisation qui offre des dissemblances.

Mais, si nous réunissons dans une description commune les êtres nés, les êtres qui ont une existence à part dans la nature, il importe de comprendre dans une section spéciale le fœtus, être parasite dont la vie dépend de celle de l'adulte féminin; d'où il suit que l'anatomie descriptive doit être divisée en deux parties, l'androtomie et l'embryotomie.

Pour la description des divers organes, nous nous proposons de les rapprocher suivant l'ordre physiologique, en groupant dans un appareil commun tous ceux qui concourent à l'exécution d'une même fonction. Nous avons cru devoir procéder de cette manière, à l'imitation de plusieurs anatomistes de nos jours: outre l'avantage d'un lien rationnel qui unit entre elles les différentes parties d'un même système, on évite ainsi les rapprochemens peu méthodiques compris dans l'ancienne division sous des titres plus ou moins vagues, et en particulier sous ceux de splanchnologie, adénologie, etc.

Nous adoptons, pour notre ouvrage, la classification des fonctions en celles de relation, de nutrition et de reproduction. Elle offre l'avantage de faire connaître d'abord les organes propres aux animaux. En suivant cette idée, peut-être aurait-il fallu débuter par ce qu'il y a de plus élevé dans l'organisation, c'est-à-dire par le système nerveux. Nous aurions vu l'encéphale, pour la perfection duquel l'être entier semble avoir été créé, s'environner d'abord des divers appareils propres à mettre l'homme en rapport avec la nature, et successivement des organes dont l'exercice entretient son existence matérielle, et de ceux qui servent à propager son espèce. Toutefois nous avons cru devoir nous conformer à l'ordre généralement suivi, en présentant d'abord à l'élève les sujets les plus simples. Nous commencerons donc par l'appareil locomoteur. Le premier volume comprendra les os et les ligamens; le second les muscles, les aponévroses et les bourses synoviales. C'est également comme sujet d'étude plus familier aux commençans que nous présentons d'abord les muscles; car, en logique, les aponévroses formées de tissu scléreux et qui remplissent les usages d'un squelette surnuméraire flexible, et les bourses synoviales qui ne sont que des espèces d'articulations propres à faciliter le glissement des parties molles entre elles ou contre des parties dures, figureraient plus convenablement à la suite de la squelettologie.

Le troisième volume contiendra l'appareil sensitif et celui de la voix. Le système nerveux a été dans ces derniers temps le sujet de travaux si nombreux et si importans, en particulier pour ce qui concerne l'encéphale, les nerfs des sens, la cinquième et la huitième paire cérébrales, le grand sympathique, etc.; il existe en outre, sur ces divers sujets, tant de travaux encore inédits ou publiés incomplétement, qu'il est besoin de grandes recherches pour ne pas rester, à cet égard, en arrière de l'état réel des connaissances.

Dans le quatrième volume se trouveront compris les appareils respiratoire et circulatoire. Nous profiterons de toutes les découvertes dont les vaisseaux lymphatiques et les veines ont été l'objet dans ces derniers temps. Quant aux artères, en raison de leur importance sous le rapport chirurgical, nous donnerons à leur description une grande étendue. Non seulement nous apporterons beaucoup d'attention à ne donner comme type normal que le mode de distribution le plus ordinaire; mais encore nous ferons représenter sur une échelle réduite les anomalies les plus communes, en donnant le chiffre de leur fréquence relative, autant du moins que nous en pourrons déterminer l'évaluation, en joignant à nos propres recherches les faits contenus dans les auteurs et ceux que nous présenteront les pièces conservées dans les diverses collections de Paris.

Le cinquième volume contiendra la description des divers organes de la digestion, de la dépuration urinaire et de la génération; il sera terminé par l'embryotomie. Mais avant de donner l'anatomie du fœtus, nous avons cru devoir compléter celle de l'homme par l'étude d'un tissu qui, sous le point de vue graphique et considéré comme organe de liaison et d'interposition, ne nous paraît pas avoir été complétement étudié: c'est le tissu cellulaire. Relégué constamment en tête de l'histologie, on l'a très bien décrit dans sa texture et ses propriétés; mais il est moins connu quant à la forme et aux moyens de communication des espaces qu'il remplit. Cependant le tissu cellulaire est susceptible d'une description anatomique spéciale, pour sa partie extérieure aux organes. C'est sous cet aspect que nous le considérerons dans cette première partie de notre ouvrage, réservant pour l'histologie à parler de sa texture, de ses propriétés et des usages qu'il remplit comme tissu générateur commun. Nous nous sommes assuré que, dans un grand nombre de points, l'on peut injecter les espaces celluleux inter-organiques, et figurer ainsi les polyèdres irréguliers formés par l'adossement des organes. Des coupes inclinées dans divers sens, mais le plus souvent horizontales, nous permettront de rendre avec clarté, par le dessin, la forme et la direction de ces divers espaces, en évitant toutefois d'exagérer leurs dimensions. Nous verrons dans les deux sections d'anatomie chirurgicale et médicale combien cette étude, combinée avec celle des aponévroses et des vaisseaux, peut répandre de lumière sur la pathologie.

Enfin il est une partie de la science, l'anatomie fine, que nous étudierons avec beaucoup de soin. Intermédiaire entre l'anatomie des organes et celle des tissus, il semble, au premier abord, assez difficile de tracer une ligne de démarcation qui la sépare de cette dernière. Toutes deux, en effet, s'exercent sur de très petits objets, et nécessitent l'emploi de la loupe; toutes deux font usage de moyens d'isolement empruntés à la chimie. Toutefois il est entre elles une distinction à établir. Quoique réduit aux plus petites dimensions, c'est encore l'organe que considère l'anatomie fine, quels que soient du reste les tissus qui entrent dans sa structure; tandis que l'anatomie générale ne s'occupe que du tissu, mais elle l'étudie avec toutes ses propriétés, aussi bien dans l'état de vie que sur le cadavre, et indépendamment des organes qu'il concourt à former. Ainsi nous considérerons comme anatomie fine, et nous décrirons à la suite de l'organe auquel ils se rapportent, les divers détails de structure des viscères, les anastomoses capillaires des différentes sortes de vaisseaux, la décomposition de certaines membranes en feuillets superposés, et autres sujets de cette sorte, et nous renverrons à l'anatomie générale pour ce qui a rapport à l'étude des tissus dont l'arrangement détermine le mode d'organisation de ces diverses parties.

2° ANATOMIE CHIRURGICALE.

Elle fait immédiatement suite à l'anatomie descriptive, dont elle est la plus utile application. N'ayant plus, à l'époque de sa publication, à nous occuper des détails purement graphiques, nous en pourrons tracer l'exposition avec une étendue proportionnée à son importance.

Cette science, jeune encore, forme aujourd'hui l'une des parties les plus intéressantes des études médicales. La clarté qu'elle répand sur le diagnostic des affections chirurgicales, la précision avec laquelle elle guide l'instrument dans les opérations graves, l'accord qu'elle établit entre l'anatomie et la chirurgie dans toutes les maladies dont un changement de rapport constitue le fait principal, l'extrême fécondité, sous le point de vue thérapeutique, des aperçus nouveaux qu'elle inspire, tant de motifs excitent au plus haut degré l'intérêt des praticiens, encouragent et stimulent le zèle pour la science des anatomistes et des chirurgiens. Aussi l'anatomie chirurgicale, naguère à sa naissance, marche-t-elle à grands pas vers sa perfection. A peine Desault en avait-il posé les bases que de toutes parts, tant en France qu'à l'étranger, chaque région du corps devenait le sujet d'une ou de plusieurs monographies, la plupart accompagnées de planches. Quelques-uns de ces travaux ont signalé des découvertes importantes; presque tous, rédigés dans une intention pratique, ont été l'occasion d'autant de progrès en chirurgie. Riche de tant de matériaux, l'anatomie chirurgicale, organisée sous une forme régulière, a eu bientôt ses traités spéciaux : déjà nous possédons deux ouvrages de cette nature dus à deux jeunes docteurs également distingués de la Faculté de Paris.

Enfin, loin que le zèle des travailleurs se ralentisse, telle est l'ardeur des chirurgiens pour l'étude de cette partie de l'anatomie qui a rapport à l'exercice de leur profession, que, malgré le nombre considérable de travaux sur cette matière que chaque jour voit éclore, on peut dire que la science écrite est encore en ce moment de beaucoup en arrière de celle professée dans les cours.

Telle qu'elle est décrite dans les traités généraux, l'anatomie chirurgicale, entrevue seulement comme science des connexions entre les organes, n'est encore qu'une anatomie de régions, d'où l'épithète de topographique qui lui a été imposée. Ce point de vue, approprié à la pratique des opérations, est assurément d'une grande importance; mais il ne suffit pas pour constituer une science qui doit comprendre toutes les applications de l'anatomie à la chirurgie. Considérant l'anatomie chirurgicale sous ce dernier aspect, elle nous présente trois sections bien tranchées, également intéressantes à étudier dans leurs différences et dans leurs rapports.

Dans la première, nous aurons pour objet de montrer les organes isolés de l'ensemble, et leurs maladies renfermées dans un lieu déterminé. Procédant de la profondeur vers la superficie, ou des points d'appui et des enveloppes vers les parties supportées et contenues, le squelette deviendra le point de départ de nos observations. Nous considérerons successivement les enceintes osseuses des cavités splanchniques, puis les aponévroses formant, à partir des os, une série de gaînes juxtaposées, qui circonscrivent et séparent les organes isolément ou par groupes; et enfin, à l'extérieur, la peau, qui sert d'enveloppe commune. Dans cette manière de considérer l'anatomie, nombre de maladies se présenteront localisées d'abord dans des loges spéciales. Si l'affection est indolente ou se développe avec lenteur, elle pourra rester long-temps stationnaire, isolée des organes voisins par les cloisons inter-organiques; mais pour peu que les parties malades augmentent de volume, nous verrons les enveloppes, organes de soutien et de protection dans l'état sain, devenir ici des agens mécaniques de compression et d'étranglement : de là tant d'inflammations graves suivies de gangrènes; de là ces nombreux foyers, ces vastes décollemens, ces longs trajets fistuleux si communs dans les érysipèles phlegmoneux. On pourrait multiplier beaucoup les aperçus de ce genre; mais il suffit des deux exemples que nous venons de citer pour montrer jusqu'à quel point cette sorte d'anatomie peut, en éclairant sur l'étiologie des affections chirurgicales, mettre sur la voie de leur traitement.

Le but que nous nous proposons dans la deuxième section est directement l'inverse du précédent : il s'agit de montrer les moyens de liaison et de communication existans entre les organes, dont l'effet pathologique est de faciliter le développement et l'extension des maladies. L'agent est en général le tissu cellulaire; les voies, celles que parcourent les vaisseaux; le point de départ, la région prévertébrale d'où procèdent les grands courans vasculaires; les aboutissans, les polyèdres cellulaires inter-organiques, l'intérieur des cavités osseuses et des loges aponévrotiques, l'intimité des tissus, les surfaces tégumentaires, en un mot toutes les extrémités.

Parcourant avec la circulation les diverses parties du corps, du centre vers la circonférence, dans toutes les maladies qui ont pour effet l'épanchement d'un liquide, telles que l'œdème, les hémorragies internes, les filtrations purulentes, l'emphysème, etc., nous verrons les divers fluides répandus dans le tissu cellulaire dénuder les organes entre lesquels ils s'interposent, et, pénétrant avec les vaisseaux dans l'intérieur des loges aponévrotiques, venir s'y accumuler et y former des collections. C'est dans les espaces cellulaires que se développeront presque toutes les tumeurs; c'est à travers ces espaces que les corps étrangers se frayeront des voies pour être expulsés au dehors; c'est par les grandes ouvertures vasculaires que se formeront la plupart des hernies. Dans ce vaste cadre anatomique, ainsi que dans celui qui précède, se rangerait avec facilité toute la nosographie. Nous n'indiquerons ici que les affections chirurgicales, réservant pour l'étude des tissus à parler des applications de l'anatomie à la pathologie interne.

La dernière section se compose de l'anatomie de régions. Offrant à l'observateur les divers tissus de la superficie vers la profondeur, elle fait connaître, pour une circonscription déterminée, les plans formés par les organes, le mode de superposition de ces derniers, leurs connexions entre eux, leur profondeur relative, leur degré d'inclinaison par rapport à certaines lignes extérieures, etc. Par l'importance de ses détails graphiques, elle est le seul guide du chirurgien dans les manœuvres opératoires : sous le point de vue pathologique, en raison même de la nature des organes contenus dans une région déterminée, de leur nombre et de l'agencement qu'ils observent entre eux, elle met sur la voie des nombreuses maladies dont cette partie est le siége, et présente un cadre tout formé pour leur indication. Sous ce dernier rapport elle fait opposition avec les deux sortes d'anatomie qui précèdent; ces dernières, en effet, nous indiquent tous les lieux dans lesquels une même maladie peut se développer, tandis que l'anatomie de régions nous fait connaître toutes les maladies qui peuvent avoir leur siége dans un même lieu.

Pour compléter l'ensemble des rapports qui unissent l'anatomie à la chirurgie, il nous reste encore à donner la description des opérations chirurgicales. Ce sujet, à la vérité, peut paraître un hors-d'œuvre dans un traité d'anatomie : cependant nous avons cru devoir sacrifier ici la rigueur de la classification en faveur de l'utilité qui résultera, pour les praticiens, de trouver réunis dans un même ouvrage, et représentés en planches, les faits propres à l'anatomie et les applications thérapeutiques dont cette science est susceptible.

Ayant pour objet de former le chirurgien aux manœuvres opératoires, et de lui faire connaître les instrumens et la manière de s'en servir, nous décrirons ces derniers avec les opérations auxquelles ils s'appliquent. Dans l'examen des nombreux procédés imaginés pour satisfaire à une même indication, nous énumérerons succinctement les motifs qu'ont eus les chirurgiens pour accorder, dans une circonstance déterminée, une préférence exclusive à l'un d'entre eux sur les autres. Les travaux statistiques, qui se multiplient tous les jours, nous permettront d'exprimer la valeur relative de beaucoup de ces procédés, en nous donnant le chiffre des résultats obtenus sur un grand nombre d'opérations pratiquées à diverses époques, et dans les circonstances les plus variées, par des chirurgiens de nations différentes.

3° ANATOMIE GÉNÉRALE.

Nous étudierons chaque tissu sous deux aspects en rapport avec ceux qui servent de base aux deux premières sections de notre anatomie chirurgicale : 1° dans son ensemble, comme système séparé de l'organisme ; 2° par fraction pour chacun des lieux dans lesquels il se rencontre et comme partie intégrante d'un appareil fonctionnel. Dans le premier cas, quel que soit le siége occupé par un tissu, sous quelque point de vue qu'on l'envisage, nous le verrons toujours identique avec lui-même; en anatomie, par ses propriétés physiques et chimiques, sa texture, ses moyens d'union avec les autres tissus; en physiologie, par ses fonctions; en pathologie, par ses sympathies, par ses maladies, les produits qui résultent de ces dernières et les altérations qu'elles laissent après elles.

Considéré comme fraction d'un organisme spécial, nous verrons le même tissu entrant dans la structure d'un organe, contribuant par ses usages propres à l'exécution de la fonction commune; et dans l'état pathologique pouvant, d'après une foule de circonstances, rester sain dans un organe malade, ou s'offrir seul malade dans un organe sain, s'isolant des affections et des sympathies des autres tissus, ou bien y participant, pouvant ou non leur communiquer les siennes, et, modifiant ou modifié, par le jeu mutuel des sympathies, déterminer ces nombreuses complications qui rendent quelquefois si difficile à établir le diagnostic de certains états morbides.

C'est dans l'anatomie de texture que nous trouverons la cause et l'explication de tous les phénomènes, dans les deux états de santé et de maladie. En physiologie, la texture, sans nous donner la raison des actes physiologiques, nous dira comment ils peuvent s'exécuter; et en pathologie nous verrons comment la possibilité des maladies, leur fréquence relative, leur intensité, leurs complications, leur durée, etc., seront soumises à trois conditions de texture :

1° La densité ou la laxité des parties ;

2° L'espèce, le volume et la quantité des vaisseaux qui s'y trouvent ;

3° Le nombre et l'agencement de leurs nerfs.

En médecine comme en chirurgie, pour les viscères comme pour les membres, c'est de ces trois conditions que dérivera le fait principal qui, joint à l'intensité de la cause, détermine le plus ou moins de gravité des inflammations, c'est-à-dire la *compression intermoléculaire* par accumulation de matière dans des espaces circonscrits, phénomène analogue à l'*étranglement*. Suivant que les tissus seront lâches ou serrés et que l'inflammation ou l'irritation seront aiguës ou chroniques, elles donneront lieu à des collections ou des infiltrations de sérosité, de sang, de lymphe coagulable, de pus, ou à l'agglomération des divers produits solides qui prennent les noms de tubercule, de cancer, de cyrrhose, de mélanose.

De cette étude des tissus dans toutes leurs propriétés et dans les influences qu'ils subissent, il ressortira pour nous, comme médecin, une grande vérité : c'est que, l'organisation ayant été créée pour l'accomplissement régulier d'un ordre déterminé de phénomènes, tout a été disposé pour l'état physiologique; mais il semble qu'avec des causes nombreuses qui troublent l'harmonie il ne reste que de faibles ressources pour la rétablir. Il faut, de toute nécessité, que l'organisation physiologique s'accommode de la maladie : et alors les vaisseaux qui apportaient les fluides pour l'assimilation, les charrient pour la congestion et l'obstruction; les membranes qui soutenaient et protégeaient les organes, les étranglent; les nerfs, qui, libres, transmettaient des sensations douces ou agréables, comprimés ne transportent plus que la douleur, cause incessamment renaissante d'irritation, sans que, pour rétablir l'équilibre, le médecin ait à sa disposition d'autres moyens que de modifier les conditions matérielles des fluides, et d'opposer, avec plus ou moins de facilité, l'énergie d'une ou de plusieurs fonctions à l'inertie des autres.

4° ANATOMIE PHILOSOPHIQUE OU RATIONNELLE.

Cette dernière dénomination n'a pas encore dans la science d'acception bien définie et qui ait reçu la sanction générale. On s'en est servi comme expression des lois qui président à la formation des êtres organisés. Généralisant sous ce titre les doctrines ou, en d'autres termes, les opinions que se sont faites les savans sur la forme animale, les lois qui la régissent, les modifications qu'elle éprouve et les conséquences physiologiques qui sont le résultat de sa perfection ou de ses altérations, et appliquant ces données à ce qui concerne l'homme en particulier, nous trouverons que ces doctrines, nées d'une suite d'aperçus dans des directions différentes, sont réunies sous le grand fait de l'influence du temps et des causes physiques et morales sur l'organisation humaine. L'anatomie philosophique comprendra trois sections : la première, plus rationnelle qu'expérimentale, contiendra les théories de la formation idéale de la vertèbre et celles des monstruosités ou vices de conformation; la seconde, entièrement fondée sur l'observation, aura pour objet l'examen de l'influence qu'exercent le temps, le climat, les habitudes, le régime, les professions, etc., sur le développement de l'ensemble ou d'une partie spéciale de l'organisme, et pourrait se traduire par ce problème : Une organisation humaine étant donnée, indiquer les modifications lentes que lui font subir les agens de toute espèce. Cette étude formera deux chapitres : 1° appliquée à l'homme par grandes masses, elle nous donnera l'histoire des variétés de l'espèce humaine; 2° considérée dans les individus, elle nous fera connaître les altérations que subit la forme humaine, dans des circonstances déterminées, et les conséquences qui en résultent pour l'état de santé et de maladie. A ces considérations sur les modifications partielles de l'organisme se rattachent les théories fondées sur l'angle facial, les aires ou la configuration du crâne. De ces données et de celles qui précèdent, nous déduirons, pour les races comme pour les individus, leurs nuances diverses de supériorités ou d'infériorités relatives, soit physiques soit psychologiques. Enfin la dernière section établira la comparaison de l'organisation de l'homme avec celle des animaux vertébrés.

Ces diverses parties de l'anatomie, où le raisonnement se joint à l'étude des faits, forment le complément nécessaire de l'ouvrage; elles établissent la transition entre l'anatomie proprement dite et la physiologie.

Mais c'est surtout comme application générale que l'anatomie philosophique doit offrir le plus haut intérêt. Nous espérons pouvoir démontrer comment la connaissance de l'organisme devrait servir de base à la morale, à la législation et à l'économie politique. Si nos prévisions ne nous trompent pas, le jour n'est pas éloigné où elle devra entrer, au moins comme considérations générales, dans l'éducation première; et c'est seulement alors que l'on pourra fonder définitivement une science sociale en rapport avec les besoins physiques et moraux de l'humanité.

ICONOGRAPHIE.

Toutes les planches qui accompagneront notre ouvrage seront dessinées d'après nature; et si nous nous permettons d'emprunter quelques figures aux meilleures monographies, ce ne sera qu'après nous être assuré de leur parfaite exactitude, et en reprenant sur la nature la plus grande partie des détails. Pour ce qui est de l'anatomie descriptive, si riche en beaux ouvrages iconographiques, nous aurions pu abréger de beaucoup notre travail en copiant un grand nombre de planches : si nous n'avons pas cru devoir le faire, c'est que, dans notre opinion, il est bien peu de ces planches dans lesquelles on ne puisse relever des inexactitudes, ou au moins des incorrections. A la vérité, pour la masse des ouvrages anatomiques, il est assez ordinaire que les organes dont la représentation a été l'objet de la figure soient fidèlement retracés, mais tout ce qui les entoure est hérissé de fautes à tel point qu'il est souvent impossible de nommer les objets. Il est clair que, dans ces cas, l'auteur a surveillé attentivement l'artiste pendant qu'il dessinait les organes principaux, et l'a ensuite abandonné à lui-même. Nous nous efforcerons d'éviter de donner lieu à de semblables reproches. Dans notre opinion, toutes les parties d'un dessin étant également la représentation de l'œuvre de la nature; comme le modèle est partout exact, la copie doit l'être aussi. Au reste, c'est surtout dans un ouvrage comme le nôtre, destiné pour l'étude, qu'il est important de bien dessiner les accessoires, nous espérons atteindre ce but d'une manière satisfaisante, et déjà nous avons fait imprimer, comme spécimen, des planches dans lesquelles les accessoires sont représentés avec une exactitude qui permet de les étudier aussi complétement que s'ils étaient les parties principales du dessin.

Désireux de rendre notre ouvrage complet sans trop multiplier le nombre des planches, nous avons, en adoptant deux échelles différentes, pris un terme moyen qui nous permettra de renfermer un grand nombre de figures dans un même cadre. Pour l'anatomie descriptive, la tête, la main, le pied, les viscères, les organes génitaux seront représentés dans leur grandeur réelle : toutes les autres parties seront réduites à la proportion de demi-nature. Cette dimension, assez considérable pour bien représenter les détails, offre en outre, pour l'ensemble, l'avantage de pouvoir saisir d'un seul coup d'œil toutes les parties du dessin. Quant à ce qui concerne l'anatomie chirurgicale et les opérations les plus importantes; afin de laisser dans l'esprit de nos lecteurs des images exactes, nous retracerons les objets dans leurs dimensions réelles, et nous donnerons dans une proportion réduite les procédés opératoires les moins usités. Enfin, pour les détails d'anatomie fine et d'anatomie générale, nous ne nous astreindrons pas à faire un usage exclusif d'une échelle quelconque; et, suivant le besoin, nous ferons dessiner les objets grossis à un plus ou moins grand nombre de diamètres.

Pour éviter au lecteur la fatigue et le désagrément de tourner sans cesse un grand nombre de feuillets, la description des figures, séparée du texte, sera toujours placée en regard de la planche à laquelle elle appartiendra. Cette description se composera de deux parties : la première exposera la disposition générale des dessins, en indiquant les parties qui ont été représentées, et donnant l'énumération de celles qui ont dû être enlevées; la seconde partie aura pour objet l'explication des figures.

Le système de numérotage est l'une des parties les plus importantes d'un ouvrage iconographique. Il doit être conçu de telle sorte que la succession des caractères fasse connaître la continuité des objets, leurs connexions et leurs points relatifs d'origine et de terminaison, de manière à offrir un tableau du texte en raccourci. Cette partie si essentielle pour l'intelligence des figures avait été fort négligée. A la vérité quelques auteurs avaient essayé de mettre de l'ordre dans l'indication des parties : Albinus, dans Eustache, avait senti l'avantage de faire suivre, dans leur indication, les parties similaires, et son exemple avait été suivi par Caldani; Scarpa avait fait mieux encore en réservant un alphabet spécial pour les nerfs, objet principal de ses dessins : toutefois ces tentatives n'avaient pas été suivies, et, jusqu'à ce jour, aucune conception véritablement méthodique n'avait encore présidé à la répartition des signes. La plupart des auteurs d'ouvrages iconographiques se sont servis, comme indication, de chiffres, ou d'une série d'alphabets qu'ils employaient jusqu'à épuisement de la matière; ils désignaient ainsi indistinctement, par les mêmes caractères, les parties les plus hétérogènes entre elles, un os, un tronc artériel, un muscle, un filament nerveux, etc., sans s'inquiéter de la confusion qu'ils jetaient dans l'esprit du lecteur en lui présentant pêle-mêle des parties qu'aucun lien logique ne tend à réunir. Nous avons essayé d'obvier à cet inconvénient en variant les signes suivant l'espèce des parties représentées; de telle sorte que ces mêmes signes, dans leur succession, renfermassent une idée anatomique ou physiologique. L'avantage de cette méthode est tel qu'avec une mémoire très ordinaire il suffit d'un peu d'attention pour retenir fidèlement les moindres détails anatomiques. Déjà nous avons eu la satisfaction d'expérimenter ce résultat sur nombre de personnes, qui, sans texte et seulement à l'aide du numérotage de trois de nos planches déjà imprimées, ont appris avec la plus grande facilité les petits détails de conformation du rachis, les attaches des nombreux tendons de la 3e couche des muscles du dos et les artères de la main avec toutes leurs anastomoses.

CONCLUSION.

Tel est en résumé le vaste cadre que nous nous sommes proposé de remplir. Dans l'intention où nous sommes d'offrir le tableau de l'état actuel de l'anatomie, chacune de nos descriptions devra comprendre tous les faits connus de la science qui ont rapport au sujet que nous traiterons : aussi, pour toutes les sections de notre ouvrage, ne composerons-nous aucun chapitre que nous n'ayons préalablement consulté les auteurs originaux qui ont écrit sur les mêmes matières. En rassemblant avec soin les divers détails de l'anatomie, et profitant des découvertes qu'elle pourra faire pendant cinq ans que doit durer la publication de notre ouvrage, nous espérons pouvoir présenter la science enrichie de nouveaux faits ; car il reste encore beaucoup à faire : en anatomie descriptive, les lymphatiques et surtout leurs ganglions sont loin d'être bien connus ; le système nerveux, aujourd'hui l'objet de travaux si importans, exercera long-temps encore la sagacité des savans ; l'organisation de la presque totalité des viscères exigerait de nouvelles recherches ; non seulement on ignore les usages de quelques-uns de nos organes, tels que la rate, le corps thyroïde, etc., mais leur texture même est encore une énigme pour les anatomistes. Il n'est pas jusqu'au système locomoteur, dont la structure est si simple, qui ne puisse être l'objet de nouvelles observations. En créant deux nouvelles divisions pour l'anatomie chirurgicale, nous avons indiqué combien sont nombreux les utiles aperçus qu'elle peut offrir et quels développemens nous comptons nous-mêmes lui donner. Enfin l'anatomie générale, si avancée dans beaucoup de ses détails, offre encore de nombreuses lacunes. Les auteurs qui, depuis Bichat, se sont occupés de cette matière, n'ont même pas encore pu s'entendre ni sur le nombre ni sur la classification des tissus. La cause en est dans l'ignorance de leurs propriétés différentielles : il est facile de prévoir combien on pourra éclaircir de difficultés à cet égard par l'emploi du microscope et une heureuse application des réactifs convenables. Sans doute, au milieu de tant de questions posées pour toutes les parties de la science, il n'en est qu'un petit nombre dont on puisse espérer prochainement la solution ; mais au moins nous efforcerons-nous de nous maintenir au niveau des découvertes les plus récentes, pour ne laisser échapper aucun fait de quelque importance.

Toutefois si nous désirons rendre notre travail aussi complet qu'il nous sera possible sous le rapport anatomique, encore serions-nous plus flatté qu'il n'y eût, principalement en chirurgie, aucune application utile que l'on ne pût y rencontrer à volonté, de telle sorte qu'un chirurgien qui se trouverait embarrassé au moment de pratiquer une opération n'eût qu'à consulter nos planches et leurs explications en regard pour se rappeler immédiatement les faits qu'il aurait oubliés. Les planches d'anatomie descriptive lui indiqueraient la disposition naturelle des parties au travers desquelles il devrait opérer, celles d'anatomie chirurgicale les lui offriraient au point de vue des manœuvres opératoires ; enfin les figures qui représenteraient les opérations elles-mêmes ne lui laisseraient plus qu'à choisir le procédé et les instrumens dont il devrait faire usage pour chaque cas déterminé.

En terminant cette introduction, qu'il me soit permis de faire connaître ma véritable position à l'égard de mon collaborateur et ami M. Jacob.

Depuis que l'on publie des ouvrages scientifiques accompagnés de planches on a toujours appelé le livre du nom de l'auteur du texte, sans faire mention de l'artiste qui y avait coopéré. L'écrivain lui-même regardait l'ouvrage dans son entier comme le sien propre : seulement, lorsque ses travaux et ses idées lui avaient paru convenablement représentés, il votait dans une préface quelques vagues remercimens aux artistes qui l'avaient aidé de leur talent. Cela peut être juste si l'auteur a été dans la nécessité de former ses dessinateurs ; mais il n'en est pas de même lorsqu'on emploie le talent tout acquis d'un artiste qui a fourni ses preuves de capacité. Cette dernière position est la mienne. L'ouvrage que nous publions, M. Jacob et moi, doit être considéré comme le produit des efforts combinés de chacun de nous en ce qui le concerne. Nous avons pris l'engagement de représenter en conscience ce qui nous paraîtrait le mieux, en nous aidant mutuellement des lumières l'un de l'autre. Ainsi, pour toute l'étendue de l'immense travail que nous avons entrepris, M. Jacob doit être considéré moins comme un auxiliaire doué d'un talent spécial que j'aurais utilisé que comme un collaborateur dont les bons avis m'auront souvent été utiles. Et si, dans le cours de nos publications, nous étions assez heureux pour que l'on applaudît à la composition de quelques-unes de nos planches et à la manière dont y seraient présentés les objets, je préviens à l'avance nos lecteurs que je dois déjà beaucoup, sous ce rapport, à M. Jacob, et que, indépendamment de l'effet pittoresque dû à son beau talent, il ne sera jamais étranger au mérite de la disposition.

Octobre 1830.

PROLÉGOMÈNES.

Deux classes d'êtres ou de corps se présentent à notre observation dans la nature. Les uns, composés dans diverses proportions d'un plus ou moins grand nombre des cinquante-deux élémens chimiques, empruntent exclusivement de ces derniers les qualités qui les différencient. Leur forme, due à une cristallisation ou une juxta-position, est variable à l'infini pour chaque addition ou soustraction de nouvelle matière; leur volume est indéterminé; leur durée, non appréciable, dépend de la rencontre fortuite de ceux des autres corps qui mettent en jeu leurs affinités. Toujours aptes à entrer en action sous l'influence des lois physico-chimiques, sans cesse et indifféremment ils peuvent être divisés ou dissous, former de nouveaux composés, être réduits dans leurs élémens ou reconstitués dans leur premier état. Mais, quelque nombreuses que soient les mutations qu'ils subissent, jamais ils ne sauraient être détruits dans leur substance et leurs propriétés, liés qu'ils sont d'une existence intime et commune avec les lois qui les régissent, au point que les uns ne sauraient être compris sans les autres. Les corps de cette classe ont été nommés improprement *corps bruts, minéraux*, ou mieux *corps inorganiques*.

Les êtres de la seconde classe ont pour caractère principal une existence individuelle, sous l'influence d'un agent spécial nommé la *vie*. La vie imprime à l'être qui en est doué la faculté de s'harmonier avec les lois physico-chimiques et de les utiliser à son profit par leur opposition mutuelle, tout en s'isolant de leur complète dépendance. Des actes ou phénomènes de la vie, les uns ressemblent à ceux qui se passent dans les autres corps; le plus grand nombre en diffèrent, quelques-uns même sont spontanés. D'abord cause, puis effet, la vie est le principe, et son entretien est le résultat d'une série d'actions ou fonctions exécutées par des instrumens spéciaux ou *organes* (1), dans le double but de neutraliser à leur égard l'action destructive des corps extérieurs et de s'approprier quelques-uns d'entre eux pour la conservation de l'association commune ou de l'individu dont ils font partie. L'ensemble des organes formés par l'action de la vie et prêts à agir sous son influence s'appelle *organisation;* cette dernière, mise en jeu, prend le nom d'*organisme*.

Tout, dans les êtres qui composent un organisme, a un caractère défini. Dans ceux qui sont les plus élevés, l'ensemble forme un tout harmonique dont les parties sont indivisibles; dans tous, l'existence est soumise à certaines conditions: la forme est circonscrite, le volume limité, la durée temporaire, la composition à peine variable, la destruction nécessaire et la reconstruction du même être impossible. Les corps doués de la vie et pourvus d'organes ont été nommés, par opposition à ceux de la première classe, *corps* ou *êtres vivans*, ou *corps organiques*.

Les êtres vivans présentent deux grandes divisions: les *végétaux* et les *animaux*. La science qui traite de la description des organes dont les uns et les autres sont composés se nomme *anatomie* (2). Il y a donc deux sortes d'anatomie: *végétale* et *animale*. Cette dernière espèce offre deux subdivisions: l'anatomie humaine, ou *anthropotomie* (3); et l'anatomie des animaux inférieurs à l'homme, ou *zootomie* (4). C'est la première qui fera spécialement l'objet de nos études; toutefois la seconde nous sera utile par la suite pour comparer, dans ses appareils variés et à divers âges, l'organisation de l'homme avec celle des différentes classes d'animaux.

COMPOSITION ÉLÉMENTAIRE DES ANIMAUX EN GÉNÉRAL,

ET DU CORPS HUMAIN EN PARTICULIER.

Les corps animaux se composent de solides, de liquides et de gaz. La scolastique a imposé à l'étude de ces trois formes que revêtent les corps les noms correspondans de *stéréologie* (1), *hygrologie* (2) et *pneumatologie* (3).

Les solides donnent au corps animal sa consistance: immobiles dans leurs masses, leur situation relative est invariable; partout imprégnés de liquides, au point qu'ils ne sauraient en être complétement séparés, ils supportent ces derniers, les

(1) Στερέος, solide, λόγος, discours.
(2) Ὑγρός, humide, λόγος.
(3) Πνεῦμα, air, λόγος.

(1) Ὄργανον, instrument.
(2) Ἀνατέμνω, je dissèque; dérivé de ἀνα, parmi, et de τεμνῶ, je coupe.
(3) Ἄνθρωπος, homme, τεμνῶ.
(4) Ζῶον, animal, τεμνῶ.

contiennent, s'en laissent pénétrer, et, par leurs contractions, en facilitent le mouvement. C'est au mélange des uns et des autres que sont dues la forme et les dimensions des parties. Soumis à une analyse mécanique, les solides paraissent composés de lamelles ou de fibres : ces dernières se subdivisent en fibriles d'une extrême ténuité, qui, vues au microscope, semblent formées de globules. Les substances solides, agglomérées ou combinées dans certaines proportions, et disposées sous une forme déterminée, donnent naissance à différentes trames ou *tissus;* l'agencement varié de ces tissus, réunis en plus ou moins grand nombre, forme les *organes;* enfin l'assemblage de plusieurs organes disposés pour l'exécution d'une fonction commune prend le nom d'*appareil*.

Les liquides coulent dans des conduits, stagnent dans des réservoirs, et partout pénètrent et imbibent les tissus, dont ils déterminent le volume par l'interposition de leurs molécules entre les parties solides. La proportion des liquides par rapport aux solides est considérable : pour l'homme, en particulier, on l'a évaluée approximativement aux 9/10es du poids total du corps. Cette extrême abondance des liquides est justifiée par l'importance de leurs fonctions. C'est à leur mouvement continuel qu'est dû l'entretien de la vie : chariant pêle-mêle dans leur cours les élémens réparateurs et les substances nuisibles, ils apportent aux solides les matériaux d'une nutrition nouvelle, et entraînent en échange les molécules anciennement assimilées, dont la conservation ne serait pas sans danger. Pour peindre la succession de ces phénomènes, on a dit que les corps solides et liquides se transformaient perpétuellement les uns dans les autres. Cette proposition est vraie dans sa généralité : toutefois la balance n'est pas tellement égale que la solidité n'augmente progressivement avec l'âge, depuis l'état embryonnaire jusqu'à la vieillesse. Un résultat analogue se rencontre en pathologie ; l'inflammation lente a aussi pour effet d'augmenter incessamment, dans les parties qui en sont le siége, la proportion de l'élément solide : comme si l'activité de ce phénomène pouvait produire une vieillesse anticipée, et, en quelque sorte, renfermer une vie tout entière entre des termes souvent très rapprochés.

Des gaz qui entrent dans la composition du corps humain, les uns sont libres, les autres paraissent être à l'état d'imprégnation ou de simple mélange avec les parties plus consistantes.

Dans le mode d'existence de la matière, qui, sous les trois états solide, liquide et gazeux, constitue l'être organisé, l'anatomiste considère des accidens très diversifiés de configuration, de volume, de couleur, de proportion et de consistance; variété extrême qui se réduit à des jeux très multipliés de combinaisons subies par un petit nombre d'élémens primitifs : sous le point de vue physique, *élémens de forme;* et sous le point de vue chimique, *élémens de composition*.

ÉLÉMENS DE FORME.

Le globule et la matière qui lui sert de véhicule sont les formes premières que puisse reconnaître l'observation visuelle aidée de tous les moyens qui l'agrandissent. Ce caractère paraît être plus général que celui tiré de la connaissance des élémens de composition ou *principes immédiats;* tout ce qui a vie est indistinct ou bien offre cette disposition. Les parties de l'organisme différenciées par la nature des principes immédiats qui concourent à les former se rapprochent en présentant ces deux conditions premières : masse homogène et globule, ou du moins la présence de l'un des deux.

Des cristallisations et des précipitations, image de celles qui se produisent ailleurs que dans les corps vivans, et qui, bien que nées dans ceux-ci, subissent les mêmes lois que dans les corps inorganiques et obéissent à des forces analogues, complètent l'histoire des formes primitives appréciables dans les êtres organisés.

Le globule et la matière amorphe coagulable se présentent dans les liquides, tels que le sang, le chyle, etc.; mais l'état solide est seul apte à revêtir les formes secondaires dues à la combinaison de ces élémens. Avec ce dernier paraît coïncider fréquemment une plus grande abondance de corpuscules microscopiques affectant la disposition globuleuse, et dont l'accumulation coïncide avec un état croissant de consistance. Mais quelle part proportionnelle prend chacune de ces deux conditions à la formation des divers degrés que présentent les solides? Et quelle est la série des formes intermédiaires établissant la liaison entre ces deux termes extrêmes : matière coagulable et globule, d'une part, et, de l'autre, parties auxquelles on puisse affecter des usages spéciaux dans l'organisme? La science positive est encore muette sur ces questions.

On admet comme basé sur l'observation que les globules unis par la matière coagulable, et disposés suivant la ligne droite, forment une fibre que l'on a nommée *élémentaire*. De la juxtaposition parallèle ou fasciculation des fibres élémentaires naît la disposition fibreuse, si commune dans un grand nombre de tissus.

La disposition lamellaire établit une autre espèce de forme secondaire. On a beaucoup disserté sur la lame élémentaire, mais sans pouvoir même déterminer de quels élémens primitifs elle se compose, dans quelles proportions et suivant quel arrangement.

Au reste, qu'il existe ou qu'il n'existe pas de fibre et de lame élémentaire; que la pensée, en les concevant, ait ou non saisi ce que les sens mieux armés sont seuls appelés à faire admettre irrévocablement; que la différence existant entre les parties que le scalpel peut isoler tienne à la présence de principes immédiats distingués par des proportions chimiques différentes, ou qu'il n'existe dans la constitution de ces mêmes parties qu'un autre équilibre moléculaire et spécial à chacune d'elles, toujours est-il certain que la disposition fibreuse prédomine dans des fractions particulières de l'organisation, que constamment les fibres se présentent unies par des lames, que ces lames, superposées en couches étendues et relativement peu épaisses, produisent des membranes, des poches, des canaux, et que ces formes tertiaires, dont quelques-unes se prêtent facilement à l'explication de certains phénomènes vitaux, coïncident communément avec des caractères physiques de couleur, de consistance, etc., caractères attribués à la présence des divers principes immédiats.

Appelant à leur secours les propriétés physiques et physiologiques, les anatomistes ont reconnu trois sortes de fibres primitives : l'*albuginée*, que sa résistance rend surtout remarquable; la *musculaire*, distinguée par la propriété contractile; et la *nerveuse*, douée de sensibilité. Aucune de ces fibres ne se présente pure : des lames les unissent, et toutes produisent, par leur jonction, des faisceaux, des cordons, des membranes, où se résolvent en une substance homogène dans laquelle on voit se perdre leurs caractères visibles avant que leurs propriétés physiologique soient éteintes.

ÉLÉMENS DE COMPOSITION.

En soumettant à l'analyse chimique les substances diverses solides, liquides ou gazeuses du corps des animaux et de celui de l'homme en particulier, on trouve qu'elles ne se composent que d'un certain nombre des élémens communs pris dans le sein de la nature; mais ces élémens y forment des combinaisons propres à l'état de vie, et revêtent accidentellement sous son influence des propriétés nouvelles. On nomme *principes immédiats* ces produits animaux, réductibles eux-mêmes en corps simples : de là deux sortes d'élémens, *chimiques* et *organiques*.

1° ÉLÉMENS CHIMIQUES.

Quinze corps simples concourent, par leurs combinaisons variées, à former les corps animaux. De ce nombre, six se rencontrent dans une quantité qui équivaut presque au poids total de la masse dont les neuf autres ne forment qu'une très faible proportion,

Les corps de la première série sont : le *carbone*, *l'oxygène*, l'*hydrogène*, l'*azote*, le *phosphore* et le *calcium*. Dans la seconde série se rencontrent : le *chlore*, le *soufre*, le *silicium*, l'*aluminium*, le *magnésium*, le *sodium*, le *potassium*, le *fer* et le *manganèse*.

Le degré d'utilité de l'élément chimique pour l'entretien de la vie ne dépend pas de la quantité plus grande dont il se présente dans la masse, mais de l'importance des principes immédiats qu'il concourt à former : n'y entrât-il qu'en très faible proportion. Ainsi la chaux, dont le poids proportionnel est considérable, ne doit être considérée, par rapport a son utilité, que comme élément secondaire, sa présence n'ayant pour objet que d'augmenter la solidité. Le soufre, au contraire, dont la quantité relative est si faible, paraît cependant d'une nécessité plus prochaine aux conditions d'existence, dès lors qu'il fait partie du produit animal (la *neurine*) qui distingue les organes dont les fonctions sont les plus élevées.

En classant les élémens chimiques d'après l'importance dont ils paraissent être dans la composition organique, au premier rang se trouvent l'oxygène, l'hydrogène et le carbone, dont les combinaisons forment la plus grande partie des principes immédiats végétaux et quelques-uns de ceux qui appartiennent aux animaux. Vient ensuite l'azote, dont l'union avec les trois autres caractérise presque exclusivement les substances animales. L'addition du soufre et du phosphore aux quatre élémens qui précèdent constitue les composés qui offrent le plus haut degré d'animalisation

Ce qui reste des corps simples peut, sous le rapport de l'utilité, se diviser en deux séries: le chlore, le magnésium, le calcium, le sodium, le potassium et le fer, qui appartiennent à la première, n'ont plus qu'une importance secondaire. Ils s'offrent à l'état salin : la chaux (protoxyde de calcium), comme élément de solidité dans les os et les tissus les plus résistans; et les autres comme agens d'excitation des organes ou de décompositions chimiques. La soude (deutoxyde de sodium) est de tous celle qui joue le plus grand rôle; elle se trouve libre ou combinée dans tous les liquides formateurs ou dépuratoires.

Quant aux corps de la deuxième série, silicium, aluminium, et manganèse; leur fixité les rendant peu propres aux affinités organiques, il n'en existe que des traces dans les parties les plus solides. Ils sont presque insignifians, comme élémens, et peut-être même leur présence n'est-elle qu'accidentelle; sous ce dernier point de vue ils établiraient la transition entre les excitans nécessaires de la première série et les corps chimiques nombreux susceptibles d'être introduits impunément dans l'économie, et qui en sont rejetés ultérieurement par les divers émonctoires (1).

Ainsi, des cinquante-deux corps indécomposés ou élémens chimiques connus, il n'y en a que six qui soient susceptibles de s'organiser pour revêtir les propriétés de la vie. Il est remarquable que ces élémens soient précisément les plus mobiles, ou, en d'autres termes, ceux dont les affinités sont les plus nombreuses et qui opèrent, même dans le règne inorganique, les combinaisons les plus variées. Ces corps s'unissent exclusivement entre eux par trois, quatre, cinq et six élémens. L'oxygène, l'hydrogène et le carbone forment les composés les plus simples, et le degré de vitalité des nouveaux produits augmente progressivement à mesure qu'ils s'adjoignent l'azote, le soufre et le phosphore.

Toutefois les six élémens organisables, indépendamment des principes immédiats végétaux ou animaux, forment encore, soit entre eux, soit avec les neuf autres corps simples, des composés inorganiques très nombreux, binaires, ternaires, quaternaires et même quinternaires, sous les trois états solide, liquide et gazeux.

L'oxygène mélangé avec l'azote, ou l'*air atmosphérique*, se rencontre dans les poumons et les voies digestives. Combiné avec l'hydrogène il produit l'*eau*, le plus abondant de tous les principes. Uni au carbone, au soufre et au phosphore, il donne lieu à la formation des *acides carbonique*, *sulfurique* et *phosphorique*. Enfin il transforme en *oxydes* les huit métaux qui entrent dans la composition du corps des animaux.

Les corps brûlés par l'oxygène forment entre eux de nouveaux composés inorganiques. L'acide carbonique existe libre dans le canal intestinal, dans le sang veineux, et, d'après M. Proust, dans l'urine. On le trouve à l'état de sous-carbonate de chaux dans les tissus osseux, épidermique et corné, et de sous-carbonate de soude dans le sang et la synovie.

L'acide sulfurique se rencontre à l'état de sulfate combiné avec la potasse dans le sang, avec la soude dans la bile et l'urine, et avec l'ammoniaque dans ce dernier liquide. L'acide phosphorique forme avec la chaux les quatre cinquièmes de la partie solide des os. Le même sel se rencontre dans le sang, la liqueur spermatique, la bile, les larmes, la sueur, la synovie, l'urine. La bile, les larmes et l'urine contiennent aussi du phosphate de soude, et ce dernier liquide dépose parfois du phosphate ammoniaco-magnésien.

Des oxydes métalliques, la *soude* et l'*oxyde de fer* sont ceux qui offrent le plus d'intérêt. La soude existe libre dans le sang, le sperme, la salive, les larmes : nous avons déjà vu qu'elle se rencontre dans tous les liquides à l'état salin. L'oxyde de fer a été trouvé dans le sang, la bile et la sueur.

L'hydrogène va former une nouvelle série de composés. Uni au carbone et au soufre il produit les *gaz hydrogènes carboné* et *sulfuré* qui se rencontrent dans les gros intestins.

(1) *Voy.* Wœhler. Du passage des substances (*étrangères*) dans l'urine. *Journal des Progrès*, t. 1 et 2, 1827.

On le trouve à l'état d'hydro-sulfate dans le sang. Combiné avec l'azote il forme l'*ammoniaque*; avec le chlore il donne naissance à l'*acide hydro-chlorique*, qui se présente à l'état d'hydro-chlorate de soude dans le sang, la bile, la salive, la sueur, la synovie et l'urine, et d'hydro-chlorate d'ammoniaque dans ce dernier liquide. Enfin l'hydrogène en combinaison avec le carbone et l'azote forme l'*acide hydro-cianique*.

Il est inutile de continuer pour les autres corps cet examen, qui, par une autre voie, nous ramènerait aux composés déjà connus.

2° ÉLÉMENS ORGANIQUES,

OU PRINCIPES IMMÉDIATS.

Sous cette dénomination sont comprises toutes les substances qui sont le produit de la vie, et que l'art ne saurait former directement, comme il fait des composés inorganiques, par le jeu mutuel de leurs élémens.

Les principes immédiats forment la base des différens liquides et solides des corps animaux. Partout, dans les liquides, ils se trouvent mêlés aux composés binaires et ternaires inorganiques. Les tissus et les organes sont entièrement formés de ces principes, alliés en plus ou moins grand nombre et sous des proportions très variées.

La présence exclusive ou la quantité prépondérante de quelques-uns des élémens organiques est un des caractères distinctifs des liquides ou des organes dont ils font partie. Tels sont le sucre et la caséine pour le lait, la matière colorante ou hématosine pour le sang, la fibrine pour les muscles, les phosphate et carbonate calcaires pour les os.

Les chimistes, dans la classification des principes immédiats, se sont attachés à deux considérations : 1° le nombre d'élémens dont ils sont composés; 2° la quantité proportionnelle d'oxygène qu'ils contiennent.

Nous avons vu plus haut que l'oxygène, l'hydrogène et le carbone se rencontrent dans tous les élémens organiques. Combinés entre eux, ils forment les composés ternaires; et ceux-ci deviennent quaternaires, quinternaires et sexenaires, par l'addition successive de l'azote, du soufre et du phosphore.

Les composés les plus simples, ternaires et quaternaires, présentent deux variétés. Les uns sont communs aux végétaux et aux animaux, les autres sont exclusivement propres à ces derniers.

Tous les élémens organiques sont compris dans trois ordres établis d'après les rapports de leurs quantités proportionnelles d'oxygène et d'hydrogène pour la formation de l'eau.

1° *Hydrogène en excès par rapport à l'oxygène*. Tous les principes de cette nature sont des substances grasses. Tels sont, dans le corps humain, comme produit commun aux deux règnes; la *stéarine* et l'*oléine*; et, comme substances propres aux animaux, la *butyrine* et la *cholestérine*.

2° *Oxygène en excès par rapport à l'hydrogène*. Tous ces composés sont acides. Plusieurs existent dans nos liquides. De ceux qui appartiennent aux deux règnes, l'acide acétique est le seul que l'on trouve, à l'état libre, dans la sueur et peut-être dans l'urine, et en acétates dans le lait. D'après M. Berzélius, l'acide acétique décrit, dans les animaux, sous le nom de lactique, se retrouverait encore combiné avec la soude dans le sang et la salive, et avec l'ammoniaque dans l'urine. Ce dernier liquide contient encore deux acides quaternaires, l'acide urique, qui le caractérise, et le rosacique, qui ne paraît être qu'un produit morbide et par conséquent accidentel.

3° *Oxygène et hydrogène dans les proportions convenables pour la formation de l'eau*. Ces composés, que l'on a appelés *neutres*, en raison de l'état de saturation des élémens formateurs de l'eau, sont à la fois les plus nombreux, les plus complexes dans leur composition, et ceux dont les usages sont les plus importans.

Des principes neutres communs aux deux règnes, il n'y a de bien évident qu'un composé ternaire, le *sucre*, qui se trouve dans le lait, et accidentellement dans l'urine de diabètes. D'après M. Payen, il faudrait ranger dans la même série un composé quaternaire : l'*osmazôme*. Quant à la fibrine et à l'albumine, il n'est pas encore assez certain qu'elles puissent se rencontrer dans les végétaux.

A l'exception de l'albumine et de la neurine, tous les autres principes neutres propres aux animaux sont quaternaires. Presque tous appartiennent au corps humain; ce sont : 1° *mucosine*. Elle fait la base de tous les liquides sécrétés par les membranes dites muqueuses, et entre dans la composition de l'épiderme, des poils et des ongles. 2° *Fibrine*. Elle constitue presque entièrement les fibres musculaires; c'est en raison de sa proportion assez considérable dans le sang que Bordeu avait appelé ce liquide une *chair coulante*: la fibrine se trouve aussi, mais en petite quantité, dans le chyle. 3° *Hématosine*. Cette substance, qui forme le principe colorant du sang, n'est pas encore parfaitement connue. L'opinion qu'elle doit sa couleur à l'oxyde de fer n'est plus généralement admise. 4° *Gélatine*. Elle ne paraît pas exister toute formée, et doit être considérée comme un produit de l'art. Les matériaux qui la composent se présentent dans la chair musculaire, et constituent presque entièrement le tissu cellulaire et les organes qui en sont formés; tels que le parenchyme des os, les cartilages, tendons, ligamens, aponévroses, membranes, vaisseaux, etc. 5° *Osmazôme*. On la trouve dans les muscles, la neurine et quelques liquides. 6° *Caséine*. Elle fait, comme son nom l'indique, la base du caseum du lait. 7° *Matière jaune* et *résine de la bile*. Toutes deux caractérisent le liquide dont elles font partie : elles se retrouvent dans les fèces; et il paraît que dans l'état morbide la matière jaune peut s'épancher dans les tissus, et l'une et l'autre se rencontrer dans les urines. 8° *Urée*. Ce principe, qui appartient à l'urine, a cependant été trouvé dans le sang; il paraît être l'élément spécial dépurateur, ou, en d'autres termes, la combinaison sous laquelle sont séparées les matières dont la conservation est devenue incompatible avec la composition organique. On ne connaît qu'un seul principe quinternaire, l'albumine, et on en admet qu'un sexenaire, la cérébrine ou neurine.

L'*albumine* est de toutes les substances la plus généralement répandue; elle entre dans la composition d'un grand nombre de solides et dans celle de presque tous les liquides, la sérosité, la lymphe, le chyle, le sang, la bile, la synovie, l'eau de l'amnios; elle forme avec quelques sels une matière particulière (vitrine) que l'on trouve dans le corps vitré et l'humeur de Cotuni. La *neurine* constitue la substance nerveuse médullaire; ses caractères ne sont pas les mêmes dans l'encéphale et les ganglions : sa présence, évidente dans les nerfs optique et acoustique, n'a encore été admise que par analogie dans les filamens nerveux.

Tels sont les principes neutres que la chimie nous a fait connaître. Toutefois les procédés d'analyses sont encore tellement imparfaits que, pour plusieurs d'entre eux, on est dans l'incertitude de savoir s'ils existent tout formés dans nos tissus et nos liquides, ou s'ils ne sont pas plutôt le produit d'altérations chimiques, opérées par les agens à l'aide desquels on les obtient. On ignore également, pour quelques-uns, s'ils forment véritablement des principes distincts ou s'ils ne sont composés que d'autres substances dans des états particuliers de combinaison. Ainsi l'hématosine, que l'on a rangée parmi les produits quaternaires, devrait être considérée comme sexenaire, en admettant, comme l'annonce M. Berzélius, qu'elle contienne du soufre et du phosphore. Mais que penser de son état d'isolement, si, suivant le même chimiste, elle contient de la matière grasse cérébrale, et si, dans l'analyse, il est permis de douter qu'elle n'ait retenu de la fibrine et de l'albumine? La composition de la neurine comme principe distinct n'est pas plus satisfaisante, dès lors qu'on y voit figurer l'albumine et des matières grasses toutes formées. Toutefois il est permis d'espérer que les chimistes parviendront à résoudre cette dernière difficulté, si, comme on est induit à le supposer, les progrès de la science les amènent à conclure que les principes les plus animalisés ne sont pas formés isolément, mais sont le produit d'une nouvelle association entre des élémens déjà organisés.

En jetant un coup d'œil rapide sur l'ensemble des élémens organiques, ils fixent l'attention par deux qualités dont les effets sont inverses: le degré de fixité des composés, et l'importance de leurs usages. La fixité est d'autant plus grande, et les usages d'autant moins importans, que les composés sont plus simples; et, par opposition, la rapidité des transformations est remarquable dans les élémens les plus complexes et qui forment les organes dont les fonctions sont les plus élevées. Ainsi les premiers composés ternaires sont des substances grasses, fort peu altérables de leur nature, et dont les usages tout-à-fait passifs sont d'isoler les organes de l'action des agens impondérables, et parfois de servir de substance alimentaire en réserve. Viennent ensuite les acides quaternaires: agens actifs d'excitation organique et d'affinités chimiques, ils facilitent les transformations des élémens neutres, concourent à la nutrition, et l'un d'eux a pour base l'agent spécial de la dépuration. Enfin les principes neutres, pour la plupart matériaux de nutrition, ont par cela même les usages les plus importans; et, d'un autre côté, sans cesse en état de composition ou de décomposition, ils sont dans une mobilité perpétuelle; et, suivant la remarque de M. Chevreul, toujours croissante à mesure qu'ils deviennent plus complexes. Le même chimiste a donné une explication très-satisfaisante de cette rapidité des transformations organiques si nécessaire à l'entretien de la vie, d'après la considération de l'indépendance plus grande des élémens chimiques, à mesure que leur nombre étant plus considérable la quantité d'oxygène qu'ils contiennent devient moins suffisante pour leur parfaite combustion.

COMPOSÉS DES DIVERS ÉLÉMENS,

OU PARTIES CONSTITUANTES DU CORPS HUMAIN EN PARTICULIER.

SOLIDES (1).

Les divers solides considérés sans aucune idée d'analyse physico-chimique, et tels que la simple observation nous les présente sur le cadavre, forment un certain nombre d'agrégats ou de composés qui se réduisent aux formes suivantes:

1° *Le tissu cellulaire.* C'est une substance d'un blanc grisâtre, extensible, rétractile, composée de filamens et de lamelles d'une grande ténuité. Abondamment répandu dans toutes les parties du corps, il entre comme élément dans la composition des autres tissus, au point que plusieurs en sont complétement formés. Occupant à la fois l'extérieur et l'intimité des organes, il en forme la trame, les supporte et les contient dans leurs molécules comme dans leurs masses, les unit entre eux, renferme et accompagne leurs vaisseaux, remplit les intervalles qui les séparent, établit la continuité entre toutes les parties, et constitue à lui seul un ensemble complet; de sorte que, si l'on enlevait par la pensée toutes les molécules qui lui sont étrangères, le corps, quoique spécifiquement plus léger, conserverait encore exactement la même forme; les filamens et les lamelles dont est composé le tissu cellulaire s'entremêlent et s'intriquent en se confondant les uns avec les autres, mais de manière à laisser entre eux des cellules ou vacuoles de forme irrégulière, et communiquant les unes avec les autres, ce dont il est facile de s'assurer en y insufflant de l'air ou en y injectant un liquide quelconque. Dans l'état de vie, les vacuoles cellulaires sont plus ou moins abreuvées d'un liquide particulier connu sous le nom de *sérosité*.

Plus ou moins varié dans sa consistance et sa ténacité, le tissu cellulaire maintient les organes intimement liés dans quelques parties, au point de ne permettre aucun mouvement, tandis qu'ailleurs, lâche, extensible et rétractile, il se prête à une très-grande mobilité.

Dans quelques points de son étendue, le tissu cellulaire laisse exsuder une substance semi-fluide appelée la *graisse*. Quelques anatomistes, et Béclard en particulier, ont fait de cette variété un tissu particulier qu'ils ont nommé *adipeux*. Le tissu cellulaire adipeux se rencontre principalement sous la peau, et par les progrès de l'âge il remplit les espaces inter-organiques.

Le tissu cellulaire, disposé en aréole, forme le parenchyme des os. Allongé en filamens il fait la base des organes fibreux, tendons, ligamens, aponévroses; aplati sous forme de toile, il compose en majeure partie les membranes, et celles-ci, arrondies en cylindres, constituent les vaisseaux et les enveloppes ou gaines de la substance nerveuse (névrilemme). La disposition du

(1) D'après le plan que nous avons adopté pour notre ouvrage, devant donner plus tard l'anatomie générale, nous réservons pour cette partie de tracer les divisions établies pour les tissus, et de faire connaître les détails de leur structure intime; nous n'avons dû énoncer ici que les généralités absolument nécessaires pour l'intelligence de l'anatomie descriptive.

tissu cellulaire dans les autres organes est des plus variées. Soumis à l'ébullition, il se résout presque entièrement en gélatine.

2° *Les os.* Ce sont les seules parties du corps humain qui offrent une grande solidité. Ils sont formés d'une substance blanche, très-dure, fragile, quelque peu élastique, mais nullement extensible. Superposés ou appuyés les uns sur les autres, ils déterminent la forme et les dimensions du corps, en s'opposant à l'affaissement des parties molles dont ils supportent le poids. Partagés en sections nombreuses, leurs inclinaisons en divers sens permettent des attitudes variées; arrondies en cavités, ils contiennent et protègent les organes les plus importans; étendus en longs leviers, ils permettent des écartemens considérables pour l'exécution des divers mouvemens. Ils sont composés, dans leur substance, d'un réseau cellulaire, formé lui-même d'aréoles juxtaposées, dans lesquelles se déposent des sels calcaires auxquels ils doivent leur solidité.

3° *Les cartilages* sont des corps d'un blanc bleuâtre, d'un aspect légèrement opalin, lisses, polis, très-élastiques, et d'une résistance inférieure à celle des os, mais supérieure à celle de tous les autres tissus. Ils présentent plusieurs variétés: 1° les uns revêtent les surfaces articulaires des os et en facilitent le glissement; 2° d'autres servent de moyen d'union entre les extrémités articulaires qui doivent exécuter des mouvemens obscurs; 3° il en est qui forment la charpente de quelques organes, où ils servent de points d'appui aux parties molles, tout en se prêtant, par leur élasticité, à des mouvemens plus ou moins étendus.

Le cartilage est le premier état de l'os avant qu'il soit imprégné de sel calcaire. Par l'ébullition, les cartilages se réduisent en gélatine; ils doivent à la grande quantité d'eau qu'ils contiennent leur aspect demi-transparent et l'élasticité dont ils jouissent.

4° *Les fibro-cartilages* présentent, comme leur nom l'indique, une texture intermédiaire entre les cartilages proprement dits et les tissus fibreux, c'est-à-dire formés d'une fibre blanche et très-résistante, telle que les ligamens et les tendons.

Les fibro-cartilages sont des corps d'un blanc légèrement transparent, tenaces, flexibles et très-élastiques. On les rencontre dans tous les lieux où des tissus très-denses doivent se prêter à une grande mobilité.

La texture fibro-cartilagineuse n'étant qu'une sorte d'état transitoire, il n'y a de permanent que les fibro-cartilages inter-articulaires; les autres sont ou des tissus fibreux qui s'endurcissent par le frottement, comme les tendons qui glissent sur les surfaces osseuses, ou des fibro-cartilages destinés à passer à l'état d'ossification: tels sont dans le fœtus la rotule et les autres os sésamoïdes.

5° *Les ligamens* sont des corps composés de fibres d'un blanc opaque et nacré, flexibles, tenaces, très-serrées, peu extensibles, et en général disposées parallèlement les unes aux autres. Ils affectent deux formes, funiculaire et membraneuse; ils entrent dans la composition des articulations; implantés par leurs extrémités sur des os différens, ils ont pour usage ou de maintenir en contact les surfaces articulaires, ou de s'opposer au déplacement des tendons dans les contractions musculaires.

6° *Les tendons* sont composés de tissu fibreux, comme les ligamens; leurs fibres forment un faisceau cylindrique très-serré; la longueur des tendons est quelquefois considérable : destinés à transmettre aux os les mouvemens opérés par la contraction des fibres musculaires, en général ils s'attachent, par une de leurs extrémités, sur un os; tandis que par l'autre ils servent d'implantation aux fibres du muscle dont ils font partie. Toutefois le même tendon peut appartenir à deux faisceaux musculaires, soit qu'il les reçoive à la fois par une seule de ses extrémités, soit qu'il se trouve intermédiaire entre eux.

7° *Membranes.* Disposées sous forme de toile, elles se distinguent par leur peu d'épaisseur pour une étendue considérable en longueur et largeur. Elles forment les vaisseaux, tapissent les cavités, circonscrivent les organes, et ont pour usage commun de servir d'enveloppes. Généralement formées de tissu cellulaire plus ou moins condensé, elles contiennent en outre des vaisseaux, et, quelques-unes, des nerfs et des follicules. On en distingue plusieurs espèces qui appartiennent à des tissus différens. Telles sont:

(a) *Les membranes fibreuses.* Blanches, nacrées comme les ligamens et les tendons, elles présentent trois variétés : 1° les unes, nommées *aponévroses*, font l'office d'un squelette flexible; elles séparent les muscles isolément ou par groupes, servent d'implantation à leurs fibres, et présentent des perforations pour le passage des vaisseaux; 2° une vaste membrane fibreuse, d'une texture particulière, le *périoste*, enveloppe les os à l'extérieur, comme son nom l'indique; elle sert en outre à leur nutrition; 3° la dernière variété comprend les membranes *séro-fibreuses;* elles servent d'enveloppes à un grand nombre d'organes. Les plus résistantes, la dure-mère, la sclérotique et la tunique albuginée, appartiennent à l'encéphale, à l'œil et au testicule; cependant la plupart des viscères en sont pourvus.

(b) *La peau.* D'un tissu serré, composé de mailles celluleuses condensées et parcourues par un grand nombre de vaisseaux et de nerfs, cette membrane forme l'enveloppe générale du corps : organe du toucher, elle est revêtue à sa surface externe par une pellicule peu altérable, l'épiderme, qui la protège contre les atteintes des corps extérieurs. La peau offre plusieurs ouvertures par où elle se continue avec les membranes qui suivent.

(c) *Les membranes muqueuses.* D'une texture molle, très-vasculaire, d'une couleur blanchâtre, plus ou moins rosée, elles procèdent de la peau et tapissent celles des cavités intérieures qui s'ouvrent au dehors, et dont elles forment le tégument interne. Destinées à être en contact avec les corps provenant de l'extérieur, tels que l'air, les alimens, etc., elles contiennent des follicules qui sécrètent les divers liquides connus sous le nom de *mucosités*, et dont la composition varie pour chacune d'elles. C'est à leur surface que viennent s'ouvrir les vaisseaux excréteurs des glandes.

(d) *Membranes séreuses.* Lisses, polies, diaphanes, d'un tissu mince, serré, élastique, d'une couleur gris-blanchâtre, resplendissante, ces membranes, partout continues avec elles-mêmes, forment des sacs sans ouvertures et revêtent les organes susceptibles de déplacement. Elles présentent deux variétés : 1° les membranes séreuses proprement dites; elles tapissent les parois des cavités splanchniques, contiennent et enveloppent les viscères, et se réfléchissent sur leurs vaisseaux; elles laissent exsuder un liquide peu différent de la sérosité qui abreuve les vacuoles du tissu cellulaire; 2° les membranes ou *capsules synoviales* : de ces dernières, les unes revêtent les surfaces des cartilages articulaires, les autres appartiennent aux gaines des tendons, ou forment sous la peau de petites poches (*bourses synoviales*) dans les points où cette membrane est en rapport avec des saillies osseuses.

Les membranes synoviales sécrètent un liquide onctueux, la synovie, qui lubrifie leurs surfaces et en facilite le glissement.

8° *Muscles*. Les muscles constituent ce que l'on appelle ordinairement la *chair* dans les animaux. Très-variables dans leur configuration et leur volume, d'une consistance molle, extensibles et rétractiles, d'une couleur rouge ou rougeâtre, ils sont susceptibles, dans l'état de vie, de se raccourcir sous une excitation, ou, en d'autres termes, de se contracter. Organes spéciaux du mouvement, ils doivent leur propriété contractile à une espèce particulière de fibres dont ils sont formés, et qui porte le nom de *musculaire*. Il y a deux sortes de muscles: les uns soumis à l'empire de la volonté, et les autres qui en sont indépendans. Les premiers, ou muscles de la vie animale, très-nombreux, sont généralement situés à l'extérieur, et déterminent en majeure partie le volume du corps. Leurs fibres, disposées parallèlement suivant des inclinaisons variées, communiquent le mouvement aux os par l'intermédiaire des tendons ou des aponévroses sur lesquels elles s'implantent. Ces fibres sont liées en faisceaux par du tissu cellulaire, et reçoivent des vaisseaux et des nerfs en grand nombre. Les muscles de la seconde espèce ou de la vie organique appartiennent aux viscères. Leurs fibres, plus ou moins denses, parallèles ou obliques, superposées par couches ou intriquées en une sorte de feutre, accumulées par masses ou disséminées en membranes, sont fort différentes de celles des autres muscles, et présentent même entre elles de nombreuses variétés.

Les muscles, tant ceux de la vie organique que de la vie animale, ont pour élément organique commun la fibrine.

9° *Vaisseaux*. Les vaisseaux sont des canaux membraneux dans lesquels circulent des fluides. L'ensemble continu des vaisseaux d'une même nature constitue un système dont la forme générale est celle d'un arbre qui, à partir du tronc, se divise en branches, rameaux, ramuscules, etc. Les dernières divisions se nomment *capillaires*. Les uns ont été distingués d'après les liquides qu'ils contiennent: tels sont les *vaisseaux sanguins*, artères et veines, et les vaisseaux *chilyfères* et *lymphatiques*. Le nom des autres a été emprunté de leurs usages: ce sont les *vaisseaux excréteurs*.

(a) *Artères*. On appelle de ce nom des conduits cylindriques, denses, extensibles, rétractiles dans le sens longitudinal. La paroi circulaire des artères est formée de trois membranes superposées qui ont des propriétés différentes, et dont la moyenne est composée d'un tissu jaunâtre élastique qui la caractérise plus spécialement (*tissu artériel de Scarpa*). Les artères naissent du cœur et forment deux systèmes: l'un, qui appartient à la grande circulation, charrie le sang rouge du ventricule gauche du cœur aux extrémités; l'autre, qui fait partie de la petite circulation, porte le sang noir du ventricule droit du même organe aux poumons. Dans l'état de vie, d'une part la force d'impulsion du cœur, et de l'autre l'élasticité des artères, produisent le mouvement de pulsation qui indique au dehors la présence de ces vaisseaux.

(b) *Veines*. Moins denses que les artères, plus extensibles en travers, les veines forment un cylindre aplati; leur paroi n'est formée que de deux membranes molles, très-minces et d'une couleur blanchâtre. Le sang circule dans ces vaisseaux en sens inverse des artères, c'est-à-dire des rameaux les plus déliés vers les troncs. Partout interposées entre les extrémités artérielles et le cœur, les veines forment également deux systèmes: celui de la grande circulation ramène le sang noir des extrémités à l'oreillette droite du cœur; le système de la petite circulation apporte à l'oreillette gauche du même organe le sang rouge nouvellement formé dans les poumons. Les veines étant dépourvues d'un organe d'impulsion qui y chasse le sang, leur membrane interne forme dans la cavité de beaucoup d'entre elles des replis ou valvules qui s'opposent à la marche rétrograde du liquide des troncs vers les capillaires.

(c) *Chylifères* et *lymphatiques*. Ces canaux sont très-déliés, aplatis, diaphanes; leur paroi est formée de deux membranes; ils présentent à des distances très-rapprochées de nombreux étranglemens dus à la présence de valvules dans leur intérieur. L'ensemble des vaisseaux chylifères et lymphatiques peut être considéré comme un seul système dès lors que, semblables pour la texture, ils ont pour usage commun d'absorber des liquides blancs et aboutissent à un même tronc. Les lymphatiques naissent des surfaces et de l'intimité de tous les organes où ils pompent la lymphe. Ils se réunissent généralement en faisceaux superficiels et profonds, remontent le long des gros vaisseaux, et viennent former au devant du rachis un réservoir commun avec les chylifères. Ces derniers naissent de la surface intestinale où ils absorbent le chyle et se réunissent aux lymphatiques. Les uns et les autres s'interrompent fréquemment pour traverser un plus ou moins grand nombre de petits corps rougeâtres d'un aspect granuleux, et nommés *ganglions lymphatiques*. Ce que l'on appelle le *réservoir de Pecquet* est formé d'un mélange de vaisseaux et de ganglions en nombre considérable. De sa partie supérieure naît un grand canal (thoracique) qui va par plusieurs orifices s'aboucher dans les veines jugulaire et sous-clavière gauches. Les lymphatiques des parties supérieures droites versent isolément leurs produits dans les veines du même côté.

(d) *Vaisseaux excréteurs*. Ces conduits, nés des organes glanduleux, sont très-variés dans leur texture. Ils charrient les liquides divers sécrétés par les glandes, et les déposent dans des réservoirs spéciaux ou à la surface des membranes muqueuses.

10° *Nerfs*. On appelle ainsi des cordons d'un blanc opaque, cylindriques ou aplatis, formés de filamens déliés unis par du tissu cellulaire et revêtus d'une enveloppe celluleuse très-dense appelée *névrilemme*. Les nerfs sont les organes conducteurs de la sensibilité. On en distingue de deux sortes: les uns (nerfs de la vie animale) se divisent à angles aigus, en filamens de plus en plus déliés; par une de leurs extrémités ils s'adjoignent au cerveau ou à la moelle épinière, et par l'autre s'épanouissent dans les organes. Ils transportent de l'une à l'autre les sensations et les volitions. Des expériences récentes (1) semblent prouver l'ancienne hypothèse que ces deux fonctions seraient exécutées par des filamens différens (nerfs du sentiment et du mouvement). Les *nerfs de la vie organique* sont aplatis, d'un gris rougeâtre: par une de leurs extrémités, ils procèdent de petits corps de même couleur, aplatis, d'une forme irrégulière, nommés *ganglions nerveux*, et par l'autre extrémité s'épanouissent dans les viscères. Cette fraction du système général jouit d'une sensibilité propre, et dont le cerveau n'a la conscience que dans l'état pathologique.

11° *Glandes*. Très-variables sous les rapports de forme, de volume, de couleur et de consistance, les glandes sont des organes très-complexes, destinés à sécréter un liquide particulier; elles se distinguent par un tissu formé de granulations qui se réunissent en lobules, et d'où naissent les racines de leurs conduits excréteurs. Dans leur structure se rencontrent en grand nombre des vaisseaux sanguins et lymphatiques et des nerfs. Quelques-unes ont comme appendice un réservoir particulier où s'amasse le produit de leur sécrétion.

---

(1) MM. Shaw, C. Bell, Magendie, Bellingeri.

d'ammoniaque. C'est aussi par la voie de l'urine que sont expulsées presque toutes les substances chimiques introduites accidentellement dans l'économie.

(b) *Transpiration.* Elle transsude habituellement de la surface de la peau : accumulée en quantité assez considérable pour former des gouttelettes, elle se nomme *sueur*. La sueur contient en très-petite quantité de l'acide acétique, des hydro-chlorates de soude et de potasse, du phosphate calcaire, de l'oxyde de fer et une matière animale. Au reste, la sueur étant un des deux liquides dépurateurs, il est probable que d'après une foule de circonstances, et principalement dans les maladies, elle doit contenir, comme l'urine, quelques principes accidentels dont la chimie n'a pu encore constater la présence.

(c) *Matières sébacées.* Elles sont le produit de la sécrétion des cryptes. Il y en a de diverses sortes. Leur base commune paraît être un corps gras, qui, dans quelques points, se trouve mélangé d'une matière ammoniacale.

(d) *Cérumen.* Cette substance semi-fluide, d'un jaune rougeâtre, onctueuse, inodore, d'une saveur amère et légèrement sucrée, est sécrétée par les cryptes du canal auriculaire. Elle contient du mucus albumineux, une matière grasse, un principe colorant, de la soude et du phosphate de chaux.

GAZ.

Les gaz se présentent dans le corps humain sous deux conditions: les uns développés dans les cavités, ne sont que des produits contenus et renfermés par les organes, mais étrangers à leur composition; les autres imprègnent les tissus, et doivent être considérés comme parties constituantes de l'organisation.

Ces derniers sont en petit nombre. L'air atmosphérique est probablement celui qui s'offre avec le plus d'abondance. La pénétration de ce mélange gazeux dans tous les corps de la nature a fait regarder, comme en étant formées, les bulles qui se produisent à la surface des corps animaux immergés dans l'eau, ou des tissus ouverts sous ce liquide, et celles qui, suivant M. Gaspard, se dégagent en grand nombre de la plupart des liquides, le sang, le chyle, la sérosité, la bile, la salive, placés sous le récipient de la machine pneumatique. Toutefois l'analyse de ces gaz n'ayant pas été faite, leur composition réelle peut être mise en doute. Il n'en est pas de même de l'oxygène, de l'hydrogène et de l'acide carbonique: M. Krimmer ayant trouvé, sur un chien vivant, ces gaz dans une portion d'aorte interceptée entre deux ligatures, a prouvé d'une manière évidente leur présence dans l'intimité des tissus.

On a long-temps admis, pendant la vie, l'existence dans les vacuoles celluleuses ou dans les cavités splanchniques de plusieurs sortes de vapeurs, séreuse, sanguine ou spermatique, auxquelles on attribuait des effets particuliers. Ces vapeurs, remarquables par une odeur particulière, sont véritablement produites à l'air libre, en raison de la température des liquides dont elles se dégagent, supérieure à celle de l'air ambiant ; mais, dans l'intimité des corps vivans, où le calorique rayonnant est en équilibre, non-seulement la formation de ces vapeurs n'est nullement prouvée, mais elle n'est même pas probable (1).

Après avoir fait connaître les matériaux qui entrent dans la composition du corps humain, il ne nous reste plus qu'à les présenter réunis dans leur ensemble au point de vue de l'organisation, et à indiquer le mécanisme des différentes pièces de cette dernière, ou, en d'autres termes, à tracer le tableau de l'organisme.

---

(1) *Voy.* Ducrotay de Blainville, *Cours de Physiologie générale et comparée.*

IDÉE DE L'ORGANISME.

Multa paucis.

DE L'ORGANISME ANIMAL, EN GÉNÉRAL.

La connaissance de l'organisme est l'objet le plus digne d'exercer la méditation humaine, quel que soit le but vers lequel elle tende.

Mais que de points de vue différens dans une recherche dont les applications sont aussi nombreuses et les intentions aussi variées!

Au philosophe, il importe surtout de connaître la destinée finale de cette forme temporaire propre à certains élémens matériels, qui jouit de propriétés si tranchées et parfois même si merveilleuses. Interrogeant le même sujet, selon leurs habitudes scientifiques, le physicien et le chimiste y poursuivent les traces dernières des principes que l'expérience leur a fait connaître. De la même source d'observation découle, pour le physiologiste et le médecin, un autre système de considérations: l'un en déduit le rapport existant entre les conditions de l'être organisé et les phénomènes de la vie; le second trouve dans les travaux du premier, sans lesquels il ne saurait préciser le siége et la subordination des lésions, la règle rationnelle qui doit le guider dans les applications de son art. Une étude particulière de l'organisme est encore imposée à l'économiste s'il veut connaître de quelle somme de force il dispose, et au législateur dont le mandat est de répartir les alimens distribués dans la nature pour satisfaire les besoins physiques et moraux de l'humanité, besoins qu'il doit avoir appris à mesurer. Le peintre, le sculpteur, tous les artistes enfin qui s'occupent de talens d'expression, ne sauraient se dispenser de quelques notions de cette science-principe.

L'anatomiste tient compte de toutes ces exigences; il règle la marche de son travail sur ces diverses intentions d'étude, et, du faisceau de faits positifs qu'il assemble, il projette sur elle cette lumière inaltérable, fruit de l'observation immédiate des conditions graphiques sur lesquelles portent directement ses recherches.

Pour concevoir l'organisme, on doit y rechercher le plan d'une machine dont chaque rouage est institué pour une action partielle, fraction du mouvement général de l'ensemble. Agissant comme pourrait le faire la plus haute intelligence, l'action de la vie sert de moteur, et, à l'aide des affinités chimiques, avec un petit nombre de matières premières, fabrique elle-même les produits très-variés nécessaires au développement et à la conservation du tout.

L'organisme se compose d'un corps matériel animé par la vie, et qui manifeste des actes spontanés avec la participation d'un principe, soit l'*instinct*, soit l'*intelligence*, ou la réunion de tous les deux. Le corps, chimiquement de la même nature que le monde extérieur et soumis aux mêmes lois, apprécie les phénomènes des autres corps, éprouve leur influence et réagit sur eux. Sans cette concordance, l'être animé et l'univers n'auraient aucun point de contact et demeureraient étrangers l'un à l'autre. Le principe intelligent, bien qu'il semble le résultat d'une sécrétion et qu'il soit modifié avec l'organe dont il est le produit, ne saurait cependant être réputé lui-même matériel. On ne peut en concevoir l'idée que comme d'une force supplétive de celles qui régissent l'ensemble de la nature, et qui n'est inhérente à la matière qu'en tant que celle-ci se présente avec les qualités qui constituent l'être animal.

Tout organisme suppose la réunion des conditions qui rendent son existence possible (1). Ces conditions exigent l'harmonie de deux sortes de rapports: 1° des parties ou organes avec l'ensemble; 2° de l'organisme lui-même avec la nature. Dans ce cercle, où tout est lié, les particularités de structure ou d'usages qui différencient les organismes se prouvent les unes par les autres; la modification imprimée à une fonction nécessite une texture et un mécanisme appropriés dans l'organe qui l'exerce, et réciproquement.

Dans les animaux les plus inférieurs, les parties indépendantes de l'ensemble peuvent former autant d'individus; à mesure que l'on s'élève dans l'échelle animale, la liaison devient plus intime; dans les animaux supérieurs, la vie n'appartient qu'à l'ensemble; toute partie qui en est séparée meurt inévitablement.

Des fonctions de trois sortes se manifestent dans les êtres vivans : ce sont, dans l'ordre de leur importance pour l'entretien de la vie, les fonctions de nutrition, de reproduction et de relation. Les deux premières ayant pour objet la conservation des individus ou la propagation des espèces, sauf les différences qu'elles présentent dans les organismes, appartiennent en commun aux végétaux et aux animaux; les fonctions de relation sont exclusivement propres à ces derniers, qui seuls avaient besoin, pour se nourrir, d'un appareil qui les mît en rapport avec le monde extérieur.

Les actes des corps animaux ont lieu sous l'influence de deux forces : la *sensibilité* et la *contractilité*. La première a son siége dans le système nerveux et donne au centre percevant la notion des corps extérieurs et des phénomènes qu'ils manifestent; la seconde appartient plus particulièrement à la fibre musculaire et produit les divers mouvemens généraux ou partiels, soit de l'animal en totalité pour sa translation dans l'espace, soit de quelques-uns de ses organes pour l'exécution de leurs fonctions spéciales.

L'état des fonctions n'étant que l'expression de celui des organes, la plénitude de vie ou la santé résulte de l'exercice régulier des fonctions, et celles-ci supposent l'existence et l'état d'intégrité des organes qu'elles représentent, dans les rapports de nombre, de volume, de structure et de développement indispensables pour qu'elles puissent s'exécuter. Les altérations organiques légères amènent les désordres fonctionnels ou les maladies; portées au point d'anéantir les fonctions, elles ont pour effet nécessaire la destruction de

(1) G. Cuvier, *Règne animal* (Introduction).

l'organisme ou la mort. L'absence congéniale d'un ou de plusieurs organes importans s'oppose à ce que l'individu soit viable.

Suivant l'espèce de chaque animal, ses mœurs et le milieu dans lequel il vit, les fonctions et leurs appareils subissent de nombreuses modifications : le même organe peut être appelé à remplir plusieurs usages différens, et parfois la même fonction est exécutée par des organes de structures très-variées.

Aussi, que de recherches comparatives ne faut-il pas ajouter à celles déjà faites pour démêler l'identité des matériaux de l'organisme qui concourent à former ses pièces constitutives à travers les variétés de configuration, de fonction, de proportions, de situation respective qui les masquent!

Toutefois, la série des développemens successifs qui indiquent les âges d'un individu appartenant aux organismes composés, ou celle que présente l'ensemble des espèces animales rangées suivant l'ordre de complication, a déjà conduit à quelques données sur cet objet. L'unité de plan a été soutenue. Toutes les différences ont été rattachées à des variétés de disposition et d'arrangement plutôt qu'à des créations nouvelles. En général, plus on l'étudie, plus l'on compare et plus l'on fait de progrès dans cette direction. Mais à quel terme devra-t-on s'arrêter? Apparaît-il dans la totalité de l'être un rouage nouveau? Il n'est fréquemment constitué que par des pièces qui étaient disséminées et qui se sont centralisées, ou qui se sont proportionnellement ou réciproquement agrandies et modifiées pour obéir à de nouvelles conditions d'existence. Pour donner un exemple, bien qu'il ne puisse être vérifié que par les personnes auxquelles les études anatomiques sont familières, on trouve, dans les insectes, comme agent circulatoire, un grand vaisseau marqué d'un certain nombre d'étranglemens musculeux ; chez les animaux plus élevés, les fibres musculaires s'agglomèrent en un seul organe, le cœur, et des vaisseaux partent de ce centre commun pour aller soumettre le fluide qu'ils contiennent à l'élaboration respiratoire, au travail nutritif, enfin à la dépuration sécrétoire.

Des raisons directes ou inverses d'accroissement ont paru lier des parties distinctes de l'organisme : le foie, dans les fœtus des animaux supérieurs, est d'autant plus développé que le poumon l'est moins, tandis que les os s'accroissent en proportion du volume des muscles et de l'étendue des organes nerveux qu'ils enveloppent.

Quelques matériaux ont semblé s'éloigner par une sorte de force de répulsion, quelques autres se rapprocher par une cause contraire : ainsi les élémens osseux ne se mêlent nulle part aux glandes ; les muscles adhèrent aux fibres albuginées et, par leur intermédiaire, aux os et au système des membranes muqueuses.

On remarque entre certaines parties des rapports constans de connexion. Toujours et nécessairement, le système circulatoire est en relation avec les agens de la respiration ; l'existence de certaines pièces osseuses coïncide avec celle de parties nerveuses déterminées ; ces mêmes pièces osseuses forment un système où les changemens de configuration s'expliquent fréquemment par un déplacement qui s'est prochainement étendu à l'ensemble, en conservant les rapports d'union particuliers, et qui a plutôt agi sur le volume et la forme que sur les connexions.

L'analyse anatomique permet de signaler des parties communes qui entrent dans la constitution d'instrumens de l'organisation, caractérisés par des fonctions et des propriétés physiques spéciales. Toutes, soumises à cette analyse grossière, paraissent formées d'une trame ; aussi ces parties ont-elles reçu le nom de *tissu*. L'identité des tissus, dans les divers organes qu'ils concourent à former, les a fait appeler *parties similaires*, en opposition avec les formations organisées qui sont uniques ou seulement doubles par symétrie, et que l'on a désignées par l'épithète de *dissimilaires*.

Le nombre des tissus différens, la nature et la multiplicité des associations qu'ils forment pour constituer les instrumens des fonctions d'un ordre plus élevé, établissent les degrés différens de complication qui distinguent les organismes.

Déjà la science a retiré des avantages positifs de cette distinction des tissus assujettis à des lois de vitalité différentes. Aucun intérêt ne se rattacherait à la description de toutes les modifications que prennent, en se combinant, ces trames que l'on ne saurait considérer comme élémentaires qu'en ayant en vue les parties les plus compliquées qu'elles concourent à former, si leurs usages n'expliquaient les diverses opérations dont se compose le phénomène sommaire nommé *vie*. Dépourvues des données physiologiques, l'attention la plus infatigable ne parviendrait pas à tout observer, ni la mémoire la plus heureuse à tout inscrire.

DE L'ORGANISME DE L'HOMME EN PARTICULIER.

Nul autre organisme n'est aussi complexe que l'économie humaine parvenue à son entier développement.

Les organes ou instrumens de la vie y forment des appareils ou concours de parties associées pour une fonction commune, plus centralisés que dans tous les autres êtres. Aussi, l'unité d'existence y est-elle plus précisée, quoique les élémens de la vie y soient plus nombreux. A l'unité physiologique correspond une sorte d'unité anatomique. Le corps humain n'est qu'un vaste appareil du système nerveux. Tout, dans l'économie, est subordonné à ce système ; vers sa production ou son entretien, paraissent converger toutes les fonctions de la vie, sur lesquelles il réagit avec une énergie d'autant plus active que l'organisme est parvenu à un développement plus achevé.

Le système nerveux se compose de deux grands appareils, *encéphalique* et *ganglionaire* : le premier tient sous sa dépendance les fonctions de relation ; le second, celles de nutrition et de reproduction.

Tous les actes dont le système nerveux est l'organe se produisent à la manière des phénomènes généraux de la nature, c'est-à-dire comme s'ils étaient le résultat d'une décomposition ou altération chimique (1) de la substance nerveuse elle-même, ne fût-ce que par la retraite ou l'afflux d'un agent impondérable. Les agens dont le contact provoque les actions nerveuses sont les mêmes qui produisent des transformations chimiques dans tous les corps.

Les phénomènes de névrosité sont soumis à la loi générale de l'intermittence (2). Toute excitation violente d'un organe en amène la fatigue et en nécessite le repos. La lassitude

(1) G. Cuvier, *Règne animal* (Introduction).

(2) Buchez, *Essai de coordination positive des phénomènes qui ont pour siège le système nerveux*. (*Journal des Progrès*, t. IX, p. 195 à 204. 1829.)

dans le système nerveux de la vie animale s'annonce par le besoin de sommeil, et dans celui de la vie organique, par l'inaptitude des organes à remplir leurs fonctions.

APPAREIL NERVEUX ENCÉPHALIQUE

OU DE LA VIE ANIMALE.

Il se compose de l'encéphale et des nerfs qui en dépendent; il produit les actions intellectuelles et sensitives et la contractilité volontaire. L'encéphale, dans son ensemble, est formé d'une masse irrégulièrement ovalaire et d'un long cordon; la substance en est molle, susceptible d'éprouver de notables dommages, qui rejailliront sur ses fonctions, si elle subit une pression instantanée, bien que légère, ou même une secousse modérée. Pour la protéger, le tissu osseux s'incurve sous forme de lames qui se rejoignent en arcs-boutans, comme les pièces d'une voûte, ou se prolonge en anneaux qui s'unissent par des ligamens, de manière à former au cerveau une enveloppe solide et à la moelle un étui à pièces mobiles. Des liquides, des membranes lisses protégent encore la substance nerveuse: les premiers par l'incompressibilité et la mobilité de leurs molécules, les secondes par la facilité des glissemens que permet le poli de leurs surfaces.

L'encéphale, par l'importance du rôle qu'il remplit, occupe le premier rang dans l'organisme. Siége du *moi* individuel, il représente l'homme lui-même, et il est le point de départ et l'aboutissant de ses rapports avec la nature.

L'état de la science ne permet plus de douter que l'intelligence ne soit un de ses produits. A la vérité, la spontanéité des actes de ce principe ou de cette force doit le faire considérer comme un fait distinct des lois physico-chimiques; mais, quelles que soient sa nature et les conditions de son association avec la matière, toujours est-il que les facultés qui en émanent se produisent comme si elles étaient le résultat d'une élaboration du cerveau: avec l'intégrité de cet organe coïncide leur exercice; avec la plénitude de son développement, leur portée; avec ses maladies, leur affaiblissement ou leur destruction.

L'intelligence humaine a pour caractère d'être transmissible entre les individus et les races, et toujours perfectible dans les uns et dans les autres. Son extension semble être le but et la fin de la mission humaine; son développement relatif assigne les rangs entre les individus.

L'exercice de l'intelligence se résume dans la faculté de combiner des idées, soit sur des créations de l'esprit, c'est la *conceptivité;* soit sur des impressions venues du dehors, c'est la *perceptivité*. Les organismes privilégiés créent les idées originales qui intéressent le bonheur de l'humanité. Un certain nombre les comprennent et en font la règle de leur conduite. La masse des intelligences inférieures suit machinalement par imitation et habitude la marche tracée par les autres, mais sans y rien entendre.

Les fonctions psychologiques, comme tous les besoins organiques, nécessitent leur propre activité. Elles se composent de deux sortes de manifestations: les aptitudes spéciales et les passions.

Les aptitudes, ou les facultés intellectuelles, sont d'autant plus élevées qu'elles sont, dans leur objet, plus éloignées de l'intérêt individuel; les passions, au contraire, ne sont que l'expression exagérée des besoins ou des désirs matériels.

Suivant les phrénologistes, les unes et les autres seraient le produit de fractions distinctes du cerveau qui constitueraient autant d'organes spéciaux; et le développement de chacune d'elles serait en raison directe du carré, soit de la masse, soit de la superficie de l'organe qu'elle représenterait. Dans l'état actuel de la science, ces faits ont encore besoin de nombreuses vérifications; mais au moins est-il déjà hors de doute que les intelligences très-variées et très-étendues coïncident avec les cerveaux les plus volumineux.

Les facultés de toute espèce peuvent se produire dans chaque organisme humain, mais dans des intensités d'action très-différentes. Le nombre des facultés influentes, l'espèce, le développement relatif et l'activité de chacune d'elles, constituent les variétés infinies d'associations ou de psychologies particlles aussi nombreuses que les individus, et qui les caractérisent.

Les manifestations psychologiques, comme toutes celles qui dépendent de l'influence volontaire du système nerveux encéphalique, s'accroissent par un exercice méthodique, ou, en d'autres termes, par l'*éducation*. Cependant toute faculté portée à un haut degré de développement suppose une prédominance organique congéniale, et constitue le *génie*, qui se crée à lui-même ses moyens et ses voies.

Pour l'accomplissement de ses fonctions, l'encéphale avait besoin d'organes qui établissent les rapports du *moi* avec l'organisme et le monde extérieur.

Les nerfs, en général, remplissent la première fonction, et l'appareil des sens la seconde.

Les nerfs cérébraux, tant par eux-mêmes que par leurs anastomoses avec l'appareil ganglionaire, nous donnent le sentiment de l'existence matérielle, qui n'est autre chose que la notion de l'état des organes. Semblables aux chaînes conductrices des appareils électriques, ils établissent la communication entre l'encéphale et la périphérie ou l'intimité des tissus; sans cesse ils transmettent au cerveau, qui les perçoit, les impressions venues du dehors ou les sensations, et ils rapportent aux organes les volitions cérébrales.

Les sens ont pour usage général de nous faire connaître les propriétés et les mouvemens des corps. Les sciences physico-chimiques suppléent à leur insuffisance, en provoquant des phénomènes qui rendent tangibles pour les sens certaines qualités des corps qui leur échappent à l'état d'équilibre.

Les extrémités des nerfs sensitifs trouvent les parties qui les reçoivent modifiées pour élaborer l'agent d'impression, avant qu'il atteigne la surface nerveuse. S'agit-il de la perception de la lumière? Au-devant de la rétine, l'œil se compose d'une série de milieux réfringens dont les courbes, les densités, les distances sont si admirablement calculées, que l'art n'a pu que les imiter assez pour en faire comprendre la perfection, mais sans l'atteindre.

Sont-ce les ondulations sonores qui doivent être acquises? Avant qu'elles parviennent à l'organe sensible, des corps vibratiles les accueillent et les disposent pour que les images en soient nettes, précises, dans un degré d'intensité donné. La voix et la parole, formées par la vibration de l'air dans un canal flexueux et très-mobile, utilisent et complettent l'action de l'organe de l'ouïe.

Les qualités sapides et odoratives des corps sont saisies, exprimées, fixées sur de grandes surfaces membraneuses que des liquides lubrifient pour cet usage, et qui, doublées par l'épanouissement nerveux, multiplient l'étendue du contact et sa durée.

Un immense intérêt s'attachait aux notions de la configuration, de la consistance, du degré de température, d'humidité ou de sécheresse des corps. Toute la surface tégumentaire extérieure et même intérieure est entourée d'une tunique nerveuse sous-jacente à une couche membraneuse qui la protége sans en éteindre la sensibilité. Cette tunique nerveuse apprécie les qualités des corps; pour se prêter à un tact plus délicat, elle est favorisée dans un organe spécial par des sortes de coussinets élastiques, point d'expansion de nerfs nombreux et situés à l'extrémité de doigts opposables qui s'adaptent à la configuration des objets.

Enfin, les sensations de toute espèce sont reproduites volontairement ou spontanément dans l'encéphale par une faculté, la *mémoire*, intermédiaire et supplétive de toutes les autres, et qui les résume hors de la sphère et dans l'absence de leurs actions.

L'appareil de la locomotion complette l'ensemble des rapports de l'encéphale; il se compose des os et des aponévroses, organes de soutien et de protection, et des muscles qui exécutent les mouvemens.

Groupés autour de ces appuis solides que leur fournit le tissu osseux, les muscles, revêtus des tégumens communs et maintenus par des étuis membraneux, constituent ces appendices prolongés ou *membres*, sorte de rayons qui ont pour usage d'agrandir la portée des actes de la volonté et des recherches de la sensibilité, et dont la structure est tout entière subordonnée à la fonction de soutenir des cordons nerveux et d'obéir aux excitations qu'ils transmettent. Les membranes inférieures exécutent la station et la progression; les supérieurs servent à des mouvemens divers qui expriment les intentions nombreuses que l'intelligence forme pour l'accomplissement de ses besoins physiques et moraux.

Nulle mécanique artificielle n'offre de combinaisons plus savantes. Les parties actives sont groupées aux points où les mouvemens sont plus vastes et moins nombreux; les tendons qui, sous un petit volume, transmettent la force, sont plus particulièrement réunis dans les points où les actions doivent être plus diversifiées : tels sont les doigts. Pour l'exécution des divers mouvemens, des flexions, extensions alternatives et des inclinaisons diverses étaient nécessaires : aussi la continuité du système osseux est-elle interrompue par des articulations dont les surfaces arrondies et lisses permettent des glissemens faciles. La longueur domine dans les fractions supérieures des membres pour faciliter de larges écartemens; leur extrémité terminale prend plus de largeur; le pied s'aplatit pour la station, la main s'arrondit pour mieux saisir.

Des fonctions plus spéciales sont encore exécutées par les organes de la locomotion. La face, dans le jeu de la physionomie, sert d'expression aux actes psychologiques. Les os et les muscles circonscrivent dans le tronc les cavités de la *poitrine* et de l'*abdomen*, et concourent par leurs mouvemens aux fonctions des organes qui s'y trouvent contenus. Enfin partout, pour garantir les nerfs et les vaisseaux et leur livrer passage, les muscles forment des coussinets, les aponévroses des arcades et les os se disposent en voûtes, en ouvertures, en loges et en tiges protectrices.

L'étendue et l'inflexibilité des os, le volume des muscles, et les situations respectives des uns et des autres, déterminent les principaux traits de la forme humaine. Au-dehors la peau leur sert d'enveloppe commune; organe elle-même du sens du toucher, isolée des parties sous-jacentes par une couche de graisse qui fait l'office de cohibant à l'égard des agens impondérables, elle est seule en rapport avec le monde extérieur, complette, à la circonférence du corps, l'appareil nerveux encéphalique, et par sa situation lui transmet les impressions les plus variées; sa sensibilité, qui n'est jamais qu'engourdie par le sommeil, forme comme la sentinelle de l'organisme dans le repos des autres sens.

APPAREIL NERVEUX GANGLIONAIRE

OU DE LA VIE ORGANIQUE.

Il se compose d'une série de ganglions que l'on a considérés comme autant de petits cerveaux, et d'où irradient de nombreux filamens nerveux. Quelques-uns sont placés dans la tête; mais le plus grand nombre appartiennent aux cavités du tronc. Ils y forment, avec les filets qui les réunissent, deux longs cordons qui, sous le nom de *nerfs grands sympathiques*, règnent parallèlement de chaque côté dans toute la longueur du rachis. Dans son ensemble, l'appareil nerveux ganglionaire représente une ellipse, du contour de laquelle partent des filamens dont les uns s'anastomosent avec les nerfs encéphaliques, et dont les autres se distribuent aux organes qui exécutent les fonctions de nutrition et de reproduction.

Les actes du système nerveux ganglionaire s'exercent sans que nous en ayons la conscience, c'est-à-dire en dehors de l'intelligence et de la volonté. Cependant le grand sympathique transmet au cerveau ses besoins par les désirs et les appétits.

Toutes les fonctions nutritives semblent avoir pour but commun de créer et d'entretenir dans un état de pureté convenable le liquide général destiné à nourrir la substance nerveuse et les appareils secondaires chargés de manifester ses actes.

Une certaine proportion du fluide nutritif étant déjà formée, son entretien et sa dépuration s'opèrent par les parties suivantes :

Au-dehors, à la peau, sont des ouvertures par où elle se continue avec les membranes muqueuses. Ces dernières forment le tégument de réservoirs intérieurs contenus dans les cavités de la poitrine et de l'abdomen, et disposés pour recevoir soit des substances alimentaires venues du dehors, ce sont les appareils digestif et pulmonaire; soit des produits de l'organisme qui doivent être rejetés : tel est l'appareil génito-urinaire.

Le besoin d'une nouvelle alimentation s'annonce par la *faim* et la *soif*, phénomènes transmis au cerveau par les nerfs de la vie organique. Les deux appareils nerveux concourent à l'exécution des fonctions digestives. La volonté cérébrale seule choisit la substance alimentaire par la vue, l'odoration et la gustation; elle la saisit par les mains et les lèvres, la triture par les dents et les mâchoires, la déglutit avec la langue, le voile du palais et le pharynx, et plus tard en expulsera le résidu au-dehors par l'acte de la défécation. Toutes les fonctions qui s'exercent dans l'intérieur des cavités sont sous l'influence ganglionaire. L'aliment est conduit à travers les voies digestives par une couche musculaire non interrompue, entourant le tégument interne. Il parcourt successivement l'œsophage, l'estomac, le duodénum, les intestins grêles et les gros intestins : dans ce long trajet, il se mêle aux divers fluides sécrétés par les glandes et les follicules disposés latéralement à la peau interne ou disséminés dans toute son étendue. Invisqué avec la salive dans la bouche, le fluide gastrique le dissout dans l'estomac en une pâte nommée *chyme*. Le chyme, mélangé dans le duodénum avec la bile et le suc pancréatique, se sépare en deux parties, le résidu excrémentitiel ou fèces, et la matière nutritive ou le chyle : ce dernier, absorbé, soit par imbibition, soit par la succion de pores imperceptibles, est transporté dans le système de vaisseaux connus sous le nom de *chylifères*. L'extrémité de ces vaisseaux se confond dans un tronc commun avec les lymphatiques, et les uns et les autres vont aboutir dans les veines et mêler leurs produits avec le sang noir. Dépouillé des qualités qui le rendent propre à ses fonctions nutritives, quoique enrichi du mélange des principes acquis par la digestion, ce dernier liquide est amené vers un organe central d'impulsion ou *cœur*. La progression des fluides contenus dans ces divers canaux, soit qu'elle trouve sa cause ou seulement un auxiliaire dans les mouvemens des parties environnantes, soit qu'elle ait lieu par une action de leurs parois, soit qu'elle résulte d'une absorption exercée par les cavités du cœur, ou du choc imprimé à tout l'ensemble circulatoire par ce même organe, cette progression est encore soumise à la puissance nerveuse du grand sympathique dont les prolongemens accompagnent les divisions vasculaires.

Le cœur est formé de quatre cavités séparées par une cloison moyenne en deux parties, droite et gauche, composées chacune d'une oreillette et d'un ventricule. Le sang veineux est reçu dans l'oreillette droite et chassé par le ventricule du même côté dans un canal unique, l'artère pulmonaire : celle-ci se subdivise à l'infini dans un espace très-limité que lui offre un organe double, nommé *poumon* à cause de l'air qu'il contient. Les capillaires artériels s'y unissent avec les ramifications les plus fines d'un système de tuyaux ouverts au dehors, les bronches, formés d'un tissu élastique et tapissés par une membrane muqueuse; les divisions bronchiques sont la base essentielle de l'organe qui les contient; l'air y est introduit et en est exprimé par un mécanisme auquel prennent part les os et les muscles qui forment les parois élastiques de la poitrine, dans laquelle les poumons sont contenus.

Par la présence de l'air, il s'opère un nouveau changement dans la composition du sang que le cœur a envoyé aux poumons : il acquiert de la rougeur, de la plasticité, de la chaleur; les racines d'un nouvel ordre de vaisseaux, les veines pulmonaires lui livrent passage; elles convergent en quatre gros troncs qui ramènent le sang rouge des poumons au cœur gauche; celui-ci, par l'action de deux cavités successives analogues aux premières, le reçoit pour le renvoyer par les artères dans toutes les parties du corps. Avec l'abord du sang doué de ces qualités nouvelles coïncide l'énergie de l'action nerveuse, d'où résulte pour tous les organes l'exercice de leurs fonctions. La combinaison du fluide artériel avec les tissus s'appelle *nutrition* ou *assimilation*, l'élaboration par les glandes ou par les surfaces membraneuses constitue les *sécrétions* et les *exhalations*. Dans le travail nutritif, la circulation, qui apporte de nouveaux produits, entraine en échange quelques-uns des élémens anciennement assimilés : ils sont expulsés au dehors par deux émonctoires, la sécrétion urinaire et l'exhalation cutanée.

De l'intimité de toutes les parties, les racines de deux ordres de vaisseaux ramènent au cœur les résidus des actions organiques. L'un de ces ordres est le *système veineux*, l'autre le *système lymphatique;* tous deux convergent avec les chylifères déjà signalés comme moyen de transport des matériaux extraits des matières soumises à l'action digestive. Le système veineux, confluent commun, se termine par deux troncs à la première des cavités droites du cœur.

Les canaux qui accomplissent le transport du fluide général forment donc un vaste appareil partout continu, mais offrant des embranchemens latéraux dont les uns sont destinés à laisser échapper des produits, comme les glandes, les poumons et les surfaces exhalantes qui communiquent avec le dehors, et dont les autres recueillent de nouvelles substances : telles sont les racines des vaisseaux chylifères, encore les poumons et les surfaces cutanées et muqueuses. Les diverses ramifications vasculaires s'ouvrent dans l'intimité de toutes les parties, et la surface des membranes sans ouverture extérieure, pour y déposer et y reprendre des substances diverses.

L'influence nerveuse ganglionaire tient ouvertes ou fermées toutes ces voies d'issue ou d'entrée existant dans le trajet du système circulatoire général. La sécrétion proprement dite n'est jamais soumise à l'acte de la volonté, mais l'excrétion peut l'être; celle des matières excrémentitielles, les fèces, l'urine et quelques mucus, est dans ce cas.

L'appareil de reproduction, quelle que soit l'importance de son objet, ne joue dans l'organisme d'autre rôle que celui d'un organe sécréteur particulier; mais en raison de son exquise sensibilité, qui l'a fait considérer comme un sixième sens, son activité plus ou moins grande exerce une influence considérable sur l'énergie de l'action nerveuse. Un tissu particulier qui se gonfle de sang, par l'effet de l'imagination, favorise l'excrétion du sperme.

D'après ce qui précède, la digestion, la respiration, la circulation, les sécrétions, les exhalations, les absorptions, et, comme derniers résultats, l'assimilation et la dépuration, constituent l'ensemble des actes conservateurs attribués au système nerveux ganglionaire. L'intermittence, si nécessaire dans les fonctions de la vie animale, se manifeste d'autant moins dans celles de la vie organique, qu'elles intéressent plus prochainement la formation ou la répartition du sang artériel. Ainsi la digestion et les exhalations se suspendent par intervalles; mais la respiration et la circulation ne font que diminuer d'activité dans le repos et dans le sommeil, et ne pourraient être arrêtées un certain temps sans causer la mort.

Cette convergence de toutes les pièces de l'économie pour la production et la conservation du système nerveux se manifeste graduellement dans les âges des fœtus, pour se dessiner complétement lorsque l'être aura acquis une existence indépendante.

Ainsi, instrumens destinés à fournir des notions, à exécuter les manifestations des actes du système nerveux, ou moyen d'entretien et de protection de ce système, telles sont les intentions et les dénominations qu'il faut attribuer aux parties qui composent l'homme, si l'on considère l'organisme sous le point de vue de sa tendance finale.

Dans l'étude de cette machine, la comparaison des conditions matérielles des organes avec leurs usages tire plus de fruits de l'analyse de la forme que des observations sur la composition; en d'autres termes, au point où la science est parvenue, les explications physiques y trouvent plus de fondement que les rapprochemens chimiques : mais, quoique imparfaites encore, les études de l'organisme sont fécondes en résultats que les sciences positives ne sauraient omettre, quelle que soit leur direction spéciale.

En résumé, l'homme se compose de deux principes :

1° *Un corps matériel;*

2° *Une intelligence*, représentée elle-même par l'organe matériel dont elle semble être une sécrétion.

En rapport avec les deux principes se présentent deux *forces* ou *causes motrices :*

1° Pour le corps, *la contractilité;*

2° Pour l'intelligence, *la sensibilité.*

Les actes ou phénomènes résultant de l'union intime des deux principes ou de la *vie* sont également de deux sortes, matériels et intellectuels.

Aux deux extrémités de l'échelle, ils paraissent réciproquement indépendans les uns des autres; tels sont :

1° *Actes matériels,* nécessaires : de pesanteur, d'affinités chimiques; expression pure des lois d'attraction et de répulsion qui dominent toute la nature : c'est l'individu absorbé dans l'univers.

2° *Actes intellectuels* (système nerveux cérébral) purement psychologiques, spontanés et volontaires; les plus élevés en dehors de l'intérêt matériel, créés en coïncidence avec l'action des lois physico-chimiques, pouvant être détruits par leurs effets, mais n'en émanant pas : c'est l'individu en dehors de l'univers.

Entre ces deux termes extrêmes, des forces et des actes intermédiaires (système nerveux ganglionaire).

1° *Forces.* (a) une contractilité savante qui choisit ses excitans, et que la volonté ne commande pas.

(b) une sensibilité spéciale, dont l'intelligence n'a la conscience que dans l'état morbide, ou, en d'autres termes, lorsqu'elle est portée jusqu'au malaise ou à la douleur.

2° *Actes.* Exercice des fonctions (digestion, respiration, circulation, etc.), qui ont pour objet la conservation de l'individu. Le système nerveux ganglionaire qui les commande harmonie ses actes avec ceux qui dépendent de l'encéphale ou des lois physico-chimiques.

La vie et la santé résultent de l'équilibre entre ces trois sortes de phénomènes; la maladie ou la mort sont causées par leur perturbation.

Enfin, les forces et les actes auxquels elles donnent lieu sont également entretenus par l'action réciproque de deux agens qui résument tout l'organisme : d'une part la *substance nerveuse*, et de l'autre le *sang artériel.*

La première représente le principe intellectuel et les forces qui agissent dans l'organisme; l'autre exprime le corps matériel dont tous les appareils ont pour objet de le former.

Tous deux s'influencent sans cesse, ne peuvent exister avec toutes leurs propriétés que simultanément, et se procréent l'un l'autre par leur action mutuelle. Le sang artériel fournit à la substance nerveuse ses matériaux, et est lui-même composé et décomposé sous son influence.

Chacun d'eux est pourvu d'un organe central situé au point d'entrecroisement de deux grands cercles qui représentent l'afflux de la circonférence au centre et le retour du centre à la circonférence. Circonscrits et isolés par des enveloppes dans leurs masses, protégés dans leurs canaux par les parties moins importantes, ils s'épanouissent pour se toucher par leur périphérie. On peut se les figurer comme deux vastes surfaces qui s'appliquent par la juxta-position d'une multitude de points.

Dans l'état actuel de la science, on est induit à penser qu'ils constituent les deux élémens d'une pile (1) galvanique, ou les pôles positif et négatif. Entre chaque point de contact auraient lieu les phénomènes électro-chimiques, d'où il est probable que résulteraient les diverses sortes de compositions ou de décompositions organiques.

En exprimant de cette hypothèse les conséquences qui en découlent, la substance nerveuse, organe sécréteur, quant aux facultés intellectuelles et sensoriales, ne jouerait dans les phénomènes de nutrition d'autre rôle que celui d'un agent chimique; et le sang artériel, intermédiaire plus essentiel dans les transformations organiques, offrirait à la fois la force et la matière, et joindrait à la propriété chimique, inverse de celle du système nerveux, l'usage de véhicule commun des élémens de nutrition et de dépuration.

Au reste, de nouvelles recherches sont nécessaires pour établir irrévocablement la réalité de ces faits; mais tels sont au moins les résultats généraux que la science a commencé d'entrevoir.

---

(1) Fourcault, *Lois de l'organisme vivant*, tome II, page 53 et suivantes.

PREMIÈRE PARTIE.

ANATOMIE DESCRIPTIVE [(1)].

Γνῶθι σεαυτον.

L'anatomie humaine a pour objet l'examen et la description du corps humain, soit dans son ensemble, soit dans les différentes parties qui le composent.

Pour étudier avec plus de facilité les organes, l'anatomiste les isole et les divise, ou s'attache à rendre quelques-unes de leurs propriétés plus saillantes. Des moyens qu'il emploie pour y parvenir, le plus ordinaire est la *dissection*, d'où la science elle-même a emprunté son nom; puis viennent la *macération*, l'*ébullition*, la *dessiccation*, la *putréfaction*, la *dissolution*, par des agens chimiques, et enfin pour quelques organes perméables, tels que les vaisseaux et le tissu cellulaire, les *injections* et l'*insufflation*.

En ne considérant les organes que sous le point de vue graphique, et prenant pour base de classification leur densité relative, et, en général, l'analogie de leur texture et de leurs fonctions, on a divisé l'anatomie en deux grandes sections : l'étude des parties dures ou la *squelettologie* (1), et celle des parties molles ou la *sarcologie* (2).

La première comprend les os et les ligamens, *ostéologie* (3) et *syndesmologie* (4); à la seconde se rapportent les muscles, les vaisseaux, les nerfs, les glandes et les viscères, dont la description, dans le même ordre, se distingue par les noms de *myologie* (5), *angiologie* (6), *névrologie* (7), *adénologie* (8) et *splanchnologie* (9).

Cette classification, d'une grande clarté pour les organes pairs et symétriques, ne présente plus que confusion lorsqu'il s'agit de décrire les parties impaires et asymétriques : aussi lui avons-nous préféré la division par appareils de relation, de nutrition et de reproduction (10), sauf à réunir les parties similaires sous les anciennes dénominations.

DU CORPS HUMAIN CONSIDÉRÉ A L'EXTÉRIEUR.

CONFIGURATION GÉNÉRALE.

L'homme, le seul des animaux qui soit véritablement bipède et bimane, se distingue au premier aspect des autres mammifères par plusieurs caractères : son développement en hauteur, ses formes allongées, arrondies et d'un volume soutenu, la continuité rectiligne des différentes parties de son corps, disposées pour la station verticale, et la nudité de sa peau, généralement dépourvue des poils.

Considéré suivant sa longueur, le corps humain est formé de deux moitiés symétriques réunies sur le plan médian. La peau exprime au dehors, par des saillies et des dépressions, les contours et les intervalles des organes les plus superficiels qu'elle recouvre : ces accidens de surface, si intéressans pour le peintre et le statuaire, comme élémens de forme ou moyens d'expression, ne sont pas moins utiles à l'anatomiste et au chirurgien, pour le tracé des régions, comme points de reconnaissance des organes situés plus profondément.

Indépendamment de la symétrie latérale bien évidente, des deux moitiés, droite et gauche, quelques auteurs ont

---

(1) Bichat. *Somatotomie*, *Anthropotomie*, *Organologie*, *Morphologie* (H. Cloquet). *Anatomie spéciale* (J. F. Meckel). *Anatomie physiologique* (Cruveilhier). *Organographie* (Sarlandière).

---

(1) Σκελετόν, squelette; de σκελλω, je dessèche, λόγος, discours.

(2) Σάρξ, chair, λόγος.

(3) Οστέον, os, λόγος.

(4) Σύνδεσμος, ligament, λόγος.

(5) Μυών, muscle, λόγος.

(6) Αγγεῖον, vaisseau, λόγος.

(7) Νεῦρον, nerf, λόγος.

(8) Αδὴν, glande, λόγος.

(9) Σπλάγχνον, viscère, λόγος.

(10) Voyez notre *Introduction*.

cherché à établir, principalement par des détails de conformation interne, la réalité d'une semblable symétrie entre les moitiés supérieure et inférieure, antérieure et postérieure. Véritablement il existe, surtout pour les premières, des analogies assez frappantes; mais, outre qu'elles n'entrainent pas l'identité de conformation et de structure, comme pour la symétrie latérale, par un examen approfondi on ne tarde pas à reconnaître que les différences sont encore plus nombreuses.

Le corps de l'homme (*corpus*, σῶμα), dans la station verticale, se renferme dans une ellipse : il se compose d'une grande masse centrale, irrégulièrement quadrilatère, le *tronc*, surmontée d'une partie sphéroïdale, proéminente en avant, la *tête*, à laquelle le tronc est lié par un prolongement rétréci, le *cou*. Des quatre angles du tronc naissent des appendices cylindroïdes, les *membres*, distingués, par leur position, en supérieurs et inférieurs.

Les différentes parties du corps, brisées, pour l'exercice des mouvemens, en une série d'articulations ou jointures, se replient ou se redressent les unes sur les autres. La première espèce de mouvement a reçu le nom de *flexion*, et la seconde celui d'*extension*. Pour les membres en particulier, le rapprochement ou l'écartement du plan moyen constituent l'*adduction* et l'*abduction*. Toutes les actions du corps humain se rapportent au plan antérieur : aussi est-ce dans cette direction que s'ouvrent les organes des sens, et que s'exerce principalement la flexion, le plus général de tous les mouvemens, celui dont les intentions sont les plus fécondes, et auquel tous les autres paraissent subordonnés. La tête et les membres s'infléchissent sur le tronc; ce dernier s'incurve sur lui-même; les membres supérieurs, libres et très-mobiles, servent à la fois, par leurs flexions successives d'instrumens de préhension et de protection. Les membres inférieurs, destinés au transport, présentent seuls vers leur partie moyenne, correspondant au quart de la hauteur totale, une flexion en arrière qui leur permet de se détacher avec plus de facilité du sol, dans la progression.

La forme humaine offre quelques différences dans les deux sexes : chez l'homme, le tronc est proportionnellement moins long que dans la femme; plus large supérieurement, et plus étroit inférieurement. Les saillies musculaires, durement exprimées, sont presque anguleuses. Chez la femme, les contours s'arrondissent, le tronc est aussi large en bas qu'en haut; les membres inférieurs sont plus courts que dans l'homme, et les articulations plus volumineuses.

Le développement du corps en hauteur, ou la taille humaine, est une des conditions les plus variables de la forme. La race d'hommes et le climat sont les causes qui paraissent avoir le plus d'influence sur son extension. Les hommes les plus petits sont ceux qui végètent dans les régions glacées du pôle; les climats tempérés nourrissent des peuples d'une taille moyenne, et, par une singularité assez remarquable, les hommes les plus grands se rencontrent à des latitudes très-différentes, sous le ciel brûlant des tropiques, et dans les climats déjà très-froids du nord de l'Europe et du sud de l'Amérique méridionale. Partout la hauteur de la femme est proportionnelle à celle de l'homme, et de 4 à 6 pouces (0^{m},108 à 0^{m},162) moins élevée. En général, le terme moyen de la taille humaine est de 5 pieds 3 pouces (1^{m},705^{mm}); les limites les plus ordinaires de son développement sont de 9 pouces en plus ou en moins, et donnent un rapport de trois à quatre : ainsi l'homme est déjà très-petit à 4 pieds 1/2 (1^{m},462^{mm}), et très-grand à 6 pieds (1^{m},949^{mm}). En dehors de ces deux termes, les variétés individuelles ne peuvent plus être considérées que comme des anomalies. Si l'on peut s'en rapporter aux récits des auteurs, les extrêmes connus de la taille humaine seraient d'environ 3 pieds au-dessus et au-dessous des dimensions que nous venons d'assigner, et la hauteur de neuf pieds du nègre congo, vu par Vanderbroeck, comprendrait plus de six fois celle de ce nain de 37 ans, qui, au rapport de Birch, n'excédait pas 16 pouces.

DIMENSIONS (1).

Les parties du corps humain, quelle que soit la taille de l'individu, observent entre elles certains rapports d'étendue qui constituent leurs proportions. L'harmonie et la régularité des proportions déterminent la beauté, qui, en général, suppose la santé et le libre exercice des mouvemens. L'étendue relative des diverses sections du corps présente des nuances infinies dans les individus; cependant, chez l'homme sain et valide, les aberrations de cette nature se restreignent dans des limites assez étroites.

Des trois dimensions, la longueur est celle qui offre les rapports les plus constans entre les hommes en général, et entre les parties d'un même individu. Déterminée par le squelette, elle n'éprouve plus de variations dès que la croissance est terminée, à moins que les os eux-mêmes ne subissent quelque altération : aussi est-ce toujours pour les artistes l'élément de construction le plus facile à déterminer. Les divers degrés d'embonpoint ou de maigreur rendent très-variables les rapports de largeur et d'épaisseur; cependant il est un degré moyen qui coïncide avec la force et la santé, l'extrême obésité est une indice de faiblesse, et l'émaciation suppose l'existence d'une altération organique qui nuit aux fonctions de nutrition.

Dans l'homme sain, les variations en étendue des diverses sections du corps sont d'autant moins considérables que celles-ci contiennent des organes plus importans à l'entretien de la vie : la tête et le tronc ne sont pas proportionnellement aussi longs, dans les géans, ni aussi courts, dans les nains, que le cou et les membres. Quant à ces derniers, ils présentent des aberrations assez remarquables. Les membres qui composent une même paire offrent toujours les mêmes di-

(1) Jusqu'à ce jour, aucun anatomiste n'avait traité des dimensions du corps humain et des proportions de ses différentes parties; les considérations de cette nature se trouvaient reléguées dans les ouvrages destinés aux artistes, comme si elles ne pouvait offrir d'utilité que sous le rapport du dessin. Nous avons cru devoir réparer cette omission en nous emparant d'un sujet qui appartient si évidemment à la science des formes; nous nous y sommes cru d'autant mieux autorisé que, comme élément de diagnostic, le médecin et le chirurgien ne sont pas moins intéressés que l'anatomiste à connaître la configuration relative des parties du corps, la déformation, ou, en d'autres termes, le changement de rapport entre les trois dimensions étant un effet nécessaire de presque toutes les maladies. Pour établir nos proportions, nous avons consulté avec fruit les ouvrages de J. Cousin et de Gérard Audran, les planches de Martinez, la Table de Gautier, dans la Myologie complète de Duverney, l'écorché de Houdon, et les excellens traités de M. Gerdy, sur les formes extérieures du corps humain, et de M. de Montabert, sur la peinture; mais ici, comme pour toutes nos planches, nous avons surtout copié la nature, et nous n'avons rien arrêté que nous n'en ayons trouvé la preuve sur des modèles vivans d'une belle proportion.

mensions, mais ce résultat n'influe pas sur l'autre paire. Les supérieurs, par exemple, peuvent être, comparativement à l'ensemble, trop longs ou trop courts, sans que pareille relation s'observe sur les inférieurs, et *vice versâ*. Au reste, quelle que soit la longueur relative d'un membre, les vices de proportion ne sont pas rares entre les fractions qui le composent.

Les artistes dans la construction de leurs figures ont pris pour terme de comparaison la hauteur de la tête, qu'ils supposent être le $1/7^e$ $1/4$ ou $3/4^e$ de la taille. Cette proportion, copiée d'après l'Antinoüs et quelques-uns des plus beaux antiques, est purement conventionnelle. Nous avons pris des mesures sur un grand nombre d'individus et, d'accord avec M. Gerdy (1) qui, avant nous, avait obtenu le même résultat, nous nous sommes assurés que dans l'homme adulte d'un beau développement, la proportion de 8 têtes est beaucoup plus commune. Au reste, sous le point du vue anatomique, la grandeur relative de la tête n'est pas sans intérêt. L'observation apprend que cette partie est proportionnellement d'autant plus volumineuse que le sujet est plus jeune ou sa taille moins élevée. Ainsi, à la naissance, l'enfant a 5 têtes; de 3 à 4 ans, il en a cinq et demie; de 8 à 9 ans, six; de 12 à 14 ans, six et demie; de 15 à 17 ans, sept: passé cet âge, la proportion dépend surtout de la hauteur absolue que le sujet doit acquérir. Un individu de 4 pieds 8 pouces ($1^{m},516$), ne nous a offert que six têtes et demie; généralement, à 5 pieds ($1^{m},624$) ou un peu moins, l'homme a sept têtes un quart; à 5 pieds 1 pouce, sept têtes et demie; à 5 pieds 4 pouces, 7 têtes trois quarts; à 5 pieds 6 pouces ($1^{m}787$), 8 têtes. Dans les tailles plus élevées, on compte huit têtes et demie, neuf têtes et même au-dessus; toutefois en raison du peu de développement accidentel, soit du crâne, soit de la face ou de tous les deux, il n'est pas rare de rencontrer des hommes assez petits qui offrent ces dernières proportions.

Un homme et une femme bien proportionnés, étant supposés debout, voici les dimensions des sections de leurs corps par rapport à sa hauteur totale divisée en 100 parties (2).

MESURES DE HAUTEUR. (3)

SUR LE PLAN ANTÉRIEUR

		Centièmes de la hauteur totale.	
		Homme.	Femme.
Du sol	au-dessous de la malléole interne	3,25	
	au coude-pied	4,25	
	à la naissance du mollet	15,25	
	à l'attache tibiale du tendon rotulien, le 1/4 de la hauteur totale ou.	25,»»	
	au plan inter-articulaire du genou	26,25	
	à l'extrémité inférieure de la rotule, dans l'extension complète de la jambe sur la cuisse. .	27,»»	
	au tiers inférieur du pénis, et, dans le squelette, 2 ou 3 lignes au-dessous de l'arcade sous-pubienne; milieu de la hauteur totale, ou. . .	50,»»	
	au sommet du grand trochanter sur le profil. .	51,75	
	à l'épine antérieure et supérieure de l'os des iles.	57,»»	58
	à la crête iliaque, sur le profil du plan antérieur.	58,50	60

MESURES DE HAUTEUR.

SUR LE PLAN ANTÉRIEUR.

		Centièmes de la hauteur totale.	
		Homme.	Femme.
Du sol	à l'ombilic, 3/5 environ de la hauteur totale, ou	60,25	
	au pli horizontal de flexion du tronc, le plus mince de taille.	63,»»	65,50
	à la partie supérieure du creux de l'estomac. .	70,»»	
	au sillon horizontal, sous les muscles pectoraux.	72,50	
	au pli cutané de l'aisselle, environ les 3/4 de la hauteur totale.	75,50	77,»»
	à la fossette sterno-claviculaire.	82,»»	
	au sommet de l'épaule au-dessus de l'acromion.	83,25	
	au-dessous du larynx.	85,»»	
	au menton.	87,50	
	au sommet de la tête	100,»»	

SUR LE PLAN POSTÉRIEUR.

		Homme.	Femme.
Du sol	au-dessous de la malléole externe.	2,25	
	au pli du jarret.	29,»»	
	au pli de la fesse.	46,75	
	au sommet de la crête iliaque.	59,60	61,25
	à la partie inférieure de la masse scapulaire (un peu au-dessous de l'angle inférieur de l'omoplate).	73,25	
	au pli cutané de l'aisselle.	74,50	
	à la naissance du cou.	86,»»	
	à la racine des cheveux, correspondant au-dessous du nez en avant.	90,63	
	au sommet de la tête.	100,»»	
Longueur du membre supérieur de l'acromion à l'extrémité du doigt médius.		45,50	

TRONC (TORSE, *TRUNCUS*, Σέλιχος).

CONFIGURATION GÉNÉRALE.

Partie centrale du corps humain, enveloppe des viscères de la vie organique, formant dans son ensemble une grande masse rectangulaire verticale, déprimée latéralement et décomposable en deux triangles tronqués, adossés par leurs sommets, le tronc représente, dans sa coupe horizontale, un ovoïde aplati suivant les diamètres antéro-postérieur et transversal. Supérieurement, il sert d'appui à la tête et aux membres thoraciques; inférieurement, il est lui-même supporté par les membres pelviens.

Considéré dans sa charpente osseuse, le tronc est formé en arrière d'une tige verticale (*rachis*), composée elle-même d'une série de petits os superposés (*vertèbres*) d'où naissent, pour la formation du triangle supérieur, une suite de demi-cercles (*côtes*), qui sont liés en avant par une pièce verticale (*sternum*) de manière à circonscrire une cavité intérieure (*thorax*). Ce dernier est surmonté de deux arcs-boutans (*clavicules*) qui lient le tronc à ses appendices supérieurs. La tige verticale ou rachis s'élargit inférieurement (*sacrum*), et est supportée entre deux grandes ailes latérales (*os iliaques*) qui se rejoignent et s'appuient antérieurement l'un sur l'autre (*pubis*), en décrivant une sorte de ceinture osseuse (*bassin*).

Des masses musculaires revêtent les os du tronc et déterminent sa forme rectangulaire. Dans sa moitié inférieure, les parties molles, appuyées en arrière sur le rachis, décrivent

(1) *Anatomie des formes extérieures du corps humain*, page 313.

(2) Nous empruntons à M. de Montabert son heureuse division centésimale, en raison de la clarté qu'elle présente et comme étant la seule qui puisse s'appliquer indistinctement à tout individu, quelle que soit l'élévation de sa taille.

(3) Voyez la planche I de notre ouvrage et son explication en regard.

deux demi-cercles et se rejoignent en avant, à un sillon médian vertical, de manière à circonscrire une cavité inférieure (*abdomen*). La ligne de troncature ou de jonction des deux triangles répond au *mince de la taille*. Elle est indiquée au dehors par un pli transversal de flexion à 2 pouces (0m,054) environ au-dessus d'un enfoncement circulaire (*nombril* ou *ombilic*), point qui correspond en arrière à l'articulation dorso-lombaire du rachis, sur laquelle pivote le triangle supérieur avec les parties qu'il supporte dans ses mouvemens de flexion, d'extension ou d'inclinaison latérale sur le triangle inférieur. Ces divers mouvemens sont facilités par la disposition des parties molles ; au pli de flexion se rapportent, dans la paroi musculaire, l'intersection moyenne du muscle sterno-pubien, et dans l'abdomen, les intestins, les seuls viscères qui se prêtent à une grande mobilité.

Plan antérieur. Examiné de haut en bas, suivant le plan médian, on découvre d'abord, tout-à-fait en haut, la fossette du cou ou *sterno-claviculaire* (*jugulum*), d'où un sillon vertical, *inter-pectoral*, conduit à une autre fossette (*cardiaque* ou *xiphoïdienne*), vulgairement nommée *creux de l'estomac* (*scrobiculus cordis*), qui indique la séparation de la poitrine et du bas-ventre. En continuant à suivre le sillon médian, on rencontre, à 7 pouces (0m,189) environ de la fossette xiphoïdienne, un enfoncement, le *nombril* ou *ombilic* (*umbilicus*); 6 pouces (0,m162) plus bas, une éminence cutanée ombragée de poils chez les individus pubères, le *pénil* chez l'homme ou *mont-de-Vénus* chez la femme, qui correspond à l'os du pubis; au-dessous les organes extérieurs de la génération, séparés de l'orifice inférieur des voies digestives (l'*anus*) par un intervalle, le *périnée* (*perinæum*).

Sur les deux côtes du plan médian se dessinent :

1° Pour la poitrine de haut en bas, les deux saillies claviculaires, décrivant presque horizontalement de dedans en dehors et d'avant en arrière une ligne courbe en S; au-dessous et en dehors un enfoncement formant un triangle isocèle allongé et correspondant aux bords adjacens des muscles grand pectoral et deltoïde ; plus bas, une masse saillante pentagonique due au muscle grand pectoral, surmontée du sein chez la femme, du mamelon dans les deux sexes, et limitée inférieurement par un sillon transversal (*sous-pectoral*) ; en dehors de la fossette xiphoïdienne, une nouvelle saillie oblique de dedans en dehors et de haut en bas, formée par les cartilages des côtes asternales; elle rejoint l'adossement de la troncature des triangles et indique l'attache antérieure d'un grand muscle membraneux, le *diaphragme*, qui sépare la poitrine de l'abdomen.

2° Pour l'abdomen, de chaque côté et parallèlement au plan médian, un sillon vertical qui limite le muscle sterno-pubien ; à deux pouces (0,m054) environ au-dessus de l'ombilic, un sillon transversal résultant de l'adossement des deux triangles du tronc, et en rapport dans le muscle sterno-pubien avec une intersection aponévrotique ; latéralement une élévation qui, du mince de la taille, va rejoindre la hanche ; elle est formée par les trois muscles abdominaux ; enfin en bas, à un pouce et demi (0,m040) au-dessous de l'ombilic, la saillie de l'os des iles, décrivant un quart de cercle descendant vers le pubis, le *pli de l'aine* (*inguina*), qui circonscrit la cavité de l'abdomen et correspond à l'évasement d'une autre cavité, le *bassin* (*pelvis*), dont la conformation extérieure est dissimulée par la naissance de la cuisse.

On a partagé le plan antérieur de l'abdomen en trois zones superposées et séparées par deux plans fictifs que l'on suppose diviser le bas-ventre en travers. Le premier répond à l'adossement des deux triangles du tronc ; l'inférieur s'étend de l'une à l'autre des saillies que présentent antérieurement les os des hanches. La partie du bas-ventre comprise entre ces deux plans a reçu le nom de *zone mésogastrique* ; celle située entre le plan supérieur et la fossette xiphoïdienne s'appelle *zone épigastrique* ; et la troisième, située entre le plan inférieur et la ceinture du bassin, est la *zone hypogastrique*. Que si on suppose de chaque côté du plan médian un autre plan vertical qui, du milieu de l'aine, s'élève vers la saillie des cartilages costaux, on partagera ainsi chaque zone transversale en une partie moyenne et deux latérales. La partie moyenne épigastrique se nomme *épigastre*, et les deux parties latérales *sous-costales* ou *hypochondres*. La partie moyenne méso-gastrique est appelée *ombilicale*, et les régions latérales les *flancs*. Enfin l'espace moyen de la zone hypogastrique forme l'*hypogastre*, circonscrit de chaque côté par les *fosses iliaques*.

M. Meckel (1) a modifié cette ancienne division d'une manière avantageuse sous le point de vue chirurgical. En raison du peu d'élévation de l'ombilic au-dessus de la crête de l'os des iles, il considère la zone méso-gastrique comme étant bornée latéralement par les fosses iliaques, et il établit postérieurement deux régions *lombaires*. Dans cette division l'hypogastre, qui effectivement s'étend beaucoup plus bas, est circonscrit de chaque côté par les régions *inguinales*.

Plan postérieur. Dans le plan médian, de la naissance du cou au bassin, règne un sillon profond qui correspond aux apophyses épineuses du rachis; latéralement et de haut en bas, une grande masse triangulaire (*scapulaire*), partagée vers son quart supérieur par une saillie née à 3 pouces (0,m081) du sillon médian, et qui se dirige obliquement en haut et en dehors vers l'épaule (*épine de l'omoplate*) ; sa partie supérieure offre une légère dépression (*fosse sus-épineuse*) ; au-dessus est une petite élévation procédant du cou vers l'épaule, et formée par le bord libre du muscle trapèze ; au-dessous, un relief triangulaire qui se dirige obliquement en dehors (*angle inférieur de l'omoplate*). Au côté interne de ce relief existe un petit enfoncement également triangulaire, limité par les muscles de l'omoplate, par le trapèze et le grand dorsal; plus bas, de 9 lignes à trois pouces et demi (0,m095) de chaque côté du sillon médian, et parallèlement à sa direction, se voient deux saillies qui descendent verticalement jusqu'à l'os des iles, et qui correspondent à la masse commune du muscle sacro-spinale. En dehors de cette masse, entre la 12e côte et la hanche, est un enfoncement triangulaire indiquant à l'extérieur la jonction des aponévroses du muscle transverse de l'abdomen. De ce point, en remontant obliquement vers la naissance du bras, règne une ligne oblique formée par le bord externe du muscle grand dorsal. A la partie inférieure du dos, un espace déprimé en forme de losange irrégulier (les *lombes*) indique au dehors les aponévroses des muscles sacro-spinaux ; les deux lignes du triangle supérieur limitent les fibres superficielles de ces

(1) *Manuel d'anatomie générale, descriptive et pathologique*, tome 1, page 554.

muscles; celles du triangle inférieur descendent obliquement de la ceinture du bassin vers le sillon médian, et circonscrivent avec ce sillon deux grandes éminences latérales, les *fesses* (*nates*), qui empêchent d'apercevoir la partie postérieure du bassin.

Le *plan latéral* s'inscrit irrégulièrement dans un rectangle rentrant sur deux points, supérieurement, en avant (*inclinaison du sternum*), et inférieurement, en arrière (*chute des reins*). A la partie supérieure du plan latéral, le tronc est caché par l'articulation du membre thoracique; en dedans de ce membre est un enfoncement considérable dont la peau est garnie de poils, le *creux de l'aisselle* (*fossa axillaris*), formant un triangle tronqué dont le sommet regarde en haut vers l'articulation du membre, et dont les côtés saillans s'écartent : l'antérieur, plus court, et formé par le bord libre du muscle grand pectoral, s'incline de haut en bas et d'arrière en avant vers le sillon transversal; le postérieur, beaucoup plus long et constitué par le bord externe du muscle grand dorsal, se dirige diagonalement de haut en bas et d'avant en arrière jusqu'à la ceinture du bassin. Dans l'écartement des deux côtés de ce triangle, se distinguent quatre légères proéminences presque transversales, formées par les digitations du muscle grand dentelé, et qui dessinent une ligne oblique, de haut en bas et d'avant en arrière, représentant la base du triangle tronqué. Au-dessous du grand pectoral, on aperçoit, en avant et jusqu'à la minceur de la taille, la saillie du quart de cercle décrit par les cartilages des côtes asternales. Le diamètre le moins considérable de ce plan ne s'élève que d'un pouce (0^{m},027) au-dessus du sommet de la crête de l'os des îles, et est situé un peu au dessous de l'ombilic, dont on voit la dépression sur le profil du plan antérieur. Au-dessous du pli horizontal qui constitue la minceur de la taille, et qui est déterminé par la brièveté de la douzième ou dernière côte, le tronc prend, à sa partie inférieure, une forme irrégulière. En avant, il offre un profil convexe, dessinant au dehors la masse des intestins; en arrière, une forte dépression en regard de la triple division de l'aponévrose du muscle transverse; au dehors il est limité inférieurement par la courbe irrégulière de l'os des îles, qui, en arrière, donne naissance à l'un des deux sillons dont la réunion constitue la gouttière qui sépare les fesses, et, en avant, descend obliquement pour se continuer avec le pli de l'aine.

DIMENSIONS.

LONGUEUR.

	Centièmes de la hauteur totale.	
	Homme.	Femme.
De la fossette sterno-claviculaire au tiers inférieur du pénis dans l'homme et au bas du mont-de-Vénus dans la femme	31,50	33,»»
Cette longueur se divise dans les fractions suivantes:		
De la fossette sterno-claviculaire au sillon sous pectoral, De face en perspective . . . . 9,25 ; Sur le profil 10,75. Du sillon sous-pectoral au haut du creux de l'estomac 1,75	11,»»	12,25
Du creux de l'estomac, ou, en d'autres termes, du haut de l'arcade des côtes à l'ombilic	10,25	8,50
De l'ombilic au tiers inférieur du pénis ou au bas du mont-de-Vénus	10,25	12,25

LARGEUR.

	Centièmes de la hauteur totale	
	Homme.	Femme.
Épaules. Entre les extrémités des acromions	20,50	18,25
Épaules. Entre les têtes des humérus	24,25	21,50
Épaules. Au plus saillant des deltoïdes	27,»»	24,»»
Écartement des mamelons	13,50	11,»»
La poitrine sur le plan horizontal au-dessous de l'appendice xiphoïde	18,50	17,50
Au plus mince de la taille	14,50	14,»»
Bassin. Entre les crêtes des os des îles sur le profil	17,»»	18,25
Bassin. Entre les grands trochanters	19,75	21,25
Bassin. Entre les épines antérieures et supérieures des os des îles	13,25	15,»»
Hauteur du bassin, du sommet le plus élevé de la crête de l'os des îles au-dessous du pli de la fesse	13,50	16,50

ÉPAISSEUR.

	Homme.	Femme.
Du sillon sous-pectoral ou du sein au-dessous de l'angle de l'omoplate	14,75	13,»»
Du dessous de l'ombilic à la chute des reins	12,»»	11,50
Du pénil au sommet de la fesse	13,»»	14,»»

Ainsi, dans la femme, le tronc, en totalité, a 7^{ces} ½ de plus en longueur que dans l'homme. Cette différence, qui caractérise son sexe, tient d'une part à l'élévation plus grande de la portion sternale de la poitrine, pour offrir une ampliation de surface au sein, et d'autre part, à l'excès de hauteur du bassin, pour permettre le développement de la matrice dans la grossesse. L'extension de ces parties en longueur est même plus considérable que la différence du tronc dans les deux sexes : aussi s'est-elle accrue aux dépens de la section intermédiaire. En effet, la partie supérieure de la poitrine présente un centième et un quart, et le bas-ventre deux centièmes de plus que dans l'homme; mais l'excédant de longueur se trouve compensé par le raccourcissement de la zone épigastrique (du creux de l'estomac à l'ombilic), qui donne un centième trois quarts de moins.

Le bassin de la femme, entre les saillies trochantériennes, offre sensiblement la même largeur que les épaules; comparé avec celui de l'homme, il lui est supérieur dans toutes les dimensions : en largeur, de un centième un quart entre les crêtes iliaques, et de un centième et demi entre les trochanters; en épaisseur, de un centième, et en hauteur de trois.

En résumé, la tête est le huitième du corps; le tronc en forme le tiers dans la femme, et un peu moins dans l'homme. Le membre inférieur au pli de la cuisse en est environ la moitié, et le membre supérieur les 7es dans les deux sexes. La largeur du tronc est, dans l'homme, les trois quarts, et, dans la femme, les deux tiers de sa hauteur.

COU (*COLLUM*, *CERVIX*, Τράχηλος).

CONFIGURATION GÉNÉRALE.

De la partie supérieure du tronc se dégage cet appendice dont l'objet est d'isoler la tête, en permettant des mouvemens partiels; d'une forme circulaire à sa partie supérieure, il représente inférieurement un triangle dont la base repose sur le tronc, et dont le sommet tronqué s'unit à la tête. Dans sa charpente, le cou est formé par la première partie de la tige osseuse centrale dont la continuation supporte inférieurement le tronc. Dans sa composition entrent des masses musculaires, disposées en avant pour la flexion, en arrière pour l'extension, latéralement pour les diverses inclinaisons de la tête. Antérieurement, le cou contient la partie supérieure du tube digestif, l'organe de la voix et le conduit aérien.

Plan antérieur. Des deux côtés de la partie supérieure et latérale du cou naissent deux lignes saillantes, convergeant vers la fossette sterno-claviculaire; elles dessinent les deux muscles sterno-cléido-mastoïdiens, et circonscrivent entre elles et la tête un espace triangulaire dont la partie moyenne offre une saillie ovoïde due au larynx.

Plan postérieur ou *nuque* (*nucha*). De la partie supérieure de la tête à la naissance du dos, règne le sillon médian de la nuque, qui se continue avec celui du tronc; à la même hauteur, mais à dix lignes (0,m024) plus en dehors, naît, de chaque côté, une ligne saillante qui, de dedans en dehors, descend obliquement vers l'épaule : elle correspond au bord libre du muscle trapèze. En dehors de cette ligne on aperçoit, supérieurement, l'origine d'une dépression rectangulaire comprise entre les bords libres du trapèze et du sterno-cléido-mastoïdien.

Plan latéral. De sa partie moyenne et supérieure descend obliquement, d'arrière en avant, une longue saillie formée par le muscle sterno-cléido-mastoïdien, dont le bord antérieur limite en avant un espace triangulaire déprimé, qui est formé supérieurement par la tête (mâchoire inférieure), et antérieurement par la proéminence que forme le profil du larynx. Le bord postérieur de la même saillie aboutit antérieurement à un autre triangle déprimé, dont les deux autres côtés en relief sont formés, en arrière par le trapèze, et en bas par la clavicule; sa partie la plus inférieure et la plus profonde forme la *fosse sus-claviculaire*.

TÊTE (*CAPUT*, Κεφαλή).

CONFIGURATION GÉNÉRALE.

Placée à la partie la plus élevée du corps, siége des organes de l'intelligence et des sensations, la tête, dont une seule partie, la mâchoire inférieure, est douée d'un mouvement spécial, doit au cou la grande mobilité dont elle jouit. Elle se compose de deux parties : l'une, supérieure, arrondie, forme dans le squelette une enceinte osseuse, le *crâne* (*cranium*), qui entoure et protége le cerveau et le cervelet; l'autre, inférieure, la *face* (*facies*) est d'une forme irrégulièrement triangulaire et percée de cavités où sont logés les organes qui mettent l'intelligence en rapport avec les corps extérieurs.

Considérée dans son ensemble, la tête présente une forme générale qui varie suivant ses différens plans; ovoïde antérieurement et supérieurement, elle est sphéroïde en arrière, et forme latéralement un quadrilatère irrégulier. La peau, dans les parties supérieure, postérieure et latérales supérieures de la tête, est couverte de poils, *cheveux*, ce qui lui a fait donner le nom de *cuir chevelu*.

Plan antérieur. L'ovale antérieur de la tête, le *visage*, est formé de deux parties. La supérieure, arrondie dans les deux sens vertical et transversal, constitue la partie antérieure du crâne ou le *front*. Ce dernier forme deux plans : l'un est incliné de haut en bas et d'arrière en avant; l'autre est vertical. A l'angle de jonction de ces deux plans se remarque de chaque côté une protubérance, les *bosses frontales* (*tubera frontalia*). Latéralement et inférieurement le front est limité par deux surfaces aplaties, les *tempes* (*tempora*).

La partie inférieure du visage, ou la face proprement dite, correspond à la petite extrémité de l'ovale. Elle est séparée du front par deux lignes courbes, saillantes, situées en travers, les *arcades sourcilières* (*arcus superciliares*), où la peau présente des poils, *sourcils* (*supercilia*); ces arcs sont séparés par un espace triangulaire souvent déprimé, l'espace inter-sourcilier (*glabella*). Au-dessous sont deux enfoncemens profonds qui logent les organes de la vue, les *yeux*, présentant une ouverture transversale en forme d'amande, limitée par deux voiles musculo-membraneux mobiles, les *paupières*, dont le bord libre est garni de poils déliés, les *cils*. Le milieu du visage est occupé par une éminence verticale, le *nez*, percée à sa base de deux trous, les *narines*, séparées par une cloison moyenne, qui sont les orifices externes de l'organe, de l'odorat et des voies respiratoires. De la cloison du nez s'étend une gouttière verticale, le *sillon nasal* (*philtrum*), aboutissant à une fente transversale qui forme l'entrée de l'organe du goût et l'ouverture supérieure des voies digestives, la *bouche*; cette ouverture est limitée par deux rebords musculo-membraneux épais, les *lèvres*. La peau de la lèvre supérieure est garnie de poils, *moustache* (*mystax*). Au-dessous de la lèvre inférieure est une dépression, et plus bas la face est terminée par une saillie oblongue et transversale qui représente l'extrémité de la mâchoire inférieure, le *menton*. Ces différentes parties sont également recouvertes de poils dans l'homme adulte, *barbe*. Latéralement et inférieurement se voit une éminence formant la plus grande largeur de la face, la *pommette*, qui, avec une dépression située plus bas et formée par les parois musculo-cutanées de la cavité de la bouche, constitue la *joue* proprement dite.

Plan postérieur et supérieur. Leurs surfaces, qui correspondent au crâne, varient dans leur configuration de détail suivant les individus. La peau qui correspond à ces deux plans, est recouverte de cheveux, ainsi que les tempes et la partie supérieure du front. En considérant le crâne dégarni de ses cheveux, le *plan postérieur*, convexe suivant les diamètres transversal et vertical, forme un segment de cercle aplati inférieurement; sa partie moyenne la plus postérieure prend le nom d'*occiput*; latéralement et vers son tiers supérieur, sa plus grande largeur est représentée par deux éminences, *bosses pariétales* (*tubera parietalia*); il est limité en bas par deux saillies arrondies qui dessinent les apophyses mastoïdes de l'os temporal. Inférieurement la tête est circonscrite par les reliefs musculaires que nous avons décrits à l'occasion du plan postérieur du cou. Le *plan supérieur* est ovale, convexe, suivant les diamètres antéro-postérieur et transversal; sa partie moyenne la plus élevée correspond au sommet de la tête, *sinciput* ou *vertex*; des deux extrémités de l'ovale, la postérieure, plus grande, est formée par l'occiput; l'antérieure, plus petite, par la saillie des bosses frontales; sa plus grande largeur est également représentée par les bosses pariétales, situées vers son tiers postérieur.

Plan latéral. Irrégulièrement quadrilatère dans son ensemble, il se compose, comme l'ovale antérieur, de deux parties, crânienne et faciale, séparées par une ligne qui descendrait obliquement d'avant en arrière, de l'arcade sourcilière jusqu'à l'occiput. La partie supérieure, irrégulièrement demi circulaire, est également convexe verticalement et transversalement, son point le plus saillant est à sa partie moyenne et vers son tiers postérieur; c'est encore la bosse pariétale. Antérieurement et inférieurement elle présente une surface fuyant en avant, la *tempe;* elle est limitée dans son contour, en avant, par le profil du front, en haut par le sinciput, en arrière par l'occiput. La partie inférieure du plan latéral est triangulaire; sa partie moyenne et la plus saillante est formée par la pommette; en avant et au-dessus est l'enfoncement qui loge l'œil; au-dessous est la dépression de la joue; en bas et en arrière s'étend une surface saillante quadrilatère qui dessine le muscle masseter. Des trois lignes qui circonscrivent la face, l'antérieure, qui en forme le profil, présente en haut et en bas les proéminences du nez et du menton, séparées par la dépression de la bouche; cette dernière est limitée elle-même par les rebords saillans des lèvres. La ligne supérieure de la face est décrite, en avant, par l'arcade sourcilière, en arrière et plus bas, par une élévation transversale qui correspond à l'apophyse zygomatique; la ligne inférieure indique la séparation de la tête et du cou, et forme un angle obtus qui représente la jonction du bord inférieur du corps de la mâchoire et du bord postérieur de la branche montante de cet os. Enfin la partie moyenne du plan latéral, sur la ligne d'adossement du crâne et de la face, est occupée par une espèce de cornet fibro-cartilagineux et membraneux qui contient l'orifice externe de l'organe de l'ouïe ou l'*oreille*. Celle-ci est également comprise dans le contour extérieur de chacun des trois plans que nous avons décrits précédemment. En avant de l'oreille, entre elle et la joue, est une surface aplatie, où la peau est recouverte de poils chez l'individu mâle adulte (*favoris*).

MEMBRES (EXTRÉMITÉS APPENDICES, *MEMBRA, ARTUS.* Κῶλα).

CONFIGURATION GÉNÉRALE.

Ce sont des organes pairs exclusivement réservés au mouvement, et, à cet effet, composés de plusieurs sections mobiles les unes sur les autres; les premières, à partir du tronc, sont formées de leviers, mus par des muscles, dont la longueur permet un grand écartement du corps; la dernière section est brisée en une série de petits os contigus, disposition qui lui permet de saisir les corps extérieurs ou de s'appliquer à leur surface. De ces membres, l'un, articulé avec l'omoplate, est fixé à la partie supérieure et latérale du thorax, *membre supérieur* ou *thoracique;* l'autre, placé à la partie inférieure du tronc, est articulé avec l'os des iles, qui entre dans la composition du bassin, *membre inférieur, abdominal* ou *pelvien*.

MEMBRE SUPÉRIEUR.

Organe de préhension, il est composé de quatre parties: la première, qui opère sa jonction avec le tronc, est nommée *épaule* (*scapula*); des trois autres, il en est une supérieure formée dans le squelette d'un seul os, le *bras* (*brachium*); une moyenne supportée par deux os, l'*avant-bras* (*antibrachium*); et l'inférieure formée d'un grand nombre de petits os, la *main*. Des muscles en grand nombre, qui s'attachent à ces différentes sections, en déterminent la forme. L'*épaule*, point d'articulation du bras et du tronc, constitue une masse arrondie en demi-cercle, suivant les deux diamètres antéro-postérieur et transversal et légèrement aplatie vers le plan supérieur. Antérieurement les épaules forment les angles supérieurs du triangle pectoral du tronc; elles offrent en avant un petit espace triangulaire, limité en haut par la saillie claviculaire, en bas par le sillon qui se dirige entre le deltoïde et le pectoral, et en dehors par la courbe que forme la naissance du bras; la face postérieure de l'épaule se confond avec la partie supérieure et latérale du tronc en dedans, et avec le bras en dehors; supérieurement elle présente une saillie en fer à cheval, dessinant la forme des extrémités juxtaposées de la clavicule et de l'épine de l'omoplate (*acromion*); inférieurement elle a pour limite le creux de l'aisselle; en dehors elle forme une masse convexe, le *moignon de l'épaule*, due au muscle deltoïde.

La forme du bras est irrégulièrement cylindrique; en haut et en dehors il se confond avec le moignon de l'épaule; en avant il présente une masse cylindroïde, verticale, comprise entre deux sillons, et qui dessine le muscle biceps; postérieurement la surface en est aplatie.

En avant, au point où le bras s'articule avec l'avant-bras, se voit la réunion en V des deux sillons latéraux du bras, le *pli du bras*, surmontée sur les côtés par deux masses musculaires latérales; en arrière, cette articulation offre dans la flexion une saillie anguleuse, le *coude*.

La forme de l'avant-bras est celle d'un cône tronqué, légèrement aplati en avant et en arrière, et décroissant de haut en bas; le décroissement est dû à deux masses musculaires qui sont plus épaisses supérieurement qu'inférieurement. Un pli transversal à la peau indique antérieurement le pli de flexion de l'avant-bras et de la main.

Considérée à l'extérieur, la main ne semble formée que de deux parties, une surface quadrilatère, aplatie, concave en avant et parsemée de lignes transversales et obliques, la paume (*vola* θέναρ). La paume de la main est limitée, supérieurement, par deux saillies musculaires qui, du pli de flexion, s'écartent à angle droit en se dirigeant, l'une vers le bord externe de la main, *éminence thénar*, et l'autre vers son bord interne, *éminence hypothénar*. En arrière la main est convexe; inférieurement elle est terminée par cinq prolongemens, les *doigts*, qui de dehors en dedans sont distingués par les noms de *pouce*, *index* ou *indicateur*, *médius*, *annulaire*, et *auriculaire* ou *petit doigt*. De ces appendices, le premier, le pouce, n'est divisé qu'en deux fractions, *phalanges;* les quatre autres chacun en trois. Antérieurement les plis de flexion de ces brisures sont indiqués par des sillons à la peau dont la direction est transversale; postérieurement et inférieurement les phalanges terminales sont protégées par une petite plaque convexe d'un tissu corné, les *ongles*.

MEMBRE INFÉRIEUR.

Organe de support et de progression, le membre pelvien procède du bassin; il est formé de quatre sections. La première, ou *fémoro-pelvienne*, opère sa jonction avec le tronc; le contour en est indiqué en haut par l'os des iles, en avant par le pli de l'aine, en arrière par le sillon qui sépare les deux fesses. Des trois autres sections, la supérieure, la *cuisse*, est formée dans le squelette d'un seul os; la moyenne, la *jambe*, est supportée par deux os; et la dernière, le *pied*, a pour charpente une série de petits os.

La section fémoro-pelvienne a la forme d'un quadrilatère irrégulier; confondue dans plusieurs de ses plans avec le tronc et la cuisse, dont elle forme le point d'articulation, elle ne peut être considérée isolément que dans ses plans latéral externe et postérieur. Le plan latéral est limité, dans son contour supérieur, par le sillon correspondant à la crête de l'os des iles, postérieurement par la courbure de la fesse, antérieurement par une élévation musculaire verticale (*fascia lata*), inférieurement et à sa partie moyenne par une protubérance due à l'os de la cuisse, le *grand trochanter*; entre ce dernier point et le sillon de l'os des iles se dirige une masse musculaire formant une saillie triangulaire (*moyen fessier*). Le plan postérieur est rempli par la fesse, grande éminence de forme oblongue, convexe de haut en bas et de dedans en dehors, plus saillante à sa partie inférieure qu'à la supérieure; aplatie à son côté externe, elle décrit dans le reste de son contour une ligne demi circulaire, limitée supérieurement par la descente de l'os des iles, confondue avec la cuisse en bas et en dehors, et formant en dedans une courbe libre séparée de l'autre fesse par un sillon mitoyen.

Cuisse (*femur*). Sa forme est celle d'un cône tronqué et légèrement aplati en travers, dont la base est en haut, le sommet se confondant avec la naissance de la jambe. A la partie supérieure, elle se détache antérieurement de la ligne oblique descendante, formée par le pli de l'aine, et postérieurement, du sillon qui la sépare de la fesse; elle est formée dans son ensemble de trois grandes masses musculaires : une, qui est la plus considérable, est placée en dehors, la plus petite en dedans, et la moyenne en arrière, toutes trois décroissantes vers son extrémité inférieure.

La jonction ou articulation de la cuisse et de la jambe (*genou*) présente, en avant, une forte proéminence dessinant à l'extérieur la rotule, et comprise entre deux dépressions latérales; en arrière, un pli cutané, irrégulièrement demi circulaire, dont la convexité est tournée en haut, le *jarret* (*poples*).

Jambe (*crus*). Dans sa forme générale, elle se compose de deux cônes tronqués adossés par leur base, dont le supérieur, plus court et plus volumineux, procède du genou, et l'inférieur, plus long et moins épais, se continue avec le pied. Elle se compose de deux masses musculaires principales, l'une moins considérable, située vers le plan externe, l'autre occupant les plans postérieur et interne, d'un très-grand volume supérieurement, le *mollet* (*sura*), et décroissant inférieurement vers le pied; antérieurement ces deux masses se réunissent à une surface aplatie qui dessine dans sa longueur le principal os de la jambe. L'articulation de la jambe et du pied a une forme ovoïde d'avant en arrière; antérieurement son pli de flexion forme une ligne demi circulaire inclinée obliquement de dedans en dehors et de haut en bas, le *coude-pied* (*collum pedis*); de chaque côté elle présente une saillie osseuse dont l'interne est plus élevée que l'externe, *chevilles* ou *malléoles*; postérieurement une autre saillie verticale due au tendon des muscles du mollet; entre cette dernière et les malléoles, une double dépression en forme de triangle allongé, dont la base est en bas.

Pied. Il forme dans la station un angle droit avec la jambe; allongé et élargi antérieurement, il présente, vu par son plan supérieur, un quadrilatère irrégulier dont l'extrémité antérieure aurait une largeur double de la postérieure, et serait inclinée obliquement de dedans en dehors. Considéré à l'extérieur, il ne semble consister qu'en deux fractions, une postérieure qui forme les trois quarts de l'étendue totale, et une antérieure mobile sur la première. La fraction postérieure est convexe d'avant en arrière et transversalement par son plan supérieur, et concave dans les mêmes sens par son plan inférieur, de manière à former une voûte complète d'avant en arrière, et une demi-voûte de dehors en dedans. Cette portion repose sur le sol par trois points : en arrière par une éminence arrondie, le *talon* (*calx*), en avant par la jonction avec la partie antérieure, et en dehors par le bord externe, le bord interne se trouvant exhaussé. La fraction antérieure se compose, comme à la main, de cinq prolongemens isolés, *orteils* (*digiti pedis*), désignés, en procédant de dedans en dehors, par les noms numériques de *premier* ou *gros orteil*, *second*, *troisième*, *quatrième* et *cinquième* ou *petit orteil*, et composés, le premier de deux, et les autres de trois phalanges, dont la dernière supporte également un ongle, comme aux doigts.

MODIFICATIONS DE LA FORME.

La configuration normale, telle que nous venons de l'exposer sommairement, est celle qui distingue l'adulte sain et bien conformé; mais la forme humaine, variable aux divers âges, parcourt entre les deux termes extrêmes de la vie une série de changemens qui, d'abord très-rapides et très-étendus chez l'embryon, deviennent graduellement plus lents et moins remarquables à mesure que l'on s'approche de l'âge adulte et de la vieillesse; en outre elle présente, dans les individus, de nombreuses altérations qui sont le résultat, soit d'irrégularités ou de vices de nutrition, soit d'accidens ou de maladies, et que l'on distingue entre elles suivant qu'elles sont survenues depuis la naissance, ou qu'elles sont congéniales. Nous ne pouvons qu'indiquer succinctement les plus remarquables.

DIFFÉRENCES PAR RAPPORT A L'AGE.

La forme première de l'embryon est celle d'un ver légèrement incurvé sur lui-même. Le tronc seul constitue la masse principale, et la tête, qui ne s'annonce d'abord que par un renflement, en est séparée par un léger sillon. Les membres paraissent de la cinquième à la sixième semaine de la vie fœtale; les supérieurs d'abord, puis les inférieurs; les uns et les autres, sous l'aspect de petites excroissances ou de bourgeons émoussés et comme frangés à leur sommet. Mais cette forme générale ne tarde pas à changer par le développement rapide de la tête. A deux mois cette partie a acquis son plus grand volume proportionnel, et présente à elle seule les deux cinquièmes de la masse totale. Fortement inclinée sur la poitrine, elle forme un angle droit avec le tronc. A mesure que se fait l'accroissement, les membres s'étendent par sections qui restent infléchies les unes sur les autres; la tête se redresse, et progressivement ne forme plus que la troisième, la quatrième, et enfin la cinquième partie de la hauteur totale. L'abdomen, d'abord très-saillant, en raison de l'énorme développement du foie, diminue d'autant plus en volume proportionnel que la poitrine augmente davantage en dimensions. Négligeant toutes les phases intermédiaires de la forme embryonaire, sur laquelle nous aurons à revenir dans une section spéciale, nous croyons préférable de nous appesantir sur la configuration et les proportions exactes du fœtus à terme, si intéressantes à connaître pour la médecine légale.

Au premier aspect le corps de l'enfant nouveau-né est remarquable par la flexion de toutes les articulations et l'excès de développement de la moitié supérieure par rapport à l'inférieure. Ainsi la tête offre un grand volume, le cou est gros et court, les épaules sont larges, les membres supérieurs longs et forts; la poitrine, bombée, est proportionnellement peu développée en hauteur; l'abdomen, saillant, d'une forme ovoïde, ne présente pas vers sa partie moyenne ce rétrécissement qui constitue le mince de la taille; d'une grande étendue de l'arcade des côtes au pubis, large vers les hypochondres, il se rétrécit inférieurement pour s'adapter à la ceinture du bassin. Le dos est large et charnu dans toutes ses parties; le creux des lombes est à peine sensible, et les fesses peu saillantes; le bassin est rétréci dans tous ses diamètres et d'une obliquité beaucoup plus grande que dans l'adulte; les membres supérieurs sont relativement moins développés que les inférieurs. Des trois fractions des membres, la main et le pied sont proportionnellement plus longs que l'avant-bras et la jambe, et ceux-ci conservent la même supériorité de développement par rapport au bras et à la cuisse.

Résultat moyen des mesures prises sur six fœtus d'une taille de 18 pouces ($0^m,487^{mm}$).

LONGUEUR.

		Pouces.	Millimètres.	Centièmes de la hauteur totale.
De la surface plantaire	au-dessous de la rotule.	3. 9		
	au pli de la cuisse.	6. 1	0.165	33.70
	à la crête iliaque.	7.10		
	au milieu de l'ombilic.	8.10	0.239	49.»»
	au haut de l'arcade des côtes.	10. 8		
	à la fossette sterno-claviculaire.	13. 6		
	au menton.	14. 2		
	au sommet de la tête.	18. »		
Longueur de la tête.		3.10		21.»»
Longueur partielle du tronc,	poitrine... 2p8; abdomen.. 4p6	7. 2	0.194	40.»»
Longueur du membre supérieur de l'acromion à l'extrémité du doigt médius.		7. 3		40.28
Longueur du pli de l'aisselle au même doigt..		6. 7	0.178	36.50

LARGEUR.

		Pouces.	Millimètres.	Centièmes de la hauteur totale.
De la tête.		3. 4	0.090	
Du cou.		2. »		
Des épaules entre les deltoïdes.		5. 5	0.147	30.»»
Du bassin	entre les crêtes iliaques.	3. 3		18.»»
	entre les saillies trochantériennes. .	3.10	0.104	21.»»

ÉPAISSEUR (DIAMÈTRE ANTÉRO-POSTÉRIEUR).

	Pouces.	Millimètres.	Centièmes de la hauteur totale.
De la tête.	4. 2	0.113	25.»»
Du dos.	2.10		
Du bassin.	2. 3	0.061	12.50

Ainsi, à la naissance, la tête forme environ le 1/5 de la hauteur totale, le tronc en est les 2/5, le membre inférieur le 1/3, et le membre supérieur est de 1/10 plus long que ce dernier. La largeur des épaules offre les 3/4 de la hauteur du tronc, et la plus grande largeur du bassin n'en est que la moitié.

Le milieu de la hauteur totale, fixé par Baudelocque et Chaussier au centre de l'ombilic, nous a paru atteindre le bord supérieur de cet orifice, résultat qui tient peut-être à ce que nos mesures n'ont pas été prises sur un assez grand nombre d'individus.

Enfin on peut voir pour les dimensions moins importantes, les relations qu'elles observent entre elles, et connaître par la comparaison avec les tableaux ci-dessus (pages 27 et 29) les différences qu'elles présentent avec l'adulte.

L'enfance s'éloigne progressivement du fœtus nouveau né par l'allongement de toutes les parties, mais principalement du cou et des membres inférieurs, l'élargissement de la poitrine, l'augmentation du creux des lombes et de la saillie des fesses; elle se distingue encore pendant les premières années par le soulèvement de la poitrine en haut et en avant, la vaste capacité de l'abdomen, la rondeur des formes et les bourrelets graisseux séparés par de profonds sillons dans les plis articulaires. De 5 à 12 ans, peu à peu les formes dépouillent la bouffissure du premier âge; l'abdomen s'aplatit et diminue en hauteur par le redressement du bassin. L'accroissement en longueur, qui se continue graduellement, acquiert surtout une grande activité vers l'époque de la puberté. Il est terminé de 16 à 22 ans, suivant que le climat est très-chaud ou très-froid; et généralement de 18 à 19 ans dans les pays tempérés; mais il n'en est pas de même du développement en largeur, qui n'est complet que dans l'âge adulte : aussi le corps du jeune homme est svelte; sa poitrine, qui n'est pas assez large, est le siége de fréquentes irritations; ses membres sont grêles, et ses articulations, encore très-vasculaires, sont proportionnellement trop volumineuses.

Passé l'âge adulte de 35 à 50 ans, les formes s'altèrent, chez la plupart des individus, par l'accumulation de la graisse dans les espaces interorganiques, et chez tous par la laxité toujours croissante du tissu cellulaire. Dans la vieillesse l'homme maigrit, les muscles s'affaissent, les saillies osseuses deviennent plus visibles; la peau se flétrit, se ride et adhère moins aux parties sous-jacentes; les cheveux et les poils blanchissent et tombent; les veines, dilatées par la pression du sang, prennent un aspect variqueux; la bouche s'enfonce et les joues se creusent par la diminution de hauteur des mâchoires, qui suit la perte des dents; enfin, en raison de la faiblesse des muscles extenseurs et de l'inclinaison plus grande des surfaces de glissement dans le sens de la flexion, toutes les articulations restent demi fléchies et donnent aux attitudes et à la démarche du vieillard une physionomie particulière.

ALTÉRATIONS ACCIDENTELLES OU MORBIDES.

Toute maladie étant constituée ou caractérisée par un trouble fonctionnel, et l'organisme formant un tout harmonique dont nulle partie ne souffre sans que l'ensemble n'en soit affecté, non-seulement les parties malades sont modifiées dans leur configuration, suivant que les liquides s'y portent avec plus ou moins d'abondance, mais la forme générale est elle-même d'autant plus affectée que l'atteinte portée à la nutrition a été plus profonde : aussi la considération des nuances de déformation causées par chaque espèce de maladie, est-elle un des élémens les plus féconds du diagnostic tant en médecine qu'en chirurgie.

Le degré d'altération de la forme est proportionnel à l'intensité, mais surtout à la durée de l'état morbide. La déformation n'est que temporaire dans les maladies aiguës, et à moins qu'il n'y ait eu une perte considérable de substance, elle disparaît avec sa cause. Elle devient permanente dans les maladies chroniques, et presque toujours elle persiste, lors même que l'affection qui l'avait produite aurait été complétement guérie.

Les changemens de configuration intéressent à la fois le volume et la direction des parties. Ils portent leurs effets le plus souvent sur deux, mais parfois sur les trois dimensions; ils affectent toute l'organisation ou seulement une fraction isolée; ils ont lieu par défaut, excès ou déplacement de parties; enfin ils se rencontrent plus fréquemment dans certaines sections du corps que dans les autres.

Des trois dimensions, la longueur est celle qui présente les altérations les moins nombreuses. A part les cals difformes à la suite de fractures, rarement est-elle affectée sans que les autres dimensions le soient aussi. Basée sur le squelette, elle ne varie qu'autant que les os ont été modifiés dans leur nutrition. Toutefois, sans être eux-mêmes malades, ces derniers subissent à la longue les changemens imprimés aux parties molles qu'ils supportent ou qu'ils contiennent. Ainsi le crâne, qui s'élargit beaucoup dans l'hydrocéphale, se rétrécit à la longue dans les anciennes phlegmasies cérébrales; les côtes, après une pleuro-pneumonie chronique, s'incurvent ou se rapetissent en regard d'un lobe de poumon induré, tandis qu'elles s'allongent sensiblement pour obéir à l'ampliation déterminée par un emphysème pulmonaire. Il n'est pas rare que les deux phénomènes inverses se présentent sur un même côté du thorax.

Les affections générales d'un caractère chronique sont celles qui altèrent le plus profondément la forme. Le scorbut et la syphilis ancienne produisent des résultats variés. La goutte et le rhumatisme articulaire, comme dans le cas du malheureux Simorre (1), ont quelquefois pour effet la soudure de toutes les articulations; mais ce sont principalement le rachitisme et l'ostéomalacie qui, en portant directement leur action sur le système osseux, causent une déformation étendue à toute l'organisation, et caractérisée par les gibbosités du rachis, l'aplatissement ou la saillie, en divers sens, de la poitrine et du bassin, et les incurvations des os longs (2).

Presque toutes les maladies locales, en changeant la forme de la partie affectée, n'influent que sur deux dimensions.

Les altérations partielles de la longueur ont pour caractère principal l'inégalité de hauteur des parties qui, dans l'état normal, sont situées sur le même plan horizontal; telles sont les fractures, les luxations et les maladies du tissu osseux. Dans quelques cas, la différence consiste dans un allongement des parties; mais le raccourcissement est beaucoup plus ordinaire.

La largeur et l'épaisseur sont affectées par excès dans l'obésité, les hypertrophies partielles, les déplacemens de parties, les tumeurs, les inflammations, les infiltrations, les indurations, et, en général, dans tous les cas où il se fait, soit des collections ou congestions fluides, soit des dépôts de matières morbides. Elles sont intéressées par défaut de volume, dans l'émaciation, les affections chroniques, les atrophies et les paralysies générales ou partielles.

Envisagées sous le point de vue de la composition organique, les déformations surviennent et disparaissent d'autant plus promptement que les parties sont d'une texture plus celluleuse et vasculaire. Les altérations de forme des tissus solides, et principalement des os, ne s'opèrent qu'avec beaucoup de lenteur, et ne se réparent jamais complétement.

ALTÉRATIONS CONGÉNIALES.

Aberrations ou anomalies.

Elles portent leurs effets sur le nombre, par excès ou absence de certaines parties; sur le volume et la densité, par exagération ou diminution dans le développement proportionnel; sur la situation, par le changement de direction, les déplacemens ou les transpositions d'organes; sur la continuité, par des réunions ou des divisions insolites; enfin, dans la plupart des cas, sur la texture, par les modifications imprimées à la composition organique. Toutes ces espèces d'anomalies peuvent se présenter dans un nombre infini de degrés intermédiaires depuis l'aberration la plus légère jusqu'à la plus étendue. Des vices de conformation inverses se rencontrent fréquemment sur le même individu. Il en est qui n'ont aucune influence sur la configuration extérieure, mais ce sont les moins nombreuses.

1° *Excès de parties.* On ne peut considérer comme multiplication de parties la coalescence de deux individus ou les entes de parties considérables, et, par exemple, de toute une moitié supérieure ou inférieure du corps sur un autre individu complet. La science n'a encore rien déterminé concernant l'espèce et le nombre des parties surnuméraires qui peuvent se rencontrer sur un même sujet sans qu'on doive les attribuer à la fusion de deux individus. Toutefois on ne peut s'empêcher de rapporter à cette dernière cause la duplication des organes qui contiennent les centres nerveux, siége de l'individualité, tels que la tête et le rachis; mais la difficulté persiste à ne considérer que comme de simples productions accidentelles, des fragmens considérables de système locomoteur, et, par exemple, toute une moitié inférieure du corps en excès.

La multiplication accidentelle des organes s'étend rarement au double de l'état normal, et ne surpasse jamais ce nombre (1). Elle est d'autant plus commune que les parties sont moins importantes et d'une plus petite dimension. Ainsi il est plus ordinaire de rencontrer des parties extérieures surnuméraires que des organes intérieurs; des membres, que des têtes ou des troncs, et pour les membres eux-mêmes la duplication relativement assez rare pour les grandes sections qui les composent est au contraire fort commune pour les doigts.

Rarement les parties surnuméraires parviennent-elles au volume des autres. Souvent aussi elles sont avortées dans leur composition. Tel membre en excès manque de char-

(1) *Dictionnaire des Sciences médicales*, tome IV, art. *Cas rares*, p. 245.

(2) Le cas le plus extraordinaire de ramollissement des os est celui de la femme *Supiot*. On peut voir dans les galeries d'anatomie comparée, au Muséum d'Histoire naturelle, le squelette de cette femme dont tous les os s'étaient incurvés comme s'ils n'avaient été formés que d'une pâte molle. La relation de ce fait a été consignée par *Morand* dans les *Mémoires de l'Académie des Sciences*, année 1763.

(1) Meckel, *Manuel d'anatomie générale, descriptive et pathologique*, tome I, page 561; traduction de MM. Jourdan et Breschet.

pente osseuse ou n'a pour squelette que l'apophyse étendue d'un os normal ; il ne présente point de muscles, et n'est formé que de tissu cellulaire revêtu d'une enveloppe cutanée. Quand la multiplication s'étend aux os, ordinairement les parties molles correspondantes existent dans leur développement proportionnel et dans leurs rapports : les vertèbres et les fragmens des membres en offrent des exemples.

La multiplication anomale des organes est d'autant plus commune qu'ils sont déjà en plus grand nombre dans l'état normal : c'est ce que l'on remarque pour les orteils et pour les dents. La même observation s'applique, dans le squelette, aux vertèbres et aux côtes comparativement aux os qui sont simples ou seulement doubles par symétrie.

Les parties surnuméraires varient beaucoup quant au siége de leur implantation et à la direction qu'elles observent. Les sujets entiers s'accolent dans une étendue plus ou moins considérable et par une région quelconque des plans antérieur, postérieur et latéraux, mais plus ordinairement par le thorax ou le bassin. La tête et les membres accidentels s'adjoignent fréquemment sur des surfaces et dans des régions différentes de celles sur lesquelles s'implantent les parties de même nature dans leur état normal.

2° *Défaut de parties*. La plupart des monstruosités de ce genre sont originairement produites par le non-développement morbide ou peut-être par l'absence primitive des nerfs des parties qui manquent. Ces espèces d'anomalies ne sont pas moins nombreuses que les précédentes, et présentent, quant aux parties absentes, des nuances infinies, depuis l'existence d'une seule fraction de membre informe jusqu'à la simple privation d'une phalange.

L'absence plus ou moins complète de la moitié supérieure porte le nom d'*acéphalie*, anomalie distincte de la privation isolée du crâne et des organes nerveux qu'il enveloppe, et que l'on appelle *anencéphalie*. L'absence de la moitié inférieure du corps n'est jamais aussi étendue que celle de la supérieure.

Les membres, dans quelques cas, manquent tous à la fois et en totalité; plus ordinairement, il n'y en a qu'un ou deux de moins, soit dans leur ensemble, ou dans quelqu'une de leurs parties. Pour les membres incomplets, l'extrémité terminale, le pied ou la main, est celle qui manque le moins fréquemment ; elle persiste lors même qu'il y a absence des deux fractions supérieures.

Les anomalies de continuité s'expriment en plus par la réunion ou l'imperforation des orifices naturels à la tête et au tronc ; et en moins, par la non-réunion des moitiés latérales sur le plan médian, comme on l'observe dans l'écartement de la voûte palatine, le bec-de-lièvre, le spina-bifida, etc.

PREMIÈRE DIVISION.

APPAREIL DE RELATION.

LIVRE PREMIER.

OSTÉOLOGIE.

> Nemo itaque proficere potest in studio anatomes, nisi ab ossibus incœperit... Verum præterea ossium cognitio est basis totius praxeos medicæ, quum basis indagandi locum affectum in corpore dependeat ab accurata ossium cognitione.
>
> BOERHAAVE, *de Studio medico*, juxta edit. Albert. ab Haller, cap. *de Ossibus*.

L'ostéologie est cette partie de la science qui a pour objet la description des os. L'anatomiste étudie ces organes isolément ou groupés dans leurs rapports naturels; l'assemblage complet des os, dans leur contiguïté et leurs connexions réciproques, constitue le *squelette*.

DES OS EN GÉNÉRAL.

Les os sont, de tous les organes, les plus résistans : fragiles, légèrement élastiques, d'une dureté pierreuse, leur couleur est d'un blanc qui est jaunâtre dans l'état sec, et qui, dans l'état frais, est d'autant plus nuancé de rouge, dans l'ensemble de l'os, que le sujet est plus jeune, ou dans quelques-unes de ses parties qu'elles sont d'un tissu moins compacte et plus vasculaire. Ils ont pour usages généraux de supporter, de contenir, ou de protéger les parties molles dont ils constituent la charpente; ils servent d'implantation aux organes fibreux dont les uns les unissent entre eux, et dont les autres forment des enveloppes protectrices des parties moins résistantes. Mus par les muscles auxquels ils donnent attache, ils concourent d'une manière passive à l'exercice des mouvemens; ils indiquent, par leur contiguïté, les principales divisions du corps, et en déterminent la forme générale, surtout dans le sens de la longueur.

Indépendamment de ses propriétés physiques, l'os a pour caractère physiologique de former un tissu vivant, composé d'une trame celluleuse et vasculaire, qui exécute les mêmes fonctions que les autres tissus, et n'en diffère, dans les maladies, qu'en raison même des modifications apportées à la production des phénomènes de la vie, par la présence des sels calcaires dans sa texture. Aussi l'os est-il toujours, et nécessairement, environné de parties molles : il a ses artères et ses veines; ses nerfs proviennent du système ganglionnaire. La substance osseuse elle-même est comprise entre deux membranes; à l'extérieur, le *périoste*, qui, d'un os à l'autre, se continue avec les tissus fibreux articulaires; et à l'intérieur, la membrane dite *médulaire*, à cause de la *moelle* contenue dans sa cavité. Cette vitalité du tissu osseux, fondée sur sa texture, est précisément ce qui empêche de confondre sous la même dénomination les corps solides sécrétés au-dehors, tels que les dents, les ongles, les cornes et le squelette extérieur des animaux articulés. A ses extrémités, l'os est en contact avec ses cartilages, qui sont eux-mêmes recouverts d'une membrane fine; cette membrane, en raison de sa situation, a été nommée *périchondre*.

NOMENCLATURE.

Les noms des os, comme ceux de toutes les parties, ayant été inventés à mesure des progrès de la science, rien n'est plus bizarre que cette nomenclature empruntée de bases très-différentes. Ainsi les os *wormiens* ont reçu le nom de l'anatomiste qui les décrivit le premier. Le frontal, le temporal, le calcanéum, ont emprunté le leur des parties qu'ils concourent à former; l'unguis, le vomer, les cunéiformes, le cuboïde, doivent leur dénomination à leur figure; les pariétaux, les vertèbres, à leurs usages, etc. Aujourd'hui que tous ces noms ont été adoptés, il n'y aurait aucun avantage à les changer; mais au moins il serait utile qu'en suivant les idées de M. le professeur Duméril (1) on les soumît comme ceux de toutes les parties de l'anatomie à une désinence commune, qui permît immédiatement ou de rapprocher ou de distinguer entre eux les organes de texture semblable ou différente.

DIVISIONS.

On a distingué les os, d'après leur grandeur et leur figure, en quatre sortes: les *os longs*, les *os larges* ou *plats*, les *os courts* et les *os mixtes*. Les os longs sont ceux dans lesquels une dimension l'emporte extrêmement sur les deux autres. Tels sont généralement les os des membres, et en particulier du bras et de l'avant-bras, de la cuisse et de la jambe, etc.

Les os improprement nommés larges ont deux dimensions d'une étendue considérable par rapport à la troisième: au crâne, le frontal, les pariétaux, l'occipital; au tronc, l'omoplate, et au bassin, l'os des îles en offrent des exemples; dans les os courts, les trois dimensions n'offrent entre elles que de légères différences: c'est ce que l'on observe dans les os du carpe et du tarse. Enfin les os mixtes participent plus ou moins de la forme et de la structure des autres: telle est en particulier la clavicule.

POIDS.

La pesanteur spécifique des os dépendant de la quantité de matière calcaire qu'ils contiennent, suivant que le tissu est plus rare ou plus dense, ces organes présentent des différences très-remarquables, non-seulement entre des os de forme opposée, mais entre les diverses parties d'un même os. Ainsi les os longs sont plus pesans que les os larges, et ceux-ci que les os courts; en outre la partie moyenne des os longs des membres est plus compacte que leurs extrémités; il en est de même du centre de l'os des îles par rapport à sa circonférence. L'âge et le sexe font varier la pesanteur de la substance osseuse. Cette substance est spécifiquement plus légère dans l'enfant et dans la femme que dans l'homme adulte et le vieillard. M. le professeur Cruveilhier (2) croit même, mais à la vérité sans avoir expérimenté ce résultat, que le tissu osseux varie de poids dans les parties d'un même squelette, et, par exemple, qu'il est plus lourd dans les os des extrémités inférieures que dans ceux des extrémités supérieures. Enfin dans l'état morbide la pesanteur des os présente des aberrations très-étendues, depuis l'hypertrophie où la substance osseuse éburnée a acquis une pesanteur triple de l'état normal, jusqu'au ramollissement où l'os presque entièrement privé de sels calcaires est sensiblement réduit au poids intrinsèque de sa trame vasculaire.

CONFORMATION EXTÉRIEURE.

Les os devant se prêter à la direction des divers mouvemens, et se coordonner avec les accidens de situation, de volume et d'inclinaison des diverses parties qui les entourent et auxquelles ils donnent attache, leur configuration, si parfaitement en harmonie avec l'ensemble de l'organisation, semble en elle-même singulièrement bizarre. Leur surface forme des plans irréguliers qui fréquemment s'incurvent ou se contournent, et sont réunis par des bords ou angles-plans mousses et arrondis. Dans toute son étendue elle est parsemée d'inégalités plus ou moins considérables, éminences ou cavités nécessitées par les rapports fonctionnels des os entre eux ou avec les parties molles.

ÉMINENCES DES OS. — On en distingue deux variétés: les *apophyses* (1), qui ne sont que de simples prolongemens du tissu de l'os; et les *épiphyses* (2), qui, formées d'abord par un point d'ossification particulier, se réunissent plus tard au corps de l'os par l'imprégnation de sels calcaires du cartilage intermédiaire. D'après cette distinction, les éminences peu considérables, telles que l'apophyse sigmoïde du cubitus et la plupart des aspérités d'insertions ligamenteuses ou musculaires, sont les seules qui soient originairement des apophyses. Dans ces saillies osseuses, les fibres s'écartent en général, par leur direction, de celles du reste de l'os. Quant aux épiphyses, lorsque l'ossification est complète, la ligne d'intersection disparaît à l'extérieur, mais à l'intérieur elle forme un tissu plus compacte, que l'on distingue très-bien dans les os sciés longitudinalement (3).

On divise les éminences des os en articulaires et non articulaires; mais la plupart sont à la fois articulaires par un de leurs plans et non articulaires par les autres.

1° *Eminences articulaires.* On appelle (a) *têtes*, celles qui sont hémisphériques et séparées du corps de l'os par un rétrécissement ou *col*; ex. fémur, humérus, extrémités digitales des os du métacarpe et du métatarse.

(b) *Condyles*, les éminences qui présentent une convexité suivant deux diamètres croisés à angle droit, mais dont l'un est beaucoup plus long que l'autre; ex. mâchoire inférieure, extrémité tibiale du fémur.

(c) *Dentelures* ou *engrenures*, celles qui forment des saillies aiguës et inégales de manière à représenter une série d'angles sortans et rentrans; ex. os du crâne.

2° *Eminences non articulaires.* Elles servent presque uniquement d'implantation à des organes fibreux, soit ligamens ou aponévroses, soit tendons ou expansions aponévrotiques des muscles. Cependant quelques-unes font en outre l'office de poulies immobiles de réflexion des tendons qu'elles détournent de leur direction première.

La même incohérence qui règne dans tout le langage anatomique a présidé à la dénomination des éminences osseuses. Ainsi on a désigné:

(a) D'après leur figure: les *tubérosités* et *protubérances* qui sont arrondies et rugueuses; ex. tubérosité ischiatique, protubérance occipitale. Les *bosses*, éminences arrondies et lisses, ex. bosses coronales et pariétales. Les *crêtes*, saillies alongées et inégales; ex. crête occipitale, tibiale. Les *lignes*, de même forme que les crêtes, mais moins saillantes; ex. lignes obliques de la mâchoire inférieure. Les *empreintes*, inégalités étendues en largeur, mais ayant peu de relief, formées d'une série de petits sommets séparés par des excavations; elles sont

(1) *Magasin encyclopédique. Projet d'une nouvelle nomenclature anatomique*, tome II, Paris, 1795.

(2) *Cours d'études anatomiques*, tome I, page 127, Paris, 1830.

(1) Ἀπὸ, de, et φύω, je nais.

(2) Ἐπὶ, sur, et φύω.

(3) Voyez planches 41 et 42 de notre ouvrage.

à la fois éminences et cavités; presque tous les os en offrent de nombreux exemples.

(b) D'après une comparaison grossière avec des objets connus: les *épines*; ex. épines nasales du frontal et des os maxillaires, épine ischiatique de l'os des îles, apophyses épineuses du rachis. — Les apophyses, *styloïde, mastoïde* (temporal), *ptérygoïdes* (sphénoïde), *odontoïde* (vertèbre axis), ou en forme de stylet, de mamelon, d'ailes, de dent.

(c) D'après leur direction relative: ex. apophyses *montantes* de l'os maxillaire supérieur, *transverses* des vertèbres.

(d) D'après le nom de l'os ou de la région dont elles font partie: ex. apophyses *zygomatique* et *orbitaire*.

(e) D'après leurs usages: ex. *trochanters* du fémur, apophyses *articulaires* des vertèbres.

(f) D'après le nom d'un anatomiste: ex. apophyses d'*Ingrassias* (sphénoïde), de *Raw* (marteau).

Les éminences osseuses, comme toutes les parties de l'organisation, se produisent constamment, mais leur développement est toujours proportionnel à celui des muscles. Ainsi elles sont bien moins prononcées sur le squelette de l'enfant et de la femme que sur celui de l'homme; et dans le même individu, l'inégalité de force des deux membres d'une paire entraîne nécessairement des différences analogues dans le développement de leurs saillies osseuses.

Chez le vieillard, en même temps que l'os diminue généralement d'épaisseur, les apophyses d'insertion augmentent fréquemment d'étendue ou de saillie, par fixation de la matière osseuse dans les épanouissemens des tendons.

En parcourant la bizarre nomenclature que nous venons d'énoncer, on regrette avec tous les anatomistes d'être dans l'obligation d'employer certaines dénominations évidemment ridicules, comme l'est le mot *épine*, appliqué à l'apophyse en lame épaisse de l'omoplate et aux angles mousses de l'os des îles. C'est également avec beaucoup de raison que M. le professeur Cruveilhier (1) désirerait que l'on appelât d'un nom commun les parties analogues par leur situation et leurs usages, telles que les tubérosités de l'humérus et les trochanters du fémur; les malléoles tibiale et péronière et les apophyses styloïdes, radiale et cubitale. Au reste, en commençant l'étude de la science, il est utile d'appeler l'attention sur ces erreurs du langage anatomique; mais comme il serait fastidieux d'y revenir, nous ne nous attacherons plus désormais qu'à relever les analogies d'organisation à mesure qu'il s'en présentera, mais sans tenir aucun compte de la valeur des dénominations.

Cavités des os (2). — Les cavités qui se présentent sur la surface des os ont été divisées, comme les éminences, en articulaires et non articulaires.

1° *Cavités articulaires.* On appelle: (a) *cotyloïde*, une cavité hémisphérique ou en forme d'écuelle; ex. os des îles. (b) *Glénoïdes*, celles qui sont larges et peu profondes; ex. temporal, omoplate. (c) *Trochlées*, des espèces de poulies articulaires; ex. extrémité cubitale de l'humérus, astragale. (d) *Facettes*, des surfaces sensiblement planes et peu étendues; ex. presque tous les os courts. (e) *Alvéoles*, des loges coniques dans lesquelles s'implantent les dents.

2° *Cavités non articulaires.* Elles comprennent:

(a) Cavités de réception. Les *fosses*, larges, évasées et peu profondes, qui logent des viscères ou des muscles; ex. fosses coronales, pariétales, temporales, zygomatiques. Les *fossettes*, moins étendues que les précédentes; telles sont celles qui logent les glandes sublinguales. Les *impressions* dites digitales des os du crâne; elles correspondent aux circonvolutions du cerveau. Les *sinus*, sortes de cavernes osseuses qui n'ont qu'une étroite ouverture; tels sont exclusivement les sinus des fosses nasales. Les *cellules*, espèces de loges intérieures communiquant les unes avec les autres; ex. cellules ethmoïdales et mastoïdiennes.

(b) Cavités d'insertion des tissus fibreux. Les *empreintes*, à surfaces larges et inégales. Les *rainures*, qui forment une excavation linéaire.

(c) Cavités de glissement des tendons. Les *coulisses* dirigées longitudinalement et celles qui sont incurvées, ou les *poulies*; la coulisse bicipitale de l'humérus offre un exemple du premier genre, et celles de l'astragale et du calcanéum du second.

(d) Cavités d'impression. Les *sillons* dans lesquels logent les artères et les *gouttières* qui contiennent les veines; de ce nombre sont, au crâne, les sillons de l'artère méningée et les gouttières des sinus latéraux et longitudinal supérieur.

(e) Cavités de transmission. Les *échancrures*, ainsi appelées parce qu'elles n'intéressent que le bord des os; ex. échancrures ischiatiques. Les *trous* ou *foramen*, qui traversent les os de part en part; ex. trous occipital, optique. Les *fentes* et les *scissures* qui ne diffèrent des trous que par leur plus grande étroitesse: ex. fente sphénoïdale, scissure de Glaser. Les *canaux* ou *conduits*; ils parcourent l'intérieur de l'os, ou sont formés d'une succession de trous. Tels sont les conduits carotidien et vertébral. Les trous, fentes et conduits, sont destinés à permettre les communications vasculaires. Ceux qui donnent passage à des artères ou à des veines manquent quelquefois, mais ceux que traversent des nerfs sont constans: les uns et les autres se rétrécissent par suite de l'atrophie des nerfs ou de l'oblitération des vaisseaux.

(f) Cavités de nutrition. Les *vacuoles* ou *aréoles* du tissu spongieux ou compacte de l'os.

Les cavités comme les éminences des os apparaissent toujours chez tous les sujets, et sont d'autant plus prononcées, ou, en d'autres termes, plus profondes qu'elles sont le centre de mouvemens plus actifs, ou que les organes auxquels elles correspondent sont plus volumineux ou plus exercés. Quelques-unes, telles que les sinus nasaux, ne se développent qu'avec l'âge. Sous l'influence de la même cause, les grandes cavités intérieures des os longs augmentent en étendue, par l'amincissement des parois osseuses; mais les cavités articulaires tendent, au contraire, à s'effacer, et les alvéoles, en particulier, disparaissent complétement après l'avulsion ou la chute des dents.

CONFIGURATION ET DISPOSITION DES OS.

Os longs. Les os longs appartiennent aux membres dont ils occupent le centre. Ce sont les leviers dont la longueur détermine le degré de l'écartement du corps, et

(1) Ouvrage cité, page 136.

(2) Nous empruntons l'ordre dans lequel sont présentés ces détails à M. H. Cloquet. *Traité d'anatomie descriptive*, tome 1, pages 13 et 14, Paris, 1816.

par conséquent l'étendue des mouvemens; aussi sont-ils plus longs et plus épais dans les membres inférieurs que dans les supérieurs, et pour chaque membre en particulier dans la fraction supérieure, le bras et la cuisse, que dans la section moyenne, l'avant-bras ou la jambe. Ils deviennent très-petits à l'extrémité terminale, le pied ou la main, pour permettre à ces parties d'embrasser ou de saisir les inégalités de surface des corps sur lesquels elles s'appliquent.

Tout os long se compose de trois parties, le corps même de l'os ou la *diaphyse*, et ses extrémités ou *épiphyses*.

Le corps, d'une grande étendue longitudinale, est plus mince que les extrémités. De sa partie moyenne, qui est ordinairement le point le plus rétréci, le volume de l'os augmente progressivement jusqu'aux épiphyses, où il atteint sa plus grande largeur. En général, le corps des os longs, cylindrique dans quelques points, est plus généralement prismatique et triangulaire, disposition qui offre l'avantage d'une même solidité pour un moindre volume. Il est droit dans le tibia, incurvé longitudinalement dans le fémur, et tordu sur lui-même dans les os dont les deux extrémités articulaires sont dirigées dans des plans différens, tels que la clavicule, le fémur et l'humérus. Les faces qu'il présente observent entre elles des inclinaisons variées, et se séparent ou se confondent suivant la direction des parties molles. Elles sont parsemées d'empreintes, de lignes, de crêtes rugueuses, dans les points nombreux d'insertions musculaires ou aponévrotiques; elles sont lisses dans ceux qui correspondent au glissement des tendons. La forme, les usages et la situation de ces os, y rendent les fractures très-fréquentes.

Les extrémités des os longs, destinées aux articulations, et sur lesquelles s'implantent, en plus grand nombre, les tissus fibreux, affectent des formes bien plus variées que leur diaphyse, et atteignent un volume beaucoup plus considérable.

Cette ampliation de surface offre le triple avantage d'augmenter l'étendue du contact articulaire, de multiplier les points d'insertion et de conserver le volume des membres. La configuration des contours articulaires est modifiée dans chaque partie, suivant l'espèce de mouvement qu'elle doit exécuter. Dans quelques articulations où les surfaces sont circulaires, elles ne se touchent jamais que par un seul point; dans d'autres, où elles sont planes, elles s'accolent dans toute leur étendue: la première disposition a pour effet de permettre des mouvemens rapides, variés et étendus, mais elle dispose à de fréquentes luxations; la seconde offre, au contraire, l'avantage d'une grande solidité, mais elle rend la mobilité très-obscure.

Les surfaces non articulaires des épiphyses des os longs sont hérissées d'éminences ou de cavités d'insertion ou de glissement, dont l'ensemble détermine une forme générale en rapport avec le nombre, la disposition et les usages des parties fibreuses qui s'y insèrent, et comme conséquence avec les mouvemens que l'os lui-même doit exécuter.

Les extrémités des os longs, comme toutes les épiphyses, sont d'abord proportionnellement d'un volume exagéré dans le fœtus et le jeune enfant, en raison de leur état cartilagineux, et de leur plus grande vascularité à cet âge. A mesure que s'en fait l'ossification, les proportions s'établissent entre le corps de l'os et ses extrémités. Après la croissance terminée, si les articulations du jeune homme paraissent encore plus volumineuses que celles de l'adulte, cela tient moins à la grosseur des extrémités osseuses en elles-mêmes qu'au peu de volume des muscles qui ne sont pas encore aussi charnus qu'ils le deviendront par la suite.

Os larges. Les os larges ou plats, presque tous incurvés sur eux-mêmes, sont généralement situés plus superficiellement que les os longs; ceux du crâne même sont pour la plupart sous-cutanés. Ces os ne servent à la locomotion que d'une manière passive, par les attaches qu'ils donnnt auxe muscles, et les points d'appui qu'ils fournissent aux leviers. A part l'omoplate, les côtes, que jusqu'à un certain point on peut considérer comme un os plat, divisé en douze sections pour le rendre mobile, et le sternum, qui n'a de mobilité que celle qui lui est imprimée par les côtes elles-mêmes, tous les autres sont fixes. Ils forment, articulés entre eux, les cavités closes ou évasées du crâne ou du bassin. Des deux surfaces que ces os présentent, celles du crâne et du sacrum sont à l'opposé convexe et concave; toutes deux sont concaves à l'os des îles, par la moindre épaisseur du diploé au centre qu'à la circonférence. Ces deux surfaces des os larges sont partout parsemées d'empreintes musculaires, excepté au dedans du crâne, où elles présentent les impressions mamillaires et les fosses qui correspondent au cerveau et au cervelet.

Les os larges, minces dans leur centre, s'épanouissent et prennent de l'épaisseur vers leur circonférence pour offrir une plus grande surface aux insertions des muscles ou à leurs propres articulations. La cavité cotyloïde, située au milieu de l'os des îles, semblerait au premier abord faire exception, si on ne se rappelait qu'elle est elle-même formée originairement par l'adossement de trois circonférences, dont les centres amincis restent bien manifestes.

Lorsque l'accolement des surfaces n'offrirait pas assez de solidité, en raison de leur peu d'épaisseur ou des efforts qu'elles sont appelées à supporter, le contact est augmenté par leur obliquité comme à la symphyse sacro-iliaque et à la suture écailleuse; enfin, pour les surfaces les moins étendues, à l'obliquité s'ajoute la pénétration des os l'un dans l'autre, comme toutes les sutures du crâne en offrent des exemples. C'est à cette grande solidité dans leurs moyens d'union, et à la disposition circulaire qu'ils observent dans leur ensemble, qu'ils doivent de résister, à la manière des voûtes, aux chocs les plus violens : aussi peuvent-ils être fracturés directement, mais non se disjoindre et se luxer.

Os courts. On les rencontre dans les parties qui doivent réunir, à une grande solidité, un peu de mobilité; c'est ce que l'on observe à la colonne vertébrale, au carpe et au tarse. Ces os, considérés dans leur ensemble, sont des polyèdres irréguliers. De leurs plans, les uns sont des facettes articulaires larges et généralement plates; les autres sont parsemés de profondes empreintes qui donnent insertion à de très-forts ligamens qui les réunissent, ou à des tendons, et sont percés d'une quantité considérable de trous veineux. Quelques os courts présentent pour ces implantations des apophyses spéciales, tels sont l'os crochu, le calcanéum, le cuboïde, le grand cunéiforme : l'os pisiforme n'est, en réalité, qu'une de ces apophyses non soudée. Les vertèbres ont aussi leurs apophyses épineuses qui, outre les surfaces d'implantation qu'elles présentent, servent encore à borner les mouvemens d'extension. D'après l'étendue de leurs surfaces articulaires et l'extrême solidité de leurs moyens d'union, il est clair que les mouvemens des os courts ne peuvent être considérés que dans leur ensemble ou dans la somme des glissemens obscurs exécutés par chacun d'eux. Les vertèbres sont les plus mobiles en raison de leurs fibro-cartilages intermédiaires, qui, par la propriété qu'ils ont de s'affaisser sous la pression et de revenir sur eux-mêmes, à la manière de coussinets élastiques, déterminent ainsi l'étendue des mouvemens.

Conformation intérieure des os.

En sciant ou râpant des os dans diverses directions, on s'aperçoit qu'ils sont formés d'un tissu très-différent de lui-même pour sa texture et sa densité. On en a distingué trois variétés : le premier, lisse, plein, d'une dureté pierreuse, a été nommé *substance compacte;* le second, formé de milliers de petites cellules séparées par de minces cloisons contournées et parcourues par des canaux osseux, a été appelé *substance spongieuse;* le dernier, plus rare, formé de filamens déliés, entre-croisés dans diverses directions, et qui occupe les cavités centrales des os longs, constitue la *substance réticulaire.*

Os longs. Le corps des os longs contient, à l'intérieur, une grande cavité, dite *médullaire*, environnée par une paroi circulaire de substance compacte; les extrémités sont formées de tissu spongieux, rare et léger; en sorte que, semblable à une colonne creuse, l'os, sans être trop lourd, jouit d'une grande solidité. La cavité centrale est tapissée par la membrane médullaire, qui forme le périoste interne de l'os; dans l'intérieur de cette membrane est un tissu adipeux particulier. La cavité est traversée dans quelques points par des cloisons incomplètes formées de substance réticulaire qui soutient le tissu adipeux. Sa plus grande largeur est au centre de l'os; près des extrémités, elle est envahie par le tissu réticulaire, qui lui-même se confond bientôt avec le tissu spongieux des épiphyses. La substance compacte, progressivement amincie, ne forme plus qu'une enveloppe légère autour des extrémités. Parfois la cavité médullaire présente des fragmens de cloisons longitudinales. M. Cruveilhier l'a vue séparée en deux dans toute son étendue, par une cloison complète. Cette cavité communique au dehors par des orifices plus ou moins nombreux qui proviennent des embranchemens des vaisseaux nourriciers.

Os larges. Ils sont formés au dehors de deux lames de substance compacte entre lesquelles est un tissu spongieux qui, pour les os du crâne en particulier, a reçu le nom de *diploé* (méditullium). Cette particularité de structure explique très bien les fractures partielles ou les fêlures de l'une des lames de l'os, l'autre étant intacte. L'épaisseur de la substance compacte variant très peu dans les os larges, le tissu spongieux, peu abondant à leur partie moyenne, qui est la plus mince, forme, au contraire, une couche épaisse à leur circonférence. Dans les points articulaires où l'os est susceptible d'éprouver des chocs violens, et, par exemple, en haut et en dehors de la cavité cotyloïde, il se forme, comme aux apophyses des os longs, des noyaux compactes très durs et d'où irradient des fibres serrées qui ajoutent dans ce point à la solidité de l'os.

Os courts. Ils ressemblent, pour leur structure, aux extrémités des os longs ou à la tubérosité ischiatique de l'os des îles, c'est-à-dire qu'ils sont formés intérieurement d'un tissu spongieux environné, à l'extérieur, d'une lame mince de substance compacte, plus épaisse dans les points qui doivent supporter des poids et des chocs, ou résister à de fortes tractions.

Rapports et disposition des trois substances des os.

Dans l'arrangement des tissus animaux, la concordance entre la structure et les fonctions est tellement exacte qu'on peut dire que toute organisation est combinée de la manière la plus heureuse pour le but qu'elle doit remplir; c'est surtout pour le tissu osseux dont les usages sont purement mécaniques et dont la texture est plus grossière, qu'il est plus facile de vérifier cette observation, à tel point que, les conditions de l'un des élémens étant connues, on peut toujours deviner celles de l'autre.

L'examen le plus simple des différences de densité ou de raréfaction du tissu osseux dans certaines parties fait voir que les os réunissent partout les trois conditions du plus de solidité et de légèreté pour un volume qui est déterminé par les usages des parties. Ainsi la substance compacte forme toujours l'enveloppe extérieure des os : elle constitue une couche d'autant plus épaisse que la section de l'os à laquelle elle appartient est plus mince, et elle se réduit à un feuillet d'autant plus léger que les parties augmentent davantage en volume, l'espace intermédiaire étant rempli par le tissu spongieux. Ces données générales ont été aperçues à toute époque; mais les rapports de quantité et de disposition des trois substances n'ont pas été assez clairement exprimés, et même il ne nous paraît pas que l'on ait fait une étude assez approfondie des tissus spongieux et réticulaire. Tout ce que l'on a dit de *cellules de forme et de grandeur variées, communiquant les unes avec les autres, et de filamens déliés entre-croisés dans différens sens,* est vrai en général, mais ne donne que l'idée vague d'un tissu à peu près homogène partout, sans caractère bien déterminé, et dont les variétés de texture ou de configuration semblent purement locales et accidentelles, tandis qu'il n'en est pas ainsi. Voici, à cet égard, ce que démontre la simple observation à l'œil nu (1).

La substance compacte paraît formée de lamelles juxtaposées qui circonscrivent des aréoles aplaties. Presque toujours on trouve, dans l'intérieur de la cavité des os longs, de ces lamelles, en partie isolées du corps de l'os et sur lesquelles s'appuie du tissu réticulaire. Cette substance n'existe pas seulement comme enveloppe, elle présente encore des espèces de noyaux ou contreforts qui plongent dans la substance spongieuse, et d'où irradient des fibres serrées qui augmentent la résistance de cette dernière dans tous les points qui doivent supporter des chocs violens, ou qui servent de liaison entre deux moitiés isolées. La partie externe et supérieure du contour de la cavité cotyloïde et l'intervalle des condyles du fé-

(1) Pour bien voir la texture des tissus spongieux et réticulaire, nous ne pensons pas que l'on doive choisir, comme le font quelques anatomistes, des os très-vieux, très-secs et dépourvus de graisse, les parois des cellules vides se brisant trop facilement sous l'action de la scie, ce qui dénature l'aspect du plan de section. Nous avons préféré nous servir d'os non dégraissés; outre que la scie glisse mieux, les petites cloisons osseuses plus souples et maintenues fixement par les substances grasses qui remplissent les cellules se laissent traverser plus facilement. Au premier aspect, la surface d'une extrémité articulaire ainsi divisée ne présente à la vue qu'un *magma* informe; mais en faisant bouillir l'os pendant sept à huit minutes dans une solution alcaline, et l'agitant ensuite dans l'eau chaude pour enlever le savon et le sédiment calcaire qui se sont formés, la texture du tissu spongieux devient très-évidente.

mur offrent des exemples de l'un et de l'autre genre. On peut encore jusqu'à un certain point considérer comme substance compacte des lamelles fortes et épaisses qui traversent la substance spongieuse, pour en lier les différentes parties et reporter le poids sur un diamètre opposé de l'os, comme on en voit dans les têtes du fémur et de l'humérus.

La substance spongieuse offre une texture très-variée non-seulement entre des os différens, mais dans la même extrémité d'un os. Elle se présente sous six aspects bien distincts.

1° *Aréoles circulaires.* On les rencontre dans tous les points où des surfaces étendues doivent supporter des poids, des chocs, ou résister à de fortes tractions. Elles procèdent, soit de la lame compacte extérieure, soit de ces noyaux de renforcement dont nous avons parlé plus haut. Ces aréoles sont comme percées dans un magma osseux; très-petites et rares près de la substance compacte, elles augmentent en volume et en étendue à mesure qu'elles s'éloignent des points d'appui. Cette variété de tissu, qui, avec plus de légèreté, a presque autant de résistance que la substance compacte elle-même, se rencontre dans les calottes articulaires de l'humérus et du fémur, la trochlée de l'humérus, la tubérosité ischiatique, celle du calcanéum, les têtes des os métatarsiens, etc.

2° *Aréoles oblongues.* Elles sont formées par de petites cloisons incurvées, et dont les parois sont percées de trous circulaires; superposées les unes sur les autres, elles sont disposées par lignes ou stries longitudinales et parallèles, et représentent comme des faisceaux de petites colonnes creuses, dont la cavité serait interrompue par de fréquentes cloisons transversales. Elles appartiennent aux extrémités des os longs, et reportent manifestement les poids des surfaces articulaires sur la substance compacte de la diaphyse, qui augmente progressivement d'épaisseur à mesure qu'elle supporte un plus grand nombre de ces colonnes. Quelques os courts, et en particulier le calcanéum, en présentent d'analogues, mais dont la direction est radiée.

3° *Aréoles irrégulières ou polygoniques.* Celles-ci ont des formes anguleuses; elles naissent généralement des apophyses, et doivent leur configuration à des fibres radiées qui, du sommet de l'éminence, s'épanouissent en divergeant pour se confondre avec les masses centrales du tissu spongieux. On en trouve, au fémur, dans le petit trochanter; au tibia, dans son épine; à l'omoplate et à l'os des iles, dans nombre de leurs parties.

4° *Tissu filamenteux.* Il existe manifestement dans les extrémités des os longs et dans quelques points des os larges et des os courts. Cette variété, formée de filamens dont les intervalles sont généralement quadrilatères, semble parfaitement identique avec le tissu réticulaire qui remplit l'extrémité de la diaphyse des os longs, et qui établit des cloisons dans leur cavité. On le rencontre très-rare et léger, et comme moyen de remplissage dans les centres qui sont à l'abri des contacts extérieurs; il y forme des noyaux ou des zones compris entre les tissus plus résistans et appuyés sur eux.

5° *Tissu filamenteux et lamellaire.* Il paraît servir de moyen de liaison entre les tissus les plus rares et ceux qui sont les plus solides. Il est composé de gros filamens qui, en se confondant, forment des lamelles en général triangulaires, et plus ou moins incurvées sur elles-mêmes. Les espèces qu'il circonscrit sont anguleux et très-irréguliers. Ce tissu, qui se rencontre dans quelques extrémités articulaires des os longs, et en particulier dans les têtes de l'humérus et du fémur, est surtout très-abondant dans les grosses apophyses des os plats et dans les os courts.

6° *Lamelles de force.* Ce sont celles que nous avons assimilées plus haut à la substance compacte. On les rencontre dans tous les points où l'os, trop épais, a besoin d'une sorte de charpente intérieure. Elles traversent en arcs-boutans les têtes de l'humérus et du fémur, les diamètres les plus volumineux des os larges et courts, et fournissent un point d'appui aux tissus intérieurs les plus légers de ces parties. Au fémur, elles logent des canaux vasculaires. Lorsque l'ossification est terminée, les lignes de soudure des épiphyses ressemblent à ces lamelles et remplissent en partie les mêmes usages.

Telles sont, outre des nuances infinies de détail, les formes principales de tissu que l'on observe dans la substance spongieuse (1).

En résumé, les rapports et la disposition des trois substances sont tels qu'aucun os ou aucune portion d'os ne ressemble exactement à un autre, et que la même fraction présente une configuration spéciale qui, dans tous les individus, est aussi rigoureusement identique que l'os lui-même dans son ensemble ou que les parties molles.

DU SQUELETTE.

Σκελετὸς *SCELETUM, SQUELETUS* (TH. BARTH.) *LARVA.*

On appelle squelette l'ensemble de la charpente du corps humain, formé de la réunion méthodique de tous les os dans leur situation naturelle et dans leurs connexions réciproques.

Le squelette est dit *naturel* quand les os sont réunis par leurs ligamens et leurs capsules, par opposition au squelette *artificiel*, dans lequel ces organes sont maintenus en contact par des liens étrangers tels que des fils métalliques.

Les os, dans le squelette, affectent deux dispositions: les uns, placés sur le plan médian, sont uniques et formés de deux moitiés semblables; on les nomme *impairs* ou *symétriques*: tels sont le frontal, le sternum, le sacrum, etc. Les autres sont doubles, disposés de chaque côté du plan médian et d'une forme irrégulière; on les appelle os *pairs* ou *asymétriques*.

DIVISION (2).

Le squelette détermine partout la forme en longueur et présente des points d'appui pour les deux autres dimensions. C'est d'après ses différentes sections que sont tracées les divisions du corps humain telles que nous les avons exprimées plus haut. Ainsi, il se compose d'une partie moyenne, le *tronc*, que surmonte la *tête*, et de laquelle appendent les *extrémités supérieures* et *inférieures*.

Le tronc est supporté en arrière par la tige centrale du

(1) Voyez les planches 42 et 43 de notre ouvrage. Nous avons renvoyé, pour les dessins, à la fin de l'ostéologie tout ce qui nous a paru le plus intéressant dans l'étude des tissus d'os, afin de pouvoir environner en commun les figures d'un fond noir qui offre l'avantage de faire ressortir les détails et de les rendre plus évidens.

(2) Voyez planches 2, 3, 4.

rachis ou *colonne vertébrale*, composée de vingt-quatre vertèbres, dont les sept premières appartiennent au cou; au-devant de ces dernières se place l'os *hyoïde*. A chacune de ses extrémités, le tronc présente une cavité osseuse : supérieurement, la *poitrine* ou thorax, formée en avant et sur le milieu par le sternum, et de chaque côté par douze côtes; inférieurement, le *bassin*, constitué en arrière, sur le plan médian, par le *sacrum* et le *coccyx*, et latéralement par les *os des îles*.

La tête se divise en deux parties, le *crâne* et la *face*. Le crâne comprend le *sphénoïde*, et ses *cornets*, l'*ethmoïde*, le *frontal*, l'*occipital*, les *temporaux*, les *pariétaux*, les *os wormiens* et les osselets de l'ouïe, *marteaux*, *enclumes*, *os lenticulaires* et *étriers*.

La face est distinguée en mâchoires *supérieure* et *inférieure*. A la mâchoire supérieure appartiennent les os *maxillaires supérieurs*, *nasaux*, *grands* et *petits lacrymaux*, *malaires*, *palatins*, *cornets inférieurs* et *vomer*. L'os *maxillaire inférieur* forme à lui seul l'autre mâchoire.

Avec les os de la tête, on a coutume de décrire les *dents*, quoique, rigoureusement, elles ne doivent pas faire partie du système osseux. Les dents sont au nombre de trente-deux, seize à chaque mâchoire, dont quatre *incisives*, deux *canines*, quatre *petites* et six *grosses molaires*.

Les membres supérieurs se composent de quatre fractions :

1° L'*épaule*, formée en avant par la *clavicule*, et en arrière par l'*omoplate;*

2° Le *bras*, composé d'un seul os, l'*humérus;*

3° L'*avant-bras*, formé de deux os, le *cubitus* et le *radius;*

4° La *main*, divisée en trois sections : le *carpe*, le *métacarpe* et les *doigts*.

Le carpe comprend huit os disposés en deux rangées : la première se compose du *scaphoïde*, du *semi-lunaire*, du *pyramidal* et du *pisiforme;* dans la seconde se trouvent : le *trapèze*, le *trapézoïde*, le *grand os* et l'*os crochu*.

Le *métacarpe* est formé de cinq os distingués par les noms numériques de *premier*, *second*, *troisième*, etc., en comptant de dehors en dedans.

Les doigts sont également au nombre de cinq, et divisés en petits os nommés *phalanges*. Il y en a deux seulement au pouce et trois à chacun des autres doigts. Les phalanges sont distinguées par les noms de *première*, *seconde* et *troisième*, en procédant du métacarpe; on les appelle encore, dans le même ordre, phalanges *métacarpienne*, *moyenne*, et *unguéale* ou *unguifère*.

Le membre inférieur comprend également quatre sections, la *hanche*, la *cuisse*, la *jambe* et le *pied*.

1° La hanche est formée par l'os des îles que nous avons déjà indiqué comme faisant partie du bassin ;

2° La cuisse est composée d'un seul os, le *fémur;*

3° La jambe comprend trois os, le *tibia*, le *péroné* et la *rotule*. Cette dernière appartient plus particulièrement à l'articulation intermédiaire ou au *genou*.

Le pied se partage en *tarse*, *métatarse* et *orteils*. Le tarse est formé de sept os, l'*astragale*, le *calcanéum*, le *scaphoïde*, le *cuboïde* et les trois os *cunéiformes*.

Le *métatarse* se compose de cinq os distingués comme le métacarpe par les noms de *premier*, *second*, *troisième*, etc., en comptant de dedans en dehors.

Les orteils, comme les doigts, se divisent en phalanges; deux pour le gros orteil et trois pour les autres.

Enfin il existe encore un certain nombre d'os qui se développent avec l'âge dans les tendons ou les ligamens qui subissent des frottemens rudes, et que l'on nomme *os sésamoïdes*. Leur présence étant accidentelle et leur nombre variable, on ne les compte pas ordinairement parmi les os du squelette; cependant il en est qui sont à peu près constans : tels sont ceux que l'on rencontre chez l'adulte au plan de flexion des articulations du premier os métatarsien avec le gros orteil, et de la première avec la deuxième phalange du pouce à la main.

Nombre des os.

D'après l'énumération que nous venons de tracer, il semblerait que rien ne devrait être plus facile que de fixer le nombre des os qui composent le squelette, et cependant ce sujet, à la vérité peu important, est un de ceux sur lesquels s'entendent le moins les anatomistes. On en trouve la raison en ce que certains réunissent en un seul des os différens qui ne se soudent que très-tard : tel est le sphénoïde avec l'occipital ou avec ses cornets, ou, ce qui est bien plus commun, comptent comme autant d'os les pièces dont un seul est formé, et, par exemple, les trois portions de l'os des îles, les cinq vertèbres sacrées, etc. Les os wormiens et sésamoïdes, supputés par les uns, et rejetés par les autres, et enfin les dents, nouvellement séparées du tissu osseux, viennent encore augmenter la confusion. Le crâne est une des parties sur lesquelles on s'accorde le moins : ainsi, suivant que les anatomistes ont admis ou négligé, soit les osselets de l'ouïe, soit les cornets sphénoïdaux ou les uns et les autres, Gavard nomme 16 os au crâne, MM. Boyer et Cloquet 18, M. Meckel 15, parce qu'il réunit sous le nom de *basilaire* le sphénoïde et l'occipital; Bichat et M. Cruveilhier seulement 8. Les mêmes différences s'établissent sur le nombre des os dans l'ensemble du squelette. M. J. Cloquet en compte 240, dont les dents font partie, M. Meckel 253; mais outre les dents et les os sésamoïdes de la main et du pied, il distingue 5 os hyoïdiens, 3 sternaux et 4 coccygiens. M. Cruveilhier, remarquant avec raison que l'on ne doit compter les os qu'après leur parfait développement, lorsque les pièces dont ils sont formés sont réunies, en fixe le nombre à 198, mais c'est en omettant la rotule et les osselets de l'ouïe, qu'il relègue avec les os wormiens parmi les sésamoïdes. Quant à nous, négligeant cette dernière observation qui n'a trait qu'au mode de développement, nous croyons devoir tenir compte de ces os, dont l'existence est constante et nécessaire à l'organisation, ce qui, avec les cornets sphénoïdaux, nous donne, pour tout l'ensemble du squelette, 210 os, non compris les dents et les divers os sésamoïdes accidentels.

Sur ces 210 os, il y en a 34 de symétriques dont il suffit de connaître l'une des moitiés, et 88 d'asymétriques qui doivent être étudiés dans toutes leurs parties.

SECTION PREMIÈRE.

DES OS DU TRONC.

Ils se composent : en arrière, des *vertèbres* qui constituent la *colonne vertébrale*, le *sacrum* et le *coccyx;* en avant et latéralement, du *sternum* et des *côtes*, dont la réunion forme la cavité de la *poitrine*.

DE LA COLONNE VERTÉBRALE ou RACHIS (Chauss).

ÉCHINE, ÉPINE DU DOS. Ῥαχις, Ιερα συριγξ, *SACRA FISTULA* (HÉROPHILE). *SPINA DORSI* (LODER). *COLUMNA DORSI* (HILDEBRAND). *CARINA HOMINIS* (MONRO). *COMPAGES VERTEBRARUM* (1).

Disposition générale.

La colonne vertébrale, ou rachis, est une tige osseuse, symétrique, creuse, flexible en tous sens, située sur le plan médian, à la partie postérieure du tronc. Etendue entre la tête et le bassin, elle forme un long levier mobile sur lui-même, point d'appui commun et centre des mouvemens de tout le squelette dont les autres pièces ne sont que ses appendices. Dans l'homme, supérieurement elle supporte la tête, latéralement la poitrine et les membres supérieurs; inférieurement elle partage le poids entre les os des îles qui les reportent sur les membres inférieurs. Les rapports du rachis avec l'ensemble de l'organisation ne sont pas moins importans : à sa forme unitaire correspond une disposition semblable des principaux systèmes : dans son canal intérieur est logé le prolongement de l'encéphale ou la moelle épinière, et parallèlement à son plan antérieur règnent le double cordon nerveux ganglionaire et les grands courans vasculaires, artériel, veineux et lymphatique.

Le rachis, dans sa conformation générale, réunit au plus haut degré les deux conditions de solidité et de mobilité. Il est formé d'une série de petits os nommés *vertèbres* (2), superposés longitudinalement les uns sur les autres, appliqués par de larges surfaces et maintenus par de très forts ligamens de manière à figurer un seul os long décomposable en deux pyramides adossées par leur base. La supérieure, beaucoup plus longue, constitue la colonne vertébrale proprement dite; les pièces qui la composent, séparées seulement par des disques élastiques de fibro-cartilages, sont mobiles; on les nomme *vraies vertèbres* : l'inférieure, moins longue, s'élargit en forme de coin à sa partie supérieure pour être reçue dans l'intervalle des os des îles et s'appuyer sur eux. Les pièces dont elle est formée, soudées entre elles, sont nommées, par opposition aux précédentes, *fausses vertèbres* : elles constituent deux os séparés, le *sacrum*, qui forme la masse principale, et le *coccyx*, qui offre dans l'homme le rudiment du squelette de la queue des animaux.

Trente-trois vertèbres, dont vingt-quatre mobiles et neuf immobiles, composent la totalité du rachis. Disposées en cinq régions, dont elles empruntent les noms, on compte parmi les vraies vertèbres *sept cervicales, douze dorsales* et *cinq lombaires;* et parmi les fausses vertèbres, *cinq sacrées* et *quatre coccygiennes.*

CARACTÈRES GÉNÉRAUX DE LA VERTÈBRE (Σπονδυλος, *VERTEBRA*) (3).

Toute vertèbre, si l'on en excepte celles qui forment le coccyx, doit répondre par sa structure à trois conditions : 1° former un segment de la colonne osseuse du rachis; 2° fournir une enveloppe protectrice à la moelle épinière; 3° servir soit de point d'appui à diverses pièces du squelette, soit d'insertion aux parties molles. Elle est donc essentiellement composée, dans l'homme, d'une masse principale ou *corps*, fraction de la base commune de sustentation, et d'un anneau osseux postérieur qui loge le prolongement nerveux de l'encéphale et supporte de petits leviers ou apophyses qui servent aux mouvemens. A cet effet, l'anneau est formé de deux *arcs* (Meckel), *masses latérales* (Boyer), *masses apophysaires*, entre lesquels est circonscrit un *foramen* ou *trou*, dit *vertébral* (rachidien, Chauss.), qui fait partie du canal du même nom. Les arcs sont unis au corps par un prolongement osseux, *pédicule*, échancré supérieurement et inférieurement, de manière à former, par la superposition de deux vertèbres, un intervalle, *trou de conjugaison* (*foramen inter-vertébral*), communiquant dans le canal rachidien. Pour les glissemens des vertèbres les unes sur les autres, ils présentent de chaque côté, en haut et en bas, une *apophyse articulaire;* et pour les mouvemens d'ensemble du rachis, trois apophyses d'insertion musculaire, dont latéralement deux *apophyses transverses*, et postérieurement une *apophyse épineuse*, sommet commun qui se lie avec la base des apophyses transverses et articulaires par un prolongement aplati et quadrilatère, *lame vertébrale.* Outre ses usages comme éminence d'insertion, l'apophyse transverse forme encore le rudiment d'un anneau antérieur beaucoup plus étendu que l'autre, dans lequel est renfermé l'appareil circulatoire, et qui est complété, à la poitrine, par les côtes et le sternum; au bassin, par les os des îles, et à l'abdomen, par des aponévroses.

En résumé, toute vertèbre offre à étudier un corps, deux pédicules, quatre échancrures, quatre apophyses articulaires, deux apophyses transverses, deux lames, une apophyse épineuse et un foramen : mais ces caractères, faciles à reconnaître dans les vertèbres mobiles, ne sont pas aussi évidens pour celles qui composent le sacrum, dont toutes les parties, confondues et soudées en commun, sont en outre plus ou moins élargies ou modifiées pour se prêter aux usages de l'os qu'elles concourent à former. Il est donc indispensable d'étudier isolément les deux espèces de vertèbres.

DES VRAIES VERTÈBRES (1).

La colonne vertébrale, outre ses mouvemens d'ensemble, devant se prêter à des mouvemens partiels différens dans chaque région ou dans quelques points déterminés, les parties composantes des vertèbres modifiées dans leur configuration en raison de leurs usages, présentent à la fois des caractères qui leur sont *communs* dans toute la succession du rachis, et des caractères *différentiels* dont les uns distinguent nettement les vertèbres qui font partie d'une région déterminée, et dont les autres, avec une observation attentive,

---

(1) Planches 5, 6.

(2) De *vertere*, tourner.

(3) La grande importance de la vertèbre en a fait, dans ces derniers temps, l'objet principal des recherches des anatomistes transcendans; elle est aujourd'hui considérée comme l'os *fondamental*, ou, suivant l'expression de M. Meckel, l'os *primitif*, par rapport aux autres pièces du squelette qui ne sont qu'*accessoires* ou *secondaires*. A la structure de la vertèbre se rapportent les différens os de la tête qui en offrent les élémens plus ou moins modifiés dans leur forme, leur étendue et leur situation relative dans les quatre classes d'animaux vertébrés. Nous renvoyons à l'anatomie philosophique pour faire connaître les savans travaux sur cette matière que l'on doit à quelques-uns des plus illustres anatomistes, et plus particulièrement à MM. Geoffroy Saint-Hilaire, Carus, Meckel, de Blainville, Serres et Laurent.

(1) Planches 7, 8 et 9.

permettent d'assigner la place que chaque vertèbre occupe dans la région qu'elle concourt à former. Des parties constituantes de la vertèbre, le corps, lié aux mouvemens généraux du rachis, est celle qui conserve le mieux les caractères communs, au point qu'il offre peu de différence entre des vertèbres voisines appartenant à des régions différentes. Les caractères différentiels se prononcent davantage dans les masses apophysaires destinées aux mouvemens partiels : aussi changent-ils brusquement avec les régions. Dans une même région, les différences sont peu sensibles entre une vertèbre et celles entre lesquelles elle est située; mais ils deviennent très-évidens si on compare cette même vertèbre avec oute autre placée de deux ou trois degrés au-dessus ou au-dessous.

CARACTÈRES COMMUNS.

1° Le *corps*, isolé en avant et à la partie moyenne, offre six plans à angles arrondis; il est plus étendu transversalement que d'avant en arrière et de haut en bas, d'une forme qui est quadrilatère vue par les plans antérieur, postérieur et latéraux, et cylindroïde ou ovalaire, suivant les plans supérieur et inférieur. Les plans antérieur et latéraux sont convexes transversalement et concaves de haut en bas, de manière à offrir à la partie moyenne du corps un étranglement que débordent les plans supérieur et inférieur; disposition qui diminue le poids de la vertèbre en conservant l'étendue de ses surfaces articulaires. Leur superficie est parsemée d'un grand nombre de trous veineux ou nourriciers dont les plus considérables sont situés en avant et au milieu; de ces trous, les uns sont circulaires et les autres forment des gouttières le plus souvent horizontales, mais quelquefois obliques. Le plan postérieur est concave de haut en bas et transversalement; il forme la paroi antérieure du canal rachidien; il offre à sa partie moyenne un grand trou ou plusieurs petits, confluens des veines de la vertèbre (1). Les plans supérieur et inférieur sont légèrement déprimés pour donner implantation aux fibro-cartilages intermédiaires; ils sont parsemés d'une quantité innombrable de trous nourriciers capillaires disposés circulairement autour d'un noyau central de substance compacte. Leurs bords libres sont saillans à l'extérieur dans tout le contour de la vertèbre.

2° Le *pédicule* naît de la partie supérieure des angles qui réunissent le plan postérieur du corps de la vertèbre avec ses plans latéraux; il est dirigé en arrière et en dehors, confondu en avant avec le corps et en arrière avec les masses apophysaires.

3° Les *échancrures* (*incisuræ vertebrales*), disposées latéralement, ont pour parois : antérieurement, le corps de la vertèbre; postérieurement, une apophyse articulaire; le pédicule qui les sépare forme leur troisième côté inférieur ou supérieur, suivant celles que l'on considère.

4° Les *apophyses articulaires* (*processus obliqui*, Sœmm.) forment la partie antérieure de l'arc vertébral; généralement dirigées dans le sens vertical, elles présentent deux faces : l'une, qui forme un tubercule rugueux, sert aux implantations fibreuses; l'autre, lisse, est recouverte d'un cartilage pour les glissemens réciproques de ces apophyses.

5° Les *apophyses transverses* (*processus transversi*, Sœmm.) naissent de chaque côté de la base de l'apophyse articulaire supérieure, qu'elles séparent de l'inférieure; elles sont dirigées en dehors. Destinées aux insertions fibreuses, elles présentent des faces rugueuses et se terminent par un sommet mousse et tuberculeux.

6° Les *lames vertébrales*, étendues en hauteur et largeur, sont minces d'avant en arrière; elles empruntent leur nom de leur figure; la substance compacte qui les revêt à l'extérieur est plus dure que dans les autres parties de la vertèbre. Elles forment la paroi postérieure du canal vertébral. Confondues latéralement, en dehors avec les apophyses transverses, en haut et en bas avec les apophyses articulaires, elles se réunissent en arrière pour former l'apophyse épineuse. Entre les apophyses articulaires, leurs bords, libres, supérieurs et inférieurs, sont minces et tranchans. Leur direction est oblique d'avant en arrière et de dehors en dedans, suivant le diamètre transversal, et d'avant en arrière et de haut en bas, suivant le diamètre vertical : en sorte que, dans la succession du rachis, le bord inférieur d'une lame vertébrale recouvre le bord supérieur de celle située au-dessous, à la manière des tuiles d'un toit : disposition des plus heureuses pour protéger en arrière la moelle épinière des atteintes venues du dehors.

7° L'*apophyse épineuse* (*processus spinosus*, Sœmm.) est située en arrière sur le plan médian. Formée par la réunion des lames vertébrales, elle présente deux plans inclinés en bas et en dehors, qui se confondent, supérieurement, en un angle tranchant. Par le plan inférieur, l'écartement des lames forme une gouttière triangulaire qui naît du contour des apophyses articulaires inférieures, et se termine au point de fusion des lames vertébrales. L'extrémité libre, ou sommet de l'apophyse épineuse (*apex*), forme un tubercule mousse et renflé pour offrir plus de surface aux insertions des ligamens et des tendons. Dans le redressement forcé du tronc, le bord supérieur de chaque apophyse épineuse étant reçu dans la gouttière du plan inférieur de celle qui est située au-dessus, elles s'appuient, dans leur ensemble, les unes sur les autres, et limitent ainsi le mouvement d'extension.

8° Le *trou vertébral* (*foramen medullare*). Circonscrit en avant par le plan postérieur du corps de la vertèbre, latéralement par les pédicules et le plan interne de la masse apophysaire, en arrière par le plan antérieur ou interne des lames vertébrales, il est dirigé verticalement, plus étroit à son orifice supérieur et plus large à l'inférieur, en raison de l'inclinaison des lames vertébrales en arrière et en bas.

Nous avons dit que chacune des parties composantes de la vertèbre portait avec elle des caractères propres à la région à laquelle elle appartenait; mais dès lors qu'il s'opère, surtout pour le corps, une fusion graduelle entre les vertèbres voisines de régions différentes, pour bien juger des caractères particuliers, il convient de choisir d'abord pour l'étude une vertèbre centrale de chaque région qui, par sa position, est l'expression la plus vraie de la configuration commune : telles sont les 4e ou 5e cervicales, 7e ou 8e dorsales, et 3e lombaire. Quand on connaît bien la conformation de ces vertèbres, il est facile, une vertèbre étant donnée, de désigner, par les caractères propres, à quelle région elle appartient; et suivant que, dans les particularités de détail, elle ressem-

(1) Planche 9, *fig.* 5 et 7.

ble plus ou moins à la vertèbre modèle ou à une autre de dénomination différente, de déterminer sa position à la partie moyenne, ou à l'une des extrémités de sa région.

CARACTÈRES DIFFÉRENTIELS DES VERTÈBRES SUIVANT LES RÉGIONS.

1° *Corps.*

FORME GÉNÉRALE vue par le plan supérieur. — *Vertèbres cervicales.* Quadrilatère, plus étendu transversalement que d'avant en arrière. *Vertèbres dorsales.* Formant un demi-ovale à convexité antérieure, et dont le grand diamètre s'étend d'avant en arrière. *Vertèbres lombaires.* Ovalaire transversalement.

PLANS. *L'antérieur*, presque plat dans le milieu et creusé de gouttières latérales pour les vertèbres cervicales; concave de haut en bas et en raison de la forme courbe, confondu avec les plans latéraux dans les régions dorsale et lombaire, et pour les vertèbres dorsales en particulier, présentant une crête ou saillie moyenne. Le *postérieur*, aplati dans les vertèbres cervicales, formant pour les autres une échancrure plus prononcée à la région dorsale, et dans toutes percé du grand foramen ou sinus veineux rachidien. Le *supérieur*, presque plane et incliné d'arrière en avant à la région cervicale, concave transversalement et surmonté de chaque côté par un aileron osseux articulaire en dedans; aux régions dorsale et surtout lombaire présentant sur la plus grande partie de la surface une excavation plane, surmontée à la circonférence par un bourrelet osseux aplati. *L'inférieur*, formant, pour les vertèbres cervicales, une concavité très-prononcée d'avant en arrière, et moindre transversalement; offrant latéralement deux dépressions ou échancrures articulaires : pour les vertèbres dorsales et lombaires, une excavation et un bord semblables à ceux du plan supérieur.

Les *plans latéraux*, en raison du peu d'épaisseur du corps, envahis à la région cervicale par la base du pédicule des masses apophysaires placé entre l'aileron et l'échancrure; dégagés du pédicule aux régions dorsale et lombaire; concaves de haut en bas et transversalement, et confondus avec le plan antérieur; pour les vertèbres dorsales en particulier, offrant en arrière, vers les bords supérieur et inférieur, une demi-facette articulaire.

ÉTENDUE. Dans toutes les vertèbres, plus élevé postérieurement qu'antérieurement, augmentant graduellement de la 3e cervicale à la 1re dorsale, diminuant de celle-ci à la 5e, pour augmenter de nouveau et sans interruption de la 5e dorsale à la dernière lombaire. Les dimensions des vertèbres moyennes d'un homme adulte donnent pour résultat : la 4e *cervicale.* Diamètre transverse, 8 lignes; diamètre vertical, 6; diamètre antéro-postérieur, 6. — 7e *dorsale.* Diamètre transverse : partie moyenne ou étranglée du corps, 13 lignes; bord inférieur, 15; diamètre vertical, 9; diamètre antéro-postérieur, 9. — 3e *lombaire.* Diamètre transverse : à l'étranglement, 18 lignes; au bord inférieur, 22; diamètre vertical, 12; diamètre antéro-postérieur, 14.

Ainsi le diamètre antéro-postérieur est au diamètre transverse environ comme 3 est à 4 pour les régions cervicale et dorsale, et comme 2 à 3 pour la région lombaire, et la surface de support du rachis, qui n'est que d'environ 50 lignes carrées à la 4e vertèbre cervicale, devient presque quadruple de cette quantité au milieu de la région dorsale, et plus que sextuple à l'articulation sacro-vertébrale.

2° *Pédicules.*

Vertèbres cervicales. Court, presque circulaire et séparé par le trou de l'artère vertébrale, d'une lame osseuse qui concourt à former l'apophyse transverse.

Vertèbres dorsales et lombaires. Le pédicule y est beaucoup plus étendu de haut en bas que d'avant en arrière, et de dedans en dehors. Il supporte plus ou moins aux vertèbres dorsales la facette articulaire costale de leur bord supérieur.

3° *Échancrures.*

Dans les *vertèbres cervicales*, l'échancrure supérieure forme à elle seule les trois quarts du diamètre vertical du trou de conjugaison. Comprise entre l'aileron latéral du plan supérieur, le tubercule de l'apophyse articulaire supérieure et la gouttière de l'apophyse transverse, elle décrit trois des côtés de l'orifice, dont l'échancrure inférieure de la vertèbre située au-dessus constitue le quatrième. Dans les *vertèbres dorsales*, c'est au contraire l'échancrure inférieure, inscrite entre le plan antérieur de l'apophyse articulaire inférieure, le bord inférieur du pédicule et le plan postérieur du corps, qui forme trois côtés du trou de conjugaison que complettent le bord supérieur du pédicule et la face postérieure de l'apophyse articulaire de la vertèbre située au-dessous. A la *région lombaire*, la disposition ressemble beaucoup à la précédente; mais l'échancrure supérieure plus prononcée concourt davantage à la formation du trou de conjugaison.

4° *Apophyses transverses.*

A la *région cervicale* elles ont la forme de gouttières, dirigées obliquement de dedans en dehors, de haut en bas, et un peu d'arrière en avant. Leur longueur n'excède pas 6 lignes. Elles naissent entre le corps et les apophyses articulaires par deux racines, dont l'une, antérieure, est une lamelle qui procède de la partie antérieure du plan latéral du corps; la postérieure naît du tubercule de l'apophyse articulaire supérieure. Toutes deux se réunissent en formant une gouttière qui loge l'une des branches antérieures des nerfs cervicaux à sa sortie du trou de conjugaison. Le plancher concave de cette gouttière, situé inférieurement, est percé par le trou qui donne passage à l'artère vertébrale. La lamelle antérieure, plus élevée, est dirigée verticalement; la postérieure, moins haute, est oblique; leur sommet commun présente, pour la première, un bord vif, et pour la seconde un tubercule mousse, séparés l'un de l'autre par le bord libre de la gouttière renversé en bas.

A la *région dorsale*, les apophyses transverses sont situées entre et derrière les apophyses articulaires. Elles forment de gros tubercules d'une longueur moyenne de 10 à 11 lignes, sur 6 ou 7 de hauteur, et 3 à 5 d'épaisseur, déjetés en dehors, en arrière et en haut, aplatis d'avant en arrière, et qui s'élargissent de la racine au sommet. Leur plan antérieur est parsemé de trous vasculaires; tout à fait en dehors est une facette arrondie et concave, qui s'articule avec la tubérosité des côtes : le plan postérieur, concave à la racine de l'apophyse, se continue avec la lame vertébrale; en dehors, il se réunit avec les plans supérieur et inférieur en un sommet mousse et rugueux.

A la *région lombaire*, les apophyses transverses, nées des plans postérieurs des pédicules et de la base des apophyses articulaires supérieures, forment des lames de 9 à 12 lignes de longueur sur 4 à 5 de hauteur, dirigées horizontalement en dehors, et aplaties d'arrière en avant. Suivant leur plan antérieur, qui est lisse, elles semblent procéder par deux lignes rugueuses des bords supérieur et inférieur du pédicule. Leur plan postérieur présente, à son milieu, une crête rugueuse qui, procédant de la partie externe de l'apophyse articulaire, se dirige transversalement vers le sommet. Cette crête est surmontée d'un tubercule; au-dessus d'elle est un enfoncement. Le bord supérieur est tranchant; l'inférieur, épais et rugueux; le sommet, mousse, est légèrement incurvé en bas et en arrière.

5° *Apophyses articulaires.*

A la *région cervicale*, la masse qui les supporte forme la partie centrale et la plus épaisse de l'arc apophysaire, lié en avant avec le pédicule et la racine antérieure de l'apophyse transverse, et en arrière avec la lame vertébrale. Les plans supérieur et inférieur forment les facettes articulaires. Le plan latéral externe offre au milieu un enfoncement, surmonté au contour des apophyses articulaires par un bourrelet parsemé de trous vasculaires et de rugosités qui servent d'implantation aux capsules. Les facettes articulaires sont planes, arrondies; leur diamètre est placé sur le plan antéro-postérieur; elles sont taillées obliquement de haut en bas, d'avant en arrière, et presque directement de dedans en dehors; la supérieure tournée en haut et en arrière, et l'inférieure en bas et en avant; en sorte qu'elles se prêtent à plusieurs sortes de mouvemens, dont le plus facile est l'extension, puis la flexion, et enfin l'inclinaison latérale et la torsion sur l'axe vertical.

A la *région dorsale*, les apophyses articulaires forment une masse commune avec l'apophyse transverse qui les sépare; la supérieure forme un tubercule isolé, offrant latéralement la forme d'une pyramide, dont la base se confond inférieurement avec le pédicule, la racine de l'apophyse transverse et la lame vertébrale, et dont le sommet forme un bord semi-circulaire tranchant. Le plan antérieur, continu avec le bord supérieur mousse du pédicule, forme la paroi postérieure et inférieure du trou de conjugaison. Le plan postérieur est occupé par la facette articulaire; il offre inférieurement une rainure pour la réception du bord libre de la vertèbre située au-dessus. L'apophyse articulaire inférieure forme la partie externe et inférieure de la lame vertébrale; sa facette articulaire est placée sur le plan antérieur; le plan postérieur est lié par une crête avec la base de l'apophyse transverse. Le bord inférieur libre est mince et tranchant, pour être reçu dans la rainure de la vertèbre placée au-dessous.

Les facettes articulaires sont dirigées presque parallèlement au plan vertical; la supérieure tournée en arrière, et l'inférieure en avant; elles offrent seulement un peu d'inclinaison d'avant en arrière, de leur bord supérieur à l'inférieur, et d'arrière en avant, de leur bord interne à l'externe. D'après leur forme, elles se prêtent surtout aux mouvemens de flexion et d'extension, un peu à la torsion et nullement à l'inclinaison latérale du tronc.

A la *région lombaire*, les apophyses articulaires sont séparées par la lame vertébrale; la supérieure forme un tubercule lié en avant au pédicule, en dehors à l'apophyse transversaire, en arrière et en bas à la lame vertébrale. Elle offre en dehors et en arrière un gros tubercule rugueux, séparé de la facette par une rainure qui sert à l'implantation de la capsule; la facette articulaire occupe le plan interne et postérieur. L'apophyse articulaire inférieure forme en bas et en dehors le prolongement de la lame vertébrale; en arrière et en dedans sa surface est rugueuse, et se continue par une crête avec le bord inférieur de l'apophyse épineuse; la facette articulaire occupe le plan externe et antérieur. Ces deux surfaces d'articulation sont dirigées verticalement: la supérieure concave de dedans en dehors, et d'avant en arrière, et l'inférieure convexe en sens opposé. Il est évident que le mouvement principal auquel elles sont destinées est la torsion sur l'axe vertical; mais elles permettent encore jusqu'à un certain point la flexion, l'extension et l'inclinaison latérale.

6° *Lames vertébrales.*

A la *région cervicale*, les lames vertébrales ont la forme d'un rectangle qui a 8 lignes environ d'étendue transversale sur 5 de hauteur moyenne. Leurs plans postérieurs obliques sont convexes verticalement et transversalement; en dehors ils se confondent avec la masse qui supporte les apophyses articulaires. Leurs bords supérieurs forment, entre les apophyses articulaires supérieures, une vaste échancrure demi circulaire de 12 à 13 lignes de diamètre, dont la concavité est en bas; ils sont minces et tranchans. Leurs bords inférieurs sont mousses, épais et rugueux, et se terminent chacun par l'un des tubercules de l'apophyse épineuse.

A la *région dorsale*, les lames vertébrales ont la forme d'un rhombe, dont chaque côté a de 8 à 9 lignes d'étendue. Leurs plans postérieurs, presque verticaux, sont convexes de haut en bas, et concaves transversalement. Leurs bords supérieurs sont confondus dans presque toute leur étendue avec la base des apophyses articulaires supérieures, et présentent cette rainure dont nous avons parlé, et qui borne le mouvement d'extension. L'échancrure qui sépare les apophyses n'a que trois lignes de diamètre; les bords inférieurs libres, rugueux, sont formés par les apophyses articulaires inférieures. Les bords externes sont confondus dans leur moitié supérieure avec la base de l'apophyse transverse; ils sont libres inférieurement et formés par la crête qui unit les apophyses transverses et articulaires inférieures.

A la *région lombaire*, les lames vertébrales sont rectangulaires, mais en sens inverse des vertèbres cervicales; elles ont 10 lignes d'étendue verticale sur 5 seulement en travers. Leur plan postérieur est concave suivant les deux diamètres. Leurs bords tranchans laissent, entre les apophyses articulaires, une échancrure de 7 à 8 lignes de largeur. Les bords inférieurs sont mousses et épais, et, en raison du rapprochement des apophyses articulaires inférieures, ne laissent entre eux qu'un écartement de 2 à 3 lignes.

7° *Apophyses épineuses.*

A la *région cervicale*, elles forment un tubercule bifurqué à son sommet, dirigé presque horizontalement en arrière, et qui ne se prolonge que de 4 lignes au-delà des lames vertébrales. A la *région dorsale*, l'apophyse épineuse, d'une longeur de 12 à 14 lignes, aplatie latéralement, dirigée presque verticalement, forme par le plan supérieur une crête, résultat de la réunion des plans postérieurs des lames vertébrales; son sommet renflé forme un tubercule oblong dirigé verticalement. A la *région lombaire*, l'apophyse épineuse constitue une forte lame quadrilatère verticale, dirigée horizontalement en arrière, de 10 à 12 lignes de longueur sur 8 à 10 de hauteur, moins épaisse dans le milieu que dans son contour.

8° *Trou vertébral.*

Sa forme, dans la *région cervicale*, serait déterminée par un triangle dont les côtés seraient courbes et les angles arrondis. Mesuré par l'orifice supérieur, il offre pour la 5ᵉ vertèbre cervicale 10 lignes de diamètre transverse, et 7 ½ pour l'antéro-postérieur. A la *région dorsale*, le trou rachidien est sensiblement cylindrique; les deux diamètres sont de 7 lignes pour la 7ᵉ vertèbre dorsale. A la *région lombaire*, le trou rachidien reprend une forme triangulaire, mais moins prononcée que dans les vertèbres cervicales. A la 3ᵉ vertèbre de cette région, le diamètre transverse est de 9 lignes, et l'antéro-postérieur de 6.

Dans la continuité du canal rachidien, les aires des trous vertébraux, en rapport avec le volume de la moelle épinière, atteignent leur plus grande étendue, pour chaque région, dans des vertèbres différentes de celles qu'en raison de leur configuration générale nous avons considérées comme modèles. L'aire la plus considérable pour les vertèbres cervicales est à la 6ᵉ, dont le diamètre transverse est de 11 lignes ¾, et l'antéro-postérieur de 6 lignes ¼; et pour les vertèbres lombaires, à la première, qui offre 10 lignes sur 7. L'aire la moindre est à la 5ᵉ dorsale, qui ne présente que 6 lignes ½ pour les deux diamètres, d'où il résulte que l'aire du canal osseux de la moelle épinière étant 4 dans la section la plus rétrécie de la région dorsale, elle est environ comme 7 et 7 ½ dans les sections les plus larges des régions lombaire et cervicale.

CARACTÈRES DISTINCTIFS DES VERTÈBRES SUIVANT LES RÉGIONS.

D'après l'énumération que nous venons de tracer des caractères différentiels des trois sections du rachis, il est évident que l'on peut nommer la région à laquelle appartient une vertèbre par l'examen d'une seule de ses parties; rien n'est donc plus facile que d'indiquer les caractères distinctifs propres à chaque région; en voici le résumé :

Vertèbres cervicales. Corps rectangulaire, offrant latéralement des ailerons au plan supérieur et des échancrures au plan inférieur. — Échancrures supérieures plus grandes que les inférieures. — Apophyses transverses en forme de gouttières, et percées d'un trou à leur base. — Apophyses articulaires à facettes obliques. — Lames vertébrales rectangulaires, d'une étendue transversale presque double de la verticale. — Apophyses épineuses bifurquées. — Trou vertébral cordiforme.

Vertèbres dorsales. Corps cylindrique, offrant latéralement en haut et en bas une facette articulaire. — Échancrures inférieures très-grandes; les supérieures nulles. — Apophyses transverses tuberculeuses déjetées en arrière et en haut avec une facette articulaire à l'extrémité externe de leur plan antérieur. — Apophyses articulaires verticales, à facettes planes. — Lames rhomboïdales. — Apophyses épineuses très-longues, presque verticales, en forme de bec d'oiseau. — Trou vertébral circulaire.

Vertèbres lombaires. Corps ovalaire. — Échancrures inférieures plus grandes que les supérieures, mais celles-ci bien prononcées. — Apophyses transverses lamellaires et dirigées horizontalement en dehors. — Apophyses articulaires verticales, à facettes supérieures concaves, et inférieures convexes. — Lames rectangulaires, alongées de haut en bas et concaves. — Apophyses épineuses lamellaires, dirigées horizontalement en arrière.

CARACTÈRES DISTINCTIFS DES VERTÈBRES D'UNE MÊME RÉGION.

Il y a pour les vertèbres d'une même région plusieurs sortes de caractères, mais qui n'ont pas tous la même valeur. Les uns sont propres à quelques vertèbres, qui ont une configuration tellement spéciale que, loin de pouvoir être confondues avec les autres, elles exigent une description particulière, d'autres servent à distinguer nettement une vertèbre de toutes celles de sa région; il en est enfin qui sont communs à plusieurs vertèbres voisines, et qui ne permettent d'assigner la place de chacune d'elles que par des nuances de détail observées sur plusieurs parties. Par une observation minutieuse et à l'aide d'une longue description, il serait facile de multiplier les remarques de ce genre; nous nous contenterons d'indiquer les principales.

Région cervicale. La première et la seconde vertèbre se distinguent suffisamment de toutes les autres. Dans les 3ᵉ, 4ᵉ et 5ᵉ le diamètre transverse du corps n'excède que d'un tiers le diamètre antéro-postérieur, tandis que la différence est beaucoup plus considérable pour les 6ᵉ et 7ᵉ. La 3ᵉ cervicale est la plus petite, les lames vertébrales y sont courtes; les deux tubercules de son apophyse épineuse sont confondus ou à peine séparés; ces mêmes tubercules, nettement divisés dans la 4ᵉ, sont très-longs et divergens, ils sont courbés inférieurement en crochet dans la 5ᵉ. Pour la 6ᵉ et la 7ᵉ, le corps est très-large en travers; l'apophyse articulaire supérieure forme un tubercule rugueux au-dessus et en arrière de la gouttière de l'apophyse transverse; la lamelle verticale antérieure de cette même apophyse existe encore dans la 6ᵉ, et présente antérieurement une gouttière verticale; l'apophyse épineuse est bifurquée.

La 7ᵉ a été nommée vertèbre *proéminente* à cause de la saillie formée par son apophyse épineuse; mais comme elle est dépassée par les apophyses dorsales, ce nom conviendrait mieux appliqué au plan antérieur, où la 7ᵉ vertèbre termine en avant la convexité cervicale, tandis qu'au-dessous d'elle commence la concavité dorsale. A l'apophyse transverse, elle offre pour caractère un élargissement en forme d'aile de la lame postérieure; au lieu de la lame antérieure, un petit bord osseux lisse formant gouttière en avant, les deux lames se terminant comme à la région dorsale par un sommet unituberculeux. A la base de cette apophyse, un trou vertébral plus petit et quelquefois deux ou même une simple échancrure. Ce trou par lequel ne passe jamais l'artère vertébrale ne semble être que le rudiment de la conformation commune aux vertèbres cervicales. L'apophyse épineuse est longue, légèrement inclinée en bas, terminée par un sommet unique, mousse et tuberculeux.

Région dorsale. Dans les trois premières, le corps et les apophyses épineuses ressemblent à celles de la dernière vertèbre cervicale, et dans les trois dernières, à ceux des vertèbres lombaires. C'est dans les six vertèbres intermédiaires qu'ils offrent le mieux le caractère dorsal. Dans toute la série des vertèbres de cette région, les apophyses transverses diminuent progressivement de saillie de la 1re à la 12e. Les facettes articulaires costales des apophyses transverses suivent la courbe dorsale elle-même; ainsi elles sont dirigées en bas pour les deux premières, en dehors pour la 5e et en haut pour les 8e et 9e; la 11e et la 12e, trop peu saillantes, n'en ont pas : ces facettes, incurvées en curette, de la 1re à la 5e, diminuent d'étendue de la 5e à la 10e. Les trois premières apophyses épineuses ressemblent à celle de la vertèbre proéminente, et les trois dernières s'élargissent et se redressent comme à la région lombaire. Les facettes qui s'articulent avec les têtes des côtes sont plus larges et plus prononcées sur les bords supérieurs que sur les bords inférieurs des vertèbres.

La 1re vertèbre dorsale se distingue facilement à une facette latérale entière à sa partie supérieure, et à une très-petite facette à son bord inférieur; la 2e à ce que sa facette supérieure est incomplète; la 3e au rétrécissement de son bord supérieur; la 4e est plus oblique par son plan inférieur, et la facette de l'apophyse transverse est encore un peu inclinée en bas; l'obliquité pour la 6e est plus manifeste au plan supérieur, et la facette costale est déjà un peu inclinée en haut. Dans la 5e les deux plans sont fortement obliques d'arrière en avant; l'étranglement du corps est plus prononcé que partout ailleurs; les facettes sont tournées en dehors; tous les caractères de cette vertèbre indiquent qu'elle est le centre de flexion du rachis.

Les 7e, 8e et 9e pourraient être confondues, car ce sont celles qui se ressemblent le plus; toutefois elles peuvent encore être distinguées par le corps, qui dans les deux premières est encore plus large inférieurement que supérieurement, caractère qui disparaît dans la dernière; par la décroissance de leurs apophyses transverses, la forme ovale des facettes de ces apophyses et l'augmentation de leur obliquité en haut, enfin par le redressement progressif et le raccourcissement de leurs apophyses épineuses. Dans la 8e et la 9e, la facette articulaire costale supérieure commence à être placée autant sur le pédicule que sur le corps. La 10e vertèbre dorsale se dessine nettement par son apparence lombaire qu'elle partage avec les 11e et 12e; ces dernières s'en distinguent chacune par un caractère spécial; la 11e par une facette articulaire costale entière à sa partie latérale supérieure, la 12e par une semblable facette à sa partie latérale moyenne, et par plusieurs autres caractères dont le plus important est le rapprochement brusque et l'inclinaison en dehors de ses apophyses articulaires inférieures pour s'accommoder aux mouvemens de la 1re vertèbre lombaire.

Région lombaire. Rien n'est plus facile que de distinguer entre elles les vertèbres de cette région. A la vérité, à l'exception de la 5e, toutes se ressemblent par le corps, mais toutes présentent aussi des caractères spéciaux dans leurs apophyses. Les cinq vertèbres lombaires forment, par leur ensemble, une colonne séparée destinée au mouvement de torsion latérale dont le centre est à l'articulation dorso-lombaire. Aussi, la distance entre les apophyses articulaires, la moins considérable de tout le rachis en ce point, augmente-t-elle progressivement jusqu'à produire un écartement presque double à l'articulation lombo-sacrée (1), de manière à figurer une pyramide tronquée par le sommet et dont la base s'appuie au sacrum.

Les caractères distinctifs des vertèbres sont faciles à saisir. Les apophyses transverses et épineuses sont inclinées en bas dans les 1re et 2e, en haut dans les 4e et 5, et sont dirigées horizontalement dans la 3e, en outre ces apophyses très-longues dans la vertèbre centrale diminuent graduellement en haut et en bas, de sorte qu'elles sont beaucoup plus courtes dans la 1re et la 5e que dans la 2e et la 4e. La 5e vertèbre lombaire porte de plus deux caractères spéciaux; l'un consiste dans la forte obliquité de son plan inférieur de haut en bas et d'arrière en avant, pour répondre à l'inclinaison de la surface articulaire du sacrum dans le même sens; et l'autre dans le large écartement de ses apophyses artiulaires inférieures et la disposition presque plane de leurs facettes tournées presque directement en avant.

CARACTÈRES SPÉCIAUX DES DEUX PREMIÈRES VERTÈBRES CERVICALES.

Ces deux vertèbres sont les seules qui, en raison de leur configuration et de leurs usages, exigent une description particulière pour chacune d'elles. La première, qui supporte le poids de la tête par les condyles de l'occipital, s'appelle *atlas*; la seconde, sur laquelle l'atlas tourne horizontalement comme sur un axe, porte le nom d'*axis*.

VERTÈBRE ATLAS.

L'atlas, dont la forme générale est celle d'un anneau irrégulier, diffère complétement des autres vertèbres dans toutes ses parties. Elle présente dans son contour, au lieu de corps, un *arc osseux antérieur* très-court, séparé d'un autre *arc osseux postérieur* beaucoup plus étendu, par une masse apophysaire volumineuse plus rapprochée du plan antérieur que du postérieur. Au milieu est un vaste trou rachidien.

L'*arc antérieur* forme un peu moins du $\frac{1}{6}$e de la circonférence totale; il se compose d'une lame osseuse aplatie d'avant en arrière. Sa partie moyenne présente sur le plan antérieur un tubercule saillant, *tubercule antérieur*, placé entre deux dépressions latérales, et qui donne attache au ligament cervical antérieur et à l'extrémité supérieure des muscles longs du cou : sur le plan postérieur elle offre une facette concave sur laquelle glisse l'apophyse odontoïde de la vertèbre axis. Les bords supérieur et inférieur, rugueux, servent d'implantation à des ligamens.

L'*arc postérieur*, rudiment des lames vertébrales et de l'apophyse épineuse, décrit environ la moitié du contour de la vertèbre. Il représente une sorte de cylindre incurvé, un peu plus épais de haut en bas que d'avant en arrière, au milieu qu'à ses extrémités. Son plan postérieur, convexe, offre au milieu une saillie rugueuse ou *tubercule postérieur*, auquel s'insèrent les muscles petits droits postérieurs de la tête. Le plan antérieur, concave et lisse, fait partie du trou rachidien. Les bords supérieur et inférieur, rugueux, donnent attache à des ligamens; à leurs extrémités sont les *échancrures*, placées, par conséquent, par une disposition spéciale à cette vertèbre, en arrière des apophyses transverses. Les supérieures forment une gouttière profonde qui donne passage à l'artère et à la veine vertébrales et au nerf sous-occipital. Cette gouttière, à partir du trou de l'apophyse transverse, contourne horizontalement d'avant en arrière et

(1) Voyez planche 5, fig. 1.

de dehors en dedans la base de l'apophyse articulaire dont elle est surmontée. Parfois une lamelle, détachée de cette apophyse, convertit la gouttière en un canal osseux. Les échancrures inférieures concourent à former le trou de conjugaison par lequel passe la seconde paire des nerfs cervicaux. Elles sont peu prononcées; mais une plus grande profondeur n'était pas nécessaire, en raison de l'écartement considérable que produisent entre les deux premières vertèbres la saillie inférieure de la masse apophysaire de l'atlas au-dessous de son arc postérieur et l'inclinaison en bas des lames de l'axis.

Les *masses apophysaires* de l'atlas sont très volumineuses; destinées à supporter le poids de la tête qu'elles reportent sur le rachis, elles tiennent lieu, de chaque côté, du corps vertébral qui manque, en même temps qu'elles servent d'apophyses articulaires. Vues par le plan supérieur, elles forment deux masses oblongues d'avant en arrière et de dedans en dehors, dirigées verticalement et légèrement incurvées en dedans. Leur plan supérieur est occupé par deux facettes ovalaires fortement concaves d'avant en arrière et de dehors en dedans, et dont le bord externe est beaucoup plus élevé que l'interne; ces facettes sont quelquefois divisées en deux par un étranglement moyen. Elles reçoivent les condyles de l'occipital, qui se trouvent ainsi solidement appuyés en dehors. Au plan inférieur sont deux autres facettes circulaires et concaves inclinée de haut en bas, de dedans en dehors et d'avant en arrière; elles glissent sur les facettes supérieures convexes de l'axis. Le plan interne concave offre une petite tubérosité creusée d'une rainure supérieure, transversale, qui donne implantation au ligament transverse. Le plan externe, convexe, présente, en avant, une surface rugueuse qui donne attache au muscle petit droit antérieur de la tête. Au contour des surfaces articulaires existent de petites crêtes auxquelles s'insèrent les capsules.

De la partie moyenne et latérale du plan externe naît, de chaque côté, l'apophyse transverse par deux pédicules entre lesquels est le trou vasculaire. Cette apophyse, qui a de 7 à 8 lignes de longueur, se termine par un sommet mousse, épais et tuberculeux, et dont l'extrémité antérieure est contournée en bas.

Le *trou rachidien* est beaucoup plus grand que dans les autres vertèbres. Il se compose de deux parties : l'une antérieure, quadrilatère, placée au-devant des rainures du ligament transverse, a 8 lignes de diamètre transverse sur 5 de diamètre antéro-postérieur; elle loge l'apophyse odontoïde de l'axis: l'autre postérieure, ovalaire transversalement, a 15 lignes en travers sur 10 d'arrière en avant; elle environne le prolongement rachidien, mais à une distance telle que les luxations incomplètes de l'atlas ou de l'axis ne sont pas toujours suivies des symptômes qui annoncent la compression de la moelle épinière.

VERTÈBRE AXIS (*EPISTROPHEUS*).

Base réelle de sustentation de la tête que l'atlas ne fait que maintenir comme un coussinet mobile, l'axis présente les mêmes parties que les autres vertèbres, et n'en diffère dans sa configuration que par les modifications nécessaires à son articulation avec l'atlas et l'élargissement des surfaces osseuses qui doivent donner implantation aux petits muscles qui meuvent la tête.

Le *corps*, plus étendu que dans les autres vertèbres, est renforcé latéralement et supérieurement par les apophyses articulaires supérieures, et surmonté par une éminence qui, en raison de sa ressemblance avec une dent molaire, a reçu le nom d'*odontoïde*. Si on en excepte l'apophyse odontoïde qui forme une sorte de sommet, les plans antérieur et postérieur ont la forme d'un hexaèdre dont les côtés supérieur et inférieur correspondent aux mêmes plans de la vertèbre; les côtés latéraux supérieurs à l'union du corps avec les apophyses articulaires supérieures, et les côtés latéraux inférieurs aux plans qui décroissent, de cette apophyse vers le bord inférieur. A la partie moyenne du plan antérieur est une crête verticale placée entre deux enfoncemens dans lesquels s'insèrent les muscles longs du cou. Inférieurement est une surface triangulaire rugueuse, qui donne attache au ligament vertébral commun antérieur.

L'*apophyse odontoïde* a une forme cylindroïde; vers sa base elle offre un étranglement circulaire ou *col;* en haut elle se termine en un sommet rugueux par deux plans inclinés auxquels s'insèrent les ligamens odontoïdiens; antérieurement elle offre une facette ovalaire verticale, légèrement convexe transversalement, qui glisse sur la facette concave de l'arc antérieur de l'atlas; postérieurement est une autre facette concave horizontalement au milieu, qui roule sur le ligament transverse.

Des *apophyses articulaires*, les supérieures sont placées en avant, latéralement au corps avec lequel elles se confondent; leurs facettes, sur lesquelles glisse l'atlas, sont irrégulièrement circulaires, convexes, légèrement inclinées de haut en bas, de dedans en dehors et d'avant en arrière. Elles font, par rapport à la première vertèbre, l'office de corps; ce sont elles qui supportent véritablement le poids de la tête qu'elles reportent sur le plan inférieur du corps. Les apophyses articulaires inférieures sont rejetées en arrière, au-dessus de la colonne formée par la succession des autres apophyses cervicales, dont elles commencent la série; leurs facettes sont inclinées dans le même sens.

Les *apophyses transverses*, placées entre les apophyses articulaires, forment un simple tubercule rudimentaire incliné en bas. Le trou dont elles sont percées décrit une sorte de canal coudé au-dessous du rebord de l'apophyse articulaire supérieure; disposition semblable à celle que nous avons observée pour l'atlas, et qui a pour objet de rompre par quatre angles droits l'effort de la colonne de sang envoyée à l'encéphale par l'artère vertébrale. Les *échancrures* inférieures ressemblent à celles des autres vertèbres; les supérieures sont nulles; les *lames* vertébrales sont larges et épaisses; l'*apophyse épineuse*, très-forte, se termine par un gros tubercule bifurqué; sa crête supérieure et sa gouttière inférieure sont très-prononcées; elle donne attache, comme l'apophyse transverse de l'atlas, à de petits muscles courts et puissans qui meuvent la tête sur cette dernière vertèbre.

Le foramen ou trou de l'axis est cordiforme; ses diamètres de 11 lignes sur 9 donnent une aire plus étendue que dans les autres vertèbres cervicales, et qui rend inoffensifs pour la moelle les mouvemens de l'articulation atloïdo-axoïdienne.

DES FAUSSES VERTÈBRES.

Il y a deux sortes de fausses vertèbres, *sacrées* et *coccygiennes*. Les vertèbres sacrées sont composées, comme les vraies vertèbres, d'un corps et de masses apophysaires dont les différentes parties, quoique élargies et soudées pour former en commun le sacrum, sont cependant encore évidentes; les vertèbres du coccyx, au contraire, ne présentent qu'un noyau central rudimentaire avec des tubercules latéraux plus ou moins prononcés.

DU SACRUM (*OS CLUNIUM, LATUM*) (1).

Le sacrum est le plus volumineux des os du rachis, impair, symétrique, situé à la partie inférieure de la colonne vertébrale, postérieure et supérieure du bassin, entre la 5e vertèbre lombaire supérieurement, le coccyx inférieurement, et latéralement les os coxaux; dirigé obliquement de haut en bas et d'avant en arrière; aplati et incurvé dans ce dernier sens, à concavité antérieure et convexité postérieure, plus prononcées dans la femme que dans l'homme: en sorte qu'il forme un angle saillant en avant, *angle sacro-vertébral*, par son articulation avec la 5e vertèbre lombaire. Sa forme est celle d'un triangle; il est plus large et plus épais supérieurement qu'inférieurement, de manière à représenter un coin suivant ses deux diamètres, vertical et antéro-postérieur; destiné, d'après sa configuration, à supporter le rachis et les extrémités supérieures dont il répartit le poids sur les os des iles, en raison même de la station verticale bipède et de l'attitude assise, il est plus large dans l'homme que dans les animaux. Le sacrum offre à considérer un plan antérieur, un postérieur, deux latéraux, une base et un sommet.

Le *plan antérieur*, ou *pelvien*, est en même temps *inférieur* par l'inclinaison de sa concavité en bas. Il est oblique d'avant en arrière, de sorte que le sommet du sacrum est reculé de 18 lignes par rapport à la saillie sacro-vertébrale; le sinus de l'arc décrit par sa courbure est de 15 lignes. Sa partie moyenne présente 4 crêtes transversales qui sont la trace de la soudure des 5 pièces dont le sacrum est formé. Dans les sacrums à 6 pièces, on compte 5 de ces crêtes. Entre elles la surface de l'os, aplatie transversalement, représente les corps des fausses vertèbres dont le sacrum est composé avant que l'ossification soit complète. Ces surfaces, qui diminuent progressivement de largeur, représentent, par leur succession, un cône dont la base est en haut et le sommet en bas. Latéralement aux sutures sont disposés en pareil nombre 4 ou 5 *trous* dits *sacrés antérieurs*, dont les trois premiers sont très-grands. Ils sont dirigés obliquement d'arrière en avant et de dedans en dehors, se terminent par une gouttière en bas et en dehors et sont séparés par des languettes osseuses; ils donnent passage aux branches antérieures des nerfs sacrés, aux veines du même nom et à des artérioles. Plus latéralement l'os forme un élargissement qui diminue progressivement de haut en bas en suivant la déclivité du plan latéral.

Le *plan postérieur* ou *cutané* est partagé longitudinalement au milieu par la *crête sacrée* que forment les sommets des 4 ou 5 apophyses épineuses réunies par autant de lignes saillantes. Au-dessous de la dernière de ces apophyses, l'os se bifurque en deux tubercules incurvés en dehors et saillans en bas, *cornes du sacrum*, de manière à former une arcade osseuse qui est l'orifice inférieur du canal rachidien. Ce canal est continué jusqu'au sommet de l'os par une gouttière verticale convertie en trou dans l'état frais par des ligamens. De chaque côté existe une autre gouttière longitudinale qui est la continuation de celle que produit la succession des lames vertébrales. Dans nombre de sacrums on aperçoit la trace de la soudure de ces lames. Plus en dehors, on voit les orifices des 4 ou 5 trous sacrés postérieurs, moins grands que les antérieurs, dirigés en arrière, diminuant d'étendue de haut en bas, limités en dedans par des inégalités qui sont l'indication des apophyses articulaires, et en dehors par des tubercules saillans qui représentent les apophyses transverses et dont le premier forme une éminence très-prononcée. Les trous sacrés postérieurs donnent passage aux branches postérieures des nerfs sacrés, à des veines et à des artérioles. Enfin, tout à fait en dehors et en haut, se remarquent de très-fortes rugosités qui donnent implantation à des faisceaux de forts ligamens.

Plans latéraux. Epais en haut et s'amincissant graduellement vers le bas, ils présentent à leur partie supérieure une surface articulaire rugueuse que l'on a comparée pour la forme à une oreille d'homme, revêtue d'un cartilage dans l'état frais et qui forme avec l'os coxal la symphyse sacro-iliaque. Sa partie extérieure, parsemée d'aspérités, donne attache aux ligamens sacro-iliaques postérieurs. La moitié inférieure des bords latéraux, âpre et inégale, sert à l'implantation des ligamens sacro-sciatiques. Tout à fait en bas, elle présente une échancrure sur laquelle passe le dernier nerf sacré.

Base. Tournée en haut et un peu en avant, beaucoup plus étendue transversalement que d'avant en arrière, elle offre sur le milieu, en avant, une surface articulaire, déprimée au centre, qui constitue le plan supérieur du corps de la 1re vertèbre sacrée, inclinée obliquement d'avant en arrière et de bas en haut, terminée dans son contour par un rebord saillant, ayant la forme et les dimensions du plan inférieur de la dernière vertèbre avec laquelle elle s'articule. Derrière, un trou triangulaire, continuation du canal rachidien et orifice supérieur du *canal sacré*. Le trou est limité postérieurement par les lames très-prononcées qui se réunissent pour former la 1re apophyse épineuse sacrée: ces lames donnent attache aux derniers ligamens jaunes. Latéralement au corps, en avant, sont deux surfaces élargies en triangle pour former le coin; elles font partie du contour du grand bassin; une ligne transversale indique de chaque côté la coudure qui sépare la base de l'os de son plan antérieur. Derrière le corps sont les deux échancrures inférieures des derniers trous de conjugaison par lesquels passe la cinquième paire sacrée. Ces échancrures sont limitées par deux apophyses articulaires concaves tournées en arrière et en dedans, sur lesquelles glissent les apophyses articulaires inférieures de la 5e vertèbre lombaire.

Sommet. Tourné en bas et en avant, aplati, d'une forme elliptique transversalement; limité latéralement par deux apophyses aiguës, *petites cornes du sacrum*, enduit d'un cartilage dans l'état frais; il s'articule avec la 1re pièce du coccyx.

Canal sacré. Terminaison du canal rachidien, triangulaire et décroissant de haut en bas; aplati inférieurement et terminé par la gouttière inférieure du sacrum; il loge les nerfs sacrés auxquels il donne passage par les trous du même nom. Latéralement, à sa naissance, chaque trou de conjugaison se bifurque au-devant d'un éperon saillant dans l'intérieur du canal, qui sépare l'un de l'autre les deux trous sacrés antérieurs et postérieurs.

(1) Planche 33, fig. 4, 5.

COCCYX (*OSSA COCCYGIS*) (1).

Formé par la succession de quatre et parfois de cinq tubercules osseux, rudimens des vertèbres caudales des animaux, le coccyx est un petit os impair et symétrique, d'une forme triangulaire, placé au-dessous du sacrum, à la partie postérieure et inférieure du bassin. Aplati suivant son diamètre antéro-postérieur, plus épais supérieurement qu'inférieurement, il décrit une courbe comme le sacrum, mais qui fait partie d'un cercle moins étendu. Des quatre pièces qui le composent, les deux supérieures, mais surtout la première, en forment la masse principale : elles présentent latéralement deux petites éminences qui semblent être l'indication des apophyses transverses. Les deux pièces inférieures ne sont que des noyaux rudimentaires.

Le *plan antérieur* ou *pelvien* du coccyx est concave et peu rugueux : il correspond au rectum. Le plan *postérieur* ou *cutané* est inégal : il sert d'implantation aux aponévroses du muscle grand fessier. Les *bords latéraux*, rugueux, dentelés, donnent attache aux muscles ischio-coccygiens. La *base*, tournée en haut et un peu en arrière, offre une facette elliptique qui s'articule avec le sommet du sacrum : il n'est pas rare de la rencontrer soudée avec cet os. Cette disposition, assez commune chez l'homme adulte, est heureusement rare chez la jeune femme, où elle ferait obstacle à l'accouchement, en s'opposant au déjettement du coccyx en arrière.

Postérieurement à la facette articulaire sont deux éminences, *cornes du coccyx*, semblables à celles du sacrum, et qui souvent rejoignent ces dernières et glissent sur elles. En dehors les petites apophyses transversales présentent une échancrure supérieure sur laquelle passe la cinquième paire sacrée.

Le *sommet* est rugueux, unituberculeux ou bifide : il donne insertion aux muscles releveurs de l'anus ; souvent la dernière pièce coccygienne qui le forme est déjetée ou latéralement ou en haut.

STRUCTURE DES VERTÈBRES.

La lame de substance compacte est généralement épaisse en arrière, dans le contour des apophyses épineuses et transverses, des lames vertébrales et des pédicules ; elle est mince au contraire en avant, à la circonférence des corps vertébraux. L'intérieur même des os est formé par un tissu spongieux, plutôt lamellaire dans les apophyses et filamenteux dans le corps, interceptant des aréoles, généralement arrondies dans les premières, quadrilatères dans le second, et parcourues par de nombreux canaux veineux et nourriciers. Dans les corps des vertèbres, ces canaux viennent aboutir, comme à un confluent commun, au sinus de la vertèbre qui s'ouvre dans le canal rachidien par le grand trou que l'on remarque à la partie moyenne du plan postérieur du corps.

La structure des vertèbres sacrées est la même que celle des vertèbres mobiles ; seulement, en raison de leur plus grande épaisseur, la substance spongieuse est plus abondante dans les masses apophysaires ; elle est formée de filamens très-légers autour des trous sacrés. La soudure des fausses vertèbres n'est jamais bien complète que dans le contour des deux corps juxta-posés. Au centre d'articulation des deux premières, et quelquefois de la 2ᵉ avec le 3ᵉ, on rencontre, dans le squelette, une cavité qui, dans l'état frais, est remplie par une substance fibro-cartilagineuse. Les corps des autres vertèbres sacrées sont réunis par un tissu filamenteux très-rare, disposition inverse de la suture compacte des épiphyses des os longs.

DÉVELOPPEMENT.

A la naissance (1), le rachis, dans son entier, ne forme encore qu'un vaste cartilage, dans lequel sont incrustés de nombreux noyaux d'ossification. Chaque vertèbre se compose de trois pièces distinctes et non réunies, le corps et les masses apophysaires. Le corps est formé de deux demi-ovales osseux, soudés latéralement à l'extrémité du grand diamètre et séparés au milieu, transversalement, par une bande cartilagineuse. Les parties ossifiées des masses latérales sont le pédicule, la base des apophyses transverses et les lames vertébrales : ces dernières, arrondies en arrière, ont la forme de spatules. Les apophyses articulaires et épineuses, et les sommets des apophyses transverses sont encore cartilagineux. La vertèbre atlas n'est composée que de quatre noyaux osseux, non réunis par les tubercules antérieurs ou postérieurs. L'axis offre au milieu un noyau arrondi et deux points latéraux d'ossification distincts des lames vertébrales. Au sacrum, l'état de l'ossification offre la plus grande analogie avec celui des autres vertèbres. Chaque pièce sacrée se compose, au milieu, d'un corps semblable à ceux que nous avons décrits, et flanqué latéralement de deux noyaux triangulaires, dont la base est en dehors. En arrière, les lames des fausses vertèbres sont bien distinctes, mais non soudées sur le plan médian. Le contour des trous sacrés est encore cartilagineux. Dans le coccyx, deux fœtus nous ont offert, de chaque côté, un double noyau osseux dans les deux premières pièces, et un point commençant dans les dernières, résultat contraire aux observations d'Albinus et de M. Meckel.

Dans les vertèbres sacrées, les parties latérales postérieures des trois premières, formées par les lames, se soudent avec le corps avant les antérieures, qui font partie de la surface articulaire iliaque. Ainsi la queue de la moelle épinière se trouve protégée en arrière avant que le sacrum soit assez solide pour ne point s'affaisser sur les os des îles dans la station verticale. Vers la troisième année, les trois pièces des deux dernières vertèbres se soudent ensemble, l'ossification des cinq pièces des trois premières ne s'effectue que de quatre à cinq ans ; à huit ans les vertèbres sacrées, bien complètes, sont encore séparées entre elles (2), ce n'est que vers la dixième ou douzième année que les corps et les masses apophysaires sacrées se soudent définitivement en un seul os.

L'état demi cartilagineux du rachis dans la première enfance est la cause de la souplesse des mouvemens du tronc à cet âge. Dans la vieillesse l'ossification tend à envahir le contour des fibro-cartilages intermédiaires : ce mode d'union des vertèbres ainsi réunies par deux, trois ou un plus grand nombre, a la plus grande analogie avec la soudure des vertèbres sacrées.

(1) De Κόκκυξ, coucou, en raison de sa prétendue ressemblance avec le bec de cet oiseau. — Voyez planche 33, fig. 7.

(1) On se rappelle que nous devons traiter, dans une section spéciale, de l'embryotomie ; pour éviter des redites inutiles, nous ne traiterons du développement, dans l'anatomie descriptive, qu'à partir de l'époque de la naissance.

(2) Voyez planche 33, fig. 1, le bassin complet d'une jeune fille de 8 ans.

ALTÉRATIONS CONGÉNIALES.

Elles décroissent de fréquence de bas en haut; c'est à la région cervicale qu'elles sont le plus rares, et à la région sacro-coccygienne le plus communes.

1° *Par défaut.* Indépendamment de l'absence d'une fraction plus ou moins considérable du rachis dans l'acéphalie ou l'anencéphalie, il manque parfois une ou plusieurs vertèbres d'une région, ou seulement quelque partie de vertèbre. La privation d'une vertèbre cervicale a été considérée par Morgagni comme une cause prédisposante à l'apoplexie, en raison du rapprochement du cœur et du cerveau; mais aucun fait ne justifie cette opinion, du reste fort probable, sous le point de vue anatomique. Parfois le manque de vertèbre est absolu; tel est le cas où avec le nombre ordinaire aux régions cervicale et lombaire, il n'existe que onze vertèbres et onze côtes à la région dorsale. Plus fréquemment l'absence n'est qu'apparente, et provient de ce que la première ou dernière vertèbre d'une région a pris les caractères de celle située au-dessus ou au-dessous : c'est ce que l'on remarque pour la dernière cervicale quand le prolongement de son apophyse transverse l'assimile à une première dorsale; dans ce cas le nombre des vertèbres n'est pas changé dans la succession du rachis. La privation de parties consiste le plus ordinairement dans la non-réunion, sur le plan médian, des moitiés droite et gauche. Très-rare au corps, cet écartement est assez commun pour les arcs postérieurs où il a reçu le nom de *spina bifida;* les vertèbres lombaires et l'atlas sont, de toutes, celles qui en offrent les exemples les plus fréquens. Parfois, cependant, il n'existe qu'un demi-arc et l'autre manque en totalité (1).

2° *Par excès.* Ce vice de conformation est l'inverse des précédens. L'excès des vertèbres est rarement de plus d'une par région, il augmente également de fréquence de haut en bas. Ainsi c'est à la région lombaire, et surtout sacro-coccygienne, qu'il est le plus ordinaire. Les sacrum à six pièces sont très-communs; mais souvent, dans ce cas, la première pièce se rencontre encore isolée chez l'adulte et semble une dernière vertèbre lombaire dont les apophyses transverses se seraient élargies.

Les vertèbres présentent encore un certain nombre d'anomalies : les principales consistent dans la non-réunion d'une ou plusieurs parties ossifiées séparément et réunies à la masse par un cartilage ou des ligamens, ou dans l'asymétrie des corps dont les côtés de hauteur inégale nécessitent une incurvation du rachis, à moins que ce vice ne soit contre-balancé par un autre de même espèce, mais en sens inverse de la vertèbre située au-dessus ou au-dessous.

ALTÉRATIONS MORBIDES.

Les plus communes sont les incurvations produites par la maladie dite rachitisme. Le sens le plus ordinaire des courbures est en arrière, puis de côté; celles en avant sont les plus rares. La région dorsale, centre de flexion du rachis, en est le siége presque exclusif, lorsque la gibbosité est peu prononcée; mais quand elle est considérable les régions lombaire et sacro-coccygienne y participent, et la déformation du sacrum entraîne celle de tout le bassin (1). L'incurvation suivant le diamètre antéro-postérieur est toujours unique; suivant le plan latéral elle est multiple : on en compte trois, quatre, et M. Cruveilhier en a vu jusqu'à cinq déviées en sens inverse les unes des autres. La courbure décrite par les vertèbres résulte de la perte de substance qu'elles ont éprouvée dans le sens de la concavité : ordinairement les vertèbres atrophiées s'ossifient entre elles par deux ou trois; l'ossification se fait par le contour, comme nous avons dit que cela avait lieu chez les vieillards.

Les déviations du rachis sont encore fréquemment le résultat de la *carie.* Cette maladie est commune aux régions dorsale, mais surtout lombaire, où elle est suivie d'*abcès* par *congestion.*

En raison de la situation profonde du rachis, du petit volume des vertèbres, de leur mobilité et de la solidité de leurs articulations, les *fractures* y sont très-rares : aussi n'ont-elles lieu qu'aux apophyses épineuses et aux lames, et seulement par suite d'un choc direct et violent. Par les mêmes causes, les *luxations* sont à peu près impossibles dans toute l'étendue du rachis, à l'exception de l'articulation atloïdo-axoïdienne, où les conditions inverses rendent assez fréquent le déplacement de l'apophyse odontoïde. La *disjonction* de la symphyse sacro-iliaque s'observe assez fréquemment pendant la grossesse ou à la suite d'une inflammation chronique.

DU RACHIS EN GÉNÉRAL.

SITUATION, DIRECTION ET COURBURES.

Placé verticalement sur le plan médian, le rachis, vu de profil, présente, suivant son diamètre antéro-postérieur, quatre courbures en sens opposé qui correspondent à chacune de ses régions : au cou et aux lombes, convexe en avant et concave en arrière; au dos et au sacrum, convexe en arrière et concave en avant. En présentant un fil à plomb latéralement à la colonne vertébrale, de manière qu'il affleure en haut et en avant la base de l'apophyse odontoïde, dans le même plan vertical se rencontrent le bord inférieur de la 7ᵉ vertèbre cervicale, le bord supérieur de la 12ᵉ vertèbre dorsale, et le sommet de l'angle sacro-vertébral. Il est facile de se servir de ce plan pour mesurer la flèche des diverses courbures saillantes ou rentrantes du rachis : au devant de lui se trouve la partie antérieure du corps des six dernières vertèbres cervicales et celle de la 12ᵉ dorsale et des cinq lombaires; derrière lui sont les vertèbres dorsales de la 1ʳᵉ à la 11ᵉ, le sacrum et le coccyx. La 5ᵉ vertèbre cervicale, la plus saillante dépasse le plan vertical de trois lignes en avant; le plan antérieur de la 5ᵉ dorsale, la plus profonde, est placé de 9 lignes ½ en arrière; celui de la 3ᵉ lombaire de 9 lignes en avant; enfin l'articulation des deux dernières pièces sacrées est dépassée de 26 lignes en arrière, le sommet du coccyx de 14, et la surface articulaire sacro-iliaque de 6 en haut et de 22 en bas. Il résulte de ces dernières mesures que l'articulation occipito-atloïdienne est placée transversalement dans le même plan vertical que la partie supérieure de la symphyse sacro-iliaque.

(1) Rosenmuller, *De singul. et nativ. ossium. corpor. hum. varietatibus*, Leipzick, 1804, pag. 58.

(1) Voyez, pour les bassins difformes, planches 31 et 32.

L'utilité de ces incurvations du rachis est démontrée en physique d'après ce fait : que deux colonnes de même matière, semblables pour le volume et l'étendue, mais dont l'une est droite, et dont l'autre présente des inflexions en sens inverse, la première résiste moins que la seconde à une pression verticale, le mouvement se trouvant décomposé à chaque courbure. Ce résultat est vrai ; mais nous croyons que l'on a mis de l'exagération à estimer, comme on l'a fait, la résistance du rachis avec ses courbures, comme étant seize fois plus considérable qu'elle ne le serait s'il fût resté droit. Au reste, indépendamment du plus de solidité, on ne peut s'empêcher de reconnaître dans ces inflexions alternatives un autre but auquel concourt la division par vertèbres : c'est de s'opposer avec efficacité, par cette même décomposition des mouvemens, aux commotions funestes de l'encéphale qui auraient eu lieu par le moindre choc si le rachis eût été droit et n'eût formé qu'un seul os.

A la naissance, les courbures du rachis, surtout à la région lombaire, sont encore peu prononcées (1), mais elles existent évidemment, et il n'est pas exact de dire, comme l'affirment quelques auteurs, qu'à cet âge le rachis ne présente qu'une seule courbure à concavité antérieure. Dans la vieillesse le rachis tend à s'incurver de plus en plus en avant.

Vue par le plan postérieur, la colonne vertébrale, dans l'adulte, offre encore, de la 3ᵉ à la 5ᵉ vertèbre dorsale, une inclinaison légère, mais presque constante, concave à gauche, et convexe à droite. Lorsqu'elle est très-prononcée, elle entraîne une déviation sensible en sens inverse à la région lombaire. Depuis long-temps les anatomistes avaient attribué cette inclinaison à la pression de la crosse de l'aorte. Bichat pensa qu'elle pouvait être due à l'excès d'exercice du membre supérieur droit sur le gauche. Cette opinion semble avoir été convertie en certitude par Béclard, qui a observé l'inclinaison en sens opposé sur un individu gaucher, et par M. Cruveilhier, qui l'a trouvée très-prononcée chez des ouvriers que leur profession exposait à de violens mouvemens du membre supérieur droit. Toutefois, comme il n'existe pas encore un assez grand nombre de faits, et que l'on ignore quel résultat donnerait la transposition de l'aorte à droite, la question n'est pas complétement jugée.

DIMENSIONS.

Les dimensions du rachis ne présentent pas, dans les individus adultes du même sexe, des différences proportionnées à celle de leur taille, l'excès de longueur des membres inférieurs contribuant à l'élévation de la stature pour une part plus grande que le tronc. La longueur absolue du rachis augmente progressivement jusqu'à l'âge adulte, et sa longueur proportionnelle aux autres parties diminue depuis l'état embryonnaire. C'est par erreur que des auteurs ont affirmé le contraire (2). La mesure de plusieurs fœtus à terme nous a appris que cette longueur était, à cet âge, de $^{9}/_{14}$ de la taille, tandis qu'elle est de moins de $^{7}/_{14}$ chez l'adulte. Généralement, dans l'homme de 5 pieds 3 pouces, la hauteur du rachis est de 2 pieds 2 pouces, dont la région cervicale forme 4 pouces 10 lignes, la région thoracique 10° 4'; la région lombaire 6° 2', et la région sacro-coccygienne 5°. C'est donc avec assez de rigueur qu'un illustre écrivain a exprimé le rapport de la région cervicale à la région dorsale comme 1 à 2, et à la région lombaire comme 2 à 3 (1) ; la région sacro-coccygienne répète sensiblement la longueur du cou. — La largeur sur le plan antérieur, entre les apophyses transverses, est à l'atlas et à la première vertèbre dorsale de 36 lignes ; à la 12ᵉ de 23 ; à la 3ᵉ lombaire de 40. L'épaisseur, sur le plan latéral de 23 lignes à l'axis, en offre 19 à la 3ᵉ vertèbre cervicale, 30 à la 7ᵉ, 31 à la 12ᵉ dorsale, et 36 à la 3ᵉ lombaire.

(1) Voyez planche 6, fig. 3.

(2) Gavard, *Traité d'ostéologie*, tome II, page 2.

CONFIGURATION ET STRUCTURE.

La structure et la configuration du rachis sont très-différentes, selon qu'on l'examine par les plans antérieur, postérieur ou latéraux.

Plan antérieur. Il est formé, à la partie moyenne, par la colonne proéminente des corps vertébraux superposés, et latéralement par les apophyses transverses. Il offre deux séries de cônes ou pyramides, qui varient pour la disposition et l'espèce de mouvement produit, suivant que l'on considère isolément, soit la largeur des corps, soit l'écartement des apophyses transverses. Par la succession des corps, la colonne rachidienne, dans son aspect le plus général, ne semble former d'abord que deux cônes adossés par leurs bases, dont l'un, *cervico-dorso-lombaire*, a son sommet tronqué à la 3ᵉ cervicale et sa base au sacrum ; et dont l'autre, *sacro-coccygien*, a en commun sa base avec le sacrum, et son sommet avec le coccyx. Ces pyramides établissent la distinction entre les deux portions mobile et immobile du rachis. La pyramide, ou le cône vertébral, se décompose en trois autres : le supérieur, cône *cervical*, est surmonté à son sommet par l'axis et par l'atlas qui le déborde latéralement comme un chapiteau : sa base est à la première vertèbre dorsale ; il exécute les mouvemens généraux de la tête sur le tronc. Les deux cônes *dorso-lombaires* sont opposés par leurs sommets tronqués à la 5ᵉ vertèbre dorsale : la base du premier lui est commune avec le cône cervical, et celle du second avec le cône sacré. C'est au point de rétrécissement de leur sommet commun que s'effectuent les mouvemens de flexion de la portion thoracique du rachis.

En prenant pour largeur des vertèbres l'écartement compris entre les leviers ou les apophyses transverses, les régions dorsale et lombaire forment chacune un cône qui s'adossent par leurs sommets à l'articulation dorso-lombaire. En raison de cette disposition, le cône *thoracique*, décroissant de haut en bas, pivote sur la 1ʳᵉ vertèbre lombaire, centre des mouvemens de torsion du tronc. Le cône *lombaire*, élargi de haut en bas, est propre aux divers mouvemens de torsion sur l'axe vertical, de flexion et d'inclinaison latérale sur le bassin.

Plan postérieur. A la partie moyenne, il est occupé par la série des apophyses épineuses dont la succession en ligne verticale a fait donner au rachis les noms d'*épine du dos*, d'*échine*, de *colonne épinière*. En dehors il est borné par des apophyses transverses : entre les deux est une gouttière longitudinale

(1) Cuvier, *Anatomie comparée*, tome I, page 153.

formée par la succession des lames vertébrales. C'est par la déviation des apophyses épineuses que l'on juge des incurvations rachidiennes; pourtant la relation n'est pas toujours constante en raison de la torsion qu'éprouvent les pédicules. Il n'est pas rare de rencontrer des apophyses épineuses écartées du plan médian en sens inverse, les corps vertébraux ayant conservé leur rectitude naturelle; mais quand plusieurs apophyses sont déviées dans le même sens, on peut en inférer que l'incurvation est formée par la totalité des vertèbres. Le plan postérieur offre trois pyramides nettement séparées par régions. Les points d'appui sont représentés par les apophyses articulaires, et la puissance par les leviers qui constituent les apophyses transverses et épineuses. La pyramide *cervicale*, avec plus d'écartement dans les points de support, a la même forme que le cône antérieur. La pyramide *thoracique* a sa base aux apophyses transverses de la 1re vertèbre dorsale et son sommet aux apophyses articulaires de la 12e. Le décroissement de largeur des apophyses transverses est continu de haut en bas; mais pour les apophyses articulaires, les 5e et 6e vertèbres forment un léger rétrécissement. C'est d'après l'inspection de ce plan (1) que l'on comprend mieux les mouvemens de torsion et d'inclinaison latérale du tronc dont l'articulation dorso-lombaire est le centre. La pyramide *lombaire* est encore plus évidente par l'augmentation graduelle de l'écartement des points d'appui fournis par les apophyses articulaires, que par celle des apophyses transverses; nous avons dit à quelle sorte de mouvement elle était destinée.

Plans latéraux. Ils sont formés, en avant par les corps des vertèbres qui présentent à la région dorsale les facettes articulaires costales; en arrière ils sont bornés par les apophyses épineuses. Au-devant de celles-ci est la série des tubercules saillans formée par la succession des apophyses transverses, et derrière ou entre ces dernières sont placées les apophyses articulaires juxta-posées; dans le milieu règne une gouttière longitudinale dont le fond est occupé par la succession des pédicules et des trous de conjugaison. La forme de ces trous est généralement ovalaire de haut en bas; ils sont plus grands à la partie inférieure de la région cervicale qu'à la partie supérieure de la région thoracique: à partir de cette dernière ils augmentent progressivement jusqu'à celui qui est placé entre les 4e et 5e lombaires; inférieurement ils sont continués par les trous sacrés, et se terminent par l'échancrure qui sépare le sacrum du coccyx. Ils donnent passage aux paires de nerfs spinaux, à des artérioles, mais surtout aux veines nombreuses qui établissent la communication de l'intérieur à l'extérieur du canal rachidien. Les plans latéraux décrivent encore des pyramides, mais deux seulement, qui, à partir de leur base commune au sacrum, décroissent régulièrement, la supérieure jusqu'à l'atlas, et l'inférieure jusqu'au sommet du coccyx. Les apophyses épineuses varient de forme dans toute la hauteur du rachis. De la 2e à la 7e cervicale, elles s'enfoncent de manière à présenter une concavité en arrière. La quantité dont l'apophyse épineuse de l'axis dépasse toutes les autres et la courbe saillante en arrière de la région thoracique qui fait office de poulie pour les tendons cervicaux, facilitent le mouvement énergique d'extension par lequel la tête est portée en arrière. Dans la région dorsale, les apophyses épineuses, presque couchées les unes sur les autres, ne sont susceptibles que d'une extension très-limitée. Ce mouvement au contraire est très-puissant à la région lombaire, dont les fortes apophyses horizontales offrent entre elles un écartement qui permet une mobilité dans le sens vertical en rapport avec le volume des muscles qui s'insèrent sur la surface large et saillante en arrière du sacrum. En avant, à l'adossement des deux pyramides, se remarque l'*angle sacro-vertébral* dont la saillie explique la rareté des positions directes de la tête du fœtus dans l'accouchement: c'est surtout en ce point que se décomposent le poids des parties supérieures ou les chocs communiqués des parties inférieures.

Canal rachidien. Ce canal, flexueux comme le rachis, résulte de la superposition des foramen des vertèbres et du canal sacré. Il commence à l'atlas et se termine à la gouttière inférieure du sacrum. Sa forme, comme nous l'avons vu pour les vertèbres en particulier, est triangulaire au cou, circulaire au dos, et de nouveau triangulaire aux lombes et au sacrum. Sa largeur, variable, augmente dans les diverses sections du rachis, plutôt en raison de leur mobilité que de l'accroissement de volume de la moelle qui s'y trouve contenue; très-large aux deux premières vertèbres cervicales, un peu moindre, mais cependant d'un calibre encore considérable dans les régions cervicale et surtout lombaire, il est rétréci au thorax et très-étroit au sacrum. De ses parois, l'antérieure est formée par le plan postérieur des corps vertébraux et de leurs fibro-cartilages intermédiaires. La postérieure est constituée par les lames vertébrales et les apophyses épineuses: entre les lames est un espace transversal rempli dans toute la hauteur par les ligamens jaunes. Cet espace est surtout très-prononcé dans la flexion à la région cervicale, en sorte qu'un instrument piquant dirigé de bas en haut pourrait léser la moelle; dans l'extension il disparaît par l'inclinaison des lames vertébrales. Le même intervalle n'est sensible dans le squelette que par un pertuis de chaque côté des apophyses épineuses à la région thoracique, et entre ces apophyses à la région lombaire; mais ces parties sont mises suffisamment hors d'atteinte par la grande épaisseur de tissu fibreux qui les revêt. Les parois latérales sont occupées par les pédicules et les orifices internes des trous de conjugaison.

Au reste, la longueur proportionnelle du rachis, plus grande dans la femme que dans l'homme, varie beaucoup dans le même individu, d'après le gonflement ou l'affaissement des fibro-cartilages inter-vertébraux. Elle offre une différence d'un pouce entre les états extrêmes de fatigue et de repos. Enfin, pour une longueur déterminée, la largeur et l'épaisseur des vertèbres sont, comme pour les autres os, d'autant plus considérables que le système musculaire est plus développé.

CONNEXIONS.

Les rapports du rachis avec les parties molles sont des plus importans et tellement nombreux que nous ne pouvons qu'énumérer les principaux. Maintenu par de longs faisceaux ligamenteux et de nombreuses capsules, le rachis a des connexions avec tous les principaux appareils ou leur sert de point d'appui.

Par le PLAN ANTÉRIEUR: 1° *Appareil musculaire;* en haut les muscles qui fléchissent la tête sur le rachis, et en bas ceux qui fléchissent la cuisse sur le bassin; au milieu le rachis sert

(1) Voyez planche 5, fig. 2.

d'attache aux piliers du diaphragme. 2° *Appareil digestif.* En haut le pharynx et l'œsophage, en bas le rectum, au milieu le pancréas, le mésentère et les intestins. 3° *Appareil circulatoire.* Dans les régions thoracique et abdominale, les grands courans vasculaires, le cœur, l'aorte, les veines caves, la veine azygos, le canal thoracique et les nombreux vaisseaux qui y affluent. En haut les artères carotides et vertébrales, les veines jugulaires, etc.; en bas les artères et les veines sacrées. 4° *Appareil respiratoire.* A la région cervicale le larynx et la trachée; à la région thoracique les plèvres et les bords internes des poumons. 5° *Appareil sensitif.* De chaque côté, du haut au bas le cordon du trisplanchnique; en haut les pneumo-gastriques. 6° Enfin, c'est encore de ce plan que semblent procéder le *tissu fibreux* par les grands ligamens antérieurs et postérieurs, et le *tissu cellulaire* qui partout accompagne les divisions vasculaires.

Par le *plan postérieur*, il fournit des points d'insertion à tous les muscles qui servent à l'extension de la tête et du tronc. Les *plans latéraux*, par les apophyses transverses et articulaires, servent également d'attache à des muscles nombreux; ils fournissent des points d'appui aux côtes, et livrent passage, par les trous de conjugaison et les trous sacrés, à toutes les paires de nerfs spinaux. Enfin, dans le *canal rachidien* est logé le prolongement nerveux de la vie animale ou la moelle épinière.

DU THORAX (1).

POITRINE, Θωραξ, *PECTUS. VENTER MEDIUS* (LINDEN). *SCUTUM PECTORIS* (VÉSALE). *CASSA* (FALLOPE).

Disposition générale.

Le thorax est une vaste cavité osseuse et cartilagineuse, qui occupe la moitié supérieure du tronc. Il est composé de deux tiges médianes : en arrière la colonne dorsale du rachis, et en avant, le *sternum*, réunies de chaque côté par des arcs osseux, les *côtes*, en nombre pareil à celui des vertèbres, et terminés par des prolongemens élastiques, les *cartilages costaux*. Ainsi la charpente de la poitrine est formée en tout de trente-sept os et de vingt-cinq cartilages, en comptant l'appendice sternal.

DU STERNUM (2).

Στέρνον (GALIEN). *SCUTUM CORDIS* (CELSE). OS PECTORIS (VÉS.). OS GLADIOLI, OS ENSIFORME (T. BARTH.). *OSSA STERNI* (SOEMM.).

Le sternum est un os impair et symétrique, situé en avant de la poitrine, à la partie supérieure du tronc; incliné obliquement de haut en bas et d'arrière en avant, aplati et légèrement incurvé suivant le diamètre antéro-postérieur, sinueux sur ses bords, plus large et plus épais supérieurement que dans le reste de son étendue, il se compose, dans l'enfant, de quatre ou, plus fréquemment, de cinq pièces osseuses contiguës, qui, dans l'adulte, se réduisent à deux, par la soudure des trois ou quatre dernières en une seule; inférieurement, il se termine par un cartilage de prolongement. Long d'environ 6 pouces ou un peu moins des deux tiers de la colonne thoracique du rachis; large de 26 à 28 lignes à l'extrémité supérieure de sa première pièce; de 13 lignes en haut, de 22 en bas de la seconde, et de 9 à 10 à son appendice, les anciens, en raison de sa forme, l'avaient comparé à une épée de gladiateur, dont la pièce supérieure simulait la poignée (*manubrium*), la moyenne, le corps (*mucro*), et l'appendice cartilagineux, la pointe; d'où le nom de *xyphoïde* (ξιφος, épée) qui lui a été imposé. Aujourd'hui l'anatomie transcendante cherche à retrouver dans les pièces contiguës du sternum les rudimens d'une colonne aplatie analogue au rachis, et qui lui est opposée en avant, dans l'homme, et en bas dans les animaux vertébrés, à l'autre extrémité du plan médian.

Plan antérieur ou *cutané*. Légèrement convexe de haut en bas, il est partagé dans l'enfant par trois ou quatre sillons transversaux, qui indiquent la séparation des pièces dont il est formé. Dans l'adulte, il n'existe plus qu'une seule ligne d'articulation avec un cartilage intermédiaire entre la première pièce et la seconde, résultant de la soudure en commun des trois ou quatre autres. Toutefois, même après que l'ossification est complète, ces dernières sont encore sensibles par leur forme : suivant la largeur de l'os, étranglées à leur partie moyenne, plus larges à leurs extrémités, légèrement concaves dans le sens vertical et convexes transversalement; suivant l'épaisseur, minces dans le milieu, et renflées dans la ligne de leur soudure. La première pièce offre surtout sa convexité transversale très-prononcée: épaisse et large supérieurement, elle se rétrécit inférieurement. Son contour est décrit par 7 échancrures, dont 3 supérieures et 4 latérales; en bas elle se termine par la surface aplatie qui forme son articulation avec la seconde pièce. Son inclinaison est plus considérable que celle du reste de l'os; la ligne de jonction des deux pièces est indiquée par un renflement transversal, très-sensible sous la peau. Le plan antérieur est parsemé d'un grand nombre de trous nourriciers, dont un, situé inférieurement, est parfois d'une étendue considérable. Au-dessous des échancrures latérales supérieures, s'insèrent les portions sternales des muscles sterno-cléido-mastoïdiens : dans le reste de son étendue, l'os donne attache aux muscles grands pectoraux, dont les fibres aponévrotiques se croisent sur le plan médian. Parfois l'extrémité inférieure sert à l'implantation des fibres les plus internes des muscles sterno-pubiens.

Plan postérieur ou *cardiaque*. Légèrement concave de haut en bas et transversalement, il est partagé supérieurement, comme le plan antérieur, par le sillon qui sépare les deux pièces. Il est en rapport avec l'espace cellulaire du médiastin; en haut, il donne attache aux sterno-hyoïdiens et thyroïdiens, et latéralement aux triangulaires du sternum.

Bords latéraux. Leur épaisseur, qui est de 3 à 4 lignes, est un peu plus considérable que celle du milieu de l'os. Découpés par une série d'échancrures, ils ont un aspect sinueux. Ces échancrures sont en rapport avec les pièces dont l'os est formé dans le jeune sujet. Elles sont au nombre de onze; sept constituent les facettes articulaires des cartilages costaux, les quatre autres forment les bords libres des quatre premières pièces sternales; elles donnent implantation aux muscles intercostaux correspondans. La première facette,

(1) Planches 10 et 11.

(2) Planches 10, 13.

aplatie et dirigée verticalement, forme l'une des échancrures latérales de la pièce supérieure; elle reçoit le cartilage de la première côte; les deuxième, troisième, quatrième et cinquième correspondent aux lignes de soudure des quatre dernières pièces; elles se composent, comme les surfaces articulaires des vertèbres, de deux demi-facettes obliques qui décrivent un angle rentrant dans lequel est reçu le cartilage correspondant. La sixième facette appartient en propre à la cinquième pièce sternale; elle est contigue à la septième, cette dernière est formée moitié par la cinquième pièce et moitié par le bord de l'appendice xyphoïde. Enfin cet appendice lui-même s'implante sur une facette transversale qui termine l'os inférieurement.

Extrémité supérieure ou *claviculaire*. C'est la partie la plus épaisse du sternum; elle est formée par trois échancrures, une médiane, convexe d'avant en arrière, qui correspond à la fossette du cou, *fourchette du sternum*, et deux latérales, fortement concaves, recouvertes de cartilages dans l'état frais, et souvent complétées en bas et en dehors par le cartilage de la première côte: elles servent à l'articulation avec les clavicules; dans leur contour, en avant, en haut et en arrière, elles présentent des renflemens rugueux qui servent d'implantation aux ligamens et aux capsules.

Extrémité inférieure. Elle est formée par l'appendice xyphoïde. La forme de cet appendice est très variable. Long de 18 à 20 lignes, large de 10, épais de 2 ou 3, il se termine par un sommet le plus souvent arrondi, quelquefois aigu ou bifide, ordinairement droit, mais dans quelques sujets recourbé en crochet en avant, ou dévié latéralement. Son *plan antérieur* est sous-cutané, le *postérieur* donne attache à quelques fibres du diaphragme, du petit oblique et du transverse de l'abdomen; son *sommet* sert d'implantation aux aponévroses de la ligne blanche; ses *bords latéraux* présentent, supérieurement, la demi-facette qui contribue à recevoir le cartilage de la septième côte. Les rapports de cet appendice entre la poitrine et l'abdomen, à la partie supérieure de la région épigastrique, au-devant de l'estomac et du plexus solaire, sont des plus importans pour la pathologie.

Structure. La forme du sternum est celle d'un os long, mais sa texture est celle des os larges. Il est composé d'une lame de substance compacte, qui revêt un tissu spongieux aréolaire, plus abondant à son extrémité supérieure que dans le reste de son étendue, et que parcourent de nombreux canaux vasculaires.

Connexions. Le sternum s'articule avec seize os; supérieurement les deux clavicules; de chaque côté, par l'intermédiaire des cartilages, les sept premières côtes: il sert d'attache à un grand nombre de muscles, les sterno-mastoïdiens, sterno-hyoïdiens et sterno-thyroïdiens, les grands pectoraux, triangulaires du sternum, petits obliques et transverses de l'abdomen, quatre paires d'intercostaux et le diaphragme. Postérieurement il est en rapport avec les vaisseaux mammaires internes, le médiastin antérieur et les parties comprises dans son écartement.

Pour le mettre en position, il faut tourner sa face convexe en avant, son extrémité la plus épaisse en haut et un peu en arrière.

Développement. Dans le fœtus à terme, le sternum ne forme encore qu'une seule masse cartilagineuse continue avec les cartilages costaux. Des noyaux osseux de forme oblongue ou circulaire (1), placés longitudinalement sur la ligne moyenne, entre les cartilages des côtes, indiquent la trace des quatre ou cinq pièces dont il sera formé dans l'enfance. Presque toujours les deux premières pièces sont indiquées par un seul noyau d'ossification: quelquefois il y en a deux; ils sont alors disposés l'un au-dessus de l'autre; selon M. Meckel, il est très-rare qu'ils soient placés latéralement dans la première pièce: toutefois Albinus en a vu trois et jusqu'à quatre, un supérieur et trois inférieurs, disposés parallèlement. Dans les pièces inférieures, et la dernière surtout, il y a ordinairement deux ou trois noyaux osseux de forme circulaire, placés sans symétrie. Souvent même on observe latéralement des points commençans disposés irrégulièrement.

Le nombre de points d'ossification du sternum est un des objets qui ont le plus fixé l'attention des anatomistes transcendans; généralement on en compte de huit à neuf. M. le professeur Geoffroy Saint-Hilaire pense que ce dernier nombre est l'état normal.

Par les progrès de l'ossification, les noyaux osseux se convertissent dans l'enfant en cinq pièces distinctes. A la puberté, les quatre pièces inférieures sont soudées pour former le corps; ce n'est que par le progrès de l'âge que l'ossification envahissant l'articulation de la première pièce et l'appendice xyphoïde, convertit réellement le sternum en un seul os.

Anomalies. Le sternum manque quelquefois en totalité, et suivant qu'il y a ou non absence des côtes et des tégumens, les viscères se montrent à nu ou recouverts des tégumens; parfois le trou de la partie inférieure, agrandi, forme une large ouverture, ou il en existe une à l'appendice xyphoïde. Les anomalies dans le nombre des pièces sont les plus fréquentes. Eustachi en a dessiné trois (2): dans la première, le corps est formé de ses quatre pièces, divisées par une scissure longitudinale, la poignée est intacte, ce qui fait en tout neuf pièces, moins l'appendice xyphoïde. Dans les deux autres, les quatre pièces du corps sont également séparées, mais la troisième seulement est divisée verticalement dans l'une, et la quatrième dans l'autre; ce dernier cas s'est présenté une fois à notre observation.

DES COTES (3).

COSTÆ (CELSE). PLEURÆ (GAL.). SPATHÆ (STEPH. DICTION.).

Les côtes sont des os d'une courbe irrégulière, longs, plats et minces, flexibles et élastiques, disposés symétriquement de chaque côté, au nombre de douze paires. Étendues entre la portion dorsale du rachis postérieur et le rachis antérieur, ou le sternum, elles circonscrivent entre elles la vaste cavité de la poitrine. Elles se composent de deux parties: l'une postérieure, ou *côte osseuse*, qui forme des 4/5 aux 7/8 de la longueur totale; l'autre, antérieure, cartilagineuse, *cartilage*

(1) Planches 10, fig. 2, et 12, fig. 5.

(2) Bern. Sieg. Albini, explic. Tab. anat. Barth. Eustachi, Leydæ, 1744. — Tabula, 47.

(3) De *custodes* (Monro), parce qu'elles sont comme les gardiennes des organes les plus essentiels à la vie. — Voyez les planches 10, 11, et principalement 12, 13.

costal (*côte cartilagineuse*, Cruveilhier) qui en décrit du 1/5 au 1/8 antérieur.

Suivant l'espèce de connexion de leurs cartilages avec le sternum, les côtes ont été assez improprement distinguées en *vraies* et *fausses*. Les vraies côtes (*costæ veræ*), côtes *vertébro-sternales* ou *sternales* (Chaus.), au nombre de sept, sont celles dont les cartilages s'insèrent directement sur le sternum. Les 5 fausses côtes (*costæ spuriæ*), *côtes vertébrales* ou *asternales* (Chaus.) sont de deux sortes : les 3 premières rejoignent le sternum par l'intermédiaire du cartilage de la 7ᵉ côte; les deux autres, dont l'extrémité antérieure est libre dans les chairs, ont reçu le nom de *côtes flottantes*. On distingue encore les côtes par leurs noms numériques, de la 1ʳᵉ à la 12ᵉ, en procédant de haut en bas.

CARACTÈRES COMMUNS.

Toute côte représente un arc osseux, convexe en dehors, concave en dedans, dirigé obliquement de haut en bas et d'arrière en avant, présentant une partie moyenne ou corps, et deux extrémités renflées, l'une *vertébrale* et l'autre *sternale*. Elle se compose de deux parties ou de deux arcs : le postérieur forme du 1/3 au 1/4 de la longueur totale; il est épais, dirigé de dedans en dehors, et fait partie d'un cercle très-petit; l'antérieur complète des 2/3 au 3/4 de la longueur; large et mince, il est dirigé d'abord en avant, puis en dedans; sa convexité fait partie d'un cercle plus étendu que l'enceinte de la poitrine elle-même. Le point de jonction des deux arcs est indiqué par une coudure que l'on appelle l'*angle* de la côte. Suivant sa longueur, la côte est contournée en S, le plan interne de son extrémité postérieure s'incurvant en haut et en arrière, et le plan externe de son extrémité antérieure, en bas et en avant; en sorte que si l'on place la côte sur son bord inférieur, son extrémité postérieure est fortement relevée, et si on la fait appuyer par ses extrémités, le corps est soulevé et décrit un arc.

En procédant d'arrière en avant on remarque sur l'arc postérieur : l'extrémité vertébrale ou *tête*, aplatie, de 4 à 5 lignes d'épaisseur, sur une hauteur verticale de 5 à 8, creusée de deux demi-facettes obliques, qui s'articulent avec celles des vertèbres, et sont séparées par une saillie moyenne qui correspond au fibro-cartilage intervertébral; au-dessous de la tête, un rétrécissement d'un pouce environ de longueur, le *col*, offrant généralement, en haut, un tubercule, en bas, un enfoncement, qui donnent implantation à des ligamens costo-transversaires; en dehors du col, un renflement épais de 5 lignes, la *tubérosité*, présentant, en haut, une dépression, en bas, une facette cartilagineuse arrondie et légèrement convexe, qui s'articule avec la facette concave de l'apophyse transverse; de la tubérosité à l'angle de la côte, une fraction arrondie qui va en s'élargissant par son bord inférieur, traversée diagonalement par une ligne rugueuse qui sert d'attache aux muscles sur-costaux. Ces divers accidens de configuration appartiennent au plan postérieur : le plan antérieur offre une surface lisse. Dans toute cette étendue, la côte a une inclinaison oblique d'avant en arrière, et surtout de haut en bas et de dedans en dehors. Suivant le plan horizontal, elle est presque droite de la tête à la tubérosité, mais de celle-ci à l'angle elle est fortement coudée; l'angle lui-même est épais et plus élevé d'une ligne que le corps de l'os; il est indiqué en arrière par une saillie avec des rugosités verticales qui donnent attache aux tendons ascendans et descendans du sacro-lombaire.

L'arc antérieur, qui forme la plus grande partie du corps, commence à partir de l'angle. D'une hauteur moyenne de 6 à 7 lignes, et d'une épaisseur de 2 1/2 à 3, il augmente progressivement d'arrière en avant dans la première dimension, et diminue dans la seconde. Il offre : 1° un *plan externe* ou *musculo-cutané*, convexe suivant les deux diamètres, et parsemé de quelques lignes d'insertion musculaire; 2° un *plan interne* ou *pleural*, concave dans le sens longitudinal et convexe de haut en bas, légèrement rugueux dans la courbure de l'angle, lisse dans le reste de son étendue, et partout en rapport avec la plèvre; 3° un *bord supérieur* convexe, mousse et épais en arrière, mince en avant, qui se divise en deux lèvres auxquelles s'insèrent les muscles intercostaux externes et internes; 4° un *bord inférieur* d'une courbe plus étendue que le supérieur, et divisé en deux parties : dans ses 2/3 postérieurs il présente un enfoncement longitudinal qui envahit sur la face interne, c'est la *gouttière des côtes* qui loge les vaisseaux et nerfs intercostaux; cette gouttière commence au-dessous de la tubérosité, où elle est séparée de la face interne par un rebord saillant; très-large vers l'angle de la côte, elle se rétrécit et vient par une courbe oblique rejoindre le bord inférieur. Celui-ci, mince et tranchant tant que règne la gouttière, devient, dans son tiers antérieur, mousse et plus épais que le bord supérieur; comme lui, il donne attache dans toute son étendue aux muscles intercostaux.

L'extrémité antérieure de la côte forme la partie la plus volumineuse de l'arc antérieur; élevée de 8 à 9 lignes, épaisse de 4 à 5, elle se termine par une surface ovalaire concave, dans laquelle est reçu le cartilage de prolongement.

CARACTÈRES DIFFÉRENTIELS (1).

La *longueur* des côtes augmente graduellement de 1 à près de 3, de la première à la septième, et elle diminue à peu près dans la même proportion de celle-ci à la douzième.

La *courbure* qui, dans les 3 premières côtes, et surtout dans la seconde, est presque demi circulaire, forme successivement dans les autres des arcs de moins en moins étendus, au point que la dernière est presque plane. En raison de la forme même de la poitrine, qui simule un cône rétréci inférieurement par sa base, la face externe n'est absolument dirigée en dehors que dans les côtes moyennes de la 5ᵉ à la 9ᵉ; elle est tournée directement en haut dans la 1ʳᵉ côte, en haut et en dehors dans les 2ᵉ, 3ᵉ et 4ᵉ; en bas, dans la 12ᵉ; en bas et en dehors dans les 11ᵉ et 10ᵉ. L'extrémité vertébrale, ou la tête, ne présente qu'une facette dans les 1ʳᵉ, 11ᵉ et 12ᵉ côtes; toutes les autres en ont deux. L'extrémité sternale est moins volumineuse dans les fausses que dans les vraies côtes. L'écartement entre la tête et la tubérosité diminue de la 2ᵉ côte à la 10ᵉ en raison de la décroissance de saillie des apophyses transverses; celui qui existe entre l'angle et la tubérosité augmente, au contraire, de la 3ᵉ côte à la 8ᵉ; il diminue ensuite pour disparaître dans les deux dernières, qui n'offrent pas d'angle sensible. Enfin si on considère les côtes en position, on voit que leur obliquité suit une progression

(1) Pour bien saisir ces caractères, il convient d'assembler les 12 côtes et de les mettre en position comme elles sont représentées dans nos planches 12 et 13.

graduelle de haut en bas, à tel point que pour la 7ᵉ côte, qui est la plus longue, l'extrémité antérieure se trouve sur un plan horizontal plus bas, de 4 ou 5 vertèbres, que l'extrémité supérieure, tandis qu'il n'y a qu'une différence de moins de deux vertèbres peu élevées entre les hauteurs relatives des deux extrémités de la première côte.

CARACTÈRES SPÉCIAUX PROPRES A QUELQUES CÔTES.

Première côte. Elle forme avec le sternum et celle du côté opposé le sommet du cône tronqué du thorax, aussi est-elle la plus courte; elle est fortement concave en dedans, plate, plus large que les autres côtes. Elle offre à considérer : 1° un *plan supérieur*, un peu incliné en dehors, légèrement concave, offrant à sa partie moyenne deux dépressions en gouttières, sur lesquelles passent l'artère et la veine sous-clavières. Ces gouttières sont séparées par une empreinte qui se continue en saillie sur le bord interne, c'est le *tubercule* de la *première côte* qui donne attache au muscle scalène antérieur. On s'en sert comme d'un point de reconnaissance dans la ligature de l'artère, mais il manque fréquemment. En arrière est une autre empreinte qui donne attache à la première digitation du faisceau supérieur du muscle grand dentelé. 2° Un *plan inférieur* et un peu interne, lisse et légèrement convexe, dépourvu de gouttière. 3° Une *extrémité vertébrale*, inclinée en haut et en dedans, courte, circulaire, terminée par une facette arrondie, oblique en arrière et en bas, pour l'articulation avec la première vertèbre. 4° Une *extrémité sternale*, beaucoup plus large et épaisse que dans toutes les autres côtes, à laquelle s'implante parfois le muscle sous-clavier. 5° Un *bord interne* mince et tranchant, et qui offre la saillie du tubercule. 6° Un *bord externe* un peu plus épais que l'autre, et sur lequel est placé, à un pouce de l'extrémité postérieure, la tubérosité; en dehors il n'y a point d'angle; ce bord donne attache aux muscles intercostaux; la tubérosité présente en bas une facette ovalaire, pour son articulation avec l'apophyse transverse de la première vertèbre; au-dessous d'elle existe une courbure à concavité inférieure, qui se détache en arc lorsque la côte, placée sur son plan inférieur, porte par ses deux extrémités.

Deuxième côte. D'une longueur double de la précédente, légèrement incurvée à ses extrémités, son *plan supérieur* et en même temps *externe* est fortement convexe; dans sa partie moyenne est une saillie rugueuse qui donne attache à deux digitations du muscle grand dentelé. Son *plan inférieur* et *interne* offre dans le quart postérieur une petite gouttière : il est plane dans le milieu et concave en avant. L'*extrémité* vertébrale a deux facettes dont l'inférieure est très-oblique. Le col, grêle et arrondi, est le plus long de tous; il n'y a pas d'angle sensible. La tubérosité est placée en arrière. C'est d'elle que semble naître le *bord externe* et *inférieur* concave, épais en arrière, mince en avant. Le *bord interne* et *supérieur* concave, mince en arrière, est épais et mousse en avant. Cette côte, placée sur son bord externe convexe, et touchant par ses extrémités la tubérosité, dont la concavité inférieure est très-prononcée, se détache en formant un arc élevé de trois lignes.

Les onzième et douzième côtes se distinguent de toutes les autres par des caractères inverses des deux premières, à part la longueur qui est à peu près la même, et qui entre elles est dans la proportion de 2 à 3. Elles sont peu convexes, ne présentent ni col ni tubérosité; leur plan *externe* est en même temps *inférieur*. Le plan *interne* et *supérieur* est dépourvu de gouttière vasculaire. L'extrémité vertébrale présente une seule facette, arrondie dans la onzième et ovalaire dans la douzième. L'extrémité sternale est effilée. L'angle, encore sensible dans la onzième, s'efface complétement dans la douzième. Placées sur leur bord inférieur et interne, et touchant par leurs extrémités, elles se détachent en formant un arc peu élevé par leur partie antérieure.

Pour mettre les côtes en position et distinguer les droites des gauches, il faut tourner leur face convexe en dehors, leur bord mousse en haut, ou celui qui offre la gouttière en bas; leur extrémité, pourvue de deux facettes en arrière, en dedans et un peu plus haut que l'extrémité opposée.

Pour lesdeux côtes supérieures en particulier, il faut diriger en haut et un peu en dehors la face concave de la première et la face convexe de la seconde. Pour les deux côtes inférieures, la face convexe doit être tournée en bas et en dehors, et le bord le plus mince incliné en bas et en dedans.

DES CARTILAGES COSTAUX.

Flexibles, très-élastiques, étendus entre l'extrémité antérieure des côtes et le sternum ou les muscles, plus longs et plus souples inférieurement que supérieurement, ils ont pour objet d'augmenter en avant et en bas la mobilité du thorax dans son ensemble. Ils sont, comme les côtes, au nombre de douze de chaque côté. Nous avons vu plus haut que c'était d'après leurs connexions avec le sternum que se trouvait établie la distinction entre les vraies et les fausses côtes, et que parmi celles-ci les trois premières s'appuyaient sur le sternum par la jonction de leurs cartilages à celui de la septième côte. Il résulte de cette disposition que les dix premiers cartilages forment dans le squelette un assemblage commun ou une cage avec les côtes correspondantes et le sternum, et que les deux autres sont libres à l'extrémité des deux dernières côtes.

CARACTÈRES COMMUNS.

Les cartilages costaux sont d'un blanc opaque; alongés et aplatis, ils ont en général la hauteur et l'épaisseur de l'extrémité de la côte dont ils sont la continuation. La nécessité d'accroître le volume en employant un tissu moins résistant semble être le motif le plus réel de l'augmentation brusque d'épaisseur de l'extrémité antérieure des côtes. Chaque cartilage présente deux plans ou faces, deux bords et deux extrémités. La *face antérieure* ou *musculo-cutanée* est légèrement convexe, du deuxième au sixième cartilage; elle est recouverte par le muscle grand pectoral auquel elle donne attache près du sternum; dans les autres elle est en rapport avec les muscles grand droit et oblique externe du bas-ventre. La *face postérieure* ou *médiastine*, concave, donne implantation dans les six premiers au triangulaire du sternum, et dans les six ou sept derniers, au transverse de l'abdomen et au diaphragme. Le *bord supérieur* est concave et l'*inférieur* convexe; ils donnent attache, comme ceux des côtes, aux muscles intercostaux. L'*extrémité externe* est reçue dans la cavité de la côte correspondante; l'*interne* se termine différemment dans les côtes sternales et asternales.

CARACTÈRES DIFFÉRENTIELS.

La hauteur et l'épaisseur des cartilages costaux sont sensiblement les mêmes partout, mais leur longueur augmente progressivement du 1er au 7e ou 8e, et diminue ensuite. Elle est de 8 lignes pour le 1er cartilage, de 1 pouce au 2e, de plus de 2 pouces au 5e, de 4 pouces au 7e, et elle se réduit à 1 pouce et à 8 lignes dans les 11e et 12e.

La direction des 3 premiers continue celle des côtes, elle est oblique de haut en bas, et de dehors en dedans. Mais à mesure qu'augmente l'inclinaison des côtes, les cartilages au-dessous du 3e deviennent de plus en plus obliques, de bas en haut et de dehors en dedans. Cette obliquité commence à se manifester dans le 4e. Du 5e au 8e elle est telle que le cartilage qui d'abord continue la direction de la côte forme un angle pour remonter ensuite vers le sternum, en sorte qu'il se compose de deux branches, descendante et ascendante, avec un coude intermédiaire. Le premier cartilage présente ordinairement, sur la partie interne de son bord supérieur, une portion de facette qui complette la facette articulaire du sternum avec la clavicule. La face antérieure donne attache au ligament costo-claviculaire. L'extrémité interne est très-différente dans la succession des cartilages. Pour le premier, elle s'applique sur la cavité de la première pièce du sternum. Du 2e au 5e, elle présente deux demi-facettes en saillie qui sont reçues dans la double facette creuse, correspondant à l'espace qui sépare les pièces dont le sternum est formé dans l'enfant. Dans les 6e et 7e elle est amincie pour s'adapter au peu d'étendue des deux dernières facettes, dont la 6e est unique, et dont la 7e, double, est formée à moitié par le sternum et l'appendice xyphoïde. Ces deux cartilages, et fréquemment le 6e et le 5e, s'articulent par leurs bords adjacens au moyen de surfaces oblongues. Les 8e, 9e et 10e cartilages se terminent en dedans par une extrémité effilée en pointe : dans la moitié interne de l'étendue de leur bord supérieur et jusqu'à leur sommet, ils s'appliquent contre le bord inférieur du cartilage situé au-dessus; un tissu fibro-celluleux les maintient, en sorte que le cartilage de la 7e ou dernière côte sternale reçoit celui de la 8e ou 1re côte asternale; le 9e cartilage s'applique sur le 8e, et le 10e sur le 9e. Les 11e et 12e se terminent par une extrémité amincie qui forme un angle obtus.

Connexions des côtes. Les côtes s'articulent en arrière avec les vertèbres dorsales, en avant avec leurs cartilages. Elles donnent attache à un grand nombre de muscles : dans toute l'étendue du thorax, aux muscles intercostaux; par la paroi antérieure, en avant, aux grands et petits pectoraux, aux sous-claviers; en arrière, aux triangulaires du sternum; latéralement, aux scalènes et aux grands dentelés; par la paroi postérieure, aux sacro-spinaux, grands dorsaux, petits dentelés supérieurs et inférieurs, sur-costaux et sous-costaux; par le bord inférieur de la poitrine, aux grands droits, grands et petits obliques, transverses de l'abdomen, carrés des lombes et au diaphragme. Elles sont en rapport avec les vaisseaux intercostaux et protègent toutes les parties contenues dans la poitrine et la zone abdominale supérieure ou épigastrique.

Structure. La forme des côtes semble les rapprocher des os longs; mais par leur texture elles appartiennent aux os larges. Dans leur disposition générale, elles simulent de chaque côté un vaste os large demi circulaire, qui aurait été divisé en douze arcs, pour se prêter aux mouvemens de la respiration. En raison de leur peu d'épaisseur, la substance compacte y est plus abondante que la substance spongieuse. Celle-ci est composée d'aréoles irrégulières dont les lamelles et les filamens sont d'autant plus déliés que la portion de la côte à laquelle ils appartiennent est plus épaisse. La substance compacte est aussi proportionnellement en plus grande quantité dans le jeune sujet et l'adulte, et la substance spongieuse dans le vieillard.

Développement. Les côtes sont au nombre des os qui apparaissent les premiers. Elles se développent par trois points d'ossification, le corps, la tubérosité et la tête. Dans le fœtus à terme, la direction des côtes est beaucoup moins oblique, et leur volume est proportionnellement plus considérable que dans l'adulte; l'extrémité de la tête est encore cartilagineuse, les angles sont moins prononcés, les cartilages costaux sont bien développés et forment une masse commune avec le sternum. Dans la femme adulte, les côtes, plus droites, moins coudées, retiennent quelque chose de la forme fœtale. Par les progrès de l'âge, les cartilages tendent de plus en plus à s'ossifier, en procédant de haut en bas. La texture du cartilage devenu osseux est la même que celle de la côte; au dehors la substance compacte, et au dedans la substance spongieuse.

Altérations morbides. La plus commune consiste dans les incurvations et l'aplatissement en divers sens qui accompagnent le rachitisme. Les côtes, et principalement leurs cartilages, saillissent et prennent un aspect bombé en regard d'un emphysème d'un lobe de poumon ou d'un épanchement circonscrit; elles rentrent et se dépriment dans les points où existent d'anciennes adhérences pulmonaires. La longueur et la situation superficielle des côtes y rendent les fractures très-fréquentes en avant et latéralement; toutefois, en raison de l'antagonisme des muscles extérieurs, de la pression exercée de dedans en dehors par les poumons, et des tractions en sens inverse produites par les muscles intercostaux, ces fractures sont peu susceptibles de déplacement, mais leur mobilité entraîne souvent de fausses articulations. La luxation de leur extrémité vertébrale est presque impossible. Le décollement des côtes, avec leurs cartilages, s'observe quelquefois; la carie de ces os est commune; les autres maladies du tissu osseux y sont assez rares.

Anomalies. Les côtes peuvent se présenter au nombre de 13 ou 14, plus fréquemment des deux côtés à la fois que d'un seul. Les côtes surnuméraires sont toujours peu développées, et parfois seulement rudimentaires. Quand il n'y en a qu'une, elle est plutôt située au-dessous de la douzième qu'au-dessus de la première. Dans l'un et l'autre cas elle est ordinairement produite par le prolongement de l'apophyse transverse. Il est plus rare de ne rencontrer que onze côtes. Dans ce cas, également, c'est plutôt la douzième que la première qui manque. La privation de la première côte n'est souvent qu'apparente, en ce que, bien développée en arrière, elle vient se confondre en avant avec la seconde ou s'implanter sur son cartilage. Il n'est pas très-rare de trouver des côtes ossifiées incomplétement et composées de deux fragmens réunis par un cartilage. D'autres fois c'est le cartilage qui manque, et l'extrémité antérieure de l'os vient se perdre dans les chairs, à la manière des côtes flottantes, ou s'insère en commun sur le cartilage avec la côte située au-dessus ou au-dessous.

DU THORAX EN GÉNÉRAL.

SITUATION, DIRECTION.

Le thorax est une vaste cavité osseuse et cartilagineuse, située à la partie supérieure du tronc, séparée de la tête par la portion cervicale du rachis, et du bassin par sa portion lombaire. Dans sa hauteur il comprend plus de la moitié du tronc et près du second cinquième supérieur de l'élévation totale du corps. Il supporte, par le sternum et les muscles auxquels il donne attache, la clavicule, l'omoplate et le membre supérieur.

Le thorax n'ayant pas une forme régulière, il est difficile de lui assigner un axe dont on puisse calculer l'inclinaison; cependant, en raison de l'obliquité antérieure correspondante du sternum et des sept dernières vertèbres dorsales, on peut dire que, suivant le plan vertical, il est légèrement oblique de haut en bas et d'arrière en avant.

Supérieurement, la cavité de la poitrine est nettement séparée du cou par le cercle des deux premières côtes; mais inférieurement ses limites avec l'abdomen, nulles dans le squelette, et formées, dans l'état de vie, par la cloison flasque et contractile du diaphragme, ne peuvent être nullement précisées sur le cadavre; ainsi, comme énoncé général, l'enceinte du thorax est divisée, dans l'état frais, en deux cavités sus et sous-diaphragmatique. La supérieure, qui loge les organes de la respiration et de la circulation, constitue la poitrine proprement dite; l'inférieure appartient à la zone supérieure ou épigastrique de l'abdomen, dont le rebord cartilagineux des côtes et le diaphragme forment la voûte mobile.

CONFIGURATION, DIMENSIONS.

Dans le sujet revêtu de ses parties molles, la poitrine, surmontée par les clavicules et débordée latéralement par les épaules, a la forme d'un cône dont la base est en haut et le sommet tronqué en bas. La configuration du thorax est inverse dans le squelette: il représente bien encore un cône aplati d'avant en arrière, mais dont la base, légèrement rétrécie, est inférieure, et le sommet tronqué supérieur. Dans l'homme bien conformé, le thorax est large, aplati en haut et saillant vers l'extrémité cartilagineuse des 6e et 7e côtes. Sa hauteur de 9 pouces 8 lignes étant exprimée en arrière par celle de la colonne dorsale, moins la moitié inférieure de la douzième vertèbre, elle est en avant de 5 pouces seulement au sternum, en raison de son inclinaison; ce qui donne sensiblement un rapport de 2 à 1 entre les plans opposés. La hauteur directe des parois latérales varie avec l'obliquité des côtes; elle est généralement supérieure d'un tiers à celle de la colonne dorsale du rachis. La largeur, ou le diamètre transverse, qui est de 4 pouces 4 lignes en dehors des deux premières côtes, atteint son maximum entre les septièmes. Elle est, en ce point, d'environ 10 pouces, ou d'une longueur semblable à l'élévation du thorax en arrière. De la 8e à la 10e côte elle décroît assez brusquement. L'épaisseur du thorax, ou le diamètre antéro-postérieur, est de 1 pouce 8 lignes de la première vertèbre dorsale au sternum, et de 5 pouces entre la 10e vertèbre dorsale et l'appendice xyphoïde. En arrière et au milieu elle est augmentée de 14 à 16 lignes par l'enfoncement des angles des côtes.

L'inclinaison du sternum forme, avec le plan vertical, un angle de 20 à 22 degrés. Elle est continuée en sens inverse d'avant en arrière, de haut en bas, et de dedans en dehors, par le rebord cartilagineux des côtes qui, dans un trajet courbe et oblique plus étendu, répète une hauteur verticale à peu près égale à celle du sternum. L'obliquité de ces deux lignes qui, avec une élévation un peu plus considérable, présente surtout un développement beaucoup plus étendu que la colonne dorsale, est cause de l'augmentation d'écartement des côtes en avant, par rapport à celui qui les sépare en arrière.

Dans la femme, le thorax est naturellement plus bombé en avant que dans l'homme; proportionnellement plus élevé dans les sept premières côtes, beaucoup moins dans les cinq dernières, un peu plus large en haut et un peu moins en bas. Mais cette configuration normale est exagérée chez la plupart d'entre elles par l'abus des corsets, qui, en comprimant les dernières côtes, finissent par les resserrer; tandis que, par la gêne imprimée en bas à la respiration, il détermine le soulèvement des côtes supérieures, double effet qui tend à donner à la poitrine la forme d'un ovale.

Le thorax offre à considérer deux surfaces, extérieure et intérieure, une circonférence supérieure ou sommet, et une circonférence inférieure ou base.

SURFACE EXTÉRIEURE. Elle présente un plan antérieur, un postérieur et deux latéraux.

Plan antérieur ou *sternal*. Plus ou moins aplati à la partie moyenne, bombé latéralement, incliné de haut en bas et d'arrière en avant, d'une largeur plus du double inférieurement que supérieurement, on y remarque: au milieu, le sternum et l'appendice xyphoïde, en dehors la succession des cartilages sterno-costaux avec leurs articulations, plus latéralement l'extrémité antérieure des côtes. Le profil du thorax est formé par la partie moyenne de la convexité de l'arc antérieur: les espaces intercostaux séparent dans toute leur longueur les côtes et les cartilages, plus larges dans les 3 ou 4 premiers, rétrécis du 5e au 8e, et s'élargissant de nouveau dans les 2 derniers. Cette surface antérieure n'est sous-cutanée que sur la ligne médiane; dans le reste de son étendue elle est recouverte par les muscles grands et petits pectoraux; en bas par les sterno-pubiens, latéralement par les digitations des grands dentelés; en bas et en dehors elle supporte les mamelles.

Plan postérieur ou *vertébral*. Il est convexe verticalement, aplati transversalement entre les angles des côtes, et, comme le plan antérieur, incurvé latéralement. Sur le plan médian se voit la série des apophyses épineuses dorsales; à un pouce et demi environ en dehors, la succession des tubercules saillans des apophyses transverses, articulés avec les tubérosités des côtes; entre les deux, les *gouttières vertébrales* formées par la face postérieure des lames, et que remplissent plus particulièrement les transversaires épineux; en dehors des apophyses transverses et jusqu'à l'angle, la portion des côtes qui forme l'arc postérieur, puis la série des angles eux-mêmes, dont l'écartement graduel de haut en bas représente, en arrière, un triangle semblable à celui formé en avant par les articulations chondro-costales. Entre les saillies formées par les angles des côtes et les apophyses épineuses sont deux vastes gouttières, *vertébro-costales*, que remplissent les muscles sacro-spinaux. Dans toute cette région, l'écartement des espaces intercostaux est moins considérable qu'en avant; sa largeur, qui est représentée par la hauteur des vertèbres elles-mêmes, augmente graduellement de haut en bas. Latéralement, de l'angle au profil, l'espace est occupé par la moitié postérieure de l'arc antérieur des côtes. En haut et en dehors, cette surface est recouverte par l'omoplate, et dans le reste de son étendue, de chaque côté, par le transversaire épineux, les sur-costaux, les petits dentelés postérieurs, le carré des lombes, le sacro-spinal et le grand dorsal.

Plans latéraux ou costaux. Fortement convexes transversalement, convexes et déclives de haut en bas et de dedans en dehors, ils sont formés par la succession des arceaux obliques que décrivent les côtes, séparés par les espaces intercostaux. Le profil inscrit en arrière par les angles des côtes est convexe. En avant, la moitié supérieure, formée par le sternum, est aplatie; l'inférieure, constituée par le rebord cartilagineux des côtes, décrit une courbe, oblique de haut en bas et de dedans en dehors, à convexité inférieure. Des espaces intercostaux, les supérieurs et les inférieurs, les plus courts, sont aussi les plus larges ; les 6e et 7e, situés à la partie moyenne, sont les plus longs et les plus rapprochés. Ces plans donnent attache aux muscles scalènes, grands dentelés, grands dorsaux, obliques externes et internes. Dans les espaces intercostaux se trouvent les muscles et les vaisseaux du même nom.

Surface intérieure. Elle est lisse, et sauf l'intervalle des médiastins, tapissée dans toute son étendue par les plèvres. Elle présente quatre plans concaves en sens inverse de la convexité de ceux de la surface extérieure.

L'antérieur est formé par la face postérieure du sternum, de ses cartilages et de l'extrémité antérieure des côtes; il donne attache aux triangulaires, aux sterno et thyro-hyoïdiens, et il est en rapport, au milieu, avec le médiastin, latéralement avec le cœur, les gros vaisseaux et les poumons. *Le plan postérieur* est partagé au milieu par la colonne proéminente des vertèbres dorsales, qui le divise en deux grandes fosses élargies du haut en bas, et dont la partie la plus profonde correspond en arrière aux angles costaux : ces fosses logent les poumons. Sur le bord inférieur des côtes se remarquent les gouttières vasculaires. Les *plans latéraux,* concaves et déclives, sont également en rapport avec la surface externe des poumons.

Circonférence supérieure. Oblique de haut en bas et d'arrière en avant, ovalaire transversalement, son contour est décrit, en arrière par le corps de la première vertèbre dorsale, en avant par le sternum, latéralement par les premières côtes et leurs cartilages. Surmontée par les clavicules qui la protègent et rétrécissent son étendue, elle est traversée par la trachée-artère, l'œsophage, le canal thoracique, les vaisseaux brachio-céphaliques. Dans l'inspiration, elle est en rapport avec les lobes supérieurs des poumons.

Circonférence inférieure. D'une étendue triple de la précédente, comme elle ovalaire transversalement, mais oblique en sens inverse, c'est-à-dire de haut en bas et d'avant en arrière, elle présente une vaste *échancrure antérieure* et *supérieure,* partagée au milieu par l'appendice xyphoïde, et circonscrite latéralement par le rebord cartilagineux des côtes, de la 7e à la 10e. Ce bord, qui donne attache aux transverses abdominaux et au diaphragme, est interrompu en bas par les deux espaces libres intercostaux de la 10e côte à la 12e. Inférieurement, le bord iliaque de la 12e côte oblique en bas et en dehors, forme avec le rachis un angle aigu : c'est la petite *échancrure postérieure* et *inférieure.* La circonférence inférieure de la poitrine, très-élastique et qui donne attache à des muscles nombreux et puissans, se resserre et se dilate d'une manière active dans le jeu de la respiration, et passive dans l'état de plénitude ou de vacuité du canal alimentaire. Elle fait opposition, par son extrême mobilité, à la fixité de la circonférence supérieure.

Telle est, dans son ensemble, la cage formée par le thorax. Destinée à contenir et protéger des organes dont le volume est sans cesse variable, elle est à la fois mobile, extensible et rétractile, et en raison du grand nombre d'os et de cartilages qui la composent, de leur mode d'articulation et de leur élasticité, elle est plus légère et plus solide que si elle était constituée par deux vastes surfaces osseuses. La capacité proportionnelle du thorax est d'une grande importance en physiologie; elle fait préjuger du degré de la force physique, comme celle du crâne de l'étendue et de la portée de l'intelligence; une large poitrine suppose un volume considérable des poumons, et comme conséquence un vaste champ ouvert à la respiration, celle de toutes les fonctions qui a le plus d'influence sur l'énergie de l'action nerveuse. L'aplatissement latéral du thorax est un indice de phthisie pulmonaire, et, comme nous l'avons dit pour les côtes, sa déformation est une conséquence nécessaire des affections chroniques des organes contenus dans sa cavité.

DE LA TÊTE.

Disposition générale.

La tête est un sphéroïde irrégulier, qui forme la partie la plus élevée du squelette. Située dans l'homme à l'extrémité supérieure du rachis, elle se compose, comme le sacrum, placé à l'autre extrémité, de diverses pièces soudées en commun, et dans lesquelles les anatomistes transcendans ont retrouvé les élémens de vertèbres élargies par leurs masses latérales, pour former une vaste enceinte et de larges surfaces, tandis qu'elles sont plutôt épaissies à la région sacro-coccygienne, où elles sont destinées à reporter le poids sur le bassin. Nous verrons dans l'anatomie philosophique comment les pièces osseuses en pareil nombre, mais modifiées à l'infini dans leur configuration et leur étendue relative, revêtent par leur assemblage les formes si variées que l'on observe dans les têtes des animaux vertébrés. La composition des vertèbres céphaliques et leur délimitation ne sont pas encore tellement évidentes et si bien précisées que les divers anatomistes ne varient sur le nombre qu'ils en reconnaissent : leurs usages sont les mêmes que ceux des vertèbres rachidiennes. Comme ces dernières, elles servent d'enveloppe au système nerveux, et présentent pour la sortie des nerfs de nombreux foramen qui sont les analogues des trous de conjugaison. La tête, qu'elles constituent par leur ensemble, est de toutes les parties du squelette celle dont la structure est la plus complexe. Elle se divise en deux parties, le *crâne* et la *face,* composant un système de cavités qui communiquent ensemble par un nombre considérable de trous, de fentes, de scissures, de canaux osseux, par lesquels passent des vaisseaux et des nerfs. Dans les cavités de la tête se trouvent contenus et protégés les organes dont la structure est la plus délicate et la plus variée ; pour le crâne, l'encéphale; à la face, les organes des sens et les ouvertures des voies aériennes et digestives. Entre leurs ouvertures sont de larges surfaces où s'insèrent des muscles nombreux qui servent, par groupes isolés, d'organes de protection des sens, et composent par leur réunion un appareil d'expression des volitions cérébrales.

DU CRANE (1).

Κρανιον (DE Κρανος CASQUE), *CRANIUM, CALVARIA.*

Le crâne est une vaste cavité ou boîte osseuse qui occupe toute la partie supérieure de la tête. Sa forme est celle d'un ovoïde irrégulier, mais symétrique, plus large et plus élevé en arrière qu'en avant. Enveloppe protectrice des organes nerveux les plus considérables en volume et les plus importans par leurs usages, on doit le considérer comme formant la partie supérieure largement épanouie du rachis. Dans sa structure générale, il offre un os central, le *sphénoïde*, sur lequel viennent s'appuyer en arcs-boutans une série d'os larges, aplatis et incurvés, qui se rejoignent supérieurement, en décrivant une voûte, et sont maintenus réunis par la pénétration réciproque de leurs sutures. Ces os sont : sur le plan médian, deux impairs; en avant le *frontal*, et en arrière l'*occipital;* latéralement deux os pairs, les *temporaux* et les *pariétaux*. Entre le sphénoïde et le frontal, se trouve comme enchâssé et protégé un dernier os d'une texture fragile, très-convenable pour son usage de servir de crible pour le passage de nombreux filamens nerveux, mais incapable de concourir à la solidité, et qui ne supporte de poids que par sa partie moyenne la plus résistante : c'est l'*ethmoïde*.

Les os qui constituent le crâne ont en commun une face cérébrale dont la configuration n'offre dans les différens points d'autres variations que celles de l'encéphale, dont elle est elle-même l'expression. Mais par leur surface extérieure, la forme de ces os est très-différente, suivant qu'ils font partie de la voûte ou de la base du crâne. Les premiers présentent seulement une surface courbe, revêtue de muscles plats, et qui décrit un arc du contour extérieur du cuir chevelu ; les autres concourent, pour une part plus ou moins considérable, à former les fosses ou les cavités qui appartiennent à la face.

DU SPHÉNOÏDE (2).

OS *CUNÉIFORME, ALATUM, PTERYGOIDEUM, MULTIFORME* (LOD.).

Situation, forme générale. Le sphénoïde est un os impair et symétrique, situé à la partie centrale de la tête, à l'entre-croisement des deux diamètres de l'ovale du crâne, et à la partie moyenne, postérieure et supérieure de la face. Par une disposition admirable, il forme à la fois la clef de la voûte fermée du crâne et de la demi-voûte de la face dont il maintient tous les os réunis ; son nom (de σφην, coin) est emprunté de ses usages. Comme il doit pénétrer par de longues apophyses entre les divers os dans toutes les directions, sa forme est singulièrement bizarre ; la comparaison qui en a été faite avec une chauve-souris, quoique grossière, est néanmoins assez exacte. Sœmmerring, et d'après lui M. Meckel, en raison de l'âge peu avancé auquel se soudent le sphénoïde et l'occipital, ont considéré ces deux os comme n'en formant qu'un seul, qu'ils ont nommé *basilaire* ou *sphéno-occipital.* Mais comme tous les os du crâne tendent nécessairement à se souder, et que, suivant l'âge différent des sujets que l'on décrit, il n'y aurait plus moyen de s'entendre sur leur nombre, c'est, selon nous, avec raison qu'un anatomiste qui a écrit plus récemment, M. le professeur Cruveilhier, continue à décrire séparément le sphénoïde et l'occipital.

Le sphénoïde offre à considérer une partie centrale, ou corps, et des apophyses de liaison que leur forme a fait comparer à des ailes ; en haut et en avant les *petites*, en dehors les *grandes ailes*, les unes et les autres servant à maintenir l'union avec les os du crâne ; en bas les *apophyses ptérygoïdes,* sur lesquelles s'appuient en arrière les os de la face.

CORPS. D'une forme irrégulièrement cuboïde, il se divise en six plans.

Plan supérieur ou *cérébral.* Tapissé dans toute son étendue par la dure-mère, il offre, 1° en avant, une petite ligne ou crête médiane, qui sépare deux légères dépressions, ou gouttières, sur lesquelles reposent les nerfs olfactifs. Cette région forme la partie postérieure de la fosse moyenne et antérieure du crâne ; 2° en arrière et plus bas une dépression transversale qui correspond au chiasma ou entrecroisement des nerfs optiques : elle se continue en dehors, de chaque côté, par une petite gouttière qui aboutit à un trou dirigé obliquement d'arrière en avant et de dedans en dehors : c'est le *trou* ou *canal optique* qui donne passage au nerf du même nom et à l'artère ophthalmique ; 3° en arrière et 3 lignes au-dessous, une *fosse* transversale dite *pituitaire, sus-sphénoïdale* (Chauss.) ou *selle turcique*, qui loge le corps pituitaire ; latéralement à cette fosse, les deux gouttières longitudinales, nommées *caverneuses* ou *carotidiennes*, parce qu'elles logent le sinus caverneux et l'artère carotide : en arrière, au-dessous des apophyses clinoïdes antérieures et des premières racines des petites ailes du sphénoïde, sont deux autres gouttières obliques ; 4° en arrière, la selle turcique est limitée par une lame quadrilatère dirigée de haut en bas et d'avant en arrière, suivant le prolongement de la gouttière basilaire, dont elle fait partie. Antérieurement cette lame forme la paroi postérieure élevée de la selle turcique. Son bord supérieur libre est mousse et rugueux. Ses bords latéraux offrent une petite échancrure qui répond au nerf de la sixième paire. La réunion des bords supérieur et latéraux est indiquée par deux tubercules osseux que l'on appelle les *apophyses clinoïdes postérieures* ; elles donnent attache à un repli de la tente du cervelet. 5° Des parties latérales de la gouttière des nerfs optiques procèdent les *petites ailes* ou les *apophyses d'Ingrassias*, *apophyses ensiformes*, *orbitaires* (Chauss.). Dirigées en dehors, aplaties de haut en bas, elles ont la forme d'un triangle dont la base est en dedans. Leur face supérieure forme la partie postérieure des fosses latérales et antérieures du crâne. Leur face inférieure limite en dedans la voûte orbitaire ; en dehors, la fosse moyenne et latérale du crâne ; au milieu elle forme le bord supérieur de la fente sphénoïdale ; souvent elle offre en dedans, près du bord postérieur, une

(1) Planches 14, 15, 16, 17, 18, 19.

(2) Planche 24.

petite gouttière dans laquelle rampe un rameau de l'artère ophthalmique. Leur bord antérieur, onduleux, s'articule avec le plancher orbitaire du frontal; leur bord postérieur, libre et saillant, fortement concave, épais en dedans, mince en dehors, donne attache à un repli de la dure-mère, et sépare les fosses latérales antérieures des fosses latérales moyennes du crâne; leur base naît du corps du sphénoïde par deux lamelles transversales, entre lesquelles est situé le trou optique: sa réunion avec le bord postérieur forme de chaque côté un tubercule osseux, arrondi, qui porte le nom d'*apophyse clinoïde antérieure*, elle donne également attache à un pli de la tente du cervelet. Au-dessous de cette apophyse et de la lamelle ou racine antérieure de la petite aile du sphénoïde, et en avant de la gouttière caverneuse, le corps du sphénoïde offre, de chaque côté, une autre gouttière oblique qui est en rapport avec le coude que forme l'artère carotide à sa sortie du sinus caverneux. Cette gouttière est souvent convertie en trou par un petit arc osseux qui, de l'apophyse clinoïde, vient rejoindre une saillie osseuse rarement bien prononcée, située au-dessous du plancher d'entrecroisement des nerfs optiques, et que l'on nomme *apophyse clinoïde moyenne*.

Plan inférieur ou *guttural*. Au milieu une crête (*rostrum*, Sœmm.) qui est reçue dans la gouttière supérieure du vomer; de chaque côté, une rainure qui s'articule avec les bords latéraux du même os. Plus en dehors, un petit canal, ou seulement un sillon complété par l'os palatin, c'est le *conduit ptérygo-palatin*, qui donne passage à un filament nerveux et à de petits vaisseaux.

Plan antérieur ou *ethmoïdal*. Il se compose de trois cloisons verticales, une moyenne et deux latérales, entre lesquelles sont les orifices des *sinus sphénoïdaux*. La cloison moyenne ou *crête ethmoïdale*, est rugueuse et très-saillante; elle s'articule au milieu avec la lame perpendiculaire de l'ethmoïde, et latéralement avec les *cornets de Bertin*. Cette cloison sépare l'un de l'autre les sinus sphénoïdaux; parfois incomplète ou percée d'un trou, elle établit la communication entre les sinus; souvent déviée latéralement, elle rend très-différente leur capacité relative. Les cloisons latérales, peu saillantes, offrent un plan externe qui forme la partie la plus reculée de la paroi interne de l'orbite, et un plan interne qui limite en dehors le sinus: leur bord libre présente une surface très-inégale, articulée dans ses deux tiers supérieurs avec l'ethmoïde, et dans son tiers inférieur avec l'os palatin. En dedans elles sont en rapport avec les cornets; les sinus sphénoïdaux, qui occupent l'espace moyen, n'existent pas encore chez les enfans: ils acquièrent peu à peu du développement dans la jeunesse et l'âge adulte, et finissent par envahir tout le corps du sphénoïde, la base des petites ailes et la partie supérieure de l'os palatin, dont une cellule vient s'ouvrir dans leur cavité. Ils sont fréquemment interrompus dans leur intérieur par des cloisons incomplètes, incurvées, dont la direction est variable, mais le plus souvent oblique. Leur orifice correspond à la partie postérieure de la voûte des fosses nasales; sa forme est quadrilatère sur le plan antérieur, et il se termine sur le plan inférieur par un angle aigu en arrière: fermé dans toute son étendue par le cornet sphénoïdal, qui s'applique sur son contour, il n'a d'autre ouverture que celle que présente cette lame osseuse.

Plan postérieur ou *occipital*. Il se compose de deux parties: l'une supérieure, de 6 à 8 lignes de hauteur, concave transversalement, forme un plan déclive, étendu de la lame quadrilatère, qui supporte les apophyses clinoïdes postérieures, à l'articulation du sphénoïde avec l'occipital. Cette surface, qui constitue la partie supérieure de la gouttière basilaire, présente de chaque côté le commencement des gouttières du sinus pétreux inférieur. La partie inférieure du plan postérieur est celle qui sert à son articulation avec la portion basilaire de l'occipital; elle n'existe plus chez l'adulte où ces os sont soudés. Dans les jeunes sujets elle forme une surface quadrilatère rugueuse, revêtue, dans l'état frais, d'un cartilage inter-articulaire.

Grandes ailes. Elles présentent trois faces, deux bords courbes et deux extrémités.

Face antérieure et *interne* ou *orbitaire*. Plane, quadrilatère, oblique d'arrière en avant et de dedans en dehors, elle forme les trois cinquièmes postérieurs de la paroi externe de l'orbite; son bord externe et antérieur s'articule avec l'os malaire; son bord interne et postérieur limite inférieurement la fente sphénoïdale; en haut il forme une petite gouttière; en bas et au devant de lui est un léger tubercule, souvent converti par une petite lamelle osseuse en un conduit libre aux deux extrémités. Le bord supérieur s'articule avec le frontal; l'inférieur limite en haut la *fente sphéno-maxillaire*.

Face supérieure et *postérieure* ou *cérébrale*. Dirigée de bas en haut et de dedans en dehors, concave suivant ses deux diamètres, parsemée, comme le plan cérébral de tous les os du crâne, de sillons artériels et d'impressions digitales qui correspondent aux circonvolutions du cerveau, elle forme la partie antérieure de la fosse moyenne et latérale du crâne. Près du corps du sphénoïde elle offre trois trous disposés suivant une ligne courbe d'avant en arrière et de dedans en dehors, et dont la forme est indiquée par leur nom. Le premier et le plus antérieur, oblique d'arrière en avant et de dedans en dehors, est le *trou grand-rond* ou *maxillaire supérieur*, qui donne passage au nerf de ce nom (2e branche de la 5e paire). Le second, oblique de haut en bas et de dedans en dehors, est le *trou ovale* ou *maxillaire inférieur*: c'est par lui que sort le nerf maxillaire inférieur (3e branche de la 5e paire). Le troisième est le *trou petit rond* ou *sphéno-épineux*; il livre passage à l'artère sphéno-épineuse ou méningée moyenne. Les trous grand rond et ovale commencent par une gouttière en dedans, sur le corps du sphénoïde, le trou petit rond se continue en dehors par un sillon artériel.

Face externe et *inférieure* ou *temporo-zygomatique*. Elle est divisée en deux portions par une crête oblique sur laquelle s'implantent des fibres aponévrotiques du muscle temporal. La supérieure tournée en dehors, convexe de haut en bas, concave transversalement, fait partie de la fosse temporale et donne attache au muscle du même nom; l'inférieure, tournée en bas, convexe verticalement, concave transversalement, forme la paroi supérieure de la fosse zygomatique: en dedans elle concourt à l'implantation du muscle ptérygoïdien externe, en bas et en arrière on y remarque les orifices extérieurs des trous ovale et petit rond.

Bord interne et *supérieur*. Convexe en avant, en haut et en dedans, il offre à sa partie interne et supérieure une surface triangulaire parsemée d'aspérités, qui s'articule avec une surface semblable du frontal. Au milieu il forme un bord tranchant incliné en bas et en dedans, qui limite inférieurement la fente sphénoïdale. Cette fente, comprise entre les deux ailes du sphénoïde, a la forme d'un triangle alongé dont la base au corps du sphénoïde est en bas, en dedans et en arrière; et le sommet, en haut, en dehors et en avant. Elle donne passage aux nerfs des 3ᵉ, 4ᵉ, branche supérieure ou ophthalmique de la 5ᵉ et à la 6ᵉ paire cérébrale, à la veine ophthalmique, à une artère et à un prolongement de la dure-mère. En dedans, le bord interne de la grande aile se confond avec le corps du sphénoïde; en arrière et en bas il est creusé d'une gouttière qui loge la portion cartilagineuse de la trompe d'Eustache, et finit par s'articuler avec le rocher.

Bord externe et *inférieur*. Parallèle au bord interne, c'est-à-dire concave dans le même sens que celui-ci est convexe, hérissé de fortes aspérités, taillé en biseau, supérieurement aux dépens de la table externe, et inférieurement aux dépens de la table interne, ce bord s'articule dans toute son étendue avec la lame écailleuse du temporal.

Extrémité antérieure externe et *supérieure* ou *pariétale*. Oblique de haut en bas et d'arrière en avant, mince, taillée en biseau aux dépens de la table interne, elle s'articule avec l'angle antérieur et inférieur du pariétal : entre cette articulation existe quelquefois un os wormien, mais alors il appartient plus ordinairement au pariétal qu'au sphénoïde.

Extrémité postérieure interne et *inférieure*. Elle forme, à la réunion des bords externe et interne, un sommet aigu qui est reçu dans l'angle rentrant du temporal, entre la lame écailleuse et le rocher : en bas elle se termine par une petite apophyse, l'épine du sphénoïde, qui donne attache au ligament latéral interne de l'articulation temporo-maxillaire et au muscle antérieur du marteau.

Apophyses ptérygoïdes. D'une longueur d'environ 1 pouce, formant une masse quadrilatère de 4 lignes de côté; dirigées presque verticalement, mais avec une légère inclinaison de haut en bas, d'avant en arrière, et de dedans en dehors, elles naissent, par une forte base ou racine, des parties latérales du plan inférieur du sphénoïde, entre les trous ovale et grand rond. On y considère, 1° un *plan antérieur*, large supérieurement, articulé avec l'os du palais, séparé de l'os maxillaire par un espace triangulaire ou *fente ptérygo-maxillaire*, divisé inférieurement en deux lames divergentes, entre lesquelles est une échancrure triangulaire, qui est remplie par la pyramide de l'os palatin ; 2° un *plan* postérieur excavé ou *fosse ptérygoïdienne*, comprise entre deux lamelles osseuses ou ailes latérales interne et externe : dans cette fosse s'implante le muscle ptérygoïdien interne ; au-dessus et en dedans est un enfoncement dans lequel s'attache le péristaphylin externe ; 3° un *plan interne*, droit et lisse qui forme la paroi externe de l'ouverture postérieure des fosses nasales, et qui sert d'implantation à l'aponévrose du constricteur supérieur du pharynx ; 4° un *plan externe* concave, plus étendu que l'interne, qui sert d'attache au ptérygoïdien externe; 5° une *base*, traversée horizontalement d'avant en arrière par le *canal vidien* ou *ptérygoïdien*, qui donne passage au nerf et aux vaisseaux du même nom ; 6° un *sommet* bifide, terminé à l'aile externe par un rebord arrondi, et à l'aile interne par un crochet (*hamulus*) sur lequel se réfléchit le tendon du péristaphylin externe.

Pour mettre le sphénoïde en position, il faut tourner en bas les apophyses ptérygoïdes, et en avant l'ouverture des sinus.

Connexions. Le sphénoïde s'articule avec tous les os du crâne, en avant le frontal, l'ethmoïde et les cornets de Bertin, en arrière, l'occipital, latéralement les temporaux et les pariétaux : à la face il s'articule avec le vomer, les os palatins et malaires. Il donne attache à tous les muscles de l'œil, moins l'oblique externe, au crotaphite, aux deux ptérygoïdiens, au péristaphylin externe, et au constricteur supérieur du pharynx. Il donne passage aux artère et veine ophthalmiques et vidiennes, à l'artère sphéno-épineuse et à quelques artérioles; aux nerfs de la 2ᵉ à la 6ᵉ paire cérébrale, et au nerf vidien. Il supporte une partie des lobes moyens et antérieurs du cerveau, la tige pituitaire, l'entrecroisement des nerfs optiques, le nerf olfactif, l'artère carotide, les sinus coronaire et caverneux, et en partie les sinus pétreux inférieurs.

Structure. Les apophyses sont formées par du diploé intermédiaire à la substance compacte. Le corps (*Planche* 19, *fig*. 1, 2), avant le développement des sinus, est entièrement composé d'une substance spongieuse à mailles épaisses; il conserve à tout âge cette disposition dans la portion basilaire.

Développement. Formé dans l'état fœtal par la jonction de seize points d'ossification, le sphénoïde, à la naissance, n'est plus composé que de trois pièces : au milieu le corps et les petites ailes ; latéralement les grandes ailes et les apophyses ptérigoïdes, le plancher des nerfs optiques et les petites ailes sont bien développés; la selle turcique est profonde. La partie antérieure du corps ne s'annonce que par un éperon osseux médian avec deux gouttières latérales; les cloisons externes n'existent pas encore; la portion basilaire du corps est très-courte. Les grandes ailes sont ossifiées dans toute leur étendue, mais elles sont peu courbes et presque horizontales. Les apophyses ptérygoïdes n'ont pas la longueur proportionnelle qu'elles atteindront par la suite, circonstance qui tient probablement au peu de développement des fosses nasales à cet âge. Leur aile externe, qui sert d'implantation à l'un des muscles qui meuvent la mâchoire, est large et très-saillante; l'aile interne au contraire ne forme qu'une petite colonne osseuse, mais le crochet du péristaphylin externe, qui la termine, est long, épais, et fortement recourbé; la fosse ptérygoïdienne, quoique peu profonde, présente une large surface : il est évident que tout ce qui tient à l'appareil de la mastication atteint un développement précoce; il en est de même des trous qui donnent passage à des nerfs. La fente sphénoïdale est fortement sentie sur la grande aile par une large échancrure; les trous optique, grand rond, ovale et vidien, sont larges et bien dessinés; le trou sphéno-épineux ne forme qu'une échancrure non encore fermée. Dans l'enfant, le sphénoïde prend peu à peu, dans ses différentes parties, la forme de l'âge adulte (*Planche* 24, *fig*. 8). Après la soudure complète de cet os, le changement le plus considérable qu'il subit tient à l'absorption de la substance spongieuse du corps pour le développement de ses sinus.

DE L'OCCIPITAL (1).

OS PRORALE (FAB. AQUAP.). OS OCCIPITIS. SPHÉNO-BASILAIRE (SOEMM.).

Large, impair et symétrique, creusé en coupe et d'une forme de losange dans son contour, situé, comme son nom

(1) Planches 22 et 23.

l'indique, en regard de l'occiput, à la partie postérieure et inférieure du crâne, l'occipital, placé comme un arc-boutant entre les os du crâne et le corps du sphénoïde, est le point d'appui commun de toute la tête, dont il reporte le poids sur le rachis. Contigu à ce dernier, sa configuration est celle qui ressemble le plus à une vertèbre, dont il offre tous les élémens : en avant, un corps épais; au milieu un vaste foramen rachidien, flanqué d'apophyses articulaires, *condyles;* latéralement des trous, *condyliens*, qui donnent passage à des nerfs; en dehors des éminences, *jugulaires*, qui rappellent les apophyses transverses; en arrière de larges surfaces protectrices des centres nerveux, qui semblent des lames vertébrales considérablement élargies; enfin au milieu de ces lames une *protubérance* qui simule une sorte d'apophyse épineuse. Il présente deux faces, quatre bords et quatre angles. Les faces sont séparées par le trou occipital en deux portions, l'une antérieure, *basilaire*, l'autre postérieure, *squameuse* ou *écailleuse*.

Face postérieure et *inférieure* ou *musculo-cutanée*. Convexe en demi-cercle d'avant en arrière, vers son tiers antérieur est le grand trou occipital ovalaire, de 16 à 17 lignes de diamètre antéro-postérieur, sur 13 à 14 de diamètre tranverse; il donne passage à la moelle et à ses enveloppes, aux nerfs accessoires de Willis, aux artères vertébrales et à des veines. A partir de son arc postérieur, on remarque, 1° au milieu, une saillie linéaire longitudinale, la *crête occipitale externe* qui aboutit après 20 lignes à une *protubérance* du même nom; 2° de la protubérance au bord interne de l'os, de chaque côté la *ligne courbe supérieure*, incurvée de dedans en dehors, et d'arrière en avant : dans son tiers interne elle donne attache au trapèze, et dans ses deux tiers externes, en haut, à l'occipito-frontal, et en bas au sterno-cléido-mastoïdien; 3° au-dessus des lignes courbes supérieures, et jusqu'à l'angle supérieur, l'occipital présente une surface convexe et lisse, parsemée d'un grand nombre de trous nourriciers capillaires, et qui est en rapport avec les portions musculaires postérieures du muscle pair occipito-frontal. 4° Du milieu de la crête procède une *ligne courbe inférieure*, parallèle à la première, et qui divise en deux surfaces parsemées d'inégalités l'espace compris entre la ligne courbe supérieure et le trou occipital. Ces deux surfaces sont légèrement concaves, dans leur tiers interne, et convexes dans les deux tiers externes; la supérieure donne attache, dans la fosette, au grand complexus, en dehors au splénius; sur la seconde s'insèrent, en dedans, le petit droit postérieur de la tête, en dehors, le grand droit et l'oblique supérieur; une crête verticale limite l'implantation de ces muscles près de l'articulation occipito-mastoïdienne; 5° de chaque côté de la moitié antérieure du trou occipital est placé le *condyle*, éminence oblongue d'arrière en avant et de dedans en dehors, revêtue d'un cartilage, fortement convexe suivant les deux diamètres, taillée obliquement en travers, le bord interne faisant une saillie de 2 lignes ½ plus bas que l'externe, en sorte que, dans l'articulation occipito-atloïdienne, les condyles sont reçus et comme emboîtés dans la vertèbre atlas dont les facettes articulaires concaves les débordent à la fois en avant, en arrière et en dehors. En arrière de l'éminence articulaire est la *fosse condylienne postérieure*, dont le fond présente l'orifice externe du *trou* veineux, appelé aussi *condylien postérieur*. En avant est une autre fosse *condylienne antérieure*, dans laquelle vient également s'ouvrir un trou du même nom, qui donne passage au nerf de la neuvième paire, grand hypoglosse : en dedans, sur le bord du trou occipital, est une petite surface d'insertion capsulaire et ligamenteuse; latéralement l'os est terminé par l'*éminence jugulaire*, articulée en dehors avec la portion mastoïdienne du temporal, et qui fournit une insertion au muscle droit latéral : entre le condyle et cette éminence est une échancrure transversale, qui forme la paroi postérieure du golfe de la veine jugulaire; 6° au-devant du trou occipital s'étend la *portion basilaire*, parsemée d'aspérités et d'un grand nombre de trous nourriciers, elle donne attache aux muscles grands et petits droits antérieurs de la tête.

Face supérieure, antérieure et *interne* ou *cérébrale*. Elle offre, à partir de l'orifice interne du trou occipital, 1° en arrière, sur le plan médian, la *crête occipitale interne* qui naît du contour du trou par deux racines, et à laquelle s'attache la faux du cervelet; cette crête aboutit à une saillie, la *protubérance occipitale interne*, point d'entrecroisement des quatre lignes qui divisent en autant de fosses la face cérébrale de la portion écailleuse de l'occipital : en bas la crête déjà nommée, en haut la *gouttière sagittale* qui loge le sinus longitudinal supérieur, de chaque côté la gouttière des sinus latéraux droit et gauche. La gouttière sagittale est la plus profonde, elle se continue avec l'une des *gouttières latérales*, et le plus ordinairement celle du côté droit. Des quatre *fosses occipitales*, les *inférieures* sont lisses; elles correspondent au cervelet : les *supérieures* qui logent les lobes postérieurs du cerveau sont parsemées d'impressions digitales; 2° latéralement au trou occipital on observe de chaque côté : en dehors une petite portion de gouttière, terminaison du sinus latéral, qui s'est continué sur la portion mastoïdienne du temporal. Cette gouttière se termine à une échancrure qui fait partie du golfe de la veine jugulaire; elle offre en dedans l'orifice interne, quelquefois double, du canal flexueux condylien postérieur; 3° vers la partie antérieure du trou occipital est une éminence assez prononcée; au-dessous d'elle se trouve l'orifice cérébral du trou condylien antérieur, au-dessus la terminaison dans le sinus latéral de la gouttière du sinus pétreux inférieur; 4° au devant du trou occipital s'étend la gouttière basilaire sur laquelle repose la protubérance annulaire; les sinus pétreux inférieurs la bornent latéralement.

Bords. *Les supérieurs* ou *pariétaux*, hérissés de profondes dentelures, commencent à la suture lambdoïde par un sommet commun qui forme l'*angle supérieur* de l'occipital, et s'étendent obliquement de haut en bas et de dedans en dehors jusqu'aux angles latéraux; ils s'articulent avec le bord postérieur des pariétaux. C'est dans cette suture occipito-pariétale que se rencontre le plus grand nombre d'os wormiens, au point qu'il n'est pas de sujet qui n'en offre d'une étendue plus ou moins considérable. Ces os ne sont autre chose que des dentelures isolées dans tout leur contour; ils forment des espèces de chevilles placées en travers de la suture et qui, pénétrant à la fois dans les deux os contigus, les maintiennent fortement réunis. Il n'est pas rare de rencontrer des os wormiens d'une étendue considérable. Béclard a vu un occipital dont toute la portion située au-dessus des lignes courbes supérieures était formée par deux de ces os séparés verticalement. Nous avons fait dessiner (*Planche* 23, *fig.* 5), un cas où deux os wormiens, disposés de la même manière, mais plus petits, formaient l'angle supérieur de l'occipital. M. Dumoutier nous a communiqué une tête sur laquelle toute la suture lambdoïde est formée par une série de ces os de 12 à 15 lignes de longueur sur 4 à 5 de largeur et disposés parallèlement. Le musée anatomique du Val-de-Grâce en possède une semblable.

Les bords inférieurs ou *temporaux* s'étendent des angles latéraux à l'angle antérieur ou la soudure spéno-occipitale. Ils sont divisés en deux parties par l'éminence jugulaire. La moitié postérieure s'articule avec la portion mastoïdienne du temporal, en arrière par de légères dentelures, et en avant par une simple juxta-position; elle est fréquemment interrompue par l'orifice externe du trou veineux mastoïdien. La moitié antérieure est plutôt appliquée contre le rocher qu'articulée avec lui ; elle offre au milieu les deux échancrures séparées par un éperon osseux, qui concourent, avec le temporal, à former le trou déchiré postérieur.

L'angle supérieur et *postérieur* forme le sommet de la suture lambdoïde; reçu dans l'écartement des pariétaux, il est remplacé dans le fœtus par la fontanelle postérieure. *L'angle antérieur* et *inférieur* très-épais et quadrilatère, rugueux, est articulé dans le jeune sujet avec le corps du sphénoïde, dont un cartilage intermédiaire le sépare; il n'existe plus chez l'adulte, où la portion basilaire, spéno-occipitale, est soudée en un seul os. Les *angles latéraux* forment, de chaque côté, une suture triple avec le pariétal et la portion mastoïdienne du temporal. Ce point, dans le fœtus, est occupé par la fontanelle latérale antérieure. Dans l'adulte, il n'est pas rare qu'on y rencontre un os wormien (*Planche* 23, *fig.* 9), qui est le plus ordinairement développé aux dépens de l'angle postérieur et inférieur du pariétal.

Connexions. L'occipital s'articule avec six os : les pariétaux, les temporaux, le sphénoïde et l'atlas, sans compter les os wormiens; il sert d'implantation aux ligamens qui l'unissent à l'apophyse odontoïde, aux vertèbres atlas et axis : il donne attache à onze muscles pairs, l'occipito-frontal, le trapèze, le sterno-cléido-mastoïdien, le grand complexus, le splénius, les grand et petit droits postérieurs, oblique supérieur, droit latéral, grand et petit droits antérieurs de la tête; il loge les lobes postérieurs du cerveau, le cervelet, la protubérance annulaire, la fin du sinus longitudinal supérieur, les sinus latéraux, moins leur portion mastoïdienne, les sinus pétreux inférieurs, occipitaux et le golfe de la veine jugulaire; il donne passage aux artères vertébrales, à des veines, au prolongement rachidien et aux nerfs glosso-pharyngiens, pneumo-gastriques, grands hypoglosses et accessoires de Willis.

Pour mettre l'occipital en position, il suffit de présenter horizontalement les condyles en bas et en avant.

Structure. La portion écailleuse de l'occipital est formée, comme tous les os plats du crâne, de diploé intermédiaire à la substance compacte. La masse intérieure des parties les plus épaisses de l'os, le corps basilaire, les condyles et même les éminences jugulaires, est constituée par de la substance spongieuse.

Développement. Formé d'abord d'un grand nombre de points d'ossification, trois pour les fractions basilaire et condyliennes, et pour la portion squameuse de quatre, d'après Béclard et la plupart des anatomistes, et de huit suivant M. Meckel, l'occipital, à la naissance, n'est plus composé que de quatre pièces bien distinctes, en raison de la soudure en commun des élémens de la portion squameuse ou écailleuse. Cette dernière offre alors une texture radiée très-évidente. La protubérance occipitale externe, compacte et lisse, semble le point de départ de l'ossification; des fibres en partent comme d'un centre commun pour se diriger vers la circonférence. Les bords supérieurs sont très-minces et hérissés de petites aiguilles formées par les saillies des fibres osseuses. Suivant l'épaisseur, les fibres extérieures, à partir du centre, plus épais, paraissent s'arrêter progressivement à diverses distances, de sorte que la surface externe semblerait formée de plans décroissans. Le bord inférieur est très-épais, surtout au milieu. La portion condylienne forme une sorte d'aileron épais et large et d'une forme qui rappelle celle de l'omoplate ; antérieurement elle présente deux apophyses, en haut, l'éminence, sorte de *pédicule* qui surmonte le trou de passage de la neuvième paire; en bas le condyle, toutes deux séparées par le trou condylien, non fermé antérieurement. La portion basilaire est déjà très-épaisse : la gouttière qui loge la protubérance annulaire, en raison même du développement précoce des centres nerveux, est proportionnellement plus profonde que dans l'adulte.

DU FRONTAL OU CORONAL.

FRONTALIS, CORONALIS.

Impair et symétrique, convexe et concave en sens opposés, le frontal occupe, comme son nom l'indique, la région du front, à la partie antérieure du crâne, antérieure et supérieure de la face. Demi-circulaire transversalement, et décrivant de haut en bas une courbe parabolique, on a comparé sa forme à celle d'une coquille. Il se compose de deux portions, l'une verticale, squameuse, ou frontale proprement dite, l'autre horizontale ou orbitaire, interrompue au milieu par une vaste échancrure que forme l'ethmoïde. M. Meckel a cru retrouver, dans cette disposition générale, une analogie de conformation avec l'occipital, et conséquemment une ressemblance éloignée avec la vertèbre.

Portion frontale. Plane dans son tiers inférieur, plus ou moins incliné sur le plan vertical, mais d'une conformation d'autant plus heureuse qu'elle s'en rapproche davantage, courbe, d'une hauteur variable, dirigée de bas en haut et d'avant en arrière, dans ses deux tiers inférieurs, elle mesure le sinus de l'angle facial dans les divers sujets; on y considère deux faces et deux bords.

Face antérieure, *cutanée* ou *frontale*. Convexe suivant les deux diamètres, mais aplatie à sa partie moyenne et inférieure, elle présente : 1° sur le plan vertical, dans le jeune sujet, la trace de la suture médiane des deux pièces dont l'os est formé dans le fœtus. Ordinairement cette suture a disparu complétement chez l'adulte, toutefois il n'est pas très-rare de la rencontrer encore intacte, au point de permettre la séparation des deux pièces frontales (*Planche* 30, *a, a.*). 2° En procédant de bas en haut, on remarque sur la suture verticale, à la partie la plus inférieure, une éminence, *bosse nasale*, arrondie ou ovalaire transversalement, d'autant plus prononcée que le sujet est plus avancé en âge, criblée d'un grand nombre de trous capillaires et de petites fissures horizontales; cette éminence est placée entre deux bords courbes, les *arcades sourcilières;* elle se continue latéralement et en haut par deux saillies obliques; au-dessus de la bosse nasale on voit un léger enfoncement; puis, en gagnant la partie supérieure de l'os, deux surfaces proéminentes, séparées par une légère dépression. 3° L'angle que forment les deux portions du frontal est indiqué transversalement, de chaque côté, et à un pouce environ de la suture médiane, par deux saillies, les *bosses frontales;* au-dessous sont deux dépressions transversales; plus inférieurement le rebord saillant des arcades sourcilières. Au-dessus des bosses frontales, la surface de l'os lisse et unie présente une courbe généralement plus régulière que dans les autres parties: en dehors est une crête incurvée, à convexité antérieure, dirigée de haut en bas, d'arrière en avant, et de dehors en dedans; cette crête s'étend du bord circulaire de l'os à l'angle externe de l'arcade sourcilière, forme la limite antérieure de la fosse temporale, et donne attache à l'aponévrose du muscle crotaphite. Toute la surface antérieure du frontal est en rapport médiat avec la portion musculaire antérieure et l'aponévrose du muscle pair occipito-frontal.

Face postérieure et interne ou *cérébrale.* Concave, suivant les deux diamètres, tapissée par la dure-mère, parsemée d'impressions digitales et parcourue par des sillons artériels qui, de son bord externe, se dirigent de bas en haut et de dedans en dehors, vers sa partie moyenne et supérieure, elle présente: 1° au milieu, le commencement de la *gouttière sagittale* qui loge le sinus longitudinal supérieur. Inférieurement, les bords de cette gouttière forment, par leur réunion, la *crête frontale* qui donne attache à la faux du cerveau. Tout à fait en bas, cette crête se trouve séparée de l'apophyse crista-galli de l'ethmoïde, par un *trou* appelé *borgne* ou *épineux.* Le trou borgne n'a ordinairement pas d'issue inférieurement; cependant, chez deux sujets, M. le professeur Boyer l'a vu se continuer jusqu'au trou des os propres du nez(1); de chaque côté de la crête, sont deux enfoncemens, les *fosses frontales* correspondant aux bosses du même nom. Au-dessus, la surface de l'os est presque lisse; au-dessous, elle se continue avec le plancher orbitaire par des impressions mamillaires très-prononcées.

Portion orbitaire. Unie avec la précédente à angle droit, elle constitue, avec la lame criblée de l'ethmoïde, une cloison horizontale interposée entre le crâne et les fosses nasales et orbitaires. Ainsi, elle se compose de deux lames minces ou planchers séparés par une échancrure. Chacun de ces planchers offre deux faces. La *supérieure* ou *cérébrale,* tapissée par la dure-mère, forme la fosse latérale antérieure du crâne; légèrement inclinée de haut en bas et d'avant en arrière, suivant le diamètre antéro-postérieur, et de dehors en dedans, suivant le diamètre transverse; elle est parsemée de profondes impressions digitales. Entre les deux planchers se remarque l'*échancrure ethmoïdale,* de forme rectangulaire et dont le plus grand diamètre est d'avant en arrière. Cette échancrure est remplie par la lame criblée de l'ethmoïde. La face *inférieure* ou *orbitaire* concave constitue la voûte de l'orbite; sa forme est celle d'un triangle irrégulier dont la base arrondie est antérieure. En dehors et en avant, elle présente un enfoncement, la *fossette lacrymale,* qui loge la glande du même nom; en dedans est une autre fossette, beaucoup moins profonde et dite *trochléaire,* parce qu'elle loge le tendon du muscle grand oblique de l'œil, et qu'elle donne attache au petit ligament qui lui sert de poulie de réflexion. Les deux voûtes orbitaires sont séparées par l'échancrure ethmoïdale, dont les bords forment deux rangées parallèles de petites loges osseuses qui constituent la paroi supérieure des cellules de l'ethmoïde avec lequel elles s'articulent. De chaque côté, en avant, l'une de ces loges plus grande que les autres, forme l'ouverture du sinus frontal. En dehors, les cellules fronto-ethmoïdales sont fermées par une mince cloison osseuse, née de la voûte orbitaire et qui s'articule, dans son quart antérieur, avec l'os unguis, dans ses trois quarts postérieurs, avec l'os planum de l'ethmoïde. Dans cette portion de son étendue, elle offre, à quelques lignes d'intervalle, quelquefois trois, mais plus fréquemment deux échancrures, que son articulation avec l'ethmoïde convertit en *trous* dits *orbitaires internes.* L'antérieur donne passage au filet ethmoïdal de la branche nasale du nerf ophthalmique (1re branche de la 5e paire), à une artère et à une veine; le postérieur est seulement traversé par une artère et une veine.

Les *sinus frontaux* (*planches* 21, *fig.* 1 et 27, *fig.* 2) sont deux vastes cavités comprises entre les deux tables de l'os à sa partie moyenne et inférieure, derrière la bosse nasale et les arcades sourcilières. Ils varient en étendue suivant l'âge et le sujet. Ils forment, par leur réunion, une espèce d'arcade, de sorte que leur partie interne est la plus élevée. En dehors, ils se terminent par une cavité anguleuse qui quelquefois se prolonge jusque dans l'angle externe de l'orbite. Ils sont séparés par une cloison moyenne, généralement percée d'un trou qui établit la communication entre les deux sinus. Chacun d'eux est en outre divisé par une ou plusieurs cloisons incomplètes, obliques ou verticales. Ouverts dans les cellules ethmoïdales antérieures par les orifices placés latéralement derrière l'épine nasale, ils font partie du méat moyen ou antérieur des fosses nasales. Ils communiquent par le canal de l'ethmoïde, nommé *infundibulum,* avec les sinus maxillaires. A la sortie du canal, une lamelle osseuse qui forme une sorte d'éperon, établit deux voies dont l'une ouvre dans le sinus et l'autre dans les fosses nasales. Ce fait qui est consigné dans Haller, était depuis long-temps oublié des anatomistes, lorsqu'il a été de nouveau découvert par M. Manec.

Le frontal présente trois bords, un supérieur, vertical, et deux inférieurs, horizontaux.

Le *bord supérieur* ou *pariétal* de forme demi circulaire commence en haut, sur le plan médian, par une saillie, l'*angle frontal* (Cruveil.), qui est reçue entre les pariétaux; elle correspond dans le fœtus à la fontanelle antérieure. A partir de ce point, le bord supérieur du frontal, décrit de chaque côté de haut en bas et de dedans en dehors, une courbe à convexité postérieure, et vient rejoindre l'angle externe de l'orbite. Hérissé de dentelures, plus épais en haut et taillé en biseau aux dépens de la table interne, plus mince en bas et coupé aux dépens de la table externe, il s'articule dans les $^{4}/_{5}$ supérieurs avec le bord antérieur du pariétal et dans le $^{1}/_{5}$ inférieur avec la grande aile du sphénoïde.

Des deux bords inférieurs, l'*antérieur* ou *orbitaire* se compose de trois parties, une moyenne et deux latérales. La partie moyenne, située au-dessous de la bosse nasale, forme une masse saillante en bas. Elle décrit au-dessus et en avant de l'épine nasale un bord demi-circulaire fortement dentelé, l'*échancrure nasale*

(1) *Traité complet d'Anatomie,* t. 1, p. 97.

qui se décompose de chaque côté en deux autres échancrures plus petites, dont l'interne s'articule avec l'os propre du nez, et l'externe avec l'extrémité de l'apophyse montante de l'os maxillaire supérieur. Les parties latérales du bord antérieur sont formées par les *arcades orbitaires*, bords osseux, ainsi nommés, parce qu'ils décrivent le contour supérieur de l'orbite. Chacune de ces arcades commence en dedans par une crête au-dessus de l'os lacrymal. A son tiers interne est un trou ou une échancrure convertie en trou par un ligament, le *trou sourcilier* ou *sus-orbitaire*, dirigé d'avant en arrière, qui n'a d'étendue que l'épaisseur même de l'arcade et qui donne passage aux vaisseaux frontaux (artère, branche supérieure de l'ophthalmique, et nerf, 1re branche de la 5e paire). A partir de ce point, l'arcade sus-orbitaire forme un bord épais, convexe, arrondi et saillant, dirigé obliquement de dedans en dehors et de haut en bas. Latéralement, elle se termine par une saillie dentelée qui s'articule avec l'angle supérieur et postérieur de l'os de la pommette. En arrière de ce point est une surface triangulaire hérissée d'aspérités, qui se confond avec le bord semi-circulaire, et s'articule avec la grande aile du sphénoïde.

Le bord *postérieur* et *inférieur* ou *sphénoïdal* est interrompu au milieu par l'échancrure ethmoïdale. De chaque côté, dans le reste de son étendue, il se compose d'une lame mince, presque droite, taillée en biseau, aux dépens de la table inférieure, et qui s'articule avec le bord antérieur des petites ailes du sphénoïde. En dedans, il fait partie des deux bords à cellules de l'échancrure ethmoïdale; en dehors, il rejoint la surface triangulaire d'articulation avec la grande aile du sphénoïde.

Connexions. Le frontal s'articule avec douze os, les pariétaux, l'ethmoïde, les os propres du nez, maxillaires supérieurs, unguis, malaires et le sphénoïde. Il donne attache à cinq muscles pairs, l'occipito-frontal, le sourcilier, l'orbiculaire des paupières, le pyramidal, le temporal, et fournit une double insertion au ligament de réflexion de l'oblique interne de l'œil. Il livre passage aux vaisseaux et nerfs frontaux; loge les lobes antérieurs du cerveau et sépare les fosses antérieures et latérales du crâne, des cavités orbitaires dont il forme la paroi supérieure. Enfin, par les sinus frontaux qu'il contient dans son épaisseur, il forme la partie la plus élevée des fosses nasales.

Pour mettre le frontal en position, il faut tourner en avant et en bas les arcades orbitaires, disposées sur un plan horizontal.

Développement. Le frontal, à la naissance, est formé de deux moitiés séparées sur le plan médian. La bosse frontale est le centre des fibres radiées qui se portent à la circonférence. Les deux moitiés de l'os sont séparées l'une de l'autre et des pariétaux, par un intervalle membraneux qui s'élargit de bas en haut. Cet intervalle, plus considérable en regard des angles des os non encore ossifiés, constitue les *fontanelles*. Inférieurement, entre le frontal, le pariétal et la grande aile du sphénoïde, est la fontanelle *latérale antérieure*, de forme triangulaire; à la partie supérieure entre les pièces frontales et les pariétaux, se trouve la fontanelle dite seulement *antérieure*, dont la forme est celle d'un losange qui se continue en croix dans les quatre sutures par la jonction desquelles elle est formée.

Les planchers orbitaires sont bien développés et proportionnellement plus épais que la portion antérieure de l'os. La fossette lacrymale est vaste et très-profonde. Dans l'enfance, de la 4e à la 6e année, le frontal éprouve une double modification par l'ossification de ses deux pièces et l'apparition des sinus frontaux. Ces sinus se développent progressivement dans la jeunesse et l'âge adulte; mais ce n'est que dans les vieillards qu'ils acquièrent une assez grande étendue pour envahir toute la région sus-orbitaire.

DU PARIÉTAL. (1)

OS VERTICIS, SINCIPITIS (*VES.*) BREGMATIS (*COLUMB. SOEMM.*); LATÉRALE (*MON.*).

Os pair, asymétrique, large, quadrilatère, incurvé en forme de cuiller, le pariétal (de *paries*) forme avec son congénère la majeure partie de la voûte du crâne dont il occupe la région moyenne, supérieure et externe. Enclavé d'avant en arrière, entre l'occipital et le frontal, il décrit en bas une sorte de voûte appuyée par ses deux extrémités sur le sphénoïde et la portion mastoïdienne du temporal, et qui, dans sa partie moyenne exhaussée, n'est que juxta-posée avec la lame verticale de ce dernier os. Le pariétal offre à considérer deux surfaces, quatre bords et quatre angles.

Surface externe. Convexe suivant les deux diamètres vertical et antéro-postérieur, sa partie moyenne est occupée par une saillie, la *bosse pariétale*, qui forme avec celle du côté opposé, le diamètre le plus large du crâne. Un peu au-dessous s'étend d'avant en arrière, et d'un bord à l'autre la ligne *courbe* ou *semi-circulaire*, à concavité inférieure qui donne implantation au muscle temporal et limite en haut la fosse du même nom. Cette ligne divise la surface de l'os en deux parties, supérieure et inférieure. La surface supérieure est légèrement rugueuse en raison de la quantité innombrable de trous nourriciers capillaires dont elle est percée. Elle est en outre parsemée de légères stries verticales, qui correspondent aux insertions les plus intimes de l'aponévrose épicrânienne dont elle est recouverte. A deux ou trois lignes du bord supérieur et un pouce environ du bord inférieur est un trou veineux, *trou pariétal*, qui s'ouvre à la surface interne dans la gouttière du sinus longitudinal supérieur. La position de ce trou varie fréquemment; il n'est pas rare qu'il soit compris dans l'épaisseur des sutures et quelquefois il manque absolument. La surface inférieure, au-dessous de la ligne courbe temporale, est lisse dans la plus grande partie de son étendue. En arrière elle présente une ou deux lignes incurvées qui donnent insertion à des aponévroses du muscle temporal. Au milieu sont quelques légers sillons vasculaires ascendans des artères temporales profondes. Inférieurement, à partir de l'échancrure moyenne du bord inférieur, se remarque une série de saillies linéaires séparées par des enfoncemens, offrant une disposition radiée et qui constituent le feuillet pariétal de la *suture écailleuse*.

Surface interne. Tapissée par la dure-mère, concave en sens inverse de la double convexité de la précédente, sa partie moyenne forme un enfoncement, la *fosse pariétale*, qui correspond à la saillie extérieure de la bosse du même nom. Indépendamment des impressions digitales et des éminences mamillaires communes à toutes les parois du crâne, la surface interne du pariétal est creusée d'un nombre considérable de sillons artériels et de gouttières veineuses que l'on a comparés aux nervures d'une feuille de figuier. Ces sillons, qui proviennent des divisions des vaisseaux méningés, commencent ordinairement par trois branches prin-

(1) Planche 91.

cipales, l'une sur l'angle antérieur et inférieur, et les deux autres sur l'échancrure du bord inférieur. Sur toute la surface, les sillons ont ensemble de fréquentes anastomoses, et sont percés, surtout leurs ramuscles, d'un grand nombre de trous capillaires qui conduisent de petits vaisseaux dans l'intérieur de l'os. Parallèlement au bord supérieur règne un enfoncement qui, par l'articulation des deux pariétaux, constitue la gouttière du sinus longitudinal supérieur. Dans cette gouttière, ou près d'elle se voit l'orifice interne du trou pariétal. Au-dessous sont de petites fosses variables de position, de nombre et de grandeur, qui logent les corps appelés *glandes de Pacchioni*. Vers l'angle postérieur et inférieur est une autre gouttière courbe de quelques lignes d'étendue qui reçoit la portion coudée du sinus latéral.

Le *bord antérieur*, ou *frontal*, dirigé verticalement, est coupé en biseau en sens inverse du frontal avec lequel il s'articule, c'est-à-dire en haut, aux dépens de la table externe, et en bas, aux dépens de la table interne. Le *bord postérieur*, ou *occipital*, est celui dont les dentelures sont les plus saillantes et leurs intervalles les plus profonds. On y trouve en outre attachés, comme à l'occipital, de petits os wormiens qui, dans la désarticulation, restent sur celui des deux os avec lequel ils sont le plus fortement engrenés, et de vastes échancrures dentelées remplies, dans l'état frais, par les os wormiens d'un plus grand volume, qui souvent se détachent dans la séparation des deux os. La réunion des deux sutures *occipito-pariétales* avec celle dite *sagittale* ou inter-pariétale, a été nommée, d'après sa forme, *suture lambdoïde*. C'est à son point d'entre-croisement que correspond, dans le fœtus, la *fontanelle postérieure*. Le *bord supérieur* forme au sinciput ou sommet de la tête, et sur le plan médian, la *suture sagittale*, résultant de l'articulation des deux pariétaux. Les dentelures y sont légères en avant, plus profondes au milieu et en arrière; elles comprennent fréquemment de petits os wormiens. La suture sagittale est de toutes, celle qui s'ossifie le plus promptement; dans nombre de sujets adultes elle ne présente déjà plus que des traces à peine distinctes. Le *bord inférieur*, ou *temporal*, concave, mince et tranchant, est formé dans presque toute son étendue par l'échancrure de la suture écailleuse ou squameuse; taillé en biseau aux dépens de sa table externe, il n'y a entre ce bord et la portion du temporal, avec laquelle il est en contact, d'autre pénétration que celle des lignes radiées en creux ou en relief qui ont fait donner à cette suture le nom d'écailleuse. Aussi cette articulation qui est plutôt une simple juxtaposition qu'une véritable engrenure, est-elle la moins solide de toutes celles des os du crâne, au point que dans les têtes de squelette la portion écailleuse du temporal tend d'elle-même à se dejeter en dehors. Dans l'état frais, elle est surtout maintenue par les fortes fibres aponévrotiques du muscle temporal. Postérieurement, le bord inférieur épais et rugueux s'articule avec la portion mastoïdienne du temporal.

L'*angle antérieur* et *supérieur* ou *frontal*, le plus saillant de tous, forme presque régulièrement un angle droit; placé au point de jonction en T des sutures sagittale et fronto-pariétales, il correspond, dans le fœtus, à la fontanelle antérieure. L'angle *antérieur* et *inférieur* ou *sphénoïdal*, reçu entre le frontal et la portion écailleuse du temporal, se termine inférieurement par un bord équarri taillé en biseau aux dépens de sa table externe, et qui s'articule avec le sommet de la grande aile du sphénoïde. Il correspond, dans le fœtus, à la fontanelle latérale antérieure. L'angle *postérieur* et *supérieur* ou *occipital*, obtus et fortement dentelé, fait partie de la suture lambdoïde. L'angle *postérieur* et *inférieur* ou *mastoïdien* est reçu dans l'écartement du bord supérieur de l'occipital et de la portion mastoïdienne du temporal; il est, dans le fœtus, le centre de la fontanelle latérale postérieure.

Connexions. Le pariétal s'articule avec cinq os, le pariétal opposé, le frontal, l'occipital, le temporal et le sphénoïde. Il donne attache à l'aponévrose épicrânienne et au muscle temporal. Il loge, dans sa concavité, la plus grande partie des hémisphères cérébraux, et dans des sillons ou des enfoncemens, les nombreux rameaux des artère et veine méningées moyennes, une petite portion du sinus latéral, et les corps ou glandes de Pacchioni.

Pour mettre le pariétal en position, et distinguer le droit du gauche, il faut tourner sa face convexe en dehors, son bord échancré verticalement en bas; l'angle le plus long de ce bord en avant et un peu plus haut que celui qui lui est opposé.

Développement. Le pariétal, de tous les os du crâne, celui dont la structure est la plus simple, offre, par cela même, dans le fœtus, la disposition radiée la plus évidente. Les fibres, à partir de la bosse pariétale qui forme un centre éburné, s'épanouissent en divergeant vers la circonférence. Les bords sont séparés des os voisins par de légers intervalles membraneux; les angles, plus éloignés du point de départ commun de l'ossification, ne sont pas encore complétement développés, ce qui explique la position des fontanelles à leurs quatre extrémités.

DU TEMPORAL. (1)

OS TEMPORUM, AURIS, LAPIDEUM, LAPIDOSUM, DURUM (*VÉS.*); SAXEUM, PETROSUM, SQUAMMIFORME, LITHOIDES (*T. BART.*).

Cet os pair, très-irrégulier, a reçu son nom de la région qu'il occupe, la tempe, à la partie latérale, inférieure et moyenne du crâne. Sa configuration est des plus bizarres. Pour en faciliter la description, on l'a divisé en trois portions : une supérieure, verticale, dite *écailleuse* ou *squameuse*, à cause de son articulation pariétale; une postérieure et inférieure ou *mastoïdienne*, qui emprunte son nom d'une apophyse en forme de mamelon qui la termine inférieurement; enfin une troisième portion inférieure et interne, dite *pierreuse*, à cause de sa dureté, ou le *rocher*, en raison de sa forme de pyramide à pans heurtés et inégaux. Les usages du temporal sont des plus importans. Articulé par chacune de ses portions avec deux os du crâne, le sphénoïde et le pariétal par sa lame écailleuse, le pariétal et l'occipital par sa portion mastoïdienne, l'occipital et le sphénoïde par le rocher, il forme latéralement la culée de la double voûte du crâne. Par une vaste apophyse qui se dégage de sa partie moyenne, il supporte les os de la face, et il est le seul point d'appui de la mâchoire inférieure. Enfin, dans l'épaisseur du rocher, sont comprises les cavités de l'organe de l'ouïe.

PORTION ÉCAILLEUSE. Formée d'une lame verticale mince et transparente, elle se termine par un bord semi-circulaire.

Face externe ou *musculo-cutanée*. Lisse, légèrement convexe, offrant quelques légers sillons qui logent les artères temporales profondes, cette face, qui fait partie de la fosse temporale, donne attache dans toute son étendue au muscle du même nom.

(1) Planche 13.

De sa partie inférieure se détache une éminence, l'apophyse zygomatique (de ζευγνυω, je joins), qui unit latéralement les os du crâne et de la face. Cette apophyse, épaisse et forte à sa base, naît presque perpendiculairement de l'os temporal, et se contourne bientôt sur elle-même, de manière que la face supérieure devient interne, et l'inférieure externe. Elle se prolonge d'un pouce environ en un arc osseux aplati, convexe en dehors, qui forme presque toute l'étendue de l'arcade zygomatique. La *face externe* de cet arc est sous-cutanée. Sa *face interne*, concave, ferme en dehors la fosse temporale, et donne attache aux aponévroses les plus internes du muscle masseter. Son *bord supérieur*, convexe et tranchant, sert d'implantation à l'aponévrose d'enveloppe du muscle temporal; son *bord inférieur*, concave, épais et mousse, n'a guère, en étendue, que la moitié du bord supérieur; il donne attache à une partie du muscle masseter. Le *sommet* de l'apophyse zygomatique est évidé en pointe; il forme une surface d'engrenure taillée en biseau aux dépens du bord inférieur, et qui s'articule avec l'angle postérieur et inférieur de l'os de la pommette. La *base* procède de deux racines, postérieure et antérieure. La racine postérieure commence la direction horizontale que suit l'arcade zygomatique elle-même; elle sépare la fosse temporale de la petite fosse articulaire *glénoïde* située au-dessous; elle naît en arrière de deux origines : l'une, supérieure, n'est autre que la terminaison de la ligne courbe qui limite en arrière l'implantation du muscle temporal; l'autre, inférieure, est une crête qui établit la séparation entre le *conduit auditif externe* et la cavité glénoïde. La racine antérieure ou transversale, large et convexe, est dirigée obliquement de dehors en dedans, d'avant en arrière, et de haut en bas. Recouverte de cartilage dans l'état frais, c'est sur elle que roule le condyle de la mâchoire inférieure. La cavité glénoïde, placée entre les deux racines de l'apophyse zygomatique, forme une fosse profonde dirigée obliquement de haut en bas, de dehors en dedans, et un peu d'avant en arrière. Elle est traversée diagonalement par la *fente* ou *fissure glénoïdale, scissure de Glaser*, qui donne passage au filet nerveux tympanique, improprement nommé corde du tympan, à une artériole, et au muscle antérieur du marteau. Cette fente divise la fosse glénoïde en deux parties. L'antérieure, véritablement articulaire, reçoit le condyle de la mâchoire, dont elle représente la forme en creux. La postérieure, dirigée verticalement, est constituée par la cloison osseuse du conduit auditif externe; elle est seulement recouverte de périoste dans l'état frais, et, en raison de sa hauteur, elle rend impossibles les luxations de la mâchoire en arrière.

La *face interne* ou *cérébrale* de la portion écailleuse offre une concavité proportionnellement plus profonde que la saillie formée par l'autre face, ce qui tient à l'épaisseur du bord circulaire par rapport au centre, qui est très-mince. Cette surface présente, avec les impressions digitales et les éminences mamillaires propres à tous les os du crâne, quelques sillons tronqués des vaisseaux sphéno-épineux.

Le *bord*, plus que *semi-circulaire*, se divise en deux parties : en avant, il est épais, rugueux, dentelé, et taillé en biseau aux dépens de la table externe : il s'articule avec la grande aile du sphénoïde. Dans le reste de son étendue, taillé très-obliquement aux dépens de la table interne, il se termine par un bord tranchant et se compose d'une série d'aiguilles osseuses en relief, séparées par des enfoncemens parallèles. C'est, comme nous l'avons dit, plus haut, cette disposition qui a fait donner le nom d'écailleuse à cette portion du temporal et à la suture au moyen de laquelle cet os s'articule avec le pariétal.

PORTION MASTOÏDIENNE. De forme ovalaire verticalement, confondue en haut avec la lame squameuse, et en bas avec le rocher, sa *face externe* est rugueuse; à sa partie supérieure est la ligne qui limite la fosse temporale; en arrière, le *trou mastoïdien*, qui donne passage à un rameau artériel et à une forte veine. Inférieurement se voit une éminence mamelonnée, l'*apophyse mastoïde*, très-saillante, mousse et arrondie par le bas, qui donne attache au muscle sterno-cléido-mastoïdien. Sur son bord postérieur est une rainure légère qui sert d'insertion au petit complexus; derrière elle et à sa base est une autre rainure très-profonde· dans laquelle s'implante le ventre postérieur du muscle digastrique.

La *face interne* de la portion mastoïdienne est concave. Elle est creusée, au-dessous du bord postérieur du rocher, d'une large gouttière en S qui forme une partie du sinus latéral. Dans cette gouttière vient s'ouvrir le trou mastoïdien par un orifice ordinairement double et quelquefois multiple. La *circonférence* est formée par un bord épais, divisé en trois fractions, dont la supérieure, parsemée d'aspérités et taillée en biseau aux dépens de la table externe, s'articule avec le bord inférieur du pariétal. La fraction moyenne, verticale et dentelée, s'articule avec la partie la plus élevée du bord inférieur de l'occipital. L'inférieure, seulement rugueuse, et taillée en biseau de haut en bas, aux dépens de la table interne, n'est que juxta-posée avec l'occipital près de son éminence jugulaire.

PORTION PIERREUSE OU ROCHER. De la partie interne de l'os temporal, entre les portions écailleuse et mastoïdienne, s'élève, par une large base, l'éminence pyramidale nommée le rocher, dirigée horizontalement et inclinée d'arrière en avant et de dedans en dehors. On y considère trois faces, une supérieure et une postérieure situées dans le crâne, et une inférieure placée en dehors de cette cavité; trois angles, une base et un sommet.

La *face inférieure* présente, à partir de l'apophyse mastoïde : 1° le trou rond *stylo-mastoïdien*, par lequel sort le nerf facial (portion dure de la septième paire). Ce trou est l'orifice inférieur du canal connu sous le nom si impropre d'*aqueduc de Fallope*, et que M. Cruveilhier, en raison de son usage, appelle *canal du nerf facial*. 2° En dedans de ce trou, une longue épine osseuse, l'*apophyse styloïde*, dirigée de haut en bas et un peu obliquement, d'arrière en avant, et de dehors en dedans : elle donne attache aux muscles stylo-hyoïdien, stylo-glosse et stylo-pharyngien, et aux ligamens stylo-maxillaire et stylo-hyoïdien. L'apophyse styloïde n'est soudée au corps de l'os que vers la vingt-cinquième année; avant cet âge, elle n'y est unie que par une substance cartilagineuse. 3° A sa base, cette apophyse est environnée par une gaîne osseuse, l'*apophyse vaginale*; celle-ci, plus prononcée en dehors, se continue avec la crête verticale qui forme la cloison de séparation du conduit auditif externe et de la cavité glénoïde. 4° En arrière de l'apophyse styloïde est une facette plane, rentrant dans le corps de l'os, qui s'articule avec l'éminence jugulaire de l'occipital. 5° Au-devant de celle-ci est une fossette divisée en deux par un petit éperon saillant et qui forme la paroi antérieure du trou déchiré postérieur, complété en arrière par l'occipital. 6° En avant, et sur le milieu de la face inférieure, est le trou arrondi *carotidien*, orifice inférieur du canal du même nom. Ce canal inflexe parcourt l'extrémité interne du rocher (voyez *planche* 18, fig. 1, de 6 à 6). D'abord vertical, puis horizontal, il redevient vertical pour pénétrer dans le crâne par le trou déchiré antérieur. Le canal carotidien donne passage à l'artère carotide pour son entrée dans le crâne et à des filamens nerveux provenant des 5ᵉ et 6ᵉ paires, et du ganglion sphéno-palatin, lesquels filamens établissent la communication entre les nerfs cérébraux et le ganglion cervical supérieur du grand sympathique. 7° En dedans du trou carotidien est une surface rugueuse qui donne attache aux muscles péristaphylin interne et externe du marteau.

Les deux faces crâniennes sont tapissées par la dure-mère. La *supérieure* limite en arrière la fosse moyenne du crâne; elle est inclinée de dehors en dedans et d'arrière en avant. Vers son tiers externe et postérieur elle présente une forte bosselure qui correspond aux canaux semi-circulaires (*planche* 18, fig. 1, chiffres 8 et 9). Au-dessous existent un ou plusieurs petits trous d'autant plus prononcés que le sujet est plus jeune. Vers la partie moyenne de cette face est un autre trou assez considérable, c'est l'*hiatus de Fallope*, qui communique avec le canal du nerf facial. Il donne passage au filet crânien du nerf vidien ou ptérygoïdien et à une artériole. Au-devant du trou est un léger sillon dans lequel rampent les vaisseaux avant de pénétrer dans l'os par l'hiatus.

La *face postérieure* est sensiblement verticale et, suivant sa longueur, inclinée en avant et en dedans. Elle limite en avant la fosse postérieure du crâne. A sa partie moyenne et vers l'angle supérieur se voit un trou qui en dedans commence par une gouttière et forme en dehors un rebord arrondi; c'est l'orifice crânien du conduit auditif interne. A deux lignes de profondeur un éperon transversal partage ce conduit en deux parties; la supérieure est un trou circulaire, l'orifice interne du canal du nerf facial, (*aqueduc de Fallope*); l'inférieure représente une petite cloison verticale percée de plusieurs trous par lesquels passent les nerfs labyrinthiques (portion molle de la septième paire). Derrière le conduit auditif interne est une fente verticale, l'*orifice de l'aqueduc du vestibule*, et près du bord supérieur un pertuis par lequel pénètrent de petits vaisseaux.

Des trois bords ou angles plans, 1° le *supérieur* ou *crânien* est creusé d'une gouttière longitudinale qui loge le sinus pétreux supérieur. Antérieurement, cette gouttière est interrompue par une dépression qui indique le passage de la cinquième paire de nerfs. 2° L'angle *inférieur* ou *occipital*, rugueux, présente, dans sa moitié postérieure, le bord de la facette d'articulation avec l'éminence jugulaire de l'occipital, puis la double échancrure avec une crête moyenne de séparation qui forme la paroi antérieure du trou déchiré postérieur. Au-delà est un pertuis triangulaire, l'*orifice inférieur de l'aqueduc du limaçon*. Au-devant de ce pertuis l'angle inférieur courbé de bas en haut s'articule avec la portion basilaire de l'occipital; il offre une légère rainure qui concourt à former la gouttière du sinus pétreux inférieur. 3° L'angle *antérieur* ou *sphénoïdal* est très-court et s'articule tant par juxta-position que par de légères dentelures, avec l'extrémité postérieure du sphénoïde. Dans l'angle rentrant qui résulte de la jonction du rocher avec la lame écailleuse on aperçoit un trou divisé en deux par une mince cloison transversale; ces deux trous sont les orifices extérieurs de canaux osseux qui communiquent dans la caisse du tympan; le canal supérieur, aplati de haut en bas, loge le muscle interne du marteau; l'inférieur, circulaire, constitue la portion osseuse de la trompe d'Eustachi. (*Planche* 18, fig. 1, chiffre 2.)

Base. Confondue avec les portions écailleuse et mastoïdienne, elle présente à l'extérieur l'orifice du conduit auditif externe. Le contour de cet orifice évasé en arrière en infundibulum, lisse en haut, rugueux en bas, est environné, dans sa moitié supérieure, par les deux branches de la racine postérieure de l'apophyse zygomatique; et dans sa moitié inférieure par la crête de séparation du conduit auditif et de la cavité glénoïde qui se contourne en bas, puis en arrière, en formant un bord épais et rugueux, percé d'un grand nombre de trous nourriciers capillaires.

Sommet. Terminé par deux angles aigus, dont l'un s'articule avec l'extrémité interne et l'autre avec le corps du sphénoïde, sa partie moyenne, concave, forme le rebord externe du trou déchiré antérieur par lequel l'artère carotide pénètre dans le crâne.

Connexions. Le temporal s'articule avec cinq os; pour le crâne, le pariétal, l'occipital et le sphénoïde, à la face les os malaire et maxillaire inférieur. Il donne attache à quinze muscles pairs, le temporal, le masseter, le sterno-mastoïdien, l'auriculaire postérieur, une partie du splenius, le digastrique, le petit complexus, les muscles stylo-hyoïdien, stylo-glosse et stylo-pharyngien, le pétro-salpingo-pharyngien, le péristaphylin interne, les deux petits muscles du marteau et celui de l'étrier. Il loge l'organe de l'ouïe et son nerf spécial, une partie du lobe moyen du cerveau, l'artère carotide, le nerf facial et le rameau crânien du nerf vidien, pendant le trajet qu'ils parcourent dans leurs canaux inflexes, le sinus pétreux supérieur, une partie du sinus latéral et le bord du sinus pétreux inférieur. Il donne passage à la veine mastoïdienne et à une artériole et concourt à former le trou déchiré postérieur par lequel sortent la veine jugulaire interne et les nerfs pneumo-gastrique, glosso-pharyngien et accessoire de Willis.

Pour mettre le temporal en position et distinguer le droit du gauche, il faut tourner le rocher en dedans, l'apophyse mastoïde en bas et en arrière, et l'apophyse zygomatique horizontalement en avant.

Structure. Proportionnellement à son étendue cet os est celui qui contient le plus de substance compacte. La portion écailleuse en est entièrement formée à son centre et présente seulement un peu de diploé le long de la ligne interne de son bord courbe. La portion mastoïdienne est creusée intérieurement, dans l'adulte, d'un grand nombre de cellules (1) circulaires, communiquant ensemble et qui s'ouvrent par un orifice dans la *caisse du tympan*. Le rocher est composé d'un tissu osseux de consistance éburnée; la dureté de cette substance, la situation superficielle du temporal qui l'expose aux chocs extérieurs et la position particulière du rocher à la base du crâne qui le rend plus susceptible de recevoir des contre-coups, sont les causes des fractures si fréquentes que l'on y observe. Indépendamment de ses nombreux canaux nerveux et vasculaires, le rocher est creusé, dans son intérieur, de trois cavités qui appartiennent à l'organe de l'ouïe. Au dehors est le conduit auditif externe qui aboutit à une cavité moyenne, la caisse du tympan (*Planche* 18, fig. 1, chiffre 7). Cette caisse est traversée par quatre petits os articulés ensemble, le marteau, l'enclume, l'os lenticulaire et l'étrier (*planche* 23, fig. 18, 1, 2, 3, 4 et fig. 17), dont le dernier vient s'appliquer sur une ouverture dite *fenêtre ovale* (*planche* 23, fig. 15 et 16, *d*), qui est l'orifice externe d'une dernière cavité, le *labyrinthe* (fig. 15 et 16). L'espace moyen du labyrinthe forme le *vestibule*

(1) Planche 40, fig. 4.

(fig. 16, *a*), dans lequel s'ouvrent en avant la *rampe interne du limaçon* (fig. 16, *e*), et en arrière les orifices des trois *canaux semi-circulaires* (fig. 15 et 16), *vertical supérieur* 1, *vertical postérieur* 2, et *horizontal* 3. En dedans le labyrinthe communique avec le crâne par les trous de la cloison placée au fond du conduit auditif interne qui donnent passage au nerf acoustique. Nous aurons occasion de revenir au long sur ces détails en traitant de l'organe de l'ouïe.

Développement. Le temporal est formé, dans le fœtus à terme, de quatre pièces osseuses, l'écailleuse, la mastoïdienne, la pierreuse, et le cercle du tympan (*annulus membranæ tympani*) (1). La portion écailleuse est plate; elle offre la disposition radiée commune à cet âge à tous les os du crâne; l'apophyse zygomatique est à peine courbée, mais épaisse et forte, comme tout ce qui tient à l'appareil masticateur. La cavité glénoïde est peu profonde. La forme de la portion mastoïdienne est tronquée en haut par la fontanelle latérale postérieure, et en bas par l'absence de l'apophyse mastoïde. Le rocher est la partie la mieux formée, ce qui tient à l'apparcil de l'ouïe dont le volume proportionnel est considérable et le développement très-avancé dans le fœtus. Le cercle du tympan est à cet âge l'unique rudiment du conduit auditif borné à la partie indispensable dans laquelle s'enchâsse la membrane du tympam. Sa forme est presque circulaire, seulement le diamètre vertical est un peu plus long que le diamètre transverse. L'anneau osseux est plus épais en avant qu'en arrière, il n'est pas complétement fermé en haut, tient au rocher dans l'étendue presque entière de sa face interne, et à la partie inférieure de la portion écailleuse par ses deux extrémités supérieures. La face externe offre une rainure circulaire dans laquelle s'implante, par sa circonférence, la membrane du tympan. Les quatre pièces fœtales de l'os temporal se soudent peu à peu après la naissance. La suture du cadre tympanal et de la portion écailleuse est celle qui s'efface la première; celle de cette même portion écailleuse avec le rocher persiste au contraire pendant un temps considérable. Chez quelques sujets on en aperçoit encore des traces dans le crâne à l'âge adulte; chez tous, elle se maintient pendant toute la vie, à la portion inférieure, par la scissure de Glaser. A mesure que l'enfant s'éloigne de l'époque de la naissance, le temporal parvient peu à peu à son complet développement, et sous ce rapport il se rapproche plutôt des os de la face que de ceux du crâne. La portion écailleuse s'élargit et devient convexe; l'apophyse zygomatique s'incurve; le cadre du tympan se soude dans tout son contour, puis s'étend à l'extérieur par le développement, en arrière, de l'apophyse mastoïde, et en avant de la crête qui sert de base à l'apophyse vaginale: ce n'est qu'alors que la cavité glénoïde acquiert l'étendue et la profondeur nécessaires pour emboîter le condyle de la mâchoire inférieure.

DE L'ETHMOÏDE (2).

HΘMOEIΔHΣ (*RUFUS*); OS CRIBROSUM, SPONGIOSUM, SPONGOIDES (*G. BAUHIN*); ETHMOÏDEUM (*SOEMM.*).

L'ethmoïde, os impair et symétrique, appartient moins au crâne qu'à la face, où il forme la partie supérieure des fosses nasales. Reçu par sa partie supérieure dans l'écartement des planchers orbitaires, il ferme l'échancrure dite ethmoïdale: circonscrit en avant et latéralement par le frontal, et en arrière, par le sphénoïde, il occupe ainsi la fosse antérieure et moyenne du crâne. Sa forme cuboïdale permet d'y considérer six plans: un supérieur ou cérébral, un inférieur ou nasal, un antérieur ou naso-maxillaire, un postérieur ou sphénoïdal, et deux latéraux ou orbitaires. Mais cette division avantageuse pour établir ses rapports, convient moins pour sa description que la considération des élémens dont il est formé. Dans sa texture générale, il se compose d'une lame supérieure, horizontale, *lame criblée*, de la face inférieure de laquelle se détache en T, à sa partie moyenne, une *lame perpendiculaire*, et de chaque côté une cloison osseuse, *os planum*. Entre l'os planum et la lame perpendiculaire, est un amas de cellules et de lamelles contournées en *cornets* qui constitue les *masses latérales*. L'ethmoïde, qui n'est composé que de petites cavités à parois papyracées, est extrêmement fragile et si léger, qu'en raison de l'air contenu dans ses cellules, il surnage sur l'eau.

LAME CRIBLÉE. Plane, horizontale, de forme quadrilatère, elle emprunte son nom des trous nombreux dont elle est percée. Cette lame offre deux plans et quatre bords. Le *plan supérieur* constitue la fosse antérieure et moyenne de la base du crâne. De la ligne médiane se dégage en avant une éminence verticale, l'apophyse *crista galli*, de forme triangulaire et aplatie latéralement. Très-variable pour la forme et l'étendue; parfois déviée de côté, épaisse ou mince, pleine ou creusée d'une petite cavité qui souvent communique avec le sinus frontal, cette apophyse présente, 1° un bord antérieur épais, excavé en gouttière, borné latéralement par deux ailerons osseux, et terminé en haut par une petite saillie en épine; ce bord s'articule avec le frontal derrière le trou borgne qu'il complète parfois en arrière; 2° un bord supérieur, mince, tranchant et concave qui, du sommet de l'apophyse, descend en arrière et se continue par une petite crête, renflée postérieurement, qui sépare les gouttières des nerfs olfactifs; 3° une base confondue avec le corps de l'os; 4° un sommet mousse et convexe qui sert d'implantation à la faux du cerveau. De chaque côté de l'apophyse crista galli, sont les *gouttières olfactives* ou *ethmoïdales*. Dirigées longitudinalement, parallèles en avant, elles se contournent latéralement et s'écartent en arrière; elles sont profondément creusées et percées d'un grand nombre de trous, orifices crâniens de petits canaux osseux qui s'ouvrent inférieurement dans les fosses nasales, au milieu de la gouttière du plan inférieur, sur les parties latérales du bord supérieur de la lame perpendiculaire, ou sur la face externe des masses latérales et du cornet de Morgagni: ces derniers sont les plus longs (*Planche* 19, fig. 1, *c*, *c*, *c*). Ces trous qui ont fait donner à la cloison supérieure de l'ethmoïde, le nom de lame criblée, sont très-variables pour le nombre, la forme et l'étendue; ils donnent passage aux nombreux filamens qui naissent des renflemens des nerfs olfactifs, à la manière du chevelu des racines bulbeuses. A la partie antérieure des gouttières ethmoïdales, de chaque côté de l'apophyse crista galli, est une fente longitudinale qui donne passage au filet ethmoïdal de la branche nasale du nerf ophthalmique de Willis (1re branche de la 5e paire).

Le *plan inférieur* de la lame criblée forme le plancher supérieur des fosses nasales et des cellules ethmoïdales. De sa partie moyenne append la lame perpendiculaire. Entre cette lame et les masses latérales existe, de chaque côté, une gouttière longitudinale sur laquelle s'aperçoivent quelques-uns des orifices

(1) Planche 23, fig. 21, 22, 23, 24.
(2) Planche 25, fig. 1, 2, 3, 4, 5, 6; et 18, fig. 1, c, d.

nasaux des trous des nerfs olfactifs, et celui de la fente du filet ethmoïdal.

Le *bord antérieur* de la lame criblée s'articule avec le frontal; son *bord postérieur* avec le sphénoïde; ce dernier est échancré ou saillant à sa partie moyenne, suivant que l'épine qui sépare les gouttières olfactives est restée dans la désarticulation, sur le sphénoïde ou l'ethmoïde.

LAME PERPENDICULAIRE. Mince, dirigée verticalement d'arrière en avant, elle concourt avec le vomer, à former la portion osseuse de la cloison nasale. Ses deux *faces latérales*, tapissées dans l'état frais par la membrane muqueuse olfactive, forment la partie supérieure de la paroi interne des fosses nasales. Elles présentent en grand nombre à leur partie supérieure les orifices des canaux de la lame criblée; les plus considérables de ces trous sont continués par des sillons verticaux dans lesquels rampent les filamens nerveux. La lame perpendiculaire présente cinq bords: un *supérieur*, qui fait corps avec l'apophyse crista galli et la crête médiane de la lame criblée; un *antérieur* et *supérieur*, oblique de haut en bas et d'arrière en avant, articulé supérieurement avec l'épine nasale, et inférieurement avec les os propres du nez. Un *bord antérieur* et *inférieur*, épais et rugueux, oblique de haut en bas et d'avant en arrière, sur lequel s'applique le cartilage de la cloison. Un *bord postérieur*, mince qui s'articule avec la crête médiane du corps du sphénoïde. Enfin un *bord inférieur*, qui est reçu dans la gouttière supérieure du vomer.

Masses latérales (*Labyrinthes des narines*, Winslow; *lobes sinueux*, Chauss.). D'une forme trapézoïdale vues de haut en bas, et rectangulaire d'avant en arrière, on y considère six plans.

Le *plan externe*, *os planum*, *lamina papyracea*, est formé d'une lame très mince qui ferme en dehors les cellules ethmoïdales. Légèrement oblique de haut en bas et de dedans en dehors, il constitue la plus grande partie de la paroi interne de l'orbite. En raison de sa transparence, on y aperçoit des lignes blanchâtres irrégulières qui indiquent les cloisons perpendiculaires des cellules qui s'appliquent sur la face interne; l'une de ces lignes oblique de haut en bas et d'avant en arrière est la trace de séparation des cellules antérieures et postérieures de l'ethmoïde. Le *bord supérieur* de l'os planum, articulé avec l'échancrure ethmoïdale du frontal, concourt à la formation des trous orbitaires internes. Le *bord inférieur* s'articule dans presque toute son étendue avec l'os maxillaire et, un peu en arrière, avec l'os palatin (*planche* 27, fig. 1, *i*). Le *bord antérieur* est articulé avec l'os unguis, et le *bord postérieur*, supérieurement avec la cloison externe du corps du sphénoïde et inférieurement avec l'os du palais.

Le *plan interne* des masses latérales est séparé de la lame perpendiculaire par un espace libre, plus large en haut et en bas qu'à la partie moyenne, et qui règne d'avant en arrière dans la hauteur de l'os. Il présente en avant une surface plane, quadrilatère, inégale, dirigée verticalement et sillonnée à sa partie supérieure par les trous et les gouttières des nerfs olfactifs. Cette surface ferme en dedans les cellules ethmoïdales. En arrière est une lamelle d'une longueur d'environ huit lignes, recourbée de haut en bas et de dehors en dedans, le *cornet supérieur* ou de *Morgagni*, articulé par une lamelle postérieure avec le cornet de Bertin. Inférieurement, il est séparé d'une autre lame d'une étendue beaucoup plus considérable, le *cornet moyen*, par un espace triangulaire dirigé horizontalement, qui ouvre sous la concavité du cornet supérieur. A la partie antérieure de cette voûte est une ouverture ovalaire qui établit la communication avec les cellules ethmoïdales postérieures; c'est à cause de cette disposition que l'espace triangulaire dont nous venons de parler a été appelé *méat supérieur* des fosses nasales. Le cornet moyen ou *ethmoïdal*, situé au-dessous, est formé par une vaste lamelle incurvée en demi-cylindre, qui occupe inférieurement toute la longueur de l'os. Son *bord supérieur* se confond avec les masses latérales; postérieurement, il s'articule avec une petite crête horizontale de l'os du palais, au devant du trou sphéno-palatin. Son *bord inférieur* épais, rugueux, contourné en dehors, est creusé d'un nombre considérable de petits enfoncemens folliculaires et parcouru par un sillon vasculaire. Sa *face interne*, convexe, offre quelques trous et sillons des nerfs olfactifs. Sa *face externe*, concave, forme la gouttière du *méat moyen* des fosses nasales, inclinée obliquement de haut en bas et d'arrière en avant; en haut et à la partie moyenne du cornet, elle aboutit à une ouverture ovalaire, qui est l'orifice inférieur de l'*infundibulum*. Le canal flexueux, connu sous ce nom, se compose d'un rétrécissement moyen oblique de bas en haut et d'arrière en avant, qui de l'ouverture dont nous venons de parler, communique en s'élargissant dans l'une des cellules antérieures de l'ethmoïde; il établit la communication entre la gouttière du cornet moyen et le sinus frontal, et sépare les unes des autres, les cellules ethmoïdales antérieures et postérieures.

Le *plan supérieur* des masses latérales présente les demi-cellules complétées par celles que l'on remarque sur les bords de l'échancrure ethmoïdale du frontal. Leur bord externe contribue à la formation des trous orbitaires internes.

Le *plan inférieur* est occupé en grande partie par le cornet moyen. Il s'en détache des lamelles unciformes, verticales, papyracées, dont les unes rétrécissent l'entrée du sinus maxillaire et dont les autres s'articulent avec le cornet inférieur; ces lamelles pour être bien comprises doivent être observées avant la séparation des os. Le *plan antérieur*, ou *extrémité antérieure*, se compose de cellules béantes que ferment latéralement l'os unguis et antérieurement l'apophyse montante de l'os maxillaire supérieur. Le *plan postérieur* ou *extrémité postérieure* offre en haut une surface correspondant aux cellules ethmoïdales postérieures, ordinairement fermée par une lame papyracée; en bas il présente la partie postérieure des cornets et méats supérieur et moyen : ce plan s'articule, par le contour de la partie supérieure aux cornets, avec le corps du sphénoïde; par le bord du méat supérieur, avec le cornet sphénoïdal; et par le cornet moyen, avec l'os palatin.

Cellules ethmoïdales. Formant des polyèdres irréguliers, très variables, pour la forme, le nombre et l'étendue, environnées de parois très-minces, elles constituent, par leur réunion, la partie moyenne et la masse principale d'un système de loges ou cavités osseuses qui composent les fosses nasales. Elles composent de chaque côté deux séries, l'une antérieure et l'autre postérieure, séparées par une cloison irrégulière, transversale, oblique de haut en bas et d'avant en arrière. Les cellules d'une même série s'ouvrent les unes dans les autres, mais elles n'ont aucune communication avec celles de l'autre série. Les unes et les autres sont en général disposées parallèlement sur deux rangs, et fermées en commun, les cellules internes par la lamelle qui surmonte le cornet moyen, et les cellules externes, par l'os planum. Les cellules antérieures plus vastes et au nombre de dix à douze, se continuent supérieurement avec les sinus frontaux, et inférieurement, par l'infundibulum, s'ouvrent à-la-fois dans la gouttière du méat moyen et dans le sinus maxillaire au moyen de la lamelle qui établit une bifurcation en ce point. Ce sont elles que ferment l'os unguis et l'apophyse montante de l'os maxillaire. Les cellules postérieures plus petites, au nombre de six à dix, s'ouvrent dans le méat supérieur et communiquent par l'ouverture des cornets de Bertin avec les sinus sphénoïdaux.

Connexions. L'ethmoïde s'articule avec trois os impairs, le frontal, le sphénoïde et le vomer, et avec six os pairs, les os propres du nez, les maxillaires supérieurs, les unguis, les cornets sphénoïdaux, les palatins et les cornets inférieurs. Il forme, par la lame criblée, la fosse antérieure et moyenne du crâne, et par l'os planum la paroi interne de l'orbite. Il donne passage aux vaisseaux orbitaires internes, au filet nerveux ethmoïdal de la branche nasale et aux nombreux filamens des nerfs olfactifs. Il constitue la partie supérieure des fosses nasales et contient plus spécialement le sens de l'olfaction.

Pour mettre cet os en position, il suffit de porter horizontalement en haut la lame criblée et l'apophyse crista galli qui la surmonte, en avant.

Structure. Les lamelles papyracées qui composent l'ethmoïde sont uniquement formées de substance compacte. L'apophyse crista galli, la lame perpendiculaire et le cornet moyen contiennent un peu de substance spongieuse.

Développement. Le sens de l'odorat étant celui qui se développe le plus tard, l'ethmoïde n'est, pour ainsi dire, que rudimentaire à la naissance. La lame criblée est très-large, la lame perpendiculaire encore cartilagineuse, les masses latérales sont osseuses mais exiguës. Les deux cornets, l'ouverture du méat supérieur, l'infundibulum et les cellules antérieures sont ossifiés et bien conformés, mais les cellules les plus postérieures ne sont pas encore apparentes. Dans la première enfance l'ossification de l'ethmoïde s'achève de sa partie supérieure à l'inférieure; mais cet os reste encore longtemps alongé et aplati de haut en bas, ce n'est que dans la jeunesse, à mesure que la face prend de la hauteur, qu'il acquiert tout son développement.

DES CORNETS SPHÉNOIDAUX. (1)

CORNETS DE BERTIN. CORNUA SPHENOIDALIA (*SOEMM.*).

Les cornets sphénoïdaux sont deux petits os papyracés, ayant la forme de pyramides creuses, incurvées sur elles-mêmes, dont la base est en haut et le sommet en bas et en arrière, placés entre l'ethmoïde et les sinus sphénoïdaux dont ils ferment l'entrée; les cornets se soudent dans l'adulte avec ces deux os, ce qui, joint à leur fragilité, rend leur séparation très-difficile. Cependant, comme ils se développent par un point d'ossification particulier et que leur soudure, d'ailleurs rarement complète, n'a lieu que dans un âge assez avancé; c'est, selon nous, avec raison que Bertin, et, à son exemple, plusieurs anatomistes de nos jours, les ont décrits comme des os distincts.

(1) Planche 24, fig. 7.

Les cornets sphénoïdaux offrent à considérer : 1° une *face antérieure;* plane, ajustée avec la partie supérieure des masses latérales de l'ethmoïde; en haut, elle est percée d'un trou irrégulièrement circulaire, qui ouvre dans les sinus sphénoïdaux; en dehors, elle forme une gouttière verticale vers laquelle ouvre une petite cellule latérale de l'ethmoïde; en bas, elle s'articule avec le bord de l'ethmoïde placé au dessus du cornet supérieur; en dehors, elle envoie une petite lame qui ferme le trou dit *sphéno-palatin*, à la formation duquel le sphénoïde lui-même ne concourt nullement. 2° Une *face postérieure*, tournée vers le sinus sphénoïdal; les côtés sont formés par de minces lamelles appliquées sur les parois du sinus et qui les revêtent. 3° Une *face inférieure*, qui forme en avant une partie du plancher de l'ouverture postérieure des fosses nasales : elle est articulée en dedans avec l'aileron de la face supérieure du vomer, et en dehors avec l'os palatin. 4° Une *base*, ou extrémité supérieure, qui s'applique contre le bord supérieur du sinus sphénoïdal. 5° Enfin un *sommet* aigu et plus épais que le reste de l'os, qui termine sa face inférieure, est reçu dans une rainure à la base de l'apophyse ptérygoïde et concourt à la formation du conduit ptérygo-palatin.

Connexions, structure, développement. Les cornets sphénoïdaux s'articulent avec cinq os, le sphénoïde, l'ethmoïde, le vomer et les os palatins. Ils établissent la communication entre les sinus sphénoïdaux et le méat supérieur des fosses nasales, et concourent à former les trous sphéno-palatins et les conduits ptérygo-palatins. A part leur sommet qui contient un peu de tissu spongieux, ils sont du reste entièrement formés de substance compacte. On en trouve parfois des rudimens dans le fœtus à terme; mais le plus souvent ils ne commencent à s'ossifier qu'après la naissance conjointement avec les cellules postérieures de l'ethmoïde.

DES OS WORMIENS. (1)

OS ÉPACTAUX. OSSA SUPRANUMERARIA; OSSICULA TRIQUETRA (*BLUMENB. SOEMM.*); OSSA RAPHOGEMINANTIA.

Nous connaissons déjà ces petits os qui représentent des îlots dentelés dans leur contour, et que l'on rencontre entre les suture des os du crâne ou sur l'emplacement des fontanelles. Ces derniers seuls ont un siége fixe et une configuration à peu près constante. Les autres n'offrent aucune régularité sous les différens rapports de situation, de forme, de nombre, d'épaisseur et d'étendue. Les uns n'intéressent que l'une des deux tables, externe ou interne de l'os, mais le plus grand nombre en affectent toute l'épaisseur; quelquefois même ils font saillie à la surface externe. Ceux qui n'occupent que la table interne s'enlèvent presque toujours dans la désarticulation sous la forme d'écailles, et, comme l'observe Hunauld, on les confond souvent avec des dentelures brisées. C'est dans les sutures occipito-pariétales que les os wormiens sont les plus constans et les plus nombreux. Leur forme est généralement ovalaire ou ellipsoïde, leur plus grand diamètre perpendiculaire à la ligne d'articulation des os entre lesquels ils sont situés. La suture sagittale en offre quelquefois. Ils sont rares et plus petits dans les sutures fronto-pariétales, et il ne paraît pas qu'on en ait jamais observé dans la suture écailleuse. Blasius a nommé, en raison de sa forme, *os triangulaire*, l'os wormien qui parfois occupe le siége de la fon-

(1) Planche 23, fig. 5, 6, 7, 8, 9.

tanelle postérieure, au sommet de la suture lamboïde. Dans des cas rares, il en existe un analogue en forme de triangle ou de losange, dans le point d'entrecroisement des sutures sagittale et fronto-pariétales, qui correspond à la fontanelle antérieure. Les deux angles inférieurs du pariétal qui occupent le siége des fontanelles latérales, sont fréquemment remplacés par des os wormiens; l'antérieur est ordinairement quadrilatère, et le postérieur, triangulaire. La théorie de la formation de ces os est facile à concevoir. Ils se développent, comme l'a remarqué Béclard, vers le sixième mois qui suit la naissance, par des points d'ossifications particuliers dans les intervalles encore membraneux des os du crâne, et procédant comme tous les os larges, du centre à la circonférence, ils rencontrent les os avec lesquels ils s'agencent par la pénétration réciproque de leurs dentelures. D'après cette explication il semble que l'on ne doive considérer comme des os wormiens que les îlots osseux qui complètent l'ossification des os du crâne à leur périphérie, mais qu'il convienne de ranger parmi les anomalies de développement ces vastes portions d'os, isolées par des sutures accidentelles, antérieures à la formation des os wormiens proprement dits. Tel est en particulier, l'occipital, dont toute la partie supérieure est séparée du reste de l'os (1), ou le pariétal, divisé en deux moitiés par une suture transversale (2), ou verticale (3). L'ossification partielle de l'extrémité du rocher (4) nous paraît également appartenir aux anomalies.

La disposition des os wormiens, placés comme des chevilles qui augmentent la solidité des sutures, les avait fait comparer aux clefs des voûtes d'où le nom de *clefs du crâne*, par lequel ils sont fréquemment désignés dans les anciens auteurs. Les anatomistes modernes sont loin de leur accorder la même importance. Bichat nie qu'ils aient un usage essentiel dans le mécanisme du crâne. M. H. Cloquet a observé que les têtes arrondies n'en présentent presque pas, tandis qu'ils sont nombreux dans les têtes allongées d'avant en arrière, circonstance qui s'explique très-bien d'après leur mode de formation, les sutures, dans les têtes longues, étant plus éloignées des centres d'ossification. M. Cruveilhier pense qu'ils ne font pas partie d'une organisation régulière. Toutefois les auteurs, en général, s'accordent à leur reconnaître le double avantage de lier plus intimement les os et de décomposer la quantité de mouvement dans les chocs portés sur le crâne. Quant à nous, nous ne serions pas éloignés d'attribuer aux os wormiens de la suture lamboïde en particulier, l'usage de maintenir plus fortement cette suture que les tractions des muscles nombreux de la nuque tendent plus particulièrement à écarter. Cette opinion nous paraît d'autant plus vraisemblable que dans les intervalles des os wormiens, et lors même qu'il n'en existe pas, cette suture est remarquable par la saillie considérable de ses dentelures, les biseaux nombreux qu'elles offrent en sens inverse, et la quantité d'angles saillans et rentrans dont elles sont hérissées.

La structure des os wormiens est la même que celle des grands os du crâne. La connaissance de leur siége et des variétés qu'ils peuvent offrir est d'une grande importance en chirurgie pour les éviter dans l'application du trépan, et afin de ne pas confondre leurs sutures accidentelles avec des fractures du crâne.

(1) Meckel, *Manuel d'Anatomie*, t. 1, p. 631.
(2) *Idem*, p. 640.
(3) Cruveilhier, *Cours d'Études anatomiques*, t. 1, p. 466.
(4) H. Cloquet, *Traité d'Anatomie descriptive*, t. 1, p. 70.

DU CRANE EN GÉNÉRAL. (1)

SITUATION, FORME.

Le crâne est une boîte osseuse, située à la partie supérieure de la tête, au-dessus et en arrière de la face, au-dessus de la colonne vertébrale dont il forme l'épanouissement. Sa forme, considérée par les plans supérieur, inférieur et latéraux, est celle d'un ovoïde aplati sur les côtés, dont la petite extrémité est en avant. Elle est sphéroïde par le plan postérieur, et demi-sphérique par l'antérieur. Au reste, cette configuration, qui est la plus ordinaire et la plus belle, présente néanmoins, d'après la race d'homme, l'âge, le sexe et même les habitudes et les professions, des variétés nombreuses et qui s'exercent dans des limites assez étendues; certaines têtes forment un ovale très-allongé d'arrière en avant, d'autres sont sphéroïdes; il en est dont la largeur, sensiblement la même partout, rend la forme presque quadrilatère; d'autres, aplaties, se terminent en arrière en un sommet saillant. Généralement les deux moitiés du crâne sont à peu près symétriques, de même que les hémisphères cérébraux dont elles représentent le moule extérieur. Toutefois la similitude de conformation n'est jamais complète. L'inégalité de développement, lorsqu'elle est légère, peut se concilier avec un haut développement et une parfaite intégrité des facultés intellectuelles, comme Bichat en a offert un exemple si remarquable, contradictoirement à l'opinion qu'il avait lui-même professée; mais une disproportion considérable entre les deux moitiés du crâne s'accompagne presque nécessairement du désordre de l'intelligence.

VOLUME, DIMENSIONS.

Le volume du crâne étant l'expression de celui de l'encéphale, les anatomistes se sont beaucoup occupés des moyens de le mesurer, d'où l'angle facial de Camper, l'angle occipital de Daubenton et la comparaison des aires du crâne et de la face imaginée par M. Cuvier. Bichat, considérant trois diamètres au crâne, donne, terme moyen, cinq pouces au diamètre antéro-postérieur, étendu du trou borgne à la protubérance occipitale interne; quatre pouces et demi au diamètre transverse compris entre la base de l'un et l'autre rocher, et un peu moins au diamètre vertical, qui s'étend du trou occipital au sinciput. Ces dimensions énoncées par Bichat nous ont paru assez exactes, par cela même qu'elles représentent des crânes inférieurs, et qui sont aussi les plus nombreux; les mêmes mesures prises sur des têtes d'un beau développement, mais non exagérées en volume, nous ont donné cinq pouces six à huit lignes pour le diamètre antéro-postérieur, et quatre pouces neuf à dix lignes pour le diamètre vertical. Au reste, les diamètres antéro-postérieur et transverse indiqués par Bichat, ne donnent pas l'étendue la plus grande du crâne, suivant la direction qu'ils affectent, et il en est quelques autres qu'il peut être utile de préciser; voici le terme moyen des dimensions que nous ont offertes trois crânes d'un développement ordinaire :

Diamètres antéro-postérieurs.

Du trou borgne, à la protubérance occipitale interne. . . . . 5 pouces 3 lignes.

(1) Planches 14, 15, 16, 17, 18 et 19.

De la gouttière veineuse, entre les fosses occipitales supérieures, à la saillie frontale, entre les bosses.	5 pouces	10 lig.

Diamètres transverses.

Entre les sillons qui sont à la base des deux rochers.	4	7
Entre les sommets des sutures écailleuses.	4	11
Entre les angles des planchers orbitaires correspondant à l'extérieur aux angles externes des orbites (petite extrémité de l'ovale).	3	4
Entre les fosses pariétales (grosse extrémité de l'ovale).	5	1

Diamètres verticaux.

De la lame quadrilatère du sphénoïde, qui supporte les apophyses clinoïdes postérieures à l'angle frontal.	3	4
Du trou occipital au sinciput. . . .	4	8

Ainsi les plus grands diamètres du crâne comparés entre eux, le diamètre antéro-postérieur est au diamètre transverse comme 7 est à 6, et au diamètre vertical comme 5 est à 4. La largeur de la grosse extrémité de l'ovale est à celle de la petite, comme 3 est à 2.

DES SUTURES.

Les os du crâne, réunis et fixés à demeure pour constituer un ovale creux, forment une série d'articulations immobiles ou *synarthroses*. Pour suppléer au désavantage que présentent des os plats et minces articulés par l'étroite surface de leurs bords, la nature a eu recours à trois moyens de solidité, 1° le renflement des bords plus épais que le centre de l'os; 2° leur coupe oblique qui s'effectue à la fois de deux manières, suivant les faces et suivant les bords. La coupe oblique suivant les faces ou les tables de l'os, constitue les *biseaux*. Deux os taillés en biseau, en sens inverse à leurs extrémités, se trouvent déjà maintenus en contact par cela même qu'ils se reçoivent réciproquement. C'est cette disposition que l'on observe entre les bords adjacens du frontal et du pariétal; il en est de même de la lame écailleuse du temporal, par rapport au pariétal et à la grande aile du sphénoïde. La coupe oblique, suivant les bords, s'effectue par une suite d'aspérités ou *dentelures* formant des lignes sinueuses, et par des *angles* sortans ou rentrans. Les dentelures offrent les formes les plus bizarres et les plus variées; les unes aiguës, les autres arrondies; tantôt d'une largeur insensiblement égale, tantôt simulant de petites presqu'îles, étranglées à leur base, épanouies à leur sommet; toutes profondément sillonnées sur leurs bords, taillées en biseau par leurs faces et séparées par des échancrures de même forme, qui reçoivent les dentelures de l'os opposé. Les os wormiens eux-mêmes ne maintiennent les os qu'en raison de ces dentelures dont ils sont hérissés, mais ils concourent encore davantage à la solidité en pénétrant profondément dans les deux os contigus. 3° Le dernier élément de solidité consiste dans un cartilage intermédiaire aux surfaces osseuses et qui en remplit les vides. Ce cartilage est surtout apparent chez les jeunes sujets; son ossification par les progrès de l'âge détermine la soudure des os.

La manière dont les os du crâne sont enchevêtrés et se pénètrent les uns les autres, a fait donner à leurs articulations le nom de *suture*. La configuration et la disposition des sutures sont très-différentes à la base et à la voûte du crâne. Des os de la base du crâne, les uns, qui ne présentent que des contacts peu étendus par leurs bords plats et non dentelés, sont principalement maintenus par leur pénétration mutuelle: telle est l'extrémité interne du sphénoïde, reçue dans l'angle rentrant du rocher et de la portion écailleuse du temporal; tel est le rocher lui-même, fortement enclavé entre le sphénoïde et l'occipital. La portion basilaire du sphénoïde et de l'occipital au contraire, faiblement enchâssée entre les sommets des deux rochers, offre une surface articulaire très-étendue.

C'est aux sutures de la voûte du crâne que la nature a prodigué tous ses moyens de solidité, les biseaux, les dentelures, les os wormiens. Toutes ces sutures se prêtent réciproquement des points d'appui. Les inégalités de leurs contours ne sont sensibles dans l'adulte qu'à la surface externe du crâne; dans l'intérieur de cette cavité les sutures ne présentent que des traces linéaires à peine sinueuses. Vésale (1) avait déjà remarqué ce fait: Hunauld (2) en a donné, d'après l'observation et le raisonnement une explication satisfaisante. Dans le fœtus, les os du crâne sont séparés par des intervalles cartilagineux. Lorsque l'ossification du crâne se complète dans la première année qui suit la naissance, les points osseux les plus avancés des deux bords adjacens se rencontrent, se limitent et remplissent mutuellement les intervalles les uns des autres, d'où naissent les dentelures et les os wormiens. Or, comme la surface interne du crâne décrit un arc moins étendu que la surface externe, l'ossification y étant plus tôt terminée, c'est d'abord à cette surface que les dentelures commencent à paraître. Pendant quelques années elles continuent à être également évidentes en dedans et en dehors; mais à mesure que l'ossification fait des progrès, les dentelures internes étant les premières à se refouler, elles s'émoussent d'abord, puis se retirent peu à peu sur elles-mêmes; elles finissent enfin par disparaître vers l'âge adulte, et sont remplacées par des traces linéaires, tandis que les dentelures de la surface externe conservent encore toute leur saillie. En continuant à suivre les progrès de l'ossification dans le déclin de l'âge, on voit peu à peu les mêmes phénomènes se manifester sur la surface externe. A mesure que les dentelures s'effacent, la soudure complète s'opère à la face crânienne. La suture sagittale est la première envahie, puis les sutures fronto-pariétales et successivement toutes les autres en procédant du sommet du crâne vers sa base, de sorte que, dans l'extrême vieillesse, le crâne entier tend à ne former qu'un seul os. Dans ces derniers temps, un illustre anatomiste, Sœmmerring (3), en considérant ce mode de développement du crâne qui, d'une masse unique, cartilagineuse et membraneuse, dans le fœtus, devient une masse osseuse dans le vieillard, s'efforce de faire considérer cette cavité comme n'étant composée que d'une seule pièce dont les germes divers d'ossification que l'on décrit séparément comme des os, ne sont que des fragmens temporaires. Cette opinion que son auteur appuie de l'analogie de la tête des oiseaux dont les pièces sont confondues de bonne heure, a été combattue, selon nous, avec succès, par M. Berthold (4). Si le crâne, parce qu'il formait une masse cartilagineuse homogène dans le fœtus, doit être envisagé comme une seule pièce, il faudrait en faire de même du rachis, et nous ajouterions, du sternum avec les côtes et leurs carti-

(1) *De corporis humani fabricâ*, lib. 1. cap. 6.
(2) *Mémoires de l'Académie des Sciences*, année 1730.
(3) *Zeitschrift für Physiologie*, t. III, cah. 2, p. 309.
(4) *Isis*, 1830, cah. 2, p. 196.

lages. L'ossification des sutures se fait par un magma compacte qui n'est jamais homogène avec le diploé; en outre, la formation osseuse par pièces séparées, est un état parfait qui a ses usages et ses intentions physiologiques, et le rôle que jouent les sutures de décomposer les mouvemens dans les chocs portés sur le crâne suffirait à prouver que la soudure des os, qui nuit à leur solidité, est déjà une altération dans leurs mécanisme.

Surface extérieure du crane (1). Vue par ses différens plans, elle se compose de quatre surfaces ou régions de forme ovalaire, une supérieure, une inférieure et deux latérales.

Ovale supérieur ou *voûte du crâne*. Convexe d'avant en arrière et transversalement. Son diamètre longitudinal s'étend de la bosse nasale à l'occipital, un peu au-dessous de son angle supérieur. Les deux lignes qui limitent son contour extérieur, sont indiquées par la bosse frontale, la fosse temporale et les bosses pariétale et occipitale supérieure. Formée par la face externe ou cutanée du frontal en avant, latéralement des pariétaux, et un peu en arrière de l'occipital, l'ovale supérieur se divise en autant de régions qui portent les noms de ces divers os. La partie moyenne des régions pariétales, la plus élevée, constitue le *bregma*, *vertex*, *sinciput*, ou la région sincipitale.

Cette surface offre à considérer, 1° au milieu, la *suture sagittale*, *inter* ou *bi-pariétale*, dirigée longitudinalement.

Son extrémité antérieure est croisée en T par les deux autres sutures perpendiculaires *fronto-pariétales*, qui se dirigent en bas, en dehors et un peu en avant, pour rejoindre le sphénoïde. De son extrémité postérieure naît la *suture lambdoïde*, composée de la suture sagittale elle-même et de la réunion à angle obtus des deux sutures latérales *occipito-pariétales*. Ces dernières se dirigent obliquement en bas et en dehors vers la portion mastoïdienne; 2° suivant la continuation de la suture sagittale se voit en avant, dans le plan médian, la trace de la suture *médiane frontale* qui aboutit inférieurement à la bosse nasale; 3° la région frontale offre une surface lisse; en dehors elle est limitée par la crête temporale. La région pariétale est parsemée de stries et de trous capillaires. En arrière et en haut est le trou pariétal; en bas et en dessous la courbe temporale. La région occipitale est rugueuse, inégale et remarquable surtout par les os wormiens qui s'y rencontrent; 4° toute cette surface est recouverte par l'épicrâne, l'occipito-frontal et son aponévrose et le cuir chevelu. Enveloppe des hémisphères cérébraux, elle est parsemée de proéminences, dont les trois principales, les bosses frontale, pariétale et occipitale supérieure, indiquent la saillie des lobes antérieur, moyen et postérieur du cerveau. Les autres, peu prononcées et moins constantes dans leur position, constituent ces protubérances auxquelles Gall et son école se sont efforcés d'attribuer une signification comme indiquant la saillie de circonvolutions cérébrales ayant un siége fixe, et qu'ils considèrent comme des organes spéciaux.

Ovale inférieur ou *région inférieure*, *base du crâne* (2). Étendu d'avant en arrière de l'occipital, un peu au-dessus de sa protubérance, à la saillie nasale, et transversalement de l'une à l'autre région temporale; parcourant, dans son contour extérieur, la ligne courbe supérieure de l'occipital, l'apophyse mastoïde, la fosse temporale, l'arcade zygomatique et le bord alvéolaire, l'ovale inférieur se compose de trois régions : une moyenne, *sphéno-temporale*; une postérieure, *occipitale*; et une antérieure, *orbito-nasale*, que nous décrirons avec la face dont elle forme la paroi supérieure. Considéré dans son ensemble, le plan inférieur de la base du crâne présente une surface très-inégale, entrecoupée de sutures, hérissée de saillies et creusée d'enfoncemens qui servent à des insertions musculaires ou aponévrotiques, et percée d'un nombre considérable de trous et de canaux qui donnent passage à des nerfs et à des vaisseaux.

Région sphéno-temporale. Sa partie moyenne est le point d'appui commun et l'aboutissant de toutes les sutures. Au milieu est la suture transversale, *sphéno-occipitale*, déjà soudée dans l'adolescence; elle n'existe que dans l'enfant, et aboutit de chaque côté, au *trou déchiré antérieur*. Ce trou, de forme circulaire est placé entre le sommet du rocher et la portion basilaire, sphéno-occipitale; supérieurement, il forme l'orifice crânien du canal carotidien; inférieurement, il ne livre passage à aucun organe; il est bouché dans le fœtus par une cloison cartilagineuse. Du trou déchiré antérieur, procèdent deux sutures qui vont communiquer avec toutes les autres : en avant la suture *pétro-sphénoïdale*, qui n'est qu'une simple fissure; elle présente en dedans l'orifice interne du canal osseux de la trompe d'Eustachi; en dehors, elle se continue avec la scissure de Glaser; au milieu, elle est surmontée par l'épine du sphénoïde, et la suture *sphéno-temporale* la rejoint perpendiculairement. En dehors de l'épine du sphénoïde, se voit la fosse glénoïde, limitée par les deux racines de l'apophyse zygomatique; en dedans, le rebord de la fosse zygomatique, les orifices inférieurs des trous, petit rond et ovale, la fossette qui est à la base de l'apophyse ptérygoïde, et enfin l'ouverture postérieure des fosses nasales comprise latéralement entre l'aile externe de la même apophyse et le vomer, et dont le plancher supérieur, formé par le sphénoïde, le cornet de Bertin et l'os du palais, est percé du canal ptérygo-palatin.

En arrière du trou déchiré antérieur, naît la suture *pétro-occipitale*. Elle n'existe que dans la moitié interne du rocher; la moitié externe est occupée par le *trou déchiré postérieur*, séparé en deux parties par un étranglement que forment deux petits éperons osseux. La partie antérieure, étroite, donne passage aux nerfs pneumo-gastrique, glosso-pharyngien et accessoire de Willis; la postérieure, très-large, constitue le golfe de la veine jugulaire interne, confluent commun des sinus cérébraux. Morgagni (1) avait déjà remarqué que le golfe du côté droit est presque toujours plus grand et quelquefois double de l'autre, fait qui s'explique facilement, en ce que c'est ordinairement à droite que se dégorge le vaste sinus longitudinal supérieur. Dans le cas contraire, c'est le golfe du côté gauche qui est le plus grand. En dehors du trou déchiré postérieur, est l'éminence jugulaire, articulée à facette avec le rocher et de laquelle naît la suture *occipito-mastoïdienne*, taillée en biseau, mais sans engrenure, et qui se dirige en arrière, en haut et en dehors. Entre les deux sutures du rocher, on remarque de dedans en dehors, sur sa face inférieure, le trou carotidien, les apophyses vaginale et styloïde, la lame qui borne en arrière la cavité glénoïde, le trou stylo-mastoïdien, l'apophyse mastoïde et sa rainure digastrique.

La région occipitale offre à considérer : au milieu et en arrière,

(1) Planche 15, fig. 1.
(2) Planche 16.

(1) *Adversaria* 6, tab. 1, fig. 6.

la protubérance occipitale externe et la crête qui aboutit au grand trou occipital; latéralement, les deux lignes courbes supérieure et inférieure avec les fossettes d'insertion musculaire qu'elles séparent; tout à fait en dehors, la suture occipito-mastoïdienne et le trou veineux mastoïdien. En avant, le trou occipital est surmonté par les deux condyles que limitent les fosses au fond desquelles s'ouvrent les trous ou canaux condyliens antérieur et postérieur.

Connexions de l'ovale inférieur. Dans la région antérieure, il forme la paroi supérieure des orbites et des fosses nasales, et il s'articule avec les os de la face. Par la région spheno-temporale, il fournit des points d'appui à la face par les apophyses zygomatique et ptérygoïde, à la mâchoire inférieure par la cavité glénoïde, et à l'os hyoïde par les muscles et les ligamens styliens; il donne attache à quelques-uns des petits muscles de l'oreille interne et du pharynx. A la région occipitale appartiennent les condyles au moyen desquels la tête elle-même est supportée sur le rachis; sur la surface postérieure s'insèrent les muscles nombreux que nous avons énumérés en traitant de l'occipital.

Ovales latéraux ou *régions latérales.* Convexes de haut en bas et d'avant en arrière, ils se composent, au milieu, du temporal et du pariétal; en arrière, du pariétal et de l'occipital; en avant, du frontal et de la grande aile du sphénoïde. La région ou fosse temporale qui occupe la partie moyenne de cette surface est convexe dans sa portion temporo-pariétale, et concave dans sa portion spheno-temporale. Nous avons vu les sutures pétro-sphénoïdale et occipitale naître à la base du crâne des deux trous déchirés antérieurs, et suivre les bords du rocher. En parcourant le contour du temporal, c'est de ces deux sutures que vont procéder toutes les autres. 1° En arrière de la suture *pétro-sphénoïdale*, naît la suture *occipito-mastoïdienne*; celle-ci se termine vers l'angle postérieur et inférieur du pariétal par une bifurcation qui suit les bords de ces os. La ligne postérieure forme l'une des branches *occipito-pariétales* de la suture lambdoïde; l'antérieure est la suture *pariéto-mastoïdienne*, peu étendue, légèrement dentelée et formée de deux biseaux, dont le pariétal, externe et inférieur, recouvre l'autre. Cette dernière, à la base de la portion squameuse du temporal, prend le nom de *suture écailleuse.* 2° En avant, entre la suture *pétro-sphénoïdale* et la *scissure de Glaser*, naît perpendiculairement la suture *spheno-temporale*; formée, dans la fosse zygomatique, par la partie inférieure de la portion squameuse du temporal et de la grande aile du sphénoïde, elle est épaisse, très-rugueuse, oblique de bas en haut et de dehors en dedans; à la naissance de la fosse temporale, les deux biseaux se trouvant coupés brusquement en sens inverse, c'est le temporal qui recouvre le sphénoïde; cette portion supérieure de la suture spheno-temporale se termine à l'angle antérieur et inférieur du pariétal. 3° De ce point de section procèdent: en arrière, la partie antérieure de la suture écailleuse, et en avant, la petite suture *spheno-pariétale*. 4° L'extrémité antérieure de celle-ci tombe perpendiculairement sur le frontal et sépare une double articulation; en haut se prolonge la suture fronto-pariétale; et en bas la suture *fronto-sphénoïdale*, peu étendue, mais très-solide et formée par l'engrenure des deux larges surfaces triangulaires, hérissées de fortes aspérités. 5° Au dedans du crâne, les deux articulations fronto-sphénoïdales sont réunies par la suture transverse *spheno-frontale* et *ethmoïdale*, qui unit les apophyses d'Ingrassias aux planches orbitaires et à l'ethmoïde. 6° A la partie interne de l'orbite, se voit la suture *fronto-ethmoïdale*, traversée par les trous orbitaires internes; 7° enfin, en avant se remarquent les diverses articulations qui joignent les os du crâne à ceux de la face: entre les orbites, les articulations *fronto-jugale* et *fronto-maxillaire*; à la partie interne de l'orbite, les articulations *fronto-lacrymale*, *ethmoïdo-lacrymale* et *ethmoïdo-maxillaire*; à l'angle externe, l'articulation *fronto-jugale*.

Entre les sutures, les accidens qui se présentent à la surface des os, sont, 1° au milieu, à la région temporale, la fosse du même nom; née de la racine postérieure de l'apophyse zygomatique, elle trace sur le pariétal, la ligne courbe qui sépare la moitié inférieure de cet os de la supérieure, se continue avec la crête externe du frontal, et aboutit à l'angle externe de l'orbite; elle est complétée à la face par l'os malaire enclavé entre le frontal et l'apophyse zygomatique. Sa portion postérieure ou temporo-pariétale est convexe; sa portion antérieure ou fronto-sphénoïdale est concave; elle se termine inférieurement par la crête qui sépare la fosse temporale de la fosse zygomatique; 2° au-dessous de l'apophyse zygomatique, se remarquent, en avant, l'orifice du conduit auditif externe avec son rebord inférieur rugueux, sur lequel s'insère le cartilage de la conque; en arrière le trou mastoïdien, en bas, l'apophyse mastoïde; 3° les régions frontale, pariétale et occipitale, n'offrent à considérer que les bosses du même nom; 4° à partir de la bosse nasale, le contour extérieur de l'ovale latéral est indiqué par l'arcade sus-orbitaire, l'angle externe de l'orbite, la crête temporo-zygomatique, l'apophyse zygomatique, le conduit auditif, l'apophyse mastoïde et le profil formé par la courbe de la voûte du crâne sur le plan médian, de la protubérance occipitale externe à la bosse nasale en passant par le sinciput.

Connexions. Articulé avec les os propres du nez, maxillaires, unguis et malaires, l'ovale latéral est recouvert par le crotaphite, l'occipito-frontal, et en arrière, par les muscles nombreux qui s'attachent sur l'occipital; à l'apophyse zygomatique, s'insère le muscle masseter.

SURFACE INTÉRIEURE DU CRANE. Elle se compose d'une voûte et d'une base. Pour l'étudier avec facilité, il faut avoir deux têtes sciées, l'une horizontalement, de l'angle supérieur de l'occipital au-dessus de la bosse nasale (*planche* 18, fig. 1, 2), et l'autre verticalement, suivant le plan médian (*Planche* 19, fig. 1).

Voûte du crâne. Concave en sens inverse de la convexité de la surface externe, étendue verticalement de l'apophyse crista-galli, à la protubérance occipitale interne, elle est séparée de la base inférieurement par le contour extérieur du plancher orbitaire, les sutures spheno-pariétale, écailleuse et occipito-mastoïdienne et le sinus latéral. Elle offre à considérer, 1° sur le plan médian, en avant, la crête coronale: cette crête se bifurque pour former la gouttière du sinus longitudinal supérieur, qui aboutit à la protubérance occipitale interne, où elle se continue ordinairement avec le sinus latéral droit. Au fond de cette gouttière, se remarque, vers le sinciput, la trace de la suture sagittale; 2° latéralement, la voûte du crâne se trouve divisée par les sutures fronto-pariétale et occipito-pariétale dans les trois régions frontale, pariétale et occipitale dont la partie la plus profonde est occupée par les fosses du même nom. Des deux côtés du sinus longitudinal, existent les enfoncemens qui logent les petits corps blancs de Pacchioni, et, en arrière, l'orifice interne du trou pariétal. Toute cette surface, outre les impressions cérébrales, est parcourue par les nombreux sillons vasculaires des vaisseaux méningés.

Base du crâne. Inclinée d'avant en arrière et de haut en bas, elle forme trois plans superposés et comme étagés, qui constituent autant de régions : une antérieure et supérieure, une moyenne, et une postérieure et inférieure. Chacune de ces régions se subdivise en trois fosses, une médiane et deux latérales.

La *région antérieure* ou *fronto-ethmoïdale*, formée par les planchers orbitaires, la lame criblée de l'ethmoïde et les petites ailes du sphénoïde, est déprimée au centre et convexe en dehors; la *fosse médiane*, étroite et allongée d'avant en arrière, offre au milieu le trou borgne, l'apophyse crista-galli et sa crête postérieure; latéralement, les gouttières olfactives, percées en avant des trous de la lame criblée et lisses en arrière, où elles supportent les nerfs olfactifs. Postérieurement, elle est terminée par le plancher d'entre-croisement des nerfs optiques, que bornent de chaque côté les trous optiques et les apophyses clinoïdes antérieures. Cette surface est coupée tranversalement par la petite suture sphéno-ethmoïdale et frontale. Les *fosses latérales*, saillantes, appartiennent aux planchers orbitaires, sur lesquels s'appuient les lobes antérieurs du cerveau. Elles sont remarquables par les saillies très prononcées de leurs éminences mamillaires; en arrière, est la continuation de la suture fronto-sphénoïdale.

La *région sphéno-temporale* occupe la partie moyenne du crâne, séparée, de la région antérieure, par les petites ailes du sphénoïde et le rebord osseux qui les unit, et de la région postérieure, par la lame quadrilatère du sphénoïde et le bord supérieur des deux rochers. La *fosse médiane*, formée par le plan supérieur du corps du sphénoïde, offre au milieu la selle turcique, et latéralement les gouttières caverneuses; elle est surmontée en arrière par la lame quadrilatère du sphénoïde qui supporte les apophyses clinoïdes postérieures, et en avant par le rebord du plancher des nerfs optiques et les apophyses clinoïdes antérieures.

Les *fosses latérales et moyennes* sont formées par la grande aile du sphénoïde, la portion écailleuse du temporal et la face supérieure du rocher. Profondément excavées, étroites en dedans, larges et arrondies en dehors, elles sont limitées en avant par la petite aile du sphénoïde qui fait saillie au-dessus d'elles; en arrière, par le bord supérieur du rocher; en dedans, par la gouttière caverneuse; et en dehors, par les sutures sphéno-pariétale et écailleuse. Elles sont parcourues en travers par les sutures pétro-sphénoïdale et sphéno-temporale. On y remarque en dedans, et d'avant en arrière, la fente sphénoïdale, les trous grand rond, ovale, petit rond, déchiré antérieur et l'hiatus de Fallope. Du trou petit rond, ou sphéno-épineux, naît en dehors le sillon méningé qui côtoie d'abord la suture sphéno-écailleuse, et, parvenu à dix lignes environ de l'extrémité pariétale de la grande aile, se divise en deux branches; la postérieure, dirigée en haut et en arrière, gagne le milieu de la suture écailleuse, où elle se bifurque ordinairement pour se ramifier sur le pariétal. La branche antérieure, plus volumineuse, continue la direction du tronc principal. Parvenue à la petite crête de l'angle antérieur et inférieur du pariétal, qui souvent s'articule avec le sommet de la petite aile du sphénoïde, elle pénètre dans l'épaisseur de l'os, et reparaît huit à dix lignes plus haut, pour former la gouttière artérielle et veineuse qui longe le bord antérieur de l'os.

La *région postérieure* ou *occipitale* est la plus profonde. Comprise entre la lame, du sphénoïde, la protubérance interne et la base des deux rochers, sa forme est celle d'un triangle dont le côté postérieur, le plus long, est demi-circulaire. La *fosse médiane*, située antérieurement, étroite et allongée de haut en bas et d'avant en arrière, est formée par la gouttière basilaire; elle loge la protubérance annulaire et le bulbe rachidien. Étendue de la lame sphénoïdale au trou occipital, on y voit les sinus pétreux inférieurs, bornés en dehors par la suture pétro-occipitale, et qui affluent dans le golfe de la veine jugulaire; les éminences condyliennes, le trou condylien antérieur, et au milieu, chez le jeune sujet, la suture sphéno-basilaire. En arrière, sur le plan médian, se rencontrent le trou occipital et la crête occipitale interne. Les *fosses latérales*, profondément excavées, inscrivent dans leur contour le bord supérieur du rocher, la portion horizontale du sinus latéral, la protubérance et la crête occipitales internes, le bord postérieur du trou occipital et la terminaison du sinus pétreux inférieur. Elles sont formées par le plan postérieur du rocher, la face interne de la portion mastoïdienne du temporal, l'extrémité de l'angle postérieur et inférieur du pariétal, et la fosse occipitale inférieure. La gouttière du sinus latéral droit qui fait suite au sinus longitudinal supérieur, est plus large que celle du côté gauche. Chacune de ces gouttières se dirige d'abord horizontalement de la protubérance interne à l'angle du pariétal, en séparant les fosses occipitales inférieures qui logent le cervelet, des fosses occipitales supérieures dans lesquelles sont reçues les lobes postérieurs du cerveau. Parvenues à l'angle du pariétal, ces gouttières s'incurvent de haut en bas et de dehors en dedans, parcourent, par un trajet sinueux, la région mastoïdienne du temporal dans laquelle s'ouvre le trou mastoïdien, puis l'extrémité jugulaire de l'occipital, et se dégorgent enfin dans le golfe de la veine jugulaire qui forme la partie la plus large du trou déchiré postérieur. Sur le plan postérieur du rocher se voient le trou auditif interne et l'orifice de l'aqueduc du vestibule. Le contour de la portion mastoïdienne est indiqué par la trace des sutures qui l'unissent au pariétal et à l'occipital.

RAPPORTS ENTRE LES DEUX SURFACES DU CRANE.

Toute la surface intérieure du crâne est tapissée par la dure-mère, parcourue par les sutures, creusée par des gouttières veineuses et des sillons artériels, et parsemée d'éminences mamillaires et d'impressions digitales qui correspondent aux saillies et aux dépressions intermédiaires des circonvolutions du cerveau. La paroi intérieure du crâne peut donc être considérée comme un moule sur lequel se gravent en relief ou en creux tous les accidens de surface de l'organe encéphalique. Dans ces derniers temps, les travaux de Gall et des phrénologistes ont prouvé jusqu'à l'évidence la vérité de cette ancienne opinion. Nous avons vu un grand nombre de cerveaux de diverses classes d'animaux, moulés en cire par M. Vimont : Ces cerveaux dont la forme est, pour une même espèce, beaucoup plus constante que dans l'homme, rendent plus facile la comparaison; leurs empreintes remplissaient exactement la cavité du crâne auquel avait appartenu l'organe qu'elles représentaient, et la surface osseuse reproduisait avec la plus grande fidélité les moindres accidens de leurs contours. Un résultat semblable a été obtenu sur des crânes et des cerveaux humains par M. Cruveilhier : en enlevant de la cavité du crâne la masse encéphalique et coulant du plâtre à la place, la configuration du moule qu'il obtenait, comparée avec celle de l'organe lui-même, lui a toujours paru parfaitement identique.

La surface extérieure du crâne se compose de deux parties; l'une sous-cutanée, comprend la presque totalité de la voûte, étendue d'avant en arrière, des arcades sourcilières aux lignes courbes supérieures de l'occipital, et transversalement de l'une à l'autre ligne courbe temporale; elle reproduit en masse la double convexité des hémisphères cérébraux; et les bosselures ondulées dont elle est parsemée semblent *à priori* exprimer au dehors la saillie des circonvolutions cérébrales. L'autre partie, recouverte de muscles, avoisine la base du crâne; elle occupe seulement la région occipitale inférieure ou cérébelleuse et la fosse temporale. Séparée du contour extérieur par l'épaisseur des parties molles, elle est moins à portée de la vue; toutefois l'observation prouve que les masses musculaires, dont le volume est sensiblement le même chez les divers individus, ne suffisent pas pour masquer complétement au dehors la forme des surfaces du crâne qu'elles revêtent. Ainsi la saillie du crotaphite ou des muscles extenseurs de la tête, quel que soit leur développement, n'est jamais assez considérable pour faire paraître bombées les régions temporale ou occipitale inférieure qui sont aplaties au crâne; et, pour l'occiput en particulier, le volume des muscles ne saurait avoir aucune influence sur le degré d'écartement des apophyses mastoïdes qui indique au dehors le diamètre transverse de la région cérébelleuse.

Pour déterminer rigoureusement jusqu'à quel point la surface extérieure du crâne peut être considérée comme l'expression de sa surface intérieure, il ne reste donc plus qu'à observer les modifications qui résultent de l'inégalité d'épaisseur des os. En considérant leur plan de section sur plusieurs têtes, on trouve que cette épaisseur, assez variable dans les différens points, n'excède cependant pas la proportion d'une ligne à trois. La table interne est un peu plus mince que l'externe, mais toutes deux conservent sensiblement leurs rapports; la différence tient donc principalement, pour le crâne en général, à l'épaisseur plus ou moins considérable du diploé intermédiaire, et pour la région sourcilière en particulier, au développement proportionnel des sinus frontaux. Sur la coupe verticale, la portion antérieure frontale, placée au-dessus des sinus, est plus mince que la portion postérieure occipitale; cette dernière offre surtout un renflement considérable en regard des deux protubérances : mais on ne saurait en rien inférer dès lors que ce point correspond à l'intervalle qui sépare le cerveau du cervelet. Sur la coupe horizontale, la partie la plus épaisse est encore en arrière, à l'occiput; et la plus mince, en avant et latéralement à la section fronto-pariétale de la fosse temporale où le diploé est à peine sensible.

Si maintenant on compare, sur le plan de section des os du crâne, la délinéation du contour de ses deux surfaces, on reconnaîtra bientôt que l'externe ne saurait être l'expression rigoureuse de l'interne, les deux tables s'écartant et se rapprochant presque toujours dans les mêmes points, suivant que l'os est plus épais ou plus mince; d'où résultent généralement des saillies et des dépressions opposées, au lieu d'alternes qu'elles devraient être si les surfaces avaient conservé entre elles le parallélisme. Au reste, il est clair que cette observation ne porte que sur les bosselures partielles ou les *protubérances* proprement dites, dont est parsemée une région quelconque des os du crâne : quant à la saillie commune déterminée par la courbe de cette région elle-même, il est évident qu'elle est bien réellement l'expression générale de la surface interne, et conséquemment de la forme du cerveau. La seule objection que l'on puisse encore élever repose sur l'épaisseur quelquefois très-considérable des os du crâne: ainsi, Morand possédait un crâne dont les parois avaient neuf lignes d'épaisseur; M. Patrix nous a montré un frontal qui excédait encore cette dimension. Th. Bartholin, M. Jadelot et nombre d'auteurs ont observé des cas semblables, et il en existe de plus ou moins curieux dans presque toutes les collections. Mais, quelque intérêt que ces faits puissent offrir sous d'autres rapports, ce ne sont, quant au point de vue qui nous occupe, que des variétés individuelles dont on ne saurait tenir compte, et qui n'infirment en rien la règle générale.

En résumé, de l'ensemble des faits précédemment établis, on peut déduire les corollaires suivans : 1° La surface interne du crâne est l'empreinte exacte de la masse encéphalique. 2° La surface externe, quoiqu'elle soit, dans certains points, légèrement modifiée par les implantations musculaires, n'en est pas moins l'expression générale de l'interne. Ainsi, le volume du cerveau est réellement exprimé par celui du crâne, et son développement proportionnel, dans chaque région, par la saillie que forme cette région à l'extérieur. 3° Les bosselures partielles ou protubérances ne sont pas d'un grand intérêt; si parfois elles sont placées en regard des impressions digitales, le plus ordinairement cette correspondance n'existe pas : l'impression cérébrale est creusée aux dépens du diploé, et la bosselure est seulement produite par la table externe de l'os; enfin, dans tous les cas, les protubérances ne sauraient être un indice certain de l'excès de développement des circonvolutions auxquelles elles correspondent. On en trouve également dans une même région observée sur différens crânes, que cette région d'ailleurs soit bombée ou déprimée. Or, il est clair que, dans ce dernier cas, en supposant que la saillie représentât l'étendue en surface, il manquerait encore, pour le volume, la dimension en profondeur. Telles sont, indépendamment de toute application individuelle, les observations générales, concernant la phrénologie, qui se déduisent de l'inspection anatomique.

DÉVELOPPEMENT.

A la naissance, c'est à la base du crâne que l'ossification est le plus avancée. Les os sont déjà juxta-posés par leurs sutures, et l'occipital en particulier en présente quatre de plus que dans l'adulte, outre la suture sphéno-basilaire. Le trou occipital, en raison du peu de développement de la face, est situé à la partie moyenne de l'ovale inférieur; les condyles sont plats et très-petits pour s'adapter au volume proportionnel de l'atlas; la région occipitale supérieure est bombée en arrière, l'inférieure ou cérébelleuse est aplatie et déprimée.

A la voûte du crâne, les os sont séparés par des écartemens membraneux à la jonction desquels se rencontrent les six *fontanelles;* deux sur le plan médian, et de chaque côté, deux latérales. Les fontanelles médianes sont placées aux deux extrémités de la suture sagittale. L'*antérieure*, située entre les pièces frontales et les pariétaux, a la forme d'un losange dont l'angle antérieur est très-allongé. La *fontanelle postérieure*, formant un triangle surbaissé, occupe, entre l'occipital et les pariétaux, l'emplacement de la suture lambdoïde. Des deux fontanelles latérales, l'*antérieure*, peu étendue, est placée transversalement entre le temporal et le frontal, dans le lieu qui sera occupé plus tard par la suture sphéno-pariétale. La *postérieure*, de forme quadrilatère, allongée de haut en bas, occupe l'écartement que laissent entre eux l'angle postérieur et inférieur du pariétal, la portion mastoïdienne du temporal et les deux pièces squameuse et condylienne de l'occipital. Nous n'insisterons pas sur la manière dont se complète l'ossification, ayant déjà traité ce sujet à propos des sutures et des os en particulier.

MÉCANISME DU CRANE.

D'après ce que nous avons vu du mode d'agencement des os du crâne, ils forment tous, les uns par rapport aux autres, des espèces de coins, de sorte qu'un seul étant enlevé, tout le système tend de proche en proche à se disjoindre. C'est surtout à la base du crâne que cette disposition est la plus marquée. Dans sa partie moyenne, la plus épaisse, cette base est formée par quatre contreforts enclavés entre les pièces des différens os, et qui se rejoignent en croix; en avant, le corps du sphénoïde, en arrière, la portion basilaire de l'occipital, et latéralement, les deux rochers. Les quatre os auxquels ces contreforts appartiennent, s'enclavent réciproquement et supportent en commun la voûte du crâne. Sur les ailes du sphénoïde s'appuient le frontal et l'angle antérieur des pariétaux; l'occipital reçoit les bords postérieurs des pariétaux et la portion mastoïdienne des temporaux; ces derniers os, fortement enchâssés d'avant en arrière entre le sphénoïde et l'occipital, supportent par leur contour écailleux les bords inférieurs des pariétaux, et s'appuient eux-mêmes par les sommets des rochers sur le corps sphéno-basilaire.

La structure générale du crâne étant bien comprise, il est facile de se rendre compte des effets que doivent produire les pressions ou les chocs qui ont lieu à sa surface. Bichat(1), dans son Anatomie descriptive, a traité ce sujet avec sa sagacité ordinaire; nous ne ferons qu'ajouter quelques observations à ce qu'il en a dit.

Le mode de résistance du crâne diffère, suivant l'état de l'ossification, aux divers âges, dans le fœtus à terme, l'adulte et le vieillard.

1° *Résistance du crâne dans le fœtus à terme.* A cet âge, la voûte et la base du crâne forment, pour ainsi dire, deux systèmes isolés, qui ont chacun leur mécanisme, et tendent d'une manière inverse à neutraliser l'effet des pressions et des chocs extérieurs. La base, presque entièrement ossifiée, résiste par le fait de sa solidité; sa structure même offre un avantage de plus que dans l'adulte, les nombreux cartilages qui unissent ces différentes pièces éprouvant un refoulement qui amortit les chocs et prévient les commotions de l'encéphale et les fractures des os. Il est bien évident que l'ossification hâtive de la base du crâne a précisément cet objet de protéger les centres nerveux en rapport avec sa surface crânienne, qui, en raison de l'importance de leurs usages, sont le plus avancés dans leur développement, et dont la lésion serait immédiatement mortelle.

C'est, au contraire, par sa mobilité que la voûte du crâne résiste aux coups portés à sa surface. Les os, flexibles et séparés par des espaces membraneux, fuient au-devant de la pression en se recouvrant les uns les autres, et sans communiquer aucun ébranlement à la base du crâne. Il ne paraît pas que les hémisphères cérébraux, encore mous à cet âge, souffrent beaucoup de la compression produite par le refoulement des os, quand elle n'est pas portée au point de réagir sur les centres médullaires situés à la base; c'est au moins ce que l'on doit inférer de ce qui se passe dans les accouchemens où cette compression, exercée sur toute la surface de la voûte, pendant un temps parfois considérable, peut aller jusqu'à produire une déformation temporaire du crâne, sans qu'il en résulte plus tard aucun dérangement dans les facultés intellectuelles.

2° *Résistance du crâne dans l'adulte et le vieillard.* Lorsque l'ossification est terminée, le crâne résiste à la manière des voûtes pleines, où les chocs sont transmis, en suivant les courbures, de la surface vers les culées. En thèse générale la quantité de mouvement est d'autant plus complétement décomposée que les os sont encore plus flexibles, les sutures plus nombreuses et leur cartilage intermédiaire plus épais; ainsi, pour un coup d'une violence déterminée, la commotion qui ne serait que légère chez l'enfant, pourrait causer des accidens chez l'adulte, et deviendrait funeste dans le vieillard. Les effets du mouvement varient suivant qu'ils sont le résultat d'une simple pression ou d'un choc, et, dans ce dernier cas, d'après l'espèce d'instrument vulnérant.

Soit un fardeau posé sur le sinciput; suivant qu'il pèse par une plus ou moins grande étendue, il tend à enfoncer la suture sagittale, à aplatir la voûte du crâne ou à disjoindre les os dont elle est formée, en les écartant dans le sens de leur position relative, les pariétaux en dehors, le frontal en avant, et l'occipital en arrière : mais cet effet ne pouvant être produit à cause de la résistance des sutures, le mouvement est réparti du sommet au point diamétralement opposé de la base, en suivant toutes les ondulations de la surface, successivement brisé dans son trajet par les sutures. En avant, une partie s'en perd dans les articulations fronto-faciales; l'autre suit les planchers orbitaires en contournant l'ethmoïde, et est reportée par les ailes du sphénoïde sur le corps de cet os. En arrière, la pression appuyant sur l'occipital, suit la courbe qu'il décrit, se partage au-devant du trou du même nom, dont elle double le contour, et aboutit à l'apophyse basilaire. Enfin, transversalement, le poids est reporté de chaque côté par les pariétaux : à leurs deux extrémités, sur la grande aile du sphénoïde et le bord jugulaire de l'occipital, et à leur milieu, sur la lame écailleuse du temporal; une partie s'en perd dans l'articulation jugo-temporale, et l'autre est transmise au rocher, qui lui-même appuie par son sommet sur le corps sphéno-basilaire.

Dans ce mécanisme, le mode d'articulation des bords osseux et l'inclinaison de leurs biseaux font obstacle à leur disjonction; le frontal, incurvé en avant, sauf la résistance de la suture fronto-pariétale, pourrait faire bascule sur les ailes du sphénoïde, mais il est retenu inférieurement par les os de la face sur lesquels il s'appuie; l'occipital, déjà fortement lié par la suture lambdoïde, en raison de ce qu'il continue la courbe des pariétaux, transmet immédiatement le poids, de l'une à l'autre de ses extrémités, comme le ferait une poutre. Le temporal est, au premier abord, celui qui paraît maintenu le moins solidement : les auteurs s'accordent à reconnaître que la pression de l'arcade pariétale sur la lame écailleuse devrait avoir pour effet de déjeter cette dernière en dehors, en produisant un mouvement de bascule qui élèverait le sommet du rocher, si, en ce point, ne se rencontrait le muscle crotaphite dont l'application contre la suture écailleuse fait obstacle à l'écartement. Cependant il suffit de

(1) Tome 1, pages 62 et suivantes.

considérer la manière dont s'enclave le temporal pour reconnaître l'impossibilité presque absolue d'un mouvement auquel s'opposent à la fois l'articulation jugo-temporale que resserre davantage la pression de haut en bas, et les deux sutures sphéno-temporale et mastoïdienne, dont les feuillets temporaux, situés à l'extérieur, ne peuvent refouler les autres en dedans. Il est probable que Vésale (1) et Fallope (2) n'avaient pas non plus remarqué cette disposition lorsqu'ils se demandaient pourquoi, dans la suture écailleuse, ce n'était pas plutôt le feuillet pariétal qui recouvrît l'autre : évidemment, s'il en était ainsi, les autres articulations conservant leurs rapports, la fixité du temporal, dans sa position, serait bien diminuée ; car, sauf la résistance des parties molles, la pression de haut en bas ou le moindre choc latéral pourrait produire l'enfoncement de la lame écailleuse et l'abaissement du sommet du rocher, double effet auquel la suture sphéno-temporale serait la seule qui pût encore faire opposition.

Les chocs produits par des chutes ou des coups sur le crâne ne sont autre chose, en théorie, qu'une pression brusque et instantanée. Ils varient dans leurs effets, suivant la forme du corps vulnérant et l'étendue de la surface sur laquelle a porté son action. Un corps dur et aigu qui frappe perpendiculairement sur le crâne peut le traverser directement sans que la boîte osseuse en soit fortement ébranlée. Un corps orbe de peu d'étendue peut causer à la fois l'enfoncement direct des os, dans le lieu contus, et une violente commotion de tout le crâne ; ce dernier effet est le seul produit, si le coup ayant été amorti ou produit par un corps mou, a porté sur une large surface. Dans tous les cas, sur quelque point que la voûte du crâne ait été frappée, au sommet, en avant, en arrière ou latéralement, les vibrations sont transmises comme nous avons vu que l'était la pression d'un fardeau, une partie sur le rachis par les condyles de l'occipital, et l'autre à la base du crâne.

C'est donc, en dernière analyse, au point d'entre-croisement du corps sphéno-basilaire et des deux rochers qu'aboutissent toutes les commotions de la surface du crâne, circonstance qui explique la fréquence des fractures du corps du sphénoïde et du sommet des deux rochers. Dans les percussions latérales, la tête appuyant du côté opposé contre un corps résistant, c'est plutôt en ce point qu'à la base du crâne que se font les fractures par contre-coup ; enfin, dans les chocs de bas en haut qui résultent d'une chute sur les talons ou les fesses, la masse encéphalique éprouve fréquemment une commotion funeste, mais le crâne lui-même n'en est pas intéressé.

DE LA FACE.

La face, située en avant et au-dessous du crâne, forme la moitié inférieure de l'ovale antérieur de la tête. Sa forme est celle d'un triangle irrégulier, composé de deux moitiés symétriques. Sa structure est très-compliquée ; destinée à loger les organes des sens, elle constitue une agglomération de loges osseuses juxta-posées, en sorte que sa masse, quoique d'un volume considérable, est cependant assez légère. On divise la face en deux parties ou mâchoires, en raison des os maxillaires qui en forment presque toute l'étendue. La mâchoire supérieure se compose de chaque côté de six ou sept os pairs, le *maxillaire supérieur*, le *nasal*, le *grand lacrymal*, et quand il existe, le petit os du même nom, le *malaire*, le *palatin*, le *cornet inférieur*, et, sur le plan médian, un os impair, le *vomer*. L'autre mâchoire est seulement formée par l'os impair, *maxillaire inférieur*.

(1) *De corp. hum. fabrica*, lib. 1, cap. VI.
(2) *Expos. de ossibus*, cap. XIII.

DU MAXILLAIRE SUPÉRIEUR.

SUS-MAXILLAIRE (*CHAUSS.*) ; OS MALARUM (*CELS.*) ; MAXILLA SUPERIOR (*VES.*, *SOEMM.*) ; OS MALÆ (*BLUM.*) ; MAXILLAIRE SUP. (*ALBIN.*) ; MANDIBULARE SUP. (MECK).

Os pair, asymétrique, d'un volume considérable, d'une forme très-irrégulière ; le maxillaire supérieur constitue, avec son congénère, la masse principale et la partie la plus essentielle de la charpente osseuse de la face, à la région moyenne de laquelle il est situé. Il offre à considérer cinq plans, un antérieur ou facial, un externe et postérieur ou zygomatique, un interne ou nasal, un supérieur ou orbitaire, un inférieur ou buccal, et un grand nombre de bords dont trois seulement règnent dans toute l'étendue de l'os ; un antérieur ou naso-maxillaire, un postérieur ou ptérygoïdien, et un inférieur ou alvéolaire.

Plan antérieur ou *facial*. Concave de haut en bas, convexe en travers inférieurement, il présente : 1° Au milieu de sa partie interne, une échancrure à bord mince, qui forme avec celle du côté opposé l'ouverture antérieure des fosses nasales. Au-dessus, une longue apophyse oblique de bas en haut, aplatie de dehors en dedans, l'*apophyse montante*, *verticale*, *nasale* ou *fronto-nasale* (Chauss.) ; on lui distingue une *face externe*, légèrement concave, lisse, parsemée de trous nourriciers, sur laquelle s'implantent le releveur commun de l'aile du nez et de la lèvre supérieure, et en partie, le releveur propre de cette dernière ; en dehors cette face est limitée par un bord mousse et concave qui forme la lèvre antérieure de la *gouttière lacrymale*. 2° Une *face interne* qui fait partie de la paroi externe et supérieure des fosses nasales, et concourt à fermer au dehors le méat moyen. Sa moitié inférieure, concave, parsemée de trous et de légers sillons vasculaires, est comprise entre deux crêtes horizontales, dont l'inférieure, qui forme la base de l'apophyse, s'articule avec le cornet inférieur, et la supérieure avec le cornet moyen de l'ethmoïde. L'autre moitié présente deux petites fossettes, séparées par des crêtes, qui complètent en dehors les cellules correspondantes de l'ethmoïde. 3° Un *sommet* inégal et dentelé qui s'articule avec l'enfoncement externe de l'échancrure nasale de l'os frontal. 4° Un *bord antérieur* canaliculé, qui reçoit le bord externe de l'os nasal. 5° Un *bord*, ou mieux, une *face postérieure*, concave, creusée verticalement en gouttière faisant elle-même partie de la *gouttière lacrymale* complétée par l'os unguis, et qui doit son nom au sac lacrymal qui s'y trouve logé. La portion de gouttière qui appartient à l'apophyse montante est comprise entre deux lèvres : l'une postérieure, mince, verticale, est articulée avec le grand os lacrymal ou unguis ; l'antérieure est épaisse, elle donne attache au tendon et à quelques fibres du muscle orbiculaire des paupières. Inférieurement, à sa réunion avec le bord orbitaire de l'os, elle forme une saillie, le *tubercule lacrymal* (Lisfranc), articulée avec l'onglet du grand os lacrymal et avec le petit os du même nom, lorsqu'il existe. Ce tubercule, placé invariablement au-devant du *canal nasal*, est, dans l'opération de la fistule lacrymale, un guide beaucoup plus sûr que le tendon de l'orbiculaire des paupières. Le canal nasal se continue lui-même inférieurement, aux dépens de l'os maxillaire, circonscrit, en avant, par la base de l'apophyse montante, en dehors par une mince cloison osseuse qui le sépare du *sinus maxillaire*, en arrière par une lamelle incurvée, qui, détachée du bord du même sinus, se contourne en dedans; de sorte que la paroi interne du canal, constituée en arrière par cette lamelle, en avant par le bord mince et avancé qui continue la lèvre postérieure de la gouttière lacrymale, présente cependant au milieu une interruption que complètent deux lamelles de l'os unguis et du cornet inférieur. Le canal ainsi formé a une direction oblique et légèrement courbe de haut en bas, d'avant en arrière et de dehors en dedans; il s'ouvre sous le cornet inférieur.

A l'extrémité opposée de l'os maxillaire, entre l'échancrure nasale et le bord alvéolaire, est un enfoncement placé en regard de la petite dent incisive, qui loge le muscle myrtiforme. En dehors, se remarque le relief vertical, très-long, formé par la racine de la dent canine; puis, au-dessus de la première dent petite molaire, la *fosse* dite *canine*, en raison du muscle canin qui s'y insère; plus haut, le *trou sous-orbitaire*, orifice inférieur du canal du même nom, ovalaire transversalement, dirigé obliquement d'avant en arrière et de bas en haut, et par lequel passent les vaisseaux sous-orbitaires, artère (branche de la maxillaire interne), veine et nerf (terminaison de la seconde branche de la 5ᵉ paire). Au-dessus est le bord mousse orbitaire qui donne attache au muscle élévateur propre de la lèvre supérieure. En dehors de la fosse canine se voit une crête verticale, mousse, déjetée latéralement en arcade, qui sépare l'un de l'autre les deux plans de la surface externe. Cette crête supporte une éminence triangulaire d'un volume considérable, l'apophyse malaire.

Plan externe et *postérieur*. Il forme la paroi antérieure de la fosse zygomatique. Tout à fait en arrière est la *tubérosité maxillaire*, éminence verticale, aplatie supérieurement; sa partie inférieure, mousse et arrondie, loge dans l'enfant la dent de sagesse. Elle est percée d'un certain nombre de petits *trous*, orifices des *canaux dentaires supérieurs* et *postérieurs*, qui livrent passage aux vaisseaux et aux nerfs du même nom; cette surface donne attache au muscle buccinateur. En dehors est la crête en demi-voûte dont nous avons déjà parlé, et au-dessus, derrière l'apophyse malaire, une gouttière qui loge le bord antérieur du muscle temporal.

Plan interne ou *nasal*. A la réunion du quart inférieur avec les trois quarts supérieurs, il est divisé, d'avant en arrière, en deux parties par l'*apophyse palatine*, qui naît perpendiculairement du corps de l'os. Cette apophyse, articulée avec celle du côté opposé, forme une cloison transversale qui sépare la bouche des fosses nasales. Mince dans son milieu, renflée à son bord libre, épaisse, en avant où elle loge les dents incisives, et réduite en arrière à une simple lame osseuse, sa *face nasale*, concave en travers, inclinée postérieurement, forme la gouttière du méat inférieur de fosses nasales; sa *face buccale* décrit une voûte de bas en haut et d'avant en arrière; son *bord interne*, libre, hérissé de rugosités verticales, s'articule avec celui du côté opposé, en laissant entre eux, vers leur lèvre supérieure, une rainure dans laquelle est reçu le vomer.

En avant, où ce bord est très-élevé, il présente, dans sa moitié inférieure, une gouttière oblique que la juxta-position des deux os maxillaires convertit en un conduit, le *canal palatin antérieur*, qui donne passage aux nerfs du même nom; simple en bas, ce canal, en haut, se bifurque en Y, pour s'ouvrir à la partie antérieure et interne des gouttières des méats inférieurs. En arrière, l'apophyse palatine se termine, à angle droit, par un bord mince qui s'articule avec l'os palatin.

Le méat inférieur est limité supérieurement en avant par la crête horizontale qui indique la base de l'apophyse montante; en arrière par une surface légèrement rugueuse sur laquelle s'applique la portion verticale de l'os palatin, qui présente en ce point une autre crête horizontale pour l'articulation du cornet inférieur. Entre les deux est l'évasement de la gouttière du canal nasal.

Au-dessus de la ligne du méat inférieur, se présente l'orifice du *sinus maxillaire, antre d'Hygmore*, irrégulièrement circulaire, de sept à dix lignes de diamètre sur un os isolé, mais rétréci dans la tête osseuse par les lamelles unciformes qui se détachent de l'ethmoïde, du cornet inférieur et de l'os palatin. Ce sinus occupe, dans l'adulte, toute l'épaisseur de l'os; il pénètre même dans les apophyses malaire et fronto-nasale, la tubérosité maxillaire et les cloisons de séparation des grosses dents malaires dont les racines se dessinent en relief dans sa cavité, en sorte que l'os maxillaire se trouve réduit à une simple coque. Des contreforts disposés en arcades séparent les divers enfoncemens et les convertissent en cavernes osseuses. Le sinus, dans l'état frais, est tapissé par la membrane muqueuse des fosses nasales; des polypes sarcomateux s'y développent fréquemment; les nombreuses anfractuosités dans lesquelles ils sont enchatonnés, et l'étroitesse de l'orifice nasal, sont les causes qui rendent si difficile leur arrachement. Cet orifice est borné en avant par le canal nasal, en arrière par une surface rugueuse qui s'articule avec la portion verticale de l'os du palais; en haut par un bord commun aux deux plans nasal et orbitaire, et qui s'articule avec l'os planum de l'ethmoïde et l'os palatin.

Plan supérieur ou *orbitaire*. Plane, oblique de haut en bas et d'arrière en avant, de forme triangulaire, il constitue la paroi inférieure de l'orbite. Au milieu, il est traversé par une gouttière qui, vers le tiers antérieur, pénètre dans le corps de l'os, et sous le nom de *canal sous-orbitaire*, aboutit à l'orifice du même nom, au-dessus de la fosse canine. De la paroi inférieure de ce canal, il en part deux autres, les *conduits dentaires antérieurs* et *supérieurs*, qui traversent la cloison du sinus maxillaire, et donnent issue dans sa cavité à des filamens nerveux qui se distribuent aux dents incisives et canines supérieures. Des trois bords du plan orbitaire, l'interne est le même que nous avons déjà vu articulé en arrière avec l'os palatin et l'ethmoïde; il l'est en avant, avec l'os unguis qui forme en dehors le canal nasal. Le bord antérieur sépare le plan orbitaire du plan facial; le postérieur limite en bas la *fente sphéno-maxillaire*; l'angle de réunion de ces deux bords forme la surface triangulaire de l'apophyse malaire, recourbée en bas et en dehors, garnie de fortes aspérités, et qui s'articule avec le bord antérieur et inférieur de l'os de la pommette.

Plan inférieur ou *buccal*. Il est formé par le bord alvéolaire et la demi-voûte de la face inférieure de l'apophyse palatine. Cette voûte est parsemée d'un nombre considérable de petits trous nourriciers capillaires et d'aspérités qui donnent implantation aux membranes gingivale et palatine. En dehors se voit un sillon parallèle au bord alvéolaire, qui loge les vaisseaux et les nerfs palatins postérieurs. Des deux côtés du sillon sont de petites crêtes qui parfois se réunissent en arcades.

Des trois grands *bords*, *l'antérieur* ou *naso-maxillaire*, articulé par l'apophyse montante avec l'os propre du nez, est formé au milieu par le contour de l'échancrure nasale. En bas et en avant, cette échancrure offre une petite apophyse aiguë dont l'application contre celle de l'os opposé, constitue l'*épine nasale antérieure*. Au-dessous, est la jonction des deux os maxillaires. Le *bord postérieur* ou *ptérygo-palatin*, épais et mousse, s'articule en bas avec l'os palatin; au milieu avec l'apophyse ptérygoïde du sphénoïde; en haut il forme la paroi antérieure de *la fente ptérygo-maxillaire*. Le *bord inférieur* ou *alvéolaire*, épais et large, forme la partie la plus résistante de l'os. Il décrit de chaque côté un quart d'ovale. Il est creusé par huit loges ou *alvéoles*, coniques de la surface vers la profondeur, séparés par des cloisons transversales, et dans lesquels s'implantent les dents. Procédant d'avant en arrière, les deux premiers, irrégulièrement circulaires, logent les dents incisives; placés au-dessous de l'ouverture nasale, ils n'ont que six à sept lignes de profondeur; le premier est le plus grand. Le troisième, ovalaire transversalement, correspond à la dent canine; sa profondeur est de tous la plus considérable, il monte jusqu'à dix ou onze lignes au-devant de la fosse canine. Les 4ᵉ et 5ᵉ alvéoles, qui sont ceux des dents petites molaires, sont les moins profonds; leur forme est également ovalaire; ils offrent au milieu de leurs cloisons des saillies longitudinales qui remplissent l'intervalle de la double racine des dents qui s'y trouvent logées. Les trois derniers alvéoles sont quadrilatères; les 6ᵉ et 7ᵉ sont partagés en T par une double cloison intérieure, et forment trois loges dont deux externes plus petites, allongées en travers; l'interne, ovalaire d'avant en arrière, est la plus profonde; parfois l'une des dents grosses molaires présente quatre racines au lieu de trois, et dans ce cas, l'alvéole qui la contient est quadriloculaire. Ce fait au reste s'observe moins communément à la mâchoire inférieure qu'à la supérieure. Enfin le 8ᵉ alvéole loge la dent de sagesse; au lieu de cloisons complètes, ses racines ne sont séparées que par des crêtes osseuses comme pour les dents petites molaires. Le contour du bord alvéolaire est renfermé entre deux lignes sinueuses, alternativement saillantes en regard des alvéoles et déprimées vers les cloisons. Toute la surface de ce bord, recouverte par le tissu gingival, est parsemée d'un nombre considérable de trous nourriciers capillaires; la surface des cavités des dents molaires surtout en est criblée.

Connexions. L'os maxillaire s'articule avec deux os du crâne, l'ethmoïde et le frontal; avec tous les os de la mâchoire, y compris son congénère, et avec le cartilage de la cloison nasale. Il reçoit les huit dents de chaque bord alvéolaire, donne attache à six muscles pairs, les deux élévateurs propre ou commun de l'aile du nez et de la lèvre supérieure, l'orbiculaire des paupières, le canin, le buccinateur et le myrtiforme. Il loge le ganglion naso-palatin, et donne passage aux vaisseaux et aux nerfs sous-orbitaires, palatins et dentaires antérieurs et postérieurs. Il circonscrit la presque totalité des fosses nasales, les sépare des orbites, des fosses zygomatiques et ptérygo-maxillaires et de la bouche, et forme la majeure partie de la voûte palatine. Il est tapissé intérieurement en partie par la membrane muqueuse des fosses nasales, en partie par la membrane palatine et le tissu gingival. Enfin, ce qui est surtout important pour la chirurgie, il contient le sinus maxillaire et le canal nasal.

Structure. Envahi presque tout entier, dans l'adulte, par le sinus maxillaire, le corps de l'os est formé de substance compacte; les apophyses malaire et palatine et le bord alvéolaire seuls contiennent un peu de substance spongieuse.

Développement. Dans le fœtus à terme, l'os maxillaire est complétement ossifié; mais il a peu de développement en hauteur, ce qui contribue à rendre la face aplatie de bas en haut. Le plan orbitaire est très-étendu et concave; les apophyses montante et palatine proportionnellement fortes; le sinus maxillaire évasé et peu profond; le canal nasal et les conduits nerveux et vasculaires très-larges. La voûte palatine est aplatie; le bord alvéolaire, très-volumineux, saillant à l'extérieur, est creusé de six loges alvéolaires larges et profondes.

DE L'OS PALATIN [1].

OS PALATINUM (*MEYER*); OS PALATI (*SOEMM.*).

Cet os impair et très-irrégulier est situé à la partie la plus reculée de la face, enclavé entre l'os maxillaire supérieur et l'apophyse ptérygoïde du sphénoïde; il concourt, comme son nom l'indique, à former en arrière la voûte du palais. Il se compose de deux portions, l'une horizontale ou palatine, et l'autre verticale, ou orbito-nasale, qui s'unissent à angle droit.

PORTION HORIZONTALE OU PALATINE. De forme quadrilatère, elle fut d'abord la seule distinguée par les anatomistes, sous le nom d'*os quadratum*. Elle termine en arrière la voûte palatine; sa *face supérieure* ou *nasale*, lisse et concave, forme la continuation de la gouttière du méat inférieur. La *face inférieure* ou *buccale*, moins rugueuse que celle de l'os maxillaire, est partagée en arrière par une petite crête horizontale sur laquelle s'insère le muscle péristaphylin externe; en dehors, se voit l'*orifice inférieur*, ovalaire, du *canal palatin postérieur*, surmonté en arrière par un ou deux petits trous accessoires qui donnent passage à des filamens nerveux; au-devant du canal palatin naît le sillon vasculaire et nerveux qui parcourt la voûte palatine.

Des quatre *bords*, l'*antérieur*, taillé en biseau inférieurement, appuie sur le bord postérieur de l'apophyse palatine. Le *postérieur*, concave, mince et tranchant, sert d'implantation au voile du palais. L'*externe* se confond avec la base de la portion verticale. L'*interne*, rugueux et très-élevé, s'articule avec celui du côté opposé; il offre en haut, comme à l'apophyse palatine, la demi-rainure, surmontée d'une petite crête, qui concourt à la réception du vomer. En arrière, ce bord se termine par une saillie très-aiguë, dont la jonction avec celle de l'autre os palatin constitue l'*épine nasale postérieure* ou *palatine*, à laquelle s'insère en partie le muscle propre de la luette ou palato-staphylin.

PORTION VERTICALE, *ascendante* ou *orbito-nasale*. Elle se compose d'une lame mince de laquelle procèdent trois apophyses, l'une inférieure ptérygoïdienne, deux supérieures, sphénoïdale et orbitaire. Le *plan interne* ou *nasal* de la lame verticale présente de bas en haut la continuation de la gouttière du méat inférieur, la crête horizontale postérieure qui s'articule avec le cornet inférieur, la suite de la gouttière du méat moyen, et une autre crête sur laquelle appuie le cornet ethmoïdal. Le *plan externe* ou *zygomato-maxillaire* (Bich.), rugueux en avant, s'applique contre l'os maxillaire; il est tra-

(1) Planche 26.

versé verticalement par le canal palatin qui ne forme en haut qu'une gouttière complété par l'os maxillaire. Libre en arrière dans une petite étendue, il présente supérieurement une surface lisse qui forme la paroi interne, la plus profonde de la fente ptérygo-maxillaire. *Le bord antérieur*, mince, offre une lamelle avancée qui rétrécit l'entrée du sinus maxillaire. Le *bord postérieur* s'applique en dedans contre l'aile interne de l'apophyse ptérygoïde.

De la base de la portion verticale se dégage en arrière et en dehors l'apophyse inférieure, de forme triangulaire, *tubérosité de l'os palatin, apophyse ptérygoïdienne* ou *pyramide*. Elle présente : 1° Une *face postérieure palatine*, divisée en trois parties, une fossette médiane triangulaire qui termine en bas la fosse ptérygoïdienne et donne attache au ptérygoïdien interne, et deux gouttières latérales dans lesquelles sont reçus les sommets des deux ailes de l'apophyse ptérygoïde; l'interne est la plus profonde. 2° Une *face externe* dont une moitié complète le plan de l'aile externe de l'apophyse ptérygoïde, l'autre moitié, garnie d'aspérités, s'articule avec l'os maxillaire. 3° Une *face inférieure*, rugueuse, placée au-dessus et en arrière du bord alvéolaire. 4° Une *base*, confondue avec le corps de l'os en dehors des orifices des canaux palatins. 5° Un *sommet*, qui se confond avec le bord inférieur libre de l'aile externe ptérygoïdienne.

De l'extrémité supérieure de la lame, au-dessus de la crête du cornet ethmoïdal, naissent les *apophyses sphénoïdale* et *orbitaire*, séparées par une échancrure que le cornet sphénoïdal convertit en un trou circulaire, dit *sphéno-palatin*, lequel donne entrée dans les fosses nasales à des vaisseaux du même nom et à des filets nerveux détachés du ganglion de Meckel.

L'*apophyse sphénoïdale*, *postérieure* ou *transversale*, recourbée en dedans, présente trois petites facettes, une *interne*, qui fait partie de la surface externe des fosses nasales, une *externe*, qui forme, au-dessous du trou sphéno-palatin, la paroi profonde de la fente ptérygo-maxillaire, et une *supérieure*, concave, appliquée sur le corps du sphénoïde, qui ferme le conduit ptérygo-palatin.

L'apophyse *orbitaire*, *antérieure* ou *verticale*, naît par un pédicule ou col aplati; elle présente cinq facettes distinctes : 1° Une *surface antérieure*, rugueuse, inclinée en bas et en dehors, qui s'articule avec l'os maxillaire. 2° Une *cellule postérieure*, tournée en dedans et en haut, qui s'abouche avec le sinus sphénoïdal. 3° Une *surface supérieure*, concave, unie, articulée en avant avec l'os planum de l'ethmoïde, en arrière avec la cloison externe du corps du sphénoïde, et qui forme à la fois la partie inférieure la plus reculée de la paroi interne de l'orbite et une partie du contour postérieur de la fente sphéno-maxillaire. 4° Une *cavité interne*, inclinée en bas, qui s'abouche avec l'une des cellules postérieures de l'ethmoïde. 5° Une *surface externe*, lisse, inclinée en arrière et en bas, placée au-devant du trou sphéno-palatin, et qui forme supérieurement la paroi profonde de la fente ptérygo-maxillaire.

Connexions. L'os palatin s'articule avec sept os, dont quatre pairs et trois impairs, quatre appartenant au crâne et trois à la face. Ces *os* sont, le palatin opposé, avec lequel il complète en arrière la voûte du palais, le maxillaire, le sphénoïde et son cornet, l'ethmoïde, le cornet inférieur et le vomer. Il termine en arrière et sépare entre elles les fosses nasales et la bouche, tapissé par les membranes muqueuses de ses cavités, et forme, pour une petite fraction, les parois de l'orbite et des fosses ptérygo-maxillaire zygomatique et ptérygoïdienne. Il donne attache aux fibres aponévrotiques du voile du palais, et à cinq muscles pairs, les palato-staphylin et palato-pharyngien, le péristaphylin externe et les deux ptérygoïdiens. Il livre passage aux vaisseaux et nerfs sphéno-palatins et ptérygo-palatins, et aux nerfs palatins postérieurs.

Structure et *développement*. Sauf la pyramide qui contient un peu de tissu spongieux, l'os palatin, mince et transparent, est entièrement composé de substance compacte. Cet os, à la naissance est déjà bien formé, du moins dans sa portion inférieure; la supérieure n'est pas encore complétement ossifiée.

DE L'OS MALAIRE [1].

OS DE LA POMMETTE (*BOY.*); OS JUGAL, OS ZYGOMATICUM (*CELS. RIOLAN*); CONJUGALE (*SYLVIUS*); JUGALE (*T. BARTH.*); MALARE (*MEY.*).

Cet os pair, aplati, de forme quadrilatère, occupe le sommet de la joue (*mala*), enclavé entre l'arcade zygomatique du temporal et l'apophyse malaire de l'os sus-maxillaire, dont il semble n'être que la continuation. On y distingue trois plans, un externe ou cutané, un interne ou temporo-zygomatique, et un supérieur ou orbitaire, quatre bords et quatre angles.

Plan externe, *cutané* ou *facial*. Lisse, plus large supérieurement qu'inférieurement, convexe en avant, suivant les deux diamètres transverse et vertical, plane en arrière, il offre à son milieu deux ou trois petits trous, dits *malaires*, orifices de canaux étroits nerveux et vasculaires. Recouvert en haut par la peau et le muscle orbiculaire des paupières, ce plan donne attache en bas et en dehors aux muscles grand et petit zygomatiques.

Plan interne ou *temporo-zygomatique*. Concave et lisse, il offre, en bas et en dedans, une surface triangulaire, hérissée d'aspérités, qui fait suite au bord antérieur articulaire. Au milieu et supérieurement, se voit l'orifice interne d'un conduit malaire qui donne passage à des vaisseaux. Ce plan est en rapport avec le muscle temporal.

Plan supérieur ou *orbitaire*. Fortement concave, lisse, étroit, triangulaire, formant deux côtés ou bords, une base et un sommet, il borde en dehors l'orbite, dont il décrit inférieurement une partie du plancher et de la paroi externe. Au milieu se voient deux ou trois petits trous dont un est l'orifice supérieur du *canal malaire* que traverse un filament nerveux. Le *bord antérieur* forme le contour de l'orbite. Le *postérieur* s'articule, en haut, avec le sphénoïde, en bas, et jusqu'au sommet, avec l'apophyse malaire. Au milieu, il concourt à fermer, par un angle saillant, la fente sphéno-maxillaire. La *base*, taillée en biseau aux dépens de la table orbitaire, supporte l'angle externe du frontal.

Des quatre *bords*, l'*antérieur* et *supérieur* est le même qui forme le rebord de l'orbite; l'*antérieur* et *inférieur* s'articule dans toute son étendue avec l'apophyse malaire. Les deux *bords postérieurs* se continuent avec l'apophyse zygomatique. Le *supérieur*, contourné en S, donne attache à l'aponévrose temporale; l'*inférieur*,

(1) Planche 26.

convexe et mousse, sert en avant d'implantation au muscle masseter.

Des quatre *angles*, disposés en croix, le *supérieur*, dentelé, s'articule avec l'apophyse orbitaire externe du frontal; l'*interne* et l'*inférieur* forment les extrémités du bord qui s'appuie sur l'apophyse malaire; l'*externe* et *postérieur*, dentelé et taillé obliquement en biseau de haut en bas et d'avant en arrière, supporte l'apophyse zygomatique du temporal.

Connexions. Enclavé entre quatre os, le maxillaire, le temporal, le frontal et le sphénoïde, l'os malaire concourt à former l'orbite et les fosses temporale et zygomatique. Il donne attache à cinq muscles pairs, le temporal, le masseter, les deux zygomatiques et l'oblique externe de l'œil, et livre passage aux nerfs malaires et à des vaisseaux.

Structure et développement. A l'exception des deux bords articulaires qui contiennent un peu de tissu spongieux, tout le reste de l'os est formé de substance compacte. Dans le fœtus à terme, l'os malaire est bien développé; aplati de haut en bas comme tous les os de la face, sa forme est triangulaire. Ses conduits malaires sont presque aussi larges, le plan orbitaire plus étendu, et le corps de l'os proportionnellement beaucoup plus épais que dans l'adulte.

DE L'OS NASAL [1].

OS PROPRE DU NEZ (*BOY.*); OS DU NEZ (*H. CLOQ.*); OSSICULUM NASI (*ALBIN*); OS NASALE (*MECK.*).

De forme rectangulaire, épais et rétréci en haut, large et mince en bas, ce petit os pair est juxta-posé avec son homonyme. Situés l'un et l'autre à la partie moyenne et supérieure de la face, ils offrent un plan incliné obliquement de haut en bas et d'arrière en avant, convexe transversalement, et forment la racine du nez, enclavés entre les apophyses montantes des os sus-maxillaires et le frontal.

L'os nasal offre à considérer: 1° Un *plan antérieur* et *supérieur*, *cutané* ou *facial*, recouvert par le muscle pyramidal et la peau, concave de haut en bas, convexe en travers. A sa partie moyenne est l'orifice d'un trou qui perce l'os obliquement et donne passage à une veinule. Ce trou ne s'observe parfois que d'un côté. Au-dessus sont quelques petits trous nourriciers. 2° Un *plan postérieur* et *inférieur* ou *pituitaire*, tapissé par la membrane olfactive, concave, plus étroit que le précédent, surtout en haut, en raison de l'obliquité du bord interne, parsemé de petits sillons vasculaires, et percé inférieurement par l'orifice interne du canal veineux. 3° Un *bord supérieur*, épais, étroit et dentelé, incliné en haut et en arrière, et qui est reçu dans l'enfoncement interne de l'échancrure nasale du frontal. 4° Un *bord inférieur* très-mince, d'une longueur double du précédent, coupé obliquement de dedans en dehors et de haut en bas; il donne insertion aux cartilages latéraux du nez. A sa partie moyenne est une petite échancrure qui traverse le filament nerveux naso-lobaire; en dedans est une autre échancrure beaucoup plus grande que limite une saillie du bord interne. 5° Un *bord externe*, long, mince et denticulé, qui est reçu dans la gouttière de l'apophyse montante. 6° Un *bord interne*, plus court, très-épais et rugueux en haut, mince en bas, où il forme, par sa juxta-position avec celui du côté opposé, une épine triangulaire; offrant en arrière une petite crête et une demi-rainure que complète celle de l'autre bord, et qui reçoit l'épine frontale et le bord antérieur et supérieur de la lame perpendiculaire de l'ethmoïde. L'os nasal est celluleux en haut et vers son bord interne, et compacte dans le reste de son étendue. Dans le fœtus à terme, il est complétement ossifié, très-large, et, en raison de la hauteur des orbites et de l'abaissement de l'ouverture nasale, proportionnellement plus long que dans l'adulte.

[1] Planche 26.

DE L'OS LACRYMAL [1].

OS UNGUIS (*BOY.*); OS SECANDUM (*VES.*); LACRYMALE (*WALTER, SOEMM.*).

Mince, demi-transparent, papyracé, quadrilatère, ayant l'étendue et presque la forme d'un ongle, d'où dérive le nom qui lui a été imposé, ce petit os est situé à la partie antérieure et interne de l'orbite, entre le frontal, l'ethmoïde et le maxillaire supérieur.

Il offre à considérer: 1° Une *face externe*, *orbitaire*, séparée verticalement, à son tiers antérieur, par une crête mince sur laquelle s'insèrent l'aponévrose réfléchie du muscle orbiculaire des paupières et l'enveloppe fibro-celluleuse du sac lacrymal. La partie postérieure, plane, lisse et légèrement recourbée inférieurement, continue en avant la face interne de l'orbite formée par l'os planum. La partie antérieure, canaliculée, percée de petits trous, concourt, avec l'apophyse montante, à former la *gouttière du sac lacrymal*. Inférieurement, la crête verticale s'incurve horizontalement en dehors; elle forme la paroi externe de l'*orifice du canal nasal*, s'articule extérieurement avec le plancher orbitaire, et se termine ordinairement par un sommet élargi qui s'appuie sur le tubercule lacrymal.

2° Une *face interne ethmoïdale*, partagée de haut en bas par une rainure correspondant à la crête externe. La partie antérieure, convexe, concourt à fermer latéralement le méat moyen à deux lignes en avant et en dehors du cornet ethmoïdal. La partie postérieure, plane, est divisée par trois ou quatre crêtes qui font partie des cloisons des cellules ethmoïdales antérieures que cette face circonscrit extérieurement.

3° Quatre *bords*: un *supérieur*, peu étendu, inégal, articulé avec l'apophyse orbitaire interne du frontal; un *inférieur*, divisé en deux portions par le crochet horizontal; la postérieure, épaisse, s'appuie sur le bord lacrymal du plancher orbitaire; l'antérieure, sous la forme d'une lamelle courbe, papyracée, descend rejoindre une lamelle semblable qui s'élève du cornet inférieur, de manière à former par leur réunion la paroi interne incurvée du canal nasal. Le *bord antérieur*, creusé d'une petite rainure, reçoit le bord correspondant de l'apophyse montante sus-maxillaire. Le *bord postérieur*, très-mince, est en contact avec l'os planum.

Connexions. Articulé avec le frontal, le maxillaire supérieur, l'ethmoïde et le cornet inférieur, l'os unguis est d'une grande importance en chirurgie, en raison de ses rapports avec les voies lacrymales; sa fragilité, qui est un inconvénient dans l'opération simple de la fistule, lorsqu'il ne s'agit que de rétablir le cours des larmes par le canal nasal, est au contraire une ressource lorsqu'il est nécessaire de pratiquer une voie artificielle.

Cet os est entièrement compacte. A la naissance, il est déjà ossifié, à part son angle postérieur et supérieur, qui forme entre

[1] Planche 26.

lui, le frontal et l'ethmoïde, une sorte de petite fontanelle; il a une grande étendue d'avant en arrière; la gouttière nasale est très-large.

DU PETIT OS LACRYMAL (1).

M. Rousseau (2) a décrit sous le nom de *lacrymal externe* un petit os surnuméraire que l'on rencontre assez fréquemment. Mince, papyracé, coudé à angle obtus, contourné en volute à ses extrémités, de trois à quatre lignes d'étendue, percé d'une multitude de petits trous, il est situé à la partie externe et au-dessous du grand unguis, dont il recouvre en partie la crête et le bord inférieur. Il remplace le prolongement du crochet du grand os lacrymal, et concourt à fermer le canal nasal en dehors.

DES OSSELETS ACCESSOIRES DU GRAND OS LACRYMAL.

L'os unguis, très-variable dans son étendue, présente quelquefois, dans son contour, de petites lamelles osseuses qui, semblables à des os wormiens, se sont développées par des points d'ossification particuliers, et forment des osselets distincts et isolés. Béclard et M. Hippolyte Cloquet en ont signalé un placé en dehors de l'orifice supérieur du canal nasal. Nous avons vu de ces petits os développés aux dépens des angles adjacens du grand unguis et de l'os planum; nous possédons une tête où il y en a un bien distinct enclavé dans la petite suture fronto-lacrymale; enfin il n'est pas rare d'en rencontrer, au-dessous du bord inférieur de l'unguis, développés aux dépens du plancher orbitaire formé par l'os sus-maxillaire.

DU CORNET INFÉRIEUR (3).

OS SOUS-ETHMOIDAL (*CHAUSS.*); OS SPONGIOSUM INFERIUS (*ALBIN*); OS TURBINATUM (*WALTER*); CONCHYL. INFER. NASI (*WINSL.*); CONCHA (*MECK.*).

Le cornet inférieur, os pair, ellipsoïde, contourné sur lui-même en forme de coquille, est suspendu à la partie inférieure de la paroi externe des fosses nasales, dont il sépare les méats inférieur et moyen. Lié à l'ethmoïde par des lamelles de continuité, il paraît avoir seulement pour objet d'augmenter les anfractuosités des fosses nasales, et d'offrir une plus grande surface à la membrane olfactive dont il est enveloppé; du reste, il ne concourt en rien au mécanisme et à la solidité des os de la face.

Sa *face interne* limite en bas le méat moyen. Tournée vers la cloison nasale, elle en est séparée par un espace libre de deux à trois lignes de largeur; parfois, lorsque cette cloison est divisée, elle touche l'un des cornets et s'écarte beaucoup de l'autre. En bas, cette face est parcourue longitudinalement par une multitude de saillies irrégulières qui conscrivent des canaux vasculaires incomplets, ou de petites cellules et des empreintes folliculaires. Elle offre généralement un aspect vermiculé.

Sa *face externe*, placée en regard de l'os maxillaire, fait partie du méat inférieur. Elle forme une petite cavité amygdaloïde et offre la même apparence que la face interne. Inférieurement, elle est limitée par un rebord saillant que parcourt un large canal vasculaire.

Le *bord supérieur*, mince, inégal, s'articule en avant et en arrière avec les deux crêtes horizontales inférieures de l'apophyse montante et de l'os palatin. De sa partie moyenne se dégagent plusieurs petites lamelles verticales, trois supérieures et une inférieure. Des supérieures, l'une forme, avec l'os unguis, la paroi interne du canal nasal; les deux autres passent au-devant de l'entrée du sinus maxillaire et rejoignent de semblables lamelles de l'ethmoïde, d'où l'opinion de Bertin, que le cornet inférieur n'est qu'un appendice de l'ethmoïde. La lamelle inférieure, la plus large des quatre, complète la voûte de l'os, et bouche inférieurement l'orifice du sinus maxillaire, qui, dans l'état frais, se trouve ainsi réduit à un très-petit diamètre.

Le *bord inférieur*, convexe, très-épais, surtout au milieu, est placé en regard et à deux lignes environ du plancher des fosses nasales. Les deux *extrémités* de l'os se terminent en pointe; l'*antérieure* est moins aiguë que la *postérieure*.

Connexions. Articulé par simple juxta-position avec quatre os, le sus-maxillaire, le palatin, l'ethmoïde et l'unguis, enveloppé par la membrane pituitaire, le cornet inférieur offre surtout de l'intérêt, sous le point de vue chirurgical, par l'obstacle qu'il apporte à l'introduction et au jeu des instrumens pour extraire des polypes, arrêter une hémorrhagie, ou dans le cathétérisme de l'œsophage par le nez, et celui du canal nasal par le procédé de Laforest.

Le cornet inférieur est entièrement compacte; il est complétement ossifié à la naissance.

DU VOMER (1).

VOMER, OS ARATRUM (*G. BARTH.*).

Impair et symétrique, placé verticalement sur le plan moyen, incliné obliquement d'arrière en avant et de haut en bas, mince, aplati latéralement, composé de deux lames parallèles, cet os forme la partie postérieure et inférieure de la cloison des fosses nasales. Enclavé de haut en bas entre le sphénoïde et l'ethmoïde d'une part, et de l'autre, les os sus-maxillaires et palatins, il offre à considérer trois plans, deux latéraux et un supérieur, trois bords et une extrémité.

Plans latéraux. Tapissés par la membrane pituitaire, lisses, planes, quelquefois cependant ils sont déjetés de côté, et présentent alors une convexité dans un sens et une concavité dans l'autre. Le plus ordinairement ils sont traversés diagonalement par deux sillons parallèles qui logent les vaisseaux de la cloison et les nerfs naso-palatins.

Le *plan supérieur* ou *sphénoïdal*, épais, éburné, est irrégulièrement pentaèdre; au milieu règne une gouttière longitudinale dans laquelle est reçue la crête du plan inférieur du sphénoïde. Latéralement cette gouttière est surmontée par deux lèvres épaisses, qui sont reçues dans les rainures sphénoïdales correspondantes, et qui protègent deux petits conduits osseux par lesquels pénètrent des vaisseaux qui vont à l'ethmoïde.

Le *bord antérieur* et *supérieur*, ou *ethmoïdal*, forme une gouttière profonde, continuation de celle du plan supérieur, et dans

(1) Planches 26 et 30.
(2) *Annales des Sciences naturelles*, mai 1829.
(3) Planche 26.

(1) *Vomer*, soc de charrue. — Planche 26.

laquelle est enchâssé le bord inférieur de la lame perpendiculaire de l'ethmoïde. Le *bord inférieur* ou *maxillaire*, inégal, composé d'une seule lame osseuse, très-mince, est reçu dans la rainure des os sus-maxillaires et palatins. Le *bord postérieur* ou *guttural*, courbe de haut et d'arrière en avant, épais supérieurement, mince inférieurement, limite en arrière la cloison, et sépare l'une de l'autre les deux ouvertures pharyngiennes des fosses nasales. L'*extrémité antérieure*, effilée, mince et inégale, se continue quelquefois, par un prolongement, avec l'épine nasale antérieure.

Structure et *connexions*. Articulé avec six os, le sphénoïde, l'ethmoïde, les sus-maxillaires, les palatins, et de plus, avec le cartilage de la cloison, recouvert de chaque côté par la membrane olfactive, le vomer forme, conjointement avec la lame perpendiculaire de l'ethmoïde et le cartilage moyen du nez, une cloison verticale élastique, qui sépare les fosses nasales, reporte les poids de la fosse médiane antérieure du crâne et du corps du sphénoïde sur la voûte palatine, et souvent, dans les chocs, soit directs sur le nez, ou répercutés du crâne, s'infléchit sans se briser. Cet os, presque entièrement compacte, est complétement ossifié et très-fort en arrière dans le fœtus à terme.

DU MAXILLAIRE INFÉRIEUR (1).

MAXILLA (*CELS.*); MAXILLA INFER. (*VES.*); MANDIBULA INFERIOR (*MECK.*); GENA INFER. (*LAURENTI*).

Cet os, impair, et par conséquent symétrique, est situé à la partie inférieure de la face, et constitue à lui seul la charpente de la mâchoire inférieure. Dirigé verticalement, mince et plat, sa forme, que l'on a comparée à celle d'un fer à cheval, représente une courbe parabolique à convexité antérieure. Il se compose d'une partie moyenne, *le corps*, des extrémités de laquelle s'élèvent deux apophyses verticales, les *branches*.

Corps. Mince et plat, dirigé verticalement, mais avec une légère inclinaison en bas et en avant, sa partie moyenne forme un arc, dont ses extrémités sont la continuation. Il offre à considérer deux surfaces, antérieure et postérieure, et deux bords, l'un supérieur alvéolaire, et l'autre inférieur, libre.

Surface antérieure. Au milieu se voit la trace de la soudure des deux moitiés dont l'os est formé dans le jeune sujet : quelquefois cette ligne est marquée par une saillie, la *crête mentale externe*. Au-dessous est une éminence triangulaire, l'*apophyse mentonnière*, des angles de laquelle naît de chaque côté la *ligne oblique externe*. Cette ligne, à peine sensible en dedans, épaisse en dehors, traverse l'os diagonalement de bas en haut et rejoint la branche de la mâchoire; elle donne attache, par sa lèvre supérieure, aux muscles triangulaire et carré du menton, et par l'inférieure, au peaucier. La ligne oblique sépare deux espaces triangulaires adossés par la diagonale. Le supérieur, concave, présente au-dessus de l'apophyse mentonnière une fossette dans laquelle s'insère le muscle incisif; en dehors est le *trou mentonnier*, orifice antérieur du *canal dentaire inférieur*, d'où procèdent les vaisseaux mentonniers auxquels il donne passage. Dans le reste de son étendue, le triangle supérieur forme la cloison externe du bord alvéolaire; il présente les saillies dentaires et les dépressions intermédiaires dont nous avons parlé en traitant de l'os maxillaire supérieur; la membrane gingivale le revêt en entier. Le triangle inférieur est parsemé de stries obliques sur lesquelles s'implante le muscle peaucier qui sépare l'os de la peau.

Surface postérieure. Au milieu est la ligne de démarcation qui, lorsqu'elle est saillante, prend le nom de *crête mentale interne*. Au-dessous se voit un tubercule rugueux quadrifide, l'*apophyse géni* (γένειον, menton), sur laquelle s'insèrent les muscles pairs génio-glosses et génio-hyoïdiens; au-dessous s'attachent les ventres antérieurs des digastriques. En dehors de cette apophyse naît de chaque côté la *ligne oblique interne* ou *mylo-hyoïdienne*, âpre au milieu, qui donne attache aux muscles mylo-hyoïdien et constricteur supérieur du pharynx. Cette ligne, semblable à celle du côté opposé, comme elle, gagne en diagonale la branche de la mâchoire, et partage le corps de l'os en deux surfaces triangulaires. La supérieure, lisse, offre en dehors de l'apophyse géni une fossette qui loge la glande sublinguale; dans le reste de son étendue elle forme la cloison postérieure du bord alvéolaire, tapissée par la membrane gingivale. Le triangle inférieur forme en arrière une large fossette percée de trous nourriciers, et qui est en rapport avec la glande sous-maxillaire.

Bord supérieur ou *alvéolaire*. Il appartient à une courbe plus petite que le bord inférieur. Comparé avec l'autre bord alvéolaire des os sus-maxillaires, il est, comme lui, creusé d'alvéoles en même nombre et de forme semblable, mais plus profonds, seulement ceux qui logent les deux premières incisives sont plus étroits. Le déjettement des deux bords alvéolaires, dans les points correspondans, a toujours lieu en sens inverse: ainsi, dans le bord sus-maxillaire, les alvéoles des dents incisives sont inclinés en bas et en avant, ceux des canines et des molaires en dehors; dans le bord sous-maxillaire, l'inclinaison des dents incisives est en haut et en arrière, et celle des canines et molaires en dedans; en sorte que les mâchoires étant fermées, le bord dentaire supérieur, plus grand, recouvre en avant l'inférieur et le déborde en dehors. Si maintenant on ajoute à cette disposition l'inclinaison opposée des plans de broiement, on concevra combien est avantageux, pour la mastication, l'ensemble de ce mécanisme qui place toujours la substance alimentaire entre deux biseaux parallèles qui glissent l'un sur l'autre en sens inverse.

Bord inférieur ou *basilaire*. Épais, mousse et arrondi, séparé de la peau seulement par le muscle peaucier, ce bord décrit le contour de la petite extrémité de l'ovale inférieur de la face, et forme une proéminence au-devant du cou; destiné à protéger l'appareil de la déglutition, il offre une grande épaisseur, afin de pouvoir résister aux chocs extérieurs auxquels sa situation l'expose si fréquemment.

Branches. Ces apophyses, destinées à l'insertion des muscles élévateurs ou masticateurs, sont aplaties, de forme quadrilatère, dirigées presque verticalement, et forment, avec le corps de l'os, un angle de 105 à 110 degrés dans l'adulte, et qui est encore plus ouvert dans l'enfant et dans le vieillard. Elles présentent : 1° Un *plan externe* ou *massétérin*, légèrement concave, parsemé de stries parallèles obliques en diagonales, qui naissent de l'angle postérieur et inférieur, rugueux et déjeté en dehors. Les rugosités servent d'implantation au court tendon du muscle masséter, et les stries aux aponévroses inter-fibrillaires qui le divisent en faisceaux. 2° Un *plan interne* ou *ptérygoïdien*, convexe; au milieu est

(1) Planches 28 et 29.

l'*orifice supérieur*, évasé en infundibulum, du *canal dentaire inférieur*, dont le bord interne, mince, surmonté en avant par une épine, donne attache au ligament latéral interne de l'articulation temporo-maxillaire; au-dessous est un sillon vasculaire. Vers l'angle inférieur se voient des empreintes musculaires semblables à celles de l'autre face, et qui servent d'insertion au muscle ptérygoïdien interne. 3° *Quatre bords*: un *antérieur* ou *buccal* confondu inférieurement avec le corps de l'os, libre dans sa moitié supérieure, creusé en une gouttière faisant suite au bord alvéolaire, dans laquelle s'insère le muscle buccinateur, et limité par deux lèvres saillantes qui continuent les lignes obliques externe et interne; un *postérieur* ou *parotidien*, convexe de haut en bas, en rapport avec la glande parotide qui le reçoit comme dans une sorte de gouttière; en bas et en dedans, il donne attache au ligament stylo-maxillaire; un *bord supérieur* tranchant et concave, appelé, en raison de sa forme, *échancrure sygmoïde*; un *inférieur* ou *basilaire*, mousse et arrondi, qui fait partie du bord libre de l'os: il offre à sa réunion avec le corps un léger sillon pour le passage de l'artère faciale.

Des angles qui réunissent les quatre bords, il n'existe inférieurement que le postérieur, *angle de la mâchoire* proprement dit, mousse, arrondi et incurvé en dehors, qui sépare les insertions des muscles masséter et ptérygoïdien interne. *L'angle antérieur et supérieur* forme une éminence verticale, l'*apophyse coronoïde*, aplatie transversalement, de forme triangulaire suivant le diamètre antéro-postérieur, large à sa base, étroite et arrondie à son sommet, continue par son bord antérieur avec la lèvre interne de la gouttière du buccinateur, par son bord postérieur avec l'échancrure sygmoïdale; partagée à sa face interne par une crête qui fait suite à la lèvre correspondante de la gouttière, cette apophyse donne implantation au tendon du muscle temporal. *L'angle supérieur et postérieur* constitue le *condyle*, apophyse transversale, déjetée de haut en bas et de dehors en dedans, revêtue, dans l'état frais, d'un cartilage, et qui s'articule avec la partie antérieure de la cavité glénoïde du temporal. De sa partie antérieure naît, en dehors, le bord tranchant de l'échancrure sygmoïde qui la sépare de l'apophyse coronoïde; en dedans est une fossette dans laquelle s'insère le muscle ptérigoïdien externe.

Structure (1). L'os maxillaire inférieur se compose de deux lames extérieures de substance compacte, entre lesquelles s'interpose une substance spongieuse composée d'aréoles irrégulièrement circulaires. Il est formé de deux parties superposées, alvéolaire et basilaire, séparées par le *canal dentaire inférieur*, dans lequel sont contenus les vaisseaux du même nom. Ce canal, incurvé d'arrière en avant et de haut en bas, parcourt l'os dans toute son étendue, parallèlement à la ligne oblique externe, c'est-à-dire plus près du bord inférieur que du supérieur. Dans son trajet, il en naît de petits canaux qui traversent la substance spongieuse et gagnent le sommet des racines des dents. Parvenu à la hauteur de la deuxième dent molaire, le canal dentaire se relève et se bifurque en deux voies; l'une aboutit en dehors au trou mentonnier, l'autre continue la direction première et va fournir des vaisseaux aux dents canines et incisives.

Connexions et *usages*. Le maxillaire inférieur ne s'articule qu'avec les temporaux. Il reçoit les seize dents inférieures et donne attache à quatorze muscles pairs, le masséter, le temporal, les deux ptérygoïdiens, le buccinateur, le triangulaire, le carré, l'incisif, le peaucier, les génio-hyoïdien et génio-glosse, le digastrique, le mylo-hyoïdien et le constricteur supérieur du pharynx. Il loge les vaisseaux dentaires inférieurs, fait partie de la face, limite en avant et en dehors la cavité buccale, enveloppe et protége la langue, le pharynx, les glandes salivaires sub-linguales, sous-maxillaires, et, jusqu'à un certain point, les parotides. Il contraste, par son extrême mobilité, avec la fixité des autres os de la tête; organe le plus essentiel de la mastication, il concourt en outre à la déglutition et à l'articulation de la parole.

(1) Planche 28.

Développement. A la naissance, cet os est formé de deux pièces symétriques, réunies sur le plan médian par un cartilage intermédiaire; d'où le nom impropre de *symphyse* du *menton*, donné à cette articulation temporaire. Les branches, très-basses et fortement inclinées en arrière, forment avec le corps un angle d'environ 130 degrés; l'apophyse coronoïde, très-forte, large et haute, remonte vers la fosse temporale; le condyle, surbaissé, n'excède pas le niveau du bord supérieur de l'os; incliné en bas et en arrière, il s'articule avec la partie postérieure de la cavité glénoïde. Le bord alvéolaire, très-épais, est creusé, comme celui de l'os sus-maxillaire, de six loges vastes et profondes, dont les deux dernières sont confondues en une seule. Le canal dentaire, refoulé en bas, longe le bord inférieur. A l'époque de la seconde dentition, les bords alvéolaires des deux mâchoires subissent des modifications dont nous parlerons à propos des dents. Chez le vieillard, à mesure que les dents tombent, leurs cloisons se détruisent, et les bords alvéolaires s'effacent de plus en plus. Quand enfin, dans la décrépitude, il n'existe plus de dents, le corps du maxillaire inférieur, en particulier, se trouve réduit à sa portion basilaire, et l'os alors est complétement changé dans sa structure. Les branches de la mâchoire, déjetées en arrière, forment avec le corps un angle obtus à peu près le même que dans le fœtus à terme. Le corps est réduit aux deux cinquièmes de sa hauteur première. Son plan supérieur, compacte, est formé en partie par le canal dentaire oblitéré: il offre en avant l'indice du trou mentonnier. Ses plans antérieurs et latéraux, inclinés en haut et en dedans, font saillie par le bord libre. La déperdition des deux bords alvéolaires, rentrans vers la bouche, est la cause de la diminution de la hauteur de la face et de ce rapprochement entre le nez et le menton, qui donnent à la figure du vieillard un aspect caractéristique.

DES DENTS (1).

ΟΔΟΝΤΕΣ, DENTES, MORDICES (PLAUT.).

Les dents sont de petits organes calcaires, de forme conique, qui ont pour objet de servir à la mastication. Les dents ne sont pas des os: elles diffèrent de ceux-ci, par de nombreux caractères dont les principaux sont: 1° Leur formation dans un bulbe particulier ou *phanère* (de Blainville), semblable à celui qui donne naissance aux poils des mammifères et aux plumes des oiseaux. 2° Leur apparition et leur destruction indépendantes du squelette. 3° Leur développement par transsudation et concrétion. 4° Leur composition, presque entièrement calcaire et non vasculaire, et leur nature physico-chimique; d'où résulte une dureté plus grande et la propriété de résister absolument à l'action de l'air, et beaucoup mieux que

(1) Planches 28 et 29.

les os à celle des agens chimiques. L'histoire des dents n'appartient donc pas à l'ostéologie; nous nous réservons d'en traiter avec l'appareil digestif dont ces organes sont une dépendance. Seulement, pour la facilité de l'étude, nous faisons ici mention de la *dent squelette*, c'est-à-dire considérée dans son état parfait, au point de vue de sa forme, et en raison de ses rapports avec les alvéoles des os maxillaires, dans lesquels elle est reçue par un mode d'articulation nommé *gomphose*.

Il y a deux époques de formation des dents qui constituent une *première* et une *seconde dentition*. Dans l'âge adulte, le nombre complet est de trente-deux dents, seize à chaque mâchoire. Chacune des *arcades dentaires* se divise en deux rangées composées de huit dents distinctes par leur forme, deux incisives, une canine, deux petites et trois grosses molaires, dont la dernière, qui n'apparaît que long-temps après les autres, constitue la *dent de sagesse*.

Toute dent a la forme d'un cône, dont la base est tournée vers la surface libre de la bouche, et dont le sommet est caché au fond des alvéoles. Elle se compose de deux parties, l'une extérieure, la *couronne*, recouverte d'une substance calcaire d'apparence vitrée, l'*émail*; l'autre inférieure, enchâssée dans la cavité alvéolaire, la *racine*, formée d'une substance compacte, l'*ivoire*, est séparée de la première par un rétrécissement circulaire, le *collet*. A la jonction des deux parties de la dent, l'émail déborde toujours l'ivoire en formant un petit bourrelet.

SECONDE DENTITION.

DENTS INCISIVES.

DENTS CUNÉIFORMES (*CHAUSS.*); DENTES TOMICI (*CELS.*); INCISIVES (*VES.*); PRIMORES (*BARTH.*); ACUTI (*C. BAUH.*); INCISORES (*LOD.*).

Au nombre de huit, quatre à chaque mâchoire, elles sont situées à la partie antérieure et moyenne des bords alvéolaires. Leur couronne est taillée en forme de ciseau, convexe en avant, concave en arrière, large en travers sur le bord libre et décroissant vers la racine. La forme de celle-ci est inverse; simple, très-allongée, terminée par un sommet aigu, parfois tordu ou déjeté latéralement; son étendue est plus considérable suivant le diamètre antéro-postérieur que suivant le diamètre transverse, et son épaisseur plus grande en arrière qu'en avant. Les faces latérales, planes ou légèrement convexes, sont parcourues par des sillons longitudinaux; l'ivoire qui les forme remonte en triangle sur la couronne, et l'émail de cette dernière descend plus bas sur les bords antérieur et postérieur de la racine.

Les *incisives supérieures* sont moins longues, mais plus épaisses et plus larges que les inférieures. Dirigées obliquement de haut en bas, d'arrière en avant, et de dedans en dehors, leur face postérieure est creusée en fossette et taillée en biseau vers le bord libre. La première incisive est beaucoup plus large que la seconde; sa racine est légèrement aplatie en avant et à peu près cylindrique; son bord interne, fortement incliné en dedans, est séparé en haut, de la dent du côté opposé, par un intervalle triangulaire. L'incisive latérale, plus petite, offre en dehors une facette qui glisse sur la dent canine opposée de l'arcade dentaire inférieure.

Les *incisives inférieures* sont plus longues, moins épaisses et moins larges que les supérieures, déjetées en arrière, minces et aplaties latéralement dans leur racine; le biseau du bord libre de leur couronne est taillé en avant. Les dents latérales, les plus fortes, sont légèrement inclinées en dehors, celles qui composent la paire moyenne, plus petites, sont parallèles au plan médian.

DENTS CANINES.

DENTS CONOIDES (*CHAUSS.*); DENTES CANINI (*VES.*); ANGULARES (*WALT.*); COLLATÉRALES (*MONRO*); FRACTORII (*MONR., LOD.*); CUSPIDATI, LANIARII (*SOEMM.*).

Au nombre de quatre, deux à chaque mâchoire, situées entre les incisives latérales et les premières petites molaires, les dents canines sont les plus longues de toutes; elles ont la forme d'un cône très allongé, convexe en avant, le plus ordinairement, mais pas toujours, concave en arrière, aplati latéralement, terminé, à la racine, par un sommet mousse, et à la couronne, par un angle obtus, qui dépasse la surface du bord alvéolaire. La couronne est irrégulièrement circulaire; la racine, comme pour les dents incisives, est inégale, aplatie latéralement et sillonnée suivant sa longueur, mais elle est beaucoup plus longue et plus forte; l'émail forme une couche épaisse et qui descend beaucoup plus bas; parfois, les sillons latéraux sont creusés assez profondément pour simuler deux racines accolées longitudinalement.

Au premier aspect, la configuration des quatre dents canines semble parfaitement identique, mais, par un examen plus approfondi, on ne tarde pas à saisir dans leur couronne des différences qui permettent d'assigner, pour chacune d'elles, la mâchoire et le côté auxquels elle appartient.

Les canines *supérieures*, vulgairement nommées *dents œillères*, sont, en général, un peu plus longues que les inférieures; elles se terminent par un angle plus prononcé. Leur face postérieure, coupée obliquement en bas et en avant, est séparée par une saillie moyenne en deux facettes planes dont l'interne est la plus étendue. Les canines *inférieures*, au contraire, ne présentent, en arrière, qu'une seule facette, et en ont deux en avant, dont l'interne est également la plus vaste; le sommet de leur couronne est moins aigu, et forme un plan incliné en dehors.

DENTS MOLAIRES.

DENTES MOLARES (*VES.*); MENSALES (*FALL.*); BUCCARUM ATTERENTES (*BAUH.*); MALARES, QUADRANGULARES (*BLUM.*).

Au nombre de vingt dans leur état complet, dix à chaque mâchoire, les dents *molaires* ou *mâchelières* occupent le contour latéral et postérieur des arcades dentaires, cinq de chaque côté: elles ont pour caractères, une couronne peu élevée, irrégulièrement quadrangulaire, tuberculeuse sur le plan de broiement, et une racine double ou multiple.

On distingue deux sortes de dents molaires, les petites et les grosses. Il existe invariablement huit petites molaires, deux à chaque demi-arcade alvéolaire; mais le nombre de douze dents grosses molaires est rarement complet: les quatre dernières, qui sont les dents de sagesse, manquent dans beaucoup de sujets, principalement les supérieures, ce qui réduit les dents molaires à dix ou à huit, et la somme totale des dents à trente ou à vingt-huit: parfois, au contraire, il se développe des dents surnuméraires; dans ce cas, la dent qui est en plus existe ordinairement des deux côtés du même bord alvéolaire sans toutefois que pareil phénomène s'observe nécessairement à la mâchoire opposée.

Les molaires *supérieures* sont dirigées en *bas* et en *dehors;* elles sont un peu plus larges, mais moins longues que les inférieures; leur plan de broiement est incliné de *haut* en *bas* et de *dehors* en *dedans*.

Les molaires *inférieures*, un peu moins volumineuses et plus longues que les supérieures, sont dirigées en *haut* et en *dedans;* leur plan de broiement est incliné de *bas* en *haut* et de *dedans* en *dehors*.

Les dents *petites molaires, bicuspidées* (Chauss.), au nombre de deux, sur chaque demi-arcade alvéolaire, sont placées entre la canine et la première grosse molaire. Leur couronne, presque circulaire à la mâchoire supérieure, est ovalaire à l'inférieure, plus large en dehors qu'en dedans. Leur surface se compose de deux tubercules, séparés par un sillon médian transversal, et composés chacun de deux facettes latérales inclinées qui se réunissent au milieu en un angle obtus. Le tubercule externe plus volumineux, est aussi plus saillant que l'interne. L'émail forme un rebord sensiblement circulaire. La racine double, est aplatie d'avant en arrière; ses deux branches, accolées dans les deux tiers qui avoisinent la base, et séparées seulement par un large sillon longitudinal, sont tout à fait isolées près de l'extrémité, et se terminent par des sommets aigus, souvent déjetés en avant, en arrière ou latéralement. La première petite molaire est un peu moins forte que la seconde, et l'inégalité de volume de ses deux tubercules est plus prononcée.

Les trois paires de dents grosses molaires, *dents multicuspidées* (Chauss.), se distinguent par leur volume. Leur couronne est irrégulièrement cubique, aplatie sur les faces inter-dentaires antérieure et postérieure, arrondie par les faces buccale et génienne, et par les angles. Le plan de mastication est surmonté de trois, quatre ou cinq tubercules taillés à facettes et séparés par des sillons qui se continuent sur les faces libres de la dent. Le collet forme un rétrécissement plus profond que dans les autres dents, et l'émail un bourrelet plus saillant et disposé par stries horizontales; il descend plus bas sur les faces libres que sur celles de juxta-position. La racine multifide est épaisse et forte; elle se divise en trois, quatre ou cinq branches écartées, plus courtes que celles des petites molaires, disposées, deux ou trois en dehors, et une ou deux en dedans, plus ou moins sinueuses et recourbées à leur sommet, presque toujours divergentes, mais parfois, au contraire, convergeant les unes vers les autres, ce qui constitue les *dents barrées,* si difficiles à extraire en raison du pont de substance osseuse, emprunté des cloisons alvéolaires, qu'elles renferment ordinairement.

Les molaires des deux arcades dentaires sont également plus larges en dehors qu'en dedans pour répondre à l'inégalité de longueur des deux bords libres, caractère qui permet de fixer le côté dont elles font partie : on détermine facilement la mâchoire à laquelle elles appartiennent, en se rappelant que l'arcade dentaire supérieure est inclinée en bas et en dedans, et que ses tubercules externes sont les plus saillans, tandis que l'arcade dentaire inférieure se distingue par des caractères opposés.

La *première grosse molaire* est la plus volumineuse et la plus forte ; allongée d'avant en arrière, sa couronne est rectangulaire et présente ordinairement trois tubercules externes et deux internes. Sa racine offre parfois quatre ou cinq branches, dont les externes sont une de plus en nombre impair, ou les plus fortes en nombre pair.

La *seconde grosse molaire*, de forme rhomboïdale, est moins volumineuse que la précédente; elle présente quatre tubercules séparés par un sillon crucial; cette disposition est à peu près constante, pour la mâchoire inférieure, mais parfois la supérieure n'en offre que trois dont deux externes et un interne qui est le plus volumineux. Les racines sont triples, deux externes plus faibles et une interne plus forte.

La *troisième dent grosse molaire* ne paraît que longtemps après les autres, d'où le nom de *dent de sagesse* (*dens serotinus*, Lod. *sapientiæ*) ; aussi cette dent est-elle la plus petite. Sa couronne, irrégulièrement ovalaire, se compose de trois ou quatre tubercules arrondis. Ses racines sont épaisses, courtes et presque toujours recourbées en arrière; cette modification est surtout remarquable à la mâchoire inférieure où les pivots n'auraient pu conserver la direction verticale et la longueur des autres racines, sans pénétrer dans le canal dentaire inférieur.

PREMIÈRE DENTITION.

La seconde dentition est un état parfait et définitif; la première n'est qu'un état transitoire. Les *dents permanentes* ont des formes arrêtées, et leur histoire se lie pour toute la vie à celle des os maxillaires; les *dents provisoires*, au contraire, n'atteignent qu'un développement incomplet, au moins pour leurs racines, et leur existence limitée n'influe que comme un accident temporaire sur la forme de la structure des os maxillaires; c'est d'après ces considérations, décisives sous le point de vue anatomique, que nous avons cru devoir commencer la description des dents par la seconde dentition.

Les dents de première dentition, ou *dents de lait,* sont au nombre de vingt, dix à chaque mâchoire, dont quatre incisives, deux canines et quatre petites molaires. Déjà formées, dans le fœtus à terme, mais encore renfermées dans leurs alvéoles, leur sortie au dehors commence dès la première année; de huit à douze mois de la naissance, paraissent les dents incisives ; d'abord les moyennes inférieures, puis les supérieures ; bientôt après se montrent les incisives latérales d'en bas que suivent celles d'en haut. Le même ordre continue à être observé dans la sortie des autres dents, de la mâchoire inférieure à la supérieure. De quinze à dix-huit mois, se fait l'éruption des canines; celle des premières molaires a lieu de vingt mois à deux ans, enfin les secondes molaires paraissent de la quatrième à la sixième année. A cette époque, la première dentition est complète, toutes les dents qui existent tomberont pour être remplacées ; celles qui viendront ensuite seront permanentes.

Vers sept ans commence la seconde dentition ou l'apparition des dents nouvelles ; en même temps aussi l'expulsion des dents de lait se fait suivant le même ordre qui avait présidé à leur éruption, d'abord les incisives, puis les canines, et en dernier lieu, les molaires. Au fur et à mesure qu'une dent tombe, elle est remplacée par une autre de même espèce, mais d'un plus grand volume, et un peu différente pour la forme. La seconde dentition commence à la fois, chez l'enfant, aux deux extrémités de l'arcade alvéolaire ; en même temps que l'incisive moyenne est chassée par celle de remplacement, paraît en arrière la première grosse molaire qui doit rester. La chute des dents continue à s'opérer successivement d'avant en arrière pendant une période de quinze à dix-huit mois. Elle est complète vers l'âge de neuf ans et demi, époque à laquelle perce la seconde dent grosse molaire. Ainsi à dix ans l'enfant possède vingt-huit dents; il ne manque plus à chaque bord alvéolaire des deux mâchoires que la troisième grosse molaire ou la dent de sagesse. L'éruption de ces dernières dents, à la mâchoire inférieure, s'effectue de dix-huit à vingt-et-un ans, mais avec un intervalle d'un an à dix-huit mois entre les deux bords alvéolaires. A la mâchoire supérieure les dents de sagesse ne sortent guère avant l'âge de trente ans, le plus souvent beaucoup plus tard, à quarante, cinquante ans, ou même jamais. La cause de cette différence avec les dents inférieures nous paraît tenir à l'étendue moins considérable du bord alvéolaire supérieur déjà rempli par les sept premières dents, et qui ne saurait s'étendre en arrière où il se trouve contenu par l'apophyse ptérygoïde; ainsi c'est par manque d'espace que la dent de sagesse supérieure est arrêtée dans son développement: quelques observations viennent à l'appui de cette opinion. Nous avons connu des vieillards qui avaient conservé toutes leurs dents et chez lesquels la troisième molaire supérieure n'avait jamais paru; et nous avons vu au contraire nombre de personnes encore jeunes chez lesquelles l'avulsion des deux premières molaires cariées avait été suivie de l'éruption de la dent de sagesse. Enfin nous avons remarqué que le développement hâtif de cette dent lorsque le bord alvéolaire est bien rempli, coïncide ordinairement avec un petit volume des deux premières molaires.

Configuration. Les dents de lait diffèrent un peu, dans leur forme, de celles qui doivent les suivre. Dans le fœtus la couronne est déjà formée au fond des alvéoles, et les racines mêmes commencent à paraître. Le volume considérable des dents, dès l'époque de leur formation, explique la grande épaisseur des bords alvéolaires dans le fœtus et dans l'enfant proportionnellement à la hauteur des os maxillaires. Pour bien étudier les dents de lait, il faut les observer lorsque leur développement est achevé, c'est-à-dire vers l'âge de six à sept ans. La couronne de toutes ces dents est bien formée, mais les racines n'atteignent guère que la moitié de la longueur que l'on observe dans les dents permanentes, et, au lieu de se terminer, comme ces dernières, par un sommet aigu, elles sont coupées brusquement et présentent un large orifice à paroi très-mince.

Incisives. Leur couronne est moins large que celle des dents secondaires; l'incisive latérale supérieure est presque aussi large que la moyenne. Le biseau de leur bord libre est hérissé de petits tubercules d'émail qui lui donnent l'aspect denticulé d'une lame de scie. *Canines.* Elles sont plus aiguës et dépassent davantage l'arcade dentaire que dans l'adulte, mais leur couronne n'excède que de très-peu celles des incisives. *Molaires.* Les tubercules de leur couronne, très-aigus, sont au nombre de quatre ou cinq. Leurs racines sont presque toujours triples. Ces deux caractères, qui, pour la seconde dentition, appartiennent aux deux grosses molaires, s'observent également dans toutes les classes d'animaux; ils distinguent nettement les dents de lait des petits molaires de remplacement. En d'autres termes, l'enfant possède deux véritables grosses molaires qui plus tard seront remplacées par des petites.

Influence de la dentition sur la forme des os maxillaires.

La formation des bords alvéolaires et celle des dents s'exécutent suivant des procédés différens; les os maxillaires croissent et grandissent d'après les lois générales du tissu osseux; la longueur des bords alvéolaires, de 12 lignes (0,027$^{mm.}$) à la naissance, en a 21 (0,047$^{mm.}$) à neuf ans, et 28 (0,062$^{mm.}$) environ à l'âge adulte. La hauteur du maxillaire inférieur est, dans le fœtus à terme, le septième, et dans l'adulte le cinquième de celle de la tête. Les dents au contraire apparaissent de toutes pièces dans le volume, mais non encore dans la longueur qu'elles doivent avoir. Pour que le développement de ces organes s'exécute suivant un mode régulier, il est donc nécessaire qu'il s'établisse une certaine harmonie de rapports entre leurs volumes respectifs, à des époques combinées avec le développement des bords alvéolaires. Ces considérations, qui font préjuger d'abord la nécessité d'une première et d'une seconde dentition, vont nous aider également à comprendre l'apparition successive des dents.

Nous avons vu que dans le fœtus les bords alvéolaires comprenaient cinq loges vastes contenant la calotte d'émail, déjà formée des cinq premières dents. Le développement complet et l'expulsion des dents procèdent toujours, d'avant en arrière, de l'incisive moyenne vers les molaires. L'apparition des dents est graduée avec l'extension progressive des mâchoires, et conséquemment, à mesure que le bord alvéolaire s'allonge de la première année à la sixième, on voit paraître successivement les incisives, les canines et les molaires à des intervalles qui permettent la nutrition de l'os. Lorsque la première dentition est achevée, la seconde molaire fœtale est située tout à fait en arrière du bord alvéolaire, et les dents, serrées entre elles et contiguës par des surfaces planes, forment, suivant la longueur de ce bord, une succession non interrompue. A sept ans, l'élongation continue de la mâchoire en arrière permet l'apparition de la première molaire permanente. A cette époque, l'emplacement des cinq premières dents est définitivement arrêté; mais comme elles ne tombent, pour être remplacées, qu'une à une, et pendant un intervalle de dix-huit mois, l'allongement antérieur du bord alvéolaire, pendant ce laps de temps, permet la substitution de dents plus volumineuses; et en outre les petites molaires de remplacement, moins fortes que celles de lait, concourent aussi à donner de l'espace. Il est maintenant facile de concevoir comment les seconde et troisième grosses molaires pourront se développer en arrière par l'agrandissement du bord alvéolaire. Pour la mâchoire inférieure, à mesure que les dents molaires augmentent de volume, la branche de l'os se redresse; elle se rapproche d'autant plus de l'angle droit dans l'adulte que la dentition s'est conservée plus intacte. Dans la vieillesse, après la chute des dents, la branche de la mâchoire envahit à son tour sur le bord alvéolaire, et reprend l'angle obtus qu'elle décrivait d'abord dans le fœtus avant l'éruption des dents. Pour la mâchoire supérieure en particulier, nous ne reviendrons pas sur ce que nous avons déjà dit du mode de développement de la dent de sagesse et des causes qui s'opposent à son expulsion.

Quant à ce qui concerne le développement en hauteur, les dents nouvelles sont placées dans de petites loges osseuses au-dessous, entre ou derrière les alvéoles des dents de lait, et séparées d'abord de ces dernières par une cloison qui se détruit au fur et à mesure que la dent secondaire en s'élevant expulse l'autre au dehors. La dent de remplacement ne fait pas nécessairement issue dans l'alvéole de celle qu'elle doit remplacer:

souvent aussi la dent de lait tarde à tomber, et les deux dents se trouvent placées l'une devant l'autre, ou s'obliquent de côté, et nuisent à la régularité du bord alvéolaire. Il est facile d'obvier à cet inconvénient par l'avulsion de la dent provisoire. La force qui expulse les dents reconnaît pour cause principale la nutrition des os maxillaires de la profondeur vers la surface, si manifeste dans l'os maxillaire inférieur ou particulier, par l'élévation progressive du canal dentaire inférieur. Cette tendance des os maxillaires à chasser les dents continuera par la suite, desorte qu'à mesure que la surface de l'émail s'use dans le vieillard, la hauteur de la dent au dehors se trouve cependant conservée par l'expulsion graduelle de la racine, jusqu'à ce que cette dernière elle-même, devenue vacillante, parce qu'elle ne remplit plus l'alvéole, finisse par tomber.

Structure. Les dents forment, par leur juxta-position, une arcade continue sans vide ni interruption; ce qui est un caractère de l'espèce humaine (1). La couronne, formée d'émail déposé par gouttelettes successives qui se durcissent à mesure, acquiert de suite tout son volume, et ne se reproduit plus. Sa surface hérissée de tubercules peu prononcés, indique que l'homme est omnivore. L'ivoire se compose de lames qui se recouvrent; formées de la profondeur à la surface, elles sont d'autant plus longues qu'elles sont plus extérieures. Le nombre, et conséquemment la longueur de ces lames, établissent la différence entre les racines des dents de première dentition, minces, courtes et tronquées, et celles de seconde dentition, épaisses, longues et aiguës. L'intérieur de la dent (*planche* 29, *fig.* 6) comprend une cavité qui loge le noyau pulpeux, et d'où partent autant d'embranchemens qu'il y a de racines. Chaque racine est percée à son sommet d'un trou très vaste dans les dents de lait, capillaire dans les permanentes, et par lequel s'introduisent les vaisseaux. Parfois il se développe dans la pulpe dentaire de la cavité centrale de petits noyaux éburnés qui donnent lieu à d'atroces douleurs (*fig.* 19).

La pulpe de la dent est sujette à certaines maladies que nous rappellerons en traitant de leur développement.

DE LA FACE EN GÉNÉRAL.

FORME, DIMENSIONS.

La face, par la réunion des os qui la composent, représente une pyramide à quatre pans irréguliers, dont la base est au crâne et le sommet au menton. Ainsi elle est circonscrite entre cinq plans, un *antérieur* ou *facial*, un *postérieur* ou *guttural*, un *supérieur* ou *crânien*, et deux *latéraux*. C'est au plan antérieur que se rapportent les différentes observations concernant la forme et le volume de la face; l'inclinaison générale de ce plan, son étendue proportionnelle, la saillie ou la dépression des parties qui le composent, et les rapports de ses dimensions, comparées entre elles ou avec celles du crâne, sont autant de caractères qui différencient les races et les individus. Dans une tête caucasique d'un beau développement, l'ovale antérieur est vertical sur le profil, au-dessous des bosses frontales; la moitié de son grand diamètre tombe à la racine du nez, au milieu des orbites, et le quart inférieur au-dessous de l'épine nasale. Le petit diamètre est représenté par la plus grande largeur de la face, entre les arcades zygomatiques. En faisant abstraction du crâne, la largeur de la face excède sa hauteur, prise des arcades sourcilières au menton, dans le rapport de 8 à 7. L'épaisseur, entre les os du nez et la saillie, en arrière, de l'articulation sphénoïdale du vomer, n'est que la moitié de la hauteur.

La structure irrégulière de la face permet de lui considérer une surface extérieure, à laquelle se rapportent ses divers plans, et une conformation intérieure qui comprend les cavités dont elle est creusée.

(1) Cuvier, *Dictionnaire des Sciences médicales*, t. VIII, art *Dents*, p. 319.

SURFACE EXTÉRIEURE. *Plan antérieur* ou *facial*. Il offre à considérer, 1° du haut en bas, sur le plan médian : la bosse nasale, les articulations fronto-faciales et fronto-maxillaires, les os du nez, les trous dont ils sont percés, et leurs articulations, en dedans, l'un avec l'autre, en dehors, avec les apophyses montantes des os maxillaires. Au-dessous, l'*ouverture antérieure des fosses nasales*, pyriforme, circonscrite par les bords tranchans des os sus-maxillaires, et terminée par l'épine nasale antérieure. Plus bas, l'articulation inter-maxillaire, bornée latéralement par les gouttières nasales des myrtiformes, puis les dents incisives des deux mâchoires, l'apophyse mentonnière et ses fossettes latérales. 2° De chaque côté, l'*orifice extérieur* de l'*orbite*, compris entre quatre *bords*; un *supérieur*, l'arcade sus-orbitaire avec son échancrure; un *interne* remarquable par l'articulation fronto-lacrymale, et la gouttière lacrymale; un *externe*, formé par l'angle du frontal, l'os jugal et leur articulation; un *inférieur*, jugo-maxillaire, d'où s'élève en dedans le tubercule lacrymal. Au-dessous s'étend la surface de l'os maxillaire, bornée en dedans par l'échancrure nasale, en dehors par l'articulation jugo-maxillaire et la crête de l'apophyse malaire, en bas par le bord alvéolaire supérieur, et qui offre à considérer le trou sous-orbitaire, la fosse canine et le relief de la dent du même nom. Extérieurement se voient la saillie de l'os jugal et son articulation zygomatique. En bas, la face est limitée par l'os sous-maxillaire, que distinguent le bord alvéolaire inférieur, la ligne oblique externe et le trou mentionnier.

Plan postérieur ou *guttural*. Il se compose de trois portions, deux verticales, supérieure et inférieure, et une moyenne horizontale.

1° La *portion supérieure* ou *nasale* est formée au milieu par le bord postérieur de l'os vomer, que limitent en haut l'élargissement de son plan supérieur, et en bas l'épine nasale postérieure. De chaque côté sont les *orifices postérieurs* des *fosses nasales*, rectangulaires, et dont le plus grand diamètre est vertical. Ces orifices sont bornées, en haut, par le sphénoïde et ses articulations avec la crête supérieure du vomer et l'apophyse sphénoïdale de l'os palatin; en bas, par la portion horizontale du même os; en dedans, par le vomer, et en dehors, par l'aile interne de l'apophyse ptérygoïde. Extérieurement se trouvent la fosse ptérygoïdienne, puis l'aile externe de l'apophyse ptérygoïde et la grande fosse zygomatique.

2° La *portion horizontale*, formée par l'apophyse palatine, décrit une voûte transversalement et une demi-voûte d'arrière en avant et de haut en bas. Au milieu se voient l'épine nasale postérieure, l'articulation inter-palatine et inter-maxillaire, et le trou palatin antérieur. Latéralement sont les crêtes palatines, les trous palatins postérieurs, et les gouttières qui leur font suite.

Dans son contour la voûte palatine est circonscrite par les deux bords alvéolaires supérieurs que terminent en arrière les apophyses pyramidales des os palatins et les sommets des apophyses ptérygoïdes. Extérieurement, en regard de la première dent grosse molaire, naît la crête de l'apophyse malaire qui se continue avec l'os jugal, dont on voit les deux articulations maxillaire et zygomatique.

3° La *portion inférieure*, formée entièrement par l'os sous-maxillaire, offre à considérer les condyles, les angles de la mâchoire, le bord alvéolaire inférieur, les lignes obliques internes, les fossettes des glandes sous-maxillaires et sub-linguales et l'apophyse géni; elle est terminée inférieurement par le bord basilaire.

Plans zygomatiques ou *latéraux*. De forme trapézoïdale, chaque plan latéral est compris entre quatre lignes: la *supérieure* est oblique de haut en bas et d'avant en arrière; à partir de la bosse nasale, elle circonscrit l'arcade sus-orbitaire, le contour de l'os jugal et l'arcade zygomatique. *L'antérieure* est formée par le profil même de la face; les deux lignes *inférieure* et *postérieure*, moins étendues, sont déterminées par le bord libre du corps et de la branche de l'os sous-maxillaire. Toute la moitié située en avant de l'os jugal a été décrite avec le plan antérieur, auquel elle appartient; nous n'avons à nous occuper que de la moitié postérieure.

Elle commence avec la ligne supérieure horizontale de l'arcade zygomatique, qui borne en bas la partie antérieure de la fosse temporale. Cette arcade elle-même offre en avant la suture jugo-temporale; convexe à l'extérieur, elle forme un premier plan avec la branche de la mâchoire inférieure dont l'apophyse coronoïde est cachée par sa face interne. L'os sous-maxillaire étant enlevé, présente à découvert la grande *fosse zygomatique*, remplie dans l'état frais par les deux muscles ptérygoïdiens et l'attache inférieure du crotaphite. Cette fosse est circonscrite entre quatre *parois*; une, *antérieure*, formée en dedans par la tubérosité maxillaire; en dehors, par la crête de l'apophyse malaire et la face postérieure de l'os jugal. Une *supérieure*, formée par la partie inférieure de la grande aile du sphénoïde située au-dessous de la crête temporale; on y remarque la suture sphéno-temporale, l'épine du sphénoïde et les orifices inférieurs des trous ovale et petit rond. Une paroi *interne*, peu étendue qui constitue le fond de la fosse zygomatique et que forme l'aile externe de l'apophyse ptérygoïde; une *externe* circonscrite par la branche de la mâchoire. Il n'y a point de parois postérieure et inférieure.

En avant et au fond de la fosse zygomatique, est située la fente ptérygo-maxillaire. Elle forme l'orifice externe triangulaire, dirigé verticalement, d'une cavité, la fosse *sphéno-maxillaire*, comprise entre la tubérosité maxillaire en avant, et en arrière l'os du palais et l'apophyse ptérygoïde; dans cette cavité s'ouvrent cinq trous ou canaux osseux; en arrière, les trous *grand rond, vidien* ou *ptérygoïdien* et *ptérygo-palatin*; en haut et en dedans, le trou *sphéno-palatin*; en bas, l'orifice supérieur du canal postérieur. Supérieurement et en avant est la fente *sphéno-maxillaire*, située entre la face orbitaire du sphénoïde et le plancher de l'orbite. Cette fente, oblique d'arrière en avant et de dedans en dehors, dirigée horizontalement, rétrécie, à son milieu et limitée en dedans par l'os palatin, en dehors par l'os molaire, établit la communication entre la fosse zygomatique et l'orbite. Confondue par ses extrémités avec les fentes sphénoïdale et ptérygo-maxillaire, elle décrit avec la première un angle aigu, et avec la seconde un angle droit, de manière à former en commun une vaste scissure en Z, qui traverse obliquement la sculpture osseuse de la tête, établit la communication des cavités de la face entre elles et avec la partie antérieure du crâne, et forme le point de départ ou d'entre-croisement d'un nombre considérable de vaisseaux et de nerfs.

Plan supérieur ou *sous-crânien*. Il offre à considérer, 1° sur le plan moyen et d'arrière en avant, l'échancrure fronto-nasale, l'épine frontale, la lame perpendiculaire de l'ethmoïde, et la crête vomérienne du sphénoïde. 2° En dehors de la lame ethmoïdale, les deux grands sillons qui la séparent des masses latérales, et dont la partie supérieure est formée par la lame criblée. 3° Plus en dehors, les masses ethmoïdales elles-mêmes bornées en arrière par le plancher sphénoïdal de l'ouverture postérieure des fosses nasales. 4° Latéralement en avant, se voit la voûte de l'orbite; sa forme est celle d'un triangle dont la base antérieure est formée par l'arcade sus-orbitaire, et dont le sommet aboutit en arrière à la fente sphénoïdale. On y remarque en dedans les sutures du frontal avec les maxillaires, le lacrymal et l'ethmoïde; en avant l'échancrure frontale, en dehors l'angle externe de l'orbite et la suture fronto-jugale qui se continue sur la paroi externe avec les articulations fronto-sphénoïdale et sphéno-jugale.

CONFORMATION INTÉRIEURE DE LA FACE.

Au premier aspect, la structure de la face semble très-compliquée, mais en considérant les diverses cloisons qui la composent, on parvient à comprendre assez facilement la forme et la délimitation de ses différentes cavités.

Une cloison moyenne formée par la lame perpendiculaire de l'ethmoïde et le vomer sépare l'ensemble du système en deux moitiés symétriques. Chaque moitié comprend, 1° trois cloisons horizontales dont une supérieure, frontale, sépare le crâne de l'orbite; une moyenne, maxillaire, est placée entre l'orbite et la fosse nasale, et une inférieure, palatine, est interposée entre les deux fosses nasales et la bouche. 2° Trois cloisons externes; une supérieure, sphéno-jugale, sépare l'orbite de la fosse temporale; une moyenne, formée par la tubérosité maxillaire, s'interpose entre la fosse nasale et les fosses zygomatique et sphéno-maxillaire; une inférieure, formée seulement par la branche de la mâchoire. 3° En haut et au milieu la masse de l'ethmoïde fait l'office d'une cloison épaisse qui sépare les deux orbites l'une de l'autre et des fosses nasales.

DES ORBITES.

FORAMINA OCULI (*CELS.*); ORBITÆ (*ALBERT-LE-GRAND, SOEMM.*); ARCULÆ OCULI, S. PELVICULÆ (*POLL.*); CAVA, S. CAPSÆ OCULI (*RIOL.*).

Les orbites sont deux cavités situées à la partie supérieure et antérieure de la face; leur forme est celle d'une pyramide quadrangulaire dont la base est à l'orifice extérieur et le sommet à la fente sphénoïdale. Leur axe est dirigé obliquement de haut en bas et de dedans en dehors.

La *paroi supérieure, voûte orbitaire*, est fortement concave, et légèrement inclinée en bas et en arrière. Elle est formée en avant, par le plancher du frontal, et en arrière, par l'apophyse d'Ingrassias. Elle offre en dehors la fossette lacrymale, et en dedans la petite fossette trochléaire.

La *paroi inférieure, plancher de l'orbite*, est concave en avant, plane dans le reste de son étendue, fortement inclinée d'avant en arrière, de bas en haut et de dehors en dedans. Elle est formée en avant et en dehors par l'os de la pommette, en dedans par le crochet de l'os unguis, en arrière et en dedans par une facette de l'os palatin; dans tout le reste de son étendue par la surface orbitaire de l'os maxillaire supérieur. A son milieu elle est parcourue longitudinalement par la gouttière qui commence le canal sous-orbitaire.

La *paroi externe*, plane, est inclinée obliquement de dehors en dedans; elle est formée dans ses deux cinquièmes antérieurs par l'os malaire, et dans ses trois cinquièmes postérieurs, par la face antérieure de la grande aile du sphénoïde. Entre les deux os est la trace de la suture verticale qui les réunit. Cette paroi externe est séparée, 1° inférieurement, du plancher de l'orbite, en avant, par l'articulation jugo-maxillaire; et, en arrière, par la fente sphéno-maxillaire. 2° Supérieurement, de la voûte orbitaire, par la double suture fronto-jugale et sphénoïdale.

La *paroi interne*, plane, oblique d'avant en arrière et de dedans en dehors, a moins d'étendue que les autres. Elle est formée en avant par le frontal et l'os unguis dont on voit la gouttière lacrymale; au milieu et dans sa plus grande étendue, par l'os planum de l'ethmoïde; en arrière, par une petite surface de l'os du palais. Cette paroi est traversée verticalement, dans son tiers antérieur, par la petite suture ethmoïdo-lacrymale; elle est séparée, 1° de la voûte orbitaire, par la suture fronto-ethmoïdale dans l'épaisseur de laquelle se voient les orifices des trous orbitaires; et 2° du plancher, par la double suture qui unit l'ethmoïde et l'os unguis avec l'os sus-maxillaire.

La réunion des quatre parois de l'orbite se fait par quatre angles rentrans, deux supérieurs et deux inférieurs: c'est dans leur trajet que sont situées les sutures.

L'orifice extérieur ou *la base* de l'orbite est rhomboïdal; il est coupé obliquement de dedans en dehors, d'avant en arrière et de haut en bas pour correspondre à la divergence des axes des deux cavités. Le contour de cet orifice, plane seulement en dedans, est épais et mousse dans le reste de son étendue; son *bord supérieur* est formé par l'arcade sus-orbitaire; l'*externe* par l'os malaire, l'*inférieur*, par ce dernier os et le maxillaire supérieur, l'*interne* par l'os unguis.

Le *sommet* de l'orbite est placé à la partie postérieure, supérieure et interne de la cavité; il aboutit au trou optique; en bas et en dehors, se voit la fente sphénoïdale qui se continue elle-même avec la fente sphéno-maxillaire.

L'*axe* de l'orbite n'est pas tout à fait le même que celui du trou optique dirigé beaucoup plus en dehors. L'écartement des deux axes orbitaires est tel, qu'à partir du milieu de la lame du sphénoïde, qui semble leur point de réunion, ils divergent l'un de l'autre en formant un angle ouvert de 45 degrés.

Connexions. La cavité de l'orbite est circonscrite par sept os, le frontal, l'ethmoïde, l'unguis, le palatin, le sus-maxillaire, le sphénoïde et le malaire. Elle loge le globe oculaire et ses nombreuses annexes, c'est-à-dire les quatre muscles droits, les deux obliques interne et externe et le releveur propre de la paupière supérieure, la glande, la caroncule, le sac et les conduits lacrymaux, les nerfs des 2ᵉ, 3ᵉ, 4ᵉ, première branche de la 5ᵉ et 6ᵉ paires cérébrales, l'artère et la veine ophthalmiques avec leurs nombreuses divisions, et en partie les vaisseaux et le nerf sous-orbitaires. Elle est recouverte en avant dans l'état frais par les paupières; elle communique avec le crâne par le trou optique et la fente sphénoïdale, avec les fosses nasales par le trou orbitaire et le canal nasal, avec les fosses temporale, sphéno-maxillaire et zygomatique, par la fente sphéno-maxillaire.

Développement. En raison du volume considérable de l'œil à la naissance, la cavité orbitaire est proportionnellement très-considérable dans le fœtus à terme; sa largeur est plus considérable que sa hauteur; la voûte orbitaire est fortement surbaissée en arrière, la fossette lacrymale est surtout très-profonde, au point d'envahir sur l'aile du sphénoïde; les trous et les fentes qui établissent les communications de l'orbite sont très-larges.

DES FOSSES NASALES.

FORAMINA SINUS NASI (*T. BARTH.*); FOSSÆ NASALES (*VERD.*); CAVITATES NASI (*WINSL.*); NARES INTERNÆ (*WINSL.*, *HALLER*).

Les fosses nasales sont deux vastes cavités centrales, situées à la partie moyenne de la face, au-dessous de la fosse médiane antérieure du crâne et des deux orbites; au-dessus de la cavité buccale, bornées latéralement par les fosses zygomatiques et canines, et couvertes, à leurs deux extrémités, suivant leurs diamètres antéro-postérieurs, en avant, à la grande échancrure nasale, et en arrière aux ouvertures gutturales.

Ces cavités sont séparées par la cloison médiane de l'ethmoïde et du vomer. D'une forme trapézoïdale suivant le diamètre vertical, aplaties en travers et comprises entre deux parois parallèles, leur élévation, qui est de 20 lignes environ en avant, n'en présente que 10 en arrière. Leur étendue, suivant le diamètre antéro-postérieur, est de 2 pouces, et leur largeur de 5 lignes en avant, de 6 en arrière, et de 7 dans le milieu de la gouttière du méat inférieur. Chacune des fosses nasales se prolonge en haut, en dehors et en arrière dans l'épaisseur des os, en y formant les cavités partielles connues sous le nom de sinus.

On distingue aux fosses nasales six parois: une supérieure, sous-crânienne; une inférieure, palatine; une interne, vomérienne; une externe, maxillaire; une antérieure, nasale, et une postérieure, gutturale.

La *paroi supérieure*, ou *voûte* des fosses nasales, est inclinée d'avant en arrière et de haut en bas; bornée antérieurement par la face interne de l'os nasal, elle constitue, à partir de cet os, une gouttière qui se continue dans toute la longueur de l'ethmoïde entre la lame perpendiculaire et la masse latérale. Cette gouttière, dont le plancher supérieur est formé par la lame criblée, se termine en arrière au-devant de l'ouverture du cornet de Bertin qui communique dans le sinus sphénoïdal. Latéralement, c'est encore la lame criblée qui ferme en haut les cellules ethmoïdales.

La *paroi inférieure*, ou le *plancher* des fosses nasales, formée par l'apophyse palatine, est concave tranversalement, et légèrement inclinée en arrière. On y remarque intérieurement l'orifice supérieur du canal palatin antérieur, et vers son tiers postérieur la petite suture transversale qui unit les os maxillaire et palatin. Ouverte en avant à la partie inférieure de l'échancrure nasale, elle se termine en arrière au bord libre de l'os du palais.

La *paroi interne*, plane et verticale, constitue l'une des faces de la cloison médiane. Cette cloison se compose de la lame perpendiculaire de l'ethmoïde, du vomer et des trois crêtes du frontal, des os du nez et des sus-maxillaires et palatins, avec lesquelles elle s'articule. Bornée en arrière par l'ouverture pharyngienne, elle se termine, en avant, par un angle rentrant qui reçoit dans l'état frais le cartilage médian du nez. La paroi interne est parcourue par les sillons nerveux et vasculaires du vomer. Parfois elle est convexe ou concave, suivant que la cloison est déjetée dans un sens ou dans l'autre : il est plus ordinaire que la déviation ait lieu à droite, comme le remarque Haller, ce qui augmente, dans ce cas, l'étendue de la fosse nasale du côté gauche.

La *paroi externe* offre à considérer de bas en haut : 1° au-dessus du plancher de l'apophyse palatine, la paroi latérale de la gouttière du méat inférieur ; 2° le cornet inférieur et les deux crêtes maxillaire et palatine sur lesquelles il s'insère : au-dessous du cornet existe l'orifice inférieur évasé du canal nasal ; 3° au-dessus est la gouttière du méat moyen, formé en avant par l'apophyse montante de l'os maxillaire, et en arrière par l'os du palais : dans le milieu se voient l'ouverture du sinus maxillaire, les lamelles qui forment le canal nasal, et celles qui unissent le cornet inférieur à l'ethmoïde ; 4° l'espace moyen est occupé par le cornet ethmoïdal ; sous la voûte qu'il forme se remarque l'ouverture inférieure évasée de l'infundibulum qui communique dans les cellules antérieures de l'ethmoïde et dans le sinus frontal ; 5° en arrière, le cornet ethmoïdal est surmonté par la fente qui le sépare du cornet supérieur ou de Morgagni : sous ce dernier existe l'ouverture du méat supérieur qui ouvre dans les cellules postérieures de l'ethmoïde ; en arrière est un espace quadrilatère à quatre parois : l'antérieure est formée par le cornet supérieur de l'ethmoïde et l'extrémité postérieure des masses latérales. La paroi postérieure, constituée par le cornet de Bertin, offre le trou qui communique dans le sinus sphénoïdal. La paroi supérieure n'est que la terminaison de la gouttière de la lame criblée. La paroi externe présente en haut une petite cavité ou cellule isolée qui appartient à l'ethmoïde, et en bas l'orifice interne du trou sphéno-palatin ; derrière ce trou, le plan externe des fosses nasales est constitué par l'os palatin et l'aile interne de l'apophyse ptérygoïde : on y remarque en haut le conduit ptérygo-palatin.

La *paroi antérieure* des fosses nasales est formée en haut par la gouttière que présente la face interne de l'os nasal ; on y remarque des sillons vasculaires et la suture naso-maxillaire. Dans les deux tiers inférieurs, elle est occupée par l'ouverture nasale antérieure commune aux deux cavités et comprise entre les os propres du nez et sus-maxillaires.

La *paroi postérieure* n'existe pas, à proprement parler ; elle constitue l'ouverture gutturale des fosses nasales circonscrites de haut en bas entre le sphénoïde et le plancher de l'os du palais, et transversalement entre le vomer et l'aile interne de l'apophyse ptérygoïde.

Voies nasales. L'ensemble des gouttières et les ouvertures des méats des fosses nasales séparent chacune des cavités en trois voies, que l'on a confondues avec les ouvertures qui les font communiquer sous la dénomination impropre de *méats* des fosses nasales *inférieur, moyen et supérieur.*

1° La *voie nasale inférieure* se compose exclusivement de la gouttière horizontale comprise entre le plancher et le cornet inférieur ; elle communique librement par ses extrémités avec les deux ouvertures des fosses nasales, et avec l'orbite par le canal nasal. C'est cette voie que suivent les mucus et les larmes, pour être expulsés au dehors ; c'est elle aussi que parcourent les instrumens dans les opérations.

2° La *voie nasale moyenne*, qu'il conviendrait mieux d'appeler *antérieure et supérieure*, est la plus étendue ; elle commence au-dessus du cornet inférieur, et forme d'arrière en avant une vaste gouttière horizontale qui a pour embranchement, en dehors, le sinus maxillaire, et au milieu le cornet ethmoïdal, l'infundibulum et successivement les cellules antérieures de l'ethmoïde, le sinus frontal, et, lorsqu'il existe, le petit sinus de l'apophyse crista-galli. En avant, la voie nasale moyenne est bornée par la gouttière des os nasaux ; en arrière, elle est limitée par le cornet ethmoïdal.

3° La *voie nasale* dite *supérieure*, mais plus exactement *postérieure*, comprend la petite cavité quadrangulaire située derrière le cornet supérieur, et qui a pour embranchement, en avant, les cellules postérieures de l'ethmoïde, avec lesquelles elle communique par le méat supérieur, et en arrière, le sinus sphénoïdal.

En résumé, les fosses nasales composent deux cavités ; chacune d'elles comprend trois voies dont l'inférieure reçoit la moyenne, et celle-ci la postérieure. Ces cavités sont exactement séparées dans leur partie moyenne ; mais généralement elles communiquent l'une avec l'autre à leurs extrémités par les sinus frontaux et sphénoïdaux.

Connexions. Les fosses nasales sont formées par trois os du crâne : le sphénoïde, l'ethmoïde et le frontal, et par tous les os de la mâchoire supérieure. Elles sont tapissées dans leurs nombreuses anfractuosités par la membrane olfactive, communiquent à l'extérieur par l'ouverture nasale, dans le pharynx par l'ouverture gutturale, avec le crâne par les trous et les canaux de la lame criblée, avec la fosse sphéno-maxillaire par le trou sphéno-palatin, et avec la bouche par le canal palatin antérieur.

Développement. Les fosses nasales qui appartiennent au sens de l'olfaction, celui de tous qui se développe le plus tard, n'ont que très-peu d'étendue dans le fœtus à terme ; peu élevées, rétrécies dans leur portion ethmoïdale, privées des sinus qui les prolongent dans l'épaisseur des os, elles sont presque entièrement réduites aux deux gouttières situées au-dessous des cornets ethmoïdaux.

RÉSISTANCE ET MÉCANISME DE LA FACE.

Les os de la face ne sont liés avec ceux du crâne que par des apophyses très-peu étendues, mais qui jouissent d'une grande solidité. Pour bien comprendre le mécanisme de cette charpente osseuse, il convient de l'examiner de bas en haut, en faisant abstraction de la mâchoire inférieure qui en est isolée.

Inférieurement la mâchoire supérieure ne se compose que de l'arcade dentaire qui en constitue la base : les deux os sus-maxillaires forment une voûte transversale, et se servent réciproquement d'appui sur le plan médian. De la voûte palatine et du bord alvéolaire procèdent cinq colonnes osseuses ; au milieu la cloison nasale, et de chaque côté l'apophyse montante et la crête malaire. La première rejoint immédiatement le frontal et la seconde l'os jugal. Ce dernier os forme latéralement la clef de la voûte de la face, et répartit les poids par quatre colonnes osseuses : en bas la crête malaire, déjà nommée, en avant le bord inférieur de l'orbite, en arrière l'arcade zygomatique du temporal, en haut l'angle supérieur frontal. Enfin de chaque côté il existe en arrière des tubérosités maxillaires, une colonne verticale, l'apophyse ptérygoïde qui lie le sphénoïde à la mâchoire supérieure. Ainsi les os du crâne et de la face n'ont en commun que neuf points d'appui. Nous avons dit comment dans les chocs portés sur le crâne une partie du mouvement est perdue dans les articulations de la face. Voyons maintenant ce qui se passe lorsque c'est la face elle-même qui a été frappée.

1° *De bas en haut.* Lorsqu'un coup a été porté sur la base de la mâchoire inférieure, la bouche étant fermée, le mouvement est transmis de l'une à l'autre surface dentaire dans tout leur contour ; mais comme les dents incisives et canines qui se recouvrent n'ont de contact que par des plans inclinés qui fuient audevant de la pression et glissent les uns sur les autres, l'effort est principalement supporté par les larges surfaces des molaires. L'ébranlement imprimé aux premières dents n'est que faiblement ressenti par la cloison élastique du vomer ; il suit plutôt le rebord compacte de l'échancrure nasale ; une partie s'en perd dans l'articulation jugo-maxillaire, et l'autre est transmise par l'apophyse montante à la suture fronto-maxillaire. La pression la plus forte, supportée par les dents molaires, est reportée sur l'os jugal, et par ce dernier en dehors sur l'arcade zygomatique, et en haut sur l'angle externe du frontal.

2° *D'avant en arrière.* Le coup porté directement sur les mâchoires suit sa direction naturelle d'avant en arrière ; une faible partie de l'ébranlement est communiquée au crâne par l'apophyse montante, mais l'effort principal est réparti par l'os jugal sur l'apophyse zygomatique, et sur le sphénoïde par l'apophyse ptérygoïde,

3° Les *chocs latéraux* portent ou sur l'os jugal ou sur la branche de la mâchoire inférieure. Dans le premier cas, le mouvement transmis à l'os maxillaire et au frontal suit le contour de l'orbite et est répercuté de l'autre côté de la face. Si la tête est libre, il peut n'en résulter qu'une forte commotion ; mais si elle est appuyée dans le point opposé contre un corps résistant, le même choc dont la violence n'aurait produit qu'une commotion donnerait lieu à une fracture, soit directe, soit par contre-coup. Dans le cas où c'est la branche de l'os maxillaire inférieur qui a été frappée, comme cet os est isolé de la face, il n'y a de commotion générale qu'autant que les mâchoires auraient été violemment serrées par l'action musculaire au moment du coup.

Dans ce mécanisme, les cavités résistent à la manière des voûtes. Le mouvement est communiqué en suivant la courbe de leurs parois, et les organes qu'elles contiennent sont toujours protégés. Aussi faut-il que l'ébranlement sans fracture soit très-considérable pour qu'il puisse donner lieu à des lésions, soit rupture ou hémorrhagies, des organes contenus dans les cavités de la face. Nous avons vu qu'il n'en était pas de même de la masse encéphalique, en raison de la mollesse de son tissu.

ALTÉRATIONS DES OS DE LA TÊTE.

1° *Congéniales* ou *anomalies.* Elles portent sur le volume, le nombre, la configuration et les connexions.

Excès. La tête acquiert souvent un volume énorme dans l'hydrocépale, mais sans que les os du crâne, agrandis et séparés par de vastes fontanelles et de larges intervalles membraneux, se présentent pour cela en plus grand nombre. Ces os acquièrent souvent une épaisseur considérable, soit par un vice de nutrition primitif qui amène des compressions du cerveau, soit au contraire pour remplir le vide qui résulte de l'atrophie de cet organe. Aussi, que l'épaississement du crâne soit cause ou effet, toujours est-il qu'il coïncide presque toujours avec l'altération des facultés intellectuelles. Dans tous les cas, l'augmentation d'épaisseur est bornée au crâne, et les os de la face n'y participent que par leurs sutures.

Défaut. Les os du crâne manquent totalement dans l'*acéphalie* ; lorsqu'elle n'est point complète, on trouve souvent quelques fragmens d'os qui appartiennent plutôt à la face. Dans l'anencéphalie, le crâne seul manque, et ordinairement le développement de la face est complet et régulier. Dans la vieillesse, les os de la tête, comme ceux de tout le squelette, s'amincissent et deviennent plus fragiles.

Nous avons vu, en traitant des os du crâne en particulier, les nombreuses *divisions anomales* qu'il présente. Ces divisions sont plus rares à la face ; la plus commune consiste dans la suture latérale de la partie de l'os maxillaire supérieur qui supporte les dents incisives, et qui constitue dans l'homme des os *inter-maxillaires.* On rencontre quelquefois la division anomale de la mâchoire inférieure, qui n'est que la continuation de l'état fœtal. Il est plus rare d'observer une suture qui partage l'os jugal en deux pièces, ou qui sépare l'arcade zygomatique proprement dite de ses racines à l'os temporal. Enfin l'anomalie de ce genre la plus importante est la non-réunion sur le plan médian des os sus-maxillaire et palatin, qui produit dans les parties molles la maladie nommée le *bec de lièvre.*

Les *réunions* anomales, beaucoup plus communes, sont dans la vieillesse la conséquence nécessaire des progrès de l'ossification ; la soudure se fait, pour les os du crâne, dans un ordre que nous avons déterminé en parlant des sutures. A la face, les os qui se soudent le plus communément sont : le vomer avec le sphénoïde, le cornet inférieur avec le maxillaire, et les os propres du nez entre eux.

2° Morbides ou acquises. Les os du crâne, exposés à l'action des corps extérieurs, sont fréquemment le siége de *fractures* qui se présentent sous deux formes : la *fissure*, ou *fente capillaire*, et la solution de continuité avec *dépression*. Le pariétal, le frontal et le temporal sont ceux qui offrent le plus ordinairement des fractures directes. La *luxation* ne peut s'observer qu'aux articulations temporo-maxillaires. La *diastase* des os du crâne se rencontre seulement dans la jeunesse, lorsque les sutures n'ont pas encore acquis toute leur solidité. Il en est de même de l'*enfoncement* sans fracture, qui ne peut avoir lieu que lorsque les os sont encore élastiques. Les os propres du nez, malaires et maxillaire inférieur, sont, parmi ceux de la face, les plus exposés aux fractures. Cependant il n'est pas rare que le plancher de l'orbite et l'ethmoïde soient lésés par un instrument vulnérant qui pénètre alors dans le crâne. L'os unguis, le cornet inférieur et les cloisons alvéolaires sont souvent brisés dans les opérations chirurgicales.

Suivant que le tissu osseux est plus ou moins compacte ou spongieux, la *nécrose* ou la *carie* sont au nombre des maladies les plus communes qui affectent les os de la tête. Sous l'influence de causes variées, mais plus fréquemment des maladies syphilitiques, la nécrose occupe généralement le voile du palais, les fosses nasales, ou la voûte du crâne; la carie, soit primitive ou consécutive à diverses maladies, est plus commune aux bords alvéolaires et à la région mastoïdienne.

Enfin les os du crâne participent, comme tout le squelette, au *ramollissement* qui caractérise le *rachitisme*, et ils sont plus ou moins altérés dans leur texture, élargis ou perforés dans les maladies des parties molles, telles que les fungus de la dure-mère, les polypes sarcomateux du sinus maxillaire, l'ostéo-sarcome, etc.

DE L'OS HYOIDE. (1)

ΥΕΙΔΕΣ, OS HYOIDES (*VES.*); LINGUALE (*T. BART.*); LINGUÆ (*G. BAUH.*); LAMBDOIDES (*MAYER*); YPSILOIDES (*HILDEB.*); BICORNE (*MONRO*); OSSA LINGUALIA (*SOEMM.*); OSSA HYOIDEA (*MECK.*).

L'os hyoïde, dont le nom est emprunté de sa forme parabolique, constitue, au-devant du col, la charpente d'un appareil particulier isolé de la tête et du tronc. Dans son aspect le plus général, il représente l'un des anneaux de l'arcade osseuse antérieure, décrite supérieurement par les deux mâchoires, et inférieurement par les côtes et le pubis. Sa forme et ses usages, très-variables dans les diverses classes d'animaux, en ont fait l'un des sujets les plus importans de l'anatomie transcendante (2).

Placé horizontalement au-dessus du larynx, dessous et derrière le bord libre de la mâchoire inférieure, en regard et au devant de la quatrième vertèbre cervicale, l'hyoïde ne tient au reste du squelette que par des muscles et des ligamens; aussi cet os suspendu librement entre des forces antagonistes, alternativement point fixe et point mobile, n'est-il que le centre commun ossifié de plusieurs appareils très-mobiles qui, tour à tour, l'entraînent dans leurs mouvemens; en haut la langue et ses annexes; en arrière le pharynx, et en bas le larynx.

L'os hyoïde se compose de cinq pièces, que M. Meckel considère comme autant d'os différens; une moyenne, la principale ou le corps, et quatre pièces latérales ou cornes, de chaque côté une grande et une petite.

Corps (*os hyoïde medium*, S. Basis). Simple dans l'homme, sa forme est celle d'un rectangle incurvé, convexe en avant, concave en arrière. Son plus grand diamètre transversal est de neuf à dix lignes, le diamètre vertical n'en a que cinq.

La *face antérieure*, rugueuse, légèrement inclinée en haut, est coupée de deux ou trois lignes transversales; elle donne attache, en bas, aux muscles sterno et scapulo-hyoïdiens; en haut, aux génio et mylo-hyoïdiens, à l'hyo-glosse, à la poulie aponévrotique du digastrique, et à l'expansion du petit muscle stylo-hyoïdien.

La *face postérieure* forme une concavité remplie dans l'état frais, par un tissu cellulaire, jaunâtre et granuleux, qui la sépare de l'épiglotte.

Le *bord supérieur* donne attache au tissu jaune de la base de la langue qui sert d'implantation à ses fibres, et au ligament jaune membraneux thyro-hyoïdien.

Le *bord inférieur* sert d'insertion aux muscles thyro-hyoïdiens.

Les *extrémités* ou *bords externes*, inclinés de haut en bas et de dedans en dehors, forment, de chaque côté, une petite cavité échancrée en haut, qui, dans l'état frais, s'articule avec les deux cornes par l'intermédiaire d'une substance fibro-cartilagineuse.

Grandes cornes ou *branches* (*ossa hyoïdea lateralia magna*). Plus larges vers le corps, aplatis latéralement et terminées par un tubercule à leur sommet, dirigées en dehors, en arrière et en haut, elles ont de douze à quinze lignes environ de longueur, sont légèrement contournées sur elles-mêmes, et incurvées de manière à offrir une concavité en dedans et une convexité en dehors. Elles donnent attache supérieurement, par un bord tranchant, aux muscles hyo-glosse, constricteur moyen du pharynx, et à la membrane jaune pharyngienne; inférieurement, à la membrane thyro-hyoïdienne, par leur face externe, au muscle thyro-hyoïdien; leur face interne est en rapport avec la membrane muqueuse pharyngienne; leur extrémité antérieure présente une facette oblongue qui s'articule avec le corps; à leur extrémité postérieure, s'insère le ligament thyro-hyoïdien latéral.

Petites cornes (*ossa hyoïdea lateralia minima*. — *Pisiformia ossa lingualia*, Sœmm). Elles naissent, de chaque côté, de l'articulation du corps avec la grande corne: dirigées en haut, mais avec une légère inclinaison en dehors et en arrière, renflées à leur partie moyenne, et terminées par un sommet aigu; elles ont quatre lignes environ de longueur et affectent la forme d'un grain d'orge. Elles donnent attache, par leur sommet, au ligament stylo-hyoïdien, et par leur base, à quelques fibres du muscle hyo-glosse.

Structure et *développement*. L'hyoïde, dans ses différentes pièces, est celluleux au centre, et compacte à la circonférence. L'ossification du corps et des grandes cornes est déjà commencée, dans le fœtus à terme. Elle ne s'annonce, pour les petites cornes, que plusieurs mois après la naissance, et ne se complète, dans les cinq pièces, que très-lentement.

SECTION TROISIÈME.

CEINTURES OSSEUSES DU TRONC.

Le tronc est circonscrit à ses extrémités par deux ceintures osseuses dont l'une inférieure, le *bassin*, concourt à fermer le bas-ventre et sert à l'articulation du membre abdominal, et dont l'autre supérieure, l'*épaule*, protége en partie la cavité thoracique, mais a pour usage plus spécial d'offrir un point d'appui au membre supérieur.

DU BASSIN. (1)

PELVIS (*LAURENT.*); PELVIS OSSEA (*ROEDERER, SOEMM.*).

Le bassin forme une grande cavité évasée qui termine inférieurement l'abdomen, soutient et renferme une partie des intestins, des organes génitaux et urinaires, et sert à l'implantation des muscles du tronc et de la cuisse. Il est formé de quatre os larges et bifaciés, deux sur le plan médian, le *sacrum* et le *coccyx*, dont nous avons déjà donné la description à propos du

(1) Planche 26.

(2) Geoffroy-Saint-Hilaire, *Considérations sur les os antérieurs de la poitrine*, *Philosophie anatomique*, t. 1, p. 139.

(1) Planches 31 et 32.

rachis auquel ils appartiennent; et de chaque côté l'os *coxal*, le seul dont nous ayons à nous occuper.

DE L'OS COXAL. (1)

OS DES ILES, INNOMINÉ (*WINSL., BOY.*); ILIAQUE (*H. CLOQ.*); OS INNOMINATUM (*VES.*). COXÆ (*G. BAUH.*); ISCHII (*RIOL.*); COXARUM (*ALBIN. SOEMM.*); PELVIS LATERALE (*MECK.*).

Impair, très-irrégulier, l'os coxal occupe de chaque côté les parties latérale et antérieure du bassin. C'est le plus large et le plus épais des os du corps humain. Il se compose d'une partie moyenne rétrécie, creusée en dehors d'un enfoncement considérable, *la cavité cotyloïde*, d'où procèdent, comme d'un centre, trois embranchemens qui constituent dans le jeune sujet autant d'os distincts et que M. Meckel a décrits séparément : 1° en arrière et en dehors, une portion large et évasée, l'os *ilion* ou *ilium*; 2° en avant, un prolongement transversal, *le corps du pubis*, qui se continue en bas par une *branche descendante*; 3° au-dessous de la cavité cotyloïde, un arc épais et volumineux, l'*ischion* ou *ischium*, qui se recourbe de bas en haut, et dont *la branche ascendante* se confond avec la partie descendante du pubis. Entre le pubis et l'ischion se trouve circonscrite une vaste perforation triangulaire, le *trou sous-pubien*.

L'os coxal offre à considérer une surface externe et antérieure, musculo-cutanée, une surface interne et postérieure, pelvienne, quatre bords et quatre angles.

Surface extérieure. Au milieu est la cavité cotyloïde (κοτύλη, écuelle), la plus vaste et la plus profonde de toutes celles qui servent aux articulations. De forme irrégulièrement quadrilatère, son axe est dirigé en dehors, en bas et en arrière ; son diamètre transversal est de 28 à 30 lignes (0,063$^{mm.}$ à 0,068$^{mm.}$) ; son diamètre vertical, de 24 à 26 lignes (0,054$^{mm.}$ à 0,059$^{mm.}$), et sa profondeur, de 10 lignes (0,022$^{mm.}$); en arrière et en bas, la cavité cotyloïde est séparée de l'ilion et de l'ischion par un rebord épais et saillant ; en haut, à la naissance du pubis, elle est limitée par un bord tranchant ; inférieurement et en dedans, elle offre une échancrure inclinée en bas et qui est convertie par un petit ligament en un trou qui donne passage aux vaisseaux articulaires. Le contour de la cavité cotyloïde forme un plan incliné de dehors en dedans, de haut en bas et d'arrière en avant ; il est revêtu dans l'état frais par le bourrelet fibreux cotyloïdien plus épais en arrière où il est renforcé par le faisceau inférieur du tendon du muscle droit antérieur de la cuisse. Le fond de la cavité cotyloïde, en regard de l'échancrure vasculaire, présente une dépression quadrilatère qui donne attache aux racines du ligament triangulaire du fémur. Dans le reste de son étendue, il offre une surface en forme de croissant, enduite d'un cartilage, sur laquelle glisse la tête du fémur.

Au-dessus du rebord de la cavité cotyloïde est un petit enfoncement dans lequel s'implante une partie du tendon réfléchi du droit antérieur de la cuisse. Plus haut, s'étend la vaste surface de l'ilion ; concave de haut en bas, elle est partagée verticalement, à la réunion de son quart antérieur avec les trois quarts postérieurs en deux surfaces, l'une antérieure, plus petite, et l'autre postérieure, large et concave transversalement ; cette dernière constitue la *fosse iliaque externe*. La partie antérieure et la saillie moyenne donnent attache au petit fessier ; des stries radiées en grand nombre, indiquent la direction de ses fibres aponévrotiques ; extérieurement la circonférence de ce muscle est indiquée par la ligne *demi-circulaire antérieure*, qui procède de l'épine antérieure et supérieure, et vient finir au milieu de la grande échancrure ischiatique. En arrière, le contour de l'os forme une autre ligne *demi-circulaire postérieure*, qui donne attache au muscle moyen fessier ; elle se termine en bas vers l'épine postérieure et supérieure de l'os, par une légère élévation triangulaire qui commence l'attache supérieure du muscle grand fessier. Toute cette surface de l'ilion est également striée et parsemée de trous nourriciers qui sont surtout en nombre considérable autour de la cavité cotyloïde. Habituellement il en existe un d'un grand diamètre au milieu de la fosse iliaque.

La portion de l'os coxal placée au-dessous de la cavité cotyloïde se compose du pubis et de l'ischion. La branche horizontale du pubis commence par une éminence dite ilio-pectinée, qui donne attache au tendon du muscle petit psoas. A partir de ce point comme base, l'os se rétrécit en avant, compris entre deux lignes qui convergent en dedans, de manière à intercepter un espace triangulaire concave, la *gouttière pubio-fémorale*, en rapport immédiat avec le muscle pectiné. Dans le sillon placé entre ce muscle et la masse des psoas et iliaque glissent les vaisseaux fémoraux. En dedans, le pubis se termine par une saillie quadrangulaire, l'*épine pubienne*, qui sert d'implantation en avant, au pilier du muscle oblique externe, et supérieurement aux muscles pyramidaux et grands droits de l'abdomen. Au-dessous de l'épine du pubis, la portion descendante forme une surface aplatie, concave, inclinée en bas et en arrière, de forme triangulaire, qui donne attache, en dedans, aux ligamens croisés pubiens antérieurs, et au muscle droit interne; au milieu, aux deux premiers muscles adducteurs.

L'ischion, au-dessous de la cavité cotyloïde, commence par une sorte de rétrécissement ou de col qui forme une gouttière, dans laquelle glisse le tendon du muscle obturateur externe ; au-dessous est une surface quadrilatère légèrement concave. La branche ascendante, inclinée obliquement en haut, forme, avec celle du côté opposé, un angle sensiblement droit ; entre les deux est l'échancrure triangulaire de l'arcade pubienne. Toute cette surface de l'ischion sert d'implantation à l'obturateur externe.

Le *trou sous-pubien*, improprement nommé *trou obturateur*, placé entre l'ischion et le pubis, est irrégulièrement triangulaire; son contour forme un bord tranchant qui donne attache à la membrane fibreuse, dite ligament obturateur; vers son angle supérieur se voit une gouttière dirigée de dehors en dedans, creusée sur le rebord du pubis, convertie en trou dans l'état frais par une arcade aponévrotique, et dans laquelle passent les vaisseaux sous-pubiens.

Surface interne. Elle est coudée à angle obtus à son milieu, et séparée en deux parties, *pelvienne et abdominale*, par une ligne courbe, concave, qui fait partie du contour du détroit supérieur du bassin.

La portion abdominale est formée par l'ilion : inclinée de bas en haut, de dedans en dehors et d'avant en arrière, large, creusée en une gouttière évasée, elle constitue la *fosse iliaque interne*, tapissée dans l'état frais par le muscle iliaque, et sur laquelle reposent les gros intestins. Inférieurement et en avant, la fosse iliaque se termine par une gouttière inclinée en bas et en dehors, sur laquelle glisse le faisceau commun du psoas et de l'iliaque.

Au-dessous de la ligne du détroit supérieur en arrière s'é-

(1) Planche 33, fig. 2 et 3.

tend une surface triangulaire, composée de deux parties : l'antérieure, plane, plus large en haut, plus étroite en bas, concave en avant, convexe en arrière et dont on a comparé la forme à celle d'une oreille humaine, est revêtue de cartilage dans l'état frais, et concourt à former avec le sacrum, la symphyse *sacro-iliaque*. La portion postérieure, d'une étendue plus considérable, âpre et rugueuse, donne attache aux faisceaux ligamenteux sacro-iliaques postérieurs.

La *portion pelvienne*, située au-dessous de la ligne du détroit supérieur, offre un plan concave transversalement, et incliné suivant le diamètre vertical d'avant en arrière et de haut en bas. Derrière la cavité cotyloïde, elle forme une surface lisse, quadrilatère, qui donne attache aux muscles obturateur interne et releveur de l'anus; en dedans, existe le trou sous-pubien dont la partie supérieure présente le commencement de la gouttière des vaisseaux du même nom. A son bord interne, ce trou est limité supérieurement par la face postérieure de la branche descendante du pubis, tapissée par les ligamens pubiens postérieurs et en rapport avec la vessie; plus bas par les branches ascendantes de l'ischion. Le contour interne du trou sous-pubien donne attache au muscle obturateur interne.

Des *quatre bords de l'os coxal*, on en compte deux supérieurs, dont l'un est en même temps antérieur et l'autre externe, et deux inférieurs, l'un extérieur et l'autre interne.

1° Le *bord antérieur* et *supérieur* se compose de deux lignes coudées à angle obtus à la partie supérieure de la cavité cotyloïde; il commence en haut à l'*épine antérieure* et *supérieure* de l'*os des îles*, apophyse mousse et tuberculeuse qui termine en avant la crête de l'os. Au-dessous est une échancrure, puis une autre apophyse, l'*épine antérieure et inférieure*, qui donne attache au tendon du muscle droit antérieur de la cuisse. Plus bas se remarque la gouttière des muscles psoas et iliaque, puis l'éminence ilio-pectinée, la gouttière et l'épine du pubis. En arrière, la ligne du détroit supérieur se termine par une crête saillante qui donne attache à l'aponévrose du muscle pectiné.

2° Le *bord externe* et *supérieur*, épais et mousse, constitue la *crête de l'os des îles*. Sur le profil, il est courbé en demi-cercle d'avant en arrière, et coudé en S suivant l'épaisseur de l'os. Sa portion la plus large correspond à la saillie de la surface externe. Il donne attache dans sa moitié antérieure aux trois grands muscles abdominaux, les deux obliques et le transverse; plus loin, aux aponévroses du transverse, aux muscles grand dorsal et carré des lombes; tout à fait en arrière et plus bas il forme une tubérosité fortement rugueuse sur laquelle s'implantent d'arrière en avant les aponévroses lombo-sacrées, la masse du sacro-spinal, et les ligamens sacro-iliaques postérieurs et ilio-lombaires. A ses deux extrémités la crête de l'os des îles se termine par des saillies mousses; en avant, l'*épine antérieure* et *supérieure* qui donne attache aux muscles couturier et fascia lata; en arrière, l'*épine postérieure et supérieure* sur laquelle s'insèrent le ligament sacro-iliaque, et en partie le muscle grand-fessier.

3° Le *bord inférieur* et *interne* est le plus court. Sa portion supérieure verticale, formée par le pubis, est épaisse et tapissée dans l'état frais par le cartilage de la symphyse pubienne. Sa portion inférieure, oblique de haut en bas et de dedans en dehors, est constituée par les branches descendante du pubis et ascendante de l'ischion; contournée en avant et en dehors, mais plus dans la femme que dans l'homme, elle forme par la réunion des deux os un espace triangulaire, l'*arcade pubienne*, occupé par les parties génitales dans les deux sexes. Cette partie du bord interne donne attache : 1° par sa lèvre interne au muscle transverse du périnée et au fascia pelviensis; 2° par son interstice, en haut, aux corps caverneux et au muscle ischio-caverneux dans les deux sexes; en bas, à l'expansion du grand ligament sacro-sciatique et du tendon du muscle troisième adducteur; 3° par sa lèvre externe au tendon membraneux du muscle droit interne de la cuisse.

4° Le *bord inférieur* et *postérieur*, oblique de haut en bas et d'arrière en avant, est inégal et sinueux dans son contour. Né de l'épine postérieure et supérieure de l'os des îles, il offre d'abord une petite échancrure; puis une autre éminence, l'*épine postérieure* et *inférieure*, qui forme en dedans la petite extrémité de la symphyse sacro-iliaque, et donne en dehors attache à des ligamens. A partir de cette éminence naît la *grande échancrure ischiatique*, profonde de deux pouces dans l'épaisseur de l'os, revêtue dans son contour d'une expansion ligamenteuse et aponévrotique, et qui se termine en bas par un sommet tranchant, l'*épine ischiatique*. Cette épine donne attache aux muscles ischio-coccygien et au petit ligament sacro-sciatique qui convertit la grande échancrure en un trou par lequel passent le muscle pyramidal, les artères fessière, ischiatique, honteuse interne, et les nerfs grand et petit sciatiques; en dehors s'insère le muscle jumeau supérieur. Au-dessous de l'épine est une autre échancrure qui rejoint la grosse tubérosité sciatique, également convertie en trou par le grand ligament sacro-sciatique, et qui sert de poulie de réflexion au muscle obturateur interne. Enfin ce bord se termine en bas par une éminence très-épaisse, la *tubérosité sciatique*, qui donne attache en haut et en dehors aux muscles jumeau inférieur et carré crural, et par son interstice d'arrière en avant, aux muscles biceps et demi-tendineux, au demi-membraneux, et au grand ligament sacro-sciatique.

Connexions. L'os coxal s'articule avec le sacrum par la symphyse sacro-iliaque, avec son congénère par la symphyse pubienne, et avec le fémur par la cavité cotyloïde. Il donne attache : 1° à trente-cinq muscles pairs, les trois fessiers, le pyramidal, les deux obturateurs, les deux jumeaux, le carré crural, le biceps fémoral, le demi-tendineux, le demi-membraneux, les trois adducteurs de la cuisse, le droit interne, les ischio-coccygien et ischio-caverneux, le releveur de l'anus, le transverse du périnée, le pectiné, le sterno-pubien, le pyramidal du bas-ventre, le petit psoas, l'iliaque, le droit antérieur de la cuisse, le couturier et le fascia-lata, les deux obliques et le transverse abdominaux, le grand dorsal, la masse du sacro-lombaire et du long dorsal, le carré des lombes. 2° Aux ligamens grand et petit sacro-sciatiques, aux faisceaux nombreux des symphyses sacro-iliaque et pubienne, au bourrelet cotyloïdien et à la capsule fibreuse coxo-fémorale; aux aponévroses périnéale, obturatrice, fascia lata, fascia pelviensis et fascia iliaca; aux ligamens aponévrotiques de Poupart et de Gimbernat. 3° Par ses échancrures il livre passage aux artères, veines et nerfs fémoraux, fessiers, ischiatiques, honteux, obturateurs, et aux grand et petit nerfs sciatiques. 4° Il forme la plus grande partie de la circonférence du bassin, et sert d'enveloppe aux organes contenus dans sa cavité.

Structure (*Planche* 42, *fig.* 14). L'os coxal, le plus épais des os larges, est formé d'une couche abondante de substance spongieuse comprise entre deux lames de substance compacte. La structure des quatre portions de l'os est très-différente, suivant le degré de résistance qu'elles doivent offrir. 1° Le *contour de la cavité cotyloïde* est formé de petites aréoles irrégulières séparées par des lamelles fortes et nombreuses. En haut et en dehors, dans le point que repousse la tête du fémur, est un fort noyau de substance compacte éburnée, point d'appui commun des fibres de l'os, dont le tissu devient plus rare à mesure qu'il s'approche de la surface interne et postérieure. En haut et en bas de la cavité cotyloïde, où l'épaisseur de l'os est considérable, existent deux lamelles de renforcement, semblables à des soudures d'épiphyses, et qui lient entre elles les deux lames extérieures de substance compacte. 2° L'*ilion*, très-mince dans la fosse iliaque, où les lamelles extérieures sont presque justa-posées, est fort épais dans le contour de la crête et à sa jonction avec le centre cotyloïdien. Le tissu spongieux de la crête, comme celui de toutes les surfaces soumises à la traction de muscles puissans, est formé d'aréoles circulaires creusées dans un magma osseux. Inférieurement l'ilion est réuni au centre cotyloïdien par deux faisceaux radiés d'aréoles triangulaires à parois très-résistantes qui, du point le plus épais de l'os, se dirigent en divergeant vers la lame supérieure de renforcement. 3° L'*ischion* procède de la lame inférieure du centre cotyloïdien; son tissu est rare en haut, où il ne supporte que de légères pressions. La tubérosité sciatique au contraire, dans les mêmes conditions que la crête de l'os des îles, se compose d'aréoles semblables. 4° Le *pubis* est la partie de l'os dont le tissu est le plus léger; il est entièrement formé d'aréoles ovalaires ou ellipsoïdes séparées par de petites cloisons papyracées : les lames extérieures, de substance compacte, y sont aussi très-minces, tandis qu'elles sont épaisses à l'ilion et derrière la cavité cotyloïde.

Développement. L'os coxal, dans le fœtus à terme, ne se compose que de trois parties ossifiées, l'ilion, la branche horizontale du pubis et la portion sous-cotyloïdienne de l'ischion. Le centre cotyloïdien, le contour de la crête iliaque, les portions moyenne et descendante du pubis, la tubérosité sciatique et la branche ascendante de l'ischion, sont encore complétement cartilagineux, mais d'une épaisseur considérable. La portion moyenne du pubis devient osseuse à l'âge de deux à trois ans. Le contour de la cavité cotyloïde ne s'ossifie que par l'allongement des trois pièces de l'os qui tendent à se réunir vers le centre de la cavité cotyloïde. Dans le sujet de dix à douze ans, ces trois pièces sont encore séparées par un cartilage intermédiaire en forme d'Y (*planche* 33, *fig.* 1). A l'âge de quatorze ans, l'ossification de la cavité cotyloïde est complète; mais la crête de l'os des îles et la tubérosité sciatique, qui forment chacune un arc osseux particulier, persistent encore à l'état d'épiphyse, et ne se soudent définitivement avec le corps de l'os que vers l'âge de dix-huit à vingt ans.

DU BASSIN EN GÉNÉRAL.

DISPOSITION, SITUATION.

Le bassin est une vaste cavité osseuse située à la partie inférieure du tronc. Formé en arrière par le sacrum et le coccyx, il fait suite à la colonne vertébrale; en avant et latéralement, son contour est déterminé par les os coxaux. Dans l'homme, il reporte sur les membres inférieurs le poids du tronc et des extrémités supérieures.

Le bassin loge un grand nombre de parties importantes, les organes génitaux et urinaires, le rectum, etc., siége de nombreuses maladies plus ou moins accessibles aux secours de l'art, et dans sa cavité se développe le produit de la conception. Mais s'il est de toutes les parties du squelette celle qui offre le plus d'intérêt, sous le point de vue médico-chirurgical, c'est celle aussi qui a été le mieux étudiée : ses inclinaisons, ses axes, les dimensions de ses détroits, ses rapports, ses déformations, et jusqu'aux moindres accidens de sa configuration, ont été observés et décrits, avec la dernière exactitude, par les anatomistes et les chirurgiens. Nous allons successivement considérer le bassin sous ces divers aspects.

CONFIGURATION ET MÉCANISME.

Le bassin présente deux surfaces, l'une extérieure et l'autre intérieure.

SURFACE EXTÉRIEURE. Disposée entièrement pour la locomotion, elle offre quatre plans, sur lesquels s'insèrent, à l'opposé les uns des autres, les divers muscles antagonistes. Le *plan antérieur* ou *pubien*, convexe supérieurement et décroissant de dedans en dehors, plane inférieurement et incliné en bas et en arrière, offre au milieu la saillie des pubis et l'écartement de l'arcade pubienne; latéralement les trous sous-pubiens et les tubérosités sciatiques. Au bord extérieur des pubis s'insèrent les muscles droits abdominaux *fléchisseurs directs du tronc*. De l'épine inférieure iliaque procèdent les *extenseurs de la jambe* par le tendon du muscle ilio-rotulien; sur l'arcade crurale glissent les *fléchisseurs de la cuisse*; au-dessous sont les *adducteurs*; la tubérosité sciatique, placée plus en arrière, donne attache aux *fléchisseurs de la jambe*, biceps, demi-tendineux et demi-membraneux. Le *plan postérieur*, convexe, formé par l'excavation triangulaire du sacrum, hérissé par les trois colonnes verticales d'apophyses sacrées, et surmonté latéralement par les tubérosités iliaques, est rempli par les muscles sacro-spinaux, *extenseurs directs du tronc*. En bas, il donne attache à l'un des appendices de cette cloison musculaire périnéale, sorte de *diaphragme inférieur*, et à des *rotateurs de la cuisse*, les pyramidaux. Les *plans latéraux*, triangulaires, sont inclinés de haut en bas et de dehors en dedans; leur crête sert d'implantation aux trois muscles membraneux de l'abdomen, les deux obliques et le transverse, qui enveloppent le tronc en forme de ceinture, et servent alternativement avec leurs congénères à ses inclinaisons ou *flexions latérales;* dans la fosse iliaque s'implantent les fessiers *abducteurs* et *extenseurs de la cuisse*, et l'extrémité inférieure rétrécie donne attache aux *rotateurs du fémur*.

Ainsi la *circonférence supérieure* du bassin appartient aux muscles du tronc; la *circonférence inférieure* à ceux du périnée et aux parties génitales; le reste de son étendue aux muscles de la cuisse. Dans la station, le bassin, supporté par les fémurs, obéit alternativement à la traction des muscles antagonistes, et bascule sur ses points d'appui d'avant en arrière ou sur l'un d'eux. dans les mouvemens latéraux, suivant la force qui l'entraîne.

SURFACE INTÉRIEURE. Elle se compose de deux parties : une supérieure, largement évasée, formée en dehors par les ilions, en arrière par le bord supérieur du sacrum, en avant par les branches horizontales des pubis; c'est le *grand bassin*. L'autre inférieure, profondément excavée, constituée en arrière par la concavité du sacrum, en avant par la face postérieure des pubis, latéralement par les surfaces quadrilatères opposées aux cavités cotyloïdes, et par les grandes échancrures sciatiques :

on la nomme *petit bassin* ou *excavation pelvienne*. En haut, le petit bassin est séparé du grand par les lignes courbes des os des îles, qui s'étendent des pubis aux symphyses sacro-iliaques: ces deux lignes forment, avec le bord du sacrum placé entre sa base et sa face antérieure, le contour cordiforme, appelé *détroit supérieur* du bassin. Au milieu, la saillie déterminée par l'articulation du sacrum avec la cinquième vertèbre lombaire prend le nom de *promontoire* ou *angle sacro-vertébral*. La proéminence lombo-sacrée sépare la partie postérieure du grand bassin en deux *gouttières iliaques*, inclinées d'arrière en avant, de haut en bas et de dedans en dehors, vers l'excavation pelvienne, et tapissées, dans l'état frais, par les deux faisceaux des muscles carrés des lombes, psoas et iliaques. L'ensemble de cette disposition est très-important à bien connaître pour la théorie du mécanisme de la grossesse, la saillie sacro-vertébrale déterminant la chute de l'utérus dans l'une ou l'autre des gouttières iliaques, d'où résulte l'obliquité de cet organe, dont la position de la tête de l'enfant est comme la conséquence nécessaire.

En bas, le *détroit inférieur* a la forme d'un losange dont les quatre angles correspondent d'avant en arrière à l'arcade pubienne et au coccyx, et latéralement aux tubérosités sciatiques. Des quatre côtés, les deux antérieurs sont décrits par les branches descendantes des pubis et ascendantes des ischions; les côtés postérieurs n'existent que dans le squelette syndesmologique, et sont formés par les cordes résistantes des grands et petits ligamens sacro-sciatiques qui convertissent les échancrures ischiatiques en deux trous et les séparent du contour du détroit inférieur.

Ainsi le grand bassin n'a de parois osseuses qu'en dehors, et en arrière sur le plan moyen; des deux côtés de ce plan, il est fermé supérieurement par la masse des muscles des gouttières vertébrales; en avant le cercle supérieur de l'enceinte osseuse cesse au niveau des épines antérieures et supérieures des os des îles, et forme, jusqu'au pubis, un plan incliné en bas, en dedans et en avant, qui correspond, dans l'état frais, au pli des aines, et se trouve fermé par l'ensemble des aponévroses, inguinales, les ligamens de Poupart et de Gimbernat; et la paroi musculaire abdominale antérieure. Le petit bassin, interrompu dans sa paroi circulaire par les grandes échancrures ischiatiques et les trous sous-pubiens, se trouve complété en ce qui a rapport aux parties molles: pour les échancrures ischiatiques, par les ligamens sacro-sciatiques et les muscles pyramidaux, et pour le trou sous-pubien, par les ligamens obturateurs et les muscles obturateurs externes et internes qui s'appliquent sur l'une et l'autre de ses faces en sens opposé.

Quant aux détroits, le supérieur est seulement un peu rétréci en arrière et latéralement dans l'état frais par le double faisceau des muscles psoas et iliaques; mais du reste il est clair qu'il permet la libre communication des deux cavités du bassin. Le détroit inférieur, au contraire, qui termine le tronc en bas, se trouve fermé dans ses parties postérieure et latérale par la cloison mobile et extensible des aponévroses et des muscles périnéaux, et plus particulièrement des releveurs de l'anus, qui forment comme une sorte de petit diaphragme; ce détroit n'a d'autre ouverture que celles de l'anus et des parties génitales situées, dans les deux sexes, sur le plan médian. Chez les femmes en particulier, l'orifice des parties génitales vient s'offrir sous l'arcade pubienne dans l'écartement des côtés antérieurs du détroit inférieur.

INCLINAISON. Nous avons vu que le sacrum formait une convexité incliné de haut en bas et d'avant en arrière. Par sa position il tend à tomber dans l'excavation pelvienne entre l'écartement des os coxaux, mais il se trouve retenu dans sa position par les surfaces obliques des symphyses sacro-iliaques et les forts ligamens qui les maintiennent; de sorte que, plus il pèse en avant et en bas, et plus il augmente la solidité de son articulation. La position de l'os des îles est verticale, c'est-à-dire que le sommet de sa crête est tourné directement en haut et la tubérosité sciatique en bas. Le pubis forme par conséquent un double plan incliné en bas et en avant, par sa portion horizontale, en bas et en arrière, par sa branche descendante. Fixés au sacrum par les forts ligamens de leurs symphyses communes, les os des îles se rejoignent et s'appuient l'un sur l'autre en avant par les pubis. Il résulte de l'ensemble de cette disposition une inclinaison générale du bassin d'arrière en avant et de haut en bas qui est assez exactement déterminée par l'obliquité du détroit supérieur; cette obliquité forme dans l'adulte, avec le plan horizontal, un angle de 26 à 28 degrés. Dans l'enfant et le vieillard, chez lesquels la faiblesse musculaire laisse les articulations demi-fléchies, cet angle est de 36 à 39 degrés.

AXES. L'excavation pelvienne se trouvant comprise entre la courbe sacro-coccygienne en arrière, dont la corde a cinq pouces d'étendue, et en avant le corps des pubis qui n'a que 20 lignes de hauteur, il en résulte que cette excavation au lieu de former un cylindre droit, est incurvée sur elle-même et comprise entre deux arcs ou deux portions de circonférence dont l'antérieure, plus petite, correspond au milieu de celle qui lui est opposée. Comme conséquence aussi les deux détroits du bassin doivent former, à partir du pubis, des plans divergens qui auront chacun leur axe incliné d'avant en arrière; mais le supérieur de haut en bas et l'inférieur de bas en haut: les deux axes se rejoindront au milieu de l'excavation pelvienne en formant un angle obtus. L'inclinaison des axes, par rapport au plan vertical, a été évaluée à 30 degrés pour le détroit supérieur, et 18 degrés pour l'inférieur; l'angle des axes est environ 130 degrés, ce qui donne l'image d'un arc de cercle de la même ouverture parcourant la partie moyenne du bassin. Cette détermination est d'une grande importance pour les accouchemens, puisqu'elle trace, en définitive, la courbe que suit nécessairement la tête de l'enfant pour être expulsée au dehors.

DIMENSIONS.

Elles présentent quelques variations entre les bassins des deux sexes; mais comme il n'est pas absolument nécessaire de déterminer très-exactement l'étendue relative ou absolue des diverses parties du bassin de l'homme, et qu'il est au contraire d'une grande importance de bien connaître les dimensions du bassin de la femme, nous allons donner la mesure moyenne de ses diamètres pris à différentes hauteurs sur la femme bien conformée, et sauf les exceptions nombreuses qui se présentent dans les individus, mais dans les limites qui rendent l'accouchement possible.

1° GRAND BASSIN (1).

		ÉVALUATION.		
		pouces.	lignes.	millimètres.
Largeur.	Entre les épines antérieures et supérieures des os des îles. . . .	9	»	242
	Entre les sommets des crêtes iliaques	10	»	270
	Du milieu de la crête iliaque à la marge du détroit supérieur. . .	3	4	090

(1) Nous empruntons la plus grande partie de ces mesures à Chaussier, qui nous paraît les avoir prises avec exactitude, et qui s'est trouvé dans la

	ÉVALUATION.		
	pouces.	lignes.	millimètres.
Hauteur du bassin, du plan supérieur de la crête iliaque au plan inférieur de la tubérosité sciatique, environ. . . .	8	"	216

2° DÉTROIT SUPÉRIEUR OU ABDOMINAL.

	pouces.	lignes.	millimètres.
Diamètre *antéro-postérieur* ou *sacro-pubien*, le plus petit.	4	"	108
Diamètre *inter-iliaque* ou *transversal*, le plus grand, compris entre les points les plus excentriques des deux lignes courbes iliaques.	5 à 5	2	135 à 138
Deux diamètres *obliques* ou *moyens*, étendus de la symphyse sacro-iliaque d'un côté à l'éminence ilio-pectinée du côté opposé.	4	6	122
Circonférence du détroit supérieur. . .	11	"	380

3° DÉTROIT INFÉRIEUR OU PÉRINÉAL.

	pouces.	lignes.	millimètres.
Diamètre *antéro-postérieur* ou *coccy pubien*, dans l'état ordinaire, de. . . . Mais, en raison de la mobilité du coccyx, il peut se déjeter en arrière et donner en plus 8 à 10 lig. ou 18 à 23 millimètres.	4	"	108
Diamètre *transversal* ou *bi-sciatique*. . .	4	"	108
Deux diamètres *obliques*, étendus du milieu du ligament sacro-sciatique d'un côté, à la branche ascendante de l'ischion du côté opposé, environ. . . . Ces diamètres sont susceptibles de gagner 1 ou 2 lignes par le déjettement en arrière du ligament.	4	"	208

4° ARCADE PUBIENNE.

	pouces.	lignes.	millimètres.
Hauteur de cette arcade, de son sommet au plan inférieur des tubérosités sciatiques.	2	3	60
Largeur, dans l'état frais, au-dessous du ligament sous-pubien, environ. . .	1	"	27
Entre les tubérosités sciatiques. . .	3	6	95
Circonférence de la marge du détroit périnéal.	13	6	365

5° EXCAVATION PELVIENNE.

	ÉVALUATION.		
	pouces.	lignes.	millimètres.
Hauteur de la *paroi postérieure*, de l'angle sacro-vertébral au sommet du coccyx.	4	8	125
Hauteur. *Paroi antérieure*, pubienne.	1	6	040
Hauteur. *Paroi latérale*, de la marge du détroit supérieur, au-dessous de la tubérosité sciatique, suivant une ligne qui traverse le trou obturateur.	3	8	099
Diamètre *antéro-postérieur*, suivant une ligne étendue de la concavité du sacrum au milieu des pubis.	4	6	124

situation la plus avantageuse pour en déterminer l'évaluation moyenne d'après un grand nombre de sujets. Toutefois nous en avons modifié quelques-unes; celles entre autres du grand bassin ne concordaient pas avec notre vérification faite sur plusieurs bassins très-bien conformés. Voyez *Tabl. synop.* et *Dictionn. des sc. médic.*, t. III, page 33 et suivantes. M. Meckel, *Manuel d'Anatomie*, t. I, pages 753, a donné les mesures comparées de deux bassins de femme et d'homme de même taille; mais les dimensions qu'il assigne à celui de la femme nous ont paru généralement trop petites.

DIFFÉRENCES DU BASSIN DANS LES DEUX SEXES.

Le bassin, outre ses usages généraux, destiné plus particulièrement dans la femme à loger l'utérus et le produit de la conception, est, de toutes les parties du squelette, celle où les caractères des sexes sont le mieux tranchés. Ainsi en prenant deux bassins d'homme et de femme de même taille, celui de la femme est plus large dans tous ses diamètres horizontaux; mais il est un peu moins élevé, quoique la saillie inférieure des graisses de la fesse puisse faire présumer le contraire dans l'état de vie. Les différences sont également sensibles pour le grand et le petit bassin; les portions iliaques sont plus évasées, leurs crêtes légèrement déjetées en dehors; les parois de l'excavation pelvienne, sensiblement droites, sont comprises entre deux orifices ou détroits plus larges, disposition qui nécessite la courbe régulière et moins anguleuse du sacrum, et la proéminence des pubis en arcade. L'allongement des branches horizontales de ces os déjette plus en dehors les cavités cotyloïdes, d'où résulte la saillie extérieure des trochanters, et cette obliquité considérable des fémurs de la femme, indispensable pour replacer l'extrémité inférieure dans le centre de gravité. Comme derniers caractères, les tubérosités sciatiques sont fortement écartées, et les rebords de l'arcade pubienne sont contournés en bas et en dehors, de manière à offrir à la tête du fœtus une surface de glissement au lieu d'un bord tranchant. Dans l'homme au contraire, la crête des ilions moins écartée rentre légèrement en dedans, de sorte que la hanche est moins saillante et la fosse iliaque interne davantage creusée en gouttière. La direction de l'os coxal est plus oblique, d'où suit le rapprochement des cavités cotyloïdes et des tubérosités sciatiques, et la forme, conique de haut en bas, de l'excavation pelvienne diminuée, en outre, dans son diamètre antéro-postérieur, par l'aplatissement des pubis. En résumé, comme expression générale, chacune des surfaces du bassin ayant une destination spéciale, pourrait suffire, au premier aspect, pour distinguer les sexes; l'*extérieure*, qui fournit de vastes implantations aux organes du mouvement, présentera dans l'homme des éminences d'insertion et des empreintes musculaires plus prononcées; l'*intérieure*, au contraire qui doit, loger des viscères susceptibles d'ampliation et de déplacement, offrira, surtout dans la femme, de longues courbes en gouttière et des surfaces lisses de glissement aboutissant à des orifices largement évasés.

VICES DE CONFORMATION DU BASSIN.

Le bassin, comme toutes les parties du squelette, offre dans le fœtus de nombreuses anomalies sous les divers rapports de forme, de situation, de volume, de nombre, de connexions, etc.

De ces variétés, les unes appartiennent à la classe des monstruosités et n'ont rien de plus important à connaître que celles des autres pièces du squelette, en tant qu'elles font partie d'un organisme qui s'oppose à la viabilité de l'enfant. Les autres, qui s'accordent avec la prolongation de la vie extra-utérine, ne sont que de simples *déformations*.

Les déformations, dont la cause ordinaire est une pression continue exercée sur les os du bassin, encore mous et flexibles, sont rarement congéniales; elles se développent plus tôt dans les premières années qui suivent la naissance, à partir de l'époque où l'enfant commence à marcher; dans nombre de sujets elles n'apparaissent qu'à l'âge de la puberté ou même plus tard, mais ces cas ne se rencontrent que parmi les individus chez lesquels la mollesse des os a été entretenue par le rachitisme.

Les déformations ayant pour effet de changer les dimensions et les rapports des diamètres du bassin, acquièrent une grande importance dans la femme sous le point de vue de l'accouchement. Leurs nuances peuvent être calculées d'après deux conditions: 1° *la direction des forces qui ont agi sur le bassin*, en haut, la pression du rachis; en bas et latéralement, celle des fémurs; à la circonférence, les tractions des muscles. 2° *Le mode et le degré de résistance des os*. Ainsi, presque toutes les déformations reconnaissent pour cause un enfoncement ou un écartement des os du bassin; mais les résultats se font sentir à la fois sur tout l'ensemble; et comme la condition de ramollissement est commune, l'os qui transmet la pression, se déforme en même temps que celui sur lequel il s'appuie.

La pression sur le sacrum change sa courbure en un angle, et détermine l'excès de saillie de ses deux extrémités; en haut, le promontoire s'abaisse et proémine au-dessus de l'excavation pelvienne, presque toujours avec une inclinaison latérale droite ou gauche, d'où résulte la diminution du diamètre antéro-postérieur et l'exagération du diamètre transverse (*planche* 32, *fig.* 3, 4). Baudelocque, dans un cas de ce genre, a vu le diamètre sacro-pubien réduit à quatorze lignes 0,031^{mm}.

La pression sur l'os des îles, selon qu'elle est exercée par les fémurs ou le sacrum, donne lieu à des effets variés: dans le premier cas, la déformation survient de très-bonne heure; l'os coxal se coude en totalité, et le même accident, étant produit des deux côtés à la fois, donne au détroit supérieur la forme d'un Y (*planche* 32, *fig.* 7). Si au contraire le refoulement ne commence que dans l'enfant, il s'exerce principalement sur le fond de la cavité cotyloïde, le seul point non encore ossifié, et la portion iliaque ne pouvant repousser le sacrum, c'est le pubis qui cède en se rapprochant de son congénère, d'où résulte l'étendue considérable du diamètre antéro-postérieur (*planche* 31, *fig.* 5). Dans ces deux cas, le diamètre transverse du détroit inférieur est diminué par le rapprochement des tubérosités sciatiques (*planche* 32, *fig.* 8). La pression de l'os coxal, par le sacrum, produit la coudure des ilions et par conséquent l'exagération du diamètre transverse supérieur coïncidant avec la diminution du diamètre sacro-pubien (*planche* 32, *fig.* 3). En résumé, dans les bassins viciés avec rétrécissement, qui s'oppose à l'accouchement, le diamètre antéro-postérieur est le plus ordinairement affecté; le diamètre oblique, au contraire, en raison de la solidité des symphyses sacro-iliaques est celui qui présente les aberrations les moins étendues.

Il est un autre vice de conformation beaucoup plus rare, qui a pour effet d'élargir à la fois tous les diamètres des détroits du bassin. Nous avons fait dessiner un cas de ce genre (*planche* 32, *fig.* 5, 6), qui nous a été communiqué par M. Patrix. Ce bassin nous a paru remarquable par l'étendue considérable d'avant en arrière des ilions, l'écartement des tubérosités sciatiques, l'aplatissement des pubis et le peu de profondeur des cavités cotyloïdes. Nous ignorons du reste quelle était la conformation générale tant du squelette que de l'ensemble du sujet auquel il avait appartenu.

L'*inclinaison* viciée du bassin occasionnée par les déviations du rachis, est encore un objet de considération pour les accoucheurs; elle offre parfois des inconvéniens aussi graves qu'une déformation.

DE L'ÉPAULE.

ΩΜΟΣ (*MOSCHION*); HUMERUS (*PLINE*).

L'épaule décrit, de chaque côté, à la partie supérieure du tronc, une demi-ceinture osseuse, incomplète en arrière, et composée de deux os articulés d'une manière fixe, mais formant un système mobile: en avant, la clavicule, sorte de levier qui sert de point d'appui et d'arc-boutant; en arrière, l'omoplate, élargie en surface pour offrir aux muscles de vastes implantations. L'épaule, dans l'homme, n'a d'autre usage que de servir à l'articulation du membre supérieur.

DE LA CLAVICULE. (1)

ΚΛΕΙΣ (*RUFUS*); JUGULUM (*CELS*); CLAVICULA (*VES.*); JUGUM, LIGULA (*G. BAUH.*); OS FURCALE (*T. BARTH.*); OS JUGULAIRE (*MON.*).

Cet os, pair et par conséquent asymétrique, est l'un des plus importans pour la zoologie; suivant qu'il existe ou qu'il manque, il établit la distinction entre les animaux dont le membre thoracique sert d'organe de préhension ou de sustentation.

La clavicule est située à la partie antérieure et supérieure du thorax, et antérieure de l'épaule. Dirigée presque horizontalement, mais avec une inclinaison légère de bas en haut, et très-prononcée de dedans en dehors et d'avant en arrière, incurvée suivant sa longueur, en *S* italique, de manière à offrir en avant et en arrière une concavité et une convexité en sens opposé; épaisse et arrondie en dedans, mince et aplatie en dehors, elle est articulée entre le sternum, qui lui sert de point d'appui, et l'omoplate dont elle suit et gouverne tous les mouvemens; en sorte que le moignon de l'épaule, extrémité ou partie mobile de l'ensemble, décrit des mouvemens de quart ou de demi-cercle, dont l'articulation sterno-claviculaire est le centre et la clavicule le rayon.

La clavicule, quoique peu différente par sa structure, ressemble, par sa forme, aux os longs, et se divise comme ces derniers, en corps et en extrémités, l'une sternale et l'autre scapulaire.

CORPS. Irrégulièrement circulaire, convexe en avant, concave en arrière, légèrement aplati suivant le diamètre antéro-postérieur, sa *face supérieure*, arrondie, recouverte par la peau et le muscle peaucier, donne attache en dehors au muscle trapèze, et en dedans au faisceau externe du sterno-cléido-mastoïdien; sa direction est croisée par les nerfs sus-claviculaires.

Sa *face inférieure*, mince à son milieu, large à ses extrémités,

(1) Planche 34, fig. 6, 7, 8, 9, 10, 11, 12.

présente successivement de dedans en dehors : près du sternum, un enfoncement qui donne attache aux ligamens costo-claviculaires, puis une facette d'articulation avec la première côte; plus loin, des rugosités qui servent d'implantation au double faisceau aponévrotique des ligamens coraco-claviculaires antérieur et postérieur; enfin, près de l'extrémité scapulaire, une dépression allongée dans laquelle s'insère le muscle sous-clavier, et de fortes aspérités qui donnent attache aux ligamens coraco-claviculaires. Les connexions de cette face sont les plus importantes : à sa partie interne, elle est en rapport avec la première côte; dans son milieu, sa direction est croisée à angle droit par le plexus brachial et les vaisseaux axillaires, en dehors, elle répond à la capsule fibreuse scapulo-humérale.

La *face antérieure*, épaisse en dedans, mince en dehors, convexe dans ses deux tiers internes, concave dans son tiers externe, donne attache dans ses trois quarts internes au muscle grand pectoral, dans la partie la plus reculée de son extrémité externe au deltoïde; l'espace intermédiaire, de six lignes environ d'étendue, correspond à un triangle celluleux dans lequel s'enfonce la veine céphalique pour se jeter dans l'axillaire. La partie moyenne ou la courbure de la face antérieure, sous-cutanée, correspond exactement au passage sous la clavicule de l'artère axillaire, considération importante en chirurgie, lorsqu'il s'agit de comprimer ou de lier soit l'artère sous-clavière ou l'axillaire qui en est la continuation.

La *face postérieure*, concave dans ses trois quarts internes, convexe dans son quart externe, donne lieu par sa proéminence en avant, à cette fossette sus-claviculaire si prononcée chez les sujets maigres : côtoyée suivant sa longueur par la veine sous-clavière qu'elle protége, et en dehors par le muscle scapulo-hyoïdien, le fond de sa concavité répond à l'artère axillaire et au plexus brachial, et de chaque côté aux muscles scalènes antérieur et postérieur. Enfin, dans les fortes inspirations, cette face est en rapport médiat avec le sommet du poumon.

Extrémités. L'*interne* ou *sternale*, renflée, ovalaire de haut en bas, offre, inférieurement et en avant, une légère concavité encroûtée de cartilage dans l'état frais, qui s'articule avec la facette latérale supérieure de la première pièce du sternum; en haut, l'extrémité sternale forme un tubercule bifide et rugueux, qui donne attache à l'un des faisceaux du tendon interne du muscle sterno-cléido-mastoïdien, et à la capsule fibreuse articulaire.

L'*extrémité externe, scapulaire* ou *acromiale*, mince de haut en bas, large d'avant en arrière, présente *deux bords*, un *antérieur*, épais, qui donne attache au deltoïde; un *postérieur*, mince, sur lequel s'insère le trapèze; les fibres aponévrotiques de ces deux muscles s'entrecroisent sur la face supérieure, plane et sous-cutanée. Le sommet, incliné en dehors et en avant, présente une facette ovalaire transversale, revêtue de cartilages dans l'état frais, qui s'articule avec l'apophyse acromion de l'omoplate.

Connexions. La clavicule s'articule avec le sternum et l'omoplate, et souvent avec la première côte; elle donne attache à six muscles pairs, les sterno-cléido-mastoïdien, grand pectoral, trapèze, deltoïde, sous-clavier, et sterno-hyoïdien; elle protége les vaisseaux sous-claviers, le plexus brachial et le sommet du poumon. Sa position superficielle explique la fréquence de ses fractures, et les organes importans au-devant desquels elle est située, le danger du déplacement de ses fragmens. La longueur du levier qu'elle détermine, et le peu de contact de son articulation interne avec le sternum, rendent raison de la fréquence des luxations que l'on y observe.

Structure et développement. La clavicule, l'un des os dont l'ossification est la plus précoce dans le fœtus, est, en raison de la largeur des épaules et de la saillie du thorax, d'un volume considérable et fortement coudée à la naissance, seulement ses extrémités sont encore cartilagineuses. Avec l'âge cet os est un de ceux qui portent le mieux l'empreinte des sexes; plus fort dans l'homme, il reste lisse dans la femme, et offre des courbures moins prononcées. Son développement, variable chez les divers sujets, est souvent très-inégal dans le même individu, suivant que le membre auquel il appartient a été plus ou moins exercé. D'après M. Cruveilhier (1), ces différences sont assez sensibles pour faire préjuger au premier aspect, d'après le volume absolu ou relatif des deux clavicules, si un individu est droitier ou gaucher, et s'il appartient à une profession qui nécessite l'activité ou l'inaction des membres supérieurs. La structure de la clavicule (*planche* 42, *fig.* 10) est intermédiaire entre celle des os larges et des os longs; ainsi elle est composée, pour le corps, de substance compacte environnant une sorte de canal étroit et irrégulier. Ses extrémités sont remplies d'une substance spongieuse dont les aréoles forment deux séries fasciculées, qui de l'enveloppe extérieure convergent en s'entrecroisant vers les bords articulaires.

La courbure de cet os rend raison des fractures par contre-coup qui sont parfois le résultat de l'action à sa surface des corps mousses et qui ont agi sur une grande étendue.

DE L'OMOPLATE.

ΩΜΟΠΛΑΤΗ (*GAL.*); SCAPULA (*CELS.*); CLYPEUS (*VES.*); SPATULA (*G. BAUH.*); SCOPULA (*HOFFMANN*).

Os pair, mince, aplati, de forme triangulaire, placé verticalement à la partie postérieure, supérieure et latérale du thorax, l'omoplate forme la charpente essentielle de l'épaule, et offre de larges surfaces pour l'implantation des muscles qui meuvent le bras ou les parois du tronc. Il présente deux plans, trois bords et trois angles.

Plan antérieur ou *costal*. Concave de haut en bas et transversalement, adapté à la convexité du thorax en arrière, plus profond à la partie supérieure en regard de l'*épine*, il constitue la fosse *sous-scapulaire*, parsemée de stries et de crêtes linéaires qui de l'angle externe supérieur se dirigent vers le bord interne. Toute cette face donne attache au muscle sous-scapulaire, et les lignes dont nous venons de parler servent d'implantation aux fibres aponévrotiques qui séparent ses faisceaux.

Plan postérieur ou *musculo-cutané*. Convexe en sens inverse de la concavité du précédent, il est partagé, à la réunion de son quart supérieur avec les trois quarts inférieurs, par une éminence considérable, improprement nommée épine de l'omoplate, qui le divise en deux *fosses*; la supérieure ou *sus-épineuse*, plus petite, et l'inférieure ou *sous-épineuse*, très-étendue. L'épine de l'omoplate occupe presque toute la largeur de son bord spinal jusqu'au voisinage de son angle externe articulaire; née perpendiculairement de la surface de l'os, elle s'incurve en haut et s'é-

(1) Ouvrage cité, tome I, deuxième partie, page 610.

-loigue en arrière de manière à former une forte cloison triangulaire, aplatie de haut en bas. Sa face supérieure, en forme de gouttière horizontale, fait partie de la fosse sus-épineuse. Sa face inférieure, oblique de haut en bas, appartient à la fosse sous-épineuse. Son bord antérieur se confond avec le corps de l'os; le postérieur, oblique de dedans en dehors, d'avant en arrière et de bas en haut, constitue une crête épaisse, qui procède du bord spinal, par deux ligues courbes convergentes. Renflé à sa partie moyenne, rétréci en haut et en dehors, légèrement contourné en S, suivant sa longueur, il donne attache, par les $^2/_3$ externes de sa lèvre inférieure, au muscle deltoïde; dans le $^1/_3$ interne de cette lèvre, et dans toute l'étendue de la supérieure, au trapèze. Le sommet de l'épine correspond au bord interne de l'os; sa base forme un bord épais, incliné en arcade en haut et en dehors, et sert, avec la crête, de pédicule à une autre éminence, l'*apophyse acromion*, qui se continue avec l'épine de l'omoplate. L'acromion, coudé à angle obtus avec l'épine proprement dite, s'incurve de bas en haut et d'arrière en avant pour former, comme son nom l'indique, le sommet de l'épaule (ὦμος, épaule ἄκρος, sommet). Cette éminence, de forme rectangulaire, aplatie de haut en bas, présente: 1° une face supérieure, convexe et rugueuse, sur laquelle s'entrecroisent les fibres aponévrotiques des muscles trapèze et deltoïde: séparée de la peau par une bourse synoviale, elle sert, en avant, d'implantation au ligament acromio-claviculaire; 2° une face inférieure, concave, en rapport avec la capsule fibreuse scapulo-humérale; 3° un bord externe, le plus long de tous, qui donne attache au muscle deltoïde; 4° un bord interne, qui présente une facette oblongue enduite de cartilage, pour l'articulation de la clavicule; 5° une base confondue avec l'épine; 6° un sommet mousse sur lequel s'insère le ligament coraco-acromien.

La *fosse sus-épineuse*, concave transversalement, large en dedans, étroite en dehors, formée en bas par la gouttière de la face supérieure de l'épine de l'omoplate, donne attache, dans toute son étendue, au muscle sus-épineux.

La *fosse sous-épineuse*, bombée longitudinalement à sa partie moyenne, concave dans le même sens en dehors, donne attache au muscle sous-épineux dans toute son étendue, excepté près de l'angle inférieur et du bord externe.

Des trois *bords* de l'omoplate, l'interne et postérieur, ou spinal, le plus étendu, mince, incurvé en arc de cercle, donne attache en arrière, par sa lèvre postérieure, aux muscles sus-épineux, trapèze et sous-épineux; par sa lèvre antérieure, au grand dentelé, et par son interstice, au rhomboïde. Le bord externe et antérieur, ou axillaire, épais, oblique de haut en bas et de dedans en dehors, correspond à la partie profonde du creux de l'aisselle; il offre en haut une surface rugueuse, triangulaire, qui sert d'insertion à la longue portion du muscle triceps brachial. Au-dessous, dans les deux tiers de son étendue, il présente une gouttière longitudinale nommée côte de l'omoplate; dans son tiers inférieur au contraire il offre une surface triangulaire, incurvée d'arrière en avant, séparée de la fosse sous-épineuse par une petite crête dirigée obliquement de dehors en dedans et de haut en bas vers l'angle inférieur, et qui donne attache au muscle petit rond; au-dessous d'elle s'insère le grand rond. Le bord supérieur ou cervical, mince et très-court, donne attache, par sa lèvre antérieure, au muscle sous-scapulaire, et par sa lèvre postérieure, au sous-épineux. En dedans, il est séparé de l'angle articulaire par une échancrure convertie par le petit ligament coraco-scapulaire en un trou qui donne passage aux vaisseaux et nerfs sus-scapulaires; en dedans de cette échancrure s'implante, sur l'interstice, le muscle scapulo-hyoïdien.

Des trois *angles* de l'omoplate, l'antérieur et supérieur mérite à peine ce nom; il se compose de deux éminences, l'une inférieure, terminée par une surface articulaire, la cavité *glénoïde*; l'autre supérieure, qui concourt à former la voûte de l'épaule, l'*apophyse coracoïde*.

L'éminence glénoïdienne, née du corps de l'os, mais principalement de son bord axillaire, en est séparée par un rétrécissement circulaire ou col, plus prononcé en haut et en avant à la naissance de l'apophyse coracoïde, et en arrière, à la base de l'épine de l'omoplate. Le col, dans tout son contour, donne attache à la capsule fibreuse scapulo-humérale. Au-dessus, l'os s'épanouit pour former la surface de la cavité glénoïde, légèrement concave suivant ses deux diamètres, ovalaire de haut en bas, plus large inférieurement que supérieurement, enduite de cartilages dans l'état frais, surmontée dans son contour, et rendue plus profonde, par le bourrelet fibreux cotyloïdien, d'où procède en haut le tendon de la longue portion du muscle biceps; c'est sur elle que roule la tête de l'humérus.

L'apophyse coracoïde, dont le nom est emprunté de sa prétendue ressemblance avec un bec de corbeau (κόραξ), mais qu'avec plus de justesse on a comparée à un doigt demi-fléchi, naît verticalement par une large base de la partie supérieure de l'apophyse glénoïdienne, et se contourne brusquement à angle droit de dedans en dehors et d'arrière en avant. Sa face antérieure, lisse, concourt avec l'acromion à former, au-dessus de la tête de l'humérus, une voûte que complète le ligament coraco-acromien. Sa face postérieure, convexe, donne attache en arrière au petit ligament coraco-scapulaire; son plan supérieur au ligament coraco-claviculaire inférieur; son bord antérieur, au double faisceau ligamenteux coraco-claviculaire; son bord postérieur, au ligament coraco-acromien; son sommet, au tendon de la courte portion du biceps et du coraco-brachial, à celui du petit pectoral, et au-dessous, à l'attache capsulaire ou ligament coraco-huméral.

L'*angle postérieur* et *supérieur*, légèrement obtus, épais, continu dans son volume avec le bord spinal, donne attache au muscle élévateur de l'omoplate ou angulaire. L'*angle inférieur*, épais et mousse, donne attache à la troisième portion quadrifide du muscle grand dentelé, et parfois à quelques fibres du grand dorsal.

Connexions. L'omoplate ne s'articule qu'avec deux os, la clavicule et l'humérus. Des quinze muscles pairs auxquels il donne attache, il en est quatre, le trapèze, l'angulaire, le rhomboïde et le grand dentelé, qui, suivant l'opposition de leurs forces, alternativement lui servent de point d'appui ou l'entraînent dans leurs mouvemens. Les onze autres muscles se servent plutôt de l'omoplate comme d'un point d'appui pour faire mouvoir: le scapulo-hyoïdien, le larynx; le petit pectoral, les côtes, le deltoïde, les sus et sous-épineux, grand et petit rond, sous-scapulaire, biceps, coraco-brachial et triceps, les os du membre supérieur. L'omoplate fait en outre l'office d'un bouclier qui protége en arrière les viscères thoraciques, et en dehors les vaisseaux et nerfs axillaires.

Structure (*planche* 42, *fig*. 8). Le corps de l'os ne se compose, à la partie moyenne, que d'une lame mince de substance compacte qui se dédouble aux angles et aux apophyses pour contenir du tissu spongieux. Dans l'éminence glénoïdienne, ce dernier est formé d'aréoles disposées en colonnettes qui divergent de la cavité glénoïde vers les bords cervical et axillaire de l'os, et convergent vers le milieu du col. Ainsi le corps de l'omoplate ne doit être considéré que comme le centre et le moyen d'union commun qui, en même temps qu'il donne attache à quelques muscles, a surtout pour objet de réunir en un système les angles et les apophyses qui par leur usage en sont la partie la plus essentielle pour les mouvemens.

Développement (*planche* 34, *fig.* 5). Dans le fœtus à terme, le corps de l'omoplate, son épine, le col de la cavité glénoïde et la base de l'apophyse coracoïde, sont ossifiés; mais le contour de la cavité glénoïde, l'apophyse acromion, le tiers inférieur de l'os et le contour du bord spinal, sont encore cartilagineux. Dans l'enfance, ces parties forment autant d'épiphyses qui se soudent à des époques différentes. L'ossification complète s'effectue vers l'âge de la puberté.

PARALLÈLE DE L'ÉPAULE ET DU BASSIN.

Les deux ceintures du tronc présentent des analogies fondées sur leurs usages communs, et des différences nécessitées par leurs usages spéciaux. Le caractère essentiel de l'épaule est la mobilité; celui du bassin, la solidité.

Pour faciliter la comparaison, Vicq-d'Azyr avait imaginé de renverser l'épaule; M. Gerdy (1) a formulé cette idée en prenant pour base des rapports la conformité du côté cervical de l'épaule avec le côté périnéal du bassin, ce qui nous paraît rentrer dans la loi générale si bien établie par M. Serres dans son beau Mémoire sur les formations organiques, de la position et de l'éloignement relatifs des extrémités analogues par rapport au centre abdominal.

Ces faits étant posés, jetons un coup d'œil rapide sur les rapports qui s'observent dans le squelette:

La cavité glénoïde, renforcée en dehors par l'acromion, représente la cavité cotyloïde avec son fort bourrelet osseux extérieur. Au-dessus l'apophyse coracoïde simule la tubérosité sciatique. En arrière s'étend l'omoplate, l'os ilion de l'épaule. La fosse sous-scapulaire est l'analogue de la fosse iliaque interne, et les fosses épineuses, avec l'apophyse qui les sépare, sont l'indice de la double fosse iliaque externe. Le bord axillaire figure le bord inguinal du bassin; au-dessous de la cavité glénoïde, il donne attache au tendon le plus élevé de l'extenseur de l'avant-bras, comme l'épine antérieure et inférieure iliaque à celui de la jambe. A l'autre extrémité, l'angle inférieur de l'omoplate représente l'épine antérieure et supérieure de l'os des iles. Le bord spinal est l'analogue de la crête iliaque; sa partie supérieure, où s'insère le muscle angulaire, occupe le lieu de la symphyse sacro-iliaque. Le bord cervical, échancré et réuni par un ligament à l'apophyse coracoïde, rappelle le bord postérieur iliaque avec ses échancrures et ses ligamens sciatiques. Enfin, en avant de la cavité glénoïde, s'étend la clavicule, le pubis allongé de la ceinture scapulaire.

En résumé, l'épaule n'est autre chose que le bassin renversé, rendu mobile sur son arc antérieur, et dont, en raison de ses nouveaux usages, la portion rachidienne de l'arc postérieur est remplacée par des muscles. Nous reviendrons sur ce sujet en traitant des parties molles, et nous verrons que les analogies n'y sont pas moins frappantes que dans le squelette.

(1) *Bulletin universel des Sciences médicales*; mars 1829.

SECTION QUATRIÈME.

DES OS DES MEMBRES.

Ils composent une série contiguë d'os longs, modifiés dans leur configuration, d'après leurs usages, et interrompus, entre les deux dernières sections, par un assemblage d'os courts, formant des poulies articulaires et disposés en voûte.

MEMBRE SUPÉRIEUR.

DU BRAS.

DE L'HUMÉRUS (1).

HUMERUS (*CELS.*); CANNA BRACHII (*VES.*); BRACHIUM (*RIOLAN*); OS HUMERI (*ALBIN*); OS BRACHII (*WALTER*).

L'*humérus*, os pair, irrégulièrement cylindrique, forme la charpente du bras. C'est le plus long et le plus fort des os du membre supérieur. Il est situé sur les parties latérales du tronc, dirigé presque verticalement, mais avec une légère inclinaison de haut en bas et de dehors en dedans, en suivant le plan déclive, de l'épaule à la partie inférieure du thorax. On le divise, comme tous les os longs, en corps et en extrémités. Suivant sa longueur, l'extrémité supérieure est tournée en dedans, un peu en arrière et en haut; l'extrémité inférieure en sens inverse, c'est-à-dire en bas, en avant et un peu en dehors.

CORPS. Presque circulaire dans sa moitié supérieure, prismatique et triangulaire dans l'inférieure, on y distingue, pour la facilité de l'étude, quatre plans entrecoupés par des angles, dont un seul, l'antérieur, règne dans toute la longueur de l'os. Le *plan antérieur* présente en haut et à son milieu une longue cannelure verticale, la *gouttière bicipitale*, qui commence sur l'extrémité supérieure et occupe le quart de la longueur de l'os; cette gouttière, dans laquelle glisse le tendon de la longue portion du biceps brachial, est circonscrite entre deux *lèvres*. L'*interne*, lisse, arrondie, peu saillante, sert d'implantation aux tendons des muscles grand dorsal et grand rond, et se perd sur le corps de l'os vers son tiers supérieur. La *lèvre externe*, épaisse, âpre et rugueuse, descend beaucoup plus bas que l'interne; elle donne attache au fort tendon du muscle grand pectoral et à l'épanouissement de celui du muscle grand rond. Inférieurement elle se continue avec une surface d'implantation, de forme triangulaire, qui s'étend sur le plan externe de l'os et se termine par un sommet sur son plan antérieur; c'est l'*éminence* ou *empreinte deltoïdienne*. Cette éminence, située à la partie moyenne de l'os, est le centre de la torsion qu'il subit sur lui-même; elle est comprise entre une longue cannelure ou gouttière qui descend du plan externe, et une autre moins prononcée qui remonte vers le plan interne; ces deux gouttières, qui se réunissent en forme de V, correspondent à la bifurcation de l'attache supérieure du muscle brachial antérieur au-devant du tendon du deltoïde. Au-dessous s'étend la moitié inférieure de l'os, lisse dans toute son étendue, arrondie en haut, et rendue triangulaire en bas par une longue crête moyenne et verticale, qui

(1) Planche 35.

descend vers l'extrémité inférieure, et décompose le plan antérieur en deux petites faces, interne et externe.

Plan postérieur. Large et arrondi en haut, apluti et triangulaire en bas, il est en rapport dans toute son étendue avec le muscle triceps brachial; il présente à sa partie moyenne une crête verticale continue inférieurement avec le bord externe, et séparée de l'éminence deltoïdienne par la cannelure dont nous avons parlé. L'une et l'autre donnent attache à la portion externe du triceps.

Le *plan interne* est arrondi dans toute son étendue. Antérieurement et à sa partie moyenne règne une ligne verticale qui donne attache au muscle coraco-brachial. Entre cette ligne et la lèvre interne sont les orifices de conduits nourriciers. A la partie moyenne de l'os et de son plan postérieur naît une autre ligne qui se dessine verticalement dans toute la longueur du plan interne, et qui donne attache en arrière à la portion interne du triceps et en avant au brachial antérieur.

Plan externe. Lisse et arrondi en haut, il donne attache à la partie supérieure de la portion externe du triceps; au-dessous se présentent l'empreinte deltoïdienne et la cannelure de torsion. Inférieurement ce plan est constitué par une crête saillante et rugueuse, continuation de celle du plan postérieur, et qui descend obliquement de haut en bas et d'arrière en avant pour rejoindre l'*épicondyle*, en séparant le plan postérieur de l'os d'avec la petite face antérieure et externe. La lèvre antérieure de cette crête donne attache au brachial antérieur, la lèvre postérieure au triceps, l'interstice au long supinateur, au premier radial externe et à une forte aponévrose inter-musculaire.

Extrémité supérieure ou scapulaire. Arrondie de deux pouces environ de diamètre, elle se compose de trois apophyses séparées par des sillons, en dedans la *tête*, en dehors les deux *tubérosités* ou *trochanters* (Cruv.). 1° La tête, ou *calotte articulaire*, arrondie, tournée en haut, en dedans et en arrière, lisse, enduite de cartilage dans l'état frais, forme un segment d'environ un tiers de cercle. C'est cette partie de l'os qui roule sur la cavité glénoïde de l'omoplate; mais comme cette dernière appartient à une sphère beaucoup plus grande, les deux surfaces, dans les mouvemens, ne se touchent jamais que par un point de leur étendue. La limite de la tête humérale, où finit le cartilage, est indiquée circulairement par une ligne sinueuse, oblique de haut en bas et de dehors en dedans, le *col anatomique*, séparé des tubérosités par un sillon, et du corps par un rétrécissement. Les deux tubérosités sont séparées par la gouttière bicipitale. L'*antérieure* et *interne*, ou *petite tubérosité de l'humérus* (petit trochanter huméral), uni-tuberculeuse, oblique en bas et en dedans, donne attache au muscle sous-scapulaire; l'*externe et postérieure*, *grosse tubérosité* (grand trochanter huméral), inclinée de haut en bas et d'avant en arrière, se compose de trois sommets distincts sur lesquels s'insèrent les muscles sus-épineux, sous-épineux et petit-rond. Le contour du col anatomique et des deux tubérosités, et le fond de la gouttière bicipitale sont parsemés d'un nombre considérable de trous nourriciers. Au-dessous des tubérosités s'insère la capsule fibreuse scapulo-humérale; ce point qui correspond dans le jeune sujet à l'articulation de l'épiphyse, a été nommé *col chirurgical*, à raison des fractures dont il est fréquemment le siége.

Extrémité inférieure ou radio-cubitale. Mince d'avant en arrière, dirigée horizontalement de dedans en dehors, destinée au double mouvement angulaire de flexion et d'extension suivant le diamètre antéro-postérieur, elle est formée par deux surfaces articulaires, une *poulie* et un *condyle*, surmontées l'une et l'autre par une apophyse latérale. La poulie ou *trochlée* (Chauss.) se compose d'un rebord circulaire interne très-prononcé, séparé par un enfoncement moyen d'un autre rebord externe moins saillant, plus étroit en avant, plus large en arrière, oblique de dedans en dehors et de bas en haut. La trochlée forme un cercle presque continu, et seulement interrompu à la partie supérieure par une cloison osseuse qui sépare deux fosses triangulaires placées sur les faces opposées de l'os. La *fosse antérieure* ou *sigmoïdale* n'a que 6 lignes de largeur sur 2 de profondeur; la *fosse postérieure* ou *olécrânienne* est ouverte de plus de 1 pouce sur 4 lignes de profondeur. La trochlée humérale s'articule avec l'extrémité supérieure du cubitus dont la saillie moyenne correspond à l'enfoncement qu'elle présente. Dans la flexion l'apophyse sigmoïde du cubitus est reçue dans la fossette antérieure, et dans l'extension l'olécrâne se loge dans la fosse postérieure.

En dehors de la trochlée la portion articulaire nommée condyle forme une surface demi-circulaire dont le centre correspond au plan antérieur; en dedans elle est séparée de la poulie par un rétrécissement. C'est sur le condyle que tourne la tête du radius, ce qui rend raison de sa forme circulaire en avant, point qui correspond à la flexion.

Des apophyses latérales, l'interne, ou l'*épitrochlée*, forme une saillie considérable; elle offre en avant et en bas une sorte de facette qui donne implantation aux tendons réunis des muscles rond pronateur, radial antérieur, palmaire grêle, cubital antérieur, et fléchisseur sublime; inférieurement elle est séparée de la trochlée par un sillon courbe qui sert d'attache au ligament latéral interne de l'articulation; en arrière est une petite coulisse dans laquelle glisse le nerf cubital. L'apophyse externe, ou l'*épicondyle*, ne forme qu'une saillie peu prononcée; en arrière, elle offre une surface courbe et triangulaire sur laquelle s'implantent en commun le cubital postérieur, l'extenseur commun des doigts et l'anconé; un peu au-dessous s'insèrent le court supinateur, et, dans un sillon qui sépare l'apophyse du condyle, le ligament latéral externe de l'articulation; en haut, l'épicondyle donne naissance à la crête externe; dans ce point s'attache le second radial externe.

Trois *angles* seulement parcourent l'humérus. L'*antérieur* est formé successivement par la lèvre externe, de la coulisse bicipitale, l'empreinte deltoïdienne et la saillie verticale inférieure. L'*angle interne* est représenté par la ligne du coraco-brachial et la crête de l'épitrochlée; l'*externe*, né du plan postérieur, forme la crête qui aboutit à l'épicondyle.

Connexions. L'humérus s'articule avec l'omoplate, le cubitus et le radius; il donne attache à vingt-deux muscles pairs : les sus-épineux, sous-épineux, petit rond, grand dorsal, grand rond, grand pectoral, deltoïde, coraco-brachial, brachial antérieur, triceps brachial, rond pronateur, palmaire grêle, radial et cubital antérieurs, long fléchisseur sublime, long et court supinateurs, radiaux externes, cubital postérieur, extenseur commun et anconé; il fournit des insertions aux ligamens et capsules des articulations scapulo-humérale et huméro-cubitale et radiale, et aux aponévroses inter-musculaires; il est en rapport, dans divers points de son étendue, avec les vaisseaux brachiaux, artère et veine humérale, et nerf médian, les nerfs radial et cubital, et les principales ramifications vasculaires du bras.

Structure (1). *Le canal central* a une forme quadrilatère, son enveloppe compacte a beaucoup d'épaisseur. *L'extrémité supérieure* présente deux parties séparées par une suture d'épiphyse qui représente en dedans le sillon extérieur du col anatomique. La calotte articulaire est composée d'un tissu compacte criblé d'aréoles circulaires. La tête proprement dite est formée de lamelles ou de tissu réticulaire soutenus par des lames de renforcement; de sa partie supérieure procède un faisceau circulaire de petites colonnes qui rejoignent l'enveloppe compacte de la diaphyse. *L'extrémité inférieure* offre à considérer en travers la trace de l'épiphyse et se compose de deux faisceaux latéraux de fibres radiées en éventail qui, de l'enveloppe du corps, se rendent vers les surfaces articulaires; ils sont réunis par un autre faisceau médian, né de la lame compacte qui forme la cavité olécrânienne.

Développement. Dans le fœtus à terme, ordinairement les deux extrémités de l'humérus sont encore complétement cartilagineuses. L'ossification commence vers l'époque de la naissance par un noyau dans le condyle, puis dans la poulie, mais ce n'est qu'après trois ou quatre mois qu'un premier germe osseux s'annonce dans l'extrémité supérieure : il est suivi d'un autre, dans la grosse tubérosité, et tous deux se joignent de dix à treize mois. Dans les premières années l'ossification envahit les apophyses latérales. La réunion de l'extrémité inférieure avec le corps s'opère dans la jeunesse; celle de l'extrémité supérieure n'a lieu qu'après que l'accroissement est terminé.

DES OS DE L'AVANT-BRAS.

DU CUBITUS (2).

OS DU COUDE, ΚΥΒΙΤΟΣ, CUBITUS (*CELS.*); FOSSILE INFERIUS (*AVICEN.*); ULNA, CANNA, S. ARUNDO MAJOR (*VES.*).

Os long, irrégulier, plus épais supérieurement qu'inférieurement, le cubitus situé verticalement à la partie interne de l'avant-bras, forme la partie essentielle de son articulation avec le bras, et ne sert que d'accessoire pour sa jonction avec la main.

CORPS. Légèrement contourné en sens inverse à ses extrémités, la supérieure en dehors, l'inférieure en dedans; quadrangulaire en haut, arrondi en bas, en forme de prisme triangulaire dans le reste de son étendue : on y distingue trois plans séparés par autant d'angles.

Le plan antérieur, plus large au milieu qu'à ses extrémités, est creusé dans ses trois quarts supérieurs d'une gouttière longitudinale dans laquelle s'insère le muscle fléchisseur profond; il offre inférieurement une crête, oblique en dedans, qui donne attache au carré pronateur. Vers sa partie moyenne est un trou nourricier dirigé de bas en haut.

Le plan postérieur est partagé en deux parties par deux lignes que sépare au milieu une cannelure longitudinale. La partie interne donne attache, en haut, à l'anconé, et dans le reste de son étendue au cubital postérieur; sur la partie externe s'insèrent, de haut en bas, le court supinateur et le faisceau des long abducteur, court et long extenseurs du pouce et extenseur propre de l'indicateur. Le *plan interne*, lisse, poli, légèrement onduleux de haut en bas, convexe en travers, est en partie recouvert par le cubital postérieur et le long fléchisseur profond; inférieurement il est sous-cutané.

Des trois *angles*, l'*externe*, tranchant dans ses quatre cinquièmes supérieurs, mais arrondi inférieurement, donne attache au grand ligament inter-osseux. En haut, il offre une dépression en regard de la tubérosité bicipitale du radius, pour offrir, entre les deux os, un espace au tendon du biceps brachial. *L'angle antérieur*, mousse et arrondi, concourt aux implantations du long fléchisseur profond et du carré pronateur. Le *postérieur*, très-saillant, manque dans le quart inférieur de l'os; il donne attache à l'aponévrose qui sépare les muscles situés sur les faces opposées de l'avant-bras.

EXTRÉMITÉ SUPÉRIEURE, OU HUMÉRALE. Très-volumineuse, de forme irrégulière, elle se compose de deux fortes éminences; en arrière et en haut, l'*olécrâne* (1); en avant et en bas, l'*apophyse coronoïde*, circonscrivant par leur réunion la *grande cavité sigmoïde*. La face supérieure de l'olécrâne mousse et aplatie offre, dans le contour articulaire, une rainure qui donne attache au ligament postérieur de la capsule fibreuse huméro-cubitale. Rugueuse, en arrière, elle sert d'implantation au tendon du triceps brachial. Le sommet, qui forme l'angle du coude, est séparé de la peau par une bourse muqueuse. En dedans, l'olécrâne donne attache au ligament latéral interne de l'articulation. L'apophyse coronoïde, saillante en avant et en dedans par son bord articulaire, donne attache à la capsule. Au-dessous est une dépression, puis une tubérosité circulaire, aplatie et déprimée à son milieu, et que rejoint une crête interne. L'une et l'autre servent d'implantation au tendon du brachial antérieur.

La grande cavité sigmoïde forme une vaste surface articulaire concave, tournée en avant, mais avec une légère inclinaison en bas et en dehors. Elle se compose de deux parties : l'une supérieure verticale formée par l'olécrâne, et l'autre inférieure horizontale due à l'apophyse coronoïde. Une saillie moyenne, commune aux deux apophyses, sépare chaque plan en deux facettes inclinées, les supérieures en arrière, et les inférieures en bas, d'où il résulte que la cavité se trouve véritablement partagée en quatre facettes enduites de cartilage dans l'état frais. La cavité sigmoïde s'articule avec la poulie de l'humérus, qu'elle enveloppe et dans laquelle elle est reçue. Il est facile de concevoir cette articulation en la comparant à celle du genou; l'olécrâne n'est autre qu'une rotule soudée avec son tibia, dont l'apophyse coronoïde représente les deux tubérosités. Enfin, en dehors est une cinquième facette articulaire, verticale, concave d'avant en arrière, la *petite cavité sigmoïde* séparée seulement de la grande par un rebord saillant: c'est sur elle que roule la tête du radius dans la rotation de cet os.

EXTRÉMITÉ INFÉRIEURE OU CARPIENNE. Peu volumineuse, elle se compose d'une *tête* surmontée en dedans d'une apophyse, im-

(1) Planche 42, fig. 1, 2 et 3.

(2) Planche 35.

(1) ὠλένη, coude; κράνος, casque.

proprement nommée *styloïde*. La tête forme un renflement à la partie inférieure de l'os. Épaisse et arrondie en dehors, enduite de cartilage, c'est sur elle que tourne l'extrémité carpienne du radius; légèrement convexe par sa face inférieure, elle s'articule avec le pyramidal par l'intermédiaire du fibro-cartilage triangulaire. L'apophyse styloïde, de forme conoïde, dirigée verticalement, donne attache au ligament latéral interne; à sa base, entre elle et la tête, règne un sillon dans lequel s'implante le fibro-cartilage triangulaire.

Connexions. Le cubitus s'articule avec trois os: l'humérus, le radius et le pyramidal du carpe. Il sert d'insertion, 1° à dix muscles: le triceps brachial, l'anconé, le cubital postérieur, le long fléchisseur profond, le court supinateur, les long abducteur, court et long extenseurs du pouce, extenseur propre de l'indicateur et carré pronateur; 2° au grand ligament inter-osseux, à l'aponévrose inter-musculaire, aux ligamens et capsules des articulations huméro-cubitale, cubito-radiale et radio-carpienne. Cet os est fixe par son extrémité supérieure, mais l'inférieure parcourt un quart de cercle dans les mouvemens de pronation et de supination.

Structure (1). Le canal central est étroit et fort irrégulier; l'extrémité supérieure, très-solide, laisse voir la trace des épiphyses de l'olécrâne et rejoint l'enveloppe compacte par de fortes lamelles; l'extrémité inférieure se compose de petites colonnes radiées, dont les plus intérieures s'entre-croisent au voisinage de la surface articulaire.

Développement. Le cubitus, à la naissance, ne se compose encore que de la diaphyse, mais celle-ci envahit la base de l'extrémité supérieure. L'ossification, dans les épiphyses, ne commence que de la cinquième à la sixième année, d'abord dans l'extrémité carpienne, puis dans l'humérale; l'olécrâne, en particulier, s'annonce par trois germes, dont deux internes et un postérieur, qui ressemble à la rotule. Ces divers noyaux s'unissent dans la jeunesse, mais les deux masses épiphysaires ne se soudent définitivement avec le corps de l'os que beaucoup plus tard; la supérieure après la puberté, et l'inférieure lorsque le sujet a acquis tout son développement en hauteur.

DU RADIUS (2).

RAYON, CANNA S. ARUNDO MINOR (*VES.*, *MON.*); FOCILE MINUS (*BAUH.*); OS ADCUBITALE, ADDIMENTUM ULNÆ (*HILDEB.*).

Os long, irrégulier, plus épais inférieurement que supérieurement, le radius, situé parallèlement au cubitus, à la partie externe de l'avant-bras, supporte presque entièrement le carpe, dont il commande les mouvemens, tandis qu'il ne touche l'humérus que pour tourner sur son condyle, et concourt à peine à la solidité de l'articulation inférieure de cet os, dont cependant il fait partie.

CORPS. Prismatique et triangulaire, étroit et circulaire en haut, large et aplati en bas, incurvé, en arrière et en dehors il présente, comme le cubitus, trois plans et trois angles.

Le *plan antérieur* commence, supérieurement, à une éminence ovalaire, qui s'étend à la partie interne, la *tubérosité bicipitale*, sur laquelle s'insère le tendon du biceps-brachial; une bourse muqueuse l'en sépare. Au-dessous, la surface de l'os est concave; ses trois quarts supérieurs donnent attache au long fléchisseur propre du pouce, et son quart inférieur au carré pronateur. A la partie moyenne de l'os se voient un ou deux conduits nourriciers.

Le *plan postérieur*, convexe en travers dans ses deux tiers supérieur et inférieur, est en rapport, pour le premier, avec le court supinateur, et pour le second, avec les tendons de l'extenseur commun, du long extenseur du pouce et de l'extenseur propre de l'indicateur. Le tiers moyen est occupé par une gouttière oblique de haut en bas et de dedans en dehors, dans laquelle s'insèrent en partie le long abducteur et les deux extenseurs du pouce.

Le *plan externe*, convexe longitudinalement, donne attache, dans son tiers supérieur, au court supinateur, et à sa partie moyenne, où se voit une empreinte rugueuse, au rond-pronateur. Inférieurement il offre une surface lisse en rapport avec les tendons des deux radiaux externes.

Des trois *angles*, l'*antérieur* naît de la tubérosité bicipitale et se dirige obliquement en dehors, vers la partie moyenne de l'os, en formant une crête sur laquelle s'insèrent, en haut et en dehors, le court supinateur, en bas et en dedans, le long fléchisseur propre du pouce; sur l'interstice, une partie du fléchisseur sublime. Ce dernier se continue sur le tiers moyen; le tiers inférieur donne attache au carré pronateur. L'*angle postérieur* n'existe qu'à sa partie moyenne; l'interne, mince et tranchant au milieu, donne attache, dans toute son étendue, au ligament inter-osseux, cubito-radial.

EXTRÉMITÉ SUPÉRIEURE OU HUMÉRALE. Évasée, de forme circulaire, elle commence au-dessus de la tubérosité bicipitale par un rétrécissement, le *col*, long de 6 à 8 lignes, autour duquel s'insère la capsule articulaire. La partie supérieure élargie présente deux surfaces articulaires enduites de cartilages; l'une, terminale, arrondie et creusée en coupe, tourne sur le condyle huméral, et permet à la fois les mouvemens de flexion de l'avant-bras sur le bras, ou de rotation du radius sur lui-même; l'autre surface articulaire, convexe, située verticalement sur le côté interne, décrit la moitié de la circonférence de l'os, plus élevée à son milieu et se confondant avec le bord articulaire à ses extrémités; exclusivement destinée aux mouvemens du radius, elle glisse sur la petite cavité sigmoïde du cubitus.

EXTRÉMITÉ INFÉRIEURE OU CARPIENNE. Épaisse, étendue transversalement, son plan articulaire, de forme pantaèdre, offre la plus grande analogie avec celui de l'extrémité inférieure du tibia. Cette extrémité offre, en *avant*, une surface concave, en rapport avec les tendons fléchisseurs, et terminée par un rebord saillant sur lequel s'insèrent le ligament radio-carpien et la capsule de l'articulation. En *arrière* est une crête médiane, verticale, terminée par un tubercule qui sépare deux coulisses de glissement des tendons, en dehors, du long extenseur du pouce, en dedans, de l'extenseur propre de l'index et de l'extenseur commun. Le *côté interne* présente une facette articulaire concave, semblable à la petite cavité sigmoïde du cubitus, et qui glisse sur la tête inférieure de cet os. Le *côté externe*, aplati, en forme de

(1) Planche 4*, fig. 4, 5.
(2) Planche 15.

losange, offre, de haut en bas, 1° une surface triangulaire, faisant suite au bord de l'os, sur laquelle s'insère le tendon du long supinateur; 2° deux coulisses obliques et parallèles, pour le glissement des tendons des long abducteur et court extenseur du pouce; 3° une *apophyse styloïde*, semblable à celle du cubitus, mais plus épaisse, et qui donne attache au ligament latéral externe radio-carpien.

Le plan articulaire inférieur, de forme pentaèdre, ressemble à celui de l'extrémité correspondante du tibia. Il est divisé par une saillie moyenne en deux facettes, dont l'externe s'articule avec le scaphoïde, et l'interne avec le semi-lunaire. Le rebord interne de cette dernière est continué par le fibro-cartilage triangulaire.

Connexions. Le radius s'articule avec quatre os; l'humérus, le cubitus, le scaphoïde et le semi-lunaire du carpe. Il donne attache 1° à dix muscles : le biceps brachial, le fléchisseur sublime et le long fléchisseur propre du pouce, les long et court supinateurs, long abducteur et extenseurs du pouce, le rond et le carré pronateurs; 2° au grand ligament inter-osseux et au petit ligament cubito-radial, aux capsules et ligamens des articulations huméro-cubitale, cubito-radiales et radio-carpienne. Cet os, entraîné par le cubitus dans la flexion et l'extension de l'avant-bras sur le bras, est, en outre, mobile suivant son axe. En même temps que son extrémité supérieure décrit sur elle-même des mouvemens de demi-rotation en glissant latéralement sur la petite cavité sigmoïde du cubitus, et en haut, sur le condyle huméral, son extrémité inférieure, qui supporte et entraîne la main, roule autour du cubitus, de manière que l'apophyse styloïde radiale parcourt, en avant, un demi-cercle de dehors en dedans, ou de dedans en dehors, pour chaque mouvement complet de pronation ou de supination.

Structure (1). Le canal central étroit et triangulaire à la partie moyenne, devient circulaire en haut et en bas. L'extrémité supérieure est formée de fibres convergentes qui, du contour de la substance compacte, montent vers la surface libre articulaire en s'entre-croisant au centre. L'extrémité inférieure, en raison de son élargissement, offre une structure semblable à celle des os longs de grande dimension, et en particulier du tibia. Elle se compose, sur la coupe, de deux faisceaux latéraux de petites colonnes, qui de la substance compacte se portent sur la surface articulaire, en traversant la ligne de soudure de l'épiphyse.

Développement. Le corps du radius, dans le fœtus à terme, est ossifié comme celui du cubitus et de tous les os longs, mais les extrémités sont encore entièrement cartilagineuses. Le premier germe osseux s'annonce dans l'extrémité carpienne de vingt à vingt-deux mois, et seulement après les premières années dans l'extrémité humérale. Cependant l'épiphyse de cette dernière se soude avec le corps vers l'âge de la puberté, tandis que celle de l'extrémité carpienne ne s'ossifie qu'à l'époque du complet développement du sujet.

DE LA MAIN (2).

ΧΕΙΡ, MANUS (*CELS.*); INSTRUMENTUM INSTRUMENTORUM.

DISPOSITION GÉNÉRALE. La main, extrémité terminale du membre supérieur, en forme la partie essentielle. Instrument merveilleux de l'intelligence, son admirable perfection dans l'homme est l'un des caractères anatomiques les plus élevés, et sous le nom de *bimane*, a suffi pour le distinguer des animaux les plus parfaits. La main, organe de taction et de préhension, destinée à des mouvemens variés qui exigent tour à tour la précision et la rapidité, la force et la délicatesse, est brisée en vingt-sept petits os, quelques-uns juxta-posés ou engrenés, mais le plus grand nombre contigus et articulés en charnière, de manière à pouvoir également s'appliquer sur les surfaces, ou saisir et environner les objets.

CONFIGURATION, DIVISIONS. Ovalaire de haut en bas, mince et aplatie d'avant en arrière, la main squelette se compose, suivant sa longueur, de deux fractions principales, l'une supérieure, peu étendue, formée par l'agglomération de petits os et servant à l'articulation avec l'avant-bras, le *carpe*, d'où irradie la fraction inférieure par cinq petits leviers osseux, de longueur inégale, disposés en gril, mais un peu divergens. Quatre de ces leviers, justa-posés, sont brisés en pareil nombre d'os contigus; le cinquième, écarté en dehors, n'en a que trois. La deuxième fraction de la main se subdivise en deux parties. Les cinq os de la première rangée, qui s'articulent immédiatement avec le carpe, prennent en commun le nom de *métacarpe*. L'os *métacarpien* externe est libre et mobile; les quatre autres, maintenus dans l'état frais par des ligamens, sont fixes. Les os qui font suite à ceux du métacarpe sont les *phalanges*, mobiles les unes sur les autres, et qui forment la charpente des *doigts*. Nous connaissons déjà les cinq doigts, ainsi que le nombre et la distinction de leurs phalanges.

Ainsi, considérée suivant sa largeur, la main se composera également de deux parties, l'*externe* ou *pollicienne*, c'est-à-dire constituée par le pouce, mobile en totalité, même dans sa portion métacarpienne; et l'*interne* ou *digitale*, formée par les quatre derniers doigts, mobiles isolément, mais dont les métacarpiens correspondans, réunis en une seule masse, n'ont d'autres mouvemens que ceux de l'articulation radio-carpienne à laquelle ils obéissent. Cette deuxième manière d'envisager la main, non moins fondée que l'autre en anatomie, est bien plus féconde en déductions physiologiques.

La main, dans son ensemble, présente : 1° une *face antérieure* ou *palmaire*, concave transversalement : tous les os du métacarpe et les phalanges, à l'exception des dernières, sont également concaves suivant leur longueur; 2° une *face postérieure* ou *dorsale*, convexe en travers; tous le os, à part les phalanges unguifères, présentent aussi une convexité longitudinale; 3° un *bord interne* ou *cubital*, mince, qui appartient au petit doigt, 4° un *bord externe*, plus épais et plus court, qui correspond au pouce; 5° une *extrémité supérieure* ou *carpienne*, articulaire; 6° une *extrémité inférieure* ou *digitale*, libre.

DES OS DU CARPE (1).

(DE ΚΑΡΠΟΣ, POIGNET), PRIMA PALMÆ PARS (*CELS.*); PALMA (*VES.*), CARPUS (*RIOL.*).

Le carpe, charpente osseuse du poignet, forme une masse ovalaire, placée en travers, à la partie supérieure de la main, entre le métacarpe et la surface articulaire radio-carpienne. Plus élevé en dehors, rétréci en dedans, il offre deux pouces et quelques lignes (cinq à six centimètres) de plus grand diamètre pour

(1) Planche 42, fig. 6, 7. — (2) Planche 36.

(1) Planche 36, fig. 1, 2; et 54, fig. 9.

une hauteur de seize lignes (trois centimètres et demi), ou un peu moins du cinquième de la longueur totale de la main. Formé de huit petits os articulés en facettes et comme engrenés les uns dans les autres, le carpe représente, dans son ensemble, une *tête articulaire* reçue dans la cavité radio-cubitale, brisée en plusieurs pièces pour la rendre mobile sur elle-même, élongée en travers et aplatie d'avant en arrière pour se continuer par plusieurs os longs de faible dimension. Il offre des faces et des bords interrompus par les sillons articulaires des os qui le composent : 1° une *face antérieure, palmaire*, concave en travers, et rendue plus profonde par deux éminences latérales qui s'en élèvent de chaque côté, de manière à former une gouttière osseuse tapissée de tissus fibreux dans l'état frais (*Pl.* 55, *fig.* 1), dans laquelle glissent, réunis en faisceau, les tendons fléchisseurs, contenus en avant par l'arcade aponévrotique palmaire, qui s'insère de l'une à l'autre des apophyses latérales inférieures; 2° une *face postérieure, dorsale*, convexe transversalement, parsemée de rugosités ligamenteuses (*Pl.* 55, *fig.* 2), et en rapport avec les tendons extenseurs; 3° un *bord supérieur, radio-cubital*, épais, convexe, recouvert de cartilages, et articulé avec la cavité inférieure de l'avant-bras; 4° un *bord inférieur, métacarpien*, sinueux, dentelé, formé par une série de petites facettes, diversement inclinés, qui s'articulent avec les os du métacarpe; 5° deux *bords latéraux, interne* et *externe*, peu étendus, en partie recouverts par les apophyses styloïdes, radiale et cubitale, et qui servent d'implantation aux ligamens latéraux.

Les huit os du carpe sont disposés suivant deux rangées, l'une *supérieure*, ou *antibrachiale*, et l'autre *inférieure* ou *métacarpienne*. Les os énumérés de dehors en dedans, la première rangée comprend le *scaphoïde*, le *semi-lunaire* le *pyramidal* et le *pisiforme*; à la seconde appartiennent le *trapèze*, le *trapézoïde*, le *grand os* ou *capitatum*, et l'*os crochu* ou *unciforme*. Les os du carpe ayant des rapports communs et des caractères différentiels, il est utile de les considérer de l'une et l'autre manière.

RANGÉE ANTIBRACHIALE.

Placée au sommet du carpe, interposée entre la cavité radio-cubitale et la deuxième rangée, reçue dans la première et engrenée avec la seconde, à l'exception du pisiforme qui ne lui est que sur-ajouté, elle décrit, dans sa masse, un demi-cercle. Le volume des os diminue graduellement du scaphoïde vers le pisiforme. 1° La *face supérieure*, convexe, représente un condyle brisé en trois facettes cartilagineuses. Le semi-lunaire, situé au milieu, est articulaire dans toute sa surface, le scaphoïde l'est dans ses deux tiers internes, et le pyramidal dans sa portion externe; les deux premiers s'articulent avec le radius, et le dernier est en rapport immédiat avec le fibro-cartilage triangulaire, qui le sépare du cubitus. 2 La *face inférieure* se compose de deux parties : en dedans, une grande cavité énarthrodiale brisée; en dehors, une facette convexe à double engrenure. La cavité, dont le fond est creusé aux dépens du scaphoïde et du semi-lunaire, reçoit la tête du grand os, complétée en dedans par le sommet de l'unciforme. Le pyramidal en décrit la paroi interne, appliqué, par une facette onduleuse, sur une facette inverse de l'os crochu. La portion externe convexe de la face inférieure est formée par le scaphoïde : elle est reçue dans une cavité double du trapèze et du trapézoïde. 3° La *face antérieure*, qui commence la gouttière des tendons fléchisseurs, est concave transversalement; elle est partagée, au milieu, par le double sillon articulaire qui sépare le semi-lunaire des deux os voisins. En dehors se voit le tubercule du scaphoïde, *apophyse supérieure externe du carpe*, qui donne attache au ligament latéral externe radio-carpien. En dedans est l'os pisiforme, ou l'*apophyse supérieure interne*, la plus saillante de toutes celles du carpe : sur la base du pisiforme, et dans un sillon du pyramidal placé au-dessus, s'insère le ligament latéral interne radio-carpien. 4° La *face postérieure*, convexe, offre par conséquent plus d'étendue que l'autre; elle est envahie presque en totalité par les facettes articulaires de la face supérieure : au-dessous sont des sillons ligamenteux. 5° Restent les *facettes latérales* d'articulation des os entre eux. Il y en a deux pour les os mitoyens, le semi-lunaire et le pyramidal, et une seule pour les os extrêmes, le scaphoïde et le pisiforme. Les facettes correspondantes du scaphoïde et du semi-lunaire sont petites et en forme de croissant; celle du premier, convexe, est reçue dans l'autre qui est concave. Les facettes du semi-lunaire et du pyramidal sont larges, planes et quadrilatères. Le pisiforme s'applique sur la face antérieure du pyramidal; leurs facettes de juxta-position sont dirigées verticalement, larges, ovalaires et à emboîtement réciproque.

RANGÉE MÉTACARPIENNE.

Intermédiaire entre le métacarpe et la première rangée, engrenée avec l'un et l'autre, sa disposition est inverse de la précédente; elle décrit une courbe à convexité inférieure, descendante de dehors en dedans; les deux os internes, l'unciforme et le capitatum, très-volumineux, en forment la charpente principale; le dernier os, le trapèze, est rejeté presque à l'extérieur du carpe, pour dégager le métacarpien du pouce, qui devait avoir ses mouvemens isolés. Ainsi, dans la disposition relative des deux rangées, la première enchâsse et recouvre la seconde en dedans, tandis que celle-ci reçoit et déborde l'autre en dehors.

La *face supérieure*, élevée dans sa moitié interne, abaissée dans l'externe, est contournée en S, constituée, dans le premier sens, par la tête brisée que forment le grand os et l'unciforme, et dans le second, par la cavité du trapèze et du trapézoïde : elle est enduite de cartilage, dans toute son étendue, pour ses glissemens sur la cavité énarthrodiale et la facette convexe scaphoïdienne de la première rangée.

La *face inférieure*, oblique de haut en bas et de dehors en dedans, cartilagineuse dans toute son étendue, présente une série d'angles sortans et rentrans, formée par les inclinaisons de huit facettes articulaires, deux sur chaque os. 1° Sur le *trapèze* : une grande facette externe, en poulie, qui reçoit le premier métacarpien; une petite facette interne, articulée avec le deuxième métacarpien. 2° Sur le *trapézoïde* : deux facettes réunies en un angle obtus qui est reçu dans le deuxième os métacarpien. L'interne est en rapport, dans une faible étendue, avec le troisième métacarpien. 3° Sur le *grand os* : une longue facette moyenne oblique en bas et en dedans, en rapport avec le troisième métacarpien; deux autres petites facettes, l'une externe et antérieure en contact avec le second métacarpien; l'autre interne et postérieure, accolée au quatrième os du même nom. 4° Sur l'*os crochu* : une facette externe presque horizontale, une interne, oblique en haut et en dedans; la première en contact avec le quatrième métacarpien, la seconde avec le cinquième.

La *face antérieure*, concave, interrompue par les trois sillons articulaires des os entre eux, est surmontée par les deux apophyses latérales inférieures du carpe : en dehors est le tubercule du trapèze, en dedans, l'angle auquel l'os crochu doit son nom;

tous deux verticaux, aplatis en travers et recourbés vers la gouttière moyenne; celui de l'os crochu est le plus mince et le plus long.

La *face postérieure*, convexe, sillonnée comme l'autre, est hérissée de rugosités pour des implantations ligamenteuses.

Les *faces latérales* d'articulation des os entre eux sont plus compliquées que dans la première rangée. L'os capitatum, enduit de cartilage des deux côtés, dans sa moitié supérieure, présente inférieurement des sillons d'implantation pour les ligamens inter-osseux qui l'unissent à l'os unciforme et au trapézoïde. Celui-ci, articulé en bas avec le grand os et le trapèze, présente également, en haut, les sillons des ligamens qui l'unissent à ces os. (*Pl.* 54, *fig.* 9.)

Ainsi le carpe, outre ses mouvemens généraux, dans lesquels il entraîne la main sur l'avant-bras, est pourvu, dans l'articulation énarthrodiale de ses deux rangées, d'un autre mouvement très-prononcé de flexion sur lui-même, dont l'effet s'ajoute au premier. Il est à remarquer que cette articulation, placée en dedans, dirige la flexion vers le bord cubital, ou dans un sens qui facilite la pronation; en sorte que, suivant sa longueur, la main se divise en deux systèmes parallèles : en dehors, le trapèze et le trapézoïde, auxquels font suite le pouce et l'indicateur; en dedans, le capitatum et l'unciforme qui supportent les trois derniers doigts. Tous deux réunis, en un sommet commun, à la cavité du scaphoïde et du pyramidal, et, en raison même du siége, de la forme et de la double brisure de cette articulation, s'incurvant l'un vers l'autre, dans le mouvement d'opposition.

DES OS DU CARPE EN PARTICULIER.

Le nom de chacun d'eux est emprunté de sa figure; connaissant déjà leurs détails, vus d'ensemble, il ne nous reste plus qu'à indiquer leur situation relative, leur configuration, et à récapituler les accidens de leur surface.

1° Scaphoïde (*Os naviculare, s. scaphoideum*, Sœmm.). Situé en dehors de la première rangée, ovalaire, incurvé suivant sa longueur, oblique de dehors en dedans et de bas en haut. Cinq facettes d'articulation avec le radius, le semi-lunaire, le trapèze, le trapézoïde et le grand os; un tubercule pour l'attache, en dehors, du ligament latéral externe, en dedans, du court abducteur du pouce; deux surfaces d'insertions ligamenteuses.

2° Semi-lunaire (*Os lunatum*, Sœmm.). Placé au sommet du carpe, incurvé et rétréci d'avant en arrière avec une légère obliquité de haut en bas et de dedans en dehors. Cinq facettes d'articulation avec le radius, le scaphoïde, le pyramidal, le grand os et l'unciforme; deux surfaces d'implantations ligamenteuses.

3° Pyramidal (*Os triquetrum, s. cuneiforme*, Sœmm.). Situé à la partie supérieure et interne du carpe, épais supérieurement, mince inférieurement, oblique de haut en bas, de dehors en dedans et d'arrière en avant. Quatre facettes d'articulation avec le cubitus, le semi-lunaire, le pisiforme, l'os crochu; une surface postérieure d'insertions ligamenteuses.

4° Pisiforme (*Os pisiforme, s. subrotundum, s. orbiculare*, Sœmm.). Le plus petit des huit os, de forme ovoïde, placé à la partie interne et supérieure, au-devant du pyramidal, le seul os avec lequel il s'articule. Il donne attache, en haut, au tendon du cubital antérieur, en bas, à l'adducteur du petit doigt, par son sommet, au ligament annulaire du carpe.

5° Trapèze (*Os multangulum majus s. rhomboïdes s. trapezium*, Sœmm.). Situé à la partie externe et inférieure du carpe; oblique et diminuant d'épaisseur de haut en bas et d'avant en arrière. Quatre facettes d'articulation avec le scaphoïde, les deux premiers os métacarpiens et le trapézoïde; un tubercule antérieur qui donne insertion au muscle opposant du pouce et à l'arcade aponévrotique palmaire; derrière et en dedans de ce tubercule est une coulisse de glissement pour le tendon du radial antérieur; deux surfaces d'insertions ligamenteuses.

6° Trapézoïde (*Os multangulum minus*, Sœmm.). Le plus petit des os de la seconde rangée, épais et large en arrière, rétréci en coin en avant, enclavé entre le trapèze, le scaphoïde, le grand os et les second et troisième métacarpiens avec lesquels il s'articule par cinq facettes, offrant deux surfaces et deux sillons d'insertions ligamenteuses.

7° Grand os (*Os magnum, s. capitatum*, Sœmm.). Le plus fort des os du carpe, situé à sa partie moyenne, dirigé verticalement entre les deux rangées, dont il forme la clef; épais et cubique en bas, arrondi, hémisphérique en haut, où il forme une *tête*, centre des mouvemens du carpe, supportée par un rétrécissement ou *col*, plus sensible en dedans. On y compte sept facettes pour ses articulations avec le scaphoïde, le semi-lunaire, le trapézoïde, l'os crochu, les second, troisième et quatrième métacarpiens; deux surfaces dont l'intérieur donne attache à une partie du court fléchisseur du pouce, et réunit, comme un centre, les ligamens inter-osseux palmaires; deux sillons latéraux d'implantations ligamenteuses.

8° Os crochu (*Os unciforme, s. hamatum*, Sœmm.). Situé à la partie interne et inférieure du carpe, aussi grand, mais moins épais que le capitatum, en forme de pyramide dont la base est inférieure et le sommet supérieur; remarquable en avant par son onglet, auquel s'insèrent, au sommet, l'arcade aponévrotique palmaire; en avant, l'opposant et le court fléchisseur du petit doigt. Articulé avec le semi-lunaire, le grand os, le pyramidal et les deux derniers os métacarpiens; offrant quatre surfaces d'insertions ligamenteuses, dont deux petites latérales inférieures.

DES OS DU MÉTACARPE.

PALMA (*CELS.*); POST-BRACHIALE (*VES.*); METACARPUS (*SPIEGEL.*); PROCARPIUM (*MONR.*).

Le métacarpe, dans sa plus grande longueur, forme un peu moins des deux cinquièmes de la main; concave suivant les deux diamètres de sa face palmaire, son incurvation est surtout remarquable en travers, par la saillie antérieure du métacarpien externe. Les os métacarpiens offrent à considérer un corps et deux *extrémités*, une *supérieure* ou *carpienne*, et l'autre *inférieure* ou digitale. Ils se distinguent en deux séries : le premier, qui est très-différent de tous les autres, et les quatre derniers, qui ont à la fois des caractères communs et des caractères différentiels.

DU PREMIER OS MÉTACARPIEN.

Placé en avant de tous les autres, il s'écarte en dehors de manière à former avec le second un angle d'environ quarante-cinq degrés. Plus court et plus large que ses congénères, il n'atteint que les trois quarts de la longueur des second et troisième métacarpiens.

Corps. Aplati d'avant en arrière, sa *face palmaire*, plutôt interne qu'antérieure, est partagée par une saillie moyenne en deux plans en rapport, l'externe avec le muscle opposant du pouce, et l'interne avec son court fléchisseur. La *face dorsale*, aplatie, légèrement convexe, est en rapport avec les tendons extenseurs. Le *bord externe* et *antérieur*, tranchant, sert d'implantation à l'opposant. Le *bord interne* et *postérieur*, mousse, donne attache, dans sa moitié supérieure, au premier inter-osseux dorsal.

Extrémité carpienne. Elle forme une surface articulaire, convexe en travers, concave d'avant en arrière, à deux plans inclinés, séparés par une saillie moyenne et qui s'articule avec le trapèze; son contour donne attache aux ligamens et à la capsule de l'articulation. Un tubercule externe fournit insertion au tendon du long abducteur du pouce.

Extrémité digitale. Elle forme un condyle aplati d'avant en arrière, et qui est reçu dans la cavité de la première phalange du pouce. Au-devant sont deux dépressions sur lesquelles s'appliquent les os sésamoïdes propres à cette articulation. De chaque côté se voient des renfoncemens qui donnent attache aux ligamens latéraux.

DES QUATRE OS MÉTACARPIENS.

DU SECOND AU CINQUIÈME.

Disposés en gril, de forme trapézoïdale, resserrés sur la ligne carpienne, oblique de dehors en dedans et de haut en bas, élargis par le gonflement et l'écartement des têtes articulaires, sur la ligne phalangienne, oblique de bas en haut du bord externe vers l'interne.

CARACTÈRES COMMUNS.

Corps. En forme de prisme à trois pans, deux latéraux et un dorsal, réunis par des angles. Les *faces latérales* décrivant la profondeur des espaces inter-osseux se réunissent en un angle mitoyen ou bord palmaire; ce côté est en rapport avec les tendons fléchisseurs et les muscles lombricaux. La *face postérieure* offre, en haut et au milieu, un angle saillant d'où naissent deux lignes divergentes qui gagnent les côtés de l'extrémité phalangienne, de manière à séparer trois petites faces triangulaires, deux latérales, inter-osseuses, évidées de haut en bas, et une moyenne, dorsale, plate et large inférieurement; cette dernière est en rapport avec les tendons extenseurs. Les angles servent d'attache aux aponévroses inter-osseuses. En résumé, les faces latérales palmaires et les petites faces dorsales adjacentes sont disposées de manière à former, en avant et en arrière, une série de gouttières dans lesquelles s'insèrent les muscles inter-osseux, dorsaux et palmaires.

Extrémité carpienne. Quadrilatère, terminée par des facettes planes, obliques, en rapport avec celles du carpe; pourvue de facettes latérales pour l'articulation des os métacarpiens entre eux: parsemée, sur les faces palmaire et dorsale, de rugosités pour l'insertion des ligamens ou de quelques tendons.

Extrémité digitale. Offrant un condyle, aplati latéralement, plus étendu sur la face palmaire, et qui est reçu dans la cavité correspondante des premières phalanges; de chaque côté des enfoncemens dans lesquels s'implantent les ligamens latéraux; en avant, une coulisse de glissement pour les tendons fléchisseurs, surmontée, sur chaque bord, par un petit tubercule; dans le contour un rebord sert d'implantation à la capsule articulaire.

CARACTÈRES DIFFÉRENTIELS.

DEUXIÈME MÉTACARPIEN. — *Corps.* Légèrement contourné en sens inverse à ses extrémités. Épais et long, un peu incliné en dehors. — *Extrémité carpienne.* Une double facette rentrée qui reçoit le trapézoïde, une facette latérale externe oblique pour son articulation avec le trapèze, deux facettes internes, une verticale, articulée avec le troisième métacarpien, l'autre antérieure, très-petite, en rapport avec le grand os. Deux tubercules, l'un palmaire, l'autre dorsal, qui servent d'implantation : le premier au tendon du radial antérieur, le second à celui du premier radial externe. — *Extrémité digitale.* Tête déprimée en dehors, évidée en croissant vers la face dorsale.

TROISIÈME MÉTACARPIEN. — *Corps.* Mêmes dimensions que le précédent, droit et vertical, son angle palmaire donne attache à l'adducteur du pouce. — *Extrémité carpienne.* Cunéiforme, terminée par un angle externe; articulée par le sommet avec le trapézoïde, et par une longue facette interne, déclive, avec le grand os. Deux facettes latérales d'articulation avec les os voisins; un tubercule dorsal pour l'implantation du tendon du second radical externe; un autre tubercule palmaire auquel s'insère la portion interne du court fléchisseur du pouce.

QUATRIÈME MÉTACARPIEN. Le plus mince de tous, beaucoup plus petit que les précédens. — *Extrémité carpienne.* Facette terminale presque horizontale et à deux pans; l'externe plus petit, articulé avec le grand os, l'interne plus étendu, appuyé sur l'os crochu. Deux facettes latérales d'articulations avec ses congénères; l'interne, placée au sommet d'un tubercule déjeté en dedans.

CINQUIÈME MÉTACARPIEN. Le plus petit de tous, à l'exception du premier, mais plus épais que le précédent. Sur son côté interne s'attache l'opposant du petit doigt. — *Extrémité carpienne.* Facette terminale concave, inclinée de dehors en dedans et de bas en haut, de manière à circonscrire l'os crochu avec lequel elle s'articule. Une seule facette latérale externe; un tubercule interne sur lequel s'insère le tendon du cubital postérieur, et d'où naît la crête dorsale.

DES OS DES DOIGTS

OU DES PHALANGES.

(DE ΦΆΛΑΓΞ), CONDYLI DIGITORUM MANUS (*GAL.*); ARTICULI S. INTERNODIA DIGIT. MAN. (*VES.*); SCUTICULA DIGIT. MAN. (*MONR.*).

Si le membre supérieur existe pour la main, la main elle-même est conformée pour les doigts. Organes indispensables pour la taction et la préhension, ils composent, dans l'ensemble de leur organisation, cinq petits membres, et dans le squelette en particulier, cinq leviers parallèles, brisés en trois sections, effilés du métacarpe vers leur extrémité libre, renflés dans leurs jointures pour offrir plus de surface aux mouvemens opposés de flexion et d'extension, et, par la forme orbiculaire de leur articulation métacarpienne, susceptibles à la fois d'un double mouvement latéral, soit de glissement les uns sur les autres pour former en commun une courbe, à concavité palmaire, propre à environner les objets, soit d'un écartement qui a pour effet d'isoler les cinq doigts jusqu'au point de tripler la largeur de leur extrémité libre, ce qui ajoute considérablement à l'étendue de leur action.

Les doigts, pour mieux saisir, sont de longueur inégale. Le *pouce*, destiné au mouvement d'opposition, atteint à peine l'articulation des deux premières phalanges de l'indicateur, longueur suffisante pour recouvrir et contenir les autres doigts fléchis. Le *médius*, le plus long de tous, forme un peu plus de la moitié de la main; l'*annulaire* est plus court de quatre à cinq lignes, et l'*indicateur* de sept; la seconde articulation phalangienne de ce dernier limite la longueur du *petit doigt*.

Les phalanges, destinées à se replier les unes sur les autres, diminuent, dans chaque doigt, de volume et d'étendue des premières aux dernières: la longueur des phalanges homonymes est proportionnée à celle du doigt dont elles font partie, en sorte que, à partir de la courbe métacarpienne, la convexité inférieure de la ligne des articulations phalangiennes congénères augmente progressivement. La déclivité croissante de ces lignes vers le bord cubital est la cause première de l'inclinaison de la flexion vers le bord radial, disposition essentielle pour concourir au mouvement d'opposition avec le pouce.

La *face palmaire* des phalanges est concave longitudinalement et légèrement cannelée dans les deux premières, pour recevoir la coulisse fibreuse des doubles tendons fléchisseurs. La *face dorsale* des mêmes phalanges est convexe suivant les deux diamètres, et en rapport avec les tendons extenseurs. Le *bord radial* est plus épais, dans toutes les phalanges, que le bord cubital, caractère indicatif de la main dont elles font partie.

PREMIÈRES PHALANGES.

PHALANGES MÉTACARPIENNES, PHALANGES (*CHAUSS.*); PHALANGES PRIMÆ (*SOEMM.*).

Caractères communs. — *Corps* allongé, épais d'avant en arrière. — *Extrémité supérieure* ou *métacarpienne.* Quadrilatère, offrant une facette terminale concave, ovalaire transversalement, qui tourne sur les condyles métacarpiens; surmontée en avant par deux tubercules latéraux, et couronnée en arrière par le sillon de réflexion de la capsule synoviale. — *Extrémité inférieure.* Surface articulaire formant deux petits condyles séparés par un enfoncement, ou une poulie, prolongée vers la face palmaire et reçue dans une double facette appropriée de la seconde phalange. Ces articulations spécialement adaptées au mouvement de charnière sont, en petit, l'image de celle du genou. Un tubercule avancé de la seconde phalange et le tendon extenseur des doigts qui les recouvrent, tiennent lieu de la rotule et du tendon extenseur de la jambe. Des deux côtés sont des enfoncemens qui servent d'implantation aux ligamens latéraux.

Caractères différentiels. — Au *pouce*. La plus courte et la plus large de toutes; en arrière de l'extrémité supérieure, un tubercule aplati sur lequel s'insère le tendon du court extenseur du pouce; en avant deux facettes de terminaison pour l'articulation des os sésamoïdes, bornées par deux saillies sur lesquelles s'insèrent avec l'enveloppe de ces os, en dehors le court abducteur du pouce, uni à la portion externe de son court fléchisseur; en dedans la portion interne de ce dernier muscle unie à l'adducteur. Poulie articulaire inférieure inclinée en bas et en dehors. — Au *médius*. La plus longue de toutes, droite; plans articulaires parallèles et formant un angle droit avec les côtés. — A l'*indicateur*. Tubercule externe de l'extrémité supérieure plus saillant que l'interne; les deux plans articulaires inclinés en bas et en dehors. — A l'*annulaire*. Semblable à celle du médius, mais la poulie légèrement inclinée en dedans. Au *petit doigt*. La plus courte après celle du pouce; corps aminci de haut en bas; à l'extrémité supérieure, un tubercule interne qui donne attache à l'adducteur du petit doigt. Poulie articulaire fortement inclinée en bas et en dedans.

DEUXIÈMES PHALANGES.

PHALANGES MÉDIANES, PHALANGINES (*CHAUSS.*); PHALANGES MEDIÆ (*SOEMM.*).

Caractères communs. — *Corps* rectangulaire, aplati d'avant en arrière; deux bords tranchans sur lesquels s'insèrent les lamelles fibreuses qui résultent de la bifurcation des tendons du sublime. — *Extrémité supérieure.* Deux petites facettes concaves séparées par une saillie moyenne. Trois tubercules; un postérieur médian qui borne le mouvement d'extension, et deux latéraux sur lesquels s'insèrent les ligamens de même nom. — *Extrémité inférieure* en poulie, semblable à celles des premières phalanges.

Caractères différentiels. Il n'y en a point au pouce. Pour les quatre autres, les caractères sont principalement tirés de la différence de volume et de longueur.

TROISIÈMES PHALANGES.

PHALANGES UNGUÉALES OU UNGUIFÈRES, PHALANGETTES (*CHAUSS.*); PHALANGES UNGUIUM (*SOEMM.*).

Caractères communs. Composées d'un corps très-court, aplati, étranglé latéralement, et de deux extrémités épanouies. *Face palmaire*, plane ou légèrement convexe. *Face dorsale*, concave. *Extrémité supérieure*, très-large, à double surface articulaire comme pour les phalanges précédentes. En avant, un sillon transversal, surmonté par des rugosités, qui sert d'implantation à chacun des tendons fléchisseurs; en arrière, le tubercule d'implantion des tendons extenseurs; de chaque côté, la saillie d'insertion des ligamens latéraux. *Extrémité libre.* Large, épanouie en travers, arrondie dans son contour en forme de rondache; rugueuse en avant où elle reçoit la pulpe des doigts.

Caractères différentiels. Celle du pouce de forme pyramidale, large et épaisse, se distingue suffisamment. Les caractères des autres sont tirés de la différence de leur volume.

CONNEXIONS DE LA MAIN. Il suffit, pour concevoir la prodigieuse mobilité de la main, de récapituler la quantité d'os et d'articulations qu'elle renferme, et le nombre des forces qui la font agir, outre celles qui la commandent par les os de l'avant-bras. La main s'articule avec le radius et le cubitus par le scaphoïde, le semi-lunaire et le pyramidal. Les vingt-sept os dont elle est formée comprennent trente-huit articulations, dont onze carpiennes, cinq carpo-métacarpiennes, trois inter-métacarpiennes, cinq métacarpo-phalangiennes et quatorze inter-phalangiennes; outre celles des os sésamoïdes, deux au pouce qui sont constans, et un ou deux à l'indicateur qui manquent fréquemment. La main donne attache à trente-deux muscles agissant sur quarante-deux tendons. Quatorze de ces muscles ont leurs ventres charnus à l'avant-bras ; ce sont les radial et cubital antérieurs, longs fléchisseurs, sublime et profond, et long fléchisseur propre du pouce, les deux radiaux externes, les extenseurs commun des doigts, et propre du petit doigt, cubital postérieur, long abducteur et deux extenseurs du pouce, extenseur propre de l'indicateur. Dix-huit muscles sont contenus dans la main ; ce sont les court abducteur du pouce, adducteurs, opposans et courts fléchisseurs du pouce et du petit doigt, sept interosseux, dont quatre dorsaux et trois palmaires et les quatre lombricaux accessoires du long fléchisseur profond. Enfin la main fournit des insertions aux capsules et aux ligamens de ses nombreuses articulations, à des aponévroses musculaires et aux gaînes des tendons fléchisseurs.

Structure des os de la main. Les os du carpe (*Pl.* 54, *fig.* 9) sont entièrement composés d'un tissu réticulaire enveloppé d'une mince lamelle de substance compacte que double un cartilage sur les surfaces articulaires. Les os métacarpiens et les phalanges (*Pl.* 42, *fig.* 11, 12, 13) ressemblent, pour la texture, aux os longs. La disposition fasciculaire du tissu spongieux des extrémités est la même, seulement le canal central, en raison de son peu d'étendue, est entrecoupé par des lamelles diversement inclinées.

Développement. L'ossification se fait à des époques très-différentes pour les trois sections et les différentes pièces qui composent la main. A la naissance le carpe est encore entièrement cartilagineux à l'exception du grand os et de l'unciforme, qui contiennent, chacun dans son milieu, un germe osseux jaunâtre. Les corps des os métacarpiens sont ossifiés, mais leurs extrémités sont complétement cartilagineuses. Il en est de même du corps des phalanges par rapport à leur extrémité supérieure; l'inférieure n'a pas de germe osseux particulier. En continuant de suivre les progrès de l'ossification dans l'enfant, à deux ans commence l'ossification des têtes des quatre derniers os métacarpiens et celle de l'extrémité supérieure du premier. M. Meckel assure n'avoir jamais pu découvrir de germe osseux particulier pour la tête du premier métacarpien ni pour l'extrémité supérieure des quatre autres. Vers quatre ans, l'ossification s'annonce dans la première rangée du carpe, moins le pisiforme; à cinq ans, elle envahit l'extrémité supérieure des phalanges; à six ans, le pisiforme; puis successivement le trapèze et le trapézoïde. De dix à douze ans, l'ossification du carpe est complète; mais la soudure des épiphyses du métacarpe et des phalanges ne s'opère que dans la jeunesse, et, souvent même, elle est retardée jusqu'à l'époque du parfait développement.

MEMBRE INFERIEUR.

DE LA CUISSE.

DU FÉMUR [1].

FEMUR, FEMEN, OS COXÆ (*CELS.*); OS FEMORIS (*VES.*, *SOEMM.*); OS FENESTRATUM, OS CRURIS (*MEYER*).

Cet os pair, cylindroïde, situé au-dessous du tronc, forme la charpente de la cuisse. Intermédiaire entre le bassin et la jambe, destiné, en vue de la station bipède, à supporter le poids du corps et à opérer de larges écartemens pour sa translation dans l'espace, le fémur, proportionnellement plus considérable dans l'homme que dans les autres animaux, est à la fois le plus long, le plus épais et le plus résistant des os du squelette. Dirigé de haut en bas, il présente une double obliquité, peu prononcée d'avant en arrière, mais qui forme, de dehors en dedans, avec le plan vertical, un angle de quinze à dix-sept degrés dans l'homme et de dix-huit à vingt dans la femme, en raison de la moindre longueur de l'os pour une largeur plus considérable du bassin. En sorte que dans la station verticale, les pieds et les genoux étant rapprochés, les deux fémurs, écartés en haut, se rejoignent inférieurement, en interceptant un triangle, disposition qui a pour objet de rappeler la partie inférieure des membres vers le centre de gravité. Le corps du fémur, incurvé en avant, offre, sur son axe, une légère torsion dont l'effet, de dehors en dedans, est d'incliner obliquement ses extrémités; la supérieure de bas en haut et d'arrière en avant, et l'inférieure de haut en bas et d'avant en arrière.

Corps. Prismatique, rétréci et triangulaire à sa partie moyenne, renflé vers ses extrémités, la supérieure, circulaire, l'inférieure, aplatie d'avant en arrière; légèrement contourné sur lui-même et offrant, vers le tiers supérieur de l'os, une coudure à convexité antérieure; on y considère trois plans, un antérieur et deux latéraux qui sont en même temps postérieurs, et trois angles, deux antérieurs, externe et interne, et un postérieur médian.

Le *plan antérieur*, convexe à sa partie moyenne, suivant les deux diamètres, plane en travers, en haut et en bas, donne attache à la portion moyenne du triceps fémoral, dans ses trois quarts supérieurs, et en est isolé inférieurement par du tissu cellulaire adipeux.

Le *plan interne* et *postérieur* présente une concavité, rendue plus profonde par la saillie des extrémités, et pour la supérieure en particulier, encore augmentée par le levier du pubis, d'où résulte, entre le fémur et la surface cutanée, un vaste espace triangulaire rempli par les muscles internes de la cuisse. Transversalement le plan interne est plane et oblique en arrière et en dehors vers l'angle postérieur; il donne attache à la portion interne du triceps fémoral ou vaste interne. A ses extrémités, il est limité et rétréci par des lignes obliques sur lesquelles nous reviendrons bientôt. Près de l'angle postérieur et vers le tiers inférieur de l'os, il offre une cannelure verticale qui loge les vaisseaux fémoraux au-dessus du point où ils deviennent poplités.

Le *plan externe* et *postérieur* est également concave longitudinalement, oblique en arrière et en dedans, plane en travers à sa partie moyenne, convexe en haut et en bas. Il sert à l'implantation de la portion externe du triceps fémoral ou vaste externe.

Les deux *angles antérieurs*, *interne* et *externe*, mousses et arrondis, sont enveloppés par le triceps qui s'y insère. L'*angle postérieur* est plus important à étudier; épais, saillant, rugueux, il a reçu le nom de *ligne âpre*. Cette ligne, parallèle à l'axe de l'os, n'en occupe véritablement que le tiers moyen; supérieurement et inférieurement, elle se bifurque en deux autres lignes qui rejoignent les angles latéraux en interceptant des espaces triangulaires. La ligne âpre donne attache en dehors au vaste externe, et inférieurement à la courte portion du biceps fémoral; en dedans, au vaste interne, et par son interstice à une portion des trois muscles adducteurs. A la partie moyenne se voit l'orifice du conduit nourricier, dirigé de bas en haut; souvent, au lieu d'un seul orifice, il y en a deux ou trois. Des deux lignes de la

(1) Planche 37.

bifurcation supérieure, l'*externe*, épaisse et rugueuse, remonte vers le grand trochanter; elle sert d'implantation au vaste externe et au troisième adducteur. Plus haut, elle se termine par une crête verticale proéminente épaisse et raboteuse, sur laquelle s'insère le tendon du grand fessier. La ligne *interne* ou *pectinée*, peu saillante, contourne en dedans le petit trochanter; elle limite en haut le vaste interne et donne elle-même attache au pectiné. Dans l'espace triangulaire compris entre les deux lignes s'implantent le carré crural et le faisceau supérieur du troisième adducteur. Les lignes de la *bifurcation inférieure*, plus longues que celles dont nous venons de parler, descendent en s'écartant vers le bord postérieur et supérieur de l'un et de l'autre condyle. L'*externe*, tranchante, donne attache à la courte portion du biceps et en dehors au vaste externe; l'*interne* est interrompue à sa naissance dans une étendue d'environ deux pouces au-dessous de la cannelure du plan interne, par une surface lisse sur laquelle passent les vaisseaux fémoraux, qui deviennent poplités, ce point correspond à l'arcade aponévrotique du grand adducteur qui continue de s'insérer au-dessous. Inférieurement et au-dedans de ces deux lignes, des rugosités donnent attache à la portion charnue supérieure des muscles jumeaux, dont les tendons s'implantent plus bas dans deux enfoncemens placés à la partie postérieure et supérieure du bord libre des condyles. L'espace moyen triangulaire est en rapport médiat avec les vaisseaux et les nerfs poplités.

Extrémité supérieure ou coxale. Vaste éminence pyramidale, aplatie d'avant en arrière, qui se détache du corps de l'os sous un angle de 125 à 135 degrés, ouvert en dedans et en bas. Elle se compose de 4 parties : deux apophyses placées aux extrémités de sa base, les *grand* et *petit trochanters* (de τροχάω, je tourne), unis par un rétrécissement, le *col*, avec un renflement circulaire qui en forme le sommet, la *tête*. La longueur de l'extrémité supérieure du fémur, entre sa tête et la naissance du bord externe de l'os, est, chez un homme de moyenne taille, de quatre pouces sur trois de largeur ou de base entre les sommets des trochanters.

1° *Tête*. Arrondie, hémisphérique, dirigée en dedans, en haut et un peu en avant, de deux pouces d'étendue dans ses deux diamètres, recouverte de cartilage dans l'état frais, elle est reçue dans la cavité cotyloïde de l'os coxal. Au milieu de sa courbe horizontale et au tiers environ de son profil vertical est un enfoncement circulaire raboteux qui donne attache au ligament inter-articulaire. La terminaison du cartilage est indiquée par un sillon circulaire sinueux qui descend plus bas en avant qu'en arrière; au-dessous finit la calotte articulaire et commence le col.

2° *Col*. Intermédiaire entre la tête et les trochanters, aplati et de forme trapézoïde d'avant en arrière, ovalaire de haut en bas, incliné obliquement vers le corps de l'os, en bas, en dehors et un peu en arrière, concave sur ses faces et ses bords, il naît du contour de la tête, se rétrécit à sa partie moyenne et s'épanouit inférieurement en rejoignant, par ses bords, les deux trochanters, et par ses faces deux crêtes obliques, rugueuses, étendues de l'une à l'autre de ces éminences. La crête antérieure, peu saillante, donne attache à la capsule fibreuse coxo-fémorale. La crête postérieure curviligne, et dont la concavité est tournée vers le col, épaisse, proéminente et sillonnée de trous nourriciers, donne attache au carré crural; en dedans, sur la face postérieure du col, s'insère la capsule coxo-fémorale. La surface du col est percée de trous nourriciers en grand nombre, principalement sur le bord supérieur et aux deux extrémités, au contour de la tête et de la base. Dans l'homme, la longueur moyenne du col du fémur, qui n'est que d'environ un pouce, offre quinze lignes en arrière, sur le prolongement de la cavité digitale du grand trochanter; le bord inférieur a vingt lignes d'étendue, le bord supérieur onze; le diamètre vertical dans le point le plus rétréci est de dix-sept lignes et le diamètre antéro-postérieur de dix. Ainsi le col du fémur offre plus de résistance verticalement que d'avant en arrière, disposition nécessaire pour la station. Son bord inférieur qui transmet la pression est plus épais que le supérieur; nous verrons plus loin qu'il présente aussi beaucoup plus de solidité dans sa structure.

3° *Grand trochanter*. Cette éminence quadrilatère, épaisse et rugueuse, est située à la partie externe et supérieure du fémur sur un plan horizontal inférieur à celui de la tête. Elle offre une grande *face externe* inclinée obliquement en arrière et en dedans et séparée en deux parties par une crête oblique en bas et en avant. La partie supérieure donne attache au tendon du moyen fessier. Sur la crête s'insèrent l'expansion du même tendon et l'attache supérieure aponévrotique du grand fessier. La surface inférieure sert au glissement du tendon du grand fessier dont elle est isolée par une bourse synoviale. La *face interne* n'existe qu'en haut où elle est constituée par un enfoncement, la *fosse digitale*, creusé entre le trochanter et le col, dans lequel s'insèrent les tendons des jumeaux supérieur et inférieur et des obturateurs externe et interne. Son bord supérieur donne attache au petit fessier, et, par un tubercule saillant au-dessus de la fosse digitale, au tendon du pyramidal. Les bords inférieur et antérieur, indiqués par deux fortes crêtes transversale et verticale, dont la dernière se termine en haut par un tubercule très-saillant, limitent l'insertion supérieure du vaste externe. Le bord postérieur n'est que le commencement de la crête déjà connue, qui rejoint le petit trochanter.

4° *Petit trochanter*. C'est une forte apophyse d'insertion située à la partie inférieure interne et postérieure de l'extrémité coxale du fémur. Elle naît de la surface de l'os par trois fortes crêtes, deux supérieures constituées par le bord inférieur du col et la ligne courbe qui descend du grand trochanter, et une inférieure qui rejoint la ligne interne de bifurcation de l'angle postérieur de l'os. Le sommet donne attache au tendon des psoas et iliaque; il est légèrement contourné en avant et en haut, suivant la direction de ces muscles.

Extrémité inférieure ou tibiale. Très-volumineuse, large de trois pouces et quelques lignes, de forme trapézoïdale par son plan articulaire, oblongue et d'une étendue de deux pouces et demi d'avant en arrière, rétrécie dans le premier sens, écartée dans l'autre, elle se compose de deux masses ovalaires, les *condyles*, distingués en *externe* et *interne*, et séparés en avant par un collet ou *poulie* cartilagineuse, et en arrière par une échancrure ou gorge très-profonde.

La situation, la forme et l'étendue des deux condyles présentent quelques différences. Le fémur placé dans son obliquité naturelle, les surfaces articulaires des deux condyles reposent sur le même plan horizontal; disposition essentielle pour répartir le poids sur les deux tubérosités du tibia. Dans cette position, un fil à plomb qui tombe du sommet de la tête de l'os, passe au milieu du condyle externe; la poulie moyenne répond au prolongement de l'os, le condyle interne est rejeté tout à fait en dedans. Le condyle externe, placé sur un plan antérieur à l'autre, est plus saillant en avant et moins en arrière; il est un peu plus long, plus épais et moins élevé. L'interne, oblique et plus convexe d'avant en arrière, moins épais et incurvé suivant son épaisseur, est de moitié plus étendu en hauteur. Tous deux offrent en commun, 1° une *surface inférieure*, convexe, le condyle proprement dit, contournée très-haut en arrière dans le sens de la flexion, inclinée en travers et remontant, de chaque côté, vers la poulie moyenne, enduite de cartilage dans l'état frais. Ces deux surfaces glissent par l'intermédiaire des fibro-cartilages semi-lunaires sur les plans articulaires du tibia. 2° Une grande *face latérale* faisant suite aux plans interne ou externe de l'os, et surmontée d'une *tubérosité*. La face interne du condyle du même nom est, en raison de sa hauteur, beaucoup plus étendue que l'autre; sa tubérosité donne attache au ligament latéral interne de l'articulation fémoro-tibiale, à celui de la rotule et au tendon du troisième adducteur. En arrière et au-dessus du condyle est l'enfoncement dans lequel s'implante le tendon du jumeau. La face externe de l'autre condyle est moins élevée; sa tubérosité, saillante en arrière, donne attache au ligament latéral externe fémoro-tibial; et en avant au tendon aplati de l'aponévrose fascia lata uni au ligament latéral externe de la rotule. Au-dessus et en arrière est la fossette d'insertion du jumeau externe; plus bas se remarque une dépression courbe qui sert d'implantation au plantaire grêle et au poplité. Suivant un trajet oblique en avant, sur les deux condyles, s'insère la capsule fémoro-tibiale.

Au milieu et en avant est la poulie formée par les faces adjacentes des deux condyles; elle remonte plus haut sur l'externe; enduite de cartilage, c'est sur elle que glisse la rotule. En bas, elle se termine au milieu du plan inférieur articulaire. L'échancrure qui lui succède, large et profonde d'environ un pouce, sépare en arrière les deux condyles. Elle loge les ligamens croisés de l'articulation fémoro-tibiale. Ses parois latérales sont formées par les faces adjacentes des deux condyles, creusées chacune d'un enfoncement dans lequel s'implantent les ligamens croisés, l'antérieur sur le condyle interne et le postérieur sur le condyle externe.

Connexions. Le fémur s'articule avec l'os coxal, la rotule et le tibia. La première articulation est orbiculaire; la seconde est une charnière qui ne permet d'autre mouvement que la flexion et l'extension. Le fémur donne attache : 1° à vingt-deux muscles, les grand, moyen et petit fessiers, le pyramidal, les deux obturateurs, les jumeaux du bassin, le carré crural, les psoas et iliaque, le pectiné, les biceps et triceps fémoraux, les trois adducteurs, les jumeaux de la jambe, le plantaire grêle, le poplité et le fascia lata; 2° à la capsule fibreuse coxo-fémorale, ainsi qu'à la capsule et aux ligamens de l'articulation fémoro-tibiale. Enfin le fémur dans une portion de son étendue est en rapport médiat avec les vaisseaux fémoro-poplités.

Structure (1). Le fémur, vu ses dimensions colossales et l'importance de ses usages, est, de tous les os, celui dont l'intention architecturale est la plus évidente et offre le plus d'intérêt. *Corps*. Il est formé comme à l'ordinaire d'une forte enveloppe de substance compacte; elle a de trois à quatre lignes, maximum de son épaisseur, vers la coudure de l'os, et diminue progressivement, jusqu'à former autour des extrémités une lamelle à peine sensible. Le canal central, en raison de sa longueur, est fréquemment coupé par des cloisons incomplètes de tissu réticulaire. — *Extrémité supérieure* (*fig.* 1). 1° La *tête*, comme celle de l'humérus, est composée de ce magma osseux criblé de petites aréoles circulaires que l'on rencontre dans toutes les éminences qui supportent des pressions ou des tractions. Une trace de soudure d'épiphyse, formant un angle rentrant, l'unit avec le col, de manière qu'elle enveloppe et coiffe pour ainsi dire celui-ci, disposition importante pour la solidité. 2° Le *col* se compose de deux portions triangulaires distinctes, adossées par la diagonale. La portion interne et inférieure, presque compacte, représente un gros faisceau de petites colonnes parallèles qui transmettent évidemment le poids du segment supérieur de la tête sur le bord inférieur du col; aussi la substance compacte de ce dernier augmente-t-elle graduellement d'épaisseur de haut en bas à mesure qu'elle sert d'appui à de nouvelles colonnes. La direction et la texture du faisceau principal de support étant reconnues, on conçoit que les espaces latéraux, situés hors de la ligne de pression, n'ayant presque rien à supporter, seront formés d'un tissu plus rare. L'inspection anatomique est ici parfaitement d'accord avec l'induction physiologique : en bas et en dedans, un petit espace triangulaire situé au-dessous de la tête (de *a* en *d*); et en dehors, la portion externe et supérieure du col qui s'étend jusqu'à sa base (*m*), ne sont formés que de tissu réticulaire entrecoupé par des lamelles que la nature utilise pour l'entrée des principaux canaux vasculaires de l'os.

3° Du *milieu* de l'extrémité coxale, sur le bord supérieur du col, procède une masse centrale de lamelles très-fortes, constituant un noyau perméable de renforcement. Cette masse qui renferme des canaux vasculaires (*e*), semble avoir pour objet de réunir la tête et le grand trochanter entre eux et avec le corps de l'os. Dès sa naissance elle communique avec la tête et le col par un faisceau de lamelles radiées, et avec le grand trochanter, par une forte lame qui en soutient le tissu, se bifurque en interceptant deux espaces de tissu réticulaire (*i, k*), et rejoint au dehors la substance compacte (*fig. g*). Inférieurement cette lame est encore appuyée sur la substance compacte du plan externe (en *l*), par un faisceau de petites colonnes verticales. Ses communications supérieures établies, la masse de lamelles centrales descend verticalement dans une étendue d'un pouce et demi, suivant l'axe de l'os; elle s'épanouit ensuite en un cône qui rejoint la circonférence. Vu sur la coupe verticale de l'os en travers, ce cône représente une bifurcation en deux masses dont l'externe est la plus forte, qui descendent obliquement à droite et à gauche, et rejoignent la substance compacte des plans opposés de l'os à la naissance de sa diaphyse. La ligne interne suit le trajet indiqué au-dehors par la base du col, et limite le triangle compris entre elle et le grand faisceau de support; la ligne externe intercepte un espace oblong vertical de tissu réticulaire, circonscrit en haut et en dehors par la lame du grand trochanter et le faisceau de colonnes qui en descend.

Ainsi, dans la station verticale, le poids du corps est transmis presque en entier par le faisceau principal du col sur la substance compacte du plan interne, et en partie des plans antérieur et postérieur : une faible portion seulement rejoint le plan externe par le bord supérieur du col et la masse de lamelles centrales. Comme conséquence aussi, les points les plus faibles de l'extrémité supérieure sont les triangles celluleux de la base du col et du grand trochanter. Il semble bien évident que c'est à cette rareté de leur tissu intérieur et non à d'autres causes plus ou moins vagues, tirées de la conformation extérieure, tour à tour invo-

(1) Planches 43, fig. 2, 3.

quées par les uns et combattues par les autres, que sont dues les fractures si fréquentes que l'on y observe, surtout dans le premier point. Peut-être aurait-on mieux compris le secret de ces fractures, si, au lieu d'envisager toujours l'os au-dehors, on l'avait une fois regardé au-dedans. L'examen le plus simple du tissu spongieux, qui fait préjuger du siége ordinaire des fractures, explique d'une manière aussi satisfaisante l'espèce de choc qui peut y donner lieu. Ainsi, les chocs de haut en bas, où la pression est transmise directement par un tissu résistant sur la substance compacte, pourront être supportés impunément; mais il n'en sera pas de même des chocs violens de bas en haut dont la portion de poids, transmise par le plan externe, ne peut être reportée sur la tête qu'en traversant le fragile noyau réticulaire du col. Et surtout, le choc le plus dangereux devra être celui porté sur le grand trochanter qui vient heurter de front le faisceau résistant du col, par ce noyau réticulaire lui-même, trop faible pour résister. Enfin, en poussant plus loin encore cet aperçu, on trouverait, dans l'existence des autres noyaux réticulaires du grand trochanter lui-même, au-dessus ou au-dessous de sa lame de renforcement, le siége et la cause organique de ses fractures isolées et de celles du col, en dehors de la capsule articulaire.

Extrémité inférieure (*fig.* 2). Au tiers supérieur des condyles, se remarque la trace, onduleuse en travers, de la soudure de l'épiphyse. De chaque côté sont deux faisceaux (1) de colonnes verticales nées de la substance compacte, l'externe plus haut que l'interne. Convergentes vers le milieu de l'épiphyse, séparées en haut par un triangle rempli d'un tissu réticulaire très-léger, elles reparaissent au-dessous de la soudure, mais sans continuité de fibres, et gagnent la surface articulaire des condyles. Entre ces derniers, au sommet de leur échancrure, est un noyau de renforcement formé par de la substance compacte éburnée. Des fibres, qui en irradient dans tous les sens, lient ensemble les deux condyles. Les surfaces articulaires, dans l'épaisseur de deux à trois lignes, sont formées d'aréoles circulaires dans un magma osseux : il en est de même des tubérosités, dans une faible épaisseur.

Nous avons peut-être disserté trop longuement sur cette texture du fémur; mais ayant en vue d'appeler l'attention sur l'architecture des os, sujet nouveau et fécond en déductions physiologiques et chirurgicales, au lieu de nous en tenir à des généralités, nous avons préféré prendre pour type d'un examen minutieux celui de tous les os dont la texture est la plus intéressante et la plus variée, et dont les détails sont les plus visibles.

Développement. Le fémur, à la naissance, se compose de trois parties bien distinctes; le corps, ossifié dans toute son étendue et presque droit, et les extrémités encore cartilagineuses. Aux deux bouts, le fémur offre, comme tous les os longs à cet âge, une plaque isolée, mince, transversale, très-poreuse et vasculaire, qui est le commencement des épiphyses. Un noyau osseux, qui a commencé à paraître dans le dernier mois de la grossesse, existe entre les deux condyles. En arrière de ces éminences se voient quelques points de substance osseuse sablée (2). Les deux extrémités sont très-volumineuses. La supérieure forme, avec le corps, un angle droit; la tête, très-forte, est légèrement inclinée en bas; le grand trochanter est aplati et rentré en dedans; le col est indiqué seulement par un sillon. L'extrémité inférieure, très-large en travers, diffère surtout de la forme qu'elle aura dans l'adulte, par la grande étendue de sa poulie inter-condylienne. L'ossification commence peu après la naissance dans les condyles et la tête; mais pour les trochanters, elle ne s'annonce que de la troisième à la quatrième année, d'abord dans le grand, puis dans le petit. Le col se forme par le prolongement du corps de l'os. Les divers germes osseux qui constituent plus tard les épiphyses restent isolés jusqu'à l'époque du développement complet en hauteur. Ils se soudent définitivement dans un ordre presque inverse de leur apparition : d'abord le petit trochanter, puis la tête, le grand trochanter, et enfin l'extrémité inférieure.

L'angle du col s'élève à mesure que le sujet grandit : aussi est-il plus ouvert dans l'homme que dans la femme, et parmi les hommes, d'autant plus que le sujet est d'une taille plus élevée. Dans le vieillard, au contraire, en même temps qu'augmente l'obliquité du bassin, le col du fémur s'affaisse et se rapproche de l'angle droit, à mesure que la flexion devenant plus prononcée, sa démarche se rapproche davantage de celle du premier âge.

DES OS DE LA JAMBE.

DE LA ROTULE (1).

MYAB, MOLA (*GAL.*); PATELLA (*CELS.*, *SOEMM.*); POLUS (*VES.*); MOLA GENU (*G. BAUH.*); OS SCUTIFORME (*BARTH.*); OLECRANUM MOBILE (*WINSL.*); OS DISCIFORME S. CARTILAGINOSUM (*MONR.*).

Os pair, cordiforme, situé verticalement à la partie antérieure du genou, au-devant de la poulie du fémur, la rotule, qui représente l'olécrâne isolé, n'est qu'un os sésamoïde développé dans l'épaisseur du tendon extenseur de la jambe. Très-saillante dans la flexion, elle est mobile dans l'extension avec le tendon qui lui sert de gangue, et pour lequel elle fait, par sa proéminence, l'office de poulie de renvoi.

---

(1) C'est toujours sous la forme d'une couche circulaire, à paroi décroissante, et creusée d'un cône central rempli de tissu réticulaire, que se distribuent les colonnes osseuses des extrémités ou des surfaces articulaires des os longs, sur le contour de la diaphyse. C'est de cette manière qu'il faut traduire les faisceaux latéraux que nous décrivons dans les os cylindriques, et qui ne paraissent tels que sur les sections longitudinales.

(2) Nous croyons devoir expliquer ici la valeur que nous donnons à cette expression et à quelques autres représentant la même idée, et que nous avons employées à propos du développement des os. L'ossification commençante offre un aspect très-différent, suivant que le point où on l'observe doit se convertir plus tard en tissu compacte ou en tissu spongieux. Les germes du premier genre forment très-promptement de petites plaques solides; les noyaux du tissu spongieux au contraire, quoique volumineux, restent long-temps mous et faciles à écraser dans l'état frais. Leur forme circulaire est vague et semble n'indiquer qu'un dépôt de matière calcaire dans une gangue cartilagineuse très-molle. Ces noyaux, qui ne revêtent l'apparence organique lamellaire ou fibrillaire que lorsqu'ils ont acquis un volume assez considérable, sont bien véritablement les centres de l'ossification, dans ce sens que c'est là qu'elle commence et qu'elle tend à s'accumuler dans des masses de forme définie qui, plus tard, constituent les épiphyses; mais ce ne sont pas les seuls points d'où elle naisse. Autour d'eux, et dans un siége parfois très-éloigné, se voient, dans l'épaisseur du cartilage, des dépôts capillaires de substance calcaire formant de petits îlots, les uns isolés, d'autres traçant des lignes ponctuées ou de petits amas blanchâtres simulant un champ de sable, et qui, à mesure qu'ils s'accroissent, tendent à se réunir entre eux et avec le centre ou noyau principal. Cette manière, dont nous paraît procéder l'ossification, est commune à tous les grands amas de tissu spongieux des os courts ou des extrémités des os longs. Pour bien apercevoir ce genre de détails, il suffit d'étudier à une faible loupe, ou même à l'œil nu, des os frais de fœtus ou de jeune enfant que l'on a soumis à un commencement de dessiccation, pour rendre plus évidens les points calcaires par la différence de leur coloration avec celle du cartilage. Nous ne faisons, du reste, qu'indiquer les particularités essentielles à connaître pour l'intelligence du texte, ayant à revenir plus au long sur ce sujet dans l'embryotomie et dans l'anatomie générale.

(1) Planche 37.

Sa *face antérieure*, convexe suivant ses deux diamètres, est parsemée de stries longitudinales correspondant aux fibres du tendon; on y remarque de nombreux conduits nourriciers ellipsoïdes parallèles aux stries verticales. Cette face est en rapport médiat avec l'expansion de l'aponévrose fémorale qu'une bourse synoviale sépare de la peau. La *face postérieure*, oblongue transversalement, encroûtée de cartilage dans l'état frais, est formée par deux surfaces inclinées en avant, légèrement concaves, l'externe plus large que l'interne, séparées par une saillie moyenne, oblique de haut en bas et de dehors en dedans. Cette face est adaptée à la configuration de la poulie inter-condylienne du fémur sur laquelle elle glisse dans les mouvemens de flexion et d'extension du genou. Le contour de la surface cartilagineuse donne attache à la capsule synoviale. Au-dessous est un espace triangulaire rugueux, incliné en bas et en avant jusqu'au sommet, et qui sert d'implantation à l'extrémité du tendon extenseur ou ligament rotulien.

La *base* de la rotule, épaisse d'arrière en avant, en forme de triangle curviligne, donne attache antérieurement à une partie du tendon extenseur. Les *bords latéraux*, minces, servent de chaque côté d'insertion aux tendons aponévrotiques des deux portions vaste interne et vaste externe du triceps fémoral, et aux ligamens latéraux de la rotule. Le *sommet*, aigu, donne attache au ligament rotulien.

Connexions. La rotule ne s'articule qu'avec les condyles du fémur sur lesquels elle ne fait que glisser dans les contractions de l'extenseur de la jambe. Jusqu'à un certain point, on peut, par analogie avec l'olécrâne, la considérer comme étant articulée avec le tibia par l'intermédiaire d'un ligament: c'est sous ce point de vue qu'elle est considérée, par tous les anatomistes, comme un os de la jambe.

Structure. La rotule est entièrement formée de tissu réticulaire à deux rangs de filamens, verticaux et horizontaux, en sorte que les aréoles sont généralement quadrilatères, comme dans les corps des vertèbres. Des canaux vasculaires parcourent ce tissu. A l'extérieur il est environné d'une lame mince de substance compacte, légèrement épaissie vers la base et le sommet.

La rotule, exposée aux chocs extérieurs, est souvent fracturée. Sa situation, dans l'épaisseur d'un tendon, explique pourquoi ses fractures longitudinales parallèles aux fibres tendineuses sont sans déplacement; tandis que, pour ses fractures transversales, il est si difficile de maintenir la coaptation des fragmens, et conséquemment d'obtenir une consolidation osseuse immédiate et sans interposition d'une substance fibreuse.

Développement. Cet os, dont la place est indiquée, chez le fœtus à terme, par un renflement cartilagineux, d'un volume considérable, dans le tendon extenseur, ne commence à offrir un germe osseux que dans la première année qui suit la naissance. Mais l'ossification n'envahit qu'avec beaucoup de lenteur vers la circonférence, et n'est terminée qu'à l'âge de douze ans.

DU TIBIA [1].

OS TIBIÆ, FOCILE MAJUS (*VES.*); CANNA MAJOR (*VES.*, *BAUH.*).

Le tibia, os pair, prismatique, situé à la partie interne et antérieure de la jambe, forme, dans l'homme, la pièce principale de sa charpente, dont le péroné n'est que l'accessoire. Intermédiaire entre le fémur et l'astragale, destiné à reporter, presque en totalité, sur le pied, le poids du corps et du membre abdominal, sa direction est verticale, et son volume considérable. Comparé avec le fémur, il est seulement un peu moins épais, surtout inférieurement, et offre un cinquième de moins en longueur; mais sa résistance ne paraîtra pas moins considérable si, avec ce qu'il est plus court, on tient compte de l'épaisseur de sa substance compacte, de sa forme prismatique, de sa triple courbure verticale, qui le fait ressembler à une colonne torse, et de l'appui que lui prête en dehors le péroné. Le tibia se divise en un corps et en deux extrémités légèrement contournées en sens inverse, la supérieure en arrière et l'inférieure en avant, mais dont les plans articulaires, horizontaux, sont parallèles.

Corps. Dirigé verticalement, il décrit, en travers, une ligne légèrement sinueuse, à triple courbure, dont la convexité est interne en haut et en bas, et externe à la partie moyenne. D'avant en arrière il offre également une incurvation peu prononcée, à concavité postérieure. Le corps du tibia, triangulaire et diminuant de volume, de haut en bas, dans ses trois quarts supérieurs, s'arrondit, et augmente d'épaisseur en bas. La section intermédiaire, située au quart inférieur, point le plus rétréci, est celle qui se fracture le plus ordinairement. On y considère trois plans, deux latéraux et un postérieur plus larges en haut qu'en bas, et trois angles, un antérieur médian, et deux postérieurs latéraux.

Le *plan interne*, plane verticalement, est légèrement convexe en travers, oblique en dedans et en arrière dans ses trois quarts supérieurs, directement interne dans son quart inférieur. Sa portion supérieure, la plus large donne attache aux tendons des muscles couturier, droit interne et demi-tendineux, dont l'épanouissement constitue la patte d'oie. Dans le reste de son étendue il est sous-cutané. Le *plan externe* est concave dans ses deux tiers supérieurs, où s'insère le jambier antérieur. Inférieurement il offre une surface lisse, contournée en avant, sorte de gouttière sur laquelle glissent les tendons des jambier antérieur, extenseur propre du gros orteil, extenseur commun des orteils et péronier antérieur, et les vaisseaux tibiaux antérieurs, artère, veines et nerf. Le *plan postérieur*, légèrement concave longitudinalement, est recouvert par une épaisseur de muscles considérable. De l'extrémité de l'angle externe descend obliquement, jusqu'au tiers supérieur de l'angle interne, une ligne rugueuse qui donne attache, en haut, au muscle poplité, qui recouvre la surface triangulaire située au-dessus; en bas, au soléaire, au jambier postérieur et au long fléchisseur des orteils: les deux derniers continuent de s'attacher sur la surface inférieure de l'os. Au-dessous de la ligne poplitée, en dehors et vers le tiers supérieur de l'os, est une longue gouttière, dirigée de haut en bas, qui aboutit au trou nourricier du tibia, le plus considérable de tous ceux des os longs.

Des trois *angles*, l'*antérieur*, très-saillant, convexe en avant, porte le nom de *crête du tibia*: né supérieurement de la *tubérosité antérieure* qui donne attache au ligament rotulien, il s'étend jusqu'au quart inférieur de l'os, et sert d'implantation à l'aponévrose jambière. Cet angle, tranchant et sous-cutané, indique au-dehors la ligne sinueuse verticale du corps du tibia, et sert de guide pour établir le diagnostic des fractures de la jambe et pour opérer la coaptation de leurs fragmens. L'*angle interne et postérieur*, mousse dans son tiers supérieur, donne attache au ligament latéral interne fémoro-tibial et au muscle poplité. Dans

(1) Planche 38.

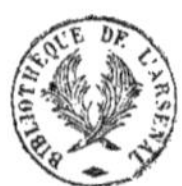

le reste de son étendue, il est enveloppé par le muscle long fléchisseur commun des orteils, qui s'y insère. L'*angle externe* et *postérieur*, mince et tranchant, sert d'implantation au ligament inter-osseux péronéo-tibial.

EXTRÉMITÉ SUPÉRIEURE OU FÉMORALE. Elle forme une masse ovalaire de dedans en dehors, et dont le volume, adapté à celui des condyles du fémur, est, par rapport au tiers inférieur de l'os, près du quadruple en travers, et plus du double d'avant en arrière. Son *plan supérieur*, articulaire, se compose de deux cavités glénoïdes: l'*interne*, ovalaire d'avant en arrière, un peu moins large, mais plus profonde que l'autre, la dépasse aux deux extrémités de son grand diamètre; l'*externe* est presque circulaire et plane; toutes deux, recouvertes de cartilages, servent aux glissemens des condyles du fémur, rendues plus profondes par l'interposition sur leur contour extérieur des fibro-cartilages semi-lunaires. Elles sont séparées l'une de l'autre par une saillie moyenne à double sommet antéro-postérieur divisé par un sillon mitoyen, l'*épine du tibia*. Aux deux extrémités de cette éminence, et entre les surfaces articulaires, sont des enfoncemens dans lesquels s'insère les fibro-cartilages semi-lunaires et les ligamens croisés antérieur et postérieur.

Le *plan antérieur* offre une surface triangulaire, parsemée de trous nourriciers, en rapport avec une masse de tissu adipeux articulaire. En haut et en dehors s'insère le fibro-cartilage semi-circulaire externe. Incliné en bas, le sommet du triangle constitue une éminence, oblongue, saillante, la *tubérosité antérieure du tibia*, qui donne attache au tendon dit *ligament rotulien*; un peu au-dessus est une surface lisse en rapport avec une bourse synoviale pour le glissement du tendon. Le *plan postérieur* est divisé horizontalement par une crête onduleuse qui donne attache aux ligamens postérieurs fémoro-tibial et péronéo-tibial. Au-dessus se remarquent: à la partie interne, une gouttière transversale dans laquelle glisse le tendon du demi-membraneux; au milieu une échancrure qui loge le ligament profond fémoro-tibial. Les *plans latéraux* sont constitués par des éminences d'un volume considérable, les *tubérosités du tibia*, arrondies dans leur contour, évidées en dessous pour se continuer avec le corps de l'os. La *tubérosité interne* donne attache au ligament latéral interne fémoro-tibial, et en arrière, au tendon du demi-membraneux. La *tubérosité externe* offre en arrière une petite facette cartilagineuse, irrégulièrement circulaire, oblique en bas, en avant et en dedans, qui s'articule avec l'extrémité supérieure du péroné. Au milieu s'insèrent les petits ligamens antérieurs de l'articulation péronéo-tibiale; antérieurement se voit une crête courbe qui rejoint la tubérosité antérieure et qui donne attache, en haut, à l'aponévrose fascia lata, devenue tendineuse; en bas, à l'extenseur commun des orteils et au jambier antérieur.

EXTRÉMITÉ INFÉRIEURE OU TARSIENNE. Placée sur un plan un peu antérieur à celui de l'extrémité fémorale, elle n'a guère que le tiers du volume de cette dernière, pour se prêter à une plus grande rapidité dans les mouvemens. Son *plan articulaire*, en forme de pentaèdre allongé en travers, ressemble, en grand, à celui de l'extrémité carpienne du radius. Il se compose de deux surfaces recouvertes en commun d'un cartilage: l'une, horizontale, quadrilatère, à deux facettes concaves, séparées par une saillie antéro-postérieure, fait suite au corps de l'os et reporte le poids sur la poulie de l'astragale; l'autre, très-petite, plus élevée en avant qu'en arrière, et formée par la face externe de la malléole, glisse sur la surface interne de l'astragale.

Des quatre *plans* de l'extrémité tarsienne faisant suite au corps, l'*antérieur*, très-large, offre en dedans la gouttière de glissement des tendons du jambier antérieur et des extenseurs; son rebord donne attache au ligament tibio-tarsien antérieur et à la capsule de l'articulation.

Le *plan postérieur*, un peu moins étendu, et légèrement contourné en dedans, présente une gouttière longitudinale pour le glissement du tendon du long fléchisseur du gros orteil; son rebord, épais et tuberculeux, donne attache, de bas en haut, à la capsule articulaire et aux ligamens postérieurs péronéo-tibiaux. Le *plan externe*, incliné en arrière, concave et triangulaire de haut en bas, embrasse l'extrémité inférieure du péroné; il offre à sa base, pour le glissement de cet os, une petite facette cartilagineuse concave, en forme de croissant; au-dessus s'insère le petit ligament inter-osseux inférieur. Le *plan interne* forme, en bas et en dedans, une saillie considérable, la *malléole interne*. Cette éminence enchâsse en dedans l'articulation tibio-astragalienne; sa *face interne*, convexe, en rapport avec la veine et le nerf saphènes internes, est sous-cutanée; sa *face externe* présente une facette cartilagineuse, décroissant d'avant en arrière, qui glisse sur la face interne de l'astragale. Son *bord antérieur* donne attache au ligament tibio-tarsien; le postérieur offre la terminaison de la coulisse osseuse du tendon du long fléchisseur du gros orteil. A son *sommet*, bituberculeux, s'insère le ligament latéral interne tibio-tarsien.

Connexions. Le tibia s'articule immédiatement avec trois os, le fémur, le péroné et l'astragale, et médiatement avec la rotule, par l'intermédiaire d'un tendon. Il donne attache : 1° à treize muscles, les crural antérieur et triceps réunis, couturier, droit interne, demi-tendineux, demi-membraneux, jambier antérieur, extenseur commun des orteils, poplité, soléaire, jambier postérieur, long fléchisseur commun des orteils et long fléchisseur propre du gros orteil; 2° aux aponévroses fascia lata et jambière; 3° aux ligamens et capsules de ses diverses articulations. Enfin, dans divers points de son étendue, le tibia est en rapport avec les vaisseaux tibiaux antérieurs, la veine et le nerf saphènes internes.

Structure (1). Elle est assez simple, vu la direction uniformément verticale de l'os. Le *corps* est formé d'une substance compacte très-épaisse, surtout dans la crête; aussi la forme du canal central n'est-elle pas aussi véritablement triangulaire qu'on pourrait le croire d'après la configuration extérieure de l'os. Ce canal étant moins large que celui du fémur, les cloisons transversales de tissu réticulaire y sont plus rares; mais ce tissu lui-même est aussi abondant aux approches des extrémités. La *supérieure* est partagée, à un pouce de la surface articulaire, par la ligne courbe transversale de l'épiphyse. Le fond des cavités glénoïdes est supporté par une couche de deux à trois lignes de tissu aréolaire; au-dessous, les tubérosités sont formées par un double faisceau de colonnes verticales descendant parallèlement sur la substance compacte de la diaphyse; l'interne plus épais, rapproché de la partie moyenne, et tombant plus bas que l'externe, probablement en raison de l'appui que trouve déjà en ce sens la tubérosité correspondante du tibia. Au milieu, les deux tubérosités sont liées, au-dessus de l'épiphyse, par des fibres obliques entre-croisées, nées de l'épine du tibia. Au-dessous de l'épiphyse, l'espace intermédiaire aux faisceaux, placé dans l'alignement du

(1) Planche 43, fig. 4, 5, 6, 7.

canal central, et dont la largeur est proportionnée à celle de l'os, est rempli par une masse de tissu filamenteux très-délié. La structure de l'extrémité inférieure est la même que dans la section correspondante du radius. Deux rangées de colonnes parallèles convergentes en bas traversent la soudure de l'épiphyse, et reportent le poids de la substance compacte extérieure sur la surface articulaire. Le faisceau externe naît plus haut que l'interne, mais celui-ci, qui se prolonge vers la malléole, est beaucoup plus épais. La malléole elle-même et l'angle de la surface articulaire sont formés d'un tissu aréolaire très-serré. La lame de substance compacte extérieure qui environne les extrémités est, comme au fémur, très-mince et à peine sensible.

Développement. Le corps du tibia est complétement ossifié à la naissance. Les plaques poreuses et vasculaires qui le terminent, principalement la supérieure, sont plus épaisses que dans tous les autres os, sans en excepter le fémur. L'extrémité supérieure, d'un volume considérable, est cartilagineuse dans son contour, mais contient déjà un noyau osseux dans son centre. L'extrémité inférieure, encore entièrement cartilagineuse, n'a que très-peu de hauteur; un premier germe osseux s'y développe après la naissance. Les deux extrémités du tibia n'achèvent de s'ossifier qu'avec lenteur et demeurent à l'état d'épiphyse jusqu'au terme de l'accroissement. La supérieure est la dernière à se souder avec le corps de l'os.

DU PÉRONÉ (1).

(DE ΠΕΡΌΝΗ), FIBULA (*SABAT.*); FIBULA (*VES.*); CANNA MINOR (*VES. G. BAUH.*); FOCILE MINUS (*T. BARTH.*).

Le péroné, le plus grêle des os longs, est situé à la partie externe de la jambe. Sensiblement de même longueur que le tibia, placé un peu au-dessous et en arrière de cet os, parallèlement à sa direction, mais avec une légère inclinaison de haut en bas et d'arrière en avant, il offre, à sa partie moyenne, une inflexion à convexité postérieure et interne, et une légère torsion à ses extrémités que l'inclinaison de ses plans fait paraître plus considérable. Cet os, auxiliaire du tibia auquel il sert d'appui supérieurement, semble avoir pour objet d'augmenter la largeur de la jambe pour offrir plus de surface aux insertions musculaires. Inférieurement, il complète et ferme l'articulation tibio-tarsienne; l'étendue de cette éminence articulaire, la forte pression qu'elle supporte en dehors et l'incurvation moyenne de l'os en sens inverse, sont les causes qui rendent si fréquentes les fractures de sa partie inférieure.

CORPS. On y considère trois plans séparés par autant d'angles; les uns et les autres diversement inclinés et contournés suivant la direction des muscles et de leurs tendons.

Le *plan externe*, le plus considérable, semble gouverner la direction des deux autres. Tout à fait externe, légèrement convexe de haut en bas et cannelé antérieurement dans ses trois cinquièmes supérieurs, il donne attache d'abord au long péronier latéral, puis dans une plus grande étendue, au court péronier. Dans ses deux cinquièmes inférieurs, ce plan, légèrement concave longitudinalement, est surtout remarquable par la torsion qu'il subit en arrière, de plus en plus effilé, à mesure qu'il descend, par une crête inclinée dans le même sens, de manière à former, pour les tendons péroniers, une gouttière de glissement qui passe derrière et au-dessous de la malléole externe. Le *plan interne*, partagé longitudinalement par la crête qui sert d'implantation au grand ligament inter-osseux, n'est bien prononcé que dans le squelette. La portion antérieure, effilée supérieurement, plus large à la partie moyenne, est de nouveau rétrécie inférieurement par la crête de l'angle antérieur; elle donne attache aux muscles extenseur propre des orteils, extenseur commun des orteils et péronier antérieur. La portion postérieure forme une longue gouttière dans laquelle s'insère le jambier postérieur. Le *plan postérieur*, légèrement externe supérieurement, où s'attache le soléaire, devient tout à fait interne inférieurement pour se prêter à la direction du long fléchisseur du pouce, qui s'y insère.

Des *trois angles*, l'*externe* sépare en haut les attaches du soléaire et du long fléchisseur du pouce, de celles des péroniers. En bas, où il est postérieur, il limite la coulisse des tendons péroniers. L'angle *interne*, bien prononcé en haut, saillant à la partie moyenne, centre de la flexion de l'os, donne attache dans ses trois quarts supérieurs au long fléchisseur du pouce et au jambier postérieur. Son quart inférieur, incliné en avant, sert d'implantation au ligament inter-osseux. L'*angle antérieur* donne attache, en dedans, à l'extenseur commun des orteils, et au péronier antérieur; en dehors, aux péroniers latéraux. Vers le cinquième inférieur de l'os, il se bifurque en deux crêtes interceptant un espace triangulaire sous-cutané qui sépare les gouttières des tendons extenseurs de la coulisse des péroniers latéraux. Chacun des trois angles donne attache par son sommet aux aponévroses de séparation qui limitent les trois groupes musculaires de la jambe.

EXTRÉMITÉ SUPÉRIEURE OU TIBIALE. Arrondie horizontalement, elle a reçu le nom de tête du péroné. Elle offre: 1° en avant et en dedans une facette oblique, revêtue d'un cartilage, dans l'état frais, qui s'articule avec la tubérosité externe du tibia; 2° un rebord épais et inégal sur lequel s'insèrent en dehors le ligament latéral externe fémoro-tibial et le tendon du biceps; une éminence postérieure qui s'en élève, l'*apophyse styloïde du péroné*, concourt à l'implantation du même tendon. Aux deux extrémités du rebord circulaire, s'attachent les ligamens antérieurs et postérieurs de l'articulation péronéo-tibiale.

EXTRÉMITÉ INFÉRIEURE OU TARSIENNE. Elle constitue la *malléole externe*, éminence considérable qui forme en dehors la surface jambière de l'articulation tibio-tarsienne; épaisse d'avant en arrière, aplatie en travers, beaucoup plus forte que la malléole interne et descendant de huit à neuf lignes plus bas. Sa *face externe*, convexe, est sous-cutanée. Sa *face interne*, articulaire, présente, un peu en avant, une large facette cartilagineuse triangulaire, et convexe de haut en bas et de dedans en dehors, qui glisse sur le plan externe de l'astragale. Au-dessus est la facette correspondante à celle du tibia, surmontée par l'empreinte du petit ligament inter-osseux inférieur. Au-dessous et en arrière proche du sommet de la malléole, est un enfoncement considérable qui sert d'implantation au fort ligament inter-osseux péronéo-astragalien. Le *bord antérieur* donne attache au ligament péronéo-tibial et au double faisceau péronéo-astragalien. Le *bord postérieur* est creusé par la coulisse des tendons péroniers, et sert d'implantation aux ligamens péronéo-tibiaux, et péronéo-astragalien postérieur. Sur le *sommet*, aigu, s'insère le ligament latéral externe, péronéo-calcanien.

(1) Planche 38.

Connexions. Le péroné s'articule avec le tibia et l'astragale. Il donne attache : 1° à neuf muscles : le biceps fémoral, les deux péroniers latéraux, l'extenseur commun des orteils, l'extenseur propre du gros orteil, le soléaire, le long fléchisseur du gros orteil, le jambier postérieur, et, lorsqu'il existe, le péronier antérieur; 2° aux capsules péronéo-tibiale et tibio-tarsienne, et aux nombreux ligamens qui l'unissent au tibia, à l'astragale, et au calcanéum.

Structure (1). Cet os, quoique très-mince, offre cependant, par sa texture, plus de solidité qu'on ne lui en supposerait à l'extérieur d'après son volume; outre que déjà il tend à résister, par trois causes, sa propre flexibilité, l'appui que lui prête le tibia, et l'opposition mutuelle des muscles antagonistes qui s'insèrent à sa surface. Le canal central, irrégulier et très-étroit, n'existe qu'à son tiers moyen, centre de sa courbure; il en naît à peu de distance deux faisceaux de colonnes verticales très-chargées de substance compacte, qui se dirigent à plein canal sur la soudure des épiphyses. Au-delà, le tissu des extrémités, celui surtout de la malléole, composé d'un magma solide percé de petites aréoles presque capillaires, est un des plus résistans de tous ceux que l'on rencontre dans le squelette. Cette particularité nous paraît expliquer pourquoi les fractures, si communes à la partie inférieure du corps du tibia et du péroné, sont généralement si rares aux malléoles, et ne peuvent s'opérer que par suite d'une pression directe et d'une extrême violence.

Développement. Le péroné, chez le fœtus à terme, est proportionnellement plus fort et plus épais que le tibia. Le corps est ossifié dans toute sa longueur, les extrémités sont encore cartilagineuses. La malléole externe est fortement déjetée en dehors; l'interne offrant le même degré d'écartement en sens opposé, il en résulte que l'articulation tibio-tarsienne, déjà très-épaisse, offre surtout une étendue considérable en travers, d'où la lenteur relative de ses mouvemens dans le premier âge. Les progrès de l'ossification suivent, dans les extrémités du péroné, les mêmes phases que dans celles du tibia; les épiphyses se soudent à la même époque, l'inférieure avant la supérieure.

DU PIED (2).

ΠΟΥΣ, PES MAGNUS (*SPIEG.*); ARTUS INFER. (*LAURENT*); EXTREMITAS INFER. (*LEB.*).

Le pied est au membre abdominal ce que la main est au membre thoracique. Destiné à reporter sur le sol le poids de tout le corps, il forme une voûte massive et très-solide, sur le sommet de laquelle la jambe s'appuie perpendiculairement.

Configuration, divisions. Allongé d'arrière en avant, d'une largeur dont le maximum n'est que le tiers de sa longueur, le pied représente, par son plan supérieur, une masse triangulaire dont la base antérieure est oblique en arrière et en dehors, et par ses plans latéraux, une courbe surbaissée; articulé avec la jambe, par son quart postérieur, il se prolonge en avant pour offrir un appui, dans le sens de l'extension et de la prépulsion; en sorte que, dans la station verticale, la ligne de gravité tombe au milieu de sa longueur.

La structure générale du pied offre la plus grande analogie avec celle de la main. Composé de vingt-six os, le pied squelette se divise en deux fractions principales, l'une postérieure épaisse, massive, formée d'une agglomération d'os irréguliers, le *tarse*, d'où naît la fraction antérieure par cinq leviers inégaux en longueur et en volume, et un peu divergens. Le levier interne, très-volumineux, est brisé en trois os contigus; les quatre autres, beaucoup plus faibles et successivement décroissans, se divisent en quatre fractions. Les cinq os de la première rangée, immobiles entre eux, prennent en commun le nom de *métatarse;* ceux qui leur font suite constituent les *orteils*, distingués de dedans en dehors par des noms numériques, et formés, le premier, os gros orteil, de deux, et les quatre autres, de trois *phalanges* contiguës, mobiles les unes sur les autres.

Sous le point de vue physiologique de la résistance et du mouvement, le pied, comme la main, présente une division naturelle toute différente. Le tarse et le métatarse qui, par leur réunion, embrassent plus des trois quarts de la longueur du pied et la presque totalité de sa masse, décrivent en commun une vaste arcade osseuse, solide et fixe dans les os qui la composent, sans autre mouvement que celui de l'articulation jambière, qui gouverne le pied dans son ensemble, formant une voûte surbaissée d'arrière en avant et une demi-voûte de dehors en dedans. Cette voûte, exhaussée par son bord interne, n'appuie sur le sol qu'à ses extrémités : en arrière, par un seul point du talon écarté en dehors; en avant, par les têtes des os métatarsiens. Par son sommet, situé en dedans et au quart postérieur du pied, elle reçoit le poids du corps qu'elle répartit sur ses points d'appui, mais principalement suivant l'axe de l'articulation et du mouvement, c'est-à-dire le long du bord interne qui, pour cet usage, est exhaussé et plus épais; en sorte que dans la plupart des mouvemens la pression traverse en diagonale le grand diamètre du pied, du talon qui est postérieur et externe, vers l'articulation métatarso-phalangienne du gros orteil qui est antérieure et interne. Au-devant du métatarse s'étendent la portion mobile du pied, les orteils, destinés à saisir les inégalités du sol.

Le pied, dans son ensemble, offre à considérer : 1° Une *face supérieure* ou *dorsale*, convexe suivant ses deux diamètres, en rapport avec les tendons fléchisseurs du pied et extenseurs des orteils. 2° Une *face inférieure* ou *plantaire*, concave et correspondant aux muscles fléchisseurs des orteils. 3° Un *bord interne* ou *tibial*, très-épais, plus long et plus élevé, dont fait partie le gros orteil. 4° Un *bord externe* ou *péronéal*, plus mince, plus court et surbaissé, auquel appartient le petit orteil. 5° Une *extrémité postérieure, tarsienne* ou *jambière*. 6° Une *extrémité antérieure* ou *digitale*.

DES OS DU TARSE (1).

PLANTA PRIMA PEDIS (*CELS.*); PEDIUM (*T. BARTH.*); TARSUS (*RIOL.*)

Le tarse, charpente osseuse du talon et du coude-pied, constitue une grande masse solide, allongée d'arrière en avant et incurvée suivant ses deux diamètres. Partie essentielle du pied, il en forme la moitié postérieure dans une étendue moyenne de 5 pouces et demi (15 centim.), dans l'état frais, pour une largeur et une hauteur de 2 pouces 6 à 8 lignes (70 à 73^{mm}). Sept os le composent, accolés sur deux rangées : l'une postérieure ou jambière est formée de l'astragale placé au-dessus du calcanéum, l'autre antérieure ou métatarsienne, comprend cinq os

(1) Planche 43, fig. 8, 9. — (2) Planches 39, 40, 57, 58, 59.

(1) Planches 39, 40, 41.

disposés en courbe transversale; en dehors le cuboïde, et en dedans le scaphoïde que dépassent en avant les trois cunéiformes. Portion la plus résistante de la voûte du pied, le tarse, surmonté à son sommet par la poulie de l'astragale, qui est reçue dans la cavité tibio-péronéale, repose en arrière sur le sol et s'arc-boute à l'autre extrémité sur les os métatarsiens, dont le prolongement complète son arc et forme ses points d'appui antérieurs. Sa *face dorsale*, convexe, est remarquable en arrière, par la poulie de l'astragale, au-dessous et en dehors de laquelle est un enfoncement considérable. En avant le sommet de la voûte du pied répond à l'alignement du second os métatarsien. La *face plantaire* est concave. Du plan interne du calcanéum, rejeté en dehors, procède une gouttière longitudinale qui loge les tendons des longs fléchisseurs. L'*extrémité jambière*, formée par le calcanéum, est rétrécie. De ce point, le tarse augmente graduellement de largeur jusqu'à son *extrémité métatarsienne*, qui est formée par une série de facettes verticales alternativement sortantes et rentrantes, mais dont la succession compose une ligne oblique, qui traverse le pied de dedans en dehors et d'avant en arrière. C'est suivant cette ligne sinueuse, que s'opère la désarticulation du pied par le procédé de M. Lisfranc.

RANGÉE JAMBIÈRE.

DE L'ASTRAGALE [1].

OS BALISTÆ (*VES.*); ASTRAGALUS (*RIOL., SOEMM.*); OS TESSERÆ (*MONR.*).

Os irrégulier à six plans, contourné en *S* d'avant en arrière, suivant sa hauteur, le second des os du tarse en volume, après le calcanéum; enchâssé en arrière et au sommet de la voûte du pied entre le tibia et le péroné en haut, en bas le calcanéum et en avant le scaphoïde, l'astragale forme la charnière d'articulation du pied avec la jambe. Le *plan supérieur* ou *tibial* articulaire forme une poulie dont la gorge est antéro-postérieure, plus large en avant qu'en arrière, légèrement inclinée en bas et en dedans. Cette poulie, sur laquelle glisse le tibia, est adaptée à la configuration de la surface inférieure de cet os. Ses bords sont coupés à angle droit, l'externe un peu plus élevé que l'interne. Le *plan inférieur* ou *calcanien* offre deux facettes articulaires obliques, séparées par un large sillon mitoyen. La facette externe et postérieure, très-large, concave, est inclinée en haut, en arrière et en dedans. La facette interne, convexe, beaucoup plus étroite et souvent divisée en deux par un étranglement moyen, est dirigée en bas, en avant et en dehors; toutes deux s'articulent avec des facettes correspondantes, mais de forme inverse, situées sur la face supérieure du calcanéum. Le sillon moyen, rétréci entre les facettes, donne attache au ligament inter-osseux astragalo-calcanien; il s'élargit beaucoup en avant et en dehors, où il s'ouvre dans l'enfoncement placé entre le calcanéum et l'astragale. Le *plan antérieur* ou *scaphoïdien*, convexe, forme une sorte de condyle contourné de bas en haut, de dedans en dehors et d'arrière en avant; c'est la *tête de l'astragale*, enduite de cartilage, et qui est reçue dans la cavité du scaphoïde. Au-dessous de cette éminence, entre elle et la petite facette du plan inférieur, est une surface arrondie et triangulaire, dont la base est en dedans. Cette surface lisse est enveloppée, dans l'état frais, par une sorte de capsule fibreuse que lui forme le ligament calcanéo-scaphoïdien inférieur (*Pl.* 59, *fig.* 2, *chiff.* 5). Au-dessus de la tête de l'astragale et au-devant de la poulie du plan supérieur se remarque un rétrécissement, le *col*, dont le fond est percé de trous nourriciers et qui sert d'implantation aux nombreux ligamens qui unissent l'astragale aux os voisins (*Pl.* 58, 59). Le *plan postérieur*, très-mince verticalement, se compose de deux tubercules, séparés par une gouttière de glissement, pour le tendon du long fléchisseur du gros orteil. Le tubercule interne sert d'implantation aux gaînes tendineuses; l'externe, plus long, termine, par son plan inférieur, la grande facette calcanéenne de l'astragale, et, par son bord, donne attache à un petit ligament. Le *plan interne* offre supérieurement une surface articulaire falciforme, plus élevée en avant, sur laquelle glisse la malléole interne; au-dessous est un large sillon d'implantation ligamenteuse, contourné en *S*. Le *plan externe*, tronqué en avant par l'échancrure du col, est envahi, dans la plus grande partie de son étendue, par une surface cartilagineuse triangulaire et incurvée de haut en bas, qui s'articule avec la malléole externe. Au-dessous et en arrière sont des empreintes ligamenteuses.

(1) Ἀστράγαλος, talon. — Planche 41.

DU CALCANÉUM [1].

ΚΑΛΚΑΝΕΟΣ (*GAL.*); OS CALCIS (*CELS.*); OS CALCARIS, S. CALCANEI (*EUSTACHI*); CALCAR PEDIS (*C. BAUH.*); CALCANEUS (*SOEMM.*)

Le calcanéum, os du talon dont il forme presque toute la masse, est situé à la partie postérieure et inférieure du pied. Cuboïde, allongé dans son diamètre antéro-postérieur, aplati en travers, incliné obliquement de bas en haut et d'arrière en avant, c'est le plus long et le plus épais des os du tarse. Placé au-dessous de l'astragale, il supporte, dans la station verticale, la presque totalité du poids du corps qu'il transmet immédiatement, en majeure partie sur le sol, et seulement, pour une faible proportion, sur le cuboïde. Par son prolongement en arrière, d'une longueur variable entre les individus, il forme le levier de la puissance auquel s'insèrent les muscles extenseurs du pied. Aussi augmente-t-il graduellement d'étendue dans les races inférieures, à mesure que le mollet diminuant de volume, l'organisation de l'homme se rapproche davantage de celle des quadrumanes.

Le *plan supérieur*, ou *astragalien*, se divise en deux parties: la moitié postérieure forme une surface concave, bord supérieur du levier de prolongement ou de la *tubérosité du calcanéum*, placé entre l'articulation et le tendon d'Achille; la moitié antérieure répond à la conformation du plan inférieur de l'astragale, et présente une large facette articulaire postérieure externe, convexe, et une longue facette antérieure interne, étroite et concave, supportée par une éminence isolée en dedans, l'*épine* ou *petite apophyse du calcanéum*. Entre les deux facettes est le sillon d'implantation du ligament inter-osseux astragalo-calcanien, évasé en avant et en dehors, vers l'enfoncement mitoyen du calcanéum et de l'astragale, et borné antérieurement par une crête anguleuse qui donne attache, en avant, au ligament profond antérieur calcanéo-astragalien, et, en dehors, au muscle court extenseur des orteils. La partie de l'os où existe cet enfoncement forme un prolongement externe et antérieur qui constitue la *grande apophyse du calcanéum*. Le *plan inférieur* est étroit et concave, suivant sa longueur. En arrière, il forme un rebord épais et sinueux à double tubercule, dont l'interne est plus large et l'externe plus saillant. Il donne attache, de dedans en dehors, à l'adducteur du gros orteil, au court fléchisseur

(1) *Calx*, talon. — Planche 41.

commun, et à l'abducteur du petit orteil. Au-delà, la portion externe du plan inférieur sert d'implantation au grand ligament calcanéo-cuboïdien et métatarsien. Suivant la direction de ses fibres, elle est sillonnée de stries longitudinales et creusée d'un grand nombre de trous nourriciers elliptiques. En avant et à la partie externe, un tubercule sert d'insertion au ligament calcanéo-cuboïdien inférieur profond.

Le *plan antérieur* ou *cuboïdien* est formé par l'extrémité libre des deux apophyses, suivant une ligne oblique en dedans et en arrière. La grande apophyse présente une surface cartilagineuse articulaire légèrement concave de haut en bas, convexe en travers et inclinée en dedans, qui s'articule avec le cuboïde. Le *plan postérieur*, extrémité libre de la tubérosité, offre une surface verticale, quadrilatère; sa partie inférieure incurvée en avant et parsemée de stries verticales, donne attache au tendon d'Achille. Au-dessus est une surface lisse, séparée du tendon par une bourse synoviale qui en facilite le glissement. Des deux *plans latéraux*, également rétrécis d'arrière en avant, l'*externe*, plane, sous-cutané, présente à son milieu un tubercule transversal qui donne attache aux gaînes des tendons péroniers latéraux. L'*interne*, excavé obliquement en demi-voûte de dedans en dehors et d'arrière en avant, forme, au-dessous de la malléole interne, une vaste poulie de glissement pour les tendons des fléchisseurs et du jambier postérieur, et pour les vaisseaux et nerfs plantaires. Au-dessous de la petite apophyse qui déborde ce plan en haut et en avant, est la coulisse du long fléchisseur du pouce qui fait suite à celle de l'astragale. Une crête linéaire la sépare d'une autre moins prononcée qui appartient au tendon du long fléchisseur commun; plus bas s'insère le petit faisceau accessoire de ce muscle.

RANGÉE MÉTATARSIENNE.

DU CUBOIDE [1].

OS QUADRATUM (*FALLOPE*); POLYMORPHON (*BARTH.*); CUBOIDES (*LIEUT.*); CUBOIDEUM, CUBIFORME (*SOEMM.*).

D'une forme presque cubique, qui justifie son nom, le plus volumineux des os de la seconde rangée, et occupant seul la partie externe de cette région du tarse, le cuboïde est placé dans le prolongement du calcanéum, intermédiaire entre sa grande apophyse et les deux derniers os métatarsiens.

Son *plan antérieur* ou *métatarsien*, incliné en dehors, en arrière et en bas, présente une double facette verticale, articulée avec les quatrième et cinquième os métatarsiens. Le *plan postérieur*, ou *calcanien*, est formé par une large facette sinueuse, oblique en dedans et en arrière, convexe de haut en bas, concave transversalement en sens inverse de la surface du calcanéum, avec laquelle elle s'articule. Le *plan supérieur, dorsal*, incliné en bas et en dehors, légèrement concave, est recouvert par le muscle pédieux; il est parsemé d'empreintes ligamenteuses. Le *plan inférieur, plantaire*, est partagé en deux parties par une crête oblique de dehors en dedans et d'arrière en avant; cette crête donne attache aux fibres profondes du ligament calcanéo-cuboïdien et métatarsien. En arrière est une fosse qui sert aussi d'implantation au même ligament; en avant, parallèlement à la crête, règne la coulisse de glissement du tendon du long péronier latéral. Près du bord externe, sur la crête, se remarque une facette cartilagineuse pour le glissement du tendon. Le *plan externe*, très-court, est creusé par l'entrée de la coulisse dont nous venons de parler. Le *plan interne*, double en longueur du précédent, se divise en deux parties: la postérieure, moins longue, parallèle à l'axe du pied, est en rapport avec le scaphoïde par un sillon d'insertion ligamenteuse et une petite facette articulaire; l'antérieure, le double en étendue, inclinée en dehors, s'articule par une large facette avec le troisième cunéiforme, et en est séparée en avant par un sillon inter-osseux.

(1) Planche 41.

DU SCAPHOIDE [1].

OS NAVICULARE TARSI (*LIEUT.*, *SOEMM.*); SCAPHOIDES (*MONR.*); COTYLOIDES (*LEBER*).

Ovalaire et incliné obliquement, suivant son plus grand diamètre, de haut en bas et de dehors en dedans; aplati d'avant en arrière, le scaphoïde est placé à la partie interne du tarse comme intermédiaire entre l'astragale et les trois os cunéiformes.

Des six plans qu'il présente, l'*antérieur*, convexe, est divisé en trois facettes cartilagineuses: l'interne, qui est inférieure, de forme ovoïde, plus large en bas, est articulée avec le grand cunéiforme; les deux autres, la moyenne surtout, représentent des triangles dont la base est en haut; elles sont en rapport avec le petit et le moyen cunéiformes. La facette moyenne, placée au sommet de la voûte du tarse, suivant le prolongement du second métatarsien, est tournée en avant; l'externe, inclinée en arrière et en dehors, est un peu plus large inférieurement. Le *plan postérieur*, moins étendu en dedans, est creusé d'une cavité ovalaire qui reçoit la tête de l'astragale. Le *plan supérieur*, coudé en arc en regard de la facette antérieure moyenne, est parsemé d'empreintes ligamenteuses. L'*inférieur*, peu étendu, concave, fait partie de la gouttière des fléchisseurs, et donne insertion à des ligamens plantaires. L'*externe*, étroit, est en rapport avec le cuboïde, en arrière par une surface ligamenteuse, en avant par une facette de glissement. L'*interne*, qui est en même temps inférieur, forme un gros tubercule sur lequel s'insère le tendon du jambier postérieur.

DES TROIS OS CUNÉIFORMES [2].

OSSA CALCOIDEA (*FALLOP.*); CUNEIFORMA (*RIOL.*, *SOEMM.*).

Ces os, semblables à des coins, occupent en commun la partie antérieure interne du tarse, où ils forment la clef de la double voûte du pied, enchâssés dans l'alignement de l'astragale, entre le scaphoïde et les trois premiers os métatarsiens, et soutenus en dehors par le cuboïde. On les distingue par des noms numériques, en comptant de dedans en dehors.

Le PREMIER, appelé aussi le GRAND CUNÉIFORME, diffère beaucoup des deux autres par sa forme et l'excès de son volume. Oblong verticalement, décrivant une courbe verticale à convexité interne, la base du coin qu'il représente est inférieure, c'est-à-dire en sens inverse des deux autres. Son *plan antérieur* est envahi par une longue facette cartilagineuse, falciforme, qui s'articule avec le premier os métatarsien. Le *postérieur*, peu étendu, s'articule par une surface concave avec la facette antérieure interne du scaphoïde. L'*interne*, convexe, est hérissé

(1) Planche 41. — (2) Ibid.

d'empreintes ligamenteuses. L'*externe* offre en haut deux facettes articulaires, planes, qui se joignent à angle très-ouvert. L'antérieure, très-petite, s'articule avec le second métatarsien; la postérieure, double en étendue, est accolée au second cunéiforme. Inférieurement, le plan externe, libre, borne en dedans la gouttière plantaire, et donne attache à des ligamens. Le *plan supérieur* forme le sommet; l'*inférieur*, ou la base, sert d'implantation au tendon du jambier antérieur et à l'expansion de celui du jambier postérieur.

Le SECOND, ou, en raison de son volume, le PETIT CUNÉIFORME, point culminant de la seconde rangée, est véritablement la clef du tarse; sa conformation est appropriée à ses usages: enclavé entre les quatre os voisins, il offre quatre *plans* à facettes cartilagineuses; les deux latérales obliques et convergentes vers le sommet. Ces plans sont articulés: le *postérieur* avec la facette antérieure moyenne du scaphoïde; l'*antérieur* avec le second métatarsien; l'*interne* avec le premier cunéiforme, et l'*externe* avec le troisième os du même nom; un petit espace rempli par un ligament inter-osseux les sépare en avant. Plus petit que les autres, cet os laisse entre ses deux congénères une échancrure dans laquelle pénètre le second métatarsien, de sorte que le tarse et le métatarse se trouvent fortement liés en ce point. Pour fortifier encore cette union des os dont le petit cunéiforme est le centre, sa *face dorsale*, proportionnellement très-large, et l'extrémité du métatarsien qui la continue, servent en commun d'implantation à de nombreux ligamens qui viennent des os voisins dans toutes les directions (*Pl.* 58, *fig.* 1, G). Le *sommet inférieur*, très-aigu, est également fixé par les ligamens plantaires.

Le TROISIÈME CUNÉIFORME, le MOYEN pour l'étendue, ressemble au précédent par sa forme générale, mais en diffère par plusieurs caractères essentiels. Son *plan antérieur* s'articule avec le troisième métatarsien. Son *plan postérieur* présente deux facettes inclinées en queue d'aronde, et qui s'articulent, l'interne avec le scaphoïde, l'externe avec le cuboïde. Le *plan externe* est séparé du cuboïde par un sillon ligamenteux. L'*interne* offre deux facettes d'articulation, en avant avec le second os métatarsien, en arrière avec le petit cunéiforme; au milieu est un sillon ligamenteux. La *base* dorsale est très-large. Le *sommet* forme un gros tubercule qui réunit les ligamens plantaires. Le caractère principal de cet os, plus long que le précédent, est de s'insinuer comme dans une double échancrure, en avant, entre le second et le quatrième métatarsiens; en arrière, entre le scaphoïde et le cuboïde; en sorte que, en sens inverse de son congénère, il fait entrer le tarse dans le métatarse en même temps qu'il lie les cunéiformes au tarse postérieur en pénétrant dans l'angle droit scaphoïdo-cuboïdien.

RAPPORTS DES DEUX RANGÉES DU TARSE.

La première rangée peut être figurée grossièrement par une pyramide oblique en haut et en avant suivant un angle de 45 degrés, reposant sur le sol par un sommet élargi en travers, et dont la base, exhaussée, appuie sur la surface scaphoïdo-cuboïdienne. Son inclinaison est assez considérable pour qu'elle atteigne immédiatement la hauteur de la voûte antéro-postérieure dans une étendue qui n'est qu'un peu plus du tiers de sa longueur. Latéralement le calcanéum est creusé d'une large poulie pour les prolongemens tendineux et les communications vasculaires de la jambe avec le pied. Cette poulie, exhaussée du sol, dont la pression aurait fait obstacle aux glissemens ou à la circulation des organes qu'elle protége, est, en outre, placée en dedans du calcanéum, et par conséquent du tendon d'Achille, pour rappeler vers le plan moyen, centre de gravité, le double mouvement d'extension du pied et de flexion des orteils, d'où résulte la progression; ce qui revient, dans la marche, à transporter le poids en diagonale vers le membre opposé. La position relative et le mode des articulations des os ne sont pas moins admirables en vue des conditions qu'ils étaient appelés à remplir. La poulie de l'astragale, encastrée dans l'extrémité inférieure tibio-péronéale comme dans une mortaise, et n'offrant que peu de surface, unit à une grande solidité une extrême rapidité des mouvemens. L'astragale est placé en dedans, de sorte qu'en même temps qu'il reporte la pression vers le membre opposé, le pied s'étale en dehors, sens dans lequel rien ne s'opposant plus à la chute, il était le plus nécessaire que la base s'élargît. Le plan inférieur de l'astragale est parfaitement en rapport avec ces diverses intentions: coupé obliquement en haut et en dehors, il appuie par une large facette sur le calcanéum, qui, par son élévation en ce sens, le pénètre, et pour ainsi dire le refoule et s'oppose à sa luxation. Enfin, en avant, la ligne transversale d'articulation des deux rangées, composée de la tête de l'astragale, reçue dans la cavité du scaphoïde, et des surfaces correspondantes, à double engrenure, du calcanéum et du cuboïde, permettent un léger mouvement qui, dans l'ascension sur la pointe des pieds, fait supporter une partie du poids par les ligamens plantaires. Ces sortes de mouvemens auraient pu avoir pour effet l'enfoncement de la voûte du pied par la luxation en bas de la première rangée; mais cet inconvénient est déjà prévu dans le squelette: le scaphoïde et le cuboïde se prolongent et s'incurvent en bas, et se rejoignent dans le milieu de la voûte du pied, par deux tubercules avancés, sous le calcanéum et l'astragale, de manière à leur offrir un plan oblique qui les enveloppe et les supporte inférieurement.

La deuxième rangée forme, en majeure partie, la demi-voûte transversale. Épaisse et large en dedans, amincie et plus courte en dehors, elle forme la partie moyenne de deux grands leviers parallèles qui divisent le pied suivant sa longueur. Le scaphoïde, placé comme un prolongement de l'astragale, brisé pour la mobilité de cet os, répartit le poids qu'il supporte sur les trois premiers métatarsiens, par l'intermédiaire des cunéiformes. Le cuboïde, qui fait suite au calcanéum, se continue lui-même par les deux derniers métatarsiens. Les deux systèmes s'unissent latéralement par l'articulation en Y scaphoïdo-cuboïdienne, dans laquelle est reçu le troisième cunéiforme. Nous avons déjà vu comment, dans sa surface antérieure articulaire, la seconde rangée se trouvait unie au métatarse par une pénétration réciproque que la résistance déterminée par les ligamens transforme en une sorte de gomphose.

DES OS DU MÉTATARSE (1).

PLANTA (*CELS.*); PLANUM PEDIS (*VES.*); METAPEDIUM (*DIEMERB.*); SOLIUM, SOLEA (*MONR.*); OSSA METATARSI (*SOEMM.*).

Le métatarse, formé comme le métacarpe, de cinq os parallèles, représente une sorte de gril; sa forme est rhomboïdale, vu l'obliquité en arrière et en dehors des deux lignes décrites

(1) Planches 39, 57.

par ses extrémités; sa longueur est un peu plus du tiers de celle du pied au second métatarsien, et le quart seulement au premier; sa largeur, qui est la plus considérable du pied, est égale à sa plus grande longueur; son inclinaison longitudinale, d'environ 30 degrés avec le sol, termine la voûte antéro-postérieure du pied. En travers, il continue la courbe tarsienne, dont, en raison de la hauteur du premier métatarsien, le second de ces os forme le sommet. Ainsi la *face dorsale* du métatarse est convexe; sa *face plantaire*, concave, est plus profonde qu'à la main. La ligne de ses articulations tarsiennes, qui nous est déjà connue, répond au dos du pied; celle de ses articulations digitales, dont le second métatarsien forme le point le plus avancé, décrit une courbe décroissante en dehors et en arrière, dont l'objet est de rappeler la flexion des orteils vers le centre de la voûte ou le bord interne du pied. Cette courbe, assez régulière, permet, dans l'amputation des orteils, la désarticulation en un seul temps. Les os métatarsiens, dont, à l'exception du premier, la configuration est peu différente, se divisent en un *corps* et deux *extrémités*, l'une *postérieure* ou *tarsienne*, et l'autre *antérieure* ou *digitale*.

DU PREMIER OS MÉTATARSIEN.

Plus court que tous les autres, mais proportionnellement d'un volume énorme, le *corps*, triangulaire, présente trois plans concaves longitudinalement: un *supérieur*, convexe en travers, incliné en dedans, en rapport en haut avec le tendon du long extenseur du gros orteil; un *inférieur*, plane et légèrement oblique en haut et en dedans, recouvert par le court fléchisseur; un *externe* répondant, en haut, au premier inter-osseux dorsal, et en bas, à l'abducteur du gros orteil. Des trois *angles*, le *supérieur* borne la gouttière inter-osseuse; les deux latéraux, qui sont inférieurs, donnent attache à l'expansion de deux tendons: l'*interne*, du jambier antérieur, et l'*externe*, du long péronier latéral. L'*extrémité tarsienne* présente une facette concave, ovalaire verticalement, qui s'articule avec celle du grand cunéiforme. Son contour rugueux donne attache à des ligamens. Inférieurement et en dehors est un tubercule aplati sur lequel s'implante le tendon du long péronier latéral. L'*extrémité digitale*, arrondie en condyle, a reçu improprement le nom de *tête;* elle est reçue dans la cavité de la première phalange du gros orteil. Au-dessous se voient deux petites gouttières longitudinales, séparées par une saillie moyenne, et qui logent les os sésamoïdes propres de cette articulation. De chaque côté se remarquent les sillons d'insertion des ligamens latéraux, qui laissent une sorte de gouttière sur laquelle glissent les tendons, en dedans, de l'adducteur du gros orteil; en dehors et en bas, de son abducteur oblique.

DES QUATRE OS MÉTATARSIENS,

DU SECOND AU CINQUIÈME.

CARACTÈRES COMMUNS.

Ils sont à peu près les mêmes que pour le métacarpe.—*Corps.* Prismatique, mais sensiblement, à quatre pans latéraux, deux dorsaux et deux palmaires, séparés par des angles opposés et formant deux rangées de gouttières supérieures et inférieures qui logent les muscles inter-osseux dorsaux et plantaires. Les angles latéraux sont peu prononcés; les deux autres sont en rapport, sur l'une ou l'autre face, avec les tendons extenseurs ou fléchisseurs.—*Extrémité tarsienne.* A part le dernier métatarsien, cunéiforme, large et plate par la face dorsale, rétrécie et tuberculeuse à sa face plantaire; trois facettes cartilagineuses verticales, l'une tarsienne terminale, oblique en dehors et en arrière, deux latérales inter-métatarsiennes, au-dessus desquelles sont des sillons d'insertion pour des ligamens inter-osseux.—*Extrémité digitale.* Une tête cartilagineuse allongée verticalement, ou un condyle, prolongé vers la face plantaire par deux saillies latérales que sépare une petite cavité en forme de fer à cheval, pour le glissement des tendons fléchisseurs. Sur la face dorsale un rétrécissement ou collet, surmonté de deux tubercules externe et interne; de chaque côté, des sillons pour l'insertion des ligamens latéraux.

CARACTÈRES DIFFÉRENTIELS.

Second métatarsien. Le plus long de tous, fortement renflé à ses extrémités. La *postérieure*, régulièrement évasée, présente en dedans une longue facette d'articulation avec le grand cunéiforme, surmontée d'un enfoncement qui reçoit la courbe du premier os métatarsien. En dehors, et faisant suite à la facette d'articulation avec le troisième métatarsien, une autre facette surnuméraire, plus petite, oblique en arrière et en dedans, qui s'articule avec l'extrémité antérieure et interne du troisième os cunéiforme. La facette tarsienne s'articule avec le second os cunéiforme; en dehors, elle est séparée de la précédente par un petit éperon qui ferme en avant le sillon moyen inter-osseux. La tête est reçue dans la cavité de la première phalange du second orteil. Des quatre pans du corps, les deux supérieurs donnent attache aux premier et second muscles inter-osseux dorsaux; l'interne et inférieur est en rapport avec l'abducteur du pouce; l'externe concourt à l'insertion du premier muscle inter-osseux plantaire.

Troisième et *quatrième métatarsiens.* Tous deux égaux en longueur; effilés dans leurs corps, avec une extrémité tarsienne cunéiforme, et pourvue à sa face plantaire d'un tubercule postérieur aigu donnant attache aux ligamens cunéo-scaphoïdien inférieur, inter-cunéens et métatarsien transverse postérieur. Chacun de ces tubercules dépassé en avant par l'empreinte saillante et rugueuse d'implantation des ligamens inter-osseux plantaires. Le plan externe creusé d'un sillon profond pour les ligamens inter-osseux médians.—*Corps.* Droit pour le troisième métatarsien, et incurvé en dehors, vers son extrémité digitale, pour le quatrième. L'angle plantaire, déjeté en dehors pour tous les deux, mais mousse sur le premier, et très-saillant sur le second. A l'*extrémité tarsienne*, deux facettes latérales terminales pour le troisième métatarsien; tandis que, pour le quatrième, en raison de son prolongement en arrière, la facette latérale interne est située sur un plan antérieur, par rapport à l'externe, et l'extrémité de l'os, excavée, fait partie d'un espace inter-osseux qu'achèvent de circonscrire le troisième cunéiforme et le cuboïde, avec lesquels s'articulent leurs facettes terminales. Pour l'*extrémité digitale*, la tête du troisième métatarsien, comme celle du second, est inclinée en dedans; celle du quatrième est droite: elles sont articulées avec les premières phalanges des orteils correspondans. Enfin les quatre pans de ces os donnent attache, suivant leur position relative, aux muscles inter-osseux, les trois derniers dorsaux et les trois plantaires.

Cinquième métatarsien. Très-différent des autres pour la forme, et le plus court après le premier. — *Corps*. Triangulaire, légèrement incurvé en dedans, élargi en arrière; sa *face dorsale*, convexe, oblique en dehors, sous-cutanée, parcourue par le tendon extenseur, se termine par un bord externe, épais, concave longitudinalement, en rapport avec l'abducteur du petit orteil. La *face interne*, convexe, divisée en deux par un angle mousse, donne attache, supérieurement et inférieurement, aux inter-osseux, quatrième dorsal et troisième plantaire. La *face inférieure*, concave, peu étendue, est en rapport avec le muscle court fléchisseur du petit orteil. L'*extrémité tarsienne*, très-volumineuse, en forme de pyramide dont la base interne offre la facette latérale d'articulation avec le quatrième os métatarsien, se prolonge en arrière et en dehors par un gros tubercule ou *sommet*, qui donne attache au tendon du court péronier latéral, et inférieurement, à un faisceau de l'abducteur du petit orteil. La facette terminale, de forme triangulaire, est adaptée à la surface articulaire externe du cuboïde. La *tête*, plus forte que dans les deux os précédens, s'articule avec la première phalange du petit orteil.

DES PHALANGES DES ORTEILS.

ARTICULI S. INTERNODIA DIGITORUM PEDIS (*COLUMBUS*); DIGITI PEDIS (*MEY.*).

Les orteils, pour le pied, comme les doigts à la main, composent cinq petits leviers divergens, fractionnés en un pareil nombre de divisions, mais leur importance est bien moindre. Trop faibles pour supporter le poids du corps, ils ne jouent plus qu'un rôle secondaire. Leur principal usage est de prolonger en avant la base de sustentation, et par leurs mouvemens d'ensemble sur le métatarse, en sens inverse de ceux de l'articulation tibio-tarsienne, d'empêcher le pied de heurter les petites inégalités de surface, de lui offrir comme une sorte de rouleau sur lequel il tourne, et de faciliter son détachement du sol dans la progression. Une autre destination des orteils est de s'arrondir et de se cramponner à la surface du sol; mais elle n'a pas une telle importance que, dans la marche ordinaire, nous ne puissions, par la compression des chaussures, restreindre sans un grand inconvénient ces organes à un simple mouvement de masse.

Les fonctions des orteils exigeaient qu'ils n'eussent que peu de longueur; aussi cette dimension n'est, à son maximum, que les deux neuvièmes de celles du pied, et, dans chacun d'eux, un peu plus de la moitié de celle du doigt correspondant à la main.

Les orteils ont entre eux des dimensions inégales. Le pouce (*hallux*), qui supporte presque tout le poids, continue le volume colossal de son métatarsien; beaucoup plus épais que les autres orteils, il est aussi plus long, le second excepté, quoiqu'il n'ait que deux sections, vu l'énorme développement de sa phalange unguifère. Les autres orteils sont grêles. Le second, qui devait appuyer le premier, est un peu plus long dans la belle nature, mais le paraît surtout davantage par le prolongement du métatarsien auquel il fait suite. Les autres orteils diminuent de longueur suivant une ligne courbe inclinée en arrière et en dehors. Le troisième orteil n'atteint que la deuxième articulation phalangienne du second; les mêmes rapports s'observent du quatrième au troisième, et du cinquième au quatrième.

Les proportions des phalanges entre elles ne sont pas les mêmes qu'à la main. Les premières phalanges, très-grêles, forment plus de la moitié de la longueur totale des orteils; les deuxièmes phalanges, plus larges, n'excèdent que très-peu la longueur des dernières.

PREMIÈRES PHALANGES.

Caractères communs. — *Corps*, long, étranglé à sa partie moyenne. *Face dorsale*, convexe dans les quatre derniers orteils, en rapport avec les tendons du long extenseur des orteils, et, dans les second, troisième et quatrième, avec ceux du court extenseur. *Face plantaire*, concave, offrant une gouttière longitudinale dans laquelle glissent les tendons fléchisseurs. Deux *faces latérales*, concaves, en rapport avec les tendons des muscles inter-osseux et lombricaux du pied. *Extrémité postérieure* ou *métatarsienne*, formant une large facette concave, ovalaire transversalement, qui tourne sur les têtes, ou mieux, les condyles des os métatarsiens. De chaque côté, un tubercule pour l'insertion des ligamens latéraux. *Extrémité antérieure*, moins volumineuse que la précédente, offrant, comme aux doigts, deux petits condyles prolongés sur la face plantaire, et séparés par un collet mitoyen. De chaque côté, un enfoncement pour l'implantation des ligamens latéraux.

Caractères différentiels. — 1° Au *pouce*. D'un volume considérable, la plus longue de toutes, le double des autres en épaisseur, et le triple ou le quadruple en largeur, offrant: une *face dorsale*, convexe, en rapport avec les tendons extenseurs, le ligament métatarsien transverse antérieur et ses prolongemens triangulaires: une *face plantaire*, concave, recevant la coulisse du tendon du long fléchisseur propre. *Extrémité métatarsienne*, formant une large cavité, ovalaire transversalement, qui roule sur la tête du premier os métatarsien. Au contour de la face dorsale elle donne attache, en dedans, au tendon surnuméraire du long extenseur propre; en dehors, au premier des tendons du pédieux. Vers la face plantaire sont deux tubercules qui servent d'implantation: l'interne, au tendon de l'adducteur du pouce; l'externe, à celui de son abducteur oblique. Derrière et entre eux sont deux facettes qui glissent sur les os sésamoïdes. L'extrémité phalangienne, outre son volume, est remarquable par sa forte inclinaison vers la face plantaire, la saillie extérieure, l'aplatissement de ses condyles et la profondeur de la gorge intermédiaire, caractères communs aux dernières articulations des orteils, où la flexion, pour saisir, est portée beaucoup plus loin que dans les autres. — 2° Au *second orteil*. Cette phalange est la plus longue et la plus large après celle du pouce; corps droit et d'une largeur partout sensiblement égale; plans articulaires inclinés en arrière en sens inverse, le métatarsien en dedans, et le phalangien en dehors; le tubercule postérieur externe plus saillant que l'interne. — 3° Aux *troisième* et *quatrième orteils*. *Corps* étranglé en arrière, diminuant de largeur de l'une à l'autre extrémité. Dans toutes deux, le tubercule postérieur, plus saillant, portant une petite facette plane qui roule sur le côté externe de la tête de l'os métatarsien voisin; quant aux plans articulaires, leur inclinaison, pour la troisième phalange, est la même qu'à la seconde, tandis que, sur la quatrième, ils sont parallèles. — 4° Au *dernier orteil*. Première phalange, la plus courte et la plus faible de toutes; les plans articulaires opposés, également inclinés en arrière et en dehors; tubercule postérieur externe plus saillant que l'interne, et donnant attache au tendon de l'abducteur du petit orteil.

DEUXIEMES PHALANGES.

Caractères communs. — *Corps.* Large, peu étranglé au milieu; formé, pour ainsi dire, par l'accolement des deux extrémités; concave par ses faces et par ses bords. Sa face inférieure, plane et cannelée longitudinalement, pour recevoir la gaîne des tendons du long fléchisseur. Vers ses bords latéraux, deux empreintes moyennes, longitudinales, qui servent d'implantation aux deux lamelles fibreuses résultant de la bifurcation des tendons du court fléchisseur. *Extrémité postérieure*, composée, comme aux phalanges correspondantes des doigts, de deux petites cavités séparées par une saillie moyenne que termine, au milieu de la face dorsale, un petit tubercule. *Extrémité antérieure*, en poulie, comme aux premières phalanges, mais inclinée plus obliquement vers la face plantaire. De chaque côté des deux extrémités, en arrière, les tubercules, et, en avant, les sillons d'insertion des ligamens latéraux.

Caractères différentiels. Ils sont tirés du volume, mais principalement de la longueur, dont la diminution progressive pour une largeur et une épaisseur peu différente, du second au cinquième orteil, modifie la configuration par le rapprochement des tubercules des extrémités. Les deuxièmes phalanges des *second* et *troisième orteils* sont encore rectangulaires; les *deux dernières*, sauf leur épaisseur, plus considérable en arrière, sont sensiblement cubiques.

TROISIÈMES PHALANGES.

Il est inutile de les considérer dans leurs caractères communs et différentiels. Elles représentent, en raccourci, celles de même dénomination à la main. — 1° *Phalange terminale du gros orteil.* Véritable troisième phalange par sa configuration, la seconde manquant, elle a beaucoup de largeur et d'épaisseur pour une faible longueur; sa forme est triangulaire; le *corps*, très-court, est étranglé latéralement : la face plantaire, légèrement convexe, appuie sur le sol; en arrière, elle offre un enfoncement transversal qui donne attache au tendon du long fléchisseur propre, au-devant, sont deux sillons obliques pour l'insertion des derniers ligamens. Sa *face dorsale*, convexe, offre, en arrière, le tubercule d'implantation du tendon du long extenseur propre; ses bords sont également concaves. L'*extrémité postérieure*, très-large, à double facette recourbée en bas, s'articule avec la première phalange. Le *sommet*, arrondi en rondache demi-circulaire, et prolongé vers la face plantaire en une sorte de disque saillant et très-rugueux, sert à fixer la pulpe des doigts. — 2° Les phalanges unguifères des *quatre derniers orteils* sont taillées, en commun, sur le modèle de celle du pouce. Beaucoup plus petites, elles diminuent en outre progressivement de volume, entre elles, de la seconde à la cinquième. Leur corps, très-court, est seulement indiqué par le rétrécissement que débordent les deux extrémités. Elles sont convexes inférieurement et concaves supérieurement; les tubercules opposés de leurs faces donnent attache à l'extrémité des tendons des muscles long extenseur et long fléchisseur communs des orteils.

Connexions des os du pied. Le pied, en totalité, ne s'articule qu'avec le tibia et le péroné par l'astragale. Formé de vingt-six os, il comprend lui-même trente-huit articulations, dont quatorze tarsiennes, sept tarso-métatarsiennes, et trois inter-métatarsiennes, en tout vingt-quatre à peu près immobiles. Restent quatorze articulations mobiles, cinq métatarso-phalangiennes, et neuf inter-phalangiennes. Les articulations du pied sont mises en jeu par trente-trois muscles agissant sur quarante-un tendons. De ces muscles, treize ont leurs ventres charnus à la jambe; ce sont : les jambier antérieur, extenseurs, commun des orteils et propre du gros orteil, les deux péroniers latéraux et le péronier antérieur, quand il existe; les deux jumeaux et le soléaire réunis, le plantaire grêle, le jambier postérieur et les longs fléchisseurs, commun des orteils et propre du gros orteil. Quelques-uns de ces muscles ne meuvent que l'articulation jambière. Les vingt autres, contenus dans le pied, avec le secours des précédens, meuvent exclusivement les orteils; ce sont : le pédieux, l'adducteur, le court fléchisseur et l'abducteur oblique du gros orteil, l'abducteur et le court fléchisseur du petit orteil, l'accessoire du long fléchisseur, le court fléchisseur des orteils et le transverse, les quatre lombricaux et les sept inter-osseux. Enfin le pied sert d'insertion à plusieurs aponévroses, et est maintenu, dans les pièces qui le composent, par un nombre considérable de très-forts ligamens, dont il y en a beaucoup d'inter-osseux. De cet aperçu il résulte que le pied, dans la plus grande partie de son étendue, est moins mobile, mais beaucoup plus solide que la main.

Structure. Les os du pied se divisent, sous ce rapport, en deux séries : les os longs, métatarsiens et phalanges, ont une texture commune; les os courts du tarse offrent aussi de grandes analogies, mais avec des différences nécessitées par leur volume, et surtout par leurs usages, et qui prennent un surcroît d'intérêt, vu les modifications nouvelles et toutes locales qu'elles apportent dans l'architecture des os, suivant la somme et la direction des résistances qu'ils sont appelés à supporter.

1° *Astragale.* Sur sa coupe longitudinale (*Pl.* 43, *fig.* 10, et *Pl.* 59, *fig.* 3), il paraît formé d'un double amas de lamelles fasciculées, contournées sur elles-mêmes en diverses directions, et interceptant des aréoles irrégulières. Les masses de ces lamelles ou les faisceaux, nés de la surface articulaire tibiale, se dirigent : l'antérieur, horizontal, vers la tête scaphoïdienne, et l'inférieur, sensiblement vertical, vers les facettes du calcanéum. Sur la coupe transversale (*Pl.* 57, *fig.* 6), il est facile de saisir trois rangées des mêmes faisceaux lamellaires, l'un moyen vertical, et deux latéraux obliques et convergens en bas, qui des surfaces malléolaires se portent vers les facettes calcaniennes. Au contour des articulations, nous retrouvons le même tissu compacte, criblé de petites aréoles circulaires, commun à toutes les surfaces de pression.

2° *Calcanéum.* La courbe verticale et longitudinale de cet os (*Pl.* 43, *fig.* 11) présente une disposition encore plus curieuse. Des surfaces astragaliennes, composées du même tissu compacte à petites aréoles circulaires, naît un énorme faisceau radié de colonnettes osseuses, interceptant des aréoles ellipsoïdes, qui gagnent la courbe de la surface postérieure. Le tiers supérieur du faisceau commun se perd dans une légère couche de tissu aréolaire, vers la surface du glissement du tendon d'Achille. Mais, à partir du point d'insertion de ce tendon, le reste du grand faisceau est interrompu par une couche de lamelles courbes, perpendiculaires à sa direction, concentriques entre elles, et parallèles à la surface extérieure. Cette couche, qui se continue en avant dans la grande apophyse, formée par l'épiphyse surajoutée, semble répondre à la triple indication d'unir les deux portions du calcaneum, de présenter à la pression une large surface en forme de calotte, et, en ce qu'elle continue la direction des fibres du tendon d'Achille, de faire obstacle à la fracture ou au décollement longitudinal des colonnettes du faisceau principal, qui surviendrait si fréquemment, vu la direction perpendiculaire de la puissance, la longueur du levier du calcanéum, et l'appui qu'il trouve sur l'astragale augmenté du poids du corps. Entre les lamelles qui composent la calotte terminale sont des aréoles également incurvées, allongées, et comme aplaties par la pression. Les lamelles supérieures lient entre elles les colonnes obliques qui finissent par s'y fondre. La grande apophyse est formée d'un autre faisceau en éventail, né du sillon supérieur du calcanéum, et qui se disperse par des colonnes divergentes formant un angle droit vers la surface articulaire cuboïdienne. Ainsi, à partir du plan astragalien, qui supporte le poids du corps, s'opère la division du tissu dense de l'os, proportionnellement à la résistance que doit offrir chacune de ses extrémités. L'espace moyen, triangulaire, placé hors des pressions directes, est rempli par du tissu réticulaire, mais dont les fibres principales affectent la direction commune. La section verticale, en travers du calcanéum (*Pl.* 57, *fig.* 6), n'offre rien à considérer qui ne soit la contre-épreuve de ce que nous venons de rapporter.

3° *Cuboïde*, *scaphoïde* et *cunéiformes*. La structure de ces os est assez simple. Généralement ils sont formés de petites lamelles fasciculées, et dont la direction principale antéro-postérieure correspond à celle de la pression qu'ils transmettent (*Pl.* 59, *fig.* 3). Des lamelles et des fibres transversales croisent la direction des premières. Les apophyses d'insertion de cet os et leurs surfaces articulaires présentent du tissu compacte aréolaire en plus ou moins grande abondance.

4° *Métatarsiens* et *phalanges*, (*Pl.* 43, *fig.* 12, 13, 14, 15). Leur structure est celle des os longs réduits à de faibles dimensions. La diminution de longueur, qui rapproche les extrémités, est la cause principale de la différence de leur aspect. Ainsi, dans les métatarsiens, le canal central est bien prononcé; les extrémités sont formées, comme à l'ordinaire, d'un cône de colonnettes osseuses, étendues de la diaphyse vers les surfaces articulaires, en passant au travers des sutures d'épiphyse. La couche articulaire est également formée de tissu compacte aréolaire. Ces dispositions sont surtout remarquables dans le premier métatarsien, en raison de son volume. Quant aux phalanges, le canal central n'y est plus qu'indiqué, mais les extrémités présentent encore les rudimens de l'organisation commune.

Développement. A la naissance, les diverses fractions du pied n'offrent pas entre elles les proportions que l'on observe par la suite. La longueur relative du tarse est moindre, et celle du métatarse plus considérable. Le pied, dans son ensemble, est plus large, moins voûté; son articulation jambière est située davantage en arrière et en dedans. L'ossification occupe les extrémités du pied; en arrière, la première rangée du tarse, et en avant, le métatarse et les orteils, séparés par la seconde rangée tarsienne encore cartilagineuse; aussi la charpente solide se trouvant interrompue au milieu de sa voûte, le poids est-il principalement supporté par l'astragale et le calcanéum, dont l'ossification est déjà très-avancée, surtout dans le prolongement de l'axe de pression du tibia.

1° *L'astragale*, à part son extrémité postérieure, est très-avancé dans son ossification, et forme un vaste noyau osseux ovalaire. 2° Le *calcanéum* est solide dans toute l'étendue de son corps, à part sa calotte inférieure et sa grande apophyse, au point que la forme qu'il aura dans l'adulte est déjà parfaitement reconnaissable sur sa coupe verticale. Ces noyaux sont, avec ceux des corps pleins et des arcs postérieurs des vertèbres, les points où la structure de la substance spongieuse est la plus évidente chez le fœtus à terme. Tous sont formés d'une enveloppe compacte circonscrivant un tissu délié, percé de myriades de petites aréoles circulaires. La disposition fasciculaire y est peu prononcée, à l'exception des corps vertébraux où elle semble rayonnée du centre vers la circonférence. Le noyau du calcanéum, plus externe que dans l'adulte se prolonge moins que celui de l'astragale, en avant, et le dépasse seulement d'un tiers de son étendue en arrière. Oblong de haut en bas, il est oblique et forme le rudiment du vaste faisceau radié que l'on observe dans l'adulte. 3° Le *cuboïde*, à cette époque, contient un premier germe environné d'un dépôt calcaire sablé. Nous croyons également en avoir trouvé dans le scaphoïde et le moyen cunéiforme, quoique ces faits soient en contradiction avec ceux observés par des auteurs d'un grand mérite, et en particulier par Béclard et M. Meckel. 4° Les *os métatarsiens* sont bien développés dans leurs corps, mais leurs extrémités sont encore cartilagineuses. 5° L'état de l'ossification est sensiblement le même dans les *phalanges;* la moyenne est la moins avancée des trois.

Après la naissance, dès la première année, un germe se forme dans les autres os du tarse, le moyen cunéiforme et le scaphoïde, s'ils étaient restés cartilagineux, puis le grand cunéiforme et le petit. Les extrémités des os métatarsiens s'ossifient de la seconde à la troisième année. De huit à dix ans se développent la grande apophyse et la calotte du calcanéum que M. Meckel, en raison de sa formation et de ses rapports avec le tendon d'Achille, compare judicieusement à la rotule et à l'olécrâne. Les diverses épiphyses ne se soudent que très-tard, à l'époque qui leur est à peu près commune à toutes dans l'ensemble du squelette.

DES OS SÉSAMOIDES (1).

OSSICULA SESAMINA (*VES.*); OSSICULA (*BAUH.*); SESAMOIDEA OSSA (*RIOL.*); OSSA TENDINUM (*HILDEB.*).

Ainsi nommés, à raison de leur vague ressemblance avec un grain de sésame, ces osselets, plus ou moins accidentels, se développent dans l'épaisseur des tendons ou des tissus fibreux articulaires, dans tous les points où ils exercent des frottemens durs sur les os. Étrangers aux intentions de l'organisme, les sésamoïdes ne sont pas des organes spéciaux, et ne peuvent être considérés comme faisant partie du squelette; leur production, plus ou moins accidentelle, est comprise sous cette loi générale de solidification des tissus sous l'influence d'irritations légères, mais fréquemment réitérées. Toutefois ils ne sauraient non plus être considérés comme de simples concrétions, leur organisation étant celle des tissus spongieux. Ainsi les sésamoïdes n'apparaissent qu'après les os : un seul d'entre eux était nécessaire, la rotule, et encore son ossification est assez tardive; les autres commencent à se former vers l'âge adulte, et le nombre en augmente progressivement à mesure que l'on approche de la vieillesse, plus considérable dans l'homme que dans la femme et

(1) Planches 36 et 59.

chez les sujets actifs et vigoureux que chez ceux qui se sont peu livrés au mouvement.

Les causes qui amènent le développement des sésamoïdes étant les mêmes chez tous les individus, le lieu et le temps de leur apparition doivent présenter peu de variations; d'où il suit qu'il y en a dont la formation est à peu près constante pour des époques déterminées. Développés dans un tendon ou un ligament, qui les enveloppe dans leur contour, à l'exception d'une facette qui glisse sur un os, ils ont généralement la forme d'un ovoïde ou d'un sphéroïde plus ou moins aplati en sens opposé, rugueux et servant d'attache aux fibres tendineuses par trois de ses côtés, le quatrième articulaire, formant une facette cartilagineuse. Placés en regard de surfaces convexes de glissement, ils sont presque toujours incurvés longitudinalement. La structure de tous ces os est la même; ils sont formés d'une mince enveloppe compacte, qui revêt un tissu spongieux intérieur aréolaire. Il ne nous reste plus qu'à indiquer les lieux dans lesquels ils se rencontrent, dans l'ordre de leur fréquence relative.

1° *Sésamoïdes des ligamens.* — Au *pied.* (*a*) Constamment au nombre de deux, sous la face plantaire de l'articulation métatarso-phalangienne du gros orteil; l'interne est un peu plus long que l'externe. Développés tous deux dans le tissu fibreux articulaire, ils glissent, par leur plan supérieur, sur chacune des facettes correspondantes du condyle du métatarsien. Entre eux est la coulisse du tendon du long fléchisseur du gros orteil. Ils font office de poulie pour l'articulation et empêchent le tendon d'être comprimé sur le sol. (*b*) Un ou deux autres, beaucoup plus petits, situés au-dessous de l'articulation des deux phalanges du gros orteil. (*c*) Un à l'articulation métatarso-phalangienne du petit orteil, et un autre à celle du second orteil. Les deux derniers sont assez rares; il l'est plus encore que l'on en observe aux autres orteils.

A la *main.* (*a*) Toujours au nombre de deux sur la face palmaire de l'articulation métacarpo-phalangienne du pouce. L'externe est plus long que l'interne. L'un et l'autre servent aux glissemens du condyle. Entre eux, comme au pied, est la coulisse du tendon du long fléchisseur. Parfois un autre existe à l'articulation inter-phalangienne du pouce. (*b*) Un ou deux à l'articulation métacarpo-phalangienne de l'index et un autre dans l'articulation correspondante du petit doigt. (*c*) Morgagni en a trouvé aux autres doigts, mais ils y sont très-rares.

2° *Sésamoïdes des tendons.* (*a*) Un de chaque côté, à la partie postérieure des condyles du fémur, dans les tendons des jumeaux. Ils sont aplatis et lenticulaires. (*b*) Un dans le tendon du long péronier latéral, glissant sur la facette externe qui surmonte la coulisse du cuboïde. Sa forme est irrégulièrement quadrilatère. (*c*) Dans le déclin de l'âge on en trouve habituellement un dans le tendon du jambier antérieur, en regard de la tubérosité du scaphoïde. (*d*) Enfin, dans les vieillards, surtout lorsqu'ils ont beaucoup exercé leurs muscles, il n'est pas rare de rencontrer des sésamoïdes, plus ou moins formés, ou au moins des ossifications commençantes, dans le tendon radial du biceps brachial, dans celui du grand fessier et dans plusieurs autres.

En général, les os sésamoïdes des tendons sont comme la rotule, favorables à la puissance musculaire, en faisant office de poulie et en éloignant du parallélisme l'angle d'insertion des cordes tendineuses sur les os.

DES MEMBRES EN GÉNÉRAL

CONSIDÉRÉS DANS LE SQUELETTE.

CONFORMATION COMMUNE, DIVISIONS.

Dans son intention la plus générale, le membre n'est qu'un appendice dont l'objet est d'étendre et d'exercer au-dehors les actes de la volonté. Pour répondre à sa destination, il doit être conformé de manière à pouvoir également s'étendre, atteindre, saisir, appuyer ou repousser, et se replier. Suspendu au tronc par l'une de ses extrémités, il sera isolé, libre et mobile dans le reste de son étendue.

Le membre n'étant qu'un instrument se composera de deux fractions : l'une, terminale, partie essentielle, et qui agit sur les corps; l'autre, que par une comparaison grossière, mais qui nous semble juste, nous considérerons, avec Galien, comme le manche de l'instrument, formant un long levier d'écartement qui supporte l'extrémité active, et augmente la sphère de son action. Ce levier, en outre, sera brisé, dans sa partie moyenne, pour éviter les secousses, augmenter la souplesse des mouvemens, et permettre au membre en entier de se replier sur le tronc.

Les quatre membres répondent également à ces premières conditions qu'ils étaient appelés à remplir. Placés en opposition aux quatre angles du tronc, ils s'infléchissent tous au-devant du plastron thoraco-abdominal, et, dans le sujet complet, ils ont en commun, pour premier usage, de servir d'organes de protection des viscères, imparfaitement protégés par les parties molles de la paroi antérieure. Ils sont disposés symétriquement en deux *paires thoracique* et *abdominale*, afin de répéter de chaque côté des mouvemens semblables et de se secourir mutuellement en avant; mais chaque paire devient ensuite un organe spécial destiné, la première à la préhension, et la seconde au support et à la translation.

Considéré dans le squelette, chacun des membres, thoracique ou abdominal, représente une colonne divisée en trois sections, qui s'élargissent progressivement du sommet, ou extrémité adhérente au tronc, vers la base, ou extrémité libre terminale. La première section a pour objet l'*écartement*; elle domine et entraîne par ce premier mouvement tout le membre qui lui fait suite. Pour plus de mobilité, elle se compose d'un seul os, l'*humérus* ou le *fémur*, roulant par une demi-sphère sur un point de l'une ou l'autre des ceintures osseuses du tronc. La seconde section a pour but le *rapprochement* de l'extrémité terminale vers le centre, au moyen d'une articulation en charnière, le *coude* ou le *genou*. Elle se compose de deux os, *cubitus* et *radius*, ou *tibia* et *péroné*, réunis longitudinalement par un vaste ligament intermédiaire. Cette disposition a le double avantage d'offrir, pour l'implantation des muscles nombreux de l'extrémité terminale, de larges plans situés dans la direction de ses mouvemens, et de présenter inférieurement une surface articulaire, élargie en travers, qui englobe latéralement le sommet de l'extrémité libre sans gêner le mouvement principal, antéro-postérieur, de flexion et d'extension. Enfin, dans la troisième section, la charpente osseuse, divisée en un grand nombre de pièces, s'étale, s'épanouit pour former une palette de préhension ou une base de sustentation, la *main* ou le *pied*, adaptée, dans son articulation d'ensemble, le *poignet* ou le *coude-pied*, aux mouvemens variés, d'où résulte la circumduction; arrondie en voûte à sa partie moyenne, le *métacarpe* ou le *métatarse*, et terminée par cinq leviers à triple charnière, les *doigts* ou les *orteils*, de manière à environner et saisir les contours des surfaces.

Ainsi, dans le squelette, comme pour l'ensemble de l'organisation, les quatre membres sont conçus d'abord sur un modèle commun; mais les deux paires, en raison de leurs usages particuliers, offriront entre elles de nombreuses différences, que la forme de comparaison fera principalement ressortir.

PARALLÈLE DES DEUX MEMBRES

THORACIQUE ET ABDOMINAL.

SITUATION, DIRECTION, DIMENSIONS, CONFIGURATION, MÉCANISME.

1° PARALLÈLE DES MEMBRES DANS LEUR ENTIER.

(*a*) Le MEMBRE THORACIQUE, au repos, append parallèlement au tronc. Long des $^{9}/_{20}$ de la hauteur totale, ou d'environ 28 pouces (0,758$^{mm.}$), dans le squelette frais de 5 pieds 3 pouces de hauteur (1,705$^{mm.}$), il descend jusqu'au tiers inférieur de la cuisse. Suspendu à l'extrême limite supérieure et latérale du tronc, vers son tiers postérieur, il en intercepte, entre lui et son congénère, la plus grande largeur. La forme orbiculaire de la tête de l'humérus, par laquelle s'effectue l'articulation scapulaire du membre thoracique, permet les mouvemens les plus étendus; la circumduction complète verticale, la demi-circumduction transversale, et, suivant l'axe du membre, une demi-rotation que complète, pour la main, l'articulation du poignet. L'écartement de 11 pouces (0,298$^{mm.}$) entre les têtes des humérus, facilite à la fois les mouvemens isolés ou d'ensemble d'un seul ou des deux membres. Des trois sections que l'on y observe, l'humérus entre dans la longueur commune pour 11 pouces 6 lignes (0,311$^{mm.}$); le radius, qui représente l'avant-bras, pour 9 pouces 6 lignes (0,244$^{mm.}$); la main, revêtue de chairs à l'extrémité du médius, pour 7 pouces (0,189$^{mm.}$). La continuité des trois leviers n'est pas rectiligne : l'humérus articulé, dans l'état ordinaire, à angle obtus avec l'omoplate, peut, en raison du mouvement de circumduction, faire suite à cet os ou offrir avec lui tous les angles. Inférieurement, par l'obliquité des surfaces articulaires, il forme, avec l'avant-bras un angle très-obtus, ouvert en dehors; et ce dernier en décrit avec la main un semblable, ouvert en sens opposé.

Toutes les articulations du membre thoracique se fléchissent en avant et en dedans, de sorte que, dans la demi-flexion, les deux membres se rejoignent antérieurement en décrivant un cercle dont les diamètres sont le double de ceux du thorax. L'articulation huméro-cubitale correspond, pour la hauteur, à la ligne de jonction des deux triangles du tronc, d'où résulte une flexion totale des deux cinquièmes supérieurs du corps sur les trois cinquièmes inférieurs. Inclinée obliquement en bas et en dedans, cette articulation rappelle, dans la flexion de l'avant-bras, l'extrémité des doigts étendus, au-dessous du menton. L'articulation radio-carpienne est susceptible d'un mouvement de circumduction latérale, dont l'effet combiné avec la pronation et la supination du radius, permet à la main de s'offrir dans toutes les directions. La flexion commune se fait sur la face interne de l'avant-bras. Les phalanges se fléchissent directement à angle droit, les unes sur les autres, de la troisième à la première, et de celle-ci vers la paume de la main. L'opposition en griffe, des doigts avec le pouce, est la mieux appropriée pour saisir.

En résumé, des divers accidens que présente le membre thoracique dans le squelette, sa situation, sa longueur, les rapports des os qui le composent, leurs dimensions, la forme et la direction de leurs surfaces articulaires, il résulte que ce membre, en totalité ou par fraction, doit être également élevé, abaissé, porté principalement en avant et en dedans, avec facilité en dehors, et jusqu'à un certain point, en arrière; déjà même l'on peut prévoir en partie le nombre et la direction des forces qui le feront agir. Comme conséquence aussi, il aura pour usages : 1° par ses mouvemens variés, de garantir et protéger la tête et le tronc, excepté, pour ce dernier, en arrière, où déjà il est efficacement protégé par la carapace du rachis et des côtes, et par les masses musculaires et les tégumens très-épais du dos. 2° Par ses flexions successives et les extensions opposées, qui toutes rappellent du dehors vers le plan médian, de saisir, environner, et s'approprier les objets, en d'autres termes, de servir d'organe de préhension.

(*b*) Le MEMBRE ABDOMINAL est situé au-dessous du tronc auquel il fait suite. Les os qui le composent sont plus forts que ceux du membre thoracique. Sa longueur, du sommet de la tête du fémur, au-dessous du calcanéum, revêtue de son enveloppe cutanée, est, dans le squelette frais pourvu de ses cartilages, de 34 pouces (0,919$^{mm.}$), le quart en sus du membre thoracique, et un peu plus de moitié de la hauteur totale déjà indiquée. Sur cette dimension, les sections du membre entre leurs plans articulaires comprennent : le fémur, 17 pouces 3 lignes (0,465$^{mm.}$); le tibia, 13 pouces 9 lignes (0,364$^{mm.}$); le pied, revêtu de son coussin plantaire, 3 pouces 6 lignes (0,094$^{mm.}$). L'espace compris entre les saillies extérieures des trochanters étant de 12 pouces 4 lignes (0,333$^{mm.}$), l'écartement des têtes des fémurs est de 7 pouces 2 lignes; ce qui donne le rapport de 7 à 11 entre les deux paires de membres abdominale et thoracique. Le rapprochement des fémurs est parfaitement approprié à leur destination. Dans la station verticale, les pieds rapprochés parallèlement, le point de la tête fémorale sur lequel porte la pression est placé sur le trajet de la ligne moyenne de gravité de la moitié du corps qui s'y appuie. Suivant le diamètre antéro-postérieur, ce point correspond, d'après les dimensions précédemment établies, aux $^{7}/_{11}$ de l'espace compris entre le milieu de la symphyse pubienne et la saillie du grand trochanter. Sa ligne verticale effleure la tempe, traverse le tronc, le fond de la cavité cotyloïde, croise obliquement le corps du fémur, entame une partie de son condyle externe, la tête du péroné, et vient tomber sur le cinquième orteil, laissant, en dehors, l'extrémité supérieure du fémur, et en dedans, le genou, la jambe, et le pied tout entier. Suivant le plan latéral, le même point de la tête du fémur répond au tiers antérieur du profil du bassin; sa ligne verticale, à partir du sinciput, passe à 2 pouces (0,54$^{mm.}$) au-devant de la tête de l'humérus, point correspondant à la partie antérieure du creux axillaire, traverse le tronc à sa partie moyenne en effleurant la saillie de la colonne lombaire, puis le milieu de la cavité cotyloïde, croise l'arc formé par le corps du fémur, glisse entre les condyles de cet os et la rotule, et vient tomber sur l'articulation tarso-métatarsienne, laissant en avant l'espace occupé par la cavité abdominale, et en arrière le membre thoracique, la majeure partie du bassin et de la cuisse, et la totalité de la jambe. Ainsi, transversalement, comme d'avant en arrière, les poids se font sensiblement équilibre autour de l'axe de gravité; les masses musculaires du membre abdominal lui-même, contre-balançant en arrière la pesanteur trop considérable du tronc en avant, de telle sorte que chaque moitié du corps se trouve isolément bien supportée; mais dans le premier sens, la pression est surtout inclinée en dedans, pour que les deux membres puissent se prêter un secours mutuel; et, sur le profil, la ligne de gravité tombe au-devant de la jambe, sur la voûte du pied, afin de prendre son point d'appui sur la ligne des articulations métatarso-phalangiennes, en laissant libres les mouvemens des orteils.

Les trois leviers du membre abdominal forment des angles bien plus prononcés que ceux du membre thoracique. Le fémur, par son extrémité coxale, s'articule perpendiculairement avec la surface oblique de l'os des îles. Nous connaissons déjà l'angle que décrivent le col et le corps de l'os, ainsi que le triangle qui résulte du rapprochement des deux fémurs au genou. Le tibia est à peu près vertical, et par conséquent forme avec le fémur un angle très-obtus ouvert en dehors. Inférieurement il reçoit le pied en T, ou sensiblement à double angle droit, sauf la déviation en arc que présente la courbure de ce dernier.

Le membre abdominal devant agir comme un ressort, les flexions de ses articulations se succèdent en sens inverse; caractère bien différent de celui que nous a présenté le membre thoracique. Ainsi la cuisse se fléchit en avant; la jambe, en arrière; le pied, en avant, et les orteils, en bas; ce qui, dans le prolongement du membre, correspond à l'arrière. Les mouvemens de totalité devant se combiner avec le plan horizontal du sol, l'articulation coxale, qui domine toutes les autres et dont dépend l'écartement dans toutes les directions, offre pour caractère la circumduction; mais ce mouvement, que l'obliquité de la cavité cotyloïde restreint au plan antérieur et latéral, sens dans lequel s'effectue la progression, n'acquiert sa plus grande étendue qu'autant que la cuisse, légèrement fléchie, prolonge l'axe de cette cavité en même temps qu'elle forme à la fois, avec le sol et le plan moyen, un angle de 30 à 45 degrés. Des conditions organiques restreignent, dans tous les sens, les mouvemens inutiles: l'abduction et l'extension exagérées sont limitées par le choc du col du fémur contre le bourrelet ostéo-fibreux de la cavité cotyloïde; l'adduction, par la rencontre du membre opposé : le ligament cotyloïdien et même certains muscles concourent au même résultat. L'articulation tibio-fémorale est placée à la partie moyenne du membre, hauteur la plus convenable pour permettre à la cuisse de protéger l'abdomen, au pied, de se détacher du sol, et, en même temps, pour faciliter dans la marche le transport du tronc d'un membre sur l'autre, sans secousse et avec un écartement, le *pas*, dont le maximum reproduit la longueur du membre lui-même. L'articulation tibio-tarsienne, qui n'aurait pu être située à une grande hauteur sans qu'il en résultât de la gêne et de la roideur pour la translation du poids du corps, d'un membre sur l'autre, ne s'élève au-dessus du sol que de la quantité nécessaire pour former la voûte à laquelle le pied doit sa résistance, et le mouvement de bascule qu'il exécute dans la marche sur les têtes des os métatarsiens. Outre sa mobilité en charnière, par ses glissemens latéraux, cette articulation permet les inclinaisons du pied sur l'un ou l'autre bord. Enfin la déviation en arrière du plan articulaire externe de l'astragale qui, suivant la remarque de Winslow, recule dans le même sens la malléole péronéale, entraîne l'obliquité du pied en dehors, disposition utile pour rappeler à la perpendiculaire au plan antérieur la diagonale du pied, du calcanéum au gros orteil, suivant laquelle s'effectue le mouvement de translation. Les orteils, placés au-delà de la base de sustentation, de manière à conserver habituellement la liberté de leurs mouvemens dans la station, s'infléchissent directement sous la voûte plantaire, en formant une griffe susceptible de s'accrocher aux aspérités des corps, mais dépourvue du mouvement d'opposition auquel la main doit de pouvoir retenir les objets.

En conclusion, des divers accidens du membre abdominal, dans le squelette, sa situation, sa longueur, la direction, la force, et le mode d'articulation de ses leviers, il résulte que ce membre est uniquement destiné au transport.

D'après l'examen que nous venons de faire des deux membres, il est clair que l'homme est nécessairement, et au plus haut degré *bipède* et *bimane*. En considérant les nombreuses différences que présentent les deux paires de membres, si parfaitement en harmonie avec les fonctions spéciales de chacune d'elles, et en opposition si complète, entre les membres dissimilaires, qu'ils sont dans l'impossibilité de se suppléer mutuellement, on s'étonne que, malgré l'expérience contraire, des philosophes, même étrangers à l'anatomie, aient pu soutenir si niaisement l'opinion que l'homme est né quadrumane. Au reste, nous ne faisons que rappeler, comme un abus de l'esprit, cette proposition paradoxale qu'il serait non moins surabondant que ridicule de vouloir combattre, les faits qui prouveraient, en théorie, que les quatre membres sont incapables d'agir de concert, comme organes de sustentation, n'étant que la contre-partie de ceux qui établissent leur véritable destination.

2° PARALLÈLE DE L'HUMÉRUS ET DU FÉMUR.

Pour bien saisir les analogies et les différences que présentent ces deux os il faut, à l'exemple de Vicq-d'Azyr, les placer suivant leurs rapports communs, c'est-à-dire en sens inverse de leur position absolue dans le membre dont ils font partie: en d'autres termes, il convient de comparer l'humérus droit avec le fémur gauche, et de rapprocher l'un de l'autre, les plans opposés par leur direction, le plan postérieur avec l'antérieur, l'interne avec l'externe, et *vice versâ*.

L'humérus a les deux tiers de longueur du fémur, et seulement le tiers de son poids et de son volume; la résistance des deux os est, par conséquent, très-différente et proportionnée aux efforts que chacun d'eux était appelé à subir. Le *corps* de l'humérus est plus fortement tordu pour répondre, dans une moindre longueur, à la direction plus différente de ses extrémités; mû par des forces antagonistes, parallèles à sa surface, il est en outre presque droit. Le plan postérieur du premier et le plan antérieur du second sont recouverts par un vaste muscle triceps, extenseur de la fraction du membre situé au-dessous. Les plans opposés correspondent également à la flexion, et dans tous deux l'angle mitoyen se bifurque en deux crêtes, qui rejoignent les condyles. L'analogie n'est pas moins évidente concernant les empreintes saillantes du deltoïde et du grand fessier; seulement, la première, proportionnellement plus forte et descendant jusqu'à la partie moyenne de l'os, offre une insertion plus avantageuse à la puissance, afin qu'elle corresponde à l'étendue de l'élévation du bras; la seconde, au contraire, qui répond au mouvement plus restreint d'extension de la cuisse, en arrière et en dehors, est située plus haut.

L'extrémité supérieure se compose dans les deux os, d'une tête roulante, d'un col qui la supporte et de deux trochanters, qui servent d'insertion aux muscles rotateurs. L'axe de l'extrémité forme, avec celui du corps, un angle obtus, mais dont la nécessité reconnaît des motifs très-différens dans les deux membres.

Au bras où il s'agissait de constituer une articulation latérale, en conservant le parallélisme du membre avec le tronc, le col décrit, avec le corps, un angle d'environ 114 degrés, ouvert en dedans et en bas, et avec le plan vertical, un autre angle de complément de 66 degrés, ouvert en sens opposé. Toutefois le parallélisme au repos, qui aurait nui à la liberté des mouvemens, n'est pas parfait, vu l'écartement inférieur qui résulte de l'obliquité du tronc en dedans et de l'inclinaison du bras en dehors, déterminée par la saillie inférieure de la cavité glénoïde. La tête forme une simple calotte environnant le col; ce dernier, qui n'avait d'autre objet que de détourner la surface articulaire de la direction de l'os, est très-court et n'est bien sensible qu'inférieurement, c'est-à-dire dans l'ouverture même de l'angle qu'il décrit. Les deux tubérosités ou trochanters, séparées seulement par la gouttière bicipitale, sont très-rapprochées entre elles et comme agglomérées avec la tête. En résumé, c'est de la réunion de toutes ces circonstances, l'obliquité et le raccourcissement du col, l'inclinaison, la rondeur et le peu de contact des surfaces articulaires, le rapprochement des leviers de rotation, la double mobilité des os eux-mêmes, l'omoplate et l'humérus, et l'isolement de ce dernier du tronc, que résultent l'étendue, le nombre et la rapidité des mouvemens qui distinguent l'extrémité supérieure humérale.

Pour le fémur, de nouvelles conditions s'offraient à remplir. Il fallait que chaque moitié du corps fût supportée dans le trajet de la ligne de gravité, sans que la colonne de sustentation continuât immédiatement la même direction, un emboîtement direct devant avoir pour effet de rendre les mouvemens durs et saccadés, de gêner principalement la flexion et l'extension, et d'augmenter le danger des chocs; il convenait enfin que la base de sustentation se trouvât élargie en dehors, le membre opposé lui offrant déjà un point d'appui en dedans. Pour obéir à ces diverses intentions, la tête du fémur forme une demi-sphère proéminente en avant, dans le sens des mouvemens les plus étendus: évidée au-delà de son contour articulaire, point où son volume devenait inutile et ne pouvait être maintenu sans heurter contre le rebord de la cavité qui la contient. Au-dessous d'elle se prolonge le col, dont l'épaisseur, en rapport avec les efforts à supporter, est la plus considérable de haut en bas. En arrière et en dehors s'enfuit la base du col, qui élargit la ligne de support transversale. Cette inclinaison de l'extrémité coxale du fémur, l'angle de 130 degrés qu'elle décrit avec le corps et la coudure à concavité qu'ils offrent à leur point de jonction, contribuent à dégager la tête, et ajoutent ainsi à la liberté de ses mouvemens. Les trochanters, écartés par la base du col, offrent de larges implantations pour des muscles que l'étendue des surfaces du bassin empêche d'être groupés comme à l'épaule.

L'extrémité inférieure est très-différente dans les deux os. Quant au fémur, qui ne devait avoir qu'un mouvement de charnière avec le tibia, sa surface articulaire se compose seulement d'une trochlée dont les bords sont élargis en deux vastes condyles, pour augmenter la surface de support. Entre ces derniers est une large échancrure destinée à loger les ligamens croisés, nécessaires pour borner les mouvemens d'extension, que la rotule, mobile elle-même, ne limite qu'imparfaitement. A l'humérus, sur lequel l'avant-bras devait offrir le même mouvement de charnière, nous trouvons également une trochlée, mais avec des modifications. Destinée à être engrenée avec le cubitus, qui constitue son tibia, auquel est soudée la rotule du coude ou l'olécrâne, elle est rétrécie en travers, et forme une gorge profonde sans condyles et sans ligamens croisés, dont l'existence devenait inutile. Placée en dedans, pour répondre à la flexion interne, son rebord, dans ce sens, est très-saillant et environné par le cubitus. Le rebord externe appartient à un plus petit diamètre, et se fond avec une nouvelle surface articulaire, le condyle, destinée aux mouvemens du radius, lequel vient faire partie de l'articulation huméro-cubitale, en vue des mouvemens de pronation et de supination de la main : cette disposition est bien différente de celle que l'on observe à la jambe, où le péroné n'a aucun rapport avec le fémur. Enfin, latéralement, l'extrémité de l'humérus est surmontée par deux éminences auxquelles s'insèrent des muscles qui, pour la plupart, concourent à la pronation et à la supination. Rien de semblable ne pouvait s'observer au fémur, qui n'offre que des empreintes ligamenteuses peu saillantes, et du reste on conçoit que la sécheresse du genou devait être respectée, l'augmentation de leur volume devant entraîner des frottemens et nuire à la liberté de leurs mouvemens.

3° PARALLÈLE DES OS DE L'AVANT-BRAS ET DE CEUX DE LA JAMBE.

Pour comparer avec facilité ces deux sections, il faut avoir recours au même artifice que précédemment, c'est-à-dire, l'avant-bras étant placé en supination, rapprocher les uns des autres les membres et les plans opposés.

Disposition générale. Les os, dans les deux membres, sont placés parallèlement, de manière à offrir deux plans musculaires opposés, complétés par le ligament inter-osseux et deux bords latéraux. A l'avant-bras, le volume se conserve sensiblement le même, l'un des os augmentant d'épaisseur, en regard du point où l'autre diminue. Les plans musculaires sont, dans la supination, assez directement antérieur et postérieur; toutefois le radius étant situé un peu en avant du cubitus, la pronation est la situation normale de l'avant-bras, et l'obliquité des plans opposés qui en résulte a pour effet d'incliner fortement dans le même sens, la flexion en dedans, et l'extension en dehors. A la jambe, le volume, suivant la longueur, diffère beaucoup. Cependant le péroné s'élargit vers le tiers inférieur, point où se rétrécit le tibia. La position relative des os est plus oblique qu'à l'avant-bras; le péroné, très-mince, est placé en arrière du tibia, et ce dernier n'offrant au-devant de l'autre que des faces obliques, il en résulte que le plan musculaire antérieur est en même temps latéral externe, et le plan postérieur latéral interne : disposition singulièrement heureuse pour la direction des forces musculaires, puisqu'elle offre le double avantage d'incliner l'extension des orteils en dehors et leur flexion en dedans, ou, en d'autres termes, d'aider le pied à saisir le sol ou à s'en dégager.

Toutes les différences de détails entre les os de la jambe et ceux de l'avant-bras, qui ont tant exercé les anatomistes, dériveront nécessairement de l'opposition de leurs usages. En se rappelant le caractère essentiel des deux membres, on conçoit que la jambe doit offrir d'abord un os principal de support, le tibia, car le support est la condition fondamentale du membre dont elle fait partie; le péroné n'y est plus qu'accessoire. A l'avant-bras, où il n'y a pour ainsi dire que des conditions de mobilité à remplir, les caractères et les usages principaux se substituent réciproquement entre les os, et chacun d'eux est alternativement principal par l'une de ces extrémités, et accessoire par l'autre. Ainsi le cubitus est, pour l'avant-bras, le tibia d'en haut et le péroné d'en bas, et le radius, qui simule le péroné supérieurement, représente encore bien mieux le tibia inférieurement. C'est donc pour n'avoir pas tenu compte de ce double échange entre les os que beaucoup d'anatomistes se sont égarés, les uns n'envisageant que l'articulation humérale et assimilant le cubitus au tibia; les autres, fondés sur un rapprochement d'anatomie comparée, considérant comme analogue du tibia, le radius, que le pouce continue; tous oubliant également les modifications que doit entraîner le mouvement de supination. Ces faits principaux étant établis, les particularités de détails n'en seront plus que la confirmation *à posteriori*.

Comparaison des os de l'avant-bras avec le tibia. La moitié supérieure du tibia est assez exactement reproduite par celle du cubitus. Les deux surfaces articulaires horizontales du cubitus et la saillie qui les sépare représentent les surfaces des tubérosités tibiales et leur épine intermédiaire. L'olécrâne indique réellement la rotule dont le tendon ossifié ferait corps avec le tibia (1); mais l'articulation cubitale est rétrécie en travers et inclinée en dedans pour correspondre à la flexion interne, tandis que les surfaces tibiales, perpendiculaires au corps de l'os, et la rotule, verticale, produisent la flexion directe. La masse de l'olécrâne est proportionnellement beaucoup plus considérable que celle de la rotule; les plans articulaires du cubitus sont fortement excavés, double disposition qui augmente la solidité de l'engrenure avec la trochlée humérale; enfin la cavité sigmoïde du cubitus fait partie de l'articulation commune, tandis que la facette qui lui correspond au tibia est placée au-dessous de sa tubérosité externe. Après l'extrémité supérieure, le corps des deux os est prismatique et triangulaire. L'angle postérieur du cubitus représente la crête du tibia; la forme des trois plans est la même; l'excavation du plan externe est commune aux deux os, et la ligne oblique d'insertion des fléchisseurs, sur le plan antérieur du cubitus, répond à la ligne poplitée du tibia. Mais parvenus à la partie moyenne de l'avant-bras, pour continuer à y retrouver les élémens du tibia, il faut passer du cubitus au radius, et alors la gouttière oblique et adoucie de glissement pour les tendons de l'abducteur et des extenseurs du pouce et de l'indicateur, que l'on observe à la face postérieure de cet os, retrace fidèlement la gouttière semblable des extenseurs des orteils, située à la partie externe et antérieure du tibia. Le plan radial antérieur, lisse, en rapport avec les fléchisseurs du pouce et des doigts, rappelle le plan postérieur tibial, également en rapport avec les fléchisseurs du pouce et des orteils. Enfin l'analogie de l'extrémité inférieure des deux os est encore plus grande : même forme pentaèdre de la surface articulaire; d'un côté, la malléole tibiale ou l'apophyse styloïde radiale; de l'autre, la petite cavité sigmoïde du péroné ou celle du cubitus; en avant et en arrière, des gouttières de glissement pour les tendons opposés; il n'y a que l'échange des plans à opérer.

Comparaison des os de l'avant-bras avec le péroné. L'examen détaillé nous a fait reconnaître dans les moitiés opposées du cubitus et du radius les élémens aussi exacts que détaillés de l'os principal de la jambe ou du tibia. Il n'en sera pas de même de l'os accessoire, le péroné: certes il correspond aux moitiés supérieure du radius et inférieure du cubitus; mais, vu la différence des usages, ses analogies réelles sont masquées par des différences si frappantes, qu'il ne faut pas moins que la conformité d'ensemble des deux membres pour aider à les reconnaître. Ainsi le corps, mi-partie, radius supérieur et cubitus inférieur, est généralement circulaire, forme très-éloignée du prisme mince du péroné; rien dans ce dernier ne peut rappeler la crête cubitale d'insertion du carré pronateur. Restent les extrémités: la supérieure, radiale disposée pour des mouvemens rapides, avec sa facette terminale en coupe, son articulation latérale, son col, et sa tubérosité bicipitale d'insertion, est la plus éloignée possible de la tête du péroné, dont la position, la forme, les rugosités ligamenteuses, et l'apophyse styloïde d'insertion bicipitale, indiquent également la fixité. Il n'y a donc que l'extrémité inférieure cubitale dont l'apophyse styloïde rappelle la malléole externe; mais dans le reste de sa forme, la même opposition de mobilité à fixité entraine aussi les différences les plus remarquables.

4° PARALLÉLÉ DES OS DE LA MAIN ET DE CEUX DU PIED.

La conformité de ces deux sections est tellement sensible qu'elle frappe d'évidence, même sans le secours des connaissances anatomiques, d'où l'adage *pes altera manus.* Néanmoins les différences sont encore assez nombreuses. Pour rendre la comparaison plus facile, il faut placer la main dans la position normale du pied du même côté, c'est-à-dire en pronation, appliquée sur un plan horizontal et dans une extension exagérée, d'où résulte, entre l'avant-bras et sa face dorsale, une inclinaison plus ou moins rapprochée de l'angle droit.

La longueur de la main étant de 7 pouces (0189^{mm}), celle du pied est de 9 pouces 4 lignes (0,253^{mm}); sa largeur est peu différente, mais, vu l'élévation considérable du pied, l'épaisseur, entre les deux parties, est hors de proportion. L'étendue relative des fractions extrêmes est inverse. A la main, le carpe est très-petit et les doigts forment la moitié de la longueur totale; au pied, c'est au contraire le tarse qui envahit la moitié postérieure et constitue la masse principale, tandis que les orteils sont très-courts. Le métacarpe et le métatarse, qui composent les sections moyennes, conservent leurs dimensions relatives. A la main comme au pied, la face dorsale correspond à l'extension des doigts et la face opposée forme une longue gouttière pour les muscles et les tendons fléchisseurs; le bord pollicien est plus épais que l'autre.

Dans l'ensemble du mouvement, la main, qui offre au poignet la circumduction, est en outre pourvue d'une double opposition transversale et longitudinale du pouce avec les doigts, et de ceux-ci avec le métacarpe. Le pied ne jouit que d'un mouvement de ginglyme sur la jambe; formant une seule masse dans ses trois quarts postérieurs, par la fixité du premier os métatarsien, la flexion des orteils, vu leur brièveté et l'épaisseur du coussin plantaire, ne peut aller jusqu'à saisir et retenir des objets d'un certain volume. Aussi, quels que soient les mouvemens partiels auxquels aient pu parvenir, à force d'exercice, certaines personnes privées du membre supérieur, on peut dire que si le pied est encore une main, du moins c'est une main très-imparfaite et dépourvue d'opposition.

Comparaison du carpe et du tarse. Le carpe contient huit os, le tarse sept; le premier n'offre guère que le huitième de la masse du second; différence qui tient à ce que le carpe n'est qu'une tête articulaire, tandis que le tarse forme une voûte de support:

(1) Cette analogie de la rotule et de l'olécrâne, déjà rendue évidente par tant de caractères, est encore fortifiée par le cas d'anomalie, où l'olécrâne, uni seulement au cubitus par une substance fibreuse, comme après les fractures mal consolidées, demeure isolé pendant toute la vie (Delachenel, *Observ. anatom. médic.*; Bâle, 1786, §. 28. — Rosenmüller, *De oss. variet.*; Leips., 1804, p. 62).

aussi les os carpiens sont-ils généralement arrondis par leurs faces, tandis que les autres sont taillés en coin, à facettes planes. Le carpe s'articule avec l'avant-bras par son bord opposé au métacarpe; le tarse est articulé avec la jambe par le sommet de sa face dorsale. Dans les deux rangées du carpe, les os sont juxtaposés latéralement : pareille disposition s'observe en avant du tarse, tandis qu'en arrière les os sont superposés. C'est donc entre les secondes rangées que les analogies seront les plus frappantes. Ainsi l'os crochu, articulé avec les quatrième et cinquième os métacarpiens, représente le cuboïde, qui supporte les deux derniers métatarsiens. Le grand os, le trapèze et le trapézoïde, sont les analogues des trois cunéiformes; le moyen cunéiforme supporte le troisième et une partie du second métatarsiens, de même que le capitatum, le troisième et une partie du second métacarpiens. Le petit cunéiforme et le trapézoïde, tous deux rentrans, et servant de point central d'attache des ligamens dorsaux, correspondent aux seconds métatarsien et métacarpien; même exactitude dans les rapports du trapèze et du grand cunéiforme, avec les os de prolongement que continuent le pouce ou le gros orteil. Jusqu'ici nulle difficulté, mais déjà elles commencent dès que l'on considère le mode d'articulation des deux rangées : au carpe le grand os et l'unciforme composent une tête articulaire, tournée vers l'avant-bras; au tarse, le scaphoïde s'interpose, et la tête articulaire, formée par l'astragale, est tournée vers les orteils, double disposition en rapport avec l'opposition des mouvemens, dont l'un est commandé par la main et l'autre par la jambe. Il s'agit en outre de trouver les analogues parmi des os si différens de forme et de volume. Le pyramidal, articulé avec l'os crochu et faisant suite au cubitus, semble bien l'os correspondant du calcanéum, prodigieusement développé, mais offrant les mêmes rapports par son articulation avec le cuboïde et sa situation au-dessous du péroné. Le scaphoïde du carpe, qui supporte le trapèze, le trapézoïde et le grand os, à part son articulation immédiate avec le radius, représente assez bien le scaphoïde du tarse, que continuent les trois cunéiformes. C'est donc le semi-lunaire, placé au sommet du carpe, faisant suite au radius, et placé entre le scaphoïde du carpe et le pyramidal, qui représentera l'astragale, situé au sommet du tarse, continuant le tibia, et intermédiaire entre le scaphoïde du tarse et le calcanéum. La principale différence tient ici au renversement de la cavité énarthrodiale : la tête se trouvant transposée sur la seconde rangée, le semi-lunaire, loin d'être convexe comme l'astragale, a dû offrir une concavité, en même temps que le scaphoïde, au lieu de rester limité au-dessous de lui, a envahi sur sa face correspondante au pouce, et s'est placé à son côté de manière à concourir en commun à l'articulation radiale et à environner la tête du grand os, disposition la plus heureuse pour faire concorder ensemble la flexion du carpe et l'opposition transversale du pouce et de l'indicateur avec les trois derniers doigts.

Reste le pisiforme dont on ne trouve point l'analogue. Faut-il considérer comme tel l'os sésamoïde du tendon du long péronier latéral, ou l'épiphyse du calcanéum? Quoique ces opinions soient celles de deux hommes d'un très-grand mérite, nous ne voyons pourtant pas d'assez fortes raisons pour adopter l'une ou l'autre. Au reste, quand deux parties analogues ont des usages si différens que leur configuration ne peut offrir que des ressemblances très-éloignées, nous croyons qu'il n'y a rien de mieux à faire que de prendre les choses telles qu'elles sont, c'est-à-dire avec les modifications nécessaires dans les intentions de l'organisme, et, au lieu de s'épuiser à chercher de nouvelles analogies de détails, là où il n'existe plus que des différences, il nous semble plus utile d'étudier ces différences elles-mêmes dont on ne tarde pas à trouver la raison dans les exigences imposées par de nouveaux usages.

Comparaison des dernières fractions de la main et du pied. Le métacarpe et le métatarse sont presque uniformes. La principale différence consiste dans le volume énorme, la longueur et la fixité du premier métatarsien opposés à la brièveté, au peu d'épaisseur et à l'extrême mobilité du premier métacarpien. Du reste, les autres métatarsiens, comparés aux quatre os correspondans de la main, sont plus longs, plus grêles dans leurs corps, un peu plus épais dans leur extrémité fixe et moins volumineux dans leurs têtes. Quant aux doigts et aux orteils, ils nous sont déjà bien connus dans leur conformité et dans leurs différences.

INFLUENCE DE LA STRUCTURE DES OS DES MEMBRES SUR LEURS ALTÉRATIONS MORBIDES.

Les conditions anatomiques de la texture des os les disposent, dans tout le squelette, à certaines maladies : mais c'est surtout dans les os des membres, où les oppositions de structure sont le plus tranchées, que ces maladies sont le mieux caractérisées, outre que la position superficielle de ces os y rend les diverses sortes de lésions plus fréquentes, en même temps qu'elles sont plus accessibles aux moyens chirurgicaux, double point de vue qui ajoute à l'intérêt de leur étude.

1° *Fractures.* Le volume et le degré de résistance des os sont au nombre des causes qui ont le plus d'effet sur le siége, la direction et le nombre de leurs fractures. La substance compacte, mince, dure, fragile et qui forme de longs cylindres peu flexibles, y est plus exposée que le tissu spongieux; comme conséquence, les fractures sont plus fréquentes au corps des os longs qu'à leurs extrémités et que dans les os courts. Les fractures du tissu compacte ne survenant, dans la plupart des cas, qu'autant que l'os a été fléchi brusquement au-delà de son extensibilité, sont plus généralement obliques, ou en *bec de flûte*; les fragmens, outre leur inclinaison et le rétrécissement de l'os, ne se touchant que par des angles ou par des surfaces très-minces, glissent les uns sur les autres et se déplacent avec une grande facilité. Dans le tissu spongieux des os longs, au contraire, vu l'obliquité généralement moindre, mais principalement la grande étendue des surfaces partout contiguës, les solutions de continuité ont souvent lieu sans déplacement, comme à l'extrémité supérieure du tibia, et, en tout cas, elles sont toujours plus faciles à maintenir réduites. Les fractures du col de l'humérus et de celui du fémur ne font exception à cette règle qu'en raison même de l'angle que forment ces parties avec le corps de l'os et de l'extrême mobilité, imprimée à l'un des fragmens par les muscles rotateurs.

Le degré de violence et la direction de la cause vulnérante, l'action musculaire et le poids du membre ou du corps ont plus d'influence sur le siége de la fracture du cylindre des os longs que le degré de leur résistance; mais il n'en est pas de même du tissu spongieux de leurs extrémités. Nous avons déjà fait remarquer une application de cette vérité en parlant de la texture de l'extrémité coxale du fémur. On trouverait également, dans la position du noyau réticulaire, faisant suite au cône du même tissu, placé entre les deux condyles de cet os, la cause de leur séparation. Enfin il en serait de même de la fracture de l'un ou l'autre col de l'humérus, que l'inspection fait reconnaître comme les points les plus faibles, en raison de la masse considérable du noyau réticulaire central, ainsi que de la division longitudinale de l'extrémité inférieure du même os, le tissu aréolaire, situé entre la fosse olécrânienne et la trochlée, étant à la fois le plus rare et le moins épais. Nous ne pousserons pas plus loin ces rapprochemens, qui se déduisent de la structure même des os.

2° *Carie*. Cette maladie propre au tissu spongieux, abstraction faite de toute cause autre que la texture, doit être d'autant plus commune, pour un os déterminé, que le tissu en est à la fois plus délié et plus vasculaire. Cette proposition est confirmée par l'observation. Les caries les plus fréquentes s'observent dans l'ordre suivant : aux extrémités osseuses qui composent les articulations fémoro-tibiale et tibio-tarsienne, aux os du tarse, à ceux du carpe, à l'articulation huméro-cubitale, aux vertèbres : la tête de l'humérus en est plus souvent affectée que celle du fémur. Certes, la position superficielle de ces parties, qui les expose aux lésions extérieures, peut bien contribuer à la fréquence de leurs caries, mais la texture y a plus d'influence; autrement on ne pourrait expliquer comment la carie est si commune et survient souvent sans cause connue aux corps des vertèbres, et dans l'épaisseur cotyloïdienne des os des îles, tandis qu'elle est relativement si rare, au moins comme affection primitive, aux extrémités des os de l'avant-bras.

3° C'est également à la rareté du tissu spongieux, qui permet plus facilement le développement exagéré ou l'hypertrophie de son système vasculaire, qu'il faut rapporter un certain nombre d'altérations, les *fongus*, *tissus érectiles* ou *anévrysmes capillaires*, etc., qui simulent ou compliquent si fréquemment la carie des os longs.

4° *Nécrose*. Il n'y a aucunes considérations spéciales à présenter sur cette maladie qui, par sa nature, étant particulière au tissu compacte, et la conséquence de cette sorte de texture, doit fréquemment affecter le cylindre des os longs.

5° Il en est de même de l'*exostose* ou hypertrophie du même tissu, aucune lumière, empruntée de l'anatomie, ne pouvant expliquer pourquoi cette maladie affecte plus ordinairement les os superficiels, et, dans ceux-ci, la portion de leur étendue, où ils sont sous-cutanés.

6° *Incurvation*. Elles reconnaissent deux causes : le *ramollissement* produit par le *rachitisme* ou *ostéomalacie*, et la *mollesse* ou défaut de consistance qui accompagne la croissance trop rapide. Les incurvations du premier genre sont les plus considérables; elles coïncident, dans les mêmes sujets, avec les gibbosités et les déformations du bassin, mais elles sont moins communes, et n'accompagnent pas toujours ces dernières. Les membres thoraciques, qui ne supportent aucun poids habituel, y sont moins sujets que les membres abdominaux, et lors même qu'ils présentent quelques déformations, elles y sont toujours plus restreintes. A un degré peu prononcé, les incurvations, dans les deux membres, ne sont généralement que l'expression exagérée des coudures naturelles de l'os : telles sont celles des os de l'avant bras, mais surtout du radius, dans le sens de la pronation ; du fémur en avant, et du tibia et du péroné, coudés d'avant en arrière, saillans en haut et rentrans en bas. Dans le membre abdominal, en particulier, la pression du corps sur les os amollis, en détermine la coudure, et les inflexions successives des trois sections décrivent des courbes en sens opposé, ou en *S*, de manière que le pied se retrouve toujours sensiblement dans la ligne de gravité; ainsi une forte incurvation du fémur en dedans, en nécessite une autre des os de la jambe en dehors. Chez les sujets très-difformes, les inflexions des membres abdominaux s'accompagnent d'une inclinaison qui a pour effet de contrebalancer ou équilibrer celles du rachis et du bassin, de manière à rétablir, malgré les déviations, un centre commun de gravité. C'est à cette cause que se rapportent les déviations latérales ou antéro-postérieures, si nombreuses et si variées. Ainsi, indépendamment des incurvations des os déjà signalées, une forte inclinaison du bassin, en arrière ou en dehors, entraîne l'obliquité du fémur en avant et en dedans, et celle de la jambe en sens inverse. Dans la plupart des cas de ce genre, l'articulation du genou reste dans une demi-flexion permanente; mais parfois la courbure commune des deux fractions du membre, en arrière, qui leur donne la forme générale d'un *C*, nécessite, comme situation habituelle, l'extension exagérée de la même articulation. Enfin, lorsque la nutrition a été altérée jusqu'à produire l'atrophie musculaire, le membre étant devenu impropre à la station, quel que soit le mode d'incurvation des os, les articulations restent demi-fléchies, maintenues dans cette position par les muscles les plus puissans, et les pieds, plus ou moins contournés de manière à ne toucher le sol que par leurs bords, sont en outre déjetés en arrière, et ne répondent plus au centre de gravité.

La mollesse des os qui ne reconnaît pas d'autre cause qu'une croissance trop rapide, n'a pour résultat qu'une exagération des coudures naturelles des os, étendue rarement jusqu'à la difformité. Elle porte principalement ses effets sur les os longs du membre abdominal, qui supportent la pression du corps, et s'observe plutôt chez les sujets d'une taille très-élevée et qui, par conséquent, ont passé leur jeunesse dans un état continu de croissance exagérée. Il existe au Muséum d'histoire naturelle un fémur colossal, donné en 1811 par Sabatier, qui est assez curieux sous ce rapport. Cet os, long de 21 pouces 3 lignes (0,575^{mm}) et d'un volume énorme, avait appartenu à un soldat d'une taille de 6 pieds 6 pouces 3 lignes, mort à vingt-et-un ans. L'os, dans toute son étendue, a une teinte violacée indiquant qu'il était encore le siége d'une nutrition très-active; les épiphyses ne sont pas soudées; mais, ce qui est surtout remarquable, le corps est coudé à son milieu; la tête, légèrement aplatie en haut, offre en bas un prolongement lisse qui semblait reposer et glisser sur la capsule coxo-fémorale; et le col, qui évidemment a cédé sous la pression du corps, forme avec le cylindre de l'os un angle seulement de 115 degrés, disposition inverse de celle que l'on observe chez les sujets d'une taille avantageuse, mais non exagérée, et chez lesquels la rapidité de l'accroissement de l'os n'a pas été jusqu'à nuire à sa consistance.

APERÇU GÉNÉRAL

DES RAPPORTS DES ÉMINENCES OSSEUSES SENSIBLES A L'EXTÉRIEUR

DANS L'HOMME DE 5 P^{ds} 3 P^{ces} (1,703$^{mm.}$), REVÊTU DE SES PARTIES MOLLES.

La situation relative des éminences osseuses sous-cutanées étant d'un grand intérêt pour établir le diagnostic d'une foule de maladies, tant celles qui changent les rapports des os que celles où ces rapports étant conservés, sont les seuls moyens de reconnaissance au milieu de la déformation des parties molles, nous allons en présenter le tableau succinct dans l'état normal.

Nous supposons le sujet placé dans la station verticale déjà décrite. Il est facile de rapporter la valeur des expressions relatives au décubitus, situation analogue, mais mieux appropriée aux observations cliniques, et dans laquelle le sujet, étendu sur un plan horizontal, alternativement placé en supination, en pronation, ou sur le côté, les membres abdominaux sont rapprochés entre eux, et les membres thoraciques, dans l'extension, sont accolés au tronc, les mains placées en supination (1).

Des éminences et des surfaces sous-cutanées des os, les unes sont situées sur le plan moyen, les autres s'en écartent plus ou moins latéralement.

Toutes les éminences latérales des deux moitiés symétriques doivent être situées sur le même plan horizontal, à pareille distance du plan moyen et des autres éminences latérales placées au-dessus ou au-dessous.

PLAN ANTÉRIEUR.

TÊTE ET TRONC.

Eminences et *surfaces médianes.* — De haut en bas, bosse nasale, os propres du nez, apophyse mentonnière, fossette sterno-claviculaire, sillon moyen sternal, appendice xiphoïde, sillon moyen de la ligne blanche et symphyse pubienne.

Éminences latérales.—A partir de la fossette sterno-claviculaire naît la saillie oblique de la clavicule; le milieu de sa convexité est à 2 pouces (0,54$^{mm.}$) en dehors; le plan articulaire de son extrémité acromiale situé à 5 pouces (0,135$^{mm.}$) en dehors, 8 lignes (0,18$^{mm.}$) plus haut, et 2 pouces (0,54$^{mm.}$) plus en arrière. — De l'éminence acromiale, à 1 pouce ½ en bas, et 2 pouces en dedans, est le sommet de l'apophyse coracoïde; à pareille distance, en bas et en dehors, se rencontre la grosse tubérosité de l'humérus.

(1) Consultez la planche 1re, figures de proportions. — En traçant le résumé des rapports des éminences osseuses, quelque soin que nous ayons pu mettre à ce travail, nous ne nous sommes pas dissimulé l'impossibilité d'obtenir une évaluation rigoureuse et toujours applicable, en raison des différences que présenteraient les mêmes mesures, prises sur un grand nombre d'individus. Mais comme ces différences sont restreintes, quant aux rapports, dans des limites assez étroites, et ne portent guère que sur les dimensions, dont il est facile de tenir compte, proportionnellement à la taille, nous n'avons pas cru que ces considérations pussent nous empêcher de présenter une évaluation qui, ne fût-elle qu'approximative dans son application, par cela même qu'elle ne s'éloigne que fort peu de la vérité, pourrait encore être d'un grand secours au lit des malades.

De l'appendice xiphoïde, en descendant vers la ligne de flexion du tronc, se prononce le rebord saillant des cartilages des côtes, formant avec le plan vertical un angle de 37 à 38 degrés, ouvert en bas. — En dedans et en arrière remontent les cinq dernières côtes; la direction de leur extrémité sternale est sensiblement perpendiculaire à celle de leur bord cartilagineux.

Du dessous de la symphyse pubienne à l'épine iliaque, la ceinture pelvienne, dont l'inclinaison représente sensiblement celle de la cavité cotyloïde, est située, suivant une ligne oblique, décrivant avec le plan vertical un angle de 40 à 45 degrés, ouvert en haut et en dehors. L'épine iliaque est placée à 2 pouces 8 lignes (0,72$^{mm.}$) au-dessus de celle du pubis, et 4 pouces 6 lignes (0,121$^{mm.}$) du plan vertical, en sorte que les évasemens de la poitrine et du bassin offrent deux angles rentrans opposés, ou une sorte de losange interrompue. La ligne qui coupe le milieu des deux épines iliaque et pubienne forme avec le plan vertical un angle de 56 degrés, ouvert en haut.

MEMBRE ABDOMINAL.

Sur le plan moyen, les deux membres étant rapprochés, il n'y a entre les condyles, et les malléoles internes, d'autre écartement que l'épaisseur des parties molles, aponévroses et tégumens.

La crête moyenne du grand trochanter, saillante à l'extérieur (attache du moyen fessier), est située à 6 pouces 2 lignes (0,165$^{mm.}$) en dehors du milieu de la symphyse pubienne, et 18 à 20 lignes (0,44$^{mm.}$) plus bas. Le même point est écarté de 5 pouces (0,135$^{mm.}$), en bas et en dehors, du milieu de l'épine iliaque. Ces deux lignes, qui ont leur sommet commun au grand trochanter, interceptent un angle de 60 degrés, ouvert en haut et en dedans.

La ligne verticale qui passe au milieu de la rotule traverse également la partie moyenne de l'articulation tibio-tarsienne, et tombe sur le troisième orteil. Une autre ligne, tirée de la crête du grand trochanter au centre de la rotule, forme avec le plan vertical un angle d'environ 12 degrés. Dans l'extension de la jambe, la rotule est inclinée en dedans. Elle est chassée en dehors dans la flexion par le condyle interne du fémur, qui vient se placer en avant. Le sommet de la rotule correspond au plan inter-articulaire. De chaque côté de cet os saillissent les tubérosités du fémur; au-dessus sont celles du tibia.

La direction de la crête du tibia n'est pas exactement verticale. Elle indique au-dehors l'obliquité légère de l'os lui-même, de haut en bas et de dehors en dedans.

La ligne verticale qui traverse le milieu de l'épine iliaque antérieure et supérieure effleure en haut le bord interne du mamelon, et passe à un pouce en dedans de l'apophyse coracoïde: en bas, elle glisse sur le condyle externe du fémur et tombe en dehors de l'enveloppe tégumentaire de l'articulation métatarso-phalangienne du cinquième orteil.

La malléole interne est placée de 3 lignes en avant de l'externe; celle-ci descend 6 lignes plus bas.

A partir du sommet de la malléole tibiale, le milieu du tubercule du scaphoïde est situé à 2 pouces (0,054mm.) en avant, et 1 pouce ½ (0,040mm.) plus bas : le même point est éloigné de 3 pouces 4 lignes (0,090mm.) du tubercule externe de l'extrémité tarsienne du premier os métatarsien.

Le tubercule du cinquième métatarsien est placé à 2 pouces (0,054mm.) en avant, et 1 pouce (0,027mm.) plus bas que le sommet de la malléole péronéale. Il est postérieur de 16 lignes (0,036mm.) à celui du premier os métatarsien.

MEMBRE THORACIQUE.

L'acromion s'étend de 15 lignes (0,034mm.) plus en dehors que la clavicule. La grosse tubérosité, point le plus saillant de la tête de l'humérus, déborde encore l'acromion de 1 pouce ½ (0,036mm.) à l'extrémité, et descend plus bas de la même quantité. Le sommet de l'apophyse coracoïde est également situé à 1 pouce au-dessous de l'extrémité de la clavicule, et à 22 lignes (0,036mm.) en dedans du milieu de l'acromion.

La grosse tubérosité humérale est tournée directement en dehors; la facette d'insertion du sus-épineux s'aligne avec le bord externe du condyle, à 6 lignes environ (0,013mm.) en dedans de l'épicondyle. Celui-ci est incliné en arrière, aligné avec la facette d'implantation du sous-épineux. La troisième facette appartient au plan postérieur. Le milieu de la petite tubérosité correspond inférieurement à la saillie du bord interne de la trochlée à 9 lignes (0,022mm.) du sommet de l'épitrochlée.

L'humérus forme, avec l'avant-bras, un angle de 172 degrés, ouvert en dehors.

Le radius et le cubitus sont sous-cutanés, à leur quart inférieur, sur l'un et l'autre bord de l'avant-bras. L'apophyse styloïde cubitale est située en arrière et s'aligne avec l'olécrâne. L'apophyse styloïde radiale externe, dans la supination, est cependant placée encore un peu en avant de l'épicondyle; dans la pronation, elle est antérieure et correspond sensiblement au milieu de l'articulation huméro-cubitale.

La main forme avec l'avant-bras un angle de 168 degrés, ouvert en dedans.

Le pisiforme, dans la supination, est situé sur le prolongement de la ligne moyenne du cubitus. Les premier et cinquième os métacarpiens sont inclinés, suivant deux lignes convergentes, vers le milieu de l'extrémité carpienne du radius. La main étant redressée suivant le prolongement de l'avant-bras, l'indicateur et l'annulaire font suite au radius et au cubitus, et la ligne moyenne commune tombe un peu en dedans du médius.

PLAN POSTÉRIEUR.

TÊTE ET TRONC.

Éminences médianes. Protubérance externe de l'occipital, succession des tubercules des apophyses épineuses des vertèbres rachidiennes et sacrées, et des pièces du coccyx.

Éminences latérales. Le bord spinal de l'omoplate est situé à 2 pouces ½ (0,067mm.) du plan moyen; l'angle supérieur correspond à la deuxième côte; l'angle inférieur atteint le bord de la septième côte.

L'écartement entre les sommets des crêtes iliaques, en arrière, est d'environ 6 pouces ½ (0,165mm.).

A partir de l'un de ces points, l'intervalle est de 3 pouces ½ (0,121mm.) jusqu'au bord inférieur de la douzième côte. La crête moyenne du trochanter est écartée de 7 pouces (0,189mm.) en bas et en dehors.

MEMBRE THORACIQUE.

Le point de l'épine de l'omoplate où elle s'incurve pour former l'acromion est éloigné de 22 lignes (0,050mm.) du milieu de la troisième facette de la grosse tubérosité humérale. — L'épine de l'omoplate forme, avec le plan de l'humérus, un angle de 108 degrés, et, avec le corps du même os, un autre angle de 66 degrés, tous deux ouverts en bas. — La facette humérale, où s'insère le petit-rond, s'aligne avec le bord externe de l'olécrâne. Cette éminence elle-même répond inférieurement à l'apophyse styloïde cubitale.

PLAN LATÉRAL.

Le milieu de la crête trochantérienne, qui sert d'attache au moyen fessier, est situé aux deux cinquièmes antérieurs du bassin revêtu de ses parties molles. Sa ligne verticale, en haut, passe un peu au-devant de la tête de l'humérus et en arrière de la branche de la mâchoire inférieure; en bas, elle traverse le milieu du condyle externe, et vient tomber au-devant de l'extrémité tarsienne du tibia. Le membre thoracique, pendant, en demi-pronation, est situé partout en arrière de cette ligne; l'articulation du poignet correspond à la limite inférieure de la saillie trochantérienne.

Tels sont les principaux rapports des éminences des os dans le sujet bien conformé. Nous verrons plus tard, dans l'anatomie chirurgicale, combien il est utile de les avoir fixés dans sa mémoire, pour servir de guide dans les opérations.

ANATOMIE DESCRIPTIVE

OU PHYSIOLOGIQUE.

APPAREIL DE RELATION,

ORGANES DE LA LOCOMOTION.

LIVRE DEUXIÈME.

SYNDESMOLOGIE.

> Il n'est peut-être aucune partie de l'anatomie dont la connaissance approfondie soit plus indispensable pour le physiologiste et pour le chirurgien, que celle des articulations.
>
> CRUVEILHIER, *Cours d'étud. anat.*, t. I, p. 149.

La syndesmologie a pour objet la description des organes de texture variée qui établissent les connexions des os, ou, en d'autres termes, des articulations et des parties dont elles sont formées.

DES ARTICULATIONS EN GÉNÉRAL.

On en distingue de deux sortes, *mobiles* ou *diarthroses*, et *immobiles* ou *synarthroses*.

PARTIES CONSTITUANTES.

Les articulations se composent de trois sortes de parties : 1° Les plans de connexions des os eux-mêmes, ou les *surfaces articulaires*; 2° les *organes de glissement*; 3° ceux qui servent de *moyens d'union*. L'agencement, la disposition et le développement proportionnel de ces trois élemens, sont toujours en rapport, dans chaque articulation, avec le degré de mobilité dont elle jouit.

SURFACES ARTICULAIRES.

SITUATION.

Les plans par lesquels s'établissent les rapports et les mouvemens des os sont une des causes qui ont le plus d'influence sur les modifications de leur forme. Les os larges s'articulent par leurs bords ou par leurs angles; tels sont les os du crâne, le sternum, le sacrum et l'omoplate. Les surfaces glénoïde du temporal et cotyloïde de l'os des îles semblent faire exception dans l'adulte; mais pour qu'elles rentrent dans la règle il suffit de les considérer chez le jeune sujet, où elles sont situées au point de jonction des pièces dont l'os est formé.

Dans les os longs les surfaces articulaires sont placées aux extrémités, dont le volume augmente en proportion de l'étendue qu'elles doivent avoir. Parfois elles sont perpendiculaires à la direction de l'os. Ex. : Tibia, extrémités inférieures de l'humérus et du fémur, phalanges des doigts et des orteils. Dans quelques cas elles sont latérales. Ex. : Têtes du fémur et de l'humérus; mais le plus grand nombre des os présentent à la fois l'une et l'autre disposition. Ex. : Cubitus et radius, péroné, os métacarpiens et métatarsiens.

Les os courts, en raison de leurs nombreuses connexions pour une faible étendue, sont presque entièrement conformés pour leurs surfaces articulaires. Ceux des secondes rangées du carpe et du tarse sont plus particulièrement dans ce cas.

CONFIGURATION.

Elle présente des nuances très-variées dans chaque articulation, et se résume sous trois formes principales : 1° la réception d'une surface convexe dans une autre concave; 2° la réception mutuelle de deux surfaces sinueuses ou dentelées; 3° la juxta-position de deux surfaces planes. La première, destinée aux mouvemens plus ou moins étendus, appartient aux diarthroses; la deuxième, incapable de mobilité, constitue les synarthroses; la troisième, qui permet quelques glissemens obscurs, est intermédiaire entre les deux autres. De ces trois formes premières dérivent onze variétés, par l'opposition des contours saillans ou rentrans des surfaces adjacentes.

Articulations très-mobiles.— Elles comprennent : 1° (*a*) les *têtes hémisphériques* de l'humérus et du fémur; (*b*) les *cavités* de l'omoplate et de l'os des îles, qui les reçoivent, et dont la forme est très-différente. Dans ce premier cas ce sont les têtes qui sont mobiles. La tête brisée du grand os et de l'unciforme, et sa cavité de réception dans la première rangée du carpe semblent appartenir à cette catégorie.

2° (*a*) Les *têtes ovalaires* des os métacarpiens et métatarsiens. (*b*) Les *cavités* des phalanges de forme inverse et peu profondes qui les reçoivent. Ici c'est aux cavités qu'appartient la mobilité.

3° (*a*) Les *condyles* ou têtes, dont un diamètre est beaucoup plus petit que l'autre : tels sont ceux du maxillaire inférieur, de l'occipital, de l'humérus, du carpe, du fémur, de l'astragale. (*b*) Les *cavités* correspondantes des temporaux, de l'atlas, du radius, de l'avant-bras, du tibia, du scaphoïde. A part le condyle huméral, qui est ordinairement fixe, tous les autres sont mobiles; pour l'articulation fémoro-tibiale en particulier, la mobilité est commune à l'une et l'autre surface articulaire.

4° (*a*) Les *poulies* ou trochlées, qui semblent formées par la fusion de deux condyles que sépare une gorge intermédiaire; telles sont les surfaces cubitale de l'humérus et tibiale de l'astragale, et les extrémités inférieures ou antérieures des secondes et troisièmes phalanges des doigts et des orteils. (*b*) Les *cavités* opposées sont toujours formées d'une double facette avec une saillie moyenne.

Articulations a glissemens obscurs. — 5° *Surfaces courbes*. Nombre d'articulations, qui ne jouissent que d'une mobilité peu sensible, se composent d'une facette convexe reçue dans une autre concave. Ce mode de connexions appartient à quelques os courts : au carpe, le scaphoïde avec le trapèze et le trapézoïde; au tarse, le calcanéum avec l'astragale.

6° *Surfaces onduleuses*. Composées de facettes adjacentes, alternativement convexes et concaves en sens opposé, mais dont la saillie ou la profondeur sont peu prononcées, elles s'emboîtent et se contiennent mutuellement. On les rencontre également aux os courts; telles sont celles des articulations calcanéo-cuboïdienne et cunéo-métatarsienne interne. — A la main et au pied, des surfaces sensiblement planes, enduites de cartilage, établissent les connexions entre les os en forme de coin et ceux du métacarpe et du métatarse.

Articulations immobiles. — 7° *Surfaces planes*. Obliques ou perpendiculaires, elles établissent les connexions de plusieurs sortes d'os. Légèrement dentelées ou inégales, elles composent, au crâne, les sutures pétro-sphénoïdale et pétro-occipitale, et à la face, les articulations des os maxillaires, des os du nez, etc. — Maintenues par des ligamens fibro-cartilagineux, elles forment les articulations du rachis et du bassin.

8° *Engrenures* ou *dentelures*. Elles composent exclusivement les sutures fixes des os larges de la voûte du crâne.

ÉTENDUE.

Dans les diarthroses, l'étendue des surfaces articulaires est toujours dans un rapport exact avec celle des mouvemens. Dans les synarthroses, elle est proportionnée au volume de l'os et au degré de la pression qu'il doit supporter.

L'étendue du contact habituel est toujours en raison inverse du nombre et de la rapidité des mouvemens. Lorsque le mouvement est orbiculaire, les surfaces, qui représentent par leurs deux diamètres des portions de circonférence de grandeur différente, ne se touchent que par un point : c'est le cas de l'articulation scapulo-humérale. Dans celle du fémur avec l'os des îles, où la circumduction est plus restreinte, le contact est moins limité. Si le mouvement, très-rapide dans une direction, est borné dans l'autre, les surfaces se touchent suivant leur plus grand diamètre. Telles sont en général les articulations condyliennes et trochléennes. Dans les sutures, les symphyses et quelques diarthroses, où les mouvemens sont obscurs ou nuls, les surfaces sont habituellement en contact dans une grande étendue, ou tout à fait accolées.

ORGANES DE GLISSEMENT.

Ils se composent des cartilages, des fibro-cartilages articulaires, des ligamens fibro-cartilagineux, et des capsules synoviales.

1° Les *cartilages articulaires* sont l'enveloppe protectrice du tissu osseux. Ils constituent une couche résistante, élastique, qui revêt les surfaces articulaires dans l'étendue de leur frottement. Libres par l'une de leurs faces qui sert au glissement, par l'autre face ils adhèrent intimement aux fibres osseuses qui les pénètrent par un nombre infini de petits prolongemens capillaires (Cruveil.). Leur épaisseur, variable d'un tiers de ligne à une ligne et demie, est proportionnée à la mobilité des surfaces, à la fréquence des chocs et au degré de pression qu'elles doivent subir. Ainsi l'épaisseur des cartilages, plus considérable dans les articulations diarthrodiales que synarthrodiales, diminue graduellement des énarthroses et des ginglymes, aux symphyses et aux sutures; elle est moindre aux articulations du carpe qu'à celles du tarse, et généralement au membre thoracique qu'au membre abdominal.

Les cartilages diarthrodiaux, appliqués sous forme de plaques ou de lames sur les surfaces dont ils suivent les contours, empêchent l'érosion et l'usure du tissu osseux, préviennent l'effet des chocs par leur élasticité, et facilitent le glissement par leur poli velouté. Leur plus grande épaisseur est au centre dans les surfaces convexes, et à la circonférence pour les surfaces concaves. Ils conservent leur texture et leurs propriétés jusque dans l'âge le plus avancé sans jamais passer à l'état osseux; d'où la dénomination de *cartilages permanens*, qui leur a été donnée.

Les cartilages des sutures remplissent les intervalles des dentelures, adhèrent, par leurs faces, aux extrémités des os, et par leurs bords, au périoste externe et interne qui passe de l'une à l'autre. Ils tendent de plus en plus à s'ossifier avec l'âge à la manière des cartilages intermédiaires aux épiphyses, et peuvent être considérés comme *temporaires*.

2° Les *fibro-cartilages articulaires* ou *ménisques* (*menisci*), formés d'une substance dure et très-élastique, s'adjoignent aux cartilages pour amortir les chocs; disposés sous formes de coussinets, adhérant, par leur contour, aux tissus fibreux articulaires, ils augmentent la profondeur des cavités et contribuent à maintenir les os en contact. On les rencontre dans les articulations très-mobiles et qui supportent les efforts les plus violens : telles sont les articulations temporo-maxillaire, sterno-claviculaire, cubito-carpienne, et fémoro-tibiale. Dans nombre de points les paquets adipeux synoviaux remplissent en partie les mêmes usages que les fibro-cartilages; c'est ce que l'on remarque en particulier aux articulations coxo-fémorale, huméro-cubitale et rotulienne. Enfin, pour la texture et les usages, on doit assimiler aux ménisques les bourrelets fibro-cartilagineux qui renforcent les cavités glénoïde et cotyloïde de l'omoplate et de l'os des îles.

3° Les *capsules synoviales*, membranes minces, diaphanes, molles, blanchâtres, extensibles et rétractiles, en forme de ballon ou de sac sans ouverture, revêtent l'intérieur des articulations diarthrodiales : seules aptes, par leur texture, à supporter immédiatement des frottemens réitérés, elles constituent les organes essentiels du glissement, favorisées dans cette fonction par un liquide onctueux et filant, la *synovie*, qu'elles sécrètent et qui les lubrifie.

Indépendamment des membranes synoviales articulaires, il en existe de tendineuses qui se réfléchissent des coulisses sur les tendons. Les bourses sous-cutanées sont de la même nature.

Le nombre des synoviales n'est pas aussi grand que celui des articulations. Quand ces dernières sont isolées, elles ont une synoviale qui leur est propre. Ex. : Articul. scapulo-humérale, coxo-fémorale, inter-phalangiennes, etc. Mais lorsque plusieurs articulations sont contiguës et se confondent, la même synoviale les revêt en commun. Ex. : Articul. huméro-cubitale et radiale, inter-carpiennes et tarsiennes.

La surface externe des membranes synoviales adhère intimement, à l'extérieur, aux tissus fibreux articulaires, capsules fibreuses, ligamens ou épanouissemens de tendons, en s'insinuant dans toutes les inégalités de leurs contours. Aux extrémités des os, elles se réfléchissent sur le bord des cartilages en formant un repli avec de petits freins très-sensibles; elles revêtent ensuite les cartilages eux-mêmes. Nesbitt, Bonn et W. Hunter avaient depuis long-temps établi ce dernier fait, confirmé par Bichat et nié par Gordon et M. Magendie. Toutefois cette continuation des synoviales sur les cartilages est généralement admise par les anatomistes de nos jours. Elle paraît évidente dans les phlegmasies articulaires, et jusqu'à un certain point elle peut être prouvée par l'union maintenue à la surface articulaire d'un cartilage rompu en travers, et par les petites franges membraneuses qui résultent de sa déchirure.

Les membranes synoviales, qui s'infléchissent sur les saillies et dans les sillons des enveloppes extérieures, contournent également les ligamens inter-articulaires, comme on l'observe aux articulations fémoro-tibiale et coxo-fémorale. Quand une même membrane appartient à plusieurs articulations, elle se réfléchit successivement en pareil nombre de plis; en sorte que si toute synoviale est par le fait un sac sans ouverture qui n'a, par sa face interne, de contact qu'avec elle-même, il n'est pas également vrai qu'elle puisse toujours être ramenée, par la pensée, à la forme vésiculaire; cette forme n'appartient qu'aux articulations simples, occipito-atloïdienne, scapulo-humérale, métacarpo-phalangienne, etc. Dans les articulations complexes, la membrane synoviale forme autant de culs-de-sac qu'il y a de surfaces opposées; enfin dans celles qui renferment des ligamens inter-articulaires, la synoviale, traversée à son milieu, inscrit, par sa face externe, la paroi d'un canal extérieur librement ouvert à ses extrémités.

Dans divers points de leur étendue, les synoviales offrent des replis ou prolongemens rougeâtres, vasculaires, terminés par des bords frangés et interceptant, à leur face externe, des pelotons adipeux. Ces replis ont été long-temps connus sous le nom de *glandes synoviales de Clopton Havers*, cet anatomiste ayant cru y reconnaître les organes sécréteurs de la synovie, opinion qui a été détruite par Monro. Les *replis adipeux synoviaux* s'insinuent entre les gorges et les sillons articulaires, principalement dans les articulations condyliennes et trochléennes. A celle du fémur avec l'os des îles, ils remplissent l'enfoncement que laisse le cartilage au fond de la cavité cotyloïde. Ces replis paraissent le siége d'une circulation assez active ; on ignore encore leurs véritables usages. Heyligers, en 1803, a cru y retrouver la structure glanduleuse, et Rosenmüller a pensé qu'ils contenaient des follicules sécrétoires.

ORGANES D'UNION.

Ils se composent exclusivement des *ligamens*. On en distingue trois variétés :

1° Les *ligamens fibreux*, ou ligamens proprement dits, composés de fibres blanches, resplendissantes ou nacrées, le plus ordinairement parallèles, mais parfois entre-croisées. Leurs propriétés caractéristiques sont une extrême ténacité et une inextensibilité portée beaucoup plus loin que dans aucun autre tissu.

La plupart des ligamens sont articulaires; implantés, par leurs extrémités, sur des os différens, ils les unissent et les maintiennent. Les ligamens non articulaires ferment des trous ou des échancrures. Ex. : Ligamens obturateur, scapulo-coracoïdien. Quelques-uns réunissent l'un et l'autre usage. Ex. : Ligamens inter-osseux de l'avant-bras et de la jambe. Beaucoup enfin servent d'insertion à des muscles. Ex. : Ligamens obturateur, sacro-sciatiques, sous-tarsiens, les inter-osseux déjà nommés.

Les ligamens articulaires appartiennent aux diarthroses. Le plus grand nombre sont situés à l'extérieur des articulations; quelques-uns les traversent; d'autres sont inter-osseux. Ils se présentent sous deux formes, *capsulaire* et *funiculaire*.

Les *capsules fibreuses* sont des gaînes cylindroïdes qui enveloppent les articulations énarthrodiales. Percées aux deux bouts, elles s'insèrent au pourtour des extrémités articulaires, et sont doublées à leur paroi interne par la membrane synoviale qui leur est intimement unie. Ces capsules, qui doivent permettre des mouvemens très-étendus, sont assez larges, molles et légèrement extensibles; elles sont fortifiées par les épanouissemens des tendons et des aponévroses. Telles sont spécialement les enveloppes fibreuses des articulations scapulo-humérale et coxo-fémorale, jusqu'à un certain point celles des articulations du métacarpe et du métatarse avec les doigts et les orteils, et même quelques surfaces ligamenteuses sur lesquelles s'opèrent des glissemens isolés, comme on l'observe en opposition aux condyles du fémur et à la tête de l'astragale.

Les *ligamens funiculaires* ou *rubanés* constituent des bandelettes ou des faisceaux fibreux destinés à borner le mouvement dans leur direction. Aussi leur nombre est-il d'autant plus considérable que les glissemens des surfaces articulaires sont moins étendus. Dans les articulations condyliennes et trochléennes, ils forment, aux deux extrémités du grand diamètre, des faisceaux très-résistans qui s'opposent à tout déplacement latéral; parallèlement aux surfaces articulaires, ils s'épanouissent en une membrane mince, extensible, à fibres entre-croisées, ou une sorte de capsule qui maintient suffisamment les connexions des os, tout en se prêtant à leurs mouvemens. Dans les articulations peu mobiles de la main et du pied, les ligamens irradient dans toutes les directions sur les faces opposées pour maintenir l'union des os. Il y en a même d'inter-osseux implantés dans certaines portions des surfaces adjacentes qui ne sont pas articulaires. Par leur face interne, nombre de ligamens font saillie dans l'intérieur des articulations, dont ils ne sont séparés que par la membrane synoviale qui les tapisse et y adhère intimement.

2° Les *ligamens fibro-cartilagineux* appartiennent exclusivement aux symphyses. Ils se composent d'un tissu d'un blanc jaunâtre, extensible et rétractile, d'une résistance très-inférieure à celle des ligamens fibreux, et qui, sur le cadavre, se déchire et s'enlève assez facilement, par couches, dans le sens de leur longueur, sous forme de rubans frangés, à la manière de certaines écorces d'arbres. Composés de fibres entre-croisées, ils forment aux symphyses vertébrales et pubienne des lamelles nattées, concentriques entre elles, et perpendiculaires aux surfaces osseuses. Aux symphyses sacro-iliaques, ils sont disposés en longs filamens obliques. L'intervalle qui sépare les lamelles ou les filamens, est rempli par un tissu mou et très-élastique, imprégné d'un liquide onctueux et filant, semblable à la synovie. Le caractère particulier de ce tissu est de former des disques, interposés entre les surfaces osseuses auxquelles ils adhèrent fortement, et qui, par leur élasticité, permettent des mouvemens sans changer les rapports des surfaces, disposition si importante pour le rachis en particulier, où le moindre déplacement aurait pu comprimer la moelle épinière.

3° Les *ligamens jaunes* forment la dernière variété. Ils se composent, comme leur nom l'indique, d'une substance d'un jaune rougeâtre, appelée, par quelques auteurs, *tissu élastique*, en raison de sa propriété spéciale. Ces ligamens, qui doivent s'étendre pour se prêter au mouvement, et revenir sur eux-mêmes sans le concours de forces musculaires et en maintenant les connexions des os, s'harmonient parfaitement avec l'espèce de mobilité que permettent les disques inter-vertébraux; aussi font-ils opposition à ces derniers, placés, comme ils le sont, en arrière du rachis où ils maintiennent l'union des lames vertébrales.

DIVISIONS DES ARTICULATIONS.

Les diverses classifications de syndesmologie sont fondées sur trois élémens : la configuration des surfaces articulaires, le mode d'union des os, et la présence ou l'absence du mouvement. Galien, ne considérant que les moyens d'union, divise les articulations en *synchondroses* (1), *synévroses* (2) et *syssarcoses* (3).

Presque tous les anatomistes modernes, depuis la renaissance, ont adopté pour base de classification le mouvement : ainsi les articulations ont été distinguées en *mobiles* ou *diarthroses* (4), et *immobiles* ou *synarthroses* (5). Winslow y a joint les articulations *mixtes* ou *amphiarthroses* (6) (*diarthroses de continuité*), dont les os sont susceptibles d'une légère mobilité sans changer de rapports.

DIARTHROSES.

La forme et la disposition des surfaces articulaires ont servi de point de départ pour établir les divisions secondaires. Ainsi la *diarthrose*, dite de *contiguïté*, par opposition à l'amphiarthrose, se divise :

1° En ÉNARTHROSE (1), *diarthrose orbiculaire* ou *vague*. Réception d'une tête dans une cavité. Ex. : Articulations coxo-fémorale, métatarso et métacarpo-phalangiennes.

2° ARTHRODIE (2), contact de deux surfaces plus ou moins mobiles, et sensiblement planes. C'est avec raison que M. Cruveilhier critique cette dénomination, sous laquelle se trouvent comprises les articulations les plus disparates, temporo-maxillaire, scapulo-humérale, radio-carpienne, inter-carpiennes, etc.

3° GINGLYME (3), *diarthrose alternative* ou *en charnière*, composée d'une poulie reçue dans une cavité de forme appropriée. On appelle :

(*a*) *Ginglyme angulaire*, l'articulation qui ne permet que les mouvemens opposés de flexion et d'extension. Si ce mouvement est le seul permis, on dit le ginglyme *parfait*. Ex. : Articulation huméro-cubitale. Il est *imparfait* s'il y a possibilité à quelque déviation latérale. Ex. : Articulation fémoro-tibiale.

(*b*) *Ginglyme latéral*, l'articulation qui exécute des mouvemens de rotation sur l'axe de l'os. Il est *double*, si le mouvement s'exécute à la fois aux deux extrémités opposées. Ex. : Articulations radio-cubitales; et *simple*, si la rotation a lieu sur un seul point. Ex. : Articulation atloïdo-odontoïdienne.

SYNARTHROSES.

Elles comprennent trois sortes d'articulations :

1° Les SUTURES ou *engrenures* sur lesquelles nous nous sommes étendus assez longuement à propos des os du crâne (4) et que l'on distingue en *suture à queue d'aronde* et *suture écailleuse* ou *squameuse*.

2° L'HARMONIE (5) ou *suture harmonique*, formée par la juxtaposition de deux surfaces plates, et légèrement denticulées. Ex. : Suture inter-maxillaire et palatine.

3° La SCHINDYLÈSE (6) ou articulation en soc de charrue, de Keil, dans laquelle une lame mince est reçue dans un sillon; tel est le cas de l'épine moyenne du corps du sphénoïde par rapport à la gouttière du vomer.

Enfin on comptait comme une dernière espèce de synarthrose, le mode de réception des dents dans leurs alvéoles ou la GOMPHOSE (7); mais la dent, qui n'est pas un os, n'est que logée ou renfermée par le tissu osseux et non articulée.

AMPHIARTHROSES ET SYMPHYSES.

Ces articulations sont celles dont les surfaces sont intimement unies par des ligamens élastiques fibro-cartilagineux.

L'amphiarthrose appartient exclusivement aux articulations vertébrales.

Le mot symphyse s'entendait anciennement de l'ensemble des moyens d'union qui établissent les connexions des os. Les anatomistes modernes avaient restreint sa signification au mode d'articulation des os du bassin. Ex. : Symphyses pubienne et sacro-iliaques. Nous verrons tout à l'heure quelle nouvelle extension lui donne M. Cruveilhier.

---

(1) Σὺν, avec, χόνδρος, cartilage. — (2) Σὺν et νεῦρον, nerf, pour ligament. — (3) Σὺν et σαρκὸς, chair.

(4) Διά, au travers, dérivé de δαίω, diviser; et de αρθρωσις, articulation. — (5) De σὺν et αρθρωσις. — (6) De ἀμφὶ, de part et d'autre, et αρθρωσις.

(1) De ἐν, dans, et αρθρωσις. — (2) Ἀρθρωδία; opposée par Galien à l'*énarthrose*. — (3) Γιγγλυμὸς, gond, charnière.

(4) Tome I, p. 76. — (5) Ἁρμονία, du verbe ἄρω, j'ajuste. — (6) Σχινδύλησις, de σχινδυλέω, je fends en éclats. — (7) Γόμφωσις, de γόμφος, clou.

Bichat, dans son anatomie générale (1), classe les articulations d'après le mouvement et la forme des surfaces. Les articulations mobiles présentent des surfaces contiguës : les premières se divisent en cinq genres : 1° Opposition vague, circumduction et rotation. Ex. : Articulations scapulo-humérale et coxo-fémorale. 2° Opposition vague et circumduction. Ex. : Articulations sterno-claviculaire, radio-carpienne, carpo-métacarpienne du pouce. 3° Opposition bornée. Ex. : Articulations ginglymoïdales. 4° Rotation; c'est le genre trochoïde énoncé plus bas. 5° Glissement, plus ou moins obscur, dans lequel les surfaces ne s'abandonnent presque pas. Ex. : Articulations du carpe du tarse scapulo-claviculaire, péronéo-tibiale supérieure, des apophyses articulaires des vertèbres.

Il y a quelques années M. Cruveilhier a modifié et présenté dans un ordre plus méthodique la classification des articulations avec leur ancienne nomenclature, en coordonnant les trois données principales qu'elles fournissent : d'abord l'intention première, condition fondamentale, ou le *mouvement*, puis les *surfaces articulaires* qui peuvent l'exécuter, et les *moyens d'union* qui le permettent. Il divise les articulations en trois classes : les synarthroses, les symphyses et les diarthroses. Nous allons en présenter le tableau succinct, sauf quelques légers changemens et additions, nous proposant plus tard d'y rapporter nos descriptions.

Il comprend seulement, dans la première classe, les sutures, croit devoir négliger la schindylèse et supprime la gomphose.

Dans la seconde classe, sous la dénomination commune de symphyses ou amphiarthroses, il réunit, avec raison, les articulations vertébrales et pubiennes.

Enfin, il divise la classe des diarthroses en cinq genres.

1° Énarthrose. — *Mouvemens.* Opposés dans tous les sens, flexion ou extension, adduction ou abduction, et de plus, rotation. — *Surfaces articulaires.* Une tête hémisphérique, supportée par un col et reçue dans une cavité. — *Moyens d'union.* Une capsule fibreuse. Ex. : Articulations coxo-fémorale et scapulo-humérale. Ainsi, comme l'avait fait Bichat, cette dernière se trouve, avec une égale raison, séparée de l'arthrodie et rapprochée de son analogue.

2° Articulations condyliennes. — *Mouvemens.* Étendus suivant deux diamètres, mais ordinairement plus considérables dans le sens qui répond à la flexion et à l'extension, que dans l'autre. — *Surfaces articulaires.* Un ou deux condyles et leurs cavités ovalaires; leur plus grand diamètre correspondant au mouvement le plus étendu. — *Moyens d'union.* Deux ligamens latéraux placés aux extrémités du grand diamètre pour borner le mouvement transversal. Sur les plans opposés, une membrane fibreuse formant une sorte de capsule. Ex. : Articulations occipito-atloïdienne, temporo-maxillaire, radio-carpienne, métacarpo et métatarso-phalangiennes. Dans quelques cas le mouvement latéral est restreint par des prolongemens qui contiennent et, pour ainsi dire, qui enchâssent l'articulation. Ex. : Apophyses styloïdes radiale et cubitale de l'articulation radio-carpienne, épine sphénoïdale et crête vaginale de l'articulation temporo-maxillaire. Dans cette dernière en particulier qui, pour une faible étendue, supporte les efforts les plus violens, deux nouveaux obstacles s'opposent au mouvement latéral : l'incurvation en travers des condyles, et leur opposition réciproque sur les cavités glénoïdes aux deux extrémités de la mâchoire inférieure.

3° Articulations ginglymoïdales. — Elles ne diffèrent des précédentes qu'en ce que le déplacement transversal y est plus borné. — *Mouvemens.* Flexion et extension opposées en charnière. — *Surfaces articulaires.* Une poulie reçue dans une cavité appropriée. Un prolongement osseux qui borne le mouvement d'extension. — *Moyens d'union.* Comme pour les articulations condyliennes, deux forts ligamens latéraux, et dans le sens des mouvemens, une sorte de membrane capsulaire formée de fibres entre-croisées. Ex. : Articulations huméro-cubitale, fémoro-tibiale, tibio-tarsienne et inter-phalangiennes. La poulie astragalienne est contenue latéralement par les malléoles, comme le condyle carpien par les apophyses styloïdes.

4° Trochoïde (1) — *Mouvemens.* Rotation directe sur l'axe d'un os. — *Surfaces articulaires.* Une facette convexe demi-circulaire, tournant sur une cavité de forme appropriée. — *Moyens d'union.* Un ligament annulaire. Ex. : Articulations radio-cubitale supérieure et atloïdo-odontoïdienne.

5° Arthrodie. — *Mouvemens.* Glissemens obscurs. — *Surfaces articulaires.* Planes ou légèrement onduleuses. — *Moyens d'union.* Ligamens nombreux sur les faces libres opposées, et ligamens inter-osseux entre les faces adjacentes, de manière à restreindre à la fois le mouvement dans tous les sens. Ex. : Articulations d'un grand nombre d'os du carpe et du tarse et des extrémités correspondantes des os métacarpiens et métatarsiens.

NOMENCLATURE, DESCRIPTIONS.

La syndesmologie étant de toutes les parties de la science la plus nouvellement connue dans ses détails, c'est celle aussi dont la nomenclature est la plus rationnelle.

Les articulations, à quelque genre qu'elles appartiennent, prennent des noms composés des os dont elles établissent les connexions. Ex. : Articulations temporo-maxillaire, scapulo-humérale, fémoro-tibiale, etc. Les cartilages, les fibro-cartilages et les capsules empruntent les noms des articulations dont ils font partie. Ex. : Cartilages et fibro-cartilages temporo-maxillaire, sterno-claviculaire, capsule coxo-fémorale, etc. Les ligamens joignent en général aux noms des os auxquels ils s'attachent, l'indication de leur position relative. Ex. : Ligamens latéraux de l'articulation radio-carpienne, vertébral commun antérieur, inter-osseux cubito-radial, etc.

Nous ferons entrer dans nos descriptions une foule de ligamens plus ou moins considérables; les uns à peine indiqués, les autres non décrits ou figurés, même dans les monographies de Weitbrecht et de Scherer, les planches de Caldani et les ouvrages de nos anatomistes les plus modernes, soit qu'ils aient été inaperçus ou dédaignés par eux. Tels sont des ligamens appartenant au rachis, au sacrum, à la main, au pied et à diverses articulations des membres, outre de nombreux détails de disposition, de texture ou d'insertions, formant, par leur ensemble, une portion considérable de notre syndesmologie que nous croyons encore inédite.

Sur nos planches, nous laissons en général les attaches fibreuses

(1) Tome III, pages 57 et suiv. Paris, 1801.

(1) De τροχός, une roue.

des muscles. Nombre de tendons ou de gaînes tendineuses, sans pouvoir être réputés ligamens, en font office par leur forte adhésion aux os, et sont de véritables moyens d'union. Ex. : Tendons des extenseurs des doigts et des orteils, des radiaux externes, du jambier antérieur; gaînes des fléchisseurs au poignet, des fléchisseurs et des péroniers latéraux au coude-pied.

D'autres extrémités tendineuses ne peuvent être séparées des capsules ou des ligamens avec lesquels elles se confondent; en sorte que l'une ne peut être représentée avec exactitude sans l'autre. Ex. : Union des tendons des muscles rotateurs de l'humérus avec la capsule scapulo-humérale; de ceux du moyen et du petit fessiers avec la capsule coxo-fémorale; du demi-membraneux avec le ligament postérieur fémoro-tibial, etc.

Enfin, pourvu qu'elles ne cachent rien de spécial, nous laissons volontiers sur les figures, même les extrémités tendineuses étrangères aux connexions des os. A la vérité, les détails de ce genre ne sont pas nécessaires, mais ils sont utiles cependant comme moyens de reconnaissance, et servent à établir une sorte de transition avec l'étude des muscles, dont les attaches se comprennent mieux dans cet état d'isolement.

SECTION PREMIÈRE.

ARTICULATIONS DU TRONC.

ARTICULATIONS DU RACHIS.

Le rachis, par la multiplicité des os qui le composent et de ceux avec lesquels il est en rapport, est, de toutes les fractions du squelette, celle qui présente le plus grand nombre d'articulations mobiles. De ces articulations, les unes, inter-rachidiennes, *vertébrales*, *sacro-vertébrale*, *sacro-coccygienne* et *coccygiennes*, lient ses différentes pièces, et lui appartiennent en propre (*articulations intrinsèques*, Cruv.); les autres (*extrinsèques*) établissent ses connexions avec la tête, le thorax et le bassin; ce sont les articulations *occipito-atloïdienne*, *atloïdo* et *axoïdo-occipitales*, *costo-vertébrales* et *sacro-iliaques*. Nous n'aurons à nous occuper ici que des articulations intrinsèques, sauf à y joindre, comme une dépendance nécessaire, celles qui joignent le rachis à la tête.

ARTICULATIONS INTER-RACHIDIENNES.

Les moyens d'union des vertèbres sont de deux sortes : les uns, étendus à tout l'ensemble de la colonne vertébrale, maintiennent ses différentes pièces en un seul levier; les autres, propres à chaque vertèbre, l'unissent avec celles entre lesquelles elle est située.

MOYENS D'UNION COMMUNS.

La colonne vertébrale est contenue, dans son ensemble, par trois grands faisceaux fibreux. Deux qui enveloppent les corps des vertèbres comme dans une sorte de gaîne, les *ligamens vertébraux antérieur* et *postérieur*, séparés seulement par les masses apophysaires; et un qui réunit les apophyses postérieures, dorso-lombaires, le *ligament sur-épineux*.

1° Ligament vertébral commun antérieur. — *Fascia longitudinalis anterior* (Weitbrecht) (1). *Situé* à la partie antérieure et moyenne du rachis, il *s'étend* depuis le corps de l'axis jusqu'à la partie inférieure de la première pièce du sacrum (1). Membraniforme, d'un aspect nacré, resplendissant, il se compose de trois parties, une *médiane*, et deux latérales, qui recouvrent par tiers le plan antérieur du rachis. Le faisceau médian, plus épais, saillant au-devant des autres, forme un long ruban continu, augmentant graduellement de largeur de haut en bas, plus épais au dos qu'au cou et aux lombes, très-mince à sa terminaison au sacrum, et composé dans toute sa longueur de fibres verticales parallèles. Les faisceaux latéraux, beaucoup plus minces, sont séparés du précédent par des fentes vasculaires ellipsoïdes, dirigées verticalement. Leurs fibres, offrant de légères obliquités, s'entre-mêlent aux points de jonction; très-minces sur les disques inter-vertébraux, elles sont plus évidentes sur les corps des vertèbres, et ne donnent pas, comme le faisceau médian, l'aspect d'un ruban commun. Ces faisceaux ne sont continus qu'aux régions dorsale et lombaire; au cou ils sont remplacés par de petits ligamens qui s'étendent d'une vertèbre à l'autre en recouvrant le disque inter-vertébral, et dont les fibres sont légèrement obliques de haut en bas et de dedans en dehors (*Pl.* 47, *fig.* 10). M. Meckel explique l'interruption de ces fibres latérales par la présence des muscles longs du cou qui suffisent à établir la continuité.

(1) Planches 46, fig. 1, et planches 48, 49, fig. 1.

(1) Ces deux points d'origine et de terminaison paraissent être un sujet de controverse pour les anatomistes. M. Meckel qui probablement assimile au faisceau commun le petit ligament occipito-atloïdien, fait naître le premier de la partie antérieure du grand trou occipital; il le termine ensuite au coccyx, conjointement avec M. Alex. Lauth, et M. J. Cloquet, qui l'a figuré de cette manière. D'un autre côté, Weitbrecht, Caldani, Bichat, MM. Boyer, H. Cloquet et Cruveilhier, le font terminer au sacrum. C'est cette disposition que nous décrivons et que nous avons fait figurer, parce que c'est la seule que nous ayons rencontrée sur la nature. Ce ligament nous a paru finir par des fibres très-déliées, épanouis en éventail en regard de la jonction des deux premières pièces du sacrum. Au-dessous de lui, l'aponévrose antérieure ligamenteuse du sacrum, avec laquelle il se confond, offre l'aspect d'une membrane satinée formée de fibres entre-croisées, mais où la direction horizontale est la plus apparente. (*Planches* 46, *fig.* 1, et 51, *fig.* 1.)

La *face antérieure* de ce ligament est recouverte par un grand nombre d'organes auxquels elle est unie par un tissu cellulaire lâche : au cou, le pharynx et l'œsophage ; au dos, l'œsophage, l'artère aorte, la veine azygos et le canal thoracique ; aux lombes l'aorte, la veine cave inférieure et les ganglions et vaisseaux lymphatiques formant le réservoir de Pecquet. Ses faisceaux latéraux sont recouverts en haut par les muscles longs du cou, en bas par les psoas. La *face postérieure*, appliquée sur le rachis, adhère fortement aux disques inter-vertébraux et aux bords des vertèbres : son union est moins intime avec le corps de ces dernières. Ce ligament est fortifié à la région cervicale par les tendons des muscles longs du cou, et, aux lombes, par ceux des piliers du diaphragme ; les fibres dont il est formé sont de longueur inégale. D'après l'opinion généralement admise, elles formeraient trois plans, les plus superficielles, à partir d'une vertèbre ou d'un fibro-cartilage, s'étendraient aux quatrièmes ou cinquièmes situés au-dessous. Les fibres moyennes parcourraient l'intervalle de deux ou trois vertèbres ; les plus profondes, celles surtout qui appartiennent aux faisceaux latéraux, n'iraient que d'une vertèbre ou d'un fibro-cartilage à ceux qui leur sont contigus. En essayant d'isoler ces diverses fibres, on reconnaît bien effectivement l'inégalité de leur longueur ; mais, comme elles se confondent les unes avec les autres à leurs extrémités, tandis qu'elles adhèrent en arrière, il est bien difficile de déterminer où elles commencent et où elles finissent.

Le ligament vertébral antérieur a pour usages de maintenir fortement l'union des corps des vertèbres en avant, et de s'opposer à ce que le mouvement d'extension soit porté trop loin.

2° Ligament vertébral commun postérieur. — *Fascia longitudinalis postica* (Weit.) (1). Appliqué sur la partie moyenne du plan postérieur du corps des vertèbres, il tapisse dans toute son étendue la paroi antérieure du canal rachidien. Il commence à l'occipital ou à l'axis, suivant que l'on considère le ligament occipito-axoïdien comme formant sa tête ou comme en étant distinct ; et véritablement, l'union des fibres est telle, sur l'axis, qu'il est difficile de saisir une trace de démarcation entre ces deux ligamens. Quoi qu'il en soit, à partir de la seconde vertèbre, il forme jusqu'au sacrum une bandelette non interrompue, composée d'une succession de faisceaux épanouis sur les disques inter-vertébraux auxquels ils adhèrent intimement, mais étranglés à leur partie moyenne correspondant au centre de la vertèbre. De chaque côté ils envoient une lame cellulo-fibreuse qui achève de recouvrir le corps de la vertèbre, et présente des fentes verticales ellipsoïdes pour le passage des veines qui proviennent du trou central, et se dégorgent dans les sinus rachidiens. Ce ligament est lisse, poli, d'un blanc perlé très-brillant, d'une texture plus serrée que le ligament antérieur, mince et comme membraneux ; son épaisseur la plus considérable est à la région dorsale. Sa largeur diminue graduellement de haut en bas ; sensiblement égale à celle des vertèbres, au cou, elle est moindre au dos, et se réduit à la dernière vertèbre lombaire à un ruban de deux à trois lignes. Sa *face antérieure*, en rapport avec les disques fibro-cartilagineux et les corps des vertèbres, est unie fortement aux premiers, adhère aux extrémités des seconds, et en est séparée au milieu par les veines qui naissent du foramen central. Sa *face postérieure*, en contact avec la dure-mère rachidienne, lui est unie par un tissu cellulaire rougeâtre, lâche et filamenteux. Les *bords* du faisceau médian sont concaves, découpés en croissant, et interceptent de larges fentes vasculaires entre eux et le prolongement cellulo-fibreux latéral. Ce dernier adhère par ses extrémités aux disques inter-vertébraux, et, par son bord externe, à la base du pédicule des masses apophysaires.

Ce ligament est composé, comme l'antérieur, de fibres longitudinales dont la longueur diminue des plus superficielles aux plus profondes, et d'où irradient sur les disques quelques fibres épanouies en éventail. Ses *usages* sont de maintenir en arrière les corps des vertèbres, et, jusqu'à un certain point, de faire obstacle à un mouvement exagéré de flexion.

Ligament sur-épineux dorso-lombaire (Bichat) (1). Destiné à maintenir les apophyses épineuses, il forme un long cordon fibreux étendu de la septième vertèbre cervicale jusqu'au coccyx. Plus mince au dos, il est fort épais aux lombes, dense, serré, très-résistant, et présente souvent, dans l'intervalle des apophyses épineuses, des noyaux fibro-cartilagineux. Ce ligament semble ne pas exister à la région cervicale où la flexion devait être très-étendue ; cependant il y existe, mais avec une modification qui permet le mouvement. Sa continuation est un faisceau fibreux (2), le *ligament cervical postérieur*, vestige du ligament cervical supérieur des quadrupèdes, étendu de la septième vertèbre cervicale à la protubérance externe de l'occipital, et qui parfois s'attache par des appendices aux apophyses épineuses de toutes les vertèbres cervicales, à l'exception de l'atlas. Sa texture est fibro-celluleuse plutôt que ligamenteuse ; il forme une lame mince qui unit, sur le plan moyen, les muscles trapèzes, splénius et grands complexus. Dans toute son étendue, le ligament sur-épineux dorso-lombaire donne attache aux aponévroses et aux tendons des muscles voisins. Ses fibres sont longitudinales et superposées comme dans les ligamens vertébraux, les plus superficielles parcourant l'intervalle de quatre ou cinq apophyses, et les plus profondes s'étendant seulement d'une apophyse à l'autre. Sa *face postérieure* est unie à la peau par un tissu cellulaire très-dense. L'*antérieure* adhère aux ligamens inter-épineux. Ses bords sont continus avec les tendons et les aponévroses qui s'y insèrent.

MOYENS D'UNION DES VERTÈBRES ENTRE ELLES.

Les vertèbres présentent trois modes différens d'articulation. 1° Les vertèbres mobiles, de la troisième cervicale à la dernière lombaire, ont des moyens d'union semblables, qui se répètent pour chaque espace inter-vertébral. 2° Les articulations du sacrum et du coccyx, placées à peu près dans les mêmes conditions, n'offrent que de légères variétés avec les précédentes. 3° L'union de la tête avec la colonne vertébrale nécessite, pour les deux premières vertèbres, plusieurs sortes d'articulations mobiles très-différentes de toutes les autres. Nous allons donc avoir à décrire successivement les articulations *inter-vertébrales, sacro-vertébrale, sacro-coccygienne* et *céphalo-rachidiennes*.

ARTICULATIONS INTER-VERTÉBRALES.

Les vertèbres, pour chacun de leurs plans supérieur et inférieur, à part l'espace occupé par les trous de conjugaison, s'articulent ou sont unies entre elles dans toute l'étendue de l'anneau qu'elles décrivent : 1° les corps ; 2° les apophyses articulaires ; 3° les lames ; 4° les apophyses épineuses.

(1) Planches 47, fig. 3, 4 ; 48, fig. 3 ; 49, fig. 3.

(1) Planches 46, fig. 2 ; 48, fig. 1, 2, 49, fig. 1, 2. — (2) Planche 87, fig. 3.

Articulations des corps des vertèbres. Symphyses vertébrales (Cruv.).

Surfaces articulaires (1). On se rappelle que les plans de contact des vertèbres sont excavés en regard l'un de l'autre, et maintenus à distance par l'interposition du disque inter-vertébral. Chacun de ces espaces, compris entre deux voûtes surbaissées, est ouvert dans son contour, et, d'accord avec l'opposition des courbures du rachis, plus écarté en avant qu'en arrière, dans les régions cervicale et lombaire, et en arrière qu'en avant, dans la région dorsale. L'écartement, au centre, est moitié en sus de celui de la circonférence. Comparé avec la hauteur des vertèbres, dans chaque région il donne les rapports de six à douze pour les vertèbres cervicales, de cinq à douze pour les vertèbres dorsales, et de sept à douze pour celles des lombes.

Disques inter-vertébraux (Cruv.). — *Ligamenta inter-vertebralia* (Weit.). Leur forme générale, sur la coupe verticale, est lenticulaire, comme celle des espaces qu'ils remplissent, et dans lesquels ils sont renfermés ; leur circonférence, décrite par celle des corps des vertèbres, est ovoïde au cou et aux lombes, et irrégulièrement circulaire aux vertèbres moyennes de la région dorsale. Adhérant par leurs faces aux corps des vertèbres, et par leur contour, aux ligamens antérieur et postérieur, ils sont le plus fort moyen d'union des vertèbres.

Ces disques, nommés successivement par les anatomistes suivant l'idée qu'ils s'étaient faite de leur nature, par Vésale, *ligamens cartilagineux*, par Winslow, *cartilages de symphyses* (vertébrales), par Bichat, *fibro-cartilages inter-vertébraux*, sont considérés aujourd'hui comme formés, en majeure partie, de tissu fibreux; mais ce tissu est d'une nature très-différente de celui qui appartient aux ligamens diarthrodiaux, aux aponévroses et aux tendons. De couleur paille, sec, très-élastique, facile à déchirer par plaques ou par rubans frangés, il est disposé sous formes de bandelettes, *cerceaux* (Winsl.), *lames* (Bich.), ou *couches fibreuses* (Cruveil.), concentriques, verticales, fixées aux corps des vertèbres par leurs bords, et adhérant les unes avec les autres par leurs faces. Ces bandelettes, au nombre de dix à douze aux vertèbres du dos, de douze à quinze à celles des lombes, forment, dans une épaisseur de quatre à six lignes, la circonférence du disque inter-vertébral; mais elles ne nous ont pas paru en parcourir toute l'étendue: chacune d'elles s'arrête à la moitié ou aux deux tiers du contour, où elle s'unit à celle qui vient à sa rencontre du côté opposé, et cette dernière, continuant sa direction, va se fondre plus loin avec une autre; en sorte que, de la succession des bandelettes en avant, et de chaque côté, résulte, sur la coupe horizontale, une série de petites sutures (*Pl.* 49, *fig.* 5). En arrière, les lames, en pareil nombre, mais beaucoup plus serrées et plus minces, n'ont que le tiers environ de la largeur qu'elles affectent en avant. Toutes sont formées de petits rubans fibreux entre-croisés en sautoir ou nattés, et dont le passage d'une couche à l'autre maintient l'union commune. Leurs intervalles augmentent de largeur de la superficie vers la profondeur, et sont remplis par une matière pulpeuse, d'un gris rougeâtre, et pénétrée d'un liquide visqueux. La plus extérieure est unie aux ligamens rayonnés et vertébraux communs.

Le noyau central du disque inter-vertébral occupe environ le tiers de la surface. Il est formé par une substance d'un blanc jaunâtre, molle, humide et hygrométrique, spongieuse, homogène, très-élastique, dans un état permanent de compression, et qui, lorsqu'elle est mise à découvert, déborde et s'épanouit au-dehors en forme de cône sur la section horizontale, et d'un bourrelet volumineux sur la section verticale. Cette substance n'adhère que faiblement aux vertèbres et aux bandelettes environnantes. Blanchâtre, molle, et comme muqueuse chez les enfans, elle est jaunâtre, sèche, fragile chez les vieillards. Dans son état de turgescence, sa surface est parsemée de mamelons irréguliers. A la dissection, on ne parvient qu'à l'isoler en lobules homogènes séparés par un sillon central. L'insufflation transforme le sillon en une cavité irrégulière, entrevue par Portal (1), et que M. Pailloux croit tapissée par une membrane synoviale (2). M. Cruveilhier, qui ne reconnaît, dans cette texture, qu'une cellulosité à larges mailles, sans admettre l'existence d'une synoviale bien évidente, comme elle l'est dans les poissons, croit du moins en apercevoir le rudiment analogue aux synoviales sous-cutanées (3). Cette cavité, du reste, est abreuvée de ce liquide visqueux qui imprègne toute la masse du disque inter-vertébral, dont la composition n'est pas encore bien connue, mais que, d'après ses propriétés physiques, les anatomistes se sont généralement accordés à appeler du nom de synovie.

Les disques inter-vertébraux, par leurs *faces* opposées, sont unis aux corps des vertèbres avec l'intermédiaire d'un mince cartilage. Cette union, assez faible d'abord dans la première enfance, à mesure qu'augmente la résistance des disques, devient tellement intime, que les violences exercées sur le rachis produiraient plutôt la fracture des vertèbres que le décollement de leurs symphyses. La *circonférence* adhère à la gaîne que forment les ligamens; elle constitue la paroi antérieure des trous de conjugaison, et concourt, dans la région dorsale, à former la petite cavité articulaire qui reçoit l'extrémité postérieure des côtes.

Les disques inter-vertébraux, par leur résistance, maintiennent fortement les vertèbres. Leur noyau central, placé un peu en arrière, forme le pivot, ou, suivant l'expression de Monro, le point d'appui liquide sur lequel se passent les mouvemens. Par leur élasticité, ils permettent les diverses inflexions du rachis, s'affaissent, et font bourrelet au-dehors dans le sens de la pression, tandis qu'ils s'allongent dans le sens opposé; la colonne vertébrale étant fléchie, leur ressort, même dans le cadavre, est assez puissant pour la ramener à sa rectitude naturelle. Ils s'affaissent un peu sous la pression d'un fardeau (4), et, comme l'a prouvé Morand, par le poids des parties supérieures, après des veilles prolongées; mais, par le repos, ils ne tardent pas à reprendre leur volume.

Articulations des apophyses articulaires.

Surfaces articulaires. Leur forme nous est connue dans chaque région. Elles sont recouvertes d'un mince cartilage que tapisse une *membrane synoviale* assez lâche sur les bords, principalement à la région cervicale.

Synoviales. Elles tapissent les deux surfaces articulaires et se réfléchissent à leur contour. Leur laxité est partout remarquable; très-grande aux vertèbres du cou, elle est moins pro-

(1) Planche 74. — On a pu voir déjà que, pour certains détails, nous renvoyons à des planches qui ne font pas partie de la syndesmologie. Pour ne pas trop multiplier les figures, nous nous sommes décidés à reléguer ainsi certaines particularités dans la myologie, où le nombre des coupes obligées permet de renfermer une foule d'accessoires et de les montrer dans leurs détails les plus variés.

(1) *Anat. méd.*, t. I, p. 279. — (2) *Bull. de la Soc. anat.*
(3) Ouvrage cité, t. I, p. 263. — (4) *Exp. anat.*, etc., p. 151. Paris, 1732.

noncée à celles des lombes. Les articulations des vertèbres dorsales tiennent le milieu.

Ligamens inter-articulaires. A la région cervicale ils sont formés de fibres verticales disposées en avant, en arrière et latéralement, et composant, par leur ensemble, une petite capsule fibreuse assez lâche pour permettre des mouvemens étendus.—A la région dorsale, il existe deux petits ligamens, obliques de haut en bas et de dedans en dehors, étendus de la vertèbre supérieure à l'inférieure, et séparés par une arcade fibreuse.—L'*externe* s'attache, supérieurement, sur le bord externe de l'apophyse inférieure de la vertèbre située au-dessus, et inférieurement, à la naissance de l'apophyse transverse de la vertèbre placée au-dessous: il est plus fort que l'*interne*. Celui-ci s'étend du bord inférieur de l'apophyse articulaire supérieure à la base de l'apophyse inférieure ou à la naissance de la lame vertébrale. Il recouvre une partie du ligament jaune. A la région lombaire, le ligament inter-articulaire, très-épais, forme une capsule fibreuse qui enveloppe les deux apophyses. Ses fibres, parallèles, sont transversales. Elles sont fortifiées à l'extérieur par quelques filamens d'un tissu cellulaire fibreux très-résistant, dont la direction est verticale.

Union des lames vertébrales et des apophyses épineuses et transverses.

Ces diverses parties ne sont pas articulées, mais seulement unies par des ligamens.

1° *Lames vertébrales.* Elles sont maintenues par des liens d'une texture particulière, d'une résistance énorme, très-élastiques, les *ligamens jaunes* (*ligamenta crurum s. arcuum subflava*), ainsi nommés, en raison de leur couleur jaune-rougeâtre.

Ces ligamens, interposés entre les lames vertébrales, forment une série de vingt-trois, le premier étant situé entre la seconde et la troisième vertèbres cervicales, et le dernier entre la cinquième vertèbre lombaire et le sacrum. Presque entièrement recouverts en arrière par les lames des vertèbres, ils apparaissent dans toute leur étendue dans l'intérieur du canal rachidien, dont ils contribuent à former la paroi postérieure. Chacun d'eux se compose de deux moitiés symétriques, droite et gauche, qui s'accolent angulairement à la jonction des lames vertébrales, ou à la base des apophyses épineuses, en interceptant une fente verticale ellipsoïde que ferme du tissu cellulaire. La direction de ces ligamens est plus ou moins inclinée, comme les lames elles-mêmes, de haut en bas et de dedans en dehors. La forme de chacune de leurs moitiés varie un peu dans les diverses sections du rachis: vue en dedans, elle est rectangulaire, son plus grand diamètre en travers, à la région cervicale, et quadrilatère à la région lombaire; à la région dorsale, le ligament, peu élevé, s'incurve en dehors pour contourner l'apophyse articulaire supérieure de la vertèbre située au-dessous. La largeur, peu différente, est bornée par les trous de conjugaison. La hauteur et l'épaisseur augmentent graduellement de haut en bas; elles sont le double aux lombes de celles que l'on observe au cou. Dans chaque ligament l'épaisseur est faible en dehors, et devient au contraire assez considérable au sommet, de chaque côté de la fente médiane, de manière à former comme deux faisceaux de renforcement. La *face antérieure* des ligamens jaunes est en rapport avec la dure-mère, dont l'isole un tissu cellulaire lâche, dans lequel rampent des vaisseaux. La *face postérieure*, beaucoup moins élevée, ferme en arrière le canal vertébral. Rugueuse et inégale, elle est recouverte en partie par la lame supérieure, et, dans l'état frais, par le muscle transversaire épineux. On ne l'aperçoit bien qu'à la région cervicale, où les espaces sont le plus considérables. En *dehors*, ces ligamens bordent les trous de conjugaison et tapissent l'apophyse articulaire postérieure et sa membrane synoviale. Les *insertions* se font d'une manière très-différente aux deux extrémités. Au cou, l'attache supérieure a lieu par un bord mince sur une ligne de la face interne des lames, au-dessus de leur bord inférieur. Au dos et aux lombes, la même insertion se fait par une surface très-large qui envahit les deux tiers de la hauteur du ligament et la moitié inférieure de la face interne des lames, qui sont fortement rugueuses en regard de cette implantation. L'insertion inférieure, moins étendue, occupe seulement le côté externe du bord supérieur de la vertèbre située au-dessous.

Les ligamens jaunes sont composés de fibres parallèles superposées par plans, décroissant de longueur d'avant en arrière, suivant leur mode d'insertion supérieure; les fibres les plus externes, qui recouvrent les apophyses articulaires, sont divergentes. Ces ligamens forment, par leur succession, la moitié de la longueur du rachis; ils déterminent, en arrière, la courbe régulière du canal vertébral, protégent la moelle épinière, et sont eux-mêmes garantis par les lames vertébrales qui les recouvrent, excepté à la région cervicale, où la flexion étant plus étendue, l'espace inter-lamellaire est moins rétréci, disposition qui rend la moelle épinière plus facilement vulnérable en ce point. La résistance de ces ligamens à la rupture est supérieure à celle de toutes les substances non métalliques, et en rapport avec leur usage principal, de borner les mouvemens de flexion de la colonne vertébrale, et de contribuer à la redresser par leur élasticité.

2° *Apophyses épineuses.* Indépendamment du grand ligament commun sur-épineux, ces apophyses sont réunies entre elles par des *ligamens inter-épineux* (*membrana inter-spinalis*, Weit.). Ces ligamens n'existent qu'au dos et aux lombes; au cou, ils sont remplacés par les petits muscles de même dénomination. Leur épaisseur et leur résistance augmentent graduellement de haut en bas; fibro-celluleux à la partie supérieure de la région dorsale, ils ont, au contraire, une grande solidité à la région lombaire; leur forme est analogue à celle des espaces qu'ils remplissent: chacun d'eux s'insère, en haut, au bord inférieur de l'apophyse située au-dessus, et en bas, au bord supérieur de l'apophyse placée au-dessous; il correspond, en avant, à l'angle de jonction des deux moitiés du ligament, et s'unit en arrière au ligament sur-épineux. De chaque côté il sert d'implantation aux muscles des gouttières vertébrales.

Les ligamens inter-épineux dorsaux sont minces, membraneux, et composés de fibres entre-croisées, mais où prédomine la direction transversale. Les inter-épineux lombaires et les deux derniers dorsaux sont très-forts, et opposent une grande résistance à l'écartement des apophyses. Ils sont composés de fibres obliques qui, de la base et du bord supérieur de l'apophyse épineuse inférieure, s'entre-croisent en décrivant des lignes courbes, et s'insèrent au bord inférieur de l'apophyse supérieure, ou vont se confondre avec le ligament sur-épineux; en sorte que ces ligamens, plus larges à la base des apophyses qu'à leur sommet, affectent une forme triangulaire.

3° *Apophyses transverses.* Celles des lombes et du cou possèdent des ligamens particuliers, uniquement destinés à maintenir les vertèbres : ils sont les analogues de ceux qui, au dos, unissent les vertèbres avec les côtes. Il en existe deux variétés :

(*a*) *Ligamens articulo-transversaires* (1). Propres aux lombes, ils composent de chaque côté deux forts trousseaux fibreux parallèles, de forme irrégulièrement circulaire ; l'un *interne*, l'autre *externe*, qui s'étendent du bord inférieur de l'apophyse transverse, située au-dessus, au tubercule externe de l'apophyse articulaire supérieure de la vertèbre placée au-dessous. L'interne borde en dedans la gouttière du trou de conjugaison ; en haut il s'insère un peu en avant, et en bas un peu en arrière de l'externe ; en sorte qu'ils forment un léger entre-croisement réunis inférieurement ; ils sont séparés dans le reste de leur étendue par un sillon celluleux. Leurs fibres sont très-denses et serrées ; ils opposent une résistance invincible à la disjonction des leviers latéraux, et bornent par conséquent le mouvement d'inclinaison sur le côté opposé.

(*b*) *Ligamens rayonnés.* Analogues, et, pour ainsi dire, rudimens des ligamens rayonnés costo-vertébraux de la région dorsale, il en existe au cou et aux lombes. (*a*) *Ligamens rayonnés cervicaux* (*Pl.* 46, 4). Ce sont de très-petits faisceaux en éventail qui, de la lamelle antérieure de l'apophyse transverse, s'épanouissent sur le disque inter-vertébral et le corps de la vertèbre. (*b*) *Lombaires.* Ils s'insèrent, en avant, à la base de l'apophyse transverse, et de ce point irradient en éventail par des fibres minces et très-résistantes. Les supérieures, obliques en haut et en dedans, recouvrent en diagonale celles du faisceau profond latéral du ligament vertébral antérieur et de la bandelette extérieure du disque inter-vertébral ; elles s'entre-croisent avec leurs fibres jusqu'à la partie moyenne et supérieure du disque, où elles se confondent avec celles du côté opposé, derrière le grand faisceau médian. Les fibres moyennes sont horizontales, et les inférieures divergentes en bas ; les unes et les autres s'implantent sur le corps de la vertèbre, et s'unissent, par leur épanouissement, avec les faisceaux latéraux. Les ligamens rayonnés cervicaux et lombaires paraissent avoir pour usage d'augmenter la solidité de la base de l'apophyse transverse, et de contenir latéralement les bandelettes extérieures du disque inter-vertébral, comme ces dernières sont déjà maintenues en avant et en arrière par les deux ligamens communs.

ARTICULATIONS SACRO-COCCYGIENNES (2).

ARTICULATION SACRO-VERTÉBRALE.

Des moyens d'union de la cinquième vertèbre lombaire avec le sacrum, les uns, semblables à ceux que nous connaissons déjà, lui sont communs avec les autres vertèbres ; les autres lui sont propres. *Moyens d'union communs :* (*a*) *Disque inter-vertébral.* Il est plus épais que les autres, surtout en avant, et incliné obliquement au-dessus du promontoire. (*b*) *Ligamens vertébraux communs.* Ils franchissent cette vertèbre pour se terminer au sacrum. (*c*) *Articulations* des deux apophyses articulaires inférieures de la vertèbre avec celle du sacrum. (*d*) *Ligamens sur-épineux* et petits faisceaux *inter-épineux*. (*e*) *Ligament jaune*, moins élevé que les autres. — *Moyens d'union particuliers :* En avant, le *ligament sacro-vertébral* (Bich.), faisceau fibreux très-fort et court, qui, de la lèvre antérieure du bord inférieur de l'apophyse transverse, descend obliquement en dehors et s'insère, en s'épanouissant, sur les ailerons de la base du sacrum. Composé de fibres résistantes, très-serrées, il est en rapport, par son bord supérieur, avec le ligament ilio-lombaire (*ilio-transversaire*) ; par son bord inférieur, avec le ligament sacro-iliaque antérieur, avec lequel il entre-croise ses fibres superficielles. En avant, il est recouvert par le ligament que nous nommons *ilio-vertébral.* — En arrière : deux faisceaux *sacro-articulaires* : l'un interne, étendu de la base de l'apophyse articulaire vertébrale à la première apophyse épineuse sacrée ; l'autre externe, implanté de la même apophyse au sacrum, de forme rayonnée, et confondu par son bord supérieur avec le ligament sacro-iliaque postérieur.

LIGAMENS PROPRES DU SACRUM.

Indépendamment des ligamens qui l'unissent aux os voisins, le sacrum est enveloppé par ses deux faces, et, pour ainsi dire, comme renfermé dans une gaîne formée d'aponévroses ou de faisceaux fibreux, qui s'unissent et s'entre-croisent avec les ligamens de ses articulations, et semblent n'être que les moyens d'union conservés qui servent à maintenir ses différentes pièces dans le fœtus et dans le jeune enfant, où ils sont proportionnellement très-développés. La *face antérieure* est tapissée par une aponévrose satinée, très-dense, composée de fibres entre-croisées, soit obliques de droite à gauche ou de gauche à droite, soit verticales ou transversales, mais où, avons-nous dit, ces dernières, qui se continuent sur les pédicules des trous de conjugaison, sont les plus apparentes. Toutefois l'entre-croisement oblique a paru plus évident à Caldani, qui l'a seul représenté (1).

La *face postérieure* offre une disposition plus variée, mais assez régulière. 1° De la base de la première apophyse épineuse sacrée, au-dessous du ligament sacro-articulaire interne, naît de chaque côté un faisceau de fibres verticales qui descend jusqu'à la quatrième apophyse. 2° En avant de celui-ci, et recouvrant l'os immédiatement, s'étendent trois faisceaux obliques : chacun d'eux, né de la base de l'apophyse épineuse supérieure, recouvre la lamelle de la fausse vertèbre située au-dessous, et s'insère sur le pont osseux des trous de conjugaison en regard, en croisant ses fibres, sur les tubercules externes du sacrum, avec celles des ligamens sacro-iliaques postérieur et inférieur. 3° De la troisième apophyse épineuse sacrée, et successivement de la quatrième, des cornes du sacrum et de la terminaison du ligament sur-épineux, naît, de chaque côté, un faisceau oblique, dont la partie supérieure ou le sommet aigu recouvre la bandelette verticale, et qui s'épanouit inférieurement en triangle ; par son insertion externe en haut, les fibres se confondent, autour du dernier trou sacré postérieur, avec celles du ligament sacro-iliaque inférieur ; en bas, elles s'interposent entre les os et les ligamens sacro-coccygiens postérieurs, auxquels elles adhèrent et concourent, avec ces derniers, à maintenir l'union du sacrum avec le coccyx.

Ainsi les ligamens de la face postérieure du sacrum composent deux séries : l'une *interne*, propre à l'os, est formée par les ligamens que nous venons de décrire, et s'étend de chaque côté, de la crête médiane ostéo-fibreuse, à la crête latérale des tubercules, qui représentent les apophyses articulaires et transverses ; l'autre, *externe*, née de ces mêmes tubercules, formera les ligamens sacro-iliaques postérieur et inférieur. Aux points de jonction communs, un entre-croisement natté inscrit les arcades fibreuses qui livrent passage aux nerfs et aux vaisseaux sacrés postérieurs. Dans toute leur étendue, ces ligamens sont unis les uns aux autres par leurs bords, et adhèrent fortement à l'os par leur face antérieure.

(1) Planche 49, fig. 1, 2, cb, 10 et 11.
(2) Planche 46, fig. 1, 2 ; 51, fig. 1, 2.

(1) *Icones anatomicæ.* *Venetiis*, 1801, *pars prima*, tab. 51.

ARTICULATION SACRO-COCCYGIENNE.

C'est une symphyse peu différente de celles des vertèbres. Les parties qui la composent sont :

1° Un disque fibreux dont les bandelettes sont plus flexibles et unies d'une manière plus lâche qu'aux disques inter-vertébraux. Chez les jeunes sujets, et principalement chez les femmes nouvellement accouchées où cette articulation est très-mobile, M. Cruveilhier assure que l'on distingue au centre une synoviale bien organisée.

2° *Ligamens sacro-coccygiens*. Les divers auteurs ne s'entendent pas exactement sur la forme et la direction de ces ligamens, ce qui tient probablement à la confusion que l'on y observe chez les sujets faibles, où les fibres sont peu développées. Voici la disposition que l'on rencontre sur des hommes d'une très-forte nature.

Ligamens antérieurs. Au milieu de la continuation de l'aponévrose du sacrum. De chaque côté est un faisceau en forme de triangle allongé. L'*interne* naît du sommet du sacrum ; l'*externe*, de l'angle qui termine le bord de cet os, au-devant de l'attache du petit ligament sacro-sciatique. Tous deux convergent avec ceux du côté opposé jusqu'au sommet du coccyx, en unissant ses pièces par leurs faces antérieures et par leurs bords latéraux (Voy. *Pl.* 46, *fig.* 1, ch. 17. — *Pl.* 52, *fig.* 2, ch. 8). Ils sont en rapport avec la partie inférieure du rectum. Ces ligamens sont très-bien figurés par Caldani.

Ligamens postérieurs. Au milieu est la terminaison du ligament sur-épineux, mais par une aponévrose épanouie, épaisse et très-dure qui recouvre la gouttière sacrée, et où la direction des fibres est peu évidente. De chaque côté sont trois faisceaux séparés par des sillons celluleux. Ils naissent supérieurement du dernier tubercule et de l'angle du sacrum interposés entre le dernier faisceau triangulaire que nous avons indiqué pour le sacrum, et l'attache supérieure du grand ligament sacro-sciatique qui adhère à leur face postérieure. De ce point ils se dirigent obliquement en s'épanouissant en bas et en dedans ; le premier s'insère sur la crête de la gouttière sacrée, le second sur la première pièce du coccyx, et le troisième, qui forme un faisceau commun avec l'antérieur externe, embrasse les sommets latéraux des pièces du coccyx. (*Pl.* 46, *fig.* 2, ch. 15. — *Pl.* 52, *fig.* 1, ch. 7.)

Les ligamens sacro-coccygiens maintiennent fortement en une seule pièce le sacrum et le coccyx. Ils s'opposent à toute déviation, soit antéro-postérieure, soit latérale, mais surtout à cette dernière, tout en se prêtant par leur flexibilité aux glissemens obscurs de la symphyse sacro-coccygienne. L'aponévrose moyenne du ligament postérieur en particulier ferme la partie inférieure du canal rachidien.

ARTICULATIONS INTER-COCCYGIENNES.

Ce sont autant de symphyses temporaires semblables à la précédente, et qui ne méritent pas une description particulière. Elles n'existent chez l'homme que dans le jeune âge, et ne tardent pas à s'ossifier. Chez la femme, où la mobilité des pièces du coccyx est nécessaire pour faciliter l'accouchement, ces articulations persistent habituellement jusqu'à l'époque où elle devient stérile.

ARTICULATIONS CÉPHALO-RACHIDIENNES(1).

L'articulation de la tête avec la colonne vertébrale se fait par l'intermédiaire des deux premières vertèbres. La base de l'axis, fortement liée au reste du rachis par la première des symphyses vertébrales, est le point d'appui commun ; au-dessus le mécanisme devient tout à fait spécial. On comprendra plus facilement l'ensemble des articulations céphalo-rachidiennes en considérant *à priori* les conditions qui se trouvaient à remplir. La tête, pour l'exercice des sens qu'elle renferme, devait jouir d'une mobilité à la fois étendue et variée dans tous les sens, la flexion, l'extension, les inclinaisons latérales et la rotation. Supportée par une base étroite sur le rachis, ses mouvemens devaient se passer sur la circonférence de l'anneau rachidien sans qu'aucune portion osseuse pût jamais envahir sur l'aire du canal, inconvénient qui aurait eu pour résultat la lésion du prolongement nerveux qu'il renferme. L'occipital et l'atlas, dont la surface est surmontée de chaque côté d'une éminence portant l'une un condyle et l'autre sa facette de réception, ont offert deux points d'appui latéraux, isolés à la fois, par leurs plans articulaires, de la tête et du rachis, et disposés, avec l'aide de la colonne cervicale, aux divers mouvemens de flexion, extension et inclinaison ; mais il restait la rotation. Pour l'exécution de ce mouvement horizontal, l'atlas, lié à l'occipital, roule en travers, par son arc antérieur, sur un pivot vertical, l'apophyse odontoïde de l'axis, et s'appuie inférieurement de chaque côte, par ses apophyses articulaires, sur celles de cette dernière vertèbre, qui, elle-même, transmet la pression sur la colonne vertébrale. Des ligamens maintiennent l'union de l'atlas et de l'axis, et de chacune d'elles avec l'occipital. Ainsi la jonction de la tête avec le rachis comprend les articulations *occipito-atloïdienne*, *occipito-axoïdienne* et *atloïdo-axoïdienne*. Voyons maintenant en quoi elles consistent.

ARTICULATION OCCIPITO-ATLOIDIENNE.

1° *Masses apophysaires de l'atlas.*

Ces articulations condyliennes sont placées de chaque côté des trous de l'occipital et de l'atlas.

Surfaces articulaires. Ovalaires, elles convergent l'une vers l'autre en avant, et sont relevées dans la même direction, disposition qui incline naturellement la tête dans le sens de la flexion. Toutes deux sont revêtues d'un mince cartilage échancré dans son contour, surtout en dedans.

Synoviale. Très-lâche, pour se prêter à l'étendue des mouvemens, principalement en *avant*, où elle tapisse le ligament occipito-atloïdien antérieur ; en *dedans*, elle recouvre l'extrémité des ligamens transverse et odontoïdien, et de légers pelotons adipeux synoviaux. Dans son contour extérieur, elle est fortifiée par des filamens ligamenteux qui lui forment comme une sorte de capsule fibreuse.

2° *Circonférence de l'atlas.*

Elle est unie au contour du trou occipital par les deux ligamens occipito-atloïdiens qui se rejoignent latéralement en décrivant, comme l'indique M. Cruveilhier, une sorte de capsule fibreuse commune.

(1) Planche 47.

Ligament occipito-atloïdien antérieur (*Membrana annuli anterioris vertebræ primæ*. Weit.). Il se compose de plusieurs faisceaux différens de volume, de résistance et de direction, et dont les fibres s'entremêlent aux points de jonction. 1° *Faisceau médian de renforcement* (*ligament cervical antérieur*), épais, proéminent, étroit, arrondi, très-résistant, composé de fibres verticales parallèles, étendu de la surface basilaire de l'occipital au tubercule antérieur de l'atlas; inférieurement il se confond avec les tendons des muscles longs du cou. 2° De chaque côté du précédent sont des *faisceaux obliques*, de quatre à cinq lignes de largeur, composés de fibres qui semblent naître derrière le faisceau médian, et s'étendent de l'apophyse basilaire au bord supérieur et à la face antérieure de l'atlas, avec une inclinaison de haut en bas et de dedans en dehors. 3° Plus en dehors et un peu en arrière, est un petit trousseau de fibres courtes, verticales. 4° Enfin tout à fait en dehors sont les *faisceaux latéraux* de renforcement. Chacun d'eux se compose de deux cordons fibreux; l'un sensiblement vertical, mais avec une légère obliquité de haut en bas et de dedans en dehors, s'insère d'une part à l'éminence jugulaire de l'occipital, et de l'autre à la partie antérieure et supérieure de la base de l'apophyse transverse de l'atlas. L'autre cordon, inséré extérieurement au rocher, en dedans et à la base de l'apophyse styloïde, se dirige transversalement et se confond avec le premier au milieu de sa hauteur. Il résulte de leur jonction un canal ostéo-fibreux, de sept à huit lignes de diamètre, complété par le rocher, aboutissant commun des trous carotidien déchiré postérieur et condylien antérieur, et qui par conséquent donne passage à l'artère carotide interne, à la veine jugulaire interne, et aux nerfs pneumo-gastrique, glosso-pharyngien, grand hypoglosse et accessoire de Willis. Le cordon fibreux transversal, à son point de jonction, forme en outre une petite arcade spéciale qui renferme isolément les nerfs à la sortie du canal commun.

La *face antérieure* de ce ligament est en rapport avec les muscles grands et petits droits antérieurs de la tête et une portion des petits droits latéraux. Sa *face postérieure* est en contact avec l'apophyse odontoïde, les ligamens et la partie antérieure des capsules occipito-atloïdiennes.

Ligament occipito-atloïdien postérieur (*Membrana annuli posterioris vert. prim.* Weit.). Membraneux, plus élevé que le précédent, il est formé de deux couches superposées, qui s'étendent du contour postérieur du trou occipital au bord interne de l'arc postérieur de l'atlas. Il se compose de deux moitiés réunies, sur le plan moyen, par une sorte de suture ou raphé. Chaque moitié constitue un faisceau de fibres obliques de haut en bas et de dedans en dehors, d'un gris rougeâtre, élastiques, dont les internes, les plus courtes, naissent de la partie inférieure du raphé; les plus longues sont celles qui se dégagent de sa partie supérieure ou s'implantent auprès sur l'occipital. En bas et en dehors est une arcade fibreuse étendue de la racine postérieure de l'apophyse transverse au-dessous de l'éminence condylienne, et qui donne entrée à l'artère vertébrale dans le crâne. C'est sur cette arcade que s'implantent les fibres externes. En dehors, un petit cordon fibreux, dégagé de l'occipital, contourne l'apophyse transverse et complète l'union en une capsule commune des deux ligamens occipito-atloïdiens. Entre les fibres sont de petites arcades ellipsoïdes en grand nombre, bien décrites par Weitbrecht et Caldani, et qui donnent passage à des veines et à quelques filamens nerveux.

La *face antérieure* de ce ligament est en rapport avec la dure-mère. La *face postérieure* correspond aux muscles grands et petits droits et petits obliques postérieurs de la tête.

La capsule, formée par les deux ligamens occipito-atloïdiens, concourt avec les articulations condyliennes à unir intimement l'atlas à l'occipital, pour en former un coussinet mobile isolé du rachis. La flexion et les inclinaisons de la tête étant ses mouvemens principaux, le ligament antérieur est dense, et n'a que des fibres courtes, tandis que le ligament postérieur et les faisceaux latéraux se composent de fibres longues et rétractiles pour se prêter à la distension.

ARTICULATION OCCIPITO-AXOÏDIENNE.

L'occipital n'a aucune connexion directe avec l'axis, mais pour que la tête se trouvât convenablement maintenue sur le rachis, il était nécessaire que ces deux os fussent réunis par un fort appareil ligamenteux, l'extrême mobilité de la première vertèbre entraînant, comme conséquence, une union avec la seconde, très-faible et insuffisante pour résister à de fortes tractions. Quatre ligamens d'une grande solidité unissent l'occipital à l'axis: ce sont l'occipito-axoïdien et les trois odontoïdiens.

1° *Ligament occipito-axoïdien* (Bich.). Confondu par les anatomistes avec le ligament vertébral commun postérieur, Bichat, fondé sur ses insertions et ses usages, en a fait un faisceau distinct; M. H. Cloquet l'a décrit comme tel; MM. Boyer et Meckel l'indiquent également, mais sans lui donner un nom; M. Cruveilhier le divise en trois ligamens, un médian et deux latéraux. Considéré dans son ensemble, le ligament occipito-axoïdien est membraneux, nacré, resplendissant; il s'étend de la gouttière basilaire à la partie postérieure du corps de l'axis. Ses fibres, épanouies en gerbe à sa partie supérieure, de manière à décrire par leur attache un contour demi-ovalaire, convergent inférieurement où elles deviennent parallèles après leur réunion; quelques-unes cependant vont en divergeant pour s'épanouir sur la face postérieure du disque inter-vertébral qui unit l'axis à la troisième vertèbre cervicale. Sa *face postérieure* est unie intimement à la dure-mère. Sa face antérieure est en rapport avec les ligamens cruciforme, odontoïdiens et les capsules occipito-atloïdiennes.

Le *faisceau médian* (*ligament occipito-atloïdien moyen*, Cruv.), le plus long, s'étend du milieu de la gouttière basilaire à l'axis. Ses fibres, verticales et parallèles, plus minces que celles des faisceaux latéraux, sont disposées sur trois plans. La couche superficielle ou postérieure se continue inférieurement avec le ligament vertébral commun postérieur. La couche moyenne s'insère sur la face postérieure de l'axis. La couche profonde ou antérieure, très-mince, s'implante au bord supérieur du ligament transverse.

Les *faisceaux latéraux* (*ligamens occipito-atloïdiens latéraux*, Cruv.), plus épais que le précédent, sont très-larges par leur extrémité supérieure qui s'implante sur les parties latérales de la gouttière basilaire, au-dessous du trou condylien antérieur, et sur l'éminence condylienne de l'atlas. Inférieurement, ils se terminent par un sommet effilé qui s'insinue au-devant du faisceau moyen et s'implante sur l'axis, sur la partie supérieure du corps de la troisième vertèbre et sur le disque intermédiaire.

Ce ligament aide puissamment ceux de l'apophyse odontoïde pour appliquer ce pivot osseux contre l'arc antérieur de l'atlas et pour l'empêcher de presser en arrière sur la moelle épinière.

2° *Ligamens odontoïdiens*. Il en existe un moyen et deux latéraux. *Ligament occipito-odontoïdien moyen* (*Ligamentum suspensorium dentis epistrophei, s. rectum medium).* Membraneux, quadrilatère, mince, mais très-résistant, long seulement de trois lignes, il s'insère, en haut, au milieu du bord antérieur du trou occipital, et en bas à la partie antérieure du sommet de l'apophyse odontoïde, au-dessus de son articulation atloïdienne. Il est environné d'un tissu cellulaire adipeux qui le sépare, en avant du ligament occipito-atloïdien, en arrière de la branche supérieure du ligament cruciforme et latéralement des ligamens odontoïdiens.

Ligamens occipito-odontoïdiens latéraux (*Ligamenta epistrophei lateralia, s. alaria,* Mauch). Placés de chaque côté et un peu en arrière du précédent, cylindroïdes, mais avec un léger aplatissement d'avant en arrière, longs seulement de quatre à cinq lignes, épais des deux tiers de cette quantité, composés de fibres serrées parallèles, ces ligamens d'une résistance énorme, dirigés presque transversalement avec une légère obliquité en arrière et en bas, s'implantent en dehors à la partie antérieure du côté interne des condyles de l'occipital, et en dedans, s'insèrent dans une fossette oblique qui existe de chaque côté au sommet de l'apophyse odontoïde. Un prolongement fibreux qui passe au-dessus de l'apophyse les réunit transversalement. Ce prolongement, qui adhère également, en avant et en arrière, au ligament moyen et à la branche supérieure du ligament cruciforme, constitue le noyau commun de toutes les fibres ligamenteuses qui servent à maintenir le sommet de l'apophyse odontoïde.

ARTICULATION ATLOÏDO-AXOÏDIENNE.

Elle comprend les articulations de l'apophyse odontoïde et des apophyses articulaires, et l'union ligamenteuse des circonférences adjacentes des deux premières vertèbres.

ARTICULATION ATLOÏDO-ODONTOÏDIENNE.

C'est une articulation *trochoïde* (ginglyme latéral), d'où le nom d'*epistropheus* (1), donné à la vertèbre axis. Elle se compose d'un pivot vertical, l'apophyse odontoïde, autour duquel tourne, par l'intermédiaire de deux synoviales, un anneau ostéo-fibreux formé en avant par l'arc antérieur de l'atlas, et en arrière par un ligament annulaire.

1° *Ligament annulaire* (Cruv.), *transverse, cruciforme* (Mauchart). On comprend, sous ces dénominations, un ligament composé de deux bandelettes entre-croisées : 1° un faisceau annulaire, transversal, formant l'arc postérieur du cercle ostéo-fibreux qui environne l'apophyse ; 2° deux languettes verticales, l'une supérieure et l'autre inférieure, qui unissent l'arc fibreux à l'occipital et au corps de l'axis.

Faisceau annulaire. De texture fibro-cartilagineuse, placé verticalement, mince d'avant en arrière, haut de quatre lignes dans son milieu, légèrement incliné de haut en bas et d'arrière en avant, il forme au milieu un faisceau unique, mais latéralement il se divise en deux bandelettes secondaires, la supérieure, qui est en même temps postérieure, légèrement inclinée en bas, et l'inférieure oblique en haut et contournée de manière à s'insinuer au-devant de l'autre ; toutes deux s'incurvant de chaque côté de l'apophyse, et venant s'insérer sur une empreinte rugueuse, en avant du côté interne de la base de l'éminence articulaire de l'atlas : en sorte que le ligament annulaire est disposé de manière à enchatonner l'apophyse odontoïde, plus large en regard du renflement du corps, et au contraire serrant de près l'étranglement de la base ou le *col*, par ses bandelettes inférieures contournées (*Pl.* 47, *fig.* 4 et 5, ch. 1). Sa *face postérieure* convexe donne implantation au faisceau médian occipito-axoïdien. Sa *face antérieure* est tapissée par la synoviale postérieure odontoïdienne. De ses bords se dégagent les deux languettes verticales.

La *languette supérieure*, implantée sur le bord correspondant du ligament transverse, passe derrière le sommet de l'apophyse qu'elle contient. Ses fibres verticales parallèles s'épanouissent en gerbe et s'insèrent au milieu de l'occipital, au-dessus du contour antérieur du grand trou. Sa *face antérieure* est séparée par du tissu cellulaire adipeux du ligament occipito-odontoïdien moyen.

La *languette inférieure,* moins large et plus courte que la précédente, est formée comme elle de fibres verticales ; implantée en haut sur le bord inférieur du ligament, elle s'épanouit en bas pour s'insérer sur le corps de l'axis. Par leur face postérieure, ces deux languettes sont en rapport avec le ligament occipito-axoïdien. Leur texture est seulement fibreuse et moins dense que celle du ligament annulaire.

Ainsi, dans son ensemble, le ligament cruciforme de Mauchart enveloppe, comme une coiffe, l'apophyse odontoïde et présente le mécanisme le mieux approprié pour la mobilité et la solidité. Le demi-cercle transverse fibro-cartilagineux constitue à la fois une surface articulaire, souple, mince et plus résistante que ne pourrait être un arc osseux, et les languettes verticales le complètent en soutenant et appliquant l'apophyse odontoïde contre l'arc de l'atlas ; aussi n'y a-t-il qu'un effort très-violent qui puisse donner lieu à la luxation de l'apophyse odontoïde.

2° *Membranes synoviales odontoïdiennes.* Il en existe deux, une pour chaque articulation du pivot central de l'axis. *L'antérieure* tapisse les minces cartilages des facettes adjacentes, concave de l'atlas et convexe de l'apophyse odontoïde ; au contour articulaire elle est assez lâche et fortifiée par des fibres ligamenteuses minces, mais très-résistantes, surtout au sommet de l'apophyse (*fig.* 5). La *postérieure* revêt, en avant, le cartilage de la facette convexe odontoïdienne ; latéralement, elle est lâche et se prolonge en un repli qui s'adosse avec les synoviales occipito-atloïdiennes ; en arrière, elle tapisse la face antérieure du ligament annulaire à laquelle elle n'adhère que faiblement.

ARTICULATION DES APOPHYSES ARTICULAIRES DE L'ATLAS ET DE L'AXIS.

Les apophyses articulaires de l'axis sont les véritables points d'appui fixes de la tête, puisque c'est par elles que le poids est définitivement transmis sur les corps des vertèbres. Leurs *surfaces articulaires*, convexes, inclinées en bas, en dehors et en arrière, de manière à permettre à la fois les mouvemens de flexion, d'extension et d'inclinaison latérale, ont en outre une étendue considérable et fort supérieure à celle des facettes concaves de l'atlas, disposition que Winslow avait signalée sans en comprendre la raison, mais que Sabatier explique très bien (1) par la nécessité que l'aire des surfaces fixes soit proportionnée aux déplacemens des surfaces mobiles, afin que ces dernières, même dans leurs mouvemens les plus étendus, ne manquent jamais de point d'appui.

La *capsule synoviale*, pour se prêter au jeu des surfaces, est

(1) De ἐπί, sur, dessus, et στρέφω, je tourne.

(1) *Traité d'Anatomie*, t. I, p. 154. Paris, 1798.

extrêmement lâche, et déborde l'articulation à son contour en formant des replis adipeux. A l'*extérieur*, elle est fortifiée par une capsule fibreuse, large, mais très-résistante, et formée de fibres verticales qui s'implantent sur le rebord de l'une et l'autre apophyse articulaire.

UNION DES CIRCONFÉRENCES DE L'ATLAS ET DE L'AXIS.

Elle est maintenue par deux ligamens opposés. — *Ligament atloïdo-axoïdien antérieur* (*Ligamentum obturans anticum atlant. epistrop.* Mauch.). Il se compose d'un *ruban moyen*, étendu de la partie inférieure du tubercule de l'atlas à la partie antérieure du corps de l'axis, où il semble se confondre avec les tendons des muscles longs du cou. De chaque côté est un petit faisceau membraneux, très-mince, qui s'étend d'une vertèbre à l'autre. Ses fibres sont obliques en bas et en dehors : les plus internes sont recouvertes par le faisceau médian, les fibres externes recouvrent celles de la capsule articulaire avec lesquelles elles s'entre-mêlent.

Ligament atloïdo-axoïdien postérieur (*Ligament. obl. post. atlant. epist.* Mauch.). Membraneux, mince et très-lâche, il s'insère d'une part au bord inférieur de l'arc postérieur de l'atlas, et de l'autre, à la lèvre externe du bord supérieur des lames de l'axis. Il se compose de fibres parallèles verticales; en arrière, à la base de l'apophyse épineuse, il forme deux petits faisceaux distincts, séparés par une fente, et dont l'aspect est celui des ligamens jaunes. Il est en rapport en *avant* avec la dure-mère rachidienne, et en *arrière* avec les muscles grands obliques de la tête.

ARTICULATIONS DU THORAX.

Elles comprennent les articulations costo-vertébrales, chondro-sternales, chondro-costales, et celles des cartilages entre eux.

ARTICULATIONS COSTO-VERTÉBRALES.

Les articulations des côtes avec la colonne vertébrale ont des caractères qui leur sont communs à toutes; la première et les deux dernières se distinguent par des caractères particuliers.

CARACTÈRES COMMUNS.

De la deuxième à la dixième articulations comprises, les vertèbres et les côtes sont unies dans une étendue d'environ quinze lignes. Aux deux extrémités sont les articulations secondaires *costo-inter-vertébrales* et *costo-transversaires*. Dans l'espace intermédiaire, le col de la côte et l'apophyse transverse de la vertèbre sont unis par des ligamens.

ARTICULATIONS COSTO-INTER-VERTÉBRALES. (COSTO-VERTÉBRALES.)

Surfaces articulaires. L'angle saillant que présente la tête de la côte pénètre dans l'angle rentrant formé par les facettes latérales des deux vertèbres, et par le disque inter-vertébral qui les réunit. Les facettes costales sont évidées en arrière et en bas, et celles des vertèbres sont taillées en sens opposés, en sorte que chaque extrémité costale, emboîtée entre deux vertèbres, roule avec facilité dans ses divers mouvemens. Les quatre facettes, tant costales que vertébrales, sont également enduites d'un cartilage mince et d'un aspect mat. Chacune des articulations costo-inter-vertébrales est double, et comprend un ligament inter-osseux, deux synoviales, et un ligament extérieur rayonné.

Ligament inter-osseux costo-vertébral, Cruv. (*inter-articulaire*). C'est un petit faisceau jaunâtre, mince, très-court, fixé d'une part sur la ligne de jonction des deux facettes costales, et de l'autre dans l'angle de la cavité inter-vertébrale, sur les fibres du disque avec lesquelles il se continue. Ce ligament forme la cloison de séparation des deux petites articulations de la côte avec les vertèbres supérieure et inférieure, et il est tapissé sur ses faces par leurs synoviales.

Capsules synoviales. Au nombre de deux, une pour chaque articulation. Chacune d'elles revêt le ligament inter-osseux, l'une et l'autre des facettes costale et vertébrale, et se réfléchit, par son bord libre supérieur ou inférieur, sous le ligament rayonné.

Ligament antérieur costo-vertébral ou *rayonné* (*Ligamentum capituli costæ*. Cald.). Formé de trois faisceaux minces, aplatis, radiés, le *supérieur*, le plus épais, naît de la face latérale de la vertèbre située au-dessus, et l'*inférieur*, de la même face de la vertèbre placée au-dessous; tous deux convergent vers la tête qu'ils embrassent, et sur laquelle ils s'implantent. Le *faisceau médian*, étroit, mince, plus profond, procède du disque inter-vertébral; il se porte horizontalement en arrière, et s'insère au sommet de la tête de la côte en partie recouvert par les précédens. Ses fibres parallèles sont transversales. Ces trois faisceaux réunis composent une sorte de capsule fibreuse qui maintient solidement l'extrémité costale appliquée contre les vertèbres. Entre les fibres sont de petites fentes vasculaires ellipsoïdes.

ARTICULATIONS COSTO-TRANSVERSAIRES.

La première vertèbre et la première côte y participent avec les neuf qui suivent. Elles comprennent une synoviale et un fort ligament externe.

Surfaces articulaires. Elle se compose de la facette convexe de la tubérosité des côtes, reçue dans la facette concave des apophyses transverses des vertèbres : l'une et l'autre sont enduites de cartilage.

Capsule synoviale. Plus lâche que les précédentes, pour se prêter à des déplacemens plus étendus, elle revêt les surfaces articulaires. Sur chacun de ses bords, *supérieur* et *inférieur*, elle est fortifiée par un trousseau de fibres ligamenteuses très-serrées; en arrière elle est en rapport avec le ligament costo-transversaire postérieur. Ces divers faisceaux, qui l'enveloppent, lui tiennent lieu d'une capsule fibreuse.

Ligament costo-transversaire postérieur (Bich.), *transverso-costal post.* (Cruv.), *carré* (Meck.), *ligam. costar. transvers. externum* (Weit.). Faisceau rectangulaire, épais, aplati, haut de trois lignes, long du double, composé de fibres parallèles, serrées, dirigé presque transversalement, qui s'étend du sommet de chacune des apophyses transverses au tubercule placé en dehors de la tubérosité de la côte correspondante. Ce ligament appartient également à toutes les articulations costo-vertébrales, même aux onzième et douzième. Il s'oppose énergiquement, par sa résistance, à ce que l'arc postérieur de la côte puisse s'écarter de l'apophyse transverse.

MOYENS D'UNION INTERMÉDIAIRES AUX ARTICULATIONS.

Ligament costo-transversaire inférieur (Bich.), *transverso-costal supérieur* (Cruv.). *Ligamenta cervicis costar. externa et interna* (Cald.). Ce ligament, mince, membraneux, s'insère en haut sur le bord inférieur de chaque apophyse transverse, et en bas sur une crête du bord supérieur de la côte située au-dessous. Il se compose ordinairement de trois faisceaux qui croisent obliquement, d'avant en arrière, le bord supérieur de la côte, et forment autant de ligamens. L'*interne* et *antérieur*, né de la base de l'apophyse, au-dessous du pédicule, s'insère en bas sur la tête de la côte, en arrière du ligament rayonné. Il forme un cordon mince placé en regard du trou de conjugaison. L'*externe* et *postérieur*, également funiculaire, s'étend, en arrière, du bord inférieur du sommet de l'apophyse transverse au bord supérieur de la tubérosité de la côte, entre la facette et le tubercule, au-dessus du ligament costo-transversaire postérieur; son attache inférieure est bifurquée. Le *faisceau moyen*, beaucoup plus considérable, membraneux, de six à huit lignes de largeur, occupe la majeure partie de l'espace compris entre l'apophyse transverse et la côte. Ses bords, échancrés en croissant, sont séparés des précédens par des trous, dont l'interne, arrondi, donne passage aux nerfs inter-costaux, et l'externe, aux branches postérieures des vaisseaux du même nom.

Le ligament costo-transversaire inférieur occupe chacun des espaces de la région dorsale. En haut, un petit cordon ligamenteux en tient lieu entre la première côte et l'apophyse transverse de la septième vertèbre cervicale. En bas, la douzième côte est unie à l'apophyse transverse de la première vertèbre lombaire par deux bandelettes de renforcement des aponévroses inter-musculaires (*ligamens custo-lombaires*), qui semblent avoir la même destination.

Ce ligament empêche l'écartement des côtes et des apophyses dans les inclinaisons latérales du tronc en sens opposé.

Ligament inter-osseux costo-transversaire (Cruv.), *costo-transversaire moyen* (Bich.). Placé entre la face antérieure de l'apophyse transverse et du pédicule et la face postérieure du col de la côte, il s'implante en rayonnant de l'une sur l'autre, et ne peut être mis à découvert qu'au moyen d'une section horizontale de la côte. Ses fibres sont rougeâtres et très-résistantes; il est enveloppé d'un tissu cellulaire adipeux. Ce ligament, dont l'usage est de maintenir l'arc postérieur de la côte appliqué contre la vertèbre, a pour accessoire le ligament déjà connu, costo-transversaire postérieur.

Enfin il existe un petit ligament presque horizontal qui maintient les bords inférieurs de l'apophyse transverse et de la côte. Il est caché derrière le bord supérieur du ligament costo-transversaire inférieur, et mériterait mieux cette dernière dénomination. (*Pl.* 48, *fig.* 1. Voy. au-dessous de la côte inférieure.)

CARACTÈRES PROPRES A QUELQUES ARTICULATIONS COSTO-VERTÉBRALES.

La première et les deux dernières sont les seules qui diffèrent un peu des autres.

1° La *première côte* présente à son extrémité supérieure une tête arrondie, qui est reçue dans une cavité spéciale de la *première vertèbre dorsale*. Sa capsule synoviale est très-lâche; il n'y a pas de ligament inter-osseux costo-vertébral; le ligament costo-transversaire postérieur se trouve porté en dessus et présente la forme d'un mince faisceau aplati. Cette articulation est une sorte d'énarthrose.

2° Pour les *onzième* et *douzième articulations*, la tête de la côte, aplatie, est reçue dans deux cavités spéciales des vertèbres correspondantes. La synoviale est unique, et par conséquent il n'y a pas non plus de ligament inter-osseux costo-vertébral. L'inter-osseux costo-transversaire est court, le costo-transversaire postérieur est très-large. L'articulation costo-transversaire n'existe pas.

ARTICULATIONS CHONDRO-STERNALES (1).

En nombre pareil à celui des vraies côtes, sept de chaque côté, elles se composent de l'angle saillant des cartilages, reçu dans l'angle rentrant des facettes latérales du sternum. Chacune d'elles comprend:

1° Une *capsule synoviale* peu prononcée qui revêt les deux facettes cartilagineuses et la double surface à angle du cartilage costal.

2° Un *ligament rayonné* ou *chondro-sternal antérieur*, mince, membraneux, triangulaire, composé de fibres épanouies en éventail, qui de l'extrémité du cartilage costal s'étale sur la face cutanée du sternum. Toutes les fibres du plan moyen s'entre-croisent: les supérieures avec les ligamens placés au-dessus, les inférieures avec les ligamens situés au-dessous; les médians avec ceux du côté opposé, en sorte que les lignes de continuation des cartilages en regard forment des bandes transversales, et les espaces entre les articulations chondro-sternales, sur le sternum offrent des entre-croisemens en *X*. Les fibres superficielles se confondent avec les implantations aponévrotiques du muscle grand pectoral. Les fibres profondes s'unissent au périoste du sternum.

3° Un *ligament rayonné* ou *chondro-sternal postérieur*. Situé sur le plan opposé à celui du précédent, composé comme lui de fibres radiées, mais beaucoup moins longues, et qui se confondent de chaque côté avec la membrane fibreuse postérieure du sternum, au quart environ de la largeur de l'os; en sorte que la partie moyenne est occupée par cette membrane seule (*membrana sterni*, Weit.), lisse, polie, d'un aspect satiné et composée de fibres entre-croisées, mais dont les plus apparentes ont une direction longitudinale.

4° Deux petits cordons ligamenteux, un *supérieur* et un *inférieur*, qui règnent sur les bords.

5° Un ligament vertical *inter-chondro-sternal*, tendu entre chaque articulation, appliquée contre le sternum, et qui limite, avec l'aponévrose des muscles inter-costaux externes, le trou de passage des rameaux provenant des vaisseaux mammaires internes. Ce ligament n'existe pas entre le premier et le second cartilages, et il est rare qu'on le rencontre en même temps à chacun des quatre autres.

La première articulation manque souvent dans l'adulte, le cartilage de la première côte étant soudé avec le sternum. L'angle du second cartilage, plus prononcé que les autres et reçu entre les deux premières pièces du sternum, offre souvent une double articulation semblable à celle de l'extrémité vertébrale des côtes, c'est-à-dire pourvue de deux synoviales séparées par un ligament inter-osseux.

(1) Planche 50.

Enfin des sixième et septième cartilages, mais principalement du dernier, naît une gaîne fibreuse, qui maintient l'union de l'appendice du sternum au corps de l'os. C'est le ligament *chondro-xiphoïdien* (Cruv.), *costo-xiphoïdien* (Bich.), *ligamentum cartilaginis ensiformis* (Weit.) Il est formé de deux plans de fibres, l'un antérieur et l'autre postérieur, qui s'unissent au contour du cartilage xiphoïde. Tous deux procèdent du bord inférieur du cartilage de la septième côte et de l'épanouissement des sixième et septième ligamens chondro-sternaux, et viennent s'entre-croiser sur l'une et l'autre face de l'appendice. L'antérieur forme deux plans, entre lesquels s'insère latéralement la partie supérieure du bord interne des muscles sterno-pubiens.

ARTICULATIONS CHONDRO-COSTALES.

Ces articulations immobiles n'ont pas de membranes synoviales. L'extrémité antérieure concave des côtes reçoit l'extrémité postérieure convexe du cartilage. Au pourtour de l'articulation existent des fibres ligamenteuses parallèles qui nous ont toujours paru distinctes du périoste, et qui, conjointement avec cette membrane, maintiennent l'union des parties.

ARTICULATIONS DES CARTILAGES ENTRE EUX.

Les cartilages, du premier au cinquième, sont seulement réunis par les ligamens inter-chondro-sternaux et par les aponévroses antérieures des muscles inter-costaux externes. Ces dernières se composent de fibres obliques, plates et très-résistantes, formant, entre chaque espace inter-costal, une membrane quadrilatère, étendue des articulations sternales à huit lignes environ en dehors de l'extrémité antérieure des côtes.

Les articulations, proprement dites, appartiennent aux cartilages des sixième, septième, huitième et souvent neuvième côtes. Dans quelques sujets, le cinquième cartilage est uni à celui situé au-dessous. Ces articulations se font par les bords des cartilages et quelquefois par des prolongemens, sortes d'apophyses cartilagineuses. Il existe fréquemment entre les sixième et septième cartilages deux de ces articulations que sépare une fente moyenne. Toutes sont pourvues d'une synoviale ellipsoïde, très-apparente. A l'extérieur, elles sont maintenues sur l'une et l'autre face par des ligamens composés, suivant leur longueur, de fibres perpendiculaires à la direction des surfaces en contact, et entre-croisés en *X* à leurs extrémités. Les sommets aigus des huitième, neuvième et dixième cartilages, se présentent quelquefois articulés, mais le plus souvent unis seulement par des ligamens. Enfin les quatre cartilages du sixième au dixième, qui ont le plus besoin d'être maintenus, sont encore fortifiés par une *aponévrose falciforme chondro-costale*, très-dense, composée de fibres obliques, qui garnit la concavité de leur bord supérieur, et s'étend de l'extrémité antérieure de la côte à l'angle de jonction des cartilages. Cette aponévrose est recouverte en avant par celle des muscles inter-costaux externes, et par son bord libre donne attache à leurs fibres charnues.

SECTION DEUXIÈME.

ARTICULATIONS DE LA TÊTE.

ARTICULATIONS DU CRANE ET DE LA FACE.

La tête présente deux sortes d'articulations. Toutes celles, en très-grand nombre, qui lient en une masse commune les os du crâne avec ceux de la mâchoire supérieure ou *syncrânienne*, sont indistinctement des *sutures*. La seule articulation de la mâchoire inférieure ou *diacrânienne* est une diarthrose.

Nous connaissons déjà les sutures avec engrenement des os du crâne; nous n'y reviendrons pas, n'ayant rien à ajouter à ce que nous en avons dit (*pag.* 76).

Des sutures des os de la face, les unes sont *engrenées* et les autres *harmoniques*. Les sutures à engrenure réciproque établissent la liaison des os de la mâchoire supérieure avec le crâne. Placées à l'extrémité ou aux points de jonction des apophyses ou colonnes de support des os de la face (voy. pag. 97), elles composent des surfaces plus ou moins étendues, taillées en biseau sous des inclinaisons variées, hérissées d'aspérités et de dentelures, et creusées de petites cavités aiguës formant une série de cônes saillans et rentrans qui s'emboîtent les uns dans les autres, et sont accolées à l'aide d'un mince cartilage qui suit toutes les inégalités des contours, et dont on prouve facilement l'existence par une macération prolongée. Les sutures dans lesquelles ces conditions se trouvent réunies sont celles: 1° du sphénoïde avec le frontal et l'os malaire; 2° du frontal, d'une part avec l'os malaire, et de l'autre avec l'apophyse montante du maxillaire supérieur et avec l'os nasal qui lui sert d'appendice comme organe de support; 3° de l'apophyse zygomatique avec l'os malaire. Ce dernier os, enclavé latéralement entre le crâne et la face, reporte le poids sur l'os maxillaire par une large suture triangulaire, et les os maxillaires s'appuient l'un sur l'autre à l'extrémité de leurs apophyses palatines, par une suture droite et denticulée qui tient le milieu entre l'engrenure et l'harmonie.

Les sutures harmoniques composent celles des articulations des os de la face qui ne supportent pas de fortes pressions. La *juxta-position*, qui est le caractère particulier de ces espèces de sutures, s'effectue de plusieurs manières: 1° *directe*, dans les articulations fronto-ethmoïdale, fronto-sphénoïdale, ptérygo-palatine; 2° par *réception* d'une surface ou d'un bord dans l'autre. Ex. : Les articulations supérieure et inférieure du vomer avec la lame perpendiculaire de l'ethmoïde et avec les os maxillaires et palatins. Celle du vomer et du sphénoïde offre une réception réciproque des deux os. 3° Par *application* de deux surfaces osseuses : tel est le cas de la portion verticale de l'os palatin avec le plan nasal de l'os maxillaire. 4° Par *revêtement* d'un biseau sur l'autre. Ex. : Os propres du nez entre eux et avec l'os unguis. Toutes ces sutures sont également fixées par un cartilage intermédiaire.

ARTICULATION TEMPORO-MAXILLAIRE (1).

Cette articulation condylienne est double. Placée au sommet de chacune des branches de la mâchoire inférieure, elle comprend deux ligamens qui l'enveloppent en forme de capsule, et un fibro-cartilage inter-articulaire.

Surfaces articulaires. Le condyle de la mâchoire est oblong, légèrement incurvé en travers. Son cartilage de revêtement est très-mince, prolongé très-loin en arrière et brusquement interrompu en avant, disposition en rapport avec le mouvement qui s'effectue sur le sommet du condyle et sur son arc postérieur. La cavité glénoïde du temporal, très-profonde, encaisse le condyle de trois côtés; elle n'est recouverte de cartilage que dans sa partie antérieure, formée par la racine transverse de l'apophyse zygomatique; ce cartilage est plus épais que celui du condyle dont, au reste, il est séparé par le ménisque ou fibro-cartilage intermédiaire. La portion de la cavité glénoïde, véritablement articulaire, ne se compose que de l'apophyse transverse et du fond de la cavité placée au-dessus et en arrière, et décrivant un contour en *S* en travers. En sorte que les courbes articulaires, en contact dans les mouvemens, sont toutes deux convexes, disposition insolite dans l'organisation, mais qui, du reste, n'est qu'apparente, comme nous le verrons plus bas, en raison de la forme bi-concave du ménisque qui les sépare. La paroi postérieure, située au-delà de la scissure de Glaser, ne doit pas être considérée comme une surface libre; elle est en majeure partie envahie par les ligamens qui s'y insèrent obliquement; toutefois dans les mouvemens du condyle, elle lui sert d'appui, mais avec l'intermédiaire des implantations ligamenteuses.

Fibro-cartilage inter-articulaire (*operculum cartilagineum*). Oblong transversalement, incliné obliquement de haut en bas et d'arrière en avant, ajusté, par ses dimensions, à l'étendue de l'articulation elle-même, épais d'une demi-ligne au milieu et d'une ligne et demie au contour, il se compose de fibres concentriques très-serrées, plus apparentes au centre qu'à la circonférence. Sa forme, appropriée à celle des surfaces articulaires, est différente pour ses deux faces. La *supérieure*, sinueuse, est concave en regard de la racine transverse de l'apophyse zygomatique, et présente, vis-à-vis le fond de la cavité, un sommet convexe qui le remplit. La *face inférieure* est concave pour recevoir le condyle, en sorte que, par l'interposition du fibro-cartilage, chaque surface articulaire convexe se trouve glisser, comme à l'ordinaire, sur une surface concave. La *circonférence* très-épaisse, adhère au ligament latéral externe; en dedans, elle donne attache à quelques fibres du muscle ptérygoïdien externe. Ce fibro-cartilage préserve la cavité glénoïde des chocs et des frottemens du condyle; il s'use avec l'âge, au point qu'il n'est pas rare d'y rencontrer une perforation, fermée seulement par l'adossement des synoviales qu'il sépare dans l'état normal. Chez les vieillards, les effets de l'usure s'observent également sur le condyle et sur la surface articulaire du temporal.

Synoviales. Au nombre de deux, la supérieure, *glénoïdienne*, et l'inférieure, *condylienne*. La première tapisse en haut le cartilage de la racine de l'apophyse zygomatique, en bas le fibro-cartilage inter-articulaire; en arrière elle se réfléchit après un court trajet sur les attaches du ligament latéral externe; mais en avant elle prolonge assez loin le repli qu'elle forme. La synoviale condylienne revêt les surfaces adjacentes du condyle et du ligament inter-articulaire; étendue en sens inverse de la précédente, elle se réfléchit après un court trajet en avant, mais elle se prolonge beaucoup en arrière et en bas. Extérieurement les deux synoviales correspondent : au-dehors, au ligament externe; en dedans, à du tissu cellulaire graisseux. Elles sont très-lâches et permettent des mouvemens fort étendus (*Pl.* 50, *fig.* 3).

Ligament latéral externe (*membrana maxillæ inferioris*). Il nous paraît composé de deux faisceaux bien distincts. L'un postérieur, composé de fibres courtes, parallèles, unies par un tissu cellulaire dense, s'implante supérieurement sur la crête qui sépare les racines de l'apophyse zygomatique : ses fibres antérieures verticales, et les postérieures obliques de haut en bas et d'arrière en avant, viennent s'insérer au-dessous du condyle de manière à l'envelopper en dehors et un peu en arrière. Le faisceau antérieur, non décrit, est beaucoup plus long que l'autre. Implanté en haut sur le bord inférieur de l'apophyse zygomatique, presque depuis l'articulation malaire jusqu'à la naissance de la racine transverse, ce ligament descend ensuite obliquement en arrière et s'insère par un sommet plus étroit en dehors et à la base du condyle. Le ligament latéral externe limite les mouvemens de la mâchoire en avant ou latéralement.

Ligament latéral interne. (*Ligam. maxillæ laterale.* Weit.). C'est une bandelette aponévrotique, née de l'épine du sphénoïde, qui descend un peu obliquement en avant et s'insère en s'épanouissant à l'épine et au bord interne de l'orifice du canal dentaire inférieur. Placée dans l'intervalle des deux muscles ptérygoïdiens, elle est appliquée en bas contre les vaisseaux et les nerfs dentaires. Ses fibres, assez fortes à son extrémité supérieure, sont déliées inférieurement et présentent l'aspect membraneux. M. Cruveilhier n'admet pas l'existence d'un véritable ligament interne, et considère, à l'exemple de Caldani, cette bandelette fibreuse comme une simple lame protectrice des vaisseaux et nerfs dentaires qu'elle isole des muscles ptérygoïdiens.

Enfin c'est seulement pour en faire mention que nous citons le prétendu ligament *stylo-maxillaire,* mince cordon aponévrotique étendu de la face externe et antérieure de l'apophyse styloïde au sommet de l'angle de la mâchoire, où il s'attache entre le masseter et le ptérygoïdien interne. Ce cordon n'a d'autre usage que de prolonger inférieurement l'attache supérieure du musle stylo-glosse qui s'y insère jusqu'auprès de la mâchoire.

Mouvemens. D'après la forme des surfaces articulaires, la mâchoire inférieure est principalement destinée au mouvement vertical d'abaissement et d'élévation; mais comme la surface glénoïdienne offre, d'avant en arrière, une étendue qui est deux fois et demie celle du condyle, il en résulte que ce dernier est encore

(1) Planche 50.

susceptible d'un double mouvement horizontal, le glissement antéro-postérieur et la demi-rotation.

L'*abaissement* a pour objet, d'une part, l'ouverture de la bouche, et de l'autre, l'écartement des mâchoires. Dans ce mouvement, les angles du maxillaire inférieur décrivent un arc de cercle en remontant en arrière, et les condyles glissent en sens opposé sur la courbe des racines transverses des apophyses zygomatiques, et viennent se loger sur leur convexité. Ce mouvement, porté trop loin, amène la luxation. Il est limité par le faisceau antérieur du ligament latéral externe, qui est distendu; le faisceau capsulaire postérieur est relâché. L'*élévation* est le mouvement principal auquel l'abaissement ne fait que disposer, car c'est à elle que se rapporte le choc du bord alvéolaire inférieur contre le supérieur, ou le broiement. Les condyles, dans ce cas, décrivent un trajet inverse du précédent, et remontent, d'avant en arrière, de la racine transverse dans la cavité glénoïde. Les deux faisceaux du ligament externe sont relâchés. Dans la vieillesse, quand les arcades alvéolaires viennent à manquer, l'élévation, portée trop loin, entraîne la distension habituelle, et consécutivement le relâchement du faisceau capsulaire.

Le *glissement antéro-postérieur* s'exécute avec d'autant plus de facilité que, la mâchoire ayant été légèrement abaissée, le condyle se meut presque horizontalement. Ce mouvement a pour objet la projection du menton, qui place la portion incisive de l'arcade alvéolaire inférieure au-devant de la supérieure. Enfin l'espèce de *rotation* propre aux condyles appartient à l'ensemble de la mâchoire, et se produit autour de l'axe vertical imaginaire qui passerait au milieu de leur intervalle, de telle sorte qu'un condyle étant porté en avant, l'autre recule en arrière de la même quantité, leur côté externe, qui représente l'extrémité du rayon, parcourant un espace plus considérable que l'interne. C'est de la combinaison de ces deux derniers mouvemens avec l'élévation de la mâchoire que résulte véritablement la mastication. Aussi l'image créée par Bichat, qui compare le choc de l'arcade alvéolaire inférieure sur la supérieure à un marteau frappant sur une enclume, manque-t-elle d'exactitude, en ce qu'elle ne tient compte que des mouvemens opposés d'abaissement et d'élévation.

La conformation et les mouvemens variés de l'articulation temporo-maxillaire, en rapport avec la forme des dents, sont un des caractères anatomiques de l'homme en qualité d'omnivore. Chez les carnassiers, le condyle transversal, encaissé profondément dans sa cavité, n'est susceptible que d'abaissement et d'élévation. Le contraire a lieu chez les rongeurs, où le grand diamètre antéro-postérieur des surfaces articulaires est principalement approprié au glissement des dents incisives. Enfin ces mêmes surfaces sont presque planes chez les ruminans, dont le mode particulier de mastication exige des mouvemens latéraux très-étendus.

SECTION TROISIÈME.

ARTICULATIONS DES CEINTURES OSSEUSES DU TRONC.

ARTICULATIONS DU BASSIN (1).

Elles comprennent: 1° les symphyses sacro-iliaques et pubienne, et celle, déjà connue, qui unit le sacrum au coccyx, 2° les moyens d'union particuliers des os du bassin entre eux et avec les vertèbres lombaires.

UNION ILIO-VERTÉBRALE.

L'os des îles est uni avec la cinquième et souvent avec la quatrième des vertèbres des lombes par deux ligamens.

1° *Ligament ilio-lombaire* (Bich.). D'une grande résistance, de forme triangulaire, aplati d'avant en arrière, épais en dedans à son sommet, ce ligament s'insère à l'extrémité libre et sur le bord inférieur de l'apophyse transverse de la cinquième vertèbre des lombes, fortifié souvent par un faisceau détaché de l'apophyse semblable de la quatrième vertèbre. Sa direction est sensiblement transversale. Épanoui en dehors à sa base, il s'implante sur l'angle postérieur et supérieur de l'os des îles et à la portion de la crête qui y fait suite. Ses fibres, rayonnées, sont séparées par des fentes vasculaires. En *avant*, il est en contact avec le muscle grand-psoas, et adhère, par son bord inférieur, au ligament sacro-iliaque antérieur. En *arrière*, il est en rapport avec les muscles des gouttières vertébrales. Son *bord supérieur* répond au muscle carré des lombes; l'*inférieur* se confond avec le ligament sacro-iliaque supérieur.

2° *Ligament ilio-vertébral.* Il se compose de deux bandelettes fibreuses très-denses, dont la supérieure naît de la partie moyenne et latérale du corps de la dernière vertèbre lombaire par deux attaches isolées que sépare une arcade; l'inférieure procède du dernier disque inter-sacro-vertébral. Toutes deux s'unissent en dehors pour s'épanouir sur l'os des îles en avant des ligamens sacro-vertébral et sacro-iliaque antérieur, avec lesquels leurs fibres se confondent. Mais, dans l'intervalle moyen entre

(1) Planches 51 et 52.

leurs attaches, les deux bandelettes interceptent en avant une ouverture qui donne passage au dernier nerf lombaire, et en outre elles sont soulevées de manière à circonscrire en arrière, entre elles et le ligament sacro-iliaque antérieur, un anneau fibreux que traverse la branche de communication du plexus lombaire avec le plexus sacré.

SYMPHYSE SACRO-ILIAQUE.

Cette double articulation, qui unit latéralement le sacrum à chacun des os des îles, est la plus solide de toutes celles que présente le squelette, tant par l'étendue et l'obliquité des surfaces que par le nombre et le degré de résistance des moyens d'union qui les maintiennent en contact.

Surfaces articulaires. En forme d'oreille humaine, obliques en bas et en dedans, suivant le diamètre vertical, et en arrière et en dedans suivant le diamètre horizontal, environ de deux pouces et demi carrés de superficie; elles sont revêtues d'une couche cartilagineuse, à surface inégale, plus épaisse sur le sacrum, implantée sur les empreintes rugueuses de la portion articulaire des os, et réunies entre elles, sur l'autre surface, par des filamens obliques de consistance fibro-cartilagineuse, dont les intervalles sont remplis par une substance molle, jaunâtre, semblable à celle qui unit les bandelettes des disques inter-vertébraux, et, comme elle, abreuvée d'un liquide visqueux. M. Cruveilhier a pu y reconnaître une synoviale manifeste chez une femme récemment accouchée.

MOYENS D'UNION.

Cette articulation est fortifiée partout, dans son contour, par de forts trousseaux ligamenteux.

1° *Ligament sacro-iliaque antérieur.* C'est une membrane ligamenteuse mince, resplendissante, qui revêt tout le bord antérieur de la symphyse, du ligament sacro-iliaque supérieur à la grande échancrure sciatique; en dedans, elle tapisse l'aileron du sacrum et fait suite inférieurement à l'aponévrose sacrée; en dehors, elle s'épanouit sur l'os des îles.

2° *Ligament sacro-iliaque postérieur* ou *inter-osseux* (Cruv.). Il est formé d'un grand nombre de faisceaux superposés, les uns obliques en bas et en dedans, d'autres horizontaux, entre-croisés entre eux dans divers sens, adhérens les uns aux autres par leurs faces et leurs bords, mais entre-coupés par des fentes vasculaires et de petits intervalles remplis de tissu adipeux, et composant par leur réunion un vaste trousseau ligamenteux, de forme pyramidale, d'une résistance énorme, qui remplit l'excavation placée entre le sacrum et les deux épines postérieures de l'os des îles, en s'implantant de part et d'autre sur les fortes rugosités que présentent leurs surfaces. Ces faisceaux augmentent graduellement de longueur, de la profondeur vers la superficie. Trois d'entre eux, superficiels et les plus longs, obliques en bas et en dedans, s'entre-croisent sur les tubercules latéraux avec ceux que nous avons décrits pour le sacrum, en circonscrivant les trois premiers trous sacrés postérieurs.

3° *Ligament sacro-iliaque supérieur.* — C'est un faisceau épais et court, étendu transversalement de la base du sacrum à la crête iliaque, recouvert par les ligamens ilio-lombaire et sacro-vertébral, et en partie confondu avec eux.

4° *Ligament sacro-iliaque inférieur* (Boy.); *sacro-épineux* (Bich.); *sacro-iliaque vertical* (Cruv.). Placé en avant de l'attache supérieure du grand ligament sacro-sciatique, à la crête de l'os des îles, il naît de l'épine postérieure et supérieure de cet os, et se renforce, surtout inférieurement, d'un faisceau très-dense qui enveloppe l'épine postérieure et inférieure: ses fibres supérieures font suite au ligament sacro-iliaque postérieur, et s'insèrent au-dessous du troisième trou sacré; mais sa portion inférieure et externe, la plus considérable, est verticale; elle adhère fortement en arrière au grand ligament sacro-sciatique, et en avant elle s'implante sur le tubercule qui fait angle à l'extrémité du bord du sacrum.

SYMPHYSE PUBIENNE (1).

Elle unit, par leur extrémité antérieure, les deux os coxaux, et offre, dans ses moyens d'union, la plus grande analogie avec celle qui précède.

Surfaces articulaires. Ovalaires de haut en bas, planes, elles sont obliques d'avant en arrière et de dehors en dedans, de manière à intercepter verticalement l'espace triangulaire dont la largeur, sur la surface cutanée, est triple de celle de la surface pelvienne. Encroûtées l'une et l'autre d'une lame cartilagineuse dans toute leur étendue, l'intervalle entre les deux lames est formé d'une substance fibro-cartilagineuse. En divisant longitudinalement une symphyse pubienne (*fig.* 2), le plan de section semble formé de petites bandelettes concentriques, minces d'avant en arrière, épaisses de haut en bas, les inférieures plus que les supérieures, et dont les plus superficielles décrivent toute la circonférence de l'articulation, tandis que les plus profondes en parcourent seulement un segment plus ou moins considérable, et se confondent avec d'autres à leurs extrémités. La forme et la disposition de ces bandelettes rappellent celles des disques inter-vertébraux. A la partie moyenne de la symphyse, plus près cependant de la surface pelvienne que de la surface cutanée, et dans une étendue qui forme du tiers à la moitié de la hauteur totale, on rencontre parfois une surface lisse et polie qui, dans les femmes nouvellement accouchées, paraît tapissée par une membrane synoviale. Sur la coupe transversale (*fig.* 4), le disque de la symphyse pubienne paraît formé de fibres transversales.

MOYENS D'UNION.

1° *Ligament pubien antérieur* (*Planche* 51, *fig.* 1). Il est disposé sur deux plans, ou plutôt il existe deux ligamens très-différens. Le *ligament superficiel* est un faisceau vertical, continu supérieurement et entre-croisé en *X* avec les tendons des muscles sterno-pubiens. Vers la partie moyenne de la symphyse, il se bifurque en deux faisceaux qui tapissent les branches descendantes des pubis en interceptant un espace triangulaire. Le *ligament profond* est une membrane composée de fibres, les unes transversales, les autres entre-croisées en sautoir, étendues d'un rebord pubien à l'autre, et adhérant en avant au ligament superficiel, et en arrière au ligament inter-osseux.

2° *Ligament pubien postérieur* (*Pl.* 52, *fig.* 3). C'est une membrane mince, à fibres transversales, qui unit en arrière les pubis. Elle est rendue saillante, surtout chez les femmes, par le bourrelet que forme en arrière le disque inter-pubien.

(1) Planche 51.

3° *Ligament pubien supérieur* (sus-pubien). Bandelette fibreuse, assez épaisse, qui égalise et maintient le bord supérieur des pubis.

4° *Ligament pubien inférieur* (sous-pubien), *ligamentum arcuatum*. Faisceau triangulaire, épais et très-résistant, qui remplit l'angle rentrant de l'arcade pubienne. Ses fibres, jaunâtres et très-serrées, décrivent une courbe à concavité inférieure. Celles du sommet adhèrent avec les lames de la symphyse; les autres s'insèrent, par leurs extrémités, sur l'interstice des branches des pubis, dont elles empêchent l'écartement.

Modifications qu'éprouvent les symphyses pelviennes dans l'état de grossesse.

Les symphyses pelviennes, dans l'état normal, sont susceptibles, sous l'influence d'une pression violente, non d'une mobilité réelle, mais seulement d'un froncement obscur qui rapproche les surfaces articulaires, et fait saillir à l'extérieur les fibro-cartilages, sous forme de bourrelets. Dans l'état de grossesse, il survient un ramollissement qui produit l'écartement et une certaine mobilité des symphyses. Ce fait, déjà connu au temps d'Hippocrate, avait été prouvé publiquement, dès 1559, par Jacques d'Amboise. Appuyé des observations de Spigel et Santorini, nié successivement par Fernel, Palfin et Rœderer, il a été mis hors de doute par Pineau, Sandifort, W. Hunter, A. Louis, et par les anatomistes et les accoucheurs modernes. Du septième au neuvième mois de la gestation, à mesure que l'utérus augmente de volume, les fibro-cartilages des symphyses se tuméfient graduellement, deviennent plus lâches et plus humides, et il en résulte, entre les surfaces articulaires, une mobilité accidentelle et un écartement qui, dans quelques cas, est porté à plusieurs lignes. D'après M. Meckel, les couches cartilagineuses ne subissent aucune altération, et c'est à tort que Tenon aurait soutenu le contraire. Ce phénomène, quelle que soit la cause qui le produise, paraît avoir pour objet d'augmenter l'ampliation du petit bassin pour faciliter l'accouchement. Les symphyses qui ont été une fois ramollies conservent toujours un peu de relâchement; c'est ce que l'on observe, même dans un âge assez avancé, chez les femmes qui ont eu beaucoup d'enfans. L'état permanent de laxité nuit à la station par l'élévation du bassin du côté malade : M. Cruveilhier a observé un fait de cette nature. Enfin les symphyses sacro-iliaques, quelles que soient leur solidité et l'étendue de leur contact, sont susceptibles d'une sorte de luxation après déchirure par suite d'une violente pression; tel est le cas rapporté d'après Philippe par A. Louis.

MOYENS D'UNION SUPPLÉMENTAIRES DES OS DU BASSIN.

Dans le squelette, pour diminuer le poids de la charpente calcaire, les os du bassin sont largement écartés à leur partie inférieure, et l'os des îles, en particulier, est percé d'une ouverture considérable; mais, dans l'état frais, le trou sous-pubien est bouché par la membrane obturatrice, et les ligamens sacro-sciatiques convertissent en deux trous la vaste échancrure ouverte entre l'angle du sacrum et la tubérosité sciatique.

GRAND LIGAMENT SACRO-SCIATIQUE. — *Sacro-sciatique postérieur* (Bich.). — *Ligamentum sacro-ischiadicum majus* (Cald.). — *S. tuberoso-sacrum* (Sœmm.). — Placé obliquement à la partie postérieure et inférieure du bassin, étranglé, dense et funiculaire à sa partie moyenne, largement épanoui à ses extrémités, ce ligament naît supérieurement de la crête et des épines postérieures iliaques, où il confond ses fibres avec celles de l'aponévrose lombo-sacrée; au-dessous il s'implante sur les derniers tubercules postérieurs du sacrum, et sur les bords de cet os et du coccyx par l'intermédiaire des ligamens sacro-iliaque inférieur et sacro-coccygien, auxquels il adhère fortement. A partir de ces diverses insertions, les fibres se ramassent en un fort cordon et s'entre-croisent d'un bord à l'autre. Dirigé obliquement en dehors, en bas et un peu en avant, le ligament s'élargit de nouveau et s'implante, sur une crête particulière, à la partie interne de la tubérosité sciatique. Les fibres qui font suite au bord externe, les plus longues, se confondent avec celles des tendons des muscles biceps-fémoral et demi-tendineux. Celles qui continuent le bord interne se prolongent, sur la branche ascendante de l'ischion, en une longue courbure aponévrotique. La face inférieure de cette dernière inscrit, avec le rebord de la tubérosité, la gouttière dans laquelle logent les vaisseaux et les nerfs honteux internes : son bord supérieur, concave, forme un repli membraneux, le ligament falciforme, qui embrasse le contour inférieur du muscle obturateur interne, et se continue avec son aponévrose.

La *face postérieure* du grand ligament sacro-sciatique donne attache au grand fessier; la *face antérieure* est unie, en haut, au petit ligament sacro-sciatique. Le *bord externe*, beaucoup plus long que l'*interne*, ferme en arrière et en dedans les deux échancrures sciatiques.

PETIT LIGAMENT SACRO-SCIATIQUE. — *Sacro-sciatique antérieur* (Bich.) — *Ligamentum sacro-ischiadicum minus* (Cald.). — *S. spinoso-sacrum* (Sœm.). — Situé au-devant du précédent, dont il croise la direction, moins épais et moins long, il naît, en dedans, de la lèvre antérieure du bord du sacrum et d'une partie de celui du coccyx, se dirige en dehors et un peu en avant, et s'implante au sommet de l'épine sciatique, ses fibres convergeant de son attache interne vers l'externe. La *face postérieure* recouvre le grand ligament sacro-sciatique. L'*antérieure* donne attache au muscle ischio-coccygien; ses bords ferment les deux échancrures sciatiques.

Les *usages* des ligamens sacro-sciatiques sont des plus importans; ils maintiennent solidement les os du bassin, et concourent à former sa circonférence périnéale. Beaucoup plus résistans et plus légers, sous un petit volume, que ne l'auraient été des arcades osseuses, ils circonscrivent les ouvertures par lesquelles la cavité pelvienne communique au-dehors, servent d'implantation aux muscles, et forment la charpente d'un plan flexible, susceptible de céder sous la pression des viscères, d'où résulte l'ampliation du détroit inférieur du bassin, disposition si importante pour faciliter l'accouchement. Ainsi le grand ligament sacro-sciatique, par son bord inférieur, forme, de chaque côté, l'angle postérieur du détroit périnéal, et sépare ce dernier de l'échancrure pelvienne, qu'il convertit en un trou. Ce dernier, à son tour, est divisé en deux par le petit ligament sacro-sciatique tendu transversalement. Le *trou supérieur*, irrégulièrement quadrilatère, à angles arrondis, formé de trois côtés par le contour de la grande échancrure sciatique, donne passage au muscle pyramidal, aux vaisseaux et nerfs fessiers, ischiatiques et honteux internes; le *trou inférieur*, beaucoup plus petit que le précédent, triangulaire, donne passage au muscle obturateur interne, aux vaisseaux et nerfs honteux internes : il est fermé en dedans par le grand ligament, en haut par le petit, en dehors par la petite échancrure sciatique qui offre une surface lisse, concave, pour le glissement de la synoviale du tendon.

MEMBRANE SOUS-PUBIENNE OU OBTURATRICE. — *Membrana obturans foraminis thyroïdis* (Weit.). — *S. foraminis ovalis* (Cald.). — Elle ferme le trou sous-pubien et remplace par une cloison légère la substance osseuse qui manque. Elle se compose de minces bandelettes fibreuses superposées et entre-croisées en divers sens, principalement sur la face pelvienne. Dans ses trois quarts inférieurs, cette membrane s'implante sur la lèvre postérieure du trou sous-pubien; en haut, une bandelette isolée se dirige obliquement pour s'insérer sur le bord antérieur et interne du pubis: cette bandelette forme la paroi inférieure d'un petit canal ostéo-fibreux complété par l'angle externe et supérieur du trou sous-pubien, et qui livre passage aux vaisseaux obturateurs. Inférieurement se voient une ou deux ouvertures vasculaires dont le siége n'est pas constant. La *face fémorale* de la membrane obturatrice donne attache au muscle obturateur externe, et, en partie, à l'épanouissement du pilier inférieur de la capsule coxo-fémorale. Sa *face pelvienne* sert d'implantation à l'obturateur interne.

ARTICULATIONS DE L'ÉPAULE.

Les deux os de l'épaule sont articulés et maintenus entre eux, d'où résultent l'articulation *acromio-claviculaire* et les moyens d'union *coraco-claviculaires*; mais en outre la clavicule, par son extrémité interne, forme, avec le sternum et le cartilage de la première côte, les articulations *sterno-claviculaire* et *chondro-claviculaire*.

ARTICULATION STERNO-CLAVICULAIRE (1).

SURFACES ARTICULAIRES. Leur forme est oblongue dans les deux os. La direction de l'articulation est oblique de haut en bas et de dedans en dehors; mais la surface convexe de la clavicule offre son plus grand diamètre d'avant en arrière, et la surface concave du sternum présente le sien de haut en bas, en sorte que le premier de ces os embrasse le second et le dépasse par les deux tubercules d'insertions musculaires placés à ses extrémités, soit en avant et en haut, soit en arrière et en bas. La couche cartilagineuse de la clavicule est plus épaisse que celle du sternum.

MOYENS D'UNION.

Ils comprennent un ligament inter-claviculaire, un ligament orbiculaire, un fibro-cartilage médian et deux synoviales.

Ligament inter-claviculaire (Winsl.). — *Ligamentum interclaviculare* (Weit.). — C'est un faisceau étroit, mais assez épais, appliqué sur la fourchette du sternum, qui s'insère, de chaque côté à l'extrémité interne des clavicules qu'il réunit et qu'il tend à maintenir en un seul système avec le sternum. Son *bord supérieur* est concave, les fibres superficielles qui se forment sont les plus résistantes. Le *bord inférieur* adhère plus ou moins intimement à la fourchette du sternum; cette insertion est traversée par quelques arcades vasculaires. La *face postérieure* répond aux muscles sterno-hyoïdien et sterno-thyroïdien, inférieurement elle se continue avec la membrane fibreuse du sternum. La *face antérieure* est en rapport avec l'expansion des tendons internes des muscles sterno-cléido-mastoïdiens.

Ligament orbiculaire. — *Ligamentum capsulare* (Cald.). — C'est sous cette dénomination, employée par Sabatier et reproduite par M. Cruveilhier, qu'il nous paraît convenable de décrire les divers faisceaux, presque toujours unis, dont l'ensemble forme, comme l'indique Caldani, une capsule fibreuse sterno-claviculaire; mais que Bichat et les anatomistes les plus modernes, d'après la fréquence de leur isolement, ont distingués en deux ligamens, *antérieur* et *postérieur*, auxquels s'adjoint le *supérieur*.

Le ligament orbiculaire se compose de fibres droites qui s'insèrent au pourtour de chacune des surfaces articulaires des deux os. Les fibres antérieures (*ligament sterno-claviculaire antérieur*), épaisses et largement fasciculées, descendent, en s'épanouissant, de la clavicule sur le sternum; elles interceptent des fentes vasculaires. Les fibres postérieures (*ligament sterno-claviculaire postérieur*) sont courtes et s'entre-croisent avec d'autres provenant du cartilage de la première côte. Les supérieures (*ligament sterno-claviculaire supérieur*) sont les plus déliées; les moyennes se continuent avec le ligament inter-claviculaire.

Le ligament orbiculaire est en rapport, en avant et en haut, avec l'attache du sterno-cléido-mastoïdien; en arrière, avec celles des sterno-hyoïdien et thyroïdien. Il forme une capsule assez lâche, principalement à sa partie antérieure, pour faciliter les mouvemens; aussi est-ce dans ce sens qu'il offre le plus de résistance.

Fibro-cartilage inter-articulaire. Disque mince, oblong, accommodé, dans sa forme, à celle des surfaces articulaires; plus épais à la circonférence qu'au centre, il s'unit avec la capsule. Épais en haut et en arrière, il est attaché à la surface claviculaire; plus mince en bas, il adhère à l'union du sternum avec la première côte: aussi, comme l'observe Bichat, n'est-il pas susceptible de la mobilité dont jouit celui de l'articulation temporo-maxillaire. Comme ce dernier, on le trouve assez fréquemment usé et perforé à son centre. Sa structure est celle de tous les ménisques. Les fibres concentriques sont surtout apparentes à la circonférence; le milieu offre un aspect cartilagineux.

Synoviales. Au nombre de deux, l'une *claviculaire*, et l'autre *sternale*, chacune d'elles revêt l'os dont elle emprunte le nom, se réfléchit au contour sur la capsule fibreuse, et tapisse le fibro-cartilage médian qui les sépare. Quand les faisceaux de la capsule sont bien isolés, en rapprochant les surfaces articulaires, il est facile d'apercevoir les synoviales, qui font saillie à l'extérieur, sous la forme de petites vésicules presque toujours couvertes d'un épanouissement fibro-celluleux. Dans le cas où le fibro-cartilage intermédiaire est percé, les synoviales s'adossent l'une à l'autre, ou participent en commun à la perforation.

ARTICULATION CHONDRO-CLAVICULAIRE.

Elle comprend, outre l'articulation proprement dite, dont l'existence est plus ou moins accidentelle, un fort ligament qui se rencontre invariablement sur tous les sujets.

L'articulation chondro-claviculaire paraît se développer avec l'âge, du moins ne nous a-t-elle paru manifeste que chez l'a-

(1) Planche 50.

dulte, où encore elle manque fréquemment. Elle est formée de deux surfaces articulaires ellipsoïdes qui commencent à deux lignes environ de la capsule sterno-claviculaire, et s'étendent de dix lignes, l'une sur la face inférieure de la clavicule, qui souvent offre pour cette articulation une petite apophyse spéciale, et l'autre sur la face adjacente de l'extrémité externe du cartilage de la première côte. Les cartilages articulaires sont rarement lisses; la synoviale est peu apparente.

Le *ligament costo-claviculaire*, qu'il conviendrait mieux d'appeler *chondro-claviculaire* (*ligamentum rhomboïdeum*, Cald.), est situé au-devant de l'articulation précédente. La plupart des auteurs le décrivent avec l'articulation sterno-claviculaire en ce qu'il concourt à la renforcer, et quoiqu'il n'ait aucun rapport avec le sternum. C'est un faisceau rhomboïdal, de huit à dix lignes de côté, épais et dense, composé de larges fibres obliques, serrées et très-résistantes; il s'insère en haut sur les rugosités qui entourent la surface articulaire de la clavicule, ou sur l'étendue de cette surface elle-même lorsqu'il n'y a pas d'articulation; il descend avec une légère inclinaison en dedans, et s'implante, en s'élargissant un peu, sur le cartilage de la première côte. Il est en rapport, en *avant*, avec le muscle grand pectoral, en *arrière*, avec la veine sous-clavière. Son bord *externe*, plus court que l'interne, est lié par une lame fibro-celluleuse avec l'aponévrose coraco-claviculaire, de manière à compléter l'enveloppe fibreuse du sous-clavier. Dans son épaisseur, il forme une duplicature que traverse le tendon d'insertion de ce muscle au cartilage de la première côte.

Mécanisme. Les mouvemens de l'extrémité sternale de la clavicule composent, par leur réunion, une circumduction obscure. Commandés par ceux de l'épaule, ils s'exécutent en sens inverse de ces derniers, l'omoplate lié par l'articulation acromio-claviculaire, formant l'extrémité libre du levier coudé dont l'articulation sterno-claviculaire est le centre mobile. 1° *Élévation de l'épaule.* L'omoplate décrivant un arc de cercle, oblique en haut et un peu en avant, l'extrémité sternale de la clavicule fuit en arrière et en bas. Le ligament costo-claviculaire, fortement distendu, empêche la luxation en arrière. Le faisceau capsulaire, antérieur, est relâché; le postérieur est dans une tension modérée. 2° *Abaissement de l'épaule.* L'extrémité sternale de la clavicule, saillante en haut et en avant, distend le faisceau supérieur de la capsule. Ce mouvement est borné par l'appui que trouve la clavicule dans son articulation avec le cartilage de la première côte; s'il est opéré trop brusquement, il peut déterminer la luxation en haut. 3° *Prépulsion de l'épaule.* L'omoplate décrit horizontalement un arc autour du thorax, la tête de la clavicule glisse d'avant en arrière, tend à se luxer dans cette direction, et distend le faisceau postérieur de son ligament capsulaire. 4° *Rétropulsion de l'épaule.* Le bord spinal de l'omoplate se rapproche du rachis; la tête de la clavicule glisse d'arrière en avant, et distend le faisceau ligamenteux antérieur. Si l'effort a été violent, il en résulte la luxation de la clavicule en avant, la variété la plus commune de toutes. 5° Le mouvement de circumduction résulte de la succession de tous ceux que nous venons d'énumérer; la forme de l'articulation sterno-claviculaire fait qu'il ne s'y opère que par secousses, pour la transition d'un diamètre à l'autre. L'articulation chondro-claviculaire ne participe à ces divers mouvemens que par un glissement obscur dans la direction qu'ils impriment à la tête de la clavicule. Par le point d'appui qu'elle offre, elle concourt en commun, avec la facette articulaire du sternum, à rendre impossible la luxation en bas.

ARTICULATIONS SCAPULO-CLAVICULAIRES (1).

La clavicule est articulée avec l'omoplate par deux points: l'acromion et l'apophyse coracoïde.

ARTICULATION ACROMIO-CLAVICULAIRE.

Les *surfaces* des deux os sont formées par des facettes planes, elliptiques, obliques suivant le grand diamètre de l'articulation, d'arrière en avant, de dedans en dehors et un peu de bas en haut; et, suivant le petit diamètre, presque verticales, à part une légère inclinaison, en bas et en arrière pour la clavicule, en haut et en avant pour l'acromion. L'étendue de ces surfaces varie de quatre à dix lignes; elle augmente avec l'âge et en proportion de l'exercice donné aux membres supérieurs. Leur cartilage s'use par le frottement, et, d'après M. Cruveilhier, il n'est pas rare de trouver ces surfaces dépolies, rugueuses, inégalement recouvertes d'un cartilage nouveau, ou entièrement dépourvues de cette enveloppe, qui est remplacée par une membrane vasculaire.

Weitbrecht a signalé dans cette articulation un mince fibro-cartilage intermédiaire; mais il manque fréquemment, et, quand il existe, c'est seulement à la partie supérieure, et il s'étend rarement au-delà du milieu.

Le *moyen d'union* est un *ligament orbiculaire*, sorte de capsule fibreuse, souvent interrompue en arrière, et renforcée, sur chaque face, par un faisceau distinct que l'on a décrit comme un ligament particulier.

Le *ligament supérieur* (Bich.), aplati, rectangulaire, très-résistant, est formé de fibres parallèles disposées sur plusieurs couches, qui s'insèrent sur des empreintes rugueuses au bord de la clavicule et à celui de l'acromion. Ces fibres dans la superposition des couches, diminuent progressivement de longueur des plus superficielles vers les plus profondes. Le plan supérieur de ce ligament est recouvert par les fibres aponévrotiques entre-croisées des muscles trapèze et deltoïde.

Le *ligament inférieur* (Bich.), situé à l'opposé du précédent, est beaucoup plus faible; ses fibres parallèles, courtes et déliées, sont séparées par de petits intervalles celluleux; elles ne forment qu'un seul plan, et s'insèrent au pourtour de l'articulation, sur l'un et l'autre bord osseux. Elles se prolongent sur les bords, de manière à établir la continuité entre les deux ligamens, mais souvent, en arrière, il existe un intervalle rempli par du tissu cellulaire. En bas le ligament inférieur est en rapport avec le muscle sus-épineux.

Synoviale. Elle tapisse les deux surfaces articulaires et le ligament orbiculaire: au contour de leur intervalle, en arrière, elle n'est garantie que par du tissu cellulaire. Lorsqu'il existe un fibro-cartilage inter-articulaire, elle l'enveloppe en se réfléchissant sur ses deux faces. Cette membrane, comme en général celles des articulations sternales, est remarquable par le peu de synovie que l'on trouve dans sa cavité.

UNION, OU ARTICULATION CORACO-CLAVICULAIRE.

M. Cruveilhier est le premier, à notre connaissance, qui décrive, en qualité d'articulation, les moyens de connexion établis

(1) Planche 53.

entre la clavicule et la base de l'apophyse coracoïde. L'union coraco-claviculaire tient le milieu entre les parties composantes des articulations proprement dites, et celles qui servent aux glissemens des tendons sur les os. Ainsi la surface coracoïdienne est recouverte d'un cartilage, et celui-ci est pourvu d'une synoviale dont l'autre face tapisse une légère proéminence de la clavicule. L'union coraco-claviculaire est maintenue par un fort ligament et par une aponévrose, composés l'un et l'autre de deux faisceaux opposés.

Ligament coraco-claviculaire. — 1° *Faisceau externe et antérieur* (*ligamentum trapezoïdes*). Quadrilatère, plus long, plus large et moins épais que le postérieur, il naît du bord interne de l'apophyse coracoïde et de la saillie raboteuse qui en occupe la base, se dirige presque horizontalement de dedans en dehors et un peu d'arrière en avant, et s'implante sur une ligne courbe située à la face inférieure de la clavicule, à un pouce environ de l'articulation scapulo-claviculaire : ses fibres sont écartées par de petits espaces celluleux. La synoviale est interposée entre ce ligament et l'apophyse coracoïde. 2° *Le faisceau interne et postérieur, ligament rayonné* (*ligamentum conoïdes*), triangulaire et vertical, plus court, mais plus épais que le précédent, à fibres serrées et très-denses, naît par une extrémité étroite, en arrière de la base de l'apophyse coracoïde, au-dessus du ligament coracoïdien, avec lequel ses fibres se confondent en partie. De ce point, il se partage en fascicules divergens, séparés par des intervalles celluleux, qui s'implantent sur une série de tubercules que présente le bord postérieur de l'extrémité acromiale de la clavicule. Ces deux faisceaux, continus par leur insertion inférieure, se distinguent surtout par la direction opposée de leurs fibres. Ils semblent avoir pour but de limiter l'étendue du mouvement d'arc de cercle de l'épaule; l'antérieur, en arrière, et le postérieur, en avant.

Aponévrose coraco-claviculaire (*ligamentum bicorne*, Cald.). C'est une lame fibreuse, dense, épaisse, à fibres serrées et très-résistantes, qui naît du bord inférieur de la face interne de l'apophyse coracoïde, en avant et au-dessous du ligament trapézoïde. A partir de ce point, elle se dirige en dedans et un peu en haut, s'incurve de manière à former une gouttière qui loge le sous-clavier, se bifurque pour livrer passage au tendon de ce muscle, et s'insère en s'épanouissant à la première côte, et au bord inférieur de la clavicule jusqu'auprès du ligament chondro-claviculaire; une lame fibro-celluleuse réunit entre elles ces deux parties; en sorte que le sous-clavier se trouve engaîné dans un canal ostéo-fibreux, formé en haut par la clavicule, et dans le reste de son contour, par l'aponévrose que nous décrivons.

Mécanisme. Les mouvemens sont très-bornés dans les articulations scapulo-claviculaires. Dans celle de l'acromion, ils consistent dans un refoulement alternatif qui éloigne ou rapproche les surfaces articulaires avec une inclinaison peu prononcée de haut en bas ou d'arrière en avant, suivant la direction imprimée à l'omoplate. Le principal objet de cette articulation est d'isoler le levier formé par la clavicule et de diminuer l'étendue des déplacemens qu'elle aurait dû subir, et la violence des chocs qu'elle aurait supportés si les deux os de l'épaule avaient été soudés en une seule pièce. La *luxation* de la clavicule sur l'acromion s'effectue en haut et en bas; la première est la plus commune; la dépression qui résulte de l'abaissement de l'acromion a pu imposer quelquefois pour une luxation de l'humérus, méprise dont Galien lui-même a été la victime. L'articulation coraco-claviculaire n'est qu'un point d'appui sur lequel l'épaule exécute des mouvemens de quart de cercle. La fixité de cette articulation a pour double effet de maintenir la coaptation des fragmens dans le cas de fracture de l'extrémité acromiale de la clavicule, et de faire obstacle à sa luxation en bas.

LIGAMENS PROPRES A L'OMOPLATE.

Ils sont au nombre de trois : acromio-coracoïdien, acromien et coracoïdien.

Ligament acromio-coracoïdien (*ligamentum proprium anterius*, Weit.). Triangulaire, large, mince et très-résistant, il se compose de deux faisceaux : l'*antérieur*, large, mince et court, le *postérieur*, plus long, moins large et plus épais, séparés par un espace triangulaire que remplit une membrane fibro-celluleuse percée d'un trou vasculaire. En dedans, le ligament s'implante tout le long du bord externe de l'apophyse coracoïde. A partir de cette ligne, il se dirige, en dehors, avec une légère inclinaison en haut; les faisceaux qui forment les bords convergent l'un vers l'autre; le postérieur passe au-dessus de l'antérieur, et tous deux se réunissent en une extrémité rétrécie qui s'insère au sommet libre de l'acromion. La *face supérieure* de ce ligament est recouverte par le deltoïde, et en arrière, par la clavicule; l'*inférieure* est en rapport avec le tendon du sus-épineux, par l'intermédiaire d'une synoviale; son *bord externe* se continue avec une lame aponévrotique, subjacente au deltoïde, et qui sépare ce muscle de la capsule scapulo-humérale. L'usage de ce ligament est bien évidemment de compléter la voûte formée par l'acromion et l'apophyse coracoïde au-dessus de la tête de l'humérus.

Ligament acromien (Cruv.). C'est un petit faisceau mince, inséré d'une part sur le bord concave de la base de l'acromion, et de l'autre sur le col de la cavité glénoïde, et qui convertit en un trou l'angle ou la gouttière qui résulte de la réunion de ces parties.

Ligament coracoïdien (*scapulo-coracoïdien*), *ligam. proprium posterius* (Weit.). Petit faisceau analogue du précédent, rubané, mince et plat, rétréci au milieu, épanoui à ses extrémités, qui change également en un trou l'échancrure située sur le bord spinal de l'omoplate; quelquefois il est remplacé par une arcade osseuse qui complète le trou. Ce ligament s'insère d'une part à l'extrémité du bord scapulaire, et de l'autre à la partie postérieure de la base de l'apophyse coracoïde, où ses fibres s'épanouissent en commun avec celles du faisceau postérieur coraco-claviculaire. Ordinairement il sépare les vaisseaux sus-scapulaires du nerf du même nom, les premiers passant au-dessus de lui, tandis que le second traverse le trou, mais parfois le trou sert de passage en commun pour les nerfs et les vaisseaux.

SECTION QUATRIÈME.

ARTICULATIONS DES MEMBRES.

ARTICULATIONS
DU MEMBRE THORACIQUE.

Elles comprennent les articulations : 1° du bras avec l'épaule, *scapulo-humérale;* 2° de l'avant-bras avec le bras, *huméro-cubitale;* 3° des os de l'avant-bras entre eux, *radio-cubitales;* 4° de la main avec l'avant-bras, *radio-carpienne;* 5° des os de la main entre eux.

ARTICULATION SCAPULO-HUMERALE (1).

Surfaces articulaires. La calotte humérale, vu la brièveté du col, représente un segment de sphère prolongé en bas, appliqué latéralement sur l'extrémité du corps, dont l'axe est tourné en dedans et en haut : le cartilage qui la recouvre est plus épais au centre qu'à la circonférence. La cavité glénoïde de l'omoplate, ouverte en dehors et en haut, plus large inférieurement, se prolonge et fait saillie dans ce dernier sens pour supporter la tête de l'humérus. Le cartilage dont elle est revêtue augmente d'épaisseur du centre à la circonférence.

Dans son contour extérieur, la cavité articulaire est garnie d'un rebord fibreux, le *bourrelet glénoïdien* (*ligamentum glenoïdeum*), formé d'un tissu très-dense. Triangulaire dans sa coupe, il est large dans sa face adhérente à l'os, et se termine par un sommet sur son bord libre. A l'extrémité supérieure de la cavité, il se continue et se confond avec l'insertion du tendon de la longue portion du biceps. Le bourrelet glénoïdien est composé de fibres concentriques superposées, qui décrivent des arcs plus ou moins étendus de la circonférence; en haut elles se continuent avec le tendon du biceps. Ce rebord fibreux paraît avoir le double usage d'augmenter la profondeur de la cavité glénoïde, mais surtout d'amortir les pressions et le choc de la tête de l'os sur son contour osseux.

L'étendue de la cavité glénoïde, comparée à celle de la tête de l'os, est moins de la moitié en hauteur, et du tiers en largeur; en sorte que, dans les divers mouvemens, la seconde déborde toujours la première d'une quantité qui est la même de haut en bas, ou double d'avant en arrière de celle qui s'y trouve contenue : mais, en outre, les surfaces articulaires, appartenant à des courbes différentes, ne se touchent que par un espace très-limité. Il résulte de l'ensemble de ces dispositions que la surface glénoïdienne ne forme que le point d'appui de la tête humérale, et ne suffit pas à elle seule pour constituer sa cavité de réception.

Cavité supplémentaire. C'est avec raison que M. Cruveilhier décrit sous ce titre la portion de voûte ostéo-fibreuse formée par l'acromion, l'apophyse coracoïde, et le ligament acromio-coracoïdien qui les réunit. Ainsi la cavité de réception de la tête de l'humérus est complète sur le profil où elle décrit véritablement une demi-circonférence, l'interruption qui existe entre les courbes opposées de l'acromion et de la cavité glénoïde étant remplie par le ligament suspenseur et le tendon du biceps. Mais vue de face, il n'existe de la grande circonférence que le segment supérieur acromio-coracoïdien, et en bas, sur le plan moyen, le bec saillant de la cavité glénoïde. Considérée sous ce point de vue, l'articulation scapulo-humérale devient une énarthrose qui ne diffère de celle du membre pelvien que par l'absence complète du grand rebord osseux en avant et en arrière, disposition nécessaire pour conserver la liberté des mouvemens de l'humérus dans ces directions.

MOYENS D'UNION ET DE GLISSEMENT.

Ils consistent dans les deux capsules, fibreuse et synoviale, auxquelles s'adjoint le long tendon du biceps, qui joue le rôle d'un ligament inter-articulaire.

Capsule fibreuse. — *Ligament capsulaire* (Bich.). — *Ligamentum capsulare* (Weit.). — C'est un sac à deux ouvertures, très-large à sa partie moyenne, qui enveloppe la tête humérale, mais rétréci à ses extrémités, qui s'insèrent : la supérieure au pourtour de la cavité glénoïde, et l'inférieure au-dessous du col chirurgical de l'humérus. Molle et lâche, cette capsule offre une étendue considérable, et telle, qu'elle pourrait loger une tête deux fois plus volumineuse, et que, dans l'état d'inertie des muscles, elle s'étend en longueur sous le poids du membre jusqu'au point de permettre un écartement d'un pouce entre les surfaces articulaires. Cette extrême laxité, dont l'objet est de permettre des mouvemens étendus et rapides dans diverses directions, est surtout remarquable, en dedans et en bas, dans le sens de l'adduction.

La capsule proprement dite est incomplète; elle est remplacée en regard et proche des tubérosités par les tendons des muscles qui s'y insèrent : en avant, celui du sous-scapulaire; en arrière, ceux des sus-épineux, sous-épineux et petit rond. Ces tendons, épanouis en membranes, de forme triangulaire, contournent la tête de l'humérus, et, à une distance encore éloignée de leur insertion, adhèrent à la capsule, se confondent et s'identifient avec ses fibres par leur face interne et par leurs bords, et la traversent pour se fixer sur les tubérosités, dans le lieu de leur implantation. Entre les deux trochanters de l'humérus, une languette à fibres transversales, provenant de l'épanouissement des tendons, forme le revêtement de la coulisse bicipitale, et complète le canal ostéo-fibreux que traverse le tendon du biceps pour sortir de la cavité capsulaire. L'adhésion des tendons avec la cap-

(1) Planche 51.

sule diminue graduellement de haut en bas; elle est intime pour le sus-épineux, un peu moindre que le sous-épineux, le petit rond et le sous-scapulaire. Au-dessous de ces deux derniers reparaissent les fibres capsulaires pour leur épanouissement sur le col huméral.

Ainsi la capsule n'est véritablement apparente que dans les intervalles des tendons, en haut, en arrière et en bas. Supérieurement, elle est fortifiée par un faisceau très-dense, le *ligament accessoire* (Boy.), *coraco-huméral* (H. Cloq.), *membrana adscititia* (Weit.), qui s'attache sur le bord externe et inférieur de l'apophyse coracoïde, se dirige en bas et en dehors, et se confond en commun avec la capsule et avec l'épanouissement du tendon du sus-épineux sur le grand trochanter huméral. Ce faisceau nous paraît avoir le triple objet de renforcer en haut la capsule, d'appliquer la tête de l'humérus contre la cavité glénoïde, et de faire l'office d'un ligament suspenseur nécessaire pour faire obstacle à une distension trop prolongée. Vers la partie interne et inférieure de ce ligament, au-dessous du bord concave de l'apophyse coracoïde, la capsule fibreuse présente un écartement; dans ce point existe une synoviale communiquant avec l'articulation par une petite ouverture, et qui sert aux glissemens du tendon du sous-scapulaire qui en forme la limite inférieure. M. Cruveilhier a trouvé fréquemment une semblable interruption, avec une capsule synoviale, en regard du bord concave de l'acromion, correspondant au tendon du sous-épineux. Enfin c'est en arrière, en bas et en dedans, vers le creux axillaire, que la capsule est le plus visible : elle est mince et lâche; ses fibres ont une direction longitudinale. Cette laxité de la capsule en ce point est l'une des causes qui ont le plus d'effet sur les luxations; c'est le contraire sur la face opposée où son union intime avec les tendons des muscles rotateurs de l'humérus la renforce considérablement, tandis que les muscles, par leur traction et leur résistance, contribuent, avec le ligament suspenseur et le tendon du biceps, à maintenir le contact des surfaces articulaires.

Tendon du biceps. Il est compris entre les deux capsules fibreuse et synoviale, ou plutôt, il est placé sous la première et environné par la seconde. Né du sommet de la cavité glénoïde, dont il contient le bourrelet fibreux, il est tendu horizontalement de dedans en dehors à la partie supérieure de l'articulation, et sort par le canal ostéo-fibreux compris entre les deux trochanters, qui lui forme une poulie de réflexion à angle droit, sa partie inférieure devenant verticale. Par sa position, il amortit la pression de la tête de l'humérus dans les chocs de bas en haut, et par sa coudure, il l'applique et la raffermit dans sa cavité; aussi est-ce avec justesse que M. Cruveilhier considère ce tendon comme l'analogue du ligament inter-articulaire de l'articulation coxo-fémorale, modifié de manière à permettre l'entière liberté des mouvemens de la surface orbiculaire humérale.

La capsule fibreuse scapulo-humérale est recouverte, dans la plus grande partie de sa *surface extérieure*, par le muscle deltoïde, et sous ce dernier, en avant et en arrière, par les muscles rotateurs de l'épaule, avec les tendons desquels elle s'unit. En bas et en dedans, elle est contiguë au tendon de la longue portion du triceps. Au-devant, et de chaque côté de ce tendon, elle forme la partie la plus élevée du creux de l'aisselle, remplie par un tissu cellulaire abondant et lâche, dans lequel rampent les vaisseaux. La surface interne est tapissée par la membrane synoviale.

Capsule synoviale. Pour bien comprendre son trajet, il est utile de le suivre sur l'un et l'autre diamètre de l'articulation. 1° *Diamètre transversal.* A partir du milieu de la cavité glénoïde, elle tapisse de chaque côté le cartilage articulaire, le contour du bourrelet glénoïdien, les deux faces opposées de la capsule ; elle contourne les insertions, en avant, du sous-scapulaire, et en arrière, des sus-épineux, sous-épineux et petit rond, se réfléchit autour du col anatomique de l'humérus en formant de petits freins dont quelques-uns se terminent par des corps frangés synoviaux; enfin elle monte sur le cartilage de la tête de l'humérus, qu'elle revêt entièrement. 2° *Diamètre vertical antéro-postérieur.* Prise en bas, elle tapisse la face antérieure, et contourne l'attache du sous-épineux ; parvenue en haut, à la rencontre du tendon du biceps, elle quitte la capsule fibreuse, et forme un premier repli sur le tendon, l'entoure, se replie de nouveau de l'autre côté pour se continuer sur la face postérieure de la capsule. En haut, elle rejoint la cavité glénoïde; en bas, elle accompagne le tendon dans son canal ostéo-fibreux, et se replie encore une fois, mais dans le sens vertical, en un second feuillet qui remonte en sens inverse du premier pour rejoindre la capsule, en sorte que le tendon qui fait saillie dans l'articulation en est cependant isolé par la synoviale. Au reste, l'adhérence de cette membrane avec la capsule fibreuse est très-lâche, et permet, sans inconvéniens, des déplacemens assez considérables du tendon.

Mécanisme. L'articulation scapulo-humérale ne commande pas seulement les mouvemens du bras, mais encore ceux du membre dans son entier. Or, l'omoplate n'offrant qu'un point d'appui mobile, doit participer plus ou moins aux divers mouvemens de l'humérus, comme nous avons déjà eu occasion de remarquer qu'il contribuait à ceux de la clavicule, à l'exception qu'il fuit le plus ordinairement au-devant du premier de ces os, et rarement est appelé vers lui, tandis qu'alternativement il refoule ou entraîne le second. Bichat, analysant les causes et les effets de ce mécanisme, compare l'articulation scapulo-humérale avec son analogue, l'articulation coxo-fémorale, et les considérant l'une et l'autre sous les rapports inverses de solidité et de mobilité, trouve, dans leurs usages, la raison de leurs différences.

Destinée à des mouvemens aussi rapides qu'étendus, l'articulation scapulo-humérale présente une tête à peine appuyée sur l'omoplate, imparfaitement garantie en haut par la voûte acromio-coracoïdienne, maintenue seulement par une capsule lâche, débordant partout la cavité qui la contient, et par conséquent, sauf l'abri que lui prêtent les parties molles, exposée, dans la plus grande partie de son étendue, à l'atteinte des corps extérieurs. Aussi cette articulation est-elle de toutes la plus mobile et la moins solide. Toutefois sa résistance est augmentée, soit par la tension des muscles rotateurs, qui, suivant l'heureuse expression de M. Cruveilhier, font l'office de ligamens actifs, soit par la mobilité de l'omoplate, qui lui permet de fuir au-devant de la pression, ou, dans des circonstances opposées, par la fixité de cet os, que maintiennent les contractions musculaires. Cette résistance, empruntée de conditions étrangères à la structure anatomique de l'articulation en elle-même, est assez grande pour supporter des efforts très-violens : tels sont, en particulier, ceux auxquels se livrent certains bateleurs, dans la progression sur les mains, les pieds en haut.

Les *mouvemens* de l'articulation scapulo-humérale s'exécutent avec liberté dans tous les sens, de manière à produire la circumduction la plus étendue, à laquelle s'adjoint la rotation.

1° *Élévation.* L'omoplate tourne sur la partie moyenne de la fosse sous-épineuse, comme sur un axe : ses trois angles décrivent un quart de cercle, l'inférieur en avant, en dehors et en haut, le supérieur spinal en arrière et en bas : la cavité glénoïde est inclinée en haut. La tête de l'humérus glisse, de haut en bas, jusqu'à ce que l'os soit redressé verticalement. Dans cette position, le contour de la calotte articulaire distend en bas la capsule et n'est retenu que par le tendon de la longue portion du triceps ; le col de l'os est arrêté par l'acromion. Lorsque l'élévation ne s'étend pas au-delà de l'angle droit avec le tronc, un mouvement de rotation de l'humérus fait glisser sa grosse tubérosité sur la voûte acromiale par l'intermédiaire de la synoviale sus-scapulaire. Si l'écartement en dehors et en arrière coïncide avec une élévation modérée, une pression brusque sur l'extrémité cubitale de l'humérus produit la luxation en bas, la plus commune de toutes, et à laquelle contribuent les muscles rotateurs de l'épaule par leur contraction instinctive.

2° *Abaissement.* Les deux os reprennent leur position naturelle, en suivant chacun un trajet inverse du précédent. Un choc de bas en haut, dans cette position, n'entraîne aucun déplacement, la tête de l'humérus se trouvant protégée par la voûte acromio-coracoïdienne.

3° *Prépulsion.* Le mouvement en avant s'effectue obliquement en dedans, et correspond à la flexion de l'articulation coxo-fémorale. L'omoplate glisse légèrement, en avant, sur la paroi de la poitrine, et refoule l'extrémité acromiale de la clavicule dans la même direction ; les deux articulations de cet os participent au mouvement. La tête de l'humérus roule, d'avant en arrière et de haut en bas, sur l'axe de son col, tandis que l'extrémité cubitale décrit un arc de cercle en sens inverse ; de sorte que l'épicondyle, d'externe devient antérieur. Dans cette situation, la capsule est distendue en haut et en arrière ; si un coup est porté sur l'extrémité inférieure, l'acromion n'oppose aucun obstacle au déplacement ; mais cette luxation est assez rare, vu la résistance que présentent le sous-scapulaire et le sus-épineux.

4° *Rétropulsion.* Le mouvement en arrière se produit en sens inverse du précédent, et répond à l'extension de la cuisse. La rotation de la tête est bornée par la rencontre de la grosse tubérosité avec l'apophyse coracoïde ; l'os tourne sur son axe ; l'extrémité cubitale est appliquée sur le tronc, et l'épicondyle tend à devenir postérieur. Aucun déplacement ne peut avoir lieu.

5° *Abduction.* Ce mouvement n'est autre chose que l'élévation en arrière ; il est donc facile, d'après ce qui précède, de se rendre compte de la manière dont il se produit. C'est dans l'abduction, et sous la double influence du poids du corps et de la contraction musculaire, que, suivant le degré d'inclinaison de l'os, se produisent les luxations en bas et en avant.

6° La *circumduction* consiste dans la succession des divers mouvemens que nous venons d'énumérer. Le membre y décrit un cône qui a son sommet à l'articulation ; mais, en raison de l'obliquité de la calotte articulaire, l'axe de ce cône, au lieu d'être tourné directement en dehors, offre une légère obliquité en avant. Ainsi la demi-circonférence antérieure, correspondant au centre de la calotte articulaire, parcourt son trajet sans secousses, et avec d'autant plus de facilité qu'elle est moins entravée par les saillies des os et par les insertions tendineuses. Le contraire a lieu pour le demi-cercle postérieur ; son point de départ répond au bord de la surface articulaire ; son trajet est gêné par l'acromion et par les tendons capsulaires, et la transition dans le mouvement de fronde ne s'opère que par une secousse qui replace la tête de l'humérus dans sa cavité. Il est clair que, dans ce mécanisme, tout est disposé pour faciliter les mouvemens les plus utiles, la flexion et l'adduction au préjudice de ceux qui leur sont opposés et qui n'en sont que le point de départ.

7° *Rotation.* Ce mouvement, qui a pour rayon l'axe très-court de la tête et du col, est peu étendu, et surtout moins considérable que celui du fémur. Toutefois il est un peu augmenté par la traction et l'enroulement alternatifs des muscles antagonistes qui s'insèrent aux deux trochanters. Dans les mouvemens généraux du membre, la demi-rotation du col de l'humérus est presque complétée par les mouvemens des articulations sous-jacentes, et en particulier par la pronation.

ARTICULATION HUMÉRO-CUBITALE (1).

Cette articulation complexe est triple, tant sous le rapport du nombre, de l'isolement et de la direction des surfaces, que sous celui des mouvemens divers qui s'y produisent. Son nom a seulement pour objet d'indiquer que le cubitus joue le premier rôle pour la solidité des connexions des os de l'avant-bras et du bras ; mais, en réalité, l'extrémité inférieure humérale s'articule à la fois avec le radius et le cubitus, et, en outre, le premier de ces os roule sur la cavité sigmoïde du second. Une seule membrane synoviale est commune à ces trois articulations.

Surfaces articulaires. Celle de l'humérus se divise en deux parties, la trochlée et le condyle, recouverts l'un et l'autre d'un cartilage. Tous deux commencent en haut sur la même ligne ; mais le rayon de la première étant plus long vers le bord interne, elle forme une saillie considérable qui incline le cubitus en sens contraire, et le plan articulaire est, comme celui de l'extrémité tibiale du fémur, oblique de dehors en dedans et de haut en bas, disposition qui a pour objet d'écarter la main en dehors : La trochlée présente sa gorge moyenne et une petite saillie externe qui enclave latéralement le cubitus. Sur la ligne où s'y adosse le condyle est un sillon circulaire vertical qui reçoit, dans les glissemens, le bord saillant de la cavité du radius. La surface de la trochlée forme les sept huitièmes d'une circonférence. Elle est seulement interrompue, en haut, par la cloison osseuse qui sépare la cavité olécrânienne de celle qui reçoit l'apophyse coronoïde du cubitus, et s'étend beaucoup plus loin vers la première, où elle est contournée par l'olécrâne. Le condyle ne s'avance pas en arrière, le radius étant placé au-devant du cubitus, mais il se prolonge autant que la trochlée en avant ; au-dessus de lui est une dépression qui loge, dans la flexion, le bord de la cavité radiale.

La surface antibrachiale est brisée en deux parties ; le sillon intermédiaire est formé par l'articulation radio-cubitale supérieure. L'extrémité du cubitus, avec sa quadruple facette, est emboîtée dans la trochlée humérale. Cette articulation est l'exemple le plus parfait de ginglyme ou charnière. La cavité glénoïde du radius roule sur le condyle huméral ; les cartilages des sur-

(1) Planches 53 et 54.

faces des deux os se continuent, sur les bords, avec ceux de l'articulation radio-cubitale.

MOYENS D'UNION.

Ils se composent de quatre ligamens, situés, en opposition, à l'extrémité des deux diamètres; leur disposition générale est celle de deux faisceaux de renforcement, réunis, en avant et en arrière, par une membrane fibreuse, sorte d'épanouissement capsulaire.

LIGAMENT LATÉRAL EXTERNE, *ligamentum laterale externum*. Triangulaire, rayonné, dirigé verticalement, il se compose de fibres fortes et serrées; il s'insère, par un sommet funiculaire, à la partie inférieure de l'épicondyle, descend en s'élargissant, et se bifurque en deux faisceaux, antérieur et postérieur, qui entremêlent leurs fibres avec celles du ligament annulaire, au point que ces deux ligamens ne peuvent plus être séparés. Les faisceaux s'épanouissent, à leurs extrémités, sur l'une et l'autre membranes capsulaires. C'est à la déchirure en commun de ces deux ligamens que sont dus les luxations partielles du radius sur l'humérus, et le déplacement consécutif du premier de ces os dans les luxations complètes du coude. A l'extérieur, le ligament latéral externe se confond en partie avec le tendon huméral du court supinateur.

LIGAMENT LATÉRAL INTERNE, *ligamentum laterale internum*. Analogue au précédent pour la forme et la direction, il se compose de trois faisceaux radiés qui naissent, par un sommet commun, de la partie antérieure et inférieure de l'épitrochlée. L'antérieur, oblique en bas et en avant, s'implante au bord externe de l'apophyse coronoïde du cubitus; le postérieur se contourne en arrière et s'insère au bord interne de l'olécrâne: dans la gouttière qu'il forme sous l'épitrochée glisse le nerf cubital. Le moyen, vertical, s'attache dans l'angle rentrant intermédiaire aux deux apophyses. Ce ligament limite en avant l'extension, et en arrière la flexion; il concourt à l'implantation des attaches supérieures aponévrotiques des muscles fléchisseurs et pronateurs.

LIGAMENT ANTÉRIEUR, *membrana capsularis cubiti (portio antica)*. Il se compose de trois faisceaux minces qui s'épanouissent en une membrane commune. 1° Un faisceau moyen, né de la partie inférieure de l'humérus au-dessus de la fossette qui loge l'apophyse coronoïde: ses fibres, qui descendent verticalement, sont recouvertes en bas par celles qui proviennent des deux côtés. 2° Deux faisceaux latéraux interne et externe: ils semblent la continuation des ligamens du même nom, et naissent du bord antérieur de l'épicondyle et de l'épitrochlée. Tous deux convergent obliquement en bas et en avant, et s'entre-croisent au-devant du faisceau moyen. Ils sont fortifiés inférieurement par une bandelette, presque transversale, qui s'étend du cubitus au radius (*ligamentum accessorium anticum*). Ce ligament est en rapport avec le muscle brachial antérieur; il borne le mouvement d'extension.

LIGAMENT POSTÉRIEUR, *membrana capsularis cubiti (portio postica)*. Pour l'étudier convenablement, il faut le distendre en fléchissant l'articulation. On voit alors que sa structure est la même que celle du précédent. Elle se compose d'un faisceau profond et médian, à fibres verticales, inséré au pourtour de la cavité olécrânienne, libre à sa partie supérieure, et recouvert en arrière par l'entre-croisement des fibres obliques latérales. Celles-ci forment également deux faisceaux nés du bord postérieur externe de l'épitrochlée, ou interne de l'épicondyle. Ils convergent l'un vers l'autre en bas et en arrière, se confondent et s'attachent en commun au pourtour de l'olécrâne. Ce ligament est enveloppé par le tendon du triceps brachial; il limite le mouvement de flexion.

Synoviale.—1° *Trajet d'avant en arrière.* A partir du ligament antérieur, elle remonte derrière ce ligament, se réfléchit sur l'humérus, tapisse les deux fossettes, contourne les deux surfaces cartilagineuses, remonte un peu au-dessus de la fosse olécrânienne au-devant du tendon du triceps, revêt le ligament postérieur, la surface articulaire de l'olécrâne, puis celle du cubitus et du radius, et regagne le ligament antérieur. — 2° *Trajet transversal.* Du bord interne de la trochlée elle remonte un peu sur l'os, se réfléchit sur le ligament latéral interne, tapisse ce dernier, gagne la surface articulaire du cubitus, descend sur sa cavité sigmoïde, forme un repli inter-osseux, remonte sur la facette opposée du radius, tapisse sa surface condylienne et le contour de glissement sur le ligament annulaire, remonte sur ce dernier et sur le ligament latéral externe, se réfléchit sur l'humérus et tapisse ses deux surfaces articulaires jusqu'au point d'où nous l'avons fait partir. Des pelotons adipeux occupent les points de réflexion; ils sont plus prononcés en regard des fossettes de réception des apophyses, et en arrière entre le cubitus et le radius.

MÉCANISME.—*Solidité.* Elle est très-grande dans cette articulation, sans nuire à la mobilité, vu la double engrenure du cubitus avec la poulie humérale. Aussi les déplacemens ne peuvent-ils s'opérer qu'autant que des solutions de continuité des os ou des muscles ont été produites concurremment avec les déchirures de l'appareil ligamenteux: telles sont les fractures de l'olécrâne, de l'extrémité inférieure de l'humérus, du col du radius, les ruptures du triceps, du brachial antérieur, etc.

Mobilité. L'articulation, sous ce rapport, est le ginglyme le plus parfait. La double réception de l'engrenure, la brièveté du rayon des courbes articulaires de l'humérus, et l'excès du diamètre transversal qui représente deux fois et demie le diamètre antéro-postérieur, contribuent à rendre les mouvemens très-rapides.

La *flexion*, par l'obliquité de la poulie, s'effectue en avant, en haut et en dedans; elle est donc, en outre, une élévation et une adduction. Ce caractère, qui a pour objet de rapprocher la main de la partie supérieure du thorax, ou de la porter à la bouche, suppose l'existence de la clavicule, et distingue les animaux qui en sont pourvus. Dans ce mouvement, l'extrémité antibrachiale tout entière roule comme un seul os, sur l'humérus. Porté très-loin, il est borné par le contact du bec de l'apophyse coronoïde avec sa fossette; l'avant-bras est appliqué obliquement en dedans sur le bras; les ligamens antérieurs et latéraux sont relâchés; l'olécrâne, amené au-dessous de la trochlée, distend le ligament postérieur, et l'articulation, dans ce sens, n'est plus protégée que par le tendon du triceps brachial. Du reste, aucun déplacement n'est possible dans cette position.

L'*extension* s'opère par un mécanisme inverse. L'avant-bras, décrivant un demi-cercle, se dirige en bas, en arrière et en dehors, de sorte qu'avec l'extension coïncident l'abaissement et l'abduction. Les os parvenus au point de continuer la ligne de l'humérus, le mouvement est arrêté par la rencontre du bec de l'olécrâne avec le fond de la cavité qui le reçoit; l'apophyse coronoïde et le bord du radius sont placés un peu au-dessous du plan déclive de la surface articulaire humérale; le ligament antérieur et une partie des ligamens latéraux sont fortement distendus. Cette position est, de toutes, la plus dangereuse; car si, pendant qu'elle persiste, il survient une chute sur la main, l'humérus, qui transmet le poids du corps, appuyé sur le bec de l'olécrâne, formant un levier du premier genre dont un bras est représenté par toute la longueur de l'os, tandis que l'autre est formé seulement par le diamètre de la trochlée, la résistance déterminée par le ligament et le muscle brachial antérieur est vaincue, une déchirure s'opère, l'humérus descend au-devant de l'extrémité supérieure cubito-radiale, et il en résulte cette luxation complète, si fréquente, mais improprement nommée *luxation des os de l'avant-bras en arrière*, puisque c'est à la pression de l'humérus et non à celle de ces os qu'est dû le déplacement.

Quelque parfaite que soit la charnière de l'articulation du coude, la flexion et l'extension ne sont pas rigoureusement les seuls mouvemens qu'elle puisse exécuter. Dans la demi-flexion, comme Bichat le fait observer, elle est susceptible d'une légère inclinaison latérale à droite ou à gauche; mais ces mouvemens, qui ne sont dus qu'à l'écartement des surfaces articulaires, sont très-bornés et sans intérêt.

ARTICULATIONS RADIO-CUBITALES (1).

Le radius, outre les mouvemens communs de l'articulation du coude, qu'il partage avec le cubitus, exécute encore une rotation latérale sur ce dernier, pour la pronation de la main. Le mouvement s'exécutant suivant la longueur des os, cette articulation trochoïde est triple; les deux os, en contact par chacune de leurs extrémités, y sont articulés; séparés à leur partie moyenne, ils sont réunis par une aponévrose inter-osseuse.

1° ARTICULATION RADIO-CUBITALE SUPÉRIEURE.

Les surfaces articulaires sont: d'une part, le pourtour circulaire de l'extrémité supérieure du radius; de l'autre, l'anneau ostéo-fibreux, formé pour un cinquième seulement par la cavité sigmoïde du cubitus et pour quatre cinquièmes par le ligament annulaire qui la complète. Cette cavité, ainsi que la facette du radius qui tourne sur elle, sont seules recouvertes de cartilages continus avec ceux des facettes humérales des deux os; le reste du contour du radius et le ligament annulaire, pour leurs glissemens, sont seulement tapissés par un repli de la synoviale, commune, que nous savons appartenir à l'articulation du coude.

Ligament annulaire, *ligamentum radii orbiculare* (Weit.). — Bandelette fibreuse, transversale, circulaire, mince, et très-résistante, haute de six lignes, qui environne les deux tiers de la circonférence de l'extrémité supérieure du radius. Très-dense, lisse, et comme fibro-cartilagineuse à sa surface interne de frottement, elle contribue par l'externe, à l'insertion du court supinateur. Diminuant d'épaisseur de haut en bas, sa circonférence supérieure décrit un cercle plus grand que l'inférieure; cette dernière embrasse l'étranglement du col, de manière à empêcher l'extrémité de l'os de redescendre, disposition analogue à celle que nous a déjà présentée le ligament transverse de la trochoïde cervicale autour de l'apophyse odontoïde. Par une dissection attentive on reconnaît que le ligament annulaire est formé de deux plans de fibres qui deviennent surtout apparens sur la coupe, dans l'état sec: l'un, profond, dirigé transversalement; l'autre, superficiel, oblique de haut en bas vers l'une et l'autre attaches, et formé par l'épanouissement des faisceaux du ligament latéral externe; tous deux entre-croisés et confondus de manière qu'il est impossible d'assigner au ligament transverse un bord supérieur. La direction transversale des fibres est sensible à l'extérieur vers les deux insertions. L'antérieure s'effectue sur une petite crête verticale située au-dessous et un peu en dedans de l'apophyse coronoïde. L'implantation postérieure, très-étendue, offre une disposition radiée; elle se fait par trois faisceaux résistans, séparés par des fentes vasculaires, et qui s'attachent sur la partie inférieure du bord externe de l'olécrâne et sur une crête verticale qui limite en arrière la cavité sigmoïde. Le ligament annulaire, sur lequel tourne le radius, est le principal agent passif du mouvement de pronation.

2° ARTICULATION RADIO-CUBITALE INFÉRIEURE.

La disposition des surfaces de glissement est inverse de celle que nous a offerte l'articulation précédente. Comme le radius, à son extrémité inférieure, devait offrir une large surface pour supporter la main, c'est lui qui présente la cavité sigmoïde, et celle-ci tourne sur le cubitus, arrondi circulairement et articulaire dans les cinq sixièmes de son contour. L'une et l'autre facettes sont encroûtées d'un cartilage. Deux ligamens et un fibro-cartilage fortifient cette articulation.

Le *ligament antérieur* n'est qu'un mince faisceau composé de fibres transversales. Implanté sur le cubitus, par son sommet, il s'insère en s'épanouissant, par son extrémité, sur le radius. Supérieurement, il envoie quelques fibres s'entremêler avec celles de l'aponévrose inter-osseuse.

Le *ligament postérieur* est plus considérable. Né de la face postérieure du radius et de l'aponévrose inter-osseuse, à un pouce au-dessus de son plan articulaire, il descend obliquement vers le cubitus, qu'il contourne, et s'insère auprès de son apophyse styloïde; de sorte que ce ligament, mince et membraneux, s'enroule autour de l'extrémité du cubitus dans la pronation.

Le *fibro-cartilage triangulaire* contribuant à l'union du radius et du cubitus, les auteurs l'ont décrit avec l'articulation radio-cubitale inférieure; mais ce corps nous paraît plutôt un ménisque ou un coussinet intermédiaire entre le cubitus et le pyramidal, qui égalise le niveau de la surface articulaire anti-brachiale, et comme il ne remplit pas moins ces usages, lors même qu'il n'adhère pas au radius, nous le décrirons avec l'articulation radio-carpienne.

Synoviale. Elle revêt les deux facettes du radius et du cubitus; entre les os, elle tapisse le sillon dont le fond est occupé par le fibro-cartilage, et forme, en avant, en arrière et en haut, des replis lâches qui permettent avec facilité les mouvemens les plus étendus.

UNION RADIO-CUBITALE MOYENNE.

Aponévrose inter-osseuse (Cruv.) (*ligament inter-osseux*); *membrana inter-ossea* (Weit.). Elle remplit l'espace que laissent entre eux le radius et le cubitus, depuis la tubérosité bicipitale jus-

(1) Planches 53 et 54.

qu'à la partie inférieure. En haut, elle laisse une ouverture elliptique qui donne passage aux vaisseaux et aux nerfs inter-osseux postérieurs. Cette aponévrose inter-musculaire est mince, resplendissante, et diminue d'épaisseur inférieurement. Elle se compose de rubans fibreux parallèles qui se succèdent de haut en bas, et descendent obliquement du bord externe du cubitus au bord interne du radius. Ces rubans sont croisés dans leur direction par des fibres déliées obliques en sens inverse. Entre eux sont comprises de petites ouvertures vasculaires en grand nombre, qui sont traversées par des rameaux vasculaires ou par des filamens nerveux. Au quart inférieur est une ouverture plus considérable qui livre passage aux vaisseaux et aux nerfs inter-osseux antérieurs. La *face antérieure* de l'aponévrose inter-osseuse donne attache aux muscles fléchisseur profond commun des doigts, long fléchisseur propre du pouce, et carré pronateur. C'est sur elle que rampent les vaisseaux inter-osseux antérieurs. Sur la *face postérieure* s'insèrent, en partie, les court supinateur, long abducteur, court et long extenseurs du pouce, extenseur propre de l'indicateur. Elle offre en haut un ou deux forts rubans fibreux dont la direction est inverse des autres. Ses deux *bords* s'implantent sur le radius et le cubitus, dont ils maintiennent les rapports.

Ligament rond. — Chorda transversalis cubiti (Weit.). — C'est un simple ruban fibreux placé à la partie supérieure et au-devant de l'aponévrose inter-osseuse, dont il croise la direction. Né de la partie inférieure de l'éminence du cubitus qui donne insertion au brachial antérieur, il s'attache, en bas, au-dessous de la tubérosité bicipitale du radius. Il paraît avoir pour usage d'isoler le tendon du biceps des muscles longs fléchisseurs et court supinateur. Souvent il remplit d'autant mieux cette condition, qu'il est formé de deux cordons séparés (*Pl.* 54, *fig.* 1) qui s'attachent aux extrémités de la tubérosité bicipitale, et interceptent l'espace libre dans lequel se meut le tendon.

Mécanisme des articulations radio-carpiennes. Le radius, seul mobile, exécute sur le cubitus, immobile, des mouvemens de demi-rotation. La rotation d'arrière en avant et de dehors en dedans produit la pronation; le mouvement inverse constitue la supination. Le radius, par son extrémité supérieure, glisse sur la cavité sigmoïde du cubitus, et tourne sur son axe, appuyé sur le condyle huméral, qui fait office de pivot. Le ligament annulaire est renforcé, en arrière, dans le sens qui correspond au mouvement le plus ordinaire et le plus puissant. Par son extrémité inférieure, le radius tourne à l'entour du cubitus, ou, en d'autres termes, sur l'axe de ce dernier os. La longueur triple du rayon fait que, dans les mouvemens brusques et portés trop loin, les luxations sont beaucoup plus fréquentes à cette extrémité qu'à l'autre. Aussi, pour l'extrémité humérale, n'ont-elles lieu généralement, soit en arrière, dans la pronation, ou en avant, dans la supination, que dans les cas où, à la position relative des deux os, s'ajoute le poids déterminé par une chute sur la main. L'aponévrose inter-osseuse accompagne le radius dans ses mouvemens, et contribue à en borner l'étendue par son inextensibilité.

ARTICULATIONS DE LA MAIN.

La main offre à considérer d'abord l'articulation du carpe avec l'avant-bras, et des os du carpe entre eux, puis celle des os du métacarpe et des doigts.

ARTICULATION RADIO-CARPIENNE, OU DU POIGNET (1).

Surfaces articulaires. Toutes deux sont brisées. La cavité de réception antibrachiale, elliptique transversalement, est formée par le radius et la face inférieure du fibro-cartilage triangulaire, que nous avons vu déjà faire office de ligament, par rapport à l'articulation radio-cubitale inférieure. Aux deux extrémités, l'articulation est dépassée par les apophyses styloïdes cubitale et radiale. Le condyle carpien se compose de trois os, le scaphoïde, le semi-lunaire, et le pyramidal, unis entre eux par des ligamens inter-osseux. Les deux premiers sont reçus dans la double facette du radius; le pyramidal est en rapport avec le fibro-cartilage. L'enveloppe cartilagineuse de ces os se prolonge plus en arrière qu'en avant.

MOYENS D'UNION ET DE GLISSEMENT.

En avant et en arrière, des ligamens épanouis en membrane; aux points opposés du diamètre transverse, deux forts ligamens latéraux.

Ligament antérieur radio-carpien. Implanté supérieurement sur l'apophyse styloïde et les deux tiers externes du bord antérieur du radius, il se divise en trois faisceaux, séparés seulement en bas par quelques fentes vasculaires, qui se portent sur les os de la première rangée du carpe, et que M. Cruveilhier considère comme des ligamens distincts. Le faisceau externe descend obliquement en dedans, s'insère en partie au scaphoïde, et s'épanouit jusqu'au grand os. Le faisceau moyen, plus court, s'implante à l'extrémité antérieure du semi-lunaire. Le faisceau interne, le plus long, se dirige presque transversalement, se confond en haut avec le fibro-cartilage triangulaire, et s'insère en bas sur le semi-lunaire, et par son extrémité sur le pyramidal. Ce ligament est en rapport avec les tendons des muscles fléchisseurs des doigts.

Ligament postérieur radio-carpien. Implanté, à l'opposé du précédent, sur les deux tiers externes du bord postérieur du radius et sur l'apophyse styloïde, il se compose de deux faisceaux obliques et divergens: l'externe, le plus court, rayonné, s'implante sur le semi-lunaire, et, par quelques fibres, sur le pyramidal. L'interne forme un long ruban, dirigé presque horizontalement, et s'insère sur le pyramidal. Ce ligament est en rapport avec les tendons des muscles extenseurs.

Ligament latéral externe. Épais, de forme triangulaire, très-résistant, il naît du sommet de l'apophyse styloïde radiale; descend, en rayonnant, sur l'os scaphoïde, sur lequel il s'insère au contour de sa facette radiale. Ses fibres antérieures les plus longues s'épanouissent sur le trapèze.

Ligament latéral interne. Moins épais que le précédent, né du sommet de l'apophyse styloïde cubitale, il descend, avec une légère obliquité, en avant et en dehors, et s'insère au côté interne du pyramidal; ses fibres les plus antérieures se fixent sur le pisiforme.

---

(1) Planches 54 et 55.

FIBRO-CARTILAGE TRIANGULAIRE, *cartilago intermedia triangularis* (Weit.). — Placé au-dessous du cubitus, et faisant suite à la surface articulaire carpienne du radius, dirigé horizontalement, de forme triangulaire, sa *face supérieure* adhère au cubitus, et forme le fond du sillon de l'articulation radio-cubitale. Sa *face inférieure* fait partie de l'articulation radio-carpienne, et forme la facette de réception du pyramidal. Ses *bords* adhèrent fortement aux ligamens radio-carpiens. Sa *base* s'implante sur la lèvre interne du radius intermédiaire entre les facettes articulaires cubitale et carpienne; mais parfois, cependant, il n'y a que contiguïté entre ces parties. Son *sommet* s'insère dans l'enfoncement qui sépare l'apophyse styloïde du cubitus de son extrémité articulaire. Ce fibro-cartilage, mince à sa base et à son centre, est épais à son sommet et à sa circonférence; il est bien vrai qu'il concourt à la solidité de l'articulation radio-cubitale inférieure; mais son usage principal nous paraît être de former, sur le côté interne de l'articulation radio-carpienne, un coussinet élastique qui se déprime sous la pression de la main dans ses mouvemens de pronation et d'adduction. Comme tous les ménisques, il s'use et même se perfore à la longue, avec l'âge, sous l'influence de mouvemens réitérés.

Synoviale. Elle se comporte à la manière accoutumée. Elle tapisse en haut la surface du radius et du fibro-cartilage: en bas celle des trois os et des liens fibreux qui les réunissent; au contour, elle revêt les ligamens, et, par la pression, fait saillie à travers leurs intervalles. En haut, elle offre une rangée de franges adipeuses. Sa laxité est surtout remarquable en arrière, où elle correspond au mouvement le plus étendu, l'extension. A l'extérieur, elle est fortifiée par quelques fibres ligamenteuses.

ARTICULATIONS CARPIENNES (1).

Elles comprennent les moyens d'union et de glissement des os de chaque rangée, et ceux des os des deux rangées entre elles.

1° ARTICULATIONS DES OS DE LA RANGÉE ANTIBRACHIALE.

Toutes se font par arthrodie. Les *surfaces cartilagineuses* sont planes, obliques, et peu étendues. Nous ne faisons pas entrer parmi ces articulations celle du pisiforme avec le pyramidal, qui doit être considérée à part.

Ligamens dorsaux. — *Ligamens postérieurs* (Boy.). — On en compte deux, étendus transversalement, et qui du semi-lunaire, point culminant de la courbe horizontale du carpe, se dirigent, l'un en dehors, où il s'implante sur le scaphoïde; l'autre en dedans, où il s'attache sur le pyramidal: les premier est le plus considérable. Par l'épanouissement de leurs fibres, ces ligamens se confondent sur le semi-lunaire.

Ligamens palmaires. — *Ligamens antérieurs* (Boy.). — Placés derrière le ligament radio-carpien antérieur, moins forts que les précédens, ils se comportent de la même façon, et lient également le semi-lunaire avec le scaphoïde et le pyramidal. Ces quatre rubans fibreux forment, avec les ligamens latéraux, une ceinture qui enveloppe et maintient les os de la première rangée.

Ligamens inter-osseux. Ce sont deux lamelles fibro-cartilagineuses qui, procédant de chaque bord de la surface articulaire antibrachiale du semi-lunaire, l'unissent avec celles du scaphoïde en dehors, et du pyramidal en dedans. Ces lamelles ont le double usage de contenir les os et d'établir la continuité du condyle carpien. Elles sont tapissées en haut par la synoviale radio-carpienne, et en bas par celle de l'articulation énarthrodiale des deux rangées.

2° ARTICULATIONS DES OS DE LA RANGÉE MÉTACARPIENNE.

Les *surfaces articulaires*, enduites de cartilages, sont larges, dirigées verticalement, et interrompues par des ligamens inter-osseux.

Ligamens dorsaux et *palmaires*. Il en existe trois sur chaque face, dirigés transversalement, et qui unissent successivement le trapèze au trapézoïde, le trapézoïde au grand os, et le grand os à l'os unciforme. Les ligamens dorsaux sont plus épais et plus longs que les palmaires.

Ligamens inter-osseux. On ne peut les voir que sur une coupe verticale du carpe. Courts, épais et très-résistans, ces ligamens s'attachent, sur des empreintes rugueuses, dans toute l'étendue des surfaces latérales des os qui ne sont pas articulaires. Il en existe trois: deux, très-forts, qui unissent le grand os, en dedans avec l'unciforme, au-dehors avec le trapézoïde et le scaphoïde de la première rangée. Le troisième, moins considérable, lie entre eux le trapèze et le trapézoïde.

3° ARTICULATIONS DES DEUX RANGÉES DU CARPE.

Au nombre de deux, en dedans l'énarthrose, à surfaces brisées, formée par la tête du grand os et le sommet de l'unciforme, reçus dans la cavité du scaphoïde, du semi-lunaire et du pyramidal; en dehors, la grosse extrémité du scaphoïde, en rapport avec la double facette du trapèze et du trapézoïde.

Les *ligamens* sont:

1° Au-dehors, deux *ligamens latéraux*, très-courts, qui semblent la continuation de ceux de l'articulation radio-carpienne. L'*externe*, le plus fort, s'étend du scaphoïde au trapèze; l'*interne* descend du pyramidal à l'unciforme.

2° Trois *ligamens dorsaux* et trois *palmaires*, dirigés verticalement, à fibres courtes et serrées qui, du scaphoïde, du semi-lunaire et du pyramidal, se portent parallèlement au trapézoïde, au grand os et à l'os crochu. Les *palmaires*, confondus avec le ligament radio-carpien et celui du pisiforme, qui les recouvrent, sont peu visibles; les *dorsaux* sont très-apparens.

3° Un *ligament inter-osseux*, le même qui unit le grand os au scaphoïde et au trapézoïde; il sépare les deux articulations des rangées opposées du carpe.

Synoviales des articulations carpiennes.

Au nombre de deux. Celle de l'articulation énarthrodiale, prise sur les surfaces adjacentes du semi-lunaire et de la tête du grand os, fournit cinq prolongemens: deux en haut dans les sillons articulaires du semi-lunaire avec le scaphoïde et le pyramidal; ils se réfléchissent sur les lamelles fibro-cartilagineuses intermédiaires entre cette articulation et celle du poignet. Des trois prolongemens inférieurs deux pénètrent dans

(1) Planche 54, fig. 9.

les sillons articulaires du grand os avec le scaphoïde et l'unciforme, et se réfléchissent sur les ligamens inter-osseux; le troisième est intermédiaire entre le pyramidal et l'unciforme; la membrane au fond se réfléchit sur le ligament latéral externe. La synoviale de l'articulation externe du carpe se réfléchit en dehors sur le ligament latéral externe, en dehors sur le ligament inter-osseux du grand os; en bas elle se prolonge entre le trapèze et le trapézoïde, jusqu'au ligament qui les unit.

Articulation de l'os pisiforme.

Isolée des rangées du carpe elle mérite une description particulière. Les *surfaces* cartilagineuses planes du pisiforme et du pyramidal s'articulent par arthrodie. Elles ont une synoviale propre, très-lâche, et fortifiée par de légères fibres ligamenteuses. Quatre *ligamens* maintiennent cette articulation. Deux *latéraux*, courts, minces, plats, qui s'épanouissent sur le pyramidal et l'unciforme; deux *inférieurs*, longs, épais, et très-résistans. L'*externe*, comme une forte bandelette, unit le pisiforme à l'apophyse de l'os crochu; l'*interne*, qui s'écarte de l'autre inférieurement, s'implante sur le cinquième os métacarpien. Enfin, suivant la remarque de M. Cruveilhier, le tendon du cubital antérieur fait, par rapport au pisiforme, l'office d'un *ligament supérieur*. Ainsi fixé, cet os contribue à maintenir l'union des deux rangées du carpe et augmente la solidité de l'articulation radio-carpienne.

ARTICULATIONS CARPO-METACARPIENNES.

Le mode d'union des os de la seconde rangée du carpe avec ceux du métacarpe présente deux séries : d'une part, le premier et le cinquième; de l'autre, les trois intermédiaires.

ARTICULATION CARPIENNE DU PREMIER OS MÉTACARPIEN.

La surface convexe de cet os, reçue dans la facette concave du trapèze, forme avec elle une arthrodie. Les cartilages de revêtement sont assez épais.

Capsule fibreuse (Cruv.). *Ligament capsulaire* (Bich.). Elle est seule propre à cette articulation. Les fibres longitudinales et parallèles s'insèrent, par leurs extrémités, au pourtour des deux os. Plus épaisses en arrière et en dehors pour résister aux plus forts mouvemens, la flexion et l'adduction, elles laissent dans quelques points des éraillemens au travers desquels la synoviale forme de petites hernies vésiculaires. Cette capsule, assez lâche, est fortifiée par son adhésion avec les tendons des muscles du pouce, et plus particulièrement du long abducteur.

La *synoviale*, très-lâche, revêt, comme partout ailleurs, les surfaces articulaires, et dans leur intervalle, la face interne du ligament capsulaire.

ARTICULATION DU CINQUIÈME OS MÉTACARPIEN.

La *surface articulaire* de cet os forme avec celle qui lui correspond à l'os crochu un emboîtement réciproque. Il existe également une sorte de capsule fibreuse plus forte en avant, en sens opposé de l'extension et de l'adduction, seulement interrompue en dehors pour l'articulation avec le quatrième métacarpien, et fortifiée par le tendon du cubital postérieur comme l'articulation du premier os par celui du long abducteur du pouce.

ARTICULATIONS CARPIENNES DES TROIS OS MÉTACARPIENS, DU DEUXIÈME AU QUATRIÈME.

Nous savons que les *surfaces* planes de ces articulations (page 112) forment une double ligne sinueuse alternativement composée d'angles saillans et rentrans qui emboîtent réciproquement le carpe et le métacarpe. Ainsi le trapézoïde est reçu entre le trapèze et le deuxième métacarpien; celui-ci entre le trapézoïde et le grand os; le grand os, à son tour, entre les deuxième et troisième métacarpiens, et enfin ce dernier entre le grand os et l'unciforme. Le quatrième est seulement, comme le cinquième, appliqué sur l'os crochu. Dans la ligne de juxtaposition des os s'ouvrent les articulations latérales des os métacarpiens entre eux.

Des ligamens *dorsaux* et *palmaires* unissent les articulations carpo-métacarpiennes et en maintiennent la fixité.

Ligamens dorsaux. Plus distincts que les ligamens palmaires, leurs fibres parallèles sont superposées en plusieurs couches. Il en existe trois pour l'articulation du deuxième métacarpien; un *moyen*, vertical, le plus large et qui descend du trapézoïde; deux *latéraux* obliques, dont l'externe se fixe au trapèze, et l'interne au grand os. L'articulation du troisième métacarpien est contenue par deux ligamens : un vertical, qui se fixe au grand os, et un oblique interne, qui se porte à l'os crochu. Ces deux articulations sont fortifiées par l'insertion des tendons des radiaux externes. Enfin le quatrième métacarpien est lié à l'os crochu par un seul ligament vertical.

Ligamens palmaires. Ils sont situés profondément et recouverts, à chaque extrémité, par les ligamens transverses. Il y en a trois pour le troisième métacarpien, un *moyen*, vertical, qui vient du grand os; un *externe*, qui naît du trapèze, et un *interne*, horizontal, qui, du troisième métacarpien et du grand os, se porte à l'os crochu. Un autre ligament unit ce dernier os avec le quatrième métacarpien.

Ligament inter-osseux. Il n'est visible, comme ceux des articulations précédentes, que sur la coupe verticale du carpe. M. Cruveilhier le fait naître du grand os et de l'os crochu; mais nous ne l'avons vu procéder que de ce dernier, d'où il se porte à l'angle du troisième métacarpien (*Pl.* 54, *fig.* 9). Il sépare les articulations des deux derniers métacarpiens de celles des troisième et deuxième.

Synoviales. Les quatre dernières articulations carpo-métacarpiennes nous paraissent comprendre deux synoviales, séparées par le ligament inter-osseux décrit ci-dessus et formant deux articulations distinctes dans leur ensemble : l'une interne, qui tapisse les surfaces de l'unciforme et des quatrième et cinquième métacarpiens, envoie deux prolongemens inférieurs de chaque côté du quatrième de ces os pour ses articulations latérales avec ses congénères; l'autre, externe, revêt les contours articulaires opposés, d'une part, du trapézoïde et du grand os, d'autre part, des second et troisième métacarpiens, et fournit pour les articulations latérales de ces os trois prolongemens supérieurs et deux inférieurs, bornés par les ligamens inter-osseux carpiens et mécarpiens.

ARTICULATIONS DES EXTRÉMITÉS CARPIENNES DES OS DU MÉTACARPE.

Elles sont décrites ordinairement avec celles des extrémités digitales sous le nom d'articulations métacarpiennes; mais en raison de leurs connexions et de la communauté de leurs synoviales avec celles du carpe, nous n'avons pas cru devoir les en séparer. Ces articulations sont formées par les surfaces latérales planes et juxta-posées des os métacarpiens. Ces surfaces se divisent en deux parties. La moitié supérieure, revêtue de cartilage, est la seule qui serve au glissement. Les facettes articulaires qui en résultent sont les mêmes qui font partie des deux articulations fixes carpo-métacarpiennes, et qui sont revêtues par leurs synoviales. La moitié inférieure, hérissée d'empreintes rugueuses, donne insertion à de forts ligamens inter-osseux. Sur chaque face sont des ligamens transverses.

Ligamens transverses dorsaux. Au nombre de trois, ils s'étendent horizontalement du deuxième métacarpien au troisième, du troisième au quatrième, et du quatrième au cinquième. Leurs fibres sont parallèles, courtes et serrées.

Ligamens transverses palmaires. Au nombre de quatre, deux grands et deux petits, externes et internes. Les deux grands naissent, l'interne, de l'os crochu et du cinquième métacarpien, l'externe du trapèze; ils se dirigent un peu obliquement en bas, vers le milieu du métacarpe où ils s'entre-croisent. L'interne passe au-devant de l'autre et se fixe au troisième os métacarpien; l'externe s'attache au quatrième. Les deux petits, placés au-dessous des précédens, s'étendent : l'externe, du second au troisième métacarpien; l'interne, du cinquième au quatrième.

Ligamens inter-osseux. Au nombre de quatre, formés de fibres courtes et très-résistantes, ils sont placés dans l'intervalle des os et ont une forme triangulaire, leur sommet correspondant aux surfaces articulaires contiguës, et leur base à l'écartement qui résulte de la naissance du corps des os. Le plus considérable est situé entre le trapèze et le deuxième os métacarpien. Les trois autres, interposés entre les quatre derniers métacarpiens, diminuent graduellement de volume de dehors en dedans. Ces ligamens contribuent puissamment à maintenir la fixité des os.

Résumé des articulations du carpe.

De tout ce que nous venons de dire sur les moyens d'union et de glissement si compliqués des os du carpe entre eux et avec le métacarpe, il résulte les faits suivans : 1° Les os du carpe sont réunis en une seule pièce par un triple appareil ligamenteux dorsal, palmaire et inter-osseux, complété sur chaque bord par des ligamens latéraux. 2° Aux extrémités du carpe, les ligamens qui l'unissent à l'avant-bras et au métacarpe sont encore disposés de manière à former à son égard, par leur entre-croisement, une sorte de ligature ou de ceinture fibreuse. 3° Les os de la seconde rangée sont le point commun d'union du condyle carpien avec le métacarpe, et, conformement à cette destination, c'est à eux qu'appartiennent les ligamens inter-osseux qui les unissent et isolent les diverses articulations. A l'extérieur, ils donnent attache à des ligamens dans toutes les directions. Cette disposition est surtout remarquable pour les deux os qui sont, par leur position, la clef de tout l'ensemble. Ainsi les liens fibreux radiés et convergens se réunissent tous comme à un centre commun, d'une part sur le trapézoïde, point culminant de la voûte dorsale, et de l'autre sur le grand os, point déclive de la concavité palmaire. 4° Les articulations, toutes brisées, nous paraissent au nombre de quatre, quoique les anatomistes n'en admettent qu'une seule, commune à toutes les surfaces articulaires; nous reconnaîtrons plus loin, dans la diversité des mouvemens qu'elles permettent, la nécessité de leur isolement.

Mécanisme des articulations du poignet et du carpe.

Articulation du poignet. L'articulation radio-carpienne est susceptible de circumduction, ce qui suppose les quatre mouvemens opposés qui constituent cette dernière, la flexion et l'extension, l'adduction et l'abduction.

1° *Flexion.* Vu l'obliquité en haut et en dedans du plan de contact articulaire, le mouvement incline vers le bord cubital ou vers l'adduction. Le condyle carpien roule d'avant en arrière sur la cavité radio-cubitale; le ligament dorsal est fortement distendu, le palmaire est dans l'état de relâchement. La flexion, sur le côté radial, est bornée à l'angle droit avec l'avant-bras; elle ne s'étend un peu plus loin, sur le côté cubital, que par l'addition de courbure que lui prête l'articulation énarthrodiale du carpe. Dans cette position, s'il survient une chute sur les articulations métacarpo-phalangiennes, les doigts étant fléchis, il se produit une luxation du carpe en arrière. Au reste, la flexion restreinte de la main, suffisante pour sa mobilité partielle, s'accroît dans les mouvemens généraux du membre, ou elle profite de celles, beaucoup plus étendues, des articulations du coude et de l'épaule.

2° *Extension.* Elle s'effectue obliquement vers le bord radial correspondant à l'abduction. Le condyle du carpe glisse d'arrière en avant; le mouvement se prolonge très-loin dans ce sens, favorisé par l'inclinaison des surfaces articulaires vers le plan dorsal. Aussi l'extension qui, en général, est limitée à la continuité rectiligne des sections du membre, est-elle portée au poignet jusqu'au point de produire le renversement en arrière de la main, dont le plan dorsal forme un angle droit avec l'avant-bras. Cette situation de la main offre beaucoup de solidité, et rarement a pour effet la luxation du carpe en avant, circonstance qui nous semble due beaucoup moins à la résistance du ligament radio-carpien antérieur qu'à l'étendue encore assez considérable du contact des surfaces articulaires qui ne tendent pas à se quitter autant que dans la flexion; d'où il résulte que dans les chutes sur la paume de la main, le mouvement, déjà brisé dans les articulations carpiennes, est transmis en majeure partie à l'avant-bras, et ne presse que faiblement sur le ligament radio-carpien palmaire.

3° Dans l'*adduction*, le bord cubital de la main s'incline sur celui de l'avant-bras. Cette inclinaison, qui n'est que l'exagération de la position normale, est promptement bornée par la rencontre de l'apophyse styloïde du cubitus avec le pyramidal, et surtout par la distension du ligament latéral externe. 4° L'*abduction*, ou la flexion sur le bord radial, est encore moins étendue, presque aussitôt arrêtée par le choc de l'apophyse styloïde radiale sur le scaphoïde, et par la résistance du ligament latéral interne.

Articulations du carpe. D'après ce que nous venons de voir de l'emboîtement réciproque et des moyens d'union des os, le carpe doit jouir d'une grande *solidité*; aussi, dans les chutes et les contre-coups, l'excédant de mouvement qui n'est pas décomposé par ses nombreuses articulations est transmis de l'un à l'autre de ses bords supérieur ou inférieur sans produire la disjonction des os.

La *mobilité* du carpe s'exerce dans la ligne sinueuse articulaire de ses deux rangées. 1° *L'articulation énarthrodiale interne* jouit d'une *flexion* assez étendue qui s'adjoint à celle du poignet, et gouverne la moitié cubitale de la main en l'inclinant fortement sur l'avant-bras, et facilitant sa rencontre avec le pouce d'où résulte l'opposition. Dans ce mouvement la tête du grand os et le sommet de l'unciforme glissent d'avant en arrière dans leur cavité. Porté trop loin ou coïncidant avec un effort violent, la tête du grand os peut se luxer en arrière. *L'extension* n'est que le retour des surfaces à leur situation naturelle. 2° *L'articulation externe* du scaphoïde avec le trapèze et le trapézoïde est susceptible d'un léger mouvement de flexion et d'extension commandé par le métacarpien du pouce. Le deuxième métacarpien articulé avec le trapézoïde et le grand os est le centre du mouvement d'opposition entre les articulations interne et externe du carpe, ou, ce qui revient au même, en considérant l'extrémité opposée de la main, entre le pouce et les trois derniers doigts. 3° *L'articulation carpo-métacarpienne interne* participe un peu à la flexion, mais surtout elle concourt, par le glissement du cinquième métacarpien sur l'unciforme, à l'inclinaison de la main sur son bord cubital. 4° *L'articulation carpo-métacarpienne externe* et les articulations latérales des os du carpe entre eux ne présentent plus que des glissemens obscurs. Les glissemens concourent plus ou moins à la flexion de l'ensemble du carpe, ou à des inclinaisons latérales qui s'effectuent sur la tête du grand os comme sur un pivot central. Les articulations supérieures des os du métacarpe, maintenues par les ligamens inter-osseux, sont à peu près fixes.

5° Il ne nous reste plus à parler que des mouvemens de l'articulation carpo-métacarpienne du pouce, qui, par leur indépendance des autres et par leur étendue, méritent une attention particulière. Ils se composent : 1° d'une *flexion* en dedans et en avant, qui est en même temps une *abduction;* 2° d'une *extension* en dehors et en arrière, qui participe de l'*adduction;* 3° d'*inclinaisons latérales* très-étendues; 5° de la *circumduction* qui accompagne toujours les quatre mouvemens opposés. La flexion a pour objet de fermer la main ou de faire *opposition*, par la rencontre du pouce avec les trois derniers doigts. Le mouvement exagéré peut causer la luxation en arrière. L'extension produit l'écartement ou l'ouverture de la main. La saillie du trapèze en dehors du carpe facilite la liberté de ces mouvemens.

ARTICULATIONS DIGITALES.

Elles comprennent les articulations métacarpiennes, métacarpo-phalangiennes et phalangiennes.

ARTICULATIONS MÉTACARPIENNES.

Les *supérieures*, dont l'histoire se lie à celle des articulations carpo-métacarpiennes, nous sont déjà connues. Les *inférieures* composent trois articulations résultant de la juxta-position latérale des quatre derniers os métacarpiens. Entre chacun de ces derniers, s'interpose une synoviale qui facilite leurs glissemens réciproques; une bandelette fibreuse, le *ligament métacarpien transverse*, les maintient fixés en commun. Ce ligament est formé par la réunion des rubans fibreux antérieurs demi-circulaires des articulations métacarpo-phalangiennes, liés les uns avec les autres, dans les intervalles inter-osseux par des lames minces de six lignes de hauteur, qui séparent les tendons des lombricaux d'avec ceux des inter-osseux. Ces derniers muscles eux-mêmes et les aponévroses inter-osseuses contribuent également à maintenir l'union latérale des os dans toute leur longueur.

ARTICULATIONS MÉTACARPO-PHALANGIENNES.

Toutes ces articulations sont condyliennes. Elles se ressemblent parfaitement pour les quatre derniers métacarpiens. Nous prendrons pour type celle du médius.

Surfaces articulaires. Les extrémités des os métacarpiens forment autant de condyles, dont le grand diamètre, antéro-postérieur, se prolonge très-loin en s'élargissant vers la face palmaire, et se termine par une bifurcation en deux petits sommets. La surface opposée des premières phalanges présente une cavité glénoïde ovalaire, dont le grand diamètre est transversal.

Les *moyens d'union* sont un ligament antérieur et deux latéraux. En arrière les tendons extenseurs fortifiés par des épanouissemens fibreux qui rejoignent ceux des lombricaux, enveloppent et maintiennent suffisamment l'articulation. Au pouce les épanouissemens des attaches des muscles, et principalement de l'adducteur, remplissent le même objet. (V. pl. de 120 à 123.)

Ligament antérieur (*glénoïdien*, Cruv.). C'est un demi-anneau d'une consistance fibro-cartilagineuse, très-épais, formé de fibres entre-croisées, qui embrasse la partie antérieure de l'articulation. De chaque côté, il s'implante sur l'os métacarpien et la phalange, au-devant des ligamens latéraux avec lesquels il s'unit, et par ses fibres superficielles il se continue en avant avec la gaîne des tendons fléchisseurs, et latéralement avec les lames inter-osseuses de manière à compléter par leur union, le ligament métacarpien transverse. Faiblement uni par son bord supérieur, aux empreintes situées au-dessus du condyle articulaire, adhérant très-fortement sur le rebord opposé de la première phalange, convexe en travers et de haut en bas, il forme une sorte de cavité supplémentaire enveloppant la portion du condyle qui déborde la cavité glénoïde, d'où le nom de ligament *glénoïdien*, que lui impose M. Cruveilhier. Par ses plans opposés, il est intermédiaire entre la synoviale articulaire et celle des tendons fléchisseurs. Sa face antérieure est creusée d'une gouttière verticale pour recevoir ces derniers. Bichat le considère, en ce point, comme étant formé de deux plans superposés, concaves sur leur face libre et adhérant par leur face convexe, l'un profond et l'autre superficiel; le premier appartenant à l'articulation, et le second à la gaîne tendineuse. Le ligament glénoïdien donne attache à quelques fibres des muscles inter-osseux, et, latéralement, est en rapport avec leurs tendons. Au pouce, il est fortifié par les attaches des muscles de l'éminence thénar; et c'est dans son épaisseur que se développent les deux os sésamoïdes qui débordent de chaque côté la gouttière du tendon du long fléchisseur.

Ligamens latéraux, courts, épais, aplatis et très-résistans, composés de fibres parallèles superposées; ils naissent de chaque côté des tubercules situés en arrière des faces latérales des condyles métacarpiens, descendent obliquement en avant, et s'implantent par un bord élargi sur les côtés de l'extrémité phalangienne, confondus dans leurs deux tiers antérieurs avec le ligament glénoïdien.

Synoviale. Très-lâche en arrière, il est facile de l'y apercevoir en enlevant avec précaution le tendon extenseur auquel elle n'adhère que faiblement. De chaque côté, elle tapisse les ligamens latéraux, en bas, la cavité articulaire, et en avant la face postérieure du ligament glénoïdien : dans le point de réflexion de ce dernier sur la surface du condyle, elle forme un repli assez prolongé qui augmente l'étendue de la flexion.

L'*articulation métacarpo-phalangienne du pouce* diffère un peu des autres. Le condyle offre une étendue beaucoup plus considérable en travers. L'épaisseur du ligament glénoïdien, triple de celle des autres articulations, permet dans l'adulte le développement des os sésamoïdes qui encaissent la coulisse du tendon du long fléchisseur, et sur lesquels s'implantent en grande partie les ligamens latéraux et les attaches des muscles du pouce.

ARTICULATIONS INTER-PHALANGIENNES.

Au nombre de neuf, une seule pour le pouce et deux pour chacun des autres doigts : toutes ces articulations sont des ginglymes angulaires parfaits, et représentent en petit l'articulation fémoro-tibiale.

Surfaces articulaires. Les extrémités inférieures des premières et deuxièmes phalanges forment autant de petites poulies dont les condyles, recouverts de cartilage, s'écartent et s'élargissent pour se prolonger comme ceux du fémur, dans le sens de la flexion, correspondant ici à la face palmaire. Les extrémités supérieures des deuxièmes et troisièmes phalanges offrent, pour la réception des condyles, deux facettes glénoïdes, analogues de celles du tibia, séparées par une saillie qui remplit la gorge inter-condylienne. En arrière, comme nous l'avons vu dans l'ostéologie, le tubercule d'implantation du tendon extenseur tient lieu de la rotule, dont l'un des usages, au genou, est également de borner le mouvement d'extension.

Moyens d'union. Ils sont les mêmes que ceux des articulations métacarpo-phalangiennes, moins le ligament métacarpien transverse, les os métacarpiens étant réunis, tandis que les doigts devaient être isolés. Ainsi on rencontre à chacune des articulations phalangiennes : 1° Un *ligament antérieur* ou *glénoïdien* implanté de l'une à l'autre extrémité phalangiennes, et faisant office d'une capsule fibreuse au-devant de la partie supérieure de la poulie qui surmonte la double cavité glénoïde dans l'extension. 2° Deux *ligamens latéraux,* externe et interne, étendus obliquement de haut en bas et d'arrière en avant, des tubercules postérieurs de la face latérale de la phalange située au-dessus, au ligament glénoïdien, et au bord de la phalange placée au-dessous. 3° Point de ligament postérieur; il est remplacé par le tendon extenseur. A la première articulation phalangienne où ce tendon se bifurque, pour faciliter la flexion, l'écartement est rempli par une lamelle fibreuse, et souvent il s'en détache une languette qui vient s'insérer à l'extrémité de la deuxième phalange. (*Pl.* 55, *fig.* 2, 4e doigt.)

Synoviale. Son trajet est le même que dans les articulations précédentes; ainsi chacune d'elles revêt le tendon extenseur, les ligamens latéraux et glénoïdien, et se réfléchit sur les surfaces articulaires. Elle forme également au-dessus du ligament glénoïdien, dans le sens de la flexion, un repli lâche, mais qui remonte encore plus haut que dans les articulations métacarpo-phalangiennes.

Mécanisme des articulations digitales.

1° *Articulations métacarpo-phalangiennes.* Elles offrent à la fois la flexion, l'extension, des inclinaisons latérales peu prononcées, adduction et abduction, enfin, comme conséquence, une sorte de circumduction. L'articulation du pouce diffère des autres. Presque entièrement dépourvue de libres mouvemens d'inclinaison latérale et de circumduction, qui déjà s'opèrent si complétement au-dessus d'elle, dans l'articulation métacarpo-trapézienne, la forme de son condyle, dont le grand diamètre est transversal, limite à peu près ses mouvemens à la flexion et à l'extension. La première, bornée par les os sésamoïdes, ne s'étend guère au-delà de l'angle de cent degrés avec le métacarpien. La seconde forme habituellement un angle beaucoup plus obtus, mais qui devient le même dans quelques sujets, par un déplacement incomplet qui renverse la phalange en arrière.

Dans les articulations métacarpo-phalangiennes des quatre derniers doigts, la flexion sur la paume de la main forme un angle aigu, qui le devient progressivement davantage de l'indicateur vers le petit doigt; ce sont les tendons extenseurs qui sont distendus dans ce mouvement. L'extension sur le dos de la main, bornée par la résistance des ligamens glénoïdiens et des fibres antérieures des ligamens latéraux, s'arrête à l'angle obtus. Les inclinaisons qui résultent des glissemens latéraux sont très-restreintes pour les doigts mitoyens, le médius et l'annulaire, et s'étendent beaucoup plus loin pour les doigts extrêmes, l'indicateur et le petit doigt, principalement dans le sens de leur bord libre; pour le premier, l'abduction; et pour le second, l'adduction.

Les articulations métacarpo-phalangiennes sont rarement affectées de luxations. Le déplacement des premières phalanges en avant est presque impossible, vu la courbe prolongée des condyles métacarpiens vers la paume de la main. La luxation en arrière dans l'extension est la seule qui ait été observée : c'est au pouce qu'elle survient le plus fréquemment. Elle se réduit avec la plus grande facilité si le ligament glénoïdien a été largement déchiré; mais dans le cas contraire, ce ligament, qui forme un collet distendu autour de l'étranglement du condyle, et dont la partie inférieure s'insinue entre les surfaces articulaires, oppose un obstacle presque invincible à la réduction (Cruv.).

2° *Articulations phalangiennes.* Leur structure en charnière ne permet que les mouvemens opposés de flexion et d'extension. Dans les articulations des premières avec les deuxièmes phalanges, la flexion que favorise la bifurcation du tendon extenseur n'est bornée que par la rencontre des tégumens; l'extension au contraire, limitée par la résistance des tendons fléchisseurs, qui parcourent les leviers dans toute leur étendue, ne fait que les rappeler dans leur continuité rectiligne. Les luxations ne sont guère possibles. Dans les articulations des troisièmes avec les deuxièmes phalanges, la flexion, plus restreinte par l'attache du tendon extenseur, dépasse à peine l'angle droit; l'extension, moins gênée par l'insertion à leur extrémité du tendon du long fléchisseur, permet un léger renversement de la dernière phalange. Les ligamens latéraux et glénoïdiens jouent ici le même rôle que dans les articulations métacarpo-phalangiennes.

ARTICULATIONS
DU MEMBRE ABDOMINAL.

Elles comprennent les articulations: 1° de la cuisse avec le bassin, *coxo-fémorale*; 2° de la jambe avec la cuisse, *fémoro-tibiale* et *rotulienne*, ou du genou; 3° des os de la jambe entre eux, *péronéo-tibiales*; 4° du pied avec la jambe, *tibio-tarsienne*; 5° des os du pied entre eux.

ARTICULATION COXO-FÉMORALE (1).

Surfaces articulaires. L'articulation coxo-fémorale est le modèle d'énarthrose le plus parfait. La tête du fémur décrit une demi-sphère supportée presque horizontalement par le col, mais avec une légère inclinaison en bas et en dedans. La courbe articulaire se prolonge principalement en haut et en dehors, de manière à offrir son sommet au-dessous du centre de gravité de la moitié du tronc qui s'y appuie. En dedans, la calotte fémorale offre un léger aplatissement autour du trou d'implantation du ligament inter-articulaire. Dans toute son étendue, elle est recouverte d'un cartilage dont l'épaisseur diminue du centre à la circonférence. La cavité cotyloïde n'est enduite de cartilage que dans le contour en forme de croissant qui décrit les trois quarts de sa circonférence, en haut, en dehors et en bas. L'enfoncement qui en occupe le fond et la partie interne communique à l'extérieur par l'échancrure cotyloïdienne; il est rempli par une masse rougeâtre d'un tissu adipeux et vasculaire, qui fait office d'un coussinet élastique pour garantir des effets de la percussion de la tête du fémur la lame osseuse très-mince qui ferme le fond de la cavité. Lorsque les surfaces articulaires sont en rapport, la cavité cotyloïde munie de son bourrelet fibreux n'ayant en profondeur qu'un peu plus de la moitié du diamètre de la tête du fémur, cette tête, quelle que soit la position du membre, n'y est engagée que des trois cinquièmes de sa circonférence, et en ressort de l'excédant de cette quantité.

MOYENS D'UNION ET DE GLISSEMENT.

Ils se composent du ligament inter-articulaire, du bourrelet cotyloïdien, et des deux capsules fibreuse et synoviale.

Capsule fibreuse. *Ligament capsulaire* (Bich.), *orbiculaire* (Boy.), *membrana capsularis* (Weit.). C'est, comme la capsule scapulo-humérale, un sac cylindrique à deux ouvertures, mais beaucoup plus serré, peu extensible, qui environne exactement l'extrémité supérieure du fémur et en maintient la tête appliquée contre le fond de la cavité cotyloïde. Sa circonférence coxale s'insère au pourtour du bourrelet fibreux de la cavité cotyloïde. Sa circonférence fémorale s'implante en avant sur la base du col, et en arrière sur le col même, à un demi-pouce de la ligne courbe qui unit les trochanters. Cette capsule, très-irrégulière dans sa forme, son épaisseur, sa structure et ses attaches, doit être décrite par ses différentes parois.

La *paroi antérieure* est très-longue; le tissu en est d'un blanc mat; ses fibres sont longitudinales. Au milieu, elle est fortifiée par un faisceau rubané vertical, nommé par Bertin son *ligament antérieur et supérieur*, qui la traverse diagonalement et s'étend de l'épine iliaque antérieure et inférieure à une empreinte rugueuse située à la partie déclive de la base du col. En dedans de ce faisceau est une cannelure verticale qui loge le tendon réfléchi du muscle droit antérieur de la cuisse en y adhérant. Une petite saillie, correspondant à l'implantation de l'aponévrose inter-musculaire, sépare cette cannelure d'une autre plus large, mais moins prononcée, en rapport avec les muscles psoas et iliaque, et qui donne attache à un faisceau de ce dernier muscle. Une synoviale de glissement existe en ce point; parfois elle communique par une ouverture avec celle de l'articulation. Cette paroi est épaisse en dehors et à son milieu; elle l'est un peu moins en dedans. Inférieurement elle est perforée de plusieurs fentes verticales qui livrent passage à des vaisseaux.

La *paroi postérieure* est recouverte par le pyramidal, les jumeaux, les tendons des obturateurs et le carré crural. Dans sa structure, elle se compose de deux parties distinctes. Sa moitié supérieure, d'un tissu nacré resplendissant, nous a paru formée par un entre-croisement de petits faisceaux comme nattés, dont, à partir de l'attache supérieure, les uns, obliques, rejoignent les tendons des fessiers, et les autres, verticaux, se confondent avec la moitié inférieure. Celle-ci est constituée par une forte bandelette transversale étendue, du bord interne de la fosse digitale du fémur, au pourtour de la cavité cotyloïde. Cette bandelette avec une autre beaucoup plus mince et plus profonde, qui termine en bas la capsule, forment autour du col du fémur une sorte de bourrelet ou demi-anneau fibreux qui contourne et maintient la tête en arrière et en bas. Cette disposition rappelle les ligamens annulaires de l'apophyse odontoïde et du radius, et satisfait évidemment aux mêmes conditions.

La *paroi externe*, la plus courte, est aussi la plus résistante, fortifiée qu'elle est, en haut, par un épanouissement du tendon du droit antérieur de la cuisse; en avant, par une bandelette fibreuse, et en bas, par son adhésion intime avec les tendons du petit et du moyen fessiers.

La *paroi interne* est la plus longue; elle est assez mince inférieurement, mais, dans le reste de son étendue, elle est fortifiée par trois expansions ou bandelettes fibreuses, sorte de piliers ou faisceaux de renforcement auxquels il ne nous paraît pas que les anatomistes aient donné assez d'attention. Le faisceau supérieur sépare la masse des psoas et iliaque du pectiné, et s'épanouit sur l'arcade crurale; il sert d'implantation à l'aponévrose inter-musculaire. Le faisceau moyen suit le rebord du pubis jusqu'à l'épine de cet os. Le faisceau inférieur, très-large, forme un large épanouissement au-devant de la membrane obturatrice, en contribuant avec elle à servir d'implantation au muscle obturateur externe, et s'insère, par plusieurs languettes, sur le bord interne du trou sous-pubien. Ces deux derniers faisceaux sont figurés par Caldani (1).

La face interne de la capsule fibreuse est plus lisse que l'externe; inférieurement, au-dessous du col, on y remarque un appendice d'un tissu dense qui sert d'attache et remonte jusqu'à la naissance de la tête.

Bourrelet cotyloïdien (Cruv.), *ligament cotyloïdien* (Boy.). C'est un anneau fibreux qui borde l'orifice osseux de la cavité cotyloïde, analogue de celui de la cavité glénoïde humérale, mais

(1) Planches 51, 52, 75.

(1) *Icones anatomicæ, pars prima*, tab. 44.

beaucoup plus fort et plus saillant. Triangulaire dans sa coupe, il est contourné en dedans, de la base vers le sommet, de manière à rétrécir l'orifice de la cavité cotyloïde, et à y retenir encastrée la tête du fémur. Sa base se bifurque pour embrasser le rebord osseux, et se prolonge un peu de chaque côté. De ses deux faces obliques, l'extérieure est convexe, l'intérieure, concave; un double sillon circulaire, rempli par un tissu fibro-celluleux qui sert de moyen d'union, sépare la première de la capsule fibreuse, et la seconde du cartilage articulaire; l'une et l'autre sont revêtues par la synoviale. Le bourrelet cotyloïdien garnit le contour entier de la cavité. En bas et en dedans, il franchit d'un bord à l'autre l'échancrure cotyloïdienne, qu'il convertit en un trou par lequel passent une artériole et un filament nerveux qui pénètrent dans le corps adipeux synovial, et des veines qui en sortent. Dans ce point, le bourrelet est fortifié à l'extérieur par deux petites bandes fibreuses ou ligamens, obliques en sens inverse, nées de l'un et l'autre bords de l'échancrure, adhérant au bourrelet sans se confondre avec lui, et qui s'entre-croisent en sautoir. L'épaisseur du bourrelet cotyloïdien varie dans son contour. Elle est très-considérable en haut et en dehors, point où s'implante une bandelette fibreuse détachée du tendon du droit antérieur de la cuisse, et qui supporte habituellement la pression de la tête du fémur; elle diminue de moitié en arrière et en avant, et se réduit au quart en bas et en dedans. Dans sa structure, le bourrelet cotyloïdien est formé de fibres obliques qui naissent successivement de tous les points de la circonférence osseuse, et s'entre-croisent les unes avec les autres à angle aigu. Ses usages sont d'égaliser le bord circulaire de l'os, de le garantir de la pression de la tête du fémur, et de maintenir cette dernière dans sa cavité.

Ligament inter-articulaire. Lig. rond; triangulaire (Winsl.); *intérieur* (Boy.). *Lig. teres capitis femoris* (Weit.). Intermédiaire entre la tête du fémur et le fond de la cavité cotyloïde, ce ligament a une forme pyramidale. Il naît des angles supérieurs de l'enfoncement de la cavité cotyloïde, par deux cordons fibreux; l'un interne plus court, et l'autre externe plus long; souvent il s'en joint un troisième qui procède de l'angle inférieur interne. Ces trois cordons, unis par une membrane fibro-celluleuse et environnés en commun par la synoviale, interceptent un espace que remplit le coussinet adipeux. Ils se réunissent, après une longueur de huit à douze lignes, en un seul faisceau aplati et triangulaire qui s'implante dans l'enfoncement rugueux que l'on remarque un peu au-dessous du sommet de la tête du fémur. Ce ligament est composé de fibres nacrées, très-résistantes; il varie beaucoup dans son volume, et quelquefois il manque entièrement, disposition fâcheuse, vu ses usages bien manifestes de retenir la tête du fémur dans sa cavité, et, jusqu'à un certain point, de concourir à en amortir la pression.

Synoviale. En la supposant partir du milieu de la paroi externe de la capsule fibreuse, elle descend sur cette dernière, se réfléchit sur le col en formant une série de freins très-sensibles, monte sur la tête, au contour de laquelle elle forme de petites franges. Comme dans toutes les articulations, on admet qu'elle revêt le cartilage de la tête jusqu'à l'attache du ligament inter-articulaire, où elle redevient sensible. Elle enveloppe ce dernier et les cordons qui forment ses racines par une seule de leurs faces ou dans leur contour, suivant qu'ils sont ou non réunis par une lame fibreuse; elle glisse, dans ce trajet, sur le coussinet adipeux, tapisse le cartilage de la cavité cotyloïde, la face intérieure, le sommet et la face extérieure de son bourrelet, se réfléchit sur le sillon de la capsule, et redescend au point d'où nous l'avons fait partir. Il est clair qu'elle se conduit dans sa moitié interne comme nous venons de le voir pour l'externe, si ce n'est qu'elle contourne en plus le pilier de la capsule fibreuse situé au-dessous du col. En résumé, cette membrane tapisse toute l'étendue des surfaces articulaires et de la face interne de la capsule fibreuse, mais de manière que le coussinet cotyloïdien et le ligament inter-articulaire se trouvent placés en dehors de sa cavité.

MÉCANISME. L'articulation coxo-fémorale commande les mouvemens de tout le membre abdominal au même titre que l'articulation scapulo-humérale, ceux du membre thoracique. La tête du fémur, emboîtée dans la cavité fixe de l'os coxal qui ne prête au mouvement que par les inclinaisons générales du tronc, serrée par une capsule étroite et résistante, retenue par le ligament inter-articulaire et le bourrelet cotyloïdien, frottant par de larges surfaces, et le plus ordinairement sous la pression du corps, cette tête, disons-nous, présente des conditions inverses à celles de l'humérus, elle offre une solidité beaucoup plus grande pour une mobilité bien moindre en étendue et en rapidité.

Les mouvemens de l'articulation coxo-fémorale composent, par leur ensemble, la circumduction à laquelle l'existence de son col ajoute la rotation.

1° *Flexion.* La tête du fémur roule sur l'axe de son col, de telle sorte que sa partie supérieure tourne de haut en bas et d'avant en arrière. L'extrémité tibiale parcourt, de bas en haut et d'arrière en avant, un arc de cercle dont l'étendue a pour rayon la longueur de l'os. Le mouvement de flexion, favorisé par la coupe oblique de la cavité cotyloïde, en bas et en avant, est porté facilement jusqu'à la rencontre de la cuisse avec le bassin; la tête du fémur tend à sortir de sa cavité, en bas et en arrière, où elle est retenue et enveloppée par la bandelette annulaire transversale de la capsule, qui s'oppose à la *luxation en arrière;* toutefois cet accident a été observé.

2° *Extension.* Le mécanisme s'exécute en sens inverse du précédent. La partie supérieure de la tête du fémur roule de haut en bas et d'arrière en avant; les condyles remontent en décrivant un arc de cercle en arrière. L'étendue de ce dernier mouvement est limitée au tiers de la demi-circonférence; la tête qui tend à sortir de sa cavité, se trouvant arrêtée en avant par la tension du ligament inter-articulaire et du faisceau vertical de renforcement de la capsule, et par la résistance de la masse réfléchie des psoas et iliaque, en même temps qu'elle est retenue en arrière par le faisceau capsulaire transversal et par le refoulement des muscles pelvi-fémoraux. Toutefois, dans des efforts violens, la résistance des parties molles est quelquefois vaincue, et il s'opère une *luxation en avant.*

3° *Abduction.* Dans ce mouvement et celui qui lui est opposé, ce n'est plus l'axe du col, mais le milieu de l'articulation elle-même qui en est le centre. Le sommet de la tête du fémur, dans l'abduction, roule de haut en bas et de dehors en dedans, l'extrémité tibiale remonte en dehors suivant un arc de cercle qui a pour rayon la longueur totale de l'os entre ses plans articulaires. Le mouvement, sur la ligne de profil, est limité par la rencontre du grand trochanter avec l'os des îles, l'un et l'autre étant revêtus de leurs parties molles, tendineuses et musculaires;

un peu en arrière, il est arrêté par le choc du bord supérieur du col contre l'angle, très-saillant en ce point, de la cavité cotyloïde. Le mouvement ainsi exagéré, la tête du fémur, autour de laquelle est enroulé le ligament inter-articulaire, proémine en regard de l'échancrure cotyloïdienne, la paroi interne de la capsule est fortement distendue; elle résiste en haut par ses piliers ou faisceaux de renforcement, mais à sa partie inférieure, plus lâche, elle est prête à céder, et s'il survient un choc violent dans cette position, le fémur appuyé sur le bord cotyloïdien par son col formant un levier de premier genre dont le bras de la puissance a toute la longueur de l'os, la *luxation* est imminente *en bas et en avant.*

4° *Abduction.* Le sommet de la tête du fémur tourne de haut en bas et de dedans en dehors; l'extrémité inférieure remonte en dedans. Sur la ligne de profil ce mouvement est nul, par la rencontre du membre du côté opposé; il ne peut donc s'exécuter qu'en arrière ou en avant, combiné avec l'extension ou la flexion. Dans cette dernière position, qui est la plus ordinaire, la cuisse, placée en avant de l'autre, croise sa direction. La tête du fémur, contournée par le ligament inter-articulaire, tend à sortir de sa cavité en dehors et en haut, malgré la saillie très-considérable du bord de la cavité cotyloïde dans cette direction; la capsule, quoique fortement distendue, résiste avec énergie, vu son épaisseur et sa texture en natte; mais s'il survient une chute, elle se détache par l'une de ses extrémités, le plus souvent l'inférieure, très-faible au-dessous du faisceau annulaire; le ligament inter-articulaire se rompt, la tête est chassée de sa cavité, et la *luxation* s'opère *en haut et en dehors.* Dans ce cas, si la capsule n'a pas été largement déchirée, le faisceau annulaire, par cela même qu'il empêche dans l'état sain la sortie de l'os, une fois la luxation opérée, oppose le plus grand obstacle à sa réduction.

5° *Circumduction.* Ce mouvement ne s'étend pas, comme dans l'articulation scapulo-humérale, jusqu'à embrasser une demi-sphère; il décrit seulement un cône dont l'extrémité tibiale du fémur forme la base, et le fond de la cavité cotyloïde le sommet. La circumduction, en théorie, n'est que la transition successive par chacun des quatre mouvemens indiqués; elle pourrait s'exécuter ainsi sur une demi-sphère qui formerait l'extrémité d'un cylindre, mais, vu l'existence du col et l'irrégularité des surfaces articulaires, le fait se passe autrement. Chaque moitié de la tête ne décrit qu'une demi-circonférence; arrivé à ce point, il s'opère une saccade, et la circonférence du cône s'achève par le retour de la tête, en sens inverse, sur un trajet peu différent de celui qu'elle a déjà parcouru.

6° *Rotation.* Elle ne s'exécute au fémur que sur la demi-circonférence antérieure, de dehors en dedans ou de dedans en dehors; cette dernière est la plus naturelle. Pour l'extrémité supérieure, le mouvement est horizontal, et a pour rayon la longueur de la tête et du col; son étendue, représentée par le déplacement du grand trochanter, sert d'indice et de terme de comparaison dans les fractures du col. La rotation du corps de l'os s'effectue sensiblement sur son axe.

ARTICULATION DU GENOU.

L'articulation du genou, vaste ginglyme angulaire est, de toutes celles qui composent le squelette syndesmologique, la plus volumineuse et la plus forte; son organisation semble avoir précisément pour objet de lui assurer une solidité en rapport avec ses usages; aussi sa structure est-elle fort compliquée, quoique son mécanisme soit assez simple. Cette articulation, qui comprend à la fois les rapports du fémur avec l'os principal de la jambe et avec l'os sésamoïde de son tendon extenseur, renferme en quelque sorte deux articulations différentes, *fémoro-tibiale* et *fémoro-rotulienne.*

Surfaces articulaires. Les condyles sont fortement incurvés suivant leur longueur. En avant, ils se relèvent pour former la gorge intermédiaire dont la double paroi glisse sur les faces adjacentes de la rotule. En arrière, ils se prolongent très-haut, en demi-cercle, pour augmenter l'étendue de la flexion. En travers, à partir de l'échancrure moyenne, chacun d'eux décrit une courbe, inclinée en bas de son côté, et qui se relève un peu sur le bord libre.

Le tibia offre ses deux cavités glénoïdes, sensiblement planes, et qui par conséquent ne supportent les condyles que sur une surface peu étendue, disposition qui nécessite l'interposition de fibro-cartilages; ces cavités sont inclinées en arrière, dans le sens de la flexion. L'épine du tibia qui les sépare est reçue dans l'échancrure inter-condylienne. Toute l'étendue des surfaces articulaires, les condyles fémoraux avec leur poulie intermédiaire, les cavités glénoïdes du tibia et les facettes de la rotule, sont également encroûtés d'un épais cartilage.

MOYENS D'UNION ET DE GLISSEMENT.

Les parties composantes du genou sont enveloppées à l'extérieur, dans le plan sous-cutané, par l'expansion superficielle des aponévroses fémorale et jambière, qui forme une gaîne commune, *involucrum generale* (Weit.); mais en outre chacune des articulations tibiale et rotulienne du fémur possède ses moyens propres d'union. La synoviale est commune aux deux.

L'articulation du genou comprend: 1° Quatre ligamens superficiels opposés, un antérieur, un postérieur, un externe que double le tendon de l'aponévrose fascia lata, et un interne; 2° deux ligamens croisés inter-osseux; 3° deux cartilages inter-articulaires.

Ligament antérieur, tendo musculi recti. C'est lui qui ferme le genou en avant, et qui constitue, avec ses annexes, l'articulation *fémoro-tibiale.* Il n'est autre que le tendon des muscles extenseurs de la cuisse, et se compose du tendon proprement dit et de la rotule avec ses facettes articulaires et ses ligamens latéraux. La nécessité de se prêter à la flexion et de borner en même temps l'extension, exigeait la présence d'un ligament qui fût à la fois très-élastique et très-résistant. La condition d'élasticité est remplie par les muscles qui s'y insèrent et en déterminent la tension, et la résistance est augmentée par l'os sésamoïde qui s'y trouve contenu, ou par la rotule qui, en outre, par sa largeur, appuie sur une plus grande surface, et, par son épaisseur, fait, à l'égard du tendon, l'office d'une poulie de renvoi. La rotule forme le centre élargi en losange du tendon, et le divise en deux parties. La supérieure fait suite au muscle droit antérieur de la cuisse et à la portion moyenne du triceps; elle reçoit de chaque côté les attaches fibreuses des deux parties externe et interne; en avant, elle est recouverte par la peau, et en arrière, elle est séparée du fémur par une synoviale de glissement et par le prolongement de celle de l'articulation. La portion inférieure du tendon prend le nom de *ligament rotulien.* Sa longueur est d'environ trois pouces. Elle naît du sommet de la rotule et des fibres supérieures qui passent au-devant de cet os, et s'implante en bas à la tubérosité antérieure du tibia. Sa face antérieure est sous-cutanée. Sa face postérieure est en rapport avec une masse de tissu adipeux synovial qui remplit l'espace triangulaire placé entre les surfaces articulaires, et facilite les glissemens. Au-dessous, et près de l'attache inférieure, une petite bourse synoviale facilite les glissemens du tendon sur le tibia. Les faces latérales sont unies par une lame fibro-celluleuse, avec les ligamens latéraux de la rotule et le tendon de l'aponévrose fascia lata. Le tendon extenseur de la cuisse est aplati d'avant en arrière, et formé de fibres parallèles. En raison de son élargissement mitoyen, il s'applique avec force par les faces de la rotule dans l'espace inter-condylien du fémur, et concourt à limiter en général l'extension à la continuité rectiligne de la jambe avec la cuisse.

Les *ligamens latéraux de la rotule*, quoique très-considérables, et paraissant répondre à une destination spéciale, n'avaient pas jusqu'à ce jour appelé l'attention des anatomistes, qui les confondaient en commun avec la capsule du genou. M. Cruveilhier est le premier, à notre connaissance, qui les ait nettement indiqués. Tous deux sont minces, aplatis, membraneux, formés de fibres un peu divergentes; ils naissent de toute la hauteur des bords latéraux de la rotule, se dirigent obliquement en bas, et suivant le côté, en dedans ou en dehors, et s'insèrent sur les bords opposés du tibia et du fémur, en formant pour ses condyles une sorte de capsule antérieure, et pour la rotule, des attaches qui bornent ses mouvemens latéraux. *L'interne*, très-étendu, est placé sous l'aponévrose superficielle; il s'épanouit en bas sur la tubérosité interne du tibia, et se confond en arrière sous le ligament latéral interne de l'articulation. *L'externe* n'a guère qu'un pouce de trajet apparent, parce qu'il s'insinue sous le tendon de l'aponévrose fascia lata, auquel il s'unit intimement. Tous deux ont un bord supérieur concave, sur lequel se réfléchit la synoviale articulaire. Leur bord interne est uni au ligament rotulien par une lame fibro-cellulaire.

Ligament postérieur, Ligamenta superficialia genu à posteriori. C'est une vaste membrane fibreuse appliquée sur toute l'étendue de la face postérieure des extrémités articulaires dont elle suit les saillies et les enfoncemens. Elle se compose de plusieurs faisceaux de fibres entre-croisés dans divers sens, et qui se rapportent à trois genres, des ligamens, des capsules condyliennes, et des épanouissemens de tendons qui, suivant l'expression de M. Cruveilhier, font l'office de ligamens actifs, le tout criblé de trous vasculaires qui donnent passage aux ramifications de l'artère articulaire moyenne et à un grand nombre de veines.

Pour comprendre l'ensemble de cette intrication, il faut partir de l'enfoncement placé au centre. Dans ce point est un faisceau nacré, qui descend obliquement du condyle externe du fémur à la tubérosité interne du tibia. De chaque côté s'étend un plan convexe de fibres parallèles, à concavité inférieure; chacun de ces plans, enveloppant la face postérieure de l'un des condyles, lui forme une sorte de capsule. Ces capsules rejoignent les ligamens latéraux et se confondent avec les tendons des jumeaux, et l'externe avec celui du poplité. Au-dessus du faisceau moyen et des capsules est une membrane confondue latéralement avec les tendons des jumeaux et du plantaire grêle, et formée de fibres verticales ou obliques, qui s'attachent en haut sur le fémur, et sont entrecoupées d'un grand nombre de trous vasculaires. Au-dessous, une membrane semblable et plus épaisse contourne la saillie articulaire du tibia et descend jusqu'à la ligne poplitée, fortifiée par des épanouissemens tendineux, en dedans du demi-membraneux, en dehors du poplité, et adhérant en haut aux capsules, et en avant aux cartilages articulaires par de petits faisceaux de fibres obliques, confondus dans la masse commune, et seulement distincts par leur direction.

Ligamens latéraux. 1° *Ligament latéral interne.* Large, mince, aplati, de forme triangulaire, plus large inférieurement que supérieurement, il s'insère en haut dans un enfoncement situé à la partie postérieure de la tubérosité interne du fémur, au-dessous du tendon du troisième adducteur, descend verticalement dans un trajet d'environ trois pouces, mais avec une légère inclinaison en avant, et s'implante en bas dans une étendue d'un pouce, au bord interne et antérieur du tibia, recouvert par les trois tendons de la patte-d'oie, dont une synoviale de glissement le sépare. En avant, il offre un bord saillant qui recouvre le ligament latéral interne de la rotule, auquel il adhère; en arrière, il se confond avec l'épanouissement du tendon du demi-membraneux; en dedans, il s'unit fortement au cartilage inter-articulaire interne.

2° *Ligament latéral externe. Ligamentum laterale externum.* Placé plus en arrière que le précédent, il constitue un cordon fibreux, arrondi à la manière d'un tendon, de deux lignes de diamètre. Il naît de l'extrémité postérieure de la tubérosité externe du fémur, entre les enfoncemens qui donnent attache aux tendons du jumeau externe et du poplité, et par conséquent recouvre un peu ce dernier. A partir de ce point, il descend verticalement et un peu en arrière dans un trajet d'environ deux pouces, et s'insère à la partie externe de la tête du péroné, où il est enveloppé par le tendon du biceps qui lui est parallèle en haut. Le ligament latéral est souvent doublé par un petit faisceau accessoire, situé parallèlement derrière lui, et qui s'implante en haut dans l'angle rentrant qui sépare le ligament principal du tendon du jumeau, et en bas à la partie postérieure de la tête du péroné.

3° *Tendon de l'aponévrose fascia lata.* Nous considérons, eu égard à l'articulation, comme un véritable *ligament latéral externe et antérieur* cette large et forte implantation aponévrotique que son épaisseur et ses usages, par rapport au muscle fascia lata, nous font assimiler à un tendon. C'est même au renforcement qu'elle procure en avant de la face externe que nous attribuons l'éloignement en arrière du ligament latéral externe, et la diminution de sa largeur et de son volume comparativement au ligament latéral interne. Cette insertion aponévrotique est le sommet commun vers lequel convergent les fibres de l'aponévrose, et forme une large bandelette rectangulaire très-épaisse, appliquée sur la partie externe et antérieure de l'articulation. Recouverte au dehors par l'aponévrose superficielle, elle s'unit en avant au ligament antérieur ou tendon extenseur, en arrière, à un faisceau membraneux, qui rejoint le ligament latéral externe et la capsule du condyle du même côté. En haut et en dedans, elle recouvre le ligament latéral externe de la rotule qui se confond avec elle. Dans son étendue, en la prenant à la partie inférieure de la tubérosité externe du fémur, à laquelle elle adhère, elle descend obliquement en bas et en avant, revêt l'articulation, et vient s'insérer dans l'étendue d'un pouce à la partie externe de la tubérosité antérieure du tibia, en dehors, et prolongée un peu au-dessous de l'attache du tendon rotulien.

En résumé, tous les ligamens que nous venons de décrire, intimement unis entre eux, forment en commun une vaste enveloppe fibreuse, partout continue, très-inégale d'épaisseur, de structure et d'aspect dans ses divers points, pour se prêter à la forme et aux usages des surfaces articulaires, tout en limitant leurs mouvemens.

Ligamens croisés ou *inter-osseux*. *Ligamenta cruciata*. *Ligamens obliques* (Bich.). Au nombre de deux, placés dans l'échancrure inter-condylienne, qui semble n'être creusée que pour les recevoir, conjointement avec l'épine du tibia, à laquelle ils s'insèrent et qu'ils embrassent dans leur écartement, ils doivent leur nom à l'entre-croisement en X ou en sautoir qu'ils forment l'un par rapport à l'autre; mais cet entre-croisement n'est pas le seul : chacun d'eux en présente un autre par la torsion qu'il subit à sa partie moyenne, d'où résulte l'opposition des rapports des mêmes fibres à leurs deux attaches.

Les ligamens croisés sont distingués en *antérieur* et *postérieur*. Le premier, un peu plus long et plus oblique que le second, passe au-devant de lui. Il s'implante, en haut, dans la fossette que l'on remarque à la partie interne postérieure et inférieure du condyle externe du fémur, et en bas, dans l'enfoncement placé en avant de l'épine du tibia, et qui envahit un peu sur la tubérosité interne. Dans la torsion qu'il subit, ses fibres qui sont postérieures et inférieures à l'insertion fémorale, passent au-devant des autres, et deviennent au tibia externes et antérieures; les fibres antérieures et supérieures au fémur passent derrière, et viennent s'implanter en dedans, au tibia, en s'insinuant sous le faisceau d'attache du fibro-cartilage articulaire interne, avec lequel elles se confondent en partie.

Le ligament croisé *postérieur*, un peu plus vertical dans sa direction, s'implante, au fémur, plus haut que son congénère, dans la fossette du condyle interne placée en avant de l'échancrure. Il descend obliquement en arrière, en sens inverse du précédent, qu'il croise dans sa direction, et s'insère dans l'enfoncement situé en arrière de l'épine du tibia, où il complète l'échancrure qui interrompt le bord libre des tubérosités. Dans sa torsion sur lui-même, les fibres qui sont postérieures externes et supérieures au fémur passent au-devant des autres, et deviennent antérieures et internes au tibia; celles qui naissent en avant et en dedans à l'insertion fémorale, couchées plus obliquement que les précédentes, passent derrière elles, et sont externes et postérieures à l'implantation tibiale. De leur élargissement en arrière procède une lame fibreuse distincte qui forme une sorte de *ligament postérieur profond*, de forme triangulaire; ce ligament, à partir du condyle interne comme sommet, s'épanouit en partie sur la tubérosité interne, ferme en bas l'échancrure moyenne en se confondant avec la membrane inférieure du ligament superficiel déjà décrit, et se continue par un bord mousse avec le fibro-cartilage inter-articulaire externe.

Les ligamens croisés adhèrent fortement entre eux; ils sont enveloppés par la synoviale du genou, dont les isole un tissu cellulo-fibreux assez vasculaire. Placés au milieu et un peu en arrière de l'articulation, ils en augmentent beaucoup la solidité. Nous verrons plus loin quel rôle ils jouent dans son mécanisme.

Fibro-cartilages inter-articulaires. *Cartilagines semi-lunares, S. falcatæ*. *Ligamens semi-lunaires* (Boy.). *Cartilages inter-articulaires* (Cruv.). Destinés à servir de coussinets élastiques et flexibles pour amortir les chocs des surfaces articulaires, augmenter la profondeur des cavités glénoïdes du tibia, et recevoir les condyles, leur forme en rapport avec leurs usages est celle de deux croissans opposés par leurs concavités, épais de deux lignes et demie dans leur grande circonférence, et réduits pour la petite à un bord mince et tranchant; amincis à leurs extrémités, surtout en avant; planes à leur face inférieure ou tibiale, et concaves par leur face supérieure ou fémorale. Leur largeur, entre les deux circonférences, est de six à sept lignes. L'*externe*, d'un plus petit diamètre, est presque circulaire et un peu plus large que l'autre; il ne laisse à découvert qu'une faible étendue de la surface articulaire du tibia. Son extrémité antérieure se fixe en avant de l'épine du tibia, sur le milieu de l'os, et derrière le ligament croisé antérieur. Son extrémité postérieure s'attache derrière la même épine et s'unit au ligament voisin. Adhérant dans son contour extérieur avec le ligament postérieur profond, le tendon du poplité, le ligament latéral externe et le tendon de l'aponévrose fascia lata, il est presque fixe dans sa position. L'*interne* est ovalaire d'avant en arrière. Comprenant un écartement très-considérable entre ses attaches, et n'ayant qu'une adhérence peu intime avec le ligament postérieur et le ligament latéral interne, il glisse et se déplace un peu avec le condyle dans ses mouvemens; mais il est fixé très-solidement à chacune de ses extrémités : en arrière, dans un enfoncement particulier, et en avant par un large épanouissement fibreux sur le bord du tibia et par une lamelle qui s'unit à son congénère.

Synoviale. 1° *Trajet vertical*. A partir du contour cartilagineux des condyles, elle remonte très-haut sur le corps du fémur, et se réfléchit en s'adossant à la synoviale du tendon. Parfois cette synoviale s'ouvre dans celle de l'articulation par une ouverture circulaire formant un rétrécissement; d'autres fois elle manque complétement, et la synoviale articulaire la remplace en se prolongeant plus haut. Cette dernière se réfléchit ensuite sur le tendon lui-même, et revêt la rotule jusqu'auprès de son sommet. En ce point elle envoie un prolongement, le *canal* ou *ligament adipeux*, qui traverse horizontalement l'articulation, et vient se fixer au sommet de l'échancrure inter-condylienne, se replie et revient sur son premier trajet en s'adossant à lui-même et enveloppé de tissu adipeux, se réfléchit de nouveau en avant du tibia, enveloppe les ligamens croisés, tapisse les surfaces du tibia en arrière, monte sur le ligament postérieur, se réfléchit sur les condyles et leur échancrure, et les revêt jusqu'au premier point de départ. 2° *Trajet transversal*. Du bord antérieur des condyles, elle se prolonge très-haut sous les deux vastes externe et interne, se réfléchit et descend sur les ligamens latéraux, tapisse la face supérieure, le sommet et la face inférieure des fibro-cartilages, descend en dehors dans l'articulation péronéo-tibiale, lorsqu'elle communique avec le genou, remonte sur le tibia, tapisse ses deux cavités, enveloppe les ligamens croisés, gagne l'échancrure inter-condylienne, revêt les condyles, et revient au point de départ.

Tissu adipeux et franges synoviales. Aucune articulation ne renferme un aussi grand volume de tissu adipeux. Il en existe une masse considérable entre les surfaces de la rotule adjacentes avec celles du fémur et du tibia, dans l'écartement du repli de la synoviale qui se prolonge en franges irrégulières pour former le ligament adipeux. L'espace qui sépare le fémur du tendon extenseur et des deux vastes est également rempli par ce tissu. Les franges synoviales se présentent en très-grand nombre au pourtour des cartilages articulaires, principalement des condyles et de leur poulie.

Mécanisme. La *solidité* de cette articulation est très-grande, vu l'étendue considérable des surfaces articulaires, et le nombre, la disposition et la résistance de ses ligamens. Sa *mobilité* est restreinte au petit nombre de mouvemens qui étaient nécessaires à la progression, dans la partie moyenne du levier abdominal, pour transporter la jambe, ou, mieux, le pied qu'elle supporte, d'avant en arrière, l'élever, l'abaisser ou l'incliner latéralement. Ces mouvemens comprennent la flexion, l'extension et une torsion peu prononcée sur l'axe de la cuisse, qui s'opère de dedans en dehors ou de dehors en dedans, la jambe étant demi-fléchie, et constitue une légère rotation. Le mode de locomotion des os diffère suivant que le pied est libre et suspendu, ou qu'il est fixé sur le sol. Dans le premier cas, c'est la jambe presque seule qui se meut sur la cuisse; dans le second, les deux surfaces articulaires fuient à la fois en sens inverse, et chacune des fractions du membre se déplace d'une quantité relative qui varie suivant l'inclinaison du centre de gravité pour une attitude déterminée.

Flexion. Les cavités glénoïdes du tibia, revêtues de leurs fibro-cartilages, roulent sur les condyles du fémur, en décrivant un arc de cercle de bas en haut et d'avant en arrière; les condyles eux-mêmes se déplacent d'une faible quantité en sens opposé; leur poulie glisse, en remontant, sur la rotule, et cette dernière, maintenue en bas par un ligament inextensible, tire sur les muscles extenseurs, dont le tendon descend un peu pour recouvrir la partie supérieure de la poulie et suppléer à l'allongement de la courbe antérieure du genou. La flexion, vu le prolongement des condyles en haut et en arrière, peut être portée jusqu'à la rencontre du plan postérieur de la jambe et de la cuisse. Ce mouvement est facilité par la disposition des parties fibreuses; les ligamens postérieurs, latéraux et inter-articulaires sont relâchés par le rapprochement de leurs attaches. Le tendon rotulien seul est distendu, et la rotule s'applique fortement au-devant de l'échancrure des condyles. Toutefois, si la flexion peut être exagérée, comme dans les sujets maigres, indépendamment de la rotule et de son tendon, elle est limitée par la tension des ligamens croisés et même des ligamens latéraux, dont l'attache supérieure est reportée en haut et en avant.

Extension. Le tibia roule en parcourant une courbe de haut en bas et d'arrière en avant. Les condyles se meuvent également un peu en sens inverse. L'extension s'arrête ordinairement au point où les deux fractions du membre sont continues sur une même ligne; cependant, chez les sujets dont les articulations ont beaucoup de souplesse, elle peut être portée un peu au-delà de la continuité, et jusqu'à former un angle obtus, très-ouvert en avant. L'extension est le mouvement principal qui assure la solidité du membre abdominal comme organe de support; aussi tout l'appareil ligamenteux est-il également disposé pour la fixer, condition sans laquelle elle se changerait en une flexion du membre en avant. Ainsi, dans l'extension complète, les ligamens croisés et les ligamens postérieurs sont fortement distendus par l'éloignement de leurs points d'attaches; les ligamens latéraux le sont déjà, quoique un peu moins; et comme ce mouvement est toujours actif, du plus au moins, la rotule et son tendon, tirés en haut par les muscles extenseurs, appuient fortement contre l'articulation et concourent à l'effet commun.

Rotation. Le mécanisme de ce mouvement, comme l'observe Bichat, offre beaucoup d'analogie avec les inclinaisons latérales de la mâchoire inférieure, c'est-à-dire que l'une des cavités glénoïdes tournant sur son condyle comme sur un pivot, le bord opposé de l'os décrit un arc de cercle dont le grand diamètre articulaire est le rayon. La rotation en dehors, la plus prononcée, ne s'étend pas au-delà d'un arc de 25 à 30 degrés; la cavité glénoïde externe glisse d'avant en arrière sous le condyle; le mouvement est limité par la distension du ligament latéral interne, et un peu par celle du ligament croisé antérieur. La rotation en dedans s'exécute en sens inverse, elle est bornée par les ligamens opposés, latéraux externes et croisé postérieur.

Les *inclinaisons latérales* sont impossibles dans l'articulation du genou : il est facile de s'en rendre raison d'après la disposition des ligamens latéraux et inter-osseux. Enfin il est évident que, d'après la position centrale de ces derniers et leur torsion sur eux-mêmes, chacun d'eux s'oppose également, d'avant en arrière ou d'arrière en avant, à toute inclinaison, suivant l'un ou l'autre des quatre embranchemens des *diagonales* qui vient à croiser sa direction.

La largeur des surfaces articulaires et l'extrême solidité des moyens d'union préservent la portion fémoro-tibiale de toute luxation complète. La rotule seule est sujette à se *luxer en dehors*, suivant la ligne de traction de ses muscles; c'est probablement, comme le remarque M. Cruveilhier, pour obvier à la tendance au déplacement, que la facette trochléenne du condyle externe fait une saillie aussi prononcée en avant.

ARTICULATIONS PÉRONÉO-TIBIALES (1).

Les os de la jambe, comme ceux de l'avant-bras, s'articulent par leurs deux extrémités, et sont unis longitudinalement par une aponévrose inter-osseuse.

1° Articulation péronéo-tibiale supérieure.

Les *surfaces articulaires* constituent une arthrodie à double engrenure, peu prononcée. Celle du tibia, placée au-dessous de la partie postérieure de la tubérosité externe, est dirigée en bas et en arrière; elle est arrondie et légèrement concave. La facette du péroné, placée à la partie interne et supérieure de la tête de l'os, et tournée en haut et un peu en avant, est convexe au milieu et concave sur les bords, de manière à former un emboîtement réciproque. Toutes deux sont revêtues d'un cartilage de glissement. Cette articulation est maintenue par deux ligamens.

Ligament antérieur. Il se compose ordinairement de trois faisceaux courts, épais et nacrés, séparés par des fentes vasculaires qui, du bord antérieur de la tête du péroné, se portent en divergeant sur la crête de la tubérosité externe du tibia, située au-devant de l'articulation. Le faisceau supérieur, le plus long, est presque vertical; l'inférieur est un peu incliné en bas.

Ligament postérieur. Il est formé par deux forts trousseaux fibreux, très-court, dirigés obliquement, en haut et en dedans, du bord postérieur de la tête du péroné à la petite crête qui surmonte en arrière la facette du tibia. Ces deux ligamens opposés sont enveloppés par l'épanouissement du tendon du biceps fémoral qui renforce l'articulation.

(1) Planches 56 et 57.

Synoviale. Elle tapisse, comme à l'ordinaire, les surfaces articulaires et, dans leur intervalle, la face interne des ligamens. Fréquemment elle communique avec celle de l'articulation du genou par un pertuis placé entre le bord postérieur de la tubérosité du tibia et le tendon membraneux du poplité. (*Pl.* 56, *fig.* 6.)

2° ARTICULATION PÉRONÉO-TIBIALE INFÉRIEURE.

Elle est formée par la juxta-position des deux surfaces en forme de croissant, l'une concave, appartenant au tibia, et l'autre légèrement convexe, située sur le péroné. Toutes deux sont revêtues d'un cartilage continu avec ceux de l'articulation tibio-tarsienne. Trois ligamens maintiennent cette articulation.

Ligament antérieur. Triangulaire, mince, nacré, il s'implante par un sommet en avant de l'extrémité de la malléole, se dirige en divergeant en haut et en dedans, et s'épanouit en dehors de lextrémité tarsienne du tibia; ses fibres, plates et rubanées, sont séparées par des fentes cellulo-vasculaires. Il est en rapport avec le péronier antérieur.

Ligament péronéo-tibial postérieur et supérieur. (*Ligament postérieur*.) Plus large que le précédent, de forme rhomboïdale, membraneux, et d'un aspect resplendissant, il s'attache d'une part sur la face postérieure de l'extrémité tarsienne du péroné, dans une longueur d'environ vingt lignes, et descend moins bas que le précédent. A partir de cette insertion, les fibres parallèles montent obliquement en dedans, et s'implantent sur le tibia dont elles revêtent une assez grande étendue. En arrière, ce ligament est en rapport avec les tendons des péroniers latéraux.

Ligament inter-osseux. Court, épais, très-dense, et d'un aspect rougeâtre, entremêlé d'un tissu cellulaire adipeux et rougeâtre, et perforé par des trous vasculaires, il fait suite au grand ligament inter-osseux, et occupe l'espace triangulaire placé entre le tibia et le péroné, au-dessus de l'articulation, en s'implantant de chaque côté sur la surface rugueuse des deux os. Il concourt puissamment à en empêcher l'écartement.

La *synoviale* de cette articulation ne lui appartient pas en propre; elle n'est qu'un prolongement de celle de l'articulation tibio-tarsienne.

3° UNION LONGITUDINALE PÉRONÉO-TIBIALE.

Elle est constituée uniquement par l'*aponévrose inter-osseuse* (Cruv.). *Ligament inter-osseux. Septum longitudinale inter-osseum* (Weit.). Analogue à celle des os de l'avant-bras. L'usage de cette aponévrose, à la jambe, est bien moins d'unir les os que d'augmenter les surfaces d'insertion et d'établir une cloison de séparation des muscles situés sur les plans opposés de la jambe. Étendue de l'articulation supérieure, au ligament inter-osseux inférieur, elle prend la forme de l'espace inter-osseux, présente sa plus grande largeur en regard de la tubérosité antérieure du tibia, et se rétrécit graduellement en bas à mesure que les os eux-mêmes se rapprochent. Elle se compose de fibres parallèles, obliques de haut en bas et de dedans en dehors, qui s'insèrent d'une part à l'angle externe et postérieur du tibia, et de l'autre à la ligne saillante qui divise la face interne du péroné. Ces fibres sont croisées par d'autres plus superficielles qui servent aux insertions musculaires. A ses extrémités, au voisinage des deux articulations opposées, l'aponévrose inter-osseuse se termine par un sommet aigu, et présente deux ouvertures ovalaires; la supérieure, de six à huit lignes d'étendue, livre passage aux vaisseaux tibiaux antérieurs, artère, veines et nerf; l'inférieure, d'un diamètre de deux lignes, est traversée par une branche de l'artère péronière; d'autres pertuis vasculaires, très-petits se présentent en plus ou moins grand nombre dans l'espace intermédiaire. La face antérieure de l'aponévrose donne attache aux muscles jambier antérieur, long extenseur commun des orteils, extenseur propre du gros orteil et péronier antérieur. A sa face postérieure s'insèrent le jambier postérieur, et en partie le long fléchisseur propre du gros orteil.

Mécanisme des articulations péronéo-tibiales. Les os de la jambe sont presque immobiles l'un par rapport à l'autre. L'articulation inférieure est absolument fixe, disposition qui était nécessaire pour assurer la solidité du ginglyme tibio-tarsien. L'articulation supérieure seule, entraînée ou refoulée par les inclinaisons latérales, est susceptible d'un glissement obscur suivant le diamètre antéro-postérieur. Bichat a vu un sujet chez lequel la laxité des ligamens permettait un mouvement de l'étendue d'un demi-pouce en arrière.

ARTICULATIONS DU PIED (1).

Elles comprennent les articulations du tarse avec la jambe et des os du tarse entre eux, puis celles du métatarse et des orteils.

ARTICULATION TIBIO-TARSIENNE (1).

Surfaces articulaires. Elles appartiennent par leur forme aux articulations ginglymoïdales ou trochléennes, et par conséquent diffèrent beaucoup de celles de l'articulation condylienne du poignet; aussi les différences ne sont-elles pas moins remarquables pour l'espèce et l'étendue des mouvemens. Un seul os, l'astragale, offre une demi-poulie qui est enchâssée dans la mortaise tibio-péronière. Les surfaces correspondantes forment une double engrenure; le tibia reçoit, dans ses facettes latérales, les deux saillies de l'astragale, et, par son élévation mitoyenne, pénètre dans la coulisse antéro-postérieure de ce dernier. Les malléoles encastrent de chaque côté la poulie; l'externe forme un enfoncement plus profond, complété, sur chaque face, par ses ligamens tibiaux, en sorte que l'astragale ne peut se mouvoir que suivant le diamètre antéro-postérieur ou la ligne moyenne de sa poulie.

MOYENS D'UNION ET DE GLISSEMENT. Le mode de réception des os, qui déjà offre tant de solidité, est encore fortifié par de nombreux ligamens dans les quatre directions opposées, qui, du tibia et du péroné, se portent à l'astragale, au calcanéum, et au scaphoïde.

Ligament antérieur ou *tibio-tarsien antérieur*. C'est une membrane fibreuse qui ferme en avant l'articulation. Elle s'étend du contour antérieur du tibia au bord de la tête articulaire de

(1) Planches 57, 58, 59.

l'astragale, et se prolonge, en s'épanouissant, sur la face dorsale du scaphoïde. Elle se compose d'un plan profond de fibres parallèles, peu apparentes, obliques de haut en bas et de dehors en dedans, recouvert par quelques faisceaux rubanés, plus distincts, séparés par des intervalles remplis de tissu adipeux, et dont les fibres croisent de dedans en dehors la direction des premières. Ces fibres adhèrent au bord de l'astragale, et se terminent en convergeant sur le scaphoïde: latéralement cette espèce de capsule s'insinue sous les ligamens tibio-tarsien interne et péronéo-astragalien, et y adhère intimement. Dans divers points de son étendue, et principalement vers son attache supérieure externe, elle est percée de plusieurs arcades vasculaires.

Ligament postérieur ou *péronéo-tibial et tarsien*. Mince, surtout en dedans, son aspect est encore celui d'une membrane fibreuse, tendue transversalement et de forme triangulaire. Il se compose de deux faisceaux: l'un, *péronéo-tibial inférieur*, s'implante sur le bord postérieur de la malléole péronière par un sommet commun avec le second. Ce dernier, que nous nommons *péronéo-astragalien*, est appelé par Bichat *ligament postérieur*, et la plupart des auteurs le considèrent comme un faisceau du ligament latéral externe et postérieur; mais nous le décrivons avec le précédent en raison de l'espèce de capsule de réception de l'astragale qu'il forme en commun avec lui, et nous le séparons du ligament péronéo-astragalien postérieur que sa position, comme lien inter-osseux, doit faire considérer à part. Ce ligament s'attache en bas sur les petites apophyses de l'astragale et sur la gaîne du tendon du long fléchisseur du pouce. Entre lui et son congénère existe en dedans une fente qui laisse apercevoir la synoviale. Le faisceau supérieur tibial s'insère par la base sur la face postérieure de la malléole interne, où il s'unit avec la gaîne du long fléchisseur commun, et plus bas il se confond avec le ligament latéral interne. Son côté supérieur adhère au bord postérieur du tibia, et confond en partie ses fibres avec le ligament postérieur de l'articulation péronéo-tibiale. Dans sa disposition générale, ce ligament, très-large en dedans, se prête aux inclinaisons du pied, beaucoup plus étendues dans cette direction.

Ligament latéral interne ou *tibio-tarsien interne. Ligamentum deltoïdeum*. Faisceau large, rhomboïdal, très-fort, plus long en avant qu'en arrière, plus large inférieurement que supérieurement, composé de fibres très-résistantes, parallèles et dirigées verticalement. Il s'insère en haut sur le bord interne et dans l'enfoncement de la malléole tibiale, en bas sur les rugosités de la face interne de l'astragale et sur l'épine du calcanéum; il adhère dans l'intervalle à la gaîne du tendon du long fléchisseur commun: il est en rapport à l'extérieur avec ce tendon et celui du jambier postérieur.

Ligamens latéraux externes ou *péronéo-tarsiens externes*. Au nombre de trois, un médian et deux extrêmes, séparés dans toute leur étendue. 1° *Ligament péronéo-calcanien. Lig. latéral externe. Lig. fibulæ medium* (Weit.). Intermédiaire entre les deux autres, aplati, funiculaire, très-résistant, long de douze à quinze lignes, il naît du sommet de la malléole externe, se dirige en bas et en arrière, et s'implante en s'épanouissant sur une crête située au milieu de la face externe du calcanéum. 2° *Ligament latéral externe et antérieur* ou *péronéo-astragalien antérieur. Lig. fibulæ anterius* (Weit.). Attaché sur le bord antérieur et près du sommet de la malléole externe, aplati, plus court que le précédent, souvent divisé en deux faisceaux (*Pl.* 57, *fig.* 3 et 5), il se dirige obliquement en bas et en avant, et s'implante sur l'astragale, au sommet de la voûte qui surmonte l'espace inter-osseux placé entre cet os et le calcanéum. 3° *Ligament latéral externe et postérieur* ou *péronéo-astragalien postérieur. Lig. fibulæ posterius* (Weit.). Né de l'enfoncement situé en arrière et en bas de la malléole externe, au-dessous du faisceau que nous avons décrit avec le ligament péronéo-tarsien postérieur, court, épais, pyramidal, il se dirige en bas et en arrière, et s'insère dans le creux de l'astragale situé en arrière de sa facette cartilagineuse externe. Il forme, par sa position et son épaisseur, un ligament inter-osseux d'une grande résistance.

Synoviale. Elle est remarquable par l'extrême abondance de la synovie que l'on trouve dans sa cavité. Elle tapisse, comme à l'ordinaire, les surfaces articulaires et la face interne des ligamens, et forme, pour l'articulation péronéo-tibiale inférieure, un repli dont le fond est en rapport avec le ligament inter-osseux. Dans la direction de ses mouvemens, c'est-à-dire en avant et en arrière, mais surtout dans le premier sens, elle est très-lâche et en rapport avec une masse de tissu adipeux, qui pénètre même entre ses ligamens et en isole les faisceaux.

Mécanisme. D'après le mode de réception de l'astragale, et suivant ce que nous avons vu dans l'ostéologie de la manière dont le poids est transmis par un levier qui appuie sur le sommet d'une voûte, aucune des articulations mobiles n'offre une plus grande *solidité* et n'a par elle-même moins de tendance au déplacement. La *mobilité*, dont le rapport est inverse, s'exerce principalement suivant le grand diamètre antéro-postérieur de la poulie dans les deux sens opposés de la flexion et de l'extension. Toutefois il s'y joint une légère inclinaison latérale, et par conséquent une circumduction assez restreinte, auxquelles contribuent les articulations péronéo-tibiales et celles des rangées du tarse. Les divers mouvemens de l'articulation tibio-tarsienne s'effectuent également, soit que le pied étant libre et suspendu, l'astragale roule dans la mortaise tibio-péronière immobile, ou soit au contraire que le pied, étant fixé sur le sol, c'est la mortaise jambière elle-même à laquelle le mouvement est transmis par les articulations supérieures du membre qui tourne sur l'astragale. Nous indiquerons le jeu des surfaces articulaires dans la première supposition, mais il est clair que, dans le cas opposé, ce serait l'inverse qui aurait lieu.

1° *Flexion*. La poulie de l'astragale glisse d'avant en arrière et un peu de haut en bas dans la mortaise tibio-péronière. L'extrémité digitale du pied s'élève, au point que ce dernier peut former au cou-de-pied un angle d'environ soixante degrés avec la jambe. La partie postérieure de l'astragale s'enveloppe du double ligament péronéo-tibial et astragalien; le ligament latéral externe inter-osseux, les fibres postérieures du ligament latéral interne, les tendons des longs fléchisseurs et le tendon d'Achille, également distendus, concourent à maintenir l'articulation; le ligament antérieur est relâché.

Aucun déplacement ne peut avoir lieu dans ce mouvement.

2° *Extension*. L'astragale glisse en sens inverse. Si le mouvement est porté au plus loin, le coude-pied forme avec la jambe un angle très-obtus. Les ligamens antérieurs tibio-tarsien et péronéo-astragalien sont distendus, ainsi que les fibres antérieures du ligament interne; les autres ligamens sont relâchés. Dans cette position, qui est celle dans laquelle on s'élève sur les orteils, le tibia appuie sur la partie postérieure de la poulie de l'astragale, et cet os reporte la pression sur l'extrémité digitale par le scaphoïde et les cunéiformes. Si ce mouvement coïncide avec une chute ou une pression violente, le corps en arrière, il peut être suivi de la luxation du tibia en avant.

3° L'*adduction* consiste dans l'inclinaison de l'astragale sur son bord interne, qui porte en dedans la plante du pied et en bas son bord externe : ce mouvement est assez borné. L'*abduction* n'est autre que l'inclinaison sur le bord externe de l'astragale, d'où résulte l'abaissement du bord interne du pied, dont la plante se tourne en dehors; elle s'étend moins encore que l'adduction. L'une et l'autre sont aidées par la flexibilité du péroné et le glissement de cet os dans ses articulations tibiales, et en partie par le refoulement des os du tarse dans l'articulation de leurs deux rangées. Les luxations, que, d'après la remarque d'Astley Cooper, nous appellerons préférablement du tibia sur l'astragale, en dedans ou en dehors, se présentent assez fréquemment quand elles sont accompagnées d'un violent effort dans l'une ou l'autre de ces positions; mais elles supposent la fracture préalable d'une malléole; l'externe pour la luxation du tibia en dedans, et l'interne pour celle qui s'effectue en dehors.

4° La *circumduction* du pied, qui résulte des quatre mouvemens énoncés, est beaucoup moins étendue qu'au poignet. En raison de la plus grande liberté des mouvemens en avant et en dehors, elle s'exécute plus facilement de la flexion vers l'extension, et de l'abduction vers l'adduction, que dans les sens opposés.

ARTICULATIONS TARSIENNES (1).

Elles comprennent les articulations des os de la rangée jambière, de la rangée métatarsienne, et des deux rangées entre elles.

ARTICULATION DE LA RANGÉE JAMBIÈRE OU CALCANÉO-ASTRAGALIENNE.

Les *surfaces articulaires* opposées forment de chaque côté une arthrodie à emboîtement réciproque, l'astragale étant reçu par le calcanéum dans leur articulation postérieure externe et supérieure, tandis qu'il le reçoit pour l'articulation antérieure, interne et inférieure.

Moyens d'union calcanéo-astragaliens. 1° *Ligament inter-osseux.* (Bich.) Très-fort, composé de cinq ou six faisceaux obliques et verticaux, entremêlés de tissu adipeux, qui s'implante de la face inférieure de l'astragale à la face supérieure du calcanéum, et remplit l'infundibulum et le canal osseux inter-articulaire formés, dans la superposition des deux os, par l'inosculation réciproque des gouttières dont ils sont creusés.

2° *Ligament postérieur.* Très-court, formé de fibres parallèles, il s'étend de la petite apophyse postérieure de l'astragale au bord voisin du calcanéum. Il se confond en dedans avec la gaîne du tendon du long fléchisseur du pouce.

3° *Ligament externe* (H. Cloq.) *et postérieur.* Situé près du précédent, recouvert par le ligament externe péronéo-calcanien, assez résistant, formé de fibres parallèles, il s'étend de l'empreinte située au-dessous et un peu en arrière de la facette malléolaire externe de l'astragale, au bord adjacent du calcanéum.

4° *Ligament externe et antérieur.* Situé profondément, recouvert par l'attache postérieure du muscle pédieux, aplati, rubané, tendu obliquement de la crête antérieure et supérieure de la grande apophyse du calcanéum, à l'enfoncement externe et inférieur du col de l'astragale. Quelques-unes de ses fibres se fixent sur le scaphoïde.

5° *Ligament interne et postérieur* (Meck.). Large, membraneux, confondu avec la gouttière du long fléchisseur du pouce; étendu de la partie postérieure de la face interne de l'astragale à la face interne du calcanéum.

6° Enfin cette articulation est fortifiée en arrière et en dedans par les adhésions des gaînes tendineuses des muscles longs fléchisseurs propre et commun, et du jambier postérieur.

Synoviales. Il y en a deux : celle de l'articulation postérieure, très-lâche en arrière, déborde sur le calcanéum; elle est fortifiée par les ligamens péronéo-tarsiens et par les gaînes des tendons péroniers, et en rapport avec les masses graisseuses qui remplissent l'intervalle triangulaire placé au-devant du tendon d'Achille. La synoviale antérieure est commune avec celle de l'articulation astragalo-scaphoïdienne; toutefois, quand les facettes calcanéo-astragaliennes sont doubles et séparées par un intervalle, il y a une synoviale isolée pour l'articulation postérieure.

ARTICULATIONS DE LA RANGÉE MÉTATARSIENNE.

Les cinq os de cette rangée, devant lier la portion mobile du tarse avec l'extrémité digitale du pied, sont fixés entre eux très-solidement, de manière à obéir à une même impulsion, comme un seul os; aussi les articulations très-serrées se font-elles par de larges surfaces planes, susceptibles seulement d'un glissement obscur.

1° *Articulations inter-cunéennes.*

Les os cunéiformes s'articulent entre eux par leurs plans latéraux. Le second ou petit cunéiforme, intermédiaire entre les deux autres, s'articule en dehors avec le troisième par une facette postérieure, au-devant de laquelle est un espace rempli par un *ligament inter-osseux* qui unit les deux os entre eux et avec le second métatarsien. En dedans, le second cunéiforme s'articule avec le premier par une facette supérieure, au-dessous de laquelle, vers la face plantaire, est un vide également occupé par un *ligament inter-osseux*. Sur les faces opposées du pied, les os

(1) Planches 58, 59. — On a pu voir, dans le cours de la syndesmologie, que, sans en faire l'objet d'une remarque particulière, nous avons décrit, en suivant l'ordre des matières, un grand nombre de ligamens non connus ou vaguement indiqués; mais pour les articulations du tarse comme pour celles du carpe, les différences sont tellement grandes entre les divers auteurs, même les plus modernes, et pour le nombre des ligamens, et pour les dénominations qui leur sont imposées, qu'il devient très-difficile de s'entendre. Nous avons donc pris le parti de décrire les moyens d'union de ces diverses articulations, tels qu'une dissection attentive nous les a fait reconnaître sur plusieurs sujets, mais toutefois en interprétant les dénominations des anatomistes, et en tenant compte de leurs remarques.

cunéiformes sont maintenus par des faisceaux fibreux. 1° Les *ligamens dorsaux inter-cunéens*, dits transverses, mais qui en réalité sont légèrement obliques, courts aplatis, rubanés : il y en a deux superposés entre le second cunéiforme et chacun de ses congénères. 2° Deux faisceaux *inter-cunéens plantaires*, obliques d'arrière en avant et de dedans en dehors, et qui s'étendent du premier au troisième cunéiforme (*Pl.* 59, *fig.* 2, *chif.* 8). C'est à tort que la plupart des ouvrages d'anatomie ne mentionnent pas ces ligamens, déjà très-bien figurés dans Caldani (*Pl.* 51, *fig.* 7, 8).

2° *Articulations cunéo-scaphoïdiennes.*

La facette triple du scaphoïde s'articule avec la face postérieure des trois cunéiformes. Les cartilages de ces dernières se prolongent sur les faces latérales qui forment les articulations inter-cunéennes.

Moyens d'union. — *Ligamens dorsaux.* En nombre pareil à celui des os, ou mieux, constituant un seul ligament à trois faisceaux minces, rubanés, à fibres parallèles, séparées par des fentes vasculaires, disposition commune à tous les ligamens dorsaux; insérés d'une part sur le scaphoïde, et de l'autre sur chacun des os cunéiformes, augmentant de longueur et d'obliquité en dehors, de l'interne vers l'externe.

Ligamens plantaires. Au nombre de deux. *L'interne*, épais et très-fort, unit les tubérosités du scaphoïde et du premier cunéiforme : il est fortifié par l'épanouissement du tendon du jambier antérieur. *L'externe* est facile à isoler en deux plans superposés : unique en arrière, il s'implante dans l'enfoncement situé près du cuboïde, se dirige en avant et en dehors, puis se divise en quatre faisceaux, l'un inférieur adhérant à la coulisse fibreuse des tendons longs fléchisseurs, et trois supérieurs qui s'implantent sur les os cunéiformes; le dernier se continue jusque sur le troisième os métatarsien sous les ligamens transverses cunéo-métatarsiens.

Synoviale. Elle est commune à la fois à la triple articulation cunéo-scaphoïdienne, aux deux articulations inter-cunéennes, et fort souvent à l'articulation cunéo-cuboïdienne. Ces trois dernières forment autant d'embranchemens inférieurs terminés par des replis sur les ligamens inter-osseux.

3° *Articulation cunéo-cuboïdienne.*

Le troisième os cunéiforme s'articule avec le cuboïde par une facette oblique qui forme les deux cinquièmes de l'étendue de sa face externe. Au-devant, entre les deux os, est un espace rempli par un *ligament inter-osseux*. Sur les faces opposées se rencontrent, comme à l'ordinaire, des liens fibreux. Le *ligament dorsal* est formé de deux ou trois petits faisceaux courts, dirigés obliquement en avant, en bas et en dedans, du cuboïde sur le cunéiforme. Le *ligament plantaire* est également très-court; sa direction est plus transversale. Ordinairement il existe une synoviale isolée pour cette articulation. Toutefois, comme nous l'avons dit plus haut, il n'est pas rare qu'elle communique avec l'articulation cunéo-scaphoïdienne. Ce cas se rencontre principalement, suivant la remarque de M. Cruveilhier, lorsqu'il existe une articulation à facette de glissement scaphoïdo-cuboïdienne, dont la jonction avec celle que nous décrivons termine par un embranchement en V l'articulation principale cunéo-scaphoïdienne, qui se trouve alors partagée en sept divisions.

4° *Articulation scaphoïdo-cuboïdienne.*

Les surfaces des os ne se touchent que par la petite extrémité de chacun d'eux. En arrière existe constamment un vide rempli par un *ligament inter-osseux*, très-fort, qui unit ces deux os entre eux et avec le calcanéum. En avant, les os s'appliquent l'un contre l'autre, et, suivant les sujets, on les rencontre ou simplement juxta-posés à l'état osseux, ou revêtus de moyens de glissement, et formant une petite articulation à deux facettes quadrilatères, dont la synoviale est rarement isolée, et, comme nous l'avons dit plus haut, est ordinairement formée par un repli de celle de l'articulation cunéo-scaphoïdienne. Pour moyens d'union, il existe dans tous les cas *deux ligamens* : un *dorsal* et un *plantaire*, tous deux légèrement obliques, occupant toute la largeur des extrémités osseuses adjacentes, épais et très-forts, principalement le dernier.

ARTICULATIONS DES DEUX RANGÉES DU TARSE ENTRE ELLES.

La ligne articulaire des deux rangées du tarse, analogue de celle du carpe, est, comme cette dernière, le centre des mouvemens de la masse osseuse. La rangée jambière offre, entre l'astragale et le calcanéum, un angle rentrant dans lequel pénètre la rangée métatarsienne par les extrémités adjacentes du scaphoïde et du cuboïde. Les surfaces de glissement rappellent également celles du carpe : en dedans, l'articulation énarthrodiale de l'astragale avec le scaphoïde et le calcanéum; en dehors, l'articulation unique, mais à double engrenure, du calcanéum avec le cuboïde.

Articulation astragalo-scaphoïdienne et calcanienne.

Elle est triple par la disposition des ligamens et la communauté de la synoviale.

1° *Union calcanéo-scaphoïdienne.* Il n'y a pas ici de surfaces en contact, mais seulement des liens fibreux dont un ligament inter-osseux, et deux ligamens extérieurs qui enveloppent la tête de l'astragale comme une demi-ceinture, inférieurement et en dehors.

Ligament inférieur. Il ferme l'espace triangulaire situé entre la petite apophyse ou l'épine du calcanéum et la tubérosité avec le bord adjacent du scaphoïde, et forme comme une sorte de capsule de réception de la surface inférieure non articulaire de la tête de l'astragale. Il se compose de deux portions : l'une, *externe et inférieure*, triangulaire, de la tubérosité du scaphoïde, comme sommet, gagne le bord antérieur de la petite apophyse du calcanéum, renforcée à sa base par un faisceau transversal qui s'étend de la même apophyse au cuboïde. L'autre portion, *interne et supérieure*, forme un faisceau annulaire entre les sommets des tubérosités des deux os; elle se joint en haut avec le ligament astragalo-scaphoïdien interne et antérieur, et présente un épaississement fibro-cartilagineux dans le point qui correspond au glissement de l'os sésamoïde du tendon du jambier antérieur.

Ligament externe et supérieur. Épais, large et court, il naît de l'extrémité interne de la grande apophyse du calcanéum, au-devant et au-dessous du ligament profond calcanéo-astragalien, monte obliquement en avant et en dehors, et s'implante sur l'extrémité externe de la face dorsale du scaphoïde. Il est souvent formé de deux ou trois faisceaux, dont le superficiel est le plus large.

Ligament inter-osseux. C'est le même que nous connaissons déjà, et qui unit le calcanéum au scaphoïde et au cuboïde.

1° *Articulation astragalo-scaphoïdienne.* Dans la formation de cette articulation énarthrodiale, la tête de l'astragale, prolongée très-loin inférieurement, se compose de trois parties: une *antérieure*, reçue dans la cavité du scaphoïde, une *moyenne* en contact avec le ligament capsulaire décrit plus haut, et une *postérieure*, articulée avec la facette antérieure concave du calcanéum. Il n'existe que deux liens fibreux particuliers.

Ligament supérieur. Large, mince, aplati, demi-orbiculaire, il s'insère, d'une part, dans l'enfoncement rempli de tissu graisseux situé en avant de la poulie de l'astragale, et de l'autre, sur le sommet de la face dorsale du scaphoïde; quelques-unes de ses fibres se prolongent jusque sur le moyen cunéiforme; sa direction est un peu oblique en dedans; placé superficiellement, il recouvre par ses bords les ligamens voisins.

Ligament interne astragalo-calcanien et scaphoïdien. C'est une bandelette fibreuse, épaisse et large, née de deux racines. L'une, postérieure, transversale, est fixée très-solidement sur la moitié postérieure des empreintes rugueuses de la face interne de l'astragale, l'autre antérieure, procède de l'épine du calcanéum. Toutes deux réunies adhèrent, en haut, avec le ligament latéral interne tibio-tarsien, et en bas et en dedans, avec les gaînes des tendons du long fléchisseur des orteils et du jambier antérieur. A partir de l'épine du calcanéum le ligament commun remonte, contourne la surface articulaire de la malléole interne, s'attache sur le col de l'astragale par quelques fibres, et, pour le reste, s'épanouit sur la partie de la face dorsale du scaphoïde voisine de la tubérosité. Ce ligament, confondu en bas avec le faisceau interne du calcanéo-scaphoïdien inférieur, le complète en haut pour achever d'envelopper l'astragale. Quoiqu'il nous semble distinct de ce dernier par ses attaches, il nous paraît avoir été confondu avec lui par les auteurs, dont aucun n'en fait mention.

Articulation calcanéo-cuboïdienne.

Les *surfaces articulaires* forment un emboîtement réciproque. La ligne de leur contact est inclinée de dedans en dehors, et un peu d'avant en arrière et de haut en bas, disposition qui, ajoutée à l'obliquité en sens inverse des facettes postérieures métatarsiennes, enchâsse le cuboïde comme un coin entre les os voisins. Quatre ligamens très-forts servent de moyens d'union avec le calcanéum.

Ligament supérieur ou *dorsal.* Il est formé de trois faisceaux parallèles, larges et rubanés, dont l'*externe* est le plus considérable. L'*interne* présente fréquemment deux bandelettes superposées: l'une, superficielle, s'étend du calcanéum au cuboïde et au troisième os cunéiforme; elle envoie latéralement une attache sur le scaphoïde. L'autre bandelette, voisine du ligament profond calcanéo-scaphoïdien, s'attache au cuboïde.

Ligament inférieur ou *plantaire.* Cette masse fibreuse sous-tarsienne forme le lien le plus essentiel de la voûte du pied, et constitue le ligament le plus fort de tout le squelette syndesmologique. Les auteurs la divisent en trois couches, qui sont, par le fait, autant de ligamens différens compris sous une dénomination commune.

1° *Couche superficielle* (Meck.). — *Grand ligament calcanéo-cuboïdien et métatarsien. Ligamentum longum plantæ* (Weit.). Épais, nacré, composé de fibres parallèles très-résistantes, dirigées d'arrière en avant, il s'implante par un sommet funiculaire dans l'enfoncement externe et postérieur de la face inférieure du calcanéum, au-dessus de l'attache de l'abducteur du petit orteil, parcourt la longueur du calcanéum, s'insère, par la plus grande partie de sa masse, sur la tubérosité sinueuse en forme de V de la face inférieure du cuboïde, puis, par ses fibres superficielles les plus longues, franchit la gouttière de glissement du tendon du long péronier latéral, dont il forme la paroi inférieure, et enfin se divise en cinq faisceaux distincts: les *deux inférieurs* isolés servent d'attache, l'*interne* à l'abducteur oblique du gros orteil, et l'*externe* au troisième inter-osseux plantaire. Les trois faisceaux *supérieurs* s'épanouissent sur l'extrémité postérieure des troisième, quatrième et cinquième os métatarsiens, où ils servent d'implantation aux deux premiers muscles inter-osseux.

2° *Couche moyenne* (Meck.). — *Ligament calcanéo-cuboïdien moyen* ou *profond* des auteurs modernes. Situé au-dessus du précédent, mais plus en dedans, il naît du contour de la tubérosité interne et antérieure de la face inférieure du calcanéum, d'où ses fibres se dirigent en convergeant en avant et en dedans, et s'implantent sur la lèvre postérieure de la branche interne de la ligne saillante bifurquée du cuboïde.

3° *Couche profonde* (Meck.). — *Petit ligament calcanéo-cuboïdien.* Placé au-dessus des deux autres, très-court, il réunit les bords adjacens du calcanéum et du cuboïde, et s'implante dans les deux petits enfoncemens en regard. Ses fibres sont obliques d'arrière en avant et de dehors en dedans. Il est confondu sur le bord libre du pied avec le ligament latéral externe.

Ligament externe. Encore plus court que le précédent, il concourt avec lui et le ligament supérieur à former pour l'articulation une sorte de capsule fibreuse orbiculaire. Enfin il ne nous reste plus qu'à rappeler le ligament interne *inter-osseux calcanéo-cuboïdien et scaphoïdien* déjà connu.

Synoviale. Elle est particulière à cette articulation, et se laisse apercevoir dans les intervalles des faisceaux qui composent le ligament capsulaire: très-simple dans son trajet, elle n'offre du reste rien de remarquable.

ARTICULATIONS TARSO-MÉTATARSIENNES.

Nous avons vu dans l'ostéologie (pag. 126) comment le tarse et le métatarse, en se pénétrant alternativement l'un et l'autre, formaient en commun une ligne sinueuse articulaire à quadruple engrenure. Les *surfaces articulaires* cartilagineuses sont maintenues en rapport par trois sortes de ligamens: dorsaux, plantaires, et inter-osseux.

Articulation du premier métatarsien. — Cunéo-métatarsienne interne. Les surfaces articulaires s'emboîtent légèrement de haut en bas. En raison du prolongement du premier cunéiforme, sa ligne articulaire proémine de plusieurs lignes au-devant de toutes les autres. — *Moyens d'union.* 1° Un *ligament dorsal* occupant toute la largeur des os, à fibres courtes et parallèles, assez mince et comme membraneux. 2° Un *ligament plantaire* très-fort, appartenant en propre au grand cunéiforme et au premier os métatarsien, étendu de l'un à l'autre obliquement d'arrière en avant et de dedans en dehors, continu postérieurement avec le ligament cunéo-scaphoïdien, auquel l'unit une bandelette annulaire transversale, confondu en dedans avec l'épanouissement du tendon du jambier antérieur. Ce tendon, qui s'implante d'un os à l'autre fortifie, l'articulation. Il en est de même, en dehors, du tendon du long péronier latéral, qui adhère en haut par une lame fibreuse au premier cunéiforme. Tous deux s'épanouissent ensuite en s'entre-croisant sur la face plantaire du premier métatarsien. Ainsi protégée, l'articulation est environnée par une espèce de capsule sur trois de ses côtés, le quatrième étant fixé par les ligamens obliques inter-osseux.

Les deux autres ligamens sont obliques. Fixés au premier cunéiforme, l'un s'étend au troisième métatarsien, l'autre plus profond, composé de deux faisceaux, s'attache au second métatarsien (1).

Articulation du deuxième métatarsien. — Cunéo-métatarsienne moyenne. Le second métatarsien est reçu entre les trois cunéiformes, dans la mortaise formée par le retrait du second de ces os. — *Moyens d'union.* 1° *Trois ligamens dorsaux*: un médian, antérieur, qui s'étend de l'un à l'autre des deux os; deux latéraux obliques nés du premier et du troisième cunéiformes, et qui s'insèrent sur le deuxième métatarsien. 2° Deux *ligamens plantaires.* Le plus long, déjà connu, vient du premier os cunéiforme; l'autre, très-court et direct, s'étend du second cunéiforme au second métatarsien. 3° Le *ligament inter-osseux*, déjà indiqué, qui remplit l'espace situé entre l'extrémité antérieure externe du premier cunéiforme et la facette interne du deuxième métatarsien, en s'insérant à tous les deux.

Articulation du troisième métatarsien. — Cunéo-métatarsienne externe. Le troisième cunéiforme est enchâssé dans la mortaise peu profonde que lui offrent les trois os métatarsiens du second au quatrième. — *Moyens d'union.* 1° Un *ligament dorsal* étendu de l'un à l'autre des deux os. 2° A la face *plantaire,* les troisièmes cunéiforme et métatarsien sont le centre commun d'insertion des ligamens obliques et transverses. Ainsi le troisième cunéiforme reçoit deux faisceaux postérieurs obliques adhérant en bas à la coulisse fibreuse des tendons fléchisseurs et à celle du tendon du long péronier latéral, et qui se prolongent en bas et en avant jusqu'à la tête du quatrième métatarsien. Ces faisceaux sont croisés par un autre transversal appartenant au ligament transverse, qui procède du cinquième métatarsien. D'un autre côté, le tubercule du troisième métatarsien donne attache au milieu du grand ligament transverse sur lequel nous reviendrons. 3° Au-dessus est un *ligament externe inter-osseux*, situé entre les troisième et quatrième métatarsiens, et contigu à celui qui unit le cuboïde au troisième cunéiforme.

Articulation des quatrième et cinquième métatarsiens. — Cuboïdo-métatarsienne. La surface convexe du cuboïde pénètre dans la double facette brisée formée par les deux derniers métatarsiens. Les *moyens d'union* sont: 1° Deux *ligamens dorsaux;* celui du quatrième métatarsien est antéro-postérieur; l'autre est oblique en dehors. 2° Trois *ligamens plantaires.* (*a*) Le plus fort est le grand *ligament transverse métatarsien postérieur*: inséré en dehors sur le cinquième os métatarsien, il envoie deux faisceaux déjà indiqués, dont le postérieur croise la direction des ligamens cunéo-métatarsiens, et l'antérieur, le plus fort, s'implante au tubercule du troisième os métatarsien, d'où il se continue par une bifurcation en deux languettes qui s'attachent, l'une déjà connue, au premier cunéiforme, et l'autre au premier métatarsien. (*b*) Au-dessus et au-dessous du grand ligament, deux autres assez courts unissent les quatrième et cinquième métatarsiens. 3° La gaîne fibreuse du tendon du long péronier latéral et l'épanouissement des tendons du péronier antérieur et du court péronier latéral, concourent également à maintenir cette double articulation.

ARTICULATIONS DES EXTRÉMITÉS TARSIENNES DES OS DU MÉTATARSE (INTER-MÉTATARSIENNES POSTÉRIEURES).

On doit les considérer comme des embranchemens des articulations précédentes. Les quatre derniers os métatarsiens s'articulent entre eux par des facettes latérales encroûtées de cartilages. Le second se distingue des autres, articulé en dedans, avec le premier cunéiforme, et en dehors par deux facettes à angles obtus, avec les troisièmes cunéiforme et métatarsien. On trouve pour *moyens d'union*: 1° Quatre *ligamens dorsaux*, obliques de dehors en dedans et d'arrière en avant. 2° Trois *ligamens plantaires* en opposition avec les premiers, et offrant la même direction. 3° Quatre *ligamens inter-osseux* placés au-devant des facettes latérales, et dont le premier nous est déjà connu.

Synoviales des articulations tarso-métatarsiennes et inter-métatarsiennes postérieures. Elles sont au nombre de quatre. La *première*, entièrement isolée, appartient à l'articulation du premier cunéiforme avec le métatarsien du gros orteil. La *seconde,* formée par le prolongement de celle qui tapisse les surfaces contiguës des deux premiers cunéiformes, est commune également aux articulations de ces deux os avec le second métatarsien. La *troisième*, séparée de la précédente par le ligament inter-osseux du second et du troisième cunéiformes, réunit dans quatre embranchemens les articulations du moyen cunéiforme avec les second et troisième métatarsiens, et les articulations latérales de ce dernier os avec ses congénères. 4° La dernière synoviale en forme de T appartient aux articulations des quatrième et cinquième métatarsiens entre eux et avec le cuboïde.

Résumé des articulations du tarse.

Le tarse présente, comme le carpe, un appareil ligamenteux à la fois dorsal, plantaire, latéral et inter-osseux, mais avec des différences qui en augmentent encore la solidité en restreignant sa mobilité. 1° *Les os sont réunis en une seule pièce:* à la face plantaire, par le grand ligament calcanéo-cuboïdien et métatarsien croisé en V avec les ligamens cunéo-scaphoïdiens; à la face dorsale, par l'épanouissement et l'adhérence en commun de tous les ligamens partiels; sur les bords, par la continuité des ligamens, renforcés en outre par les attaches des tendons. Cette disposition est surtout remarquable sur toute la longueur du bord interne. 2° *Les deux rangées sont unies à part* au moyen d'un second plan fibreux; en dessous et en dedans, les ligamens cal-

(1) Voyez, pour ces détails et ceux qui vont suivre, nos planches 58, fig. 2; 59, fig. 2; et Caldani, ouvrage cité, tab. 51, fig. 7 et 8.

canéo et astragalo-scaphoïdiens; en dessus, les ligamens calcanéo-scaphoïdien et tibio-tarsien antérieur qui unissent le scaphoïde au tibia et au calcanéum. 3° *Les os sont fixés isolément* par leurs ligamens partiels dorsaux, plantaires et inter-osseux. Le second cunéiforme, point culminant de la voûte dorsale tarso-métatarsienne, rappelle le trapézoïde du carpe, et comme lui est le centre de ligamens qui convergent de toutes les directions. A la face opposée c'est le troisième cunéiforme, point central de la concavité plantaire, qui en réunit les ligamens, et par conséquent est l'analogue du grand os du carpe.

Mécanisme des articulations du tarse.

La plus grande mobilité du tarse s'opère dans l'articulation des deux rangées; l'énarthrose astragalo-scaphoïdienne en est le centre, et l'articulation à double engrenure calcanéo-cuboïdienne n'y contribue que par de légers glissemens en divers sens, auxquels se prêtent les courbes onduleuses des surfaces articulaires.

Les mouvemens principaux du tarse se composent, dans leur ensemble, d'une *légère torsion* de la première rangée sur la seconde dans les *inclinaisons latérales du pied.* Si la face plantaire se tourne en dehors, le scaphoïde glisse de haut en bas et de dehors en dedans sur la tête de l'astragale; le cuboïde se soulève dans la direction opposée, mais d'une faible quantité, le déplacement le plus considérable s'opérant sur le bord interne. Lorsque la face plantaire se tourne en dedans, les glissemens des os se font en sens inverse, mais le cuboïde, en raison de sa position déclive, ne se déplace pas d'une quantité proportionnée à l'étendue de l'arc de cercle décrit par le bord externe du pied. Dans les deux cas, ces mouvemens sont favorisés par les inclinaisons du calcanéum et de l'astragale l'un sur l'autre, et plus efficacement par celles de ce dernier os dans la mortaise tibio-péronienne, qui impriment leur direction à tout l'ensemble. Parmi les os de la seconde rangée, l'articulation cuboïdo-métatarsienne contribue aux inclinaisons latérales du pied; mais les trois os cunéiformes, entraînés par le scaphoïde, n'y participent que faiblement.

Enfin le tarse, par une mobilité obscure de haut en bas, concourt à la flexion et à l'extension. Dans l'*extension du pied* correspondant à la *flexion des orteils*, la tête de l'astragale s'élève et distend par son rebord le ligament tibio-tarsien antérieur, toutes les articulations tendent à s'écarter; le mouvement est limité par les ligamens dorsaux, et à la face plantaire par la pénétration du scaphoïde et du cuboïde dans l'angle rentrant calcanéo-astragalien. La voûte dorsale s'allonge par l'inclinaison en bas et en avant des os cunéiformes et par celles des os métatarsiens, les deux derniers principalement, dont les ligamens cuboïdiens, assez lâches, se prêtent à une plus grande mobilité. Ce mouvement général combiné avec la flexion des orteils est porté, chez les danseurs, jusqu'au point de produire l'incurvation totale du pied, dont le grand axe semble faire suite à celui de la jambe; la *flexion du pied* coïncidant avec l'*extension des orteils* ne produit pas de mouvemens sensibles au tarse, vu le mode d'agencement des os et la résistance du fort appareil ligamenteux plantaire, disposition importante pour empêcher l'enfoncement de la voûte du pied sous la pression du corps.

ARTICULATIONS DIGITALES.

Pour éviter des redites inutiles, nous n'avons plus qu'à mentionner ces articulations, qui nous sont, pour ainsi dire, déjà connues; la forme de leurs surfaces, leurs moyens d'union et de glissement, et leur mécanisme, à cela près de quelques légères différences, offrant la conformité la plus parfaite avec ceux des articulations analogues à la main.

ARTICULATIONS INTER-MÉTATARSIENNES ANTÉRIEURES.

Pas de surfaces articulaires, mais une *synoviale* de glissement placée entre les faces latérales des condyles. Un grand *ligament commun métatarsien transverse antérieur*, très-mince, fibro-celluleux, large de six à huit lignes, qui réunit les extrémités des os du métatarse et leurs articulations phalangiennes. Il est composé de deux feuillets, l'un dorsal et l'autre plantaire, qui revêtent les surfaces osseuses et les tendons, et s'adossent l'un à l'autre, dans les intervalles des os, séparés seulement par la synoviale.

ARTICULATIONS MÉTATARSO-PHALANGIENNES.

Rangées, par la forme de leurs surfaces cartilagineuses, au nombre des articulations condyliennes: la cavité de la phalange, très-petite par rapport au diamètre vertical du condyle, ne reçoit que les deux cinquièmes de son étendue. Une *synoviale* très-lâche, prolongée vers la face plantaire, facilite leurs glissemens. Pour *moyens d'union*: 1° à la face plantaire, un *ligament glénoïdien* fortifié par la gaîne des tendons fléchisseurs; 2° à la face dorsale, les tendons du long et du court extenseurs: le premier est maintenu par de petits *ligamens obliques*, détachés du feuillet dorsal du ligament métatarsien transverse; 3° de chaque côté des *ligamens latéraux*.

L'*articulation métatarso-phalangienne du gros orteil* se distingue par son volume colossal et le développement des os sésamoïdes dans l'épaisseur de son ligament glénoïdien.

ARTICULATIONS INTER-PHALANGIENNES.

Elles sont ginglymoïdales; les surfaces des petits condyles se prolongent beaucoup vers la face plantaire. Les *moyens d'union* sont également pour chacune d'elles, un *ligament glénoïdien plantaire, le tendon extenseur dorsal* qui se bifurque, comme aux doigts, sur la première articulation phalangienne; des deux côtés des *ligamens latéraux*: ceux de la dernière articulation se prolongent de chacun des tubercules articulaires de la deuxième phalange, jusqu'à l'empreinte en forme de disque qui donne attache à la pulpe des orteils (*ligamens obliques des orteils*).

Mécanisme des articulations digitales.

1° Les *articulations inter-métatarsiennes antérieures* ne sont susceptibles que de ces légers glissemens nécessaires pour augmenter ou diminuer au besoin la courbe transversale de l'extrémité antérieure du pied. 2° Les *articulations métacarpo-phalangiennes* présentent à la fois les quatre mouvemens dont se compose la *circumduction*; mais cette dernière y est beaucoup moins étendue qu'aux articulations analogues des doigts, en raison même des limites plus étroites imposées à l'*adduction* et à l'*abduction*; l'*extension* qui détache les orteils du sol est portée jusqu'au renversement à angle droit sur la face dorsale du métatarse. D'après la forme des surfaces articulaires, il semblerait que la flexion devrait être encore plus complète. Ce fait est vrai dans le squelette syndesmologique; mais il n'en est pas de même avec l'existence des parties molles, le mouvement de flexion se trouvant limité à la face dorsale par la distension des tendons extenseurs, et à la face plantaire par la rencontre du coussinet adipeux. 3° Les *articulations inter-phalangiennes* n'offrent que les mouvemens communs aux ginglymes, l'*extension* et la *flexion*, toutes deux s'étendant très-loin en raison de la courbe prolongée des condyles sur l'une et l'autre face. L'extension dépasse de beaucoup la continuité rectiligne des phalanges. Les dernières surtout se renversent fortement sur la face dorsale, en sorte que les orteils forment une courbe à convexité plantaire quand on s'élève sur l'extrémité digitale des pieds. La flexion augmente progressivement des premières articulations aux secondes, et du bord interne vers l'externe, ou des orteils les plus longs vers les plus courts. Ce mouvement, si favorisé par la forme des surfaces de glissemens, est tellement naturel pour les articulations phalangiennes, que dans l'état de repos elles restent demi-fléchies; disposition importante pour que l'extrémité des orteils puisse toucher le sol dont leur base est éloignée par l'épaisseur considérable du coussinet adipeux sous-métatarso-phalangien.

FIN DU TOME PREMIER.

TABLE DES MATIÈRES

CONTENUES

DANS LE PREMIER VOLUME.

SECTION PREMIÈRE.

DES OS DU TRONC.

42 — 61.

DU RACHIS, 43. — 54.

DU THORAX, 55 — 61.

SECTION DEUXIÈME.

DES OS DE LA TETE.

61 — 98.

DISPOSITION GÉNÉRALE, 61.

DU CRANE, 62 — 82.

DE LA FACE, 82 — 98.

SECTION TROISIÈME.

CEINTURES OSSEUSES DU TRONC.

98 — 107.

DU BASSIN, 98 — 104.

DE L'ÉPAULE, 104 — 107.

SECTION QUATRIÈME.

DES OS DES MEMBRES.

107 — 137.

MEMBRE THORACIQUE, 107 — 116.

MEMBRE ABDOMINAL, 116 — 137.

LIVRE DEUXIÈME.

SYNDESMOLOGIE.

141 — 188.

DES ARTICULATIONS EN GENERAL, 141 — 146.

SECTION PREMIÈRE.

ARTICULATIONS DU TRONC.

146 — 156.

ARTICULATIONS DU RACHIS, 146 — 154.

ARTICULATIONS DU THORAX, 154 — 156.

SECTION DEUXIÈME.

ARTICULATIONS DE LA TÊTE.

156 — 158.

SECTION TROISIÈME.

ARTICULATIONS DES CEINTURES OSSEUSES DU TRONC.

156 — 158.

ARTICULATIONS DU BASSIN, 158 — 161.

ARTICULATIONS DE L'ÉPAULE, 161 — 163.

SECTION QUATRIÈME.

ARTICULATIONS DES MEMBRES.

164 — 188.

ARTICULATIONS DU MEMBRE THORACIQUE, 164 — 174.

ARTICULATIONS DU MEMBRE ABDOMINAL, 175 — 188.

FIN DE LA TABLE DES MATIÈRES DU PREMIER VOLUME.

ANATOMIE DESCRIPTIVE

OU

PHYSIOLOGIQUE.

APPAREIL DE RELATION,

ORGANES DE LA LOCOMOTION.

MYOLOGIE.

APONÉVROLOGIE.

ΓΝΩ͂ΘΙ ΣΕΑΥΤΟ͂Ν.

TOME DEUXIÈME.

PARIS,

C. A. DELAUNAY, ÉDITEUR.

LIBRAIRIE ANATOMIQUE, RUE DE L'ÉCOLE-DE-MÉDECINE, N. 17.

1852.

IMPRIMERIE DE W. REMQUET ET Cie, RUE GARANCIÈRE, N. 5, DERRIÈRE SAINT-SULPICE.

AVERTISSEMENT.

Nous voici arrivés au tome deuxième de notre ouvrage. On a pu voir, dans le volume précédent, le soin que nous avons pris d'inscrire autant qu'il nous a été possible le plus de détails dans le moins d'espace, en disposant chaque planche de manière à ce qu'elle offrît un sujet complet; ce qui nous a mis pour quelques-unes dans la nécessité de les couvrir d'un trop grand nombre de dessins. Ainsi quatre cent soixante-douze figures de toutes grandeurs, qui représentent tous les détails de l'ostéologie et de la syndesmologie, sont contenues seulement dans cinquante-neuf planches, outre le frontispice. Nous continuerons dans la suite de combiner l'économie de l'espace avec la variété des détails en évitant les répétitions inutiles; mais sans nous refuser à reproduire certains objets déjà connus par une de leurs faces, quand il nous paraîtra utile de les faire voir sous des aspects et des rapports nouveaux, et avec lesquels on n'est pas ordinairement familier.

Quoique nous ayons mis dans le style une extrême concision, la description des os nous a contraints cependant à faire un texte fort étendu, trop peut-être pour des étudians; mais il nous a été impossible d'éviter cet inconvénient, qui tient à la nature du sujet. Les os servant d'attache ou de point d'appui à toutes les parties, il est indispensable de les nommer toutes à propos de leur étude, outre qu'étant les mieux connus dans leur organisation, leur description est nécessairement surchargée de détails de structure, de développement, de mécanisme, d'anomalies et de rapprochemens avec l'anatomie comparée.

Peut-être, dans un ouvrage d'anatomie, devrait-on composer deux ostéologies, l'une précédant toutes choses et où l'os serait seulement décrit dans sa forme, comme on le fait pour un corps brut; et l'autre placée à la fin, et qui serait la récapitulation de tous les rapports des parties, alors connues, avec le squelette. N'ayant pu procéder de cette manière, nous engageons les personnes qui commencent l'étude de l'anatomie à ne pas s'appesantir d'abord sur des détails qui surchargeraient inutilement leur mémoire, ou plutôt de n'étudier définitivement les os que concurremment avec les muscles qui s'y attachent, à mesure que les planches qui représentent ceux-ci auront paru.

Quelques personnes nous avaient reproché, dans l'ostéologie, d'avoir représenté en demi-nature des parties essentielles, pensant que nous continuerions par la suite à nous servir de la même échelle. Nous avions prévu cet inconvénient, qui ne pouvait en être un que pour les parties molles, par la nécessité de reproduire avec netteté une foule de détails intéressans déjà très petits dans la nature; mais comme nos planches très garnies nous fournissent de l'espace, nous avions déjà, sans augmenter leur nombre, arrêté les modifications convenables.

Tels os, en effet, secs ou couverts de leurs ligamens, comme ceux du bassin, peuvent être représentés avec des détails suffisamment visibles sur des figures de demi-proportion, qu'il n'en serait pas de même des petits muscles et des vaisseaux avec lesquels ils sont en rapport, outre que, pour le chirurgien, les idées de relation tirées de la grandeur réelle sont d'une telle importance, qu'on ne saurait trop habituer les yeux à en bien juger. Et procédant d'après cet esprit, on conçoit qu'il est une foule de planches qui, sans cesser d'appartenir à l'anatomie graphique, en raison des nombreux détails d'application qui s'y trouveront contenus, formeront autant de figures d'anatomie chirurgicale toutes faites à l'avance, ce qui, dans la deuxième partie de notre ouvrage, nous évitera des répétitions inutiles, et augmentera d'autant l'espace dont nous pourrons disposer pour les opérations.

Ainsi, pour la myologie, nous représenterons de grandeur naturelle l'appareil hyoïdien, l'aine, l'aisselle, le bassin, le diaphragme, et en général toutes les particularités des muscles qui ont un grand intérêt anatomique ou chirurgical; nous en ferons de même pour la névrologie et l'angiologie.

La représentation des muscles nous avait paru dès le commencement d'une grande importance, puisque ce sont eux qui donnent le volume, et que c'est dans leurs intervalles ou sur leurs plans que s'inscrivent les vaisseaux; mais il nous semblait assez difficile de bien montrer à-la-fois leurs rapports et leurs attaches. Albinus et Giuseppe del Medico, en offrant isolément les muscles sur les os, donnent bien les attaches, mais en sacrifiant les rapports; Duverney, Mascagni, et d'autres auteurs, en offrant plus généralement les muscles assemblés, font mieux juger de leurs rapports entre eux, mais le squelette se trouvant masqué, les attaches manquent de netteté. M. J. Cloquet nous paraît avoir le mieux évité ces deux inconvéniens; nous espérons y parvenir également, quoique, dans certains cas, d'une manière un peu différente. En général, nous présenterons d'abord des planches d'ensemble pour les rapports, et, lorsqu'il sera indispensable de le faire, nous donnerons des figures de détails pour les attaches. Dans les figures des membres, nous offrirons parallèlement diverses couches d'un même plan, en conservant sur les plus profondes les attaches des muscles des plus superficielles, de manière à ce qu'elles s'expliquent les unes par les autres. Pour le tronc en particulier, composé de deux moitiés symétriques, nous tracerons les dessins doubles, d'un côté, les muscles, et de l'autre, leur esquisse sur celle du squelette; ces dessins demi-noirs et blancs paraîtront peut-être d'un aspect singulier, mais ils présentent un sens clair; et dans la nécessité d'opter, il nous a paru convenable de sacrifier l'effet pittoresque à l'intérêt scientifique.

Quant aux aponévroses, nous serons dans l'obligation de figurer et décrire avec les muscles celles qui leur servent d'attache, et en sont évidemment la continuation, ou, en d'autres termes, qui peuvent être considérées comme les tendons élargis des muscles membraneux. Nous réserverons à la fin, pour une description spéciale, toutes les aponévroses d'enveloppe ou de séparation.

Qu'il nous soit permis en terminant de présenter ici nos remerciemens publics aux savans illustres qui ont bien voulu nous aider de leurs lumières pour l'amélioration de notre ouvrage, et de leur influence pour nous procurer les livres, les pièces ou les divers objets scientifiques que nous avons si fréquemment besoin de consulter. Nous devons beaucoup, sous ce rapport, à l'obligeance de M. Duméril. M. le baron Cuvier a bien voulu nous offrir les pièces de ses riches collections pour éclaircir divers points d'anatomie, et en particulier pour ce qui concerne l'embryotomie. Nous avons déjà, et nous continuerons d'avoir par la suite des obligations de même nature envers MM. Geoffroy-Saint-Hilaire, Magendie et de Blainville, qui n'ont également cessé de nous prodiguer des marques de bienveillance et d'intérêt.

Nous devons surtout des témoignages particuliers de reconnaissance à M. Orfila, doyen de la Faculté de Médecine, pour la protection énergique et si généreuse qu'il a bien voulu nous accorder. Quoique peu connus antérieurement de ce savant professeur, nous en avons pourtant reçu les services les plus signalés. Il s'est empressé de faire mettre à notre disposition tous les moyens d'instruction compatibles avec les devoirs de sa place et l'équité, sans avoir eu d'abord, pour s'intéresser à nous, d'autres motifs que son amour pour la science, l'utilité générale dont lui paraissait devoir être notre ouvrage, et, ajoutons aussi, le besoin qu'il sentait que nous avions de sa protection.

Enfin nous devons rendre la part qui lui appartient à M. Teissier, interne provisoire de l'Hôtel-Dieu, qui s'est adjoint à nos travaux. Sans cesse occupés des nombreux détails qu'entraîne la confection de notre ouvrage, nous avions besoin d'une personne instruite qui pût nous aider pour les continuelles préparations d'anatomie que nous sommes obligés de faire. Nous avons trouvé, dans M. Teissier, beaucoup au-delà de ce que nous avions espéré. Pourvu, quoique fort jeune encore, d'une instruction très étendue, doué d'un excellent esprit de recherches, indépendamment de ses soins et de son zèle assidus, nous lui devons déjà un certain nombre d'observations, qui toutes sont intéressantes, et dont quelques-unes sont neuves. Nous nous ferons un plaisir de les signaler dans notre texte, à mesure que nous traiterons des sujets auxquels elles se rapportent.

ANATOMIE DESCRIPTIVE

OU PHYSIOLOGIQUE.

APPAREIL DE RELATION,

ORGANES DE LA LOCOMOTION.

LIVRE TROISIÈME.

MYOLOGIE.

La myologie a pour objet la description des muscles volontaires, ou qui obéissent aux excitations des nerfs encéphaliques, et celle des aponévroses et des tendons qui leur servent d'attache.

DES MUSCLES EN GÉNÉRAL.

DISPOSITION, SITUATION.

Les muscles, organes mous, fasciculés, contractiles, rouges ou rougeâtres, très vasculaires, sont les agens actifs de la locomotion. Placés dans toutes les parties du corps qui sont le siége de mouvemens volontaires, ils déterminent, surtout pour les membres, la forme et le volume, en fixant les dimensions en largeur et en épaisseur. Disposés suivant des inclinaisons variées, juxta-posés par leurs faces, ils sont disposés par couches qui se revêtent de la superficie vers la profondeur, séparés en groupes, ou isolés les unes des autres par des enveloppes aponévrotiques ou fibro-cellulaires. Dans leurs intervalles rampent les troncs et les principales divisions des vaisseaux et des nerfs.

CONFIGURATION, CARACTÈRES PHYSIQUES.

La scolastique a divisé les muscles comme les os sur lesquels ils s'adaptent, en *longs, larges* et *courts*. Il est clair que les *muscles longs* doivent être situés parallèlement aux os de même dénomination, c'est-à-dire aux membres; leur étendue, en rapport avec celle des mouvemens qu'ils doivent exécuter, diminue graduellement de la superficie vers la profondeur. Les plus longs, qui sont aussi les plus superficiels, s'insèrent, par leurs extrémités, au-delà des limites de la section de membre dont ils font partie: tels sont, à la cuisse, les couturier, droit antérieur, biceps; au bras, les biceps, triceps, et, en général, tous les longs extenseurs et fléchisseurs. Les autres muscles s'attachent, par le décroissement de couches superposées, sur l'os du membre lui-même, en remontant du point mobile vers le point fixe, et deviennent d'autant plus courts qu'ils sont plus profonds.

Les *muscles larges* ou *plats* forment les parois mobiles des cavités: tels sont les obliques et transverses abdominaux, grand dentelé, releveur de l'anus; l'un d'eux, le diaphragme, établit une cloison de séparation entre la poitrine et l'abdomen. Les *muscles courts*, qui s'insèrent sur des points rapprochés, occupent toujours le voisinage des articulations: de ce nombre sont les rotateurs de la tête, du fémur, les petits faisceaux extenseurs et fléchisseurs du rachis, etc. Au reste, cette division des muscles ne peut fournir que des aperçus très généraux, et, parmi ces organes, il en est un grand nombre dont la forme mixte n'appartient exclusivement à aucune des dénominations indiquées.

La *forme* des muscles est très variée; en général ils sont *aplatis* et présentent des *faces* juxta-posées et des *bords* adjacens. Les muscles longs sont ou *rubanés* (couturier, droit interne, pectiné) ou *cylindriques* et *fusiformes* (biceps brachial et fémoral, demi-tendineux). Quelques-uns sont *triangulaires* (adducteurs de la cuisse, psoas). Les muscles larges sont *quadrilatères*, *trapézoïdes* ou *triangulaires*. Ces dernières formes sont aussi les plus communes parmi les muscles courts; quelques-uns cependant, tels que les grands obliques postérieurs de la tête, les faisceaux du transversaire épineux, etc., sont fusiformes et peuvent être considérés comme des muscles longs d'une petite proportion.

Le *volume* des muscles s'exerce dans les limites les plus étendues, depuis les fibrilles microscopiques du marteau et de l'étrier jusqu'aux vastes faisceaux du grand fessier et du troisième adducteur de la cuisse, et aux longues fibres du grand dorsal et du couturier. Les différences entre les muscles sont telles qu'il n'en existe pas deux qui forment la même masse. Le volume, qui dépend de la quantité de fibres, est généralement un indice de la force proportionnelle des muscles dans un même sujet: ainsi les muscles longs, dont une dimension l'emporte de beaucoup sur les deux autres, sont relativement les plus faibles; les muscles courts, dont les trois dimensions se rapprochent, sont au contraire les plus forts.

La *couleur* est un des caractères essentiels des muscles, et présente des nuances remarquables, pour tout l'ensemble du système, entre des individus différens, et pour les muscles entre eux, dans un même sujet. Sous le premier point de vue, en général, l'intensité de coloration du système musculaire est proportionnée à celle des systèmes tégumentaire et pileux. Les muscles sont d'un rouge-violacé chez les sujets bruns, qui passe au rouge-sanguin dans les individus châtains, et au rouge-jaunâtre chez les blonds fades. Dans un même sujet, les muscles à fibres courtes, fines et serrées, sont plus colorés que ceux dont les fibres sont larges et moins adhérentes entre elles. Ainsi la coloration, très foncée dans les muscles courts, l'est moins dans les muscles longs et diminue encore dans les plus larges. Quant aux sections du corps, les muscles des membres sont plus colorés que ceux du tronc; les muscles de la face sont les plus pâles; enfin, pour le tronc en particulier, les muscles des parois antérieures et latérales sont d'une nuance rouge-sanguin, ceux de la couche superficielle du dos, rouge-jaunâtre; les faisceaux de gouttières vertébrales et les petits muscles de l'appareil hyoïdien au contraire sont d'un rouge-violacé.

La *consistance*, d'autant plus grande que les fibres sont plus étroitement unies, coïncide ordinairement avec la coloration. Les muscles peauciers, à la face, au cou et à la main, dont, en raison de leur adhérence cutanée, la texture est très serrée, sont les seuls qui allient une grande consistance à une faible coloration.

NOMBRE.

Chaussier compte trois cent soixante-quatorze muscles, nombre beaucoup plus considérable que celui des os. Peu d'auteurs se sont attachés à fixer le chiffre total des muscles par l'impossibilité, dans un sujet aussi arbitraire, d'offrir un résultat non contestable, les mêmes faisceaux, plus ou moins confondus par l'une de leurs attaches, étant considérés par les uns comme un seul muscle, et par d'autres comme autant de muscles différens. Ainsi l'occipito-frontal est décrit tour-à-tour comme un seul ou comme deux muscles; Duverney en fait trois des attaches supérieures des constricteurs du pharynx; Winslow multiplie beaucoup les épineux du dos; M. Meckel distingue trois scalènes et en admet trois autres surnuméraires. Les petits muscles, plus ou moins accidentels, augmentent encore la confusion: tels sont l'hyo-thyroïdien de Duverney, les longs faisceaux sous-costaux et ceux des capsules ilio-fémorale et fémoro-tibiale. Au reste, comme une évaluation rigoureuse, si elle était possible, n'ajouterait rien à l'intérêt, celle de Chaussier, établie d'après les bases les plus généralement admises, suffit du moins pour donner une idée de la masse du système musculaire.

Les muscles ayant pour objet le mouvement sont prodigués dans les parties les plus actives et où des forces opposées sont nécessaires; aux membres, ils sont multipliés dans de petits espaces, tandis que quelques-uns, très étendus, suffisent pour les vastes parois du tronc. Leur nombre aussi n'est pas en rapport avec celui des os; un seul muscle recouvre le crâne où se trouvent huit os, et par opposition l'avant-bras, pour deux os, compte vingt muscles; un seul os, le fémur, fournit des attaches à vingt-deux de ces organes.

Par rapport aux deux moitiés du corps, les muscles sont en nombre pair. Il n'y a d'impairs que les muscles situés sur le plan moyen; encore sont-ils formés de deux moitiés symétriques: tels sont les sphincters, l'occipito-frontal, les releveurs de l'anus, et même, jusqu'à un certain point, le diaphragme.

STRUCTURE, INSERTIONS.

La plupart des muscles se composent de deux parties: l'une, moyenne, la *chair* proprement dite, leur est essentielle et les constitue; l'autre, *tendineuse* ou *aponévrotique*, placée à leurs extrémités, n'est qu'accessoire et sert à leurs attaches.

La portion charnue est formée de *fibres* parallèles ou convergentes vers le point mobile. Dans les muscles épais et larges, les grand fessier, grand pectoral, deltoïde, les fibres s'agglomèrent en *fascicules* et ceux-ci en *faisceaux*, dont le muscle lui-même est composé. Dans les muscles allongés, les faisceaux ne sont distincts qu'autant qu'ils forment autant d'attaches différentes, ex. les splénius, complexus, angulaire, etc.

La forme funiculaire ou membraneuse des muscles décide de celle des tissus fibreux qui servent à leurs implantations. Les muscles longs se terminent par des tendons, et les muscles larges par des aponévroses; les premiers se fixent sur les os par leurs extrémités et les seconds par leurs bords.

L'insertion des fibres musculaires sur le tissu fibreux se fait directement ou sous des angles variés, mais qui n'excèdent pas 45 degrés. Ainsi, dans les muscles larges de l'abdomen et dans quelques muscles longs, le couturier, le fascia-lata, etc.; la fibre aponévrotique ou tendineuse, placée sur la même ligne, semble être la continuation de la fibre charnue.

L'insertion oblique des fibres musculaires donne lieu à diverses combinaisons: tantôt un tendon mitoyen reçoit des fibres obliques des deux côtés ou un tendon latéral en reçoit d'un seul côté; dans le premier cas le muscle est dit *penniforme* (ex. crural antérieur, long fléchisseur propre du gros orteil); et dans le second, *semi-penniforme* (ex. extenseurs des doigts et des orteils); tantôt les fibres entrecoupées d'aponévroses convergent d'une circonférence vers le tendon commun: ce sont les muscles *rayonnés* (ex. temporal, petit fessier). Les aponévroses d'enveloppe contribuent aux implantations des muscles superficiels, comme on l'observe à l'avant-bras et à la jambe. Quelques-unes ne sont que des épanouissemens fibreux prolongés sur les muscles, pour offrir des insertions à des fibres courtes et obliques qui, par leur autre extrémité, se portent sur les tendons: tel est le cas du demi-tendineux. Le soléaire, en particulier, offre des exemples de tous les cas cités de fibres directes ou obliques implantées entre une aponévrose et un tendon.

Pour qu'un muscle soit distinct, il suffit qu'une de ses attaches, celle surtout qui sert au point mobile, soit isolée. Beaucoup d'entre eux, libres dans toute leur étendue, ont leurs attaches isolées sur les os. D'autres, par l'une de leurs extrémités, ont une insertion commune avec d'autres muscles sur leurs tendons ou leurs aponévroses.

On ne considère généralement, comme attaches d'un muscle, que les extrémités opposées qui font suite à ses fibres; toutefois l'une des extrémités peut être élargie en une portion plus ou moins considérable de circonférence, et l'autre rétrécie en un simple tendon : ex. les muscles radiés. L'union des bords et des angles d'un muscle avec les parties voisines, ne constitue que des *adhérences* celluleuses ou aponévrotiques. Des deux attaches, on appelle *fixe* celle qui sert de point d'appui au muscle, et *mobile* celle qu'il entraîne dans ses contractions. La première est souvent commune avec d'autres muscles ; l'autre est plus ordinairement isolée. Les attaches ne sont réellement fixes qu'autant qu'elles ont lieu sur des os incapables de déplacement : telles sont celles du crotaphite, dans la fosse temporale, des psoas sur les vertèbres lombaires, du jambier antérieur et de l'extenseur des orteils sur le tibia. Quand un muscle s'insère à deux parties mobiles, on réserve le nom d'attache fixe à celle qui se meut le moins et vers laquelle s'effectue le plus habituellement la traction : ex. insertion coracoïdienne du petit pectoral. Enfin, dans quelques muscles, les deux attaches deviennent alternativement, l'une par rapport à l'autre, point fixe et point mobile : c'est le cas des inter-costaux.

Les muscles réunissent la triple fonction de mouvoir le squelette ou l'enveloppe cutanée, et de tendre les aponévroses ; leurs insertions, avec ou sans intermédiaire d'aponévroses et de tendons, présentent six variétés.

1° D'un os à un autre os, c'est le cas le plus ordinaire.

2° D'un os à une aponévrose. Ex. : Fascia-lata, palmaire grêle.

3° D'un os à d'autres muscles, par la fusion de leurs fibres. Ex. : Muscles du périnée.

4° D'un os à d'autres muscles et à la peau. Ex. : Peaucier, et la plupart des muscles de la face.

5° D'une aponévrose à la peau. Ex. : Palmaire cutané.

6° Entre les extrémités d'autres muscles, par le mélange de leurs fibres. Ex. : Orbiculaires ou sphincters des lèvres et de l'anus.

SITUATION, DIRECTION.

Le lieu occupé par un muscle et les obliquités qu'il présente par rapport aux divers plans sont, avec les attaches, les circonstances les plus importantes à considérer sous le point de vue physiologique, puisqu'elles déterminent ses usages. En général, les faisceaux charnus situés dans un même plan, par rapport aux articulations qu'ils font mouvoir, ont des usages analogues. Les muscles de l'avant-bras sont presque tous fléchisseurs en avant, extenseurs en arrière, pronateurs en dedans, et en dehors supinateurs. La direction d'un muscle est représentée par une ligne passant au milieu de ses attaches et qui indique la résultante moyenne de ses forces. L'inclinaison de cette ligne par rapport aux divers plans ou à l'axe des os, en même temps qu'elle fixe la situation relative d'un muscle, fait préjuger des moindres particularités de ses usages et de l'intensité de son action proportionnellement à son volume et au mode plus ou moins avantageux d'implantation de ses fibres. Ainsi le sublime et le radial antérieur ont une attache humérale qui leur est commune ; tous deux situés en avant sont fléchisseurs ; mais le sublime, qui suit parallèlement l'axe du membre, est fléchisseur direct, tandis que le radial antérieur, dont l'attache carpienne est externe, est en même temps pronateur.

Considérée sous le point de vue des forces, la direction offre des applications variées. La plupart des muscles s'insèrent obliquement sur les os sous des angles variés. Les longs muscles superficiels des membres, presque parallèles aux leviers qu'ils font mouvoir, perdent beaucoup de leur puissance par le désavantage de leur direction. Les muscles courts sont en général dans des conditions inverses ; le carré pronateur et le carré crural s'insèrent perpendiculairement. Enfin dans beaucoup de muscles la direction première est plus ou moins modifiée par les saillies articulaires, et dans quelques-uns, par la réflexion de leurs tendons dans des coulisses ou des poulies spéciales.

CONNEXIONS.

Les nombreux rapports des muscles sont surtout importans à connaître sous le point de vue chirurgical.

1° *Avec la peau.* Il n'y a que les muscles peauciers qui aient des adhérences directes avec la peau ; les autres muscles en sont isolés par une couche adipeuse et par des enveloppes aponévrotiques. Les plus superficiels se dessinent au-dehors par la saillie de leurs *ventres* ou de leurs tendons, et la dépression des intervalles celluleux qui les séparent. Ces lignes extérieures, combinées avec les saillies osseuses, sont d'un grand intérêt pour le tracé des régions chirurgicales dans lesquelles s'inscrivent les opérations.

2° *Avec les aponévroses* et les *gaînes fibro-celluleuses.* Ces rapports sont de quatre sortes (*a*). Presque tous les muscles sont environnés à la superficie par les aponévroses générales d'enveloppe (*b*). De la circonférence au centre, un grand nombre d'entre eux sont réunis en groupes dans des polyèdres irréguliers, par des cloisons fibreuses perpendiculaires, qui, de l'aponévrose extérieure, se portent sur les lignes rugueuses des os (*c*). Quelques muscles superficiels ont leurs gaînes aponévrotiques spéciales qui les isolent dans leurs mouvemens, et dont la densité est proportionnée à leur tendance au déplacement. Ces trois espèces d'enveloppes, formées d'un tissu fibreux compacte, donnent généralement insertion aux fibres musculaires (*d*). Enfin les muscles qui n'ont pas d'aponévrose spéciale sont environnés d'une gaîne fibro-celluleuse dont la densité diminue des plus superficiels aux plus profonds ; cette gaîne, formée d'un tissu cellulaire condensé, plus ou moins chargé de graisse dans les intervalles des muscles, leur sert à-la-fois de moyen d'isolement et d'union.

3° *Avec les os.* Les muscles radiés s'implantent sur les os dans presque toute l'étendue de leur corps. La plupart des muscles larges recouvrent seulement les os sans autre adhésion que celle du tissu cellulaire avec le périoste, jusqu'au point de leur insertion. Pareille disposition s'observe aux membres pour les muscles profonds. Les plus superficiels correspondent, par leur corps, au cylindre aminci de l'os. Ils n'ont de rapports qu'avec les extrémités articulaires élargies autour desquelles se contournent leurs tendons. Généralement ces tendons franchissent les articulations qu'ils protégent, pour s'implanter à l'os situé au-dessous de la fraction du membre dont le muscle lui-même fait partie.

4° *Avec les vaisseaux et les nerfs.* Les muscles, formant des coussinets souples, sont à l'égard des vaisseaux des conducteurs et des organes de protection. Les principaux troncs vasculaires, enveloppés par des gaînes fibro-celluleuses, rampent dans les sillons musculaires, à la partie interne du bras et de la cuisse, ou dans les plans profonds de l'avant-bras et de la jambe, abrités par les os et les muscles, et garantis de l'atteinte des corps extérieurs. Quand une attache musculaire se trouve sur leur trajet, elle s'ouvre pour leur livrer passage en formant une arcade aponévrotique qui s'oppose à ce que le cours des liquides soit interrompu dans les contractions musculaires. Ces contractions elles-mêmes, inoffensives pour la circulation des artères, favorise celle des veines.

5° *Rapports des muscles entre eux.* Ce sont à-la-fois les plus nombreux et les plus importans, puisque c'est d'eux que dérivent tous les autres. En considérant que chaque muscle en lui-même se distingue par sa forme, sa situation, sa direction, ses dimensions, sa structure, appropriées à sa destination spéciale, on admire que, de tant de combinaisons partielles, il puisse résulter, entre eux et avec les autres parties, une forme générale et une harmonie de rapports coïncidant de la manière la plus heureuse avec la synergie d'action. Cependant les muscles superposés par couches, juxta-posés par leurs faces, longent les membres, circonscrivent les cavités, s'ajustent aux divers mécanismes, et s'adaptent parfaitement les uns aux autres, en conservant la liberté de leurs mouvemens, sans laisser d'autres vides que ceux nécessaires pour le passage des vaisseaux, et dans les lieux les plus convenables pour que ces derniers se trouvent efficacement protégés. La connaissance des rapports des muscles constitue presque toute l'anatomie, et offre le plus grand intérêt sous les deux points de vue physiologique et pathologique. C'est un des sujets sur lesquels nous nous efforcerons le plus de fixer l'attention.

NOMENCLATURES.

La myologie est, de toutes les parties de l'anatomie, celle où il règne le plus de confusion dans le langage. Les premiers anatomistes ne désignaient, par des noms particuliers, qu'un certain nombre de muscles; les autres n'étaient connus que par des noms numériques, tirés, soit de leur position relative, comme à la même époque on indiquait aussi la plupart des os de la face, soit de leurs usages vrais ou supposés. Sylvius, le premier, commença d'imposer des noms particuliers à tous les muscles, et ce travail fut presque complété par Riolan. Plus tard, on alla peut-être trop loin en multipliant sans nécessité les subdivisions, et appelant de noms différens les faisceaux d'un même muscle, comme on peut le voir dans Duverney et Winslow. Les anatomistes les plus modernes, Sabatier, Bichat, Boyer, MM. Hippolyte et Jules Cloquet, ont plutôt retranché qu'ajouté, quant au nombre; mais les dénominations ne sont pas tellement arrêtées, qu'il n'y ait encore aujourd'hui des muscles dont le nom présente des variantes entre les divers auteurs.

Dans cette bizarre nomenclature, les noms des muscles ont été empruntés de leurs divers accidens.

1° *De la situation relative.* Ex. : Muscles antérieurs, postérieurs, internes, externes.

2° *De la configuration.* Ex. : Les carrés, triangulaires, orbiculaires, pyramidaux, etc.

3° *De la direction.* Ex. : Muscles droits, obliques, transverses.

4° *Des dimensions.* Ex. : Muscles grands, petits, longs.

5° *Des usages.* Ex. : Fléchisseurs, extenseurs, adducteurs, abducteurs, constricteurs, masseter, sphincters, diaphragme.

6° *Des divisions* ou *complications.* Ex. : Digastiques, complexus, jumeaux, biceps, triceps, dentelés.

7° *Des os avec lesquels ils sont en rapport.* Ex. : Temporal, radiaux, péroniers.

8° *De la région dont ils font partie.* Ex. : Fessiers, anconé, poplité.

9° *Des insertions.* Ex. : Occipito-frontal, sterno-hyoïdien, génio-glosse.

Mais comme de toutes les qualités des muscles il n'en est aucune, à part les insertions, qui suffise toujours pour les caractériser, il a fallu composer les noms de plusieurs de ces qualités réunies. Ex. : Grand et petit obliques de l'abdomen, et grand et petit obliques postérieurs de la tête; carré pronateur et carré crural; transverse de l'abdomen et transverse du périnée; longs fléchisseurs ou extenseurs des doigts et des orteils; grand fessier et petit fessier; biceps brachial et biceps fémoral, etc.

L'avantage qu'offrent les insertions de pouvoir désigner les muscles isolément, en faisait la meilleure base d'une nomenclature univoque et régulière. C'est sur cette donnée qu'est fondée l'excellente nomenclature de Chaussier, dont celle de Dumas n'est qu'une variante moins heureuse, par la nécessité où s'est cru l'auteur de renfermer dans les dénominations toutes les attaches, ce qui change un simple nom en une phrase bizarre et compliquée. Nous aurons soin de donner, comme synonymie, la nomenclature de Chaussier; mais, comme l'habitude et la nécessité de s'entendre ont fait prévaloir les anciennes dénominations, nous continuerons de nous en servir.

ORDRE DE DESCRIPTION.

Il existe, pour décrire les muscles, deux méthodes de classification : l'une, où ces organes sont considérés par ordre de superposition ou par *régions*; et l'autre, où ils sont groupés d'après leurs *usages*. La première, léguée par Galien, puis longtemps oubliée, reproduite par Albinus, adoptée et plus ou moins modifiée par Sabatier, Vicq-d'Azyr et Bichat, a continué de régner dans nos écoles et dans tous nos traités d'anatomie, chaque jour de plus en plus étendue et subdivisée. La seconde, créée par Vésale, avait été suivie par Winslow, et négligée depuis. La classification par régions, image du cadavre, est plus *anatomique*, et en même temps, comme elle donne les rapports, elle est *chirurgicale*, ce qui explique surtout le succès qu'elle a obtenu dans ces derniers temps. La classification d'après les usages offre des inconvéniens, le même muscle remplissant parfois des usages très différens; mais, d'un autre côté, elle présente de grands avantages : elle est *physiologique*, et, sous ce point de vue, elle entre mieux dans l'esprit du sujet, l'étude des muscles en eux-mêmes. Aussi ne sommes-nous pas surpris qu'elle ait été reproduite tout récemment par M. Cruveilhier, dans son *Cours d'études anatomiques*, ouvrage excellent, plein de rapprochemens ingénieux, d'aperçus utiles et de faits bien observés, certainement celui de tous auquel nous avons le plus emprunté, et que nous ne citons seulement par intervalles, que parce qu'on ne saurait toujours citer.

Pour ce qui nous concerne en particulier, la classification par régions, qui sacrifie l'ensemble aux détails de localités, ne nous convenait que médiocrement; et, du reste, comme elle doit se représenter plus tard dans notre Anatomie chirurgicale, il valait mieux envisager le sujet sous un aspect différent. Il semble donc que nous n'avions plus qu'à suivre l'ordre physiologique. Toutefois il se présentait ici une nouvelle difficulté qui tient à la nature de notre ouvrage, par la nécessité de faire concorder le texte avec les planches. Pour les membres où les muscles, situés dans un même plan, ont généralement des usages analogues, rien de plus facile que de les figurer et de les décrire dans un ordre commun; mais il n'en est pas de même du tronc, où se trouvent juxta-posés des muscles, dont les uns meuvent ses pièces osseuses, et les autres ses appendices. Comment, sur des figures, séparer du tronc le trapèze, le grand dorsal, le grand pectoral, les psoas? Comment dessiner ces muscles avec ceux de l'épaule, du bras et de la cuisse auxquels ils appartiennent dans l'ordre physiologique? Forcés de nous créer une méthode proprement *iconographique*, c'est-à-dire en harmonie avec l'aspect du cadavre dont nos planches d'ensemble sont l'image, nous nous sommes rapprochés de M. Boyer en décrivant des *parois* et des *plans*, sauf, dans la succession des muscles, à rapprocher, autant qu'il nous sera possible, ceux qui ont des fonctions analogues. Ainsi ce n'est point une classification que nous présentons, mais seulement un ordre spécialement adapté à la forme même de notre travail. Toutefois, comme nous désirons être complets, après chaque section, en traitant du mécanisme d'une partie, nous replacerons dans l'ordre physiologique les muscles qui y concourent.

SECTION PREMIÈRE.

MUSCLES DU TRONC.

PAROIS ANTÉRIEURE ET LATÉRALES.

MUSCLES DE LA CHARPENTE THORACO-ABDOMINALE.

MUSCLES DU THORAX.

DU GRAND PECTORAL. (1)

STERNO-HUMÉRAL (*CHAUSS.*); PECTORALIS MAJOR (*SOEMM.*).

Situation, configuration. Muscle superficiel, très large, aplati et mince en dedans, plus épais et bombé en dehors, non, comme on le dit, de forme triangulaire, mais plutôt irrégulièrement pentaèdre, situé à la partie antérieure de l'une des moitiés du thorax, au-dessus et au-devant du triangle de l'aisselle dont il forme la paroi et le bord antérieurs.

Divisions, insertions, direction, fasciculation. A partir de son attache mobile à l'humérus, le grand pectoral se divise en autant de portions qu'il a d'attaches fixes, à la clavicule, au sternum et aux cartilages des côtes de la seconde à la sixième, à l'aponévrose du grand oblique abdominal et à l'extrémité osseuse de la sixième côte.

1° La portion *claviculaire* forme un vaste faisceau isolé qui s'insère par de courtes fibres aponévrotiques, sur la face antérieure de la clavicule, de huit lignes environ de l'extrémité sternale de cet os jusqu'à sa partie moyenne.

2° La portion *chondro-sternale* est séparée de la précédente par un sillon celluleux triangulaire. Elle se divise en gros faisceaux qui varient en nombre de six à neuf. Les attaches se font: (*a*) pour les fibres *superficielles*, dans toute la hauteur de la partie moyenne du sternum par de courtes fibres aponévrotiques entre-croisées en nattes avec celles du côté opposé; (*b*) pour les *fibres profondes*, sur les cartilages des côtes de la seconde à la cinquième, et sur l'aponévrose antérieure des intercostaux par d'autres fibres confondues avec cette dernière aponévrose et avec les petits ligamens radiés antérieurs chondro-sternaux (*Pl.* 50, *fig.* 5, *chiff.* 9, 11, 21).

3° La portion *chondro-aponévrotique* s'insère par ses fibres profondes sur le cartilage de la sixième côte, et par ses fibres superficielles sur l'aponévrose du grand oblique abdominal au-devant du muscle droit.

4° Le dernier faisceau isolé s'insère sur l'extrémité osseuse de la sixième côte.

Les faisceaux du grand pectoral se composent, comme en général les muscles horizontaux, de fibres rubanées, larges et plates; les plus profondes sont les plus fines. Toutes ces fibres se dirigent, en convergeant de dedans en dehors, des attaches fixes vers l'attache mobile, les faisceaux supérieurs, de haut en bas, les moyens, horizontalement, les inférieurs, de bas en haut. Parvenu au tendon huméral, le faisceau claviculaire est celui qui descend le plus bas en passant au-devant de tous les autres. Les premiers fascicules sternaux s'insèrent un peu plus haut sur un épanouissement fibreux qui fait partie du tendon; ceux qui viennent ensuite se contournent successivement les uns au-dessous des autres en remontant en arrière des faisceaux supérieurs, et s'attachent sur le tendon, d'autant plus haut qu'ils sont partis de plus bas, en sorte que, pour les faisceaux extrêmes, la position relative des insertions est inverse. Le premier faisceau, supérieur par son attache claviculaire, est inférieur par son attache humérale, et le dernier, inférieur par son extrémité costale, est supérieur sur le tendon commun.

De tout ce qui précède, il résulte que le tendon huméral est formé de deux lames aponévrotiques parallèles, séparées en haut, formant gouttière par le bas, dont l'antérieure, superficielle,

(1) Planches 62 et 63.

reçoit les faisceaux supérieurs, et la profonde les faisceaux inférieurs. Le tendon membraneux, formé par ces deux feuillets intimement unis en dehors, s'insère sur toute la *lèvre antérieure* de la coulisse bicipitale de l'humérus, continue en haut, avec l'insertion du sus-épineux, et en bas avec le tendon du deltoïde; par son épanouissement il renforce la lame fibreuse qui tapisse la coulisse du biceps et fournit inférieurement une expansion membraneuse qui concourt à la formation de l'aponévrose brachiale.

Connexions. *Le plan antérieur*, convexe, est séparé de la peau et du tissu adipeux sous-cutané, en haut par le peaucier, dans le reste de son étendue par une lame celluleuse qui tient lieu d'aponévrose.

Le plan postérieur recouvre le petit pectoral, le sous-clavier, la moitié du sternum, l'extrémité antérieure des six premières côtes avec leurs cartilages, une partie des intercostaux externes, du grand dentelé; de l'oblique externe et du grand droit de l'abdomen, les vaisseaux thoraciques et la partie supérieure du biceps et du coraco-brachial.

Le bord externe longe dans ses trois quarts inférieurs le bord adjacent du deltoïde; supérieurement il s'en écarte en formant un large triangle celluleux dans lequel s'enfonce la veine céphalique, et d'où sort une artériole.

Le bord supérieur constitue l'attache claviculaire, et le *bord interne*, l'attache sternale; inférieurement ce dernier se continue avec la ligne blanche sur laquelle s'implantent ses dernières fibres aponévrotiques.

Le bord inférieur se divise en deux parties: l'*interne* forme la double attache sur l'aponévrose du grand oblique et sur la sixième côte; l'*externe* libre, mince en bas et en dedans, épais en haut et en dehors, contourné dans toute son étendue par la torsion des faisceaux inférieurs, forme le rebord antérieur saillant du creux axillaire. Enfin les rapports médiats du grand pectoral avec les vaisseaux axillaires sont des plus importans. Il protége ces vaisseaux par la saillie qu'il forme en avant, et par ses bords, sert de guide pour la ligature de l'artère par plusieurs procédés.

Anomalies. Il existe parfois un faisceau supérieur qui, au lieu de rejoindre le tendon huméral, s'attache, soit à l'aponévrose brachiale, soit au tendon de la courte portion du biceps, ou à celui du grand dorsal. Il n'est pas rare de trouver le tendon huméral, divisé au-delà de son insertion habituelle, embrasser entre les deux feuillets le tendon de la longue portion du biceps brachial (Cruv.). M. Meckel signale un muscle accidentel, vu aussi par Sandifort, qui s'étend du sterno-cléido-mastoïdien au sterno-pubien, ou grand droit abdominal, partagé, comme ce dernier, par des intersections aponévrotiques. Ce muscle, dont l'étendue est souvent moins considérable, varie pour les attaches, mais en conservant toujours la même direction. Il semble plutôt une continuation anomale du sterno-pubien, et ne saurait appartenir au grand pectoral, avec lequel il n'a de commun que le voisinage.

Action. Le grand pectoral agit sur l'humérus, ou sur le sternum et les côtes. Dans le cas le plus ordinaire, le point mobile est à l'humérus, le muscle, alors dans son ensemble, est *adducteur du bras.* Si la tête de l'humérus est écartée en arrière, il devient *rotateur du bras en dedans.* Quant aux contractions partielles, les faisceaux supérieurs sont *élévateurs* en avant et en dedans du bras abaissé, les faisceaux inférieurs sont *abaisseurs*, dans les mêmes sens, du bras qui est élevé; les faisceaux intermédiaires représentent la résultante moyenne des fibres opposées. Quand la respiration est difficile ou accélérée, l'épaule étant préalablement maintenue par ses muscles postérieurs, le tendon huméral de point mobile, se change en point fixe, le sternum et les côtes sont élevés, et le grand pectoral devient alors un muscle *inspirateur.*

DU PETIT PECTORAL (1).

PETIT DENTELÉ ANTÉRIEUR; COSTO-CORACOÏDIEN (*CHAUSS.*); SERRATUS ANTICUS (*ALBIN*); PECTORALIS MINOR (*SOEMM.*).

Situation, configuration. Muscle mince, triangulaire, aplati, dentelé, situé derrière le précédent à la partie supérieure, antérieure et un peu latérale du thorax.

Insertions, direction. Né de la face externe des cinquième, quatrième et troisième côtes par trois languettes aponévrotiques minces, il s'insère dans les intervalles sur le plan fibreux des muscles intercostaux externes. De ces trois ou quatre attaches internes, procèdent autant de faisceaux radiés, peu distincts, qui se réunissent à un tendon aplati et resplendissant, plus long en bas et en avant qu'en arrière et en haut. Le tendon s'attache sur le bord antérieur et près du sommet de l'apophyse coracoïde, où il adhère à celui du coraco-brachial et de la courte portion du biceps. Les fibres du petit pectoral, très fines et fortement colorées, sont toutes obliques de bas en haut et de dedans en dehors; elles augmentent en longueur et en inclinaison du bord supérieur vers l'inférieur.

Connexions. *Le plan antérieur* est recouvert par le muscle grand pectoral, entre les deux est une couche de tissu cellulaire lâche, dans laquelle rampent les vaisseaux et les nerfs thoraciques. Le *plan postérieur* recouvre immédiatement une portion du grand dentelé, des côtes et des intercostaux externes. A un pouce de son extrémité scapulaire, sa direction est croisée par les vaisseaux axillaires. Les deux *bords* sont libres. Le *supérieur* laisse, entre lui et la clavicule, un espace que l'on utilise pour la ligature de l'artère. L'*inférieur*, épais, concourt à former le bord antérieur du creux de l'aisselle; il déborde quelquefois celui du grand pectoral.

Anomalies. Il est assez ordinaire de rencontrer un petit pectoral à quatre faisceaux, dont le premier s'insère à la seconde côte (*Pl.* 64). Il est plus rare que le faisceau accidentel se fixe à la sixième côte. Rosenmüller a trouvé un petit muscle surnuméraire qui, de l'apophyse coracoïde, s'insérait aux deux premières côtes, sorte de transition entre le petit pectoral et le sous-clavier. Gantzer a signalé une languette musculaire, qui s'étendait de la première côte à la capsule fibreuse scapulo-humérale.

Action. Son point fixe est ordinairement sur les côtes, et alors il tire sur l'omoplate, par l'apophyse coracoïde, ou, en d'autres termes, il est *abaisseur de l'épaule* en *avant.* Mais si l'épaule est fixée en haut et en arrière, il soulève les côtes, et de même que le grand pectoral, il devient *inspirateur.*

(1) Planches 64, 65.

DU SOUS-CLAVIER [1].

COSTO-CLAVICULAIRE (*CHAUSS.*); SUB-CLAVIUS (*SOEMM.*).

Situation, configuration. Petit muscle en forme de triangle très alongé, arrondi en fuseau, légèrement aplati d'avant en arrière, situé à la partie supérieure du thorax entre la clavicule et la première côte.

Insertions, direction. Implanté sur le cartilage de la première côte, par un fort tendon qui se prolonge sur le bord inférieur, et presque toujours traverse une duplicature du ligament costo-claviculaire (*Pl.* 50, fig. 5, chiff. 6). Le sous-clavier se dirige de dedans en dehors, avec une légère inclinaison de bas en haut. Après un court trajet, il commence à s'attacher dans la gouttière de la face inférieure de la clavicule, d'abord par les fibres supérieures, et successivement par toutes les autres; il se termine enfin par un tendon aplati qui s'insère à l'extrémité externe de la clavicule auprès du ligament coraco-claviculaire inférieur.

Connexions. Enveloppé dans un canal osseux et fibreux, entre la clavicule et la forte aponévrose coraco-claviculaire qui se contourne autour de lui en forme de gouttière (*Pl.* 67), le sous-clavier n'a que des rapports médiats: en *avant*, avec le grand pectoral; en *arrière*, avec les vaisseaux axillaires et les nerfs du plexus brachial. Il fait, pour ces derniers, l'office d'un coussinet élastique et empêche qu'ils ne soient comprimés entre la clavicule et la première côte.

Anomalies. M. Meckel, d'après Boehmer et Rosenmüller, considère, avec raison, comme un appendice accidentel du sous-clavier un petit faisceau surnuméraire qui parfois s'étend de la première côte à l'apophyse coracoïde ou à l'acromion.

Action. Son point fixe le plus ordinaire est à la première côte, et dans ce cas il entraîne *en bas* et *en avant la clavicule*, et applique son extrémité interne contre le sternum; si, au contraire, il s'appuie sur la clavicule, il concourt à l'*inspiration* en élevant le cartilage de la première côte.

DU GRAND DENTELÉ [2].

COSTO-SCAPULAIRE (*CHAUSS.*); SERRATUS MAGNUS (*SOEMM.*).

Situation, configuration. Vaste muscle trapézoïdal, très large, mince, aplati, formé de languettes charnues parallèles, qui enveloppe les trois quarts supérieurs de la paroi latérale du thorax.

Division, insertion, direction, fasciculation. Composé de dix languettes charnues qui s'étendent de la face externe des côtes au bord spinal de l'omoplate, le grand dentelé se divise en trois portions distinctes.

1° La *portion supérieure* est formée seulement par la première languette, isolée des autres, moins élevée, mais plus épaisse, tendue comme une corde au-dessus de la seconde, plus large en avant, rétrécie en arrière, implantée d'une part au bas de la face externe de la première côte, au bord supérieur de la seconde et à l'aponévrose intermédiaire, et d'autre part, à la face interne de l'angle postérieur et supérieur de l'omoplate.

2° La *portion moyenne* se compose des seconde, troisième et quatrième languettes. La seconde, très considérable, se glisse sous la première, vers le bord supérieur de la deuxième côte; dans son milieu, elle forme une concavité; en arrière, elle s'élargit pour s'insérer sur les deux tiers supérieurs de l'attache scapulaire à une aponévrose formant une petite arcade, et qui lui est commune avec la troisième languette. Cette dernière s'implante aussi en avant et en haut à la seconde côte, en arrière et en bas, partie à l'aponévrose et partie au-dessus du faisceau inférieur. La quatrième languette s'étend du même tendon à la troisième côte.

3° La *portion inférieure* est formée par les six dernières languettes insérées aux côtes de la quatrième à la neuvième. De forme triangulaire, des côtes vers l'omoplate, radiées en éventail, elles convergent toutes en arrière en un faisceau commun; les cinquième, sixième et septième, saillantes au milieu, les troisième et quatrième contournées en dessus, et les deux dernières en dessous et en arrière. Elles s'insèrent par une espèce de tendon épais et court qui embrasse en avant l'angle inférieur de l'omoplate.

Toutes ces languettes charnues, séparées par des sillons celluleux, sont formées de larges fibres parallèles, minces et rubanées, effilées en arrière. Les attaches costales linéaires se font par de minces aponévroses; elles ont reçu le nom de *digitations*, qui peint le mode de pénétration réciproque des cinq dernières avec les faisceaux du grand oblique par une succession d'angles sortans et rentrans. Les moyennes, de la quatrième à la sixième, se glissent sous les attaches du petit pectoral.

Connexions. Le *plan externe* du grand dentelé est recouvert en avant, dans les premières digitations, par le petit et le grand pectoral. Les quatre ou cinq dernières sont sous-cutanées. Leur saillie extérieure, intéressante pour le peintre et le statuaire, sert d'indice au chirurgien, pour la détermination des côtes et de leurs intervalles. Latéralement, le grand dentelé forme la paroi profonde du creux axillaire en rapport médiat avec les gros vaisseaux. En bas, il est recouvert par le bord du grand dorsal, en arrière par le sous-scapulaire, séparé de ces différentes parties par un tissu cellulaire lâche.

Le *plan interne* recouvre en arrière l'extrémité costale du petit dentelé postérieur et supérieur, et dans le reste de son étendue, les intercostaux externes, et les côtes de la seconde à la neuvième.

Les *bords supérieur* et *inférieur* sont libres; le premier est très court et l'autre très long.

Le *bord postérieur* ou *scapulaire* forme, sur la lèvre interne de l'omoplate, une insertion aponévrotique, placée entre celles du rhomboïde et du sous-scapulaire.

Le *bord antérieur* ou *costal*, arrondi en arc, le plus long de tous, est celui qui présente les digitations.

Anomalies. La neuvième languette manque très souvent. Dans des cas très rares, il n'y a pas de languettes moyennes, et alors le muscle est composé des deux portions opposées séparées par un intervalle.

Action. Il y a peu de muscles où elle soit aussi compliquée. 1° *Insertion fixe aux côtes.* L'effet produit par la contraction des trois ordres de faisceaux est très différent. Le premier, tendu en travers, avec une légère inclinaison de bas en haut et de dedans en dehors, *abaisse* et *porte en avant le moignon de l'épaule.* Le

(1) Planches 64, 67, 68.
(2) Planches 62, 63, 64, 66.

second *tire directement l'omoplate en avant* par les languettes supérieures, et tend à *élever son angle* par les inférieures. Le troisième faisceau, de beaucoup le plus fort, *élève* et *entraîne en avant l'angle inférieur*, et, par le mouvement de bascule, porte *en bas* et *en arrière l'angle spinal supérieur*. La résultante moyenne de la contraction commune est le transport de l'*omoplate en avant* et *en bas*. Le grand dentelé, dans ce premier mode d'action, concourt puissamment à maintenir l'omoplate dans l'effort nécessaire pour soulever un fardeau, les côtes étant préalablement fixées en bas par les muscles abdominaux. 2° *Insertion fixe à l'omoplate*. Dans ce cas le muscle est *inspirateur* par les deux faisceaux externes qui écartent les côtes. M. Cruveilhier le croit *expirateur*, par les deux premières languettes de sa portion moyenne qui abaissent la seconde côte.

DU TRIANGULAIRE DU STERNUM [1].

PETIT DENTELÉ ANTÉRIEUR; STERNO-COSTAL (*CHAUSS.*); STERNO-COSTALIS (*SOEMM.*); STERNO-ABDOMINALIS (*ROSENMULLER*).

Situation, configuration. Muscle très mince, fasciculé, alongé en triangle, situé verticalement à la partie postérieure du plastron chondro-sternal du thorax, dans ses trois quarts inférieurs.

Division, insertions, direction, fasciculation. Ce muscle est composé de quatre, mais le plus souvent de cinq petits faisceaux aplatis qui s'insèrent des deuxième, troisième, quatrième, cinquième et sixième côtes, au sternum, à l'appendice xiphoïde et au muscle transverse abdominal. Chacune des insertions costales se fait par de longues fibres aponévrotiques, minces et nacrées, sur le cartilage, en dehors, sur l'extrémité de la côte osseuse et sur le plan fibreux des muscles intercostaux internes. L'insertion sternale a lieu par des fibres semblables, disposées suivant une ligne continue dans toute la hauteur du sternum. Les faisceaux, formés de fibres parallèles très fines, sont unis par leurs côtés. Le premier est presque vertical, les autres sont de plus en plus obliques; le cinquième est transversal, attaché en dedans, avec le quatrième, sur l'appendice sternal, et confondu, par son bord inférieur, avec le muscle transverse abdominal audevant des attaches du diaphragme, sous lesquelles il envoie souvent un long faisceau qui s'insère aux cartilages des côtes, de la huitième à la onzième.

Connexions. Il est en rapport : en *avant*, avec les côtes, leurs cartilages et le bord du sternum; en *arrière*, avec les vaisseaux mammaires internes, le nerf diaphragmatique, le médiastin antérieur, les plèvres, et, médiatement, avec le bord antérieur des poumons, les gros vaisseaux, et, pour celui du côté gauche, le cœur et ses enveloppes. Ses attaches internes sont perforées par des arcades aponévrotiques qui donnent passage aux petits rameaux antérieurs des vaisseaux mammaires internes.

Anomalies. Elles sont assez variées quant au nombre et à la disposition des faisceaux. Souvent le triangulaire du sternum ne remonte pas au-delà de la troisième ou même de la quatrième côte. Parfois, au contraire, il forme six faisceaux et s'étend jusqu'à la première côte. Il est surtout ordinaire qu'il y ait d'un côté un faisceau de moins que de l'autre, ou que le faisceau supérieur d'un côté soit remplacé par une aponévrose dont les fibres simulent la portion musculaire qui manque.

(1) Planches 68 et 75.

Action. Ce muscle représente, sur la face interne de la paroi antérieure du thorax, les petits dentelés postérieurs. Il a pour usage d'*abaisser les cartilages* et l'*extrémité osseuse* des quatre ou cinq côtes auxquelles il s'insère.

CIRCONFÉRENCE DU THORAX.

DES INTERCOSTAUX

EXTERNES ET INTERNES (1).

Situation, configuration, nombre. Ces muscles, très bien nommés, forment, par leur réunion, une lame musculaire à deux feuillets juxta-posés, qui remplit chacun des espaces situés entre les côtes ou leurs cartilages, en décrivant, de chaque côté, la demi-enceinte du thorax, du rachis au sternum pour les six premiers, et s'étendant du même point jusqu'à la jonction des cartilages ou à l'extrémité des côtes flottantes pour les cinq autres. Ainsi, il y a en tout quarante-quatre muscles intercostaux, vingt-deux de chaque côté, moitié externes, moitié internes.

Insertions, direction, structure, fasciculation. Chacune de lames des intercostaux se compose de deux plans : au dehors, l'externe, en dedans, l'interne, qui s'insèrent sur les lèvres correspondantes du bord inférieur de la côte située au-dessus, ou du bord supérieur de celle placée au-dessous. Les deux sortes d'intercostaux s'étendent, en avant, jusqu'à l'extrémité sternale des cartilages de prolongement; mais en arrière, les intercostaux externes commencent aux articulations costo-vertébrales, et les internes, seulement à l'angle des côtes. Tous deux se composent de fibres musculaires entremêlées de filamens aponévrotiques, qui, le plus souvent, n'ont que le tiers ou la moitié de la hauteur de l'espace intercostal, mais parfois aussi en parcourent toute l'étendue. Ces diverses fibres sont obliques de haut en bas, mais l'inclinaison a lieu d'arrière en avant pour les intercostaux externes, et d'avant en arrière pour les intercostaux internes, de sorte qu'ils se croisent en sautoir. Les insertions aux côtes se font par de courts filamens qui s'épanouissent sur le périoste. A leurs extrémités, les deux rangs d'intercostaux sont plutôt aponévrotiques que musculaires, et dans quelques points leurs diverses fibres s'entre-croisent en *x*. Les externes, surtout, offrent en avant un plan aponévrotique très prononcé (*Pl.* 50, fig. 5, et *Pl.* 65), qui maintient l'union des cartilages avec le sternum et les côtes. Enfin, quant à leur volume proportionnel, les intercostaux externes sont plus épais et plus charnus que les internes.

Connexions. Les intercostaux externes sont recouverts, en avant, par les muscles grand et petit pectoral et en partie le grand oblique de l'abdomen ; latéralement, par le grand dentelé et le grand dorsal; en arrière, par les petits dentelés, la masse du sacro-spinal et les surcostaux. Sur le plan opposé, ils sont séparés des intercostaux internes par une aponévrose et les vaisseaux intercostaux. Les intercostaux internes, par leur face pectorale, sont recouverts par les faisceaux sous-costaux et par les plèvres, et en rapport médiat avec les organes thoraciques.

Action. Les deux plans de muscles intercostaux, par la direc-

(1) Planches 65, 68, 73, 76.

tion de leurs fibres, peuvent alternativement élever ou abaisser les côtes, être *inspirateurs* ou *expirateurs*. Dans le même temps, l'un les tire en arrière, l'autre en avant, en changeant réciproquement leur action, suivant que l'effort est produit de haut en bas ou de bas en haut, en sorte que dans l'un ou l'autre cas, la résultante moyenne est toujours un mouvement vertical, ou d'élévation ou d'abaissement. Dans l'inspiration, le point fixe est pris sur les vertèbres cervicales par les muscles scalènes qui élèvent la première côte, et par celle-ci, successivement toutes les autres. Dans l'expiration, le point fixe est pris sur la dernière côte, maintenue par le carré des lombes, et le mouvement se communique de bas en haut, en sens inverse du premier.

DES SURCOSTAUX. (1)

LEVATORES COSTARUM (*STENON*).

Situation, configuration. Petits muscles courts, triangulaires, aplatis, ligamenteux, situés à la partie postérieure des espaces intercostaux, étendus, au nombre de douze de chaque côté entre le rachis et les côtes, et servant, en arrière, d'accessoires puissans aux intercostaux externes.

Divisions, insertions. Chacun d'eux commence par un fort tendon, inséré à la partie postérieure du sommet des apophyses transverses des vertèbres dorsales. De ce tendon naissent des fibres musculaires dirigées de haut en bas et de dedans en dehors, comme dans les intercostaux externes, mais avec une obliquité plus grande, et qui augmente du bord interne vers l'externe. Ces fibres s'insèrent, par le bord inférieur du muscle, formant la base du triangle, sur la ligne rugueuse qui parcourt en diagonale la face postérieure des côtes, de leur angle à leur tubérosité. Les surcostaux se distinguent en courts et en longs. Les *courts surcostaux* (*levatores breviores*), au nombre de sept ou huit, ne traversent qu'un seul espace intercostal d'une apophyse transverse à la côte située au-dessous. Ils occupent les deux tiers supérieurs de la poitrine; le premier par conséquent est intermédiaire entre l'apophyse transverse de la septième vertèbre cervicale et la première côte. Les *longs surcostaux* (*levatores longiores*), au nombre de trois ou quatre, font suite aux précédens, et se composent de *deux petites digitations*. L'*externe*, très oblique en dehors, s'attache, comme les muscles courts, à la côte immédiatement sous-jacente; l'*interne*, plus vertical, contracte quelques adhérences avec cette côte, puis, la franchit, pour s'insérer au bord supérieur de celle qui est placée au-dessous; mais comme l'espace est très limité, il en résulte que dans la succession de ces muscles le long faisceau interne de l'un est en partie recouvert par le court faisceau externe de celui qui lui succède. Enfin, le dernier des surcostaux, qui procède de la onzième apophyse dorsale, n'ayant plus au-dessous de lui que la douzième côte, n'offre, comme les supérieures, qu'un seul faisceau.

Structure, connexions, action. Ces muscles se composent, comme les intercostaux et les petits dentelés, d'un mélange de fibres musculaires et aponévrotiques. Ils sont en rapport en arrière avec le long dorsal et le sacro-lombaire; en avant et en dehors, avec les intercostaux externes; en dedans, avec le transversaire épineux. Ils ont pour usage d'*élever les côtes*, et sont par conséquent *inspirateurs*. Ils agissent tous en commun, disposition qui permet sans inconvénient la fusion de plusieurs en un seul, comme on l'observe quelquefois. Morgagni a même vu un cas où ils étaient tous unis, et constituaient un long dentelé postérieur très régulier.

(1) Planches 88, 89.

DES SOUS-COSTAUX. (1)

Ces muscles, décrits d'abord isolément par Verheyen, sont situés en dedans de la cavité thoracique, et constituent de simples languettes assez peu évidentes, variables en nombre et en étendue, et placées derrière la plèvre, au-devant et en dedans de l'extrémité vertébrale des intercostaux internes. Au nombre de trois ou quatre, ces languettes s'étendent le plus ordinairementde la seconde côte à la sixième ou à la septième, chacune d'elles s'insérant d'une côte supérieure à la seconde ou troisième située au-dessous. La structure des sous-costaux est à-la-fois musculaire et aponévrotique comme celle de tous les petits muscles dentelés dont ils présentent le rudiment. La direction de leurs fibres est la même que dans les intercostaux internes. On ne leur attribue pas d'usages différens de ceux de ces derniers muscles avec lesquels ils se confondent, et dont ils ne semblent être que l'extension.

MUSCLES DE L'ABDOMEN.

Ils forment en commun une enceinte contractile, composée de chaque côté de trois muscles membraneux superposés, les *grand oblique*, *petit oblique* et *transverse*, qui rejoignent en avant et en arrière le plan moyen par de fortes aponévroses. L'*antérieure*, formée de quatre feuillets, est renforcée par un muscle vertical, le *grand droit*, engaîné dans son épaisseur. La suture médiane des aponévroses de chaque côté prend le nom de *ligne blanche*, un petit muscle tenseur, le *pyramidal*, s'y attache inférieurement.

DU GRAND OBLIQUE. (2)

OBLIQUE EXTERNE; COSTO-ABDOMINAL (*CHAUSS.*); M. ABDOMINIS OBLIQUUS EXTERNUS (*SOEMM.*). S. DESCENDENS.

Situation, configuration. Le grand oblique, large muscle sous-cutané, embrasse les parties latérales de l'abdomen, s'étend un peu sur l'une et l'autre faces, antérieure et postérieure, et, par ses aponévroses, achève de circonscrire, jusqu'au plan médian, chacune des moitiés du tronc. D'une forme trapézoïdale, il décrit, du haut en bas, une courbe sinueuse pour se prêter aux contours des cavités qu'il revêt; en sorte que, déprimé à son milieu, correspondant au pli de flexion de l'abdomen, il est bombé à ses extrémités pour rejoindre la crête iliaque et contourner le rebord des côtes. Par la direction de ses fibres et sa position superficielle, il semble former la continuation des pectoraux et des intercostaux externes.

Divisions, insertions, direction, fasciculation. Ce muscle naît, par de courtes fibres aponévrotiques : 1° comme point fixe, de la moitié antérieure de la lèvre externe de la crête de l'os coxal; 2° d'une ligne courbe qui continue en avant la direction de cette première attache, et s'étend sur l'aponévrose jusqu'à deux pouces et demi (0,067^{mm}) de l'épine iliaque antérieure et supérieure; 3° faisant suite à ce dernier point, par un coude à angle droit, d'une ligne, sensiblement verticale, qui remonte le long des trois quarts supérieurs de l'aponévrose, et s'étend jusqu'au cartilage de la cinquième côte. De ces diverses insertions, les fibres se dirigent obliquement de bas en haut, de dedans en dehors, et

(1) Planche 76. — (2) Planches 62, 63, 67, 69, 71, 72.

d'avant en arrière, et se rassemblent en huit languettes parallèles, d'autant mieux séparées qu'elles se rapprochent davantage des attaches supérieures. Ces languettes se fixent isolément sur la face externe des huit dernières côtes, de la cinquième à la douzième, en décrivant une ligne courbe, à concavité inférieure, oblique de haut en bas, d'arrière en avant, et de dehors en dedans. Chacune des attaches, inclinée dans le même sens, se fait par de courts filamens aponévrotiques, suivant une diagonale qui traverse le grand diamètre des côtes. La surface osseuse triangulaire qui les surmonte sert d'implantation, de la deuxième à la quatrieme ou cinquième, aux languettes correspondantes au grand dentelé, et pour les trois ou quatre dernières à celles qui fixent le bord externe du grand dorsal. Nous savons déjà que c'est en raison de ce mode de réception, semblable à celui de la face palmaire des doigts, les mains jointes, que ces attaches ont reçu en commun le nom de *digitations*. La première languette, très large, mais courte et assez mince par son extrémité supérieure, se confond en avant avec les fibres du grand pectoral, et s'implante en arrière sur l'extrémité de la cinquième côte; de là elle se rend sur l'aponévrose. Les quatre languettes correspondantes au grand dentelé ont une largeur d'un pouce à quinze lignes; elles augmentent progressivement de longueur et diminuent d'obliquité de la seconde à la cinquième : toutes viennent se fixer, en formant un bourrelet saillant, sur le feuillet superficiel des aponévroses abdominales antérieures propre au grand oblique. Les trois dernières languettes sont beaucoup plus étroites, et presque verticales; ce sont elles qui s'implantent sur la crête iliaque : la huitième est fixée en haut sur le cartilage et sur l'extrémité osseuse de la douzième côte. Les fibres, minces et aplaties, sont parallèles comme les faisceaux qu'elles concourent à former. Leur masse est différente aux deux extrémités, de sorte que l'épaisseur du muscle, qui est de quatre à cinq lignes inférieurement, est beaucoup moindre à sa partie supérieure.

Connexions. La *surface externe*, convexe, est en rapport avec la peau et le tissu adipeux, dont l'épaisseur autour de l'abdomen varie, suivant le degré d'embonpoint des sujets, de trois lignes à quatre ou cinq pouces. En arrière, la même surface est un peu recouverte par le bord du grand dorsal, et en haut par le grand pectoral.

La *surface interne*, concave, recouvre l'extrémité sternale des huit dernières côtes et leurs cartilages, la partie antérieure des intercostaux externes correspondans et le petit oblique.

Des quatre bords, le *supérieur* ou *costal*, l'*inférieur* ou *iliaque*, et l'*antérieur*, nous sont déjà connus. Le *postérieur*, libre, très court, étendu entre la douzième côte et la crête iliaque, est le plus souvent recouvert par le grand dorsal; mais parfois il existe entre ces deux muscles un espace triangulaire occupé en partie par les dernières fibres du petit oblique, et complété par l'aponévrose postérieure commune à ce muscle et au transverse, et à laquelle le grand oblique n'est uni que par un tissu cellulaire serré. Ce triangle cutané correspond un peu en dedans du sommet de la crête iliaque; sa moitié interne, occupée seulement par l'aponévrose interposée entre le bord postérieur du petit oblique en arrière, et en avant, le bord externe du carré des lombes, est remarquable par son peu de résistance; aussi est-ce à travers cette fente verticale intermusculaire que s'effectue la *hernie lombaire* signalée par J.-L. Petit.

Anomalies. Elles sont peu nombreuses. La plus ordinaire tient au nombre des faisceaux, et dépend de la disposition du squelette, suivant que les côtes sont en plus ou en moins.

Action. 1° *Le point fixe à la crête iliaque*, le grand oblique tire obliquement sur les côtes qu'il abaisse et porte en arrière; l'aponévrose antérieure s'enfonce et tend à s'appliquer contre le rachis. Cette contraction a pour résultat : (*a*) par rapport au thorax, de l'alonger par l'écartement de l'extrémité antérieure des côtes, de le fléchir de son côté et de lui imprimer une légère rotation qui le tourne en sens opposé; de redresser le tronc s'il a été fléchi de l'autre côté, et les deux muscles agissant simultanément, de le maintenir dans sa rectitude ordinaire, ou de le fléchir directement en avant, et de le redresser s'il a été renversé en arrière. (*b*) Par rapport à l'abdomen, de lui servir d'une enveloppe contractile qui contient les viscères. 2° *Le point fixe aux côtes*, le thorax étant fixé, de resserrer les viscères en les soulevant en arrière, et de fléchir le tronc de bas en haut, de côté ou directement, en entraînant le bassin et les membres abdominaux vers le thorax. En ce qui concerne la respiration, les usages du grand oblique, comme ceux du petit oblique, ne nous paraissent pas avoir été assez exactement déterminés. Suivant que le grand oblique prend son point fixe sur la crête iliaque ou sur les côtes, il alonge la poitrine ou il refoule les viscères en haut. Il nous semble qu'il doit être alternativement *inspirateur* dans le premier cas, et *expirateur* dans le second. Toutefois ce dernier effet ne peut avoir lieu qu'autant que le diaphragme est relâché; si, au contraire, ce muscle est tendu et contracté, le grand oblique, comme tous les autres muscles qui exercent une pression sur les viscères, tend à dilater les ouvertures abdominales, et concourt par conséquent aux actes de la défécation, de l'éjection des urines et de l'expulsion du fœtus dans l'accouchement. C'est également ce même effort simultané qui produit les hernies.

DU PETIT OBLIQUE. (1)

OBLIQUE INTERNE; ILIO-ABDOMINAL (*CHAUSS.*); OBLIQUUS INTERNUS ABDOMINIS (*SOEMM.*). S. ADSCENDENS.

Situation, *configuration*. Large, membraneux, également de forme trapézoïdale comme le précédent, mais beaucoup plus petit, intermédiaire entre lui et le transverse, le petit oblique dirigé en bas et en arrière, et placé entre la crête iliaque et le rebord cartilagineux des côtes, constitue pour l'abdomen l'analogue des intercostaux internes au thorax.

Divisions, *insertions*, *direction*, *fasciculation*. Ce muscle, composé de fascicules rubanés parallèles ou divergens, procède de trois insertions fixes : 1° en arrière, sur son bord postérieur, d'un feuillet aponévrotique qui lui est commun avec le petit dentelé inférieur, et qui adhère fortement à celui du grand dorsal; 2° en bas et en dehors des trois quarts antérieurs de l'interstice de la crête de l'os coxal; 3° inférieurement et en avant, du tiers externe et supérieur de la gouttière du ligament de Poupart. La première insertion forme un bord très mince; les fibres qui en naissent, d'abord presque verticales, s'inclinent progressivement de bas en haut et d'arrière en avant, et s'insèrent au bord inférieur de la moitié libre de la douzième côte et de son cartilage. L'implantation iliaque, fort épaisse, se compose de filamens tendineux très serrés : les fibres de sa moitié postérieure, graduellement plus obliques et plus longues, gagnent le bord inférieur des cartilages des onzième, dixième et neuvième côtes : dans les intervalles des côtes flottantes, elles sont unies avec celles des intercostaux internes, dont la direction est la même. Les fibres de la moitié antérieure iliaque s'attachent, en décroissant de lon-

(1) Planches 64, 65, 68, 69, 71, 74, 75.

gueur et d'obliquité, sur le feuillet moyen de l'aponévrose antérieure, suivant une ligne verticale, qui s'étend du cartilage de la neuvième côte au niveau de l'épine iliaque inférieure, à six lignes en dehors du muscle droit. En regard de l'épine, elles sont courtes et horizontales. Celles qui naissent duli gament de Poupart s'alongent et s'inclinent progressivement en bas et en avant. Inférieurement elles affectent une disposition particulière, et dont la connaissance est d'un grand intérêt pour la théorie des hernies inguinales. A partir de la limite de leur implantation, ces fibres pâles et minces dans la gouttière aponévrotique forment une arcade surbaissée qui, dans l'homme, passe au-devant et au-dessus du cordon des vaisseaux spermatiques, se dirige en bas et en dedans, en s'incurvant vers l'épine du pubis, sur laquelle ses fibres, développées en membrane, s'attachent avec leur aponévrose dans l'étendue d'un pouce, derrière le ligament inguinal interne et au-devant de l'insertion analogue du transverse. Comme l'ont fait observer Bichat et Scarpa, la position de ce double épanouissement, derrière l'orifice de l'anneau inguinal, oppose un puissant obstacle à la formation des hernies directes, ou *inguinales internes*. A cette remarque nous en ajouterons une autre: vers l'angle supérieur, en regard du passage du cordon spermatique, l'arcade recouvre aussi, par son point le plus résistant, la moitié supérieure de l'orifice interne du canal inguinal (*Pl.* 69, 70, 71), et forme une bride contractile qui s'oppose également à la sortie des viscères dans la hernie inguinale externe. C'est encore de cet angle que procède le muscle crémaster, comme nous le verrons plus bas.

Connexions. La *surface externe* est recouverte dans presque toute son étendue par le muscle grand oblique; mais, comme elle dépasse un peu ce muscle à ses extrémités, elle est en rapport avec son aponévrose en avant et avec le grand dorsal en arrière. La *surface interne* recouvre le transverse dans toute son étendue, excepté à sa partie supérieure, où elle ne le revêt que par son aponévrose.

Action. Les insertions opposées de ce muscle étant semblables à celles du grand oblique, le résultat des contractions est analogue, mais se trouve modifié par la direction différente dans laquelle s'opèrent les mouvemens. Ainsi le petit oblique, outre sa fonction de fléchisseur latéral du tronc, resserre l'abdomen, mais en attirant les viscères en bas; comme le fait observer Sabatier, il entraîne surtout plus directement la circonférence inférieure de la poitrine en bas et en arrière, et sa partie interne en dehors, d'où résulte l'écartement des côtes, et par conséquent l'ampliation des diamètres vertical et transverse de la poitrine. Ce muscle, suivant qu'il transporte ses points d'appui à la poitrine ou au bassin, nous paraît devoir, comme le grand oblique, concourir à-la-fois à l'*inspiration* et à l'*expiration*. Ses fibres inférieures contiennent plus particulièrement les viscères en bas. Nous avons déjà dit quels sont plus particulièrement leurs usages par rapport au canal inguinal.

DU CRÉMASTER. (1)

Situation, configuration. Ce petit muscle, propre à l'homme, est situé dans la duplicature de l'aponévrose du grand oblique et du *fascia transversalis*, au-dessous du petit oblique, dont il forme la continuation. Dans sa configuration générale, il représente un sac musculaire, dont l'orifice est ouvert en infundibulum de dehors en dedans à sa partie supérieure, et qui se rétrécit et se prolonge beaucoup inférieurement pour former une enveloppe au cordon spermatique et au testicule.

Divisions, insertions. Le crémaster offre de nombreuses variétés, qui justifient les manières différentes dont il a été décrit et figuré. Il procède, 1° des dernières fibres du petit oblique, en arrière de son bord inférieur, dans la gouttière aponévrotique du ligament de Poupart; 2° d'une attache spéciale, bien isolée dans les sujets vigoureux, qui continue l'insertion dans la gouttière fibreuse jusque derrière le pilier externe; 3° du pubis, ou mieux du ligament inguinal interne qui le recouvre. Toutes ces fibres sont minces, pâles et fasciculées, et descendent obliquement en forme de membrane musculeuse au-devant du cordon spermatique jusqu'au voisinage de l'anneau. Dans ce point, quelques fibres passent, les unes devant, les autres derrière le cordon, et vont se fixer au pubis; le plus grand nombre franchissent l'anneau et accompagnent le cordon sous forme de deux colonnes charnues d'une texture très lâche. La colonne externe, la plus forte, naît de la gouttière crurale; l'interne descend du pubis. A partir de l'anneau, elles s'envoient réciproquement sur les deux faces des fibres légères, plus fortes en avant qu'en arrière, qui se joignent en arcades ou à angles aigus. Cette disposition cesse d'être évidente inférieurement. Autour du testicule les deux colonnes charnues s'épanouissent en une *membrane* rougeâtre que l'on distingue parmi les enveloppes de cet organe, sous le nom de *tunique érythroïde*. On s'accorde généralement à considérer le crémaster comme n'étant formé que par les fibres les plus inférieures du petit oblique, dont le testicule s'enveloppe, dans le fœtus, à sa sortie de l'abdomen, et qu'il pousse devant lui à mesure qu'il descend dans le scrotum. M. J. Cloquet en particulier, qui, pour mieux comprendre ce muscle, l'a disséqué à tous les âges, a rendu cette opinion très probable; toutefois elle ne s'accorde pas avec le fait d'un faisceau spécial, et encore moins avec un cas vu également par M. Cloquet, et dans lequel un faisceau accidentel procédait du *fascia transversalis*. Le même auteur considère le crémaster dans son ensemble comme se rendant directement de l'arcade crurale au pubis, et il explique ainsi les anses qui ne seraient que le produit de l'alongement des fibres, et se continueraient sans interruption jusque sous le testicule, en devenant de plus en plus rares et déliées.

Action. Le crémaster soulève le testicule, qu'il applique contre l'anneau inguinal. Dans ce mouvement, il entraîne mécaniquement, par les adhérences cellulaires, le dartos et le scrotum; mais il est étranger à la contraction vermiculaire propre à ce repli cutané, et qui en produit le froncement sous l'influence de certaines excitations, et en particulier celles du froid et de l'orgasme vénérien.

DU TRANSVERSE. (1)

LOMBO-ABDOMINAL (*CHAUSS.*); M. ABDOMINIS TRANSVERSUS (*SOEMM.*) S. INTIMUS.

Situation, configuration. Le transverse, situé, comme les deux obliques, entre les bords opposés de la poitrine et du bassin, forme la troisième couche musculaire des parois latérales de l'abdomen; mais il diffère beaucoup des deux muscles précédens par sa forme sinueuse de haut en bas, et par la direction horizontale de ses fibres, d'où il a emprunté son nom.

Divisions, insertions, direction, fasciculation. Ses fibres nais-

(1) De κρεμάω, je suspends. — Planches 69, 82.

(1) Planches 65, 66, 70, 71, 73, 75.

sent de quatre origines : 1° de l'appendice xiphoïde et de la face interne des cartilages des sept dernières côtes ; 2° de l'aponévrose postérieure ; 3° des trois quarts antérieurs de la lèvre interne de la crête iliaque ; 4° du tiers externe et supérieur de la gouttière du ligament de Poupart, conjointement avec le petit oblique. Toutes les fibres de ce muscle sont disposées en fascicules plats et rubanés peu adhérens entre eux. Les fibres supérieures, vers le cartilage de la sixième côte, se confondent avec celles du faisceau inférieur du triangulaire du sternum. D'abord très courtes entre l'appendice xiphoïde et le cartilage de la septième côte, elles augmentent graduellement de longueur de haut en bas, et se rendent sur le feuillet profond de l'aponévrose antérieure. Elles sont transversales du septième au dixième cartilage, et forment, avec les languettes du diaphragme, quatre digitations très distinctes. Au-dessous elles sont obliques en bas et en avant ; par leur extrémité postérieure, elles pénètrent en triangle dans les deux intervalles que sépare le onzième cartilage, et s'attachent sur le cartilage et l'extrémité osseuse des trois dernières côtes, en formant de nouveau, avec les faisceaux correspondans du diaphragme, de minces digitations avec entre-croisement des fibres aponévrotiques qui établissent la continuité entre les deux muscles.

Les fibres qui procèdent de l'aponévrose postérieure sont les plus longues de toutes. Correspondant au pli de flexion du tronc, elles sont transversales, intermédiaires entre les derniers fascicules costaux descendans, et les premiers fascicules iliaques ascendans : la ligne qu'elles tracent sur l'aponévrose antérieure décrit une courbe rentrante en arrière. Les dernières attaches à la crête iliaque et dans la gouttière du ligament de Poupart se font par des filamens aponévrotiques épais et courts ; les fibres qui en naissent, d'abord ascendantes, puis transversales, s'inclinent et s'alongent graduellement en bas et en dedans. A partir du point où cesse leur implantation, elles forment au-dessus du cordon spermatique une arcade semblable à celle du petit oblique, mais un peu plus haute que cette dernière, et conséquemment recouverte par elle. Parvenues au pubis, elles s'y épanouissent au-devant du tendon du muscle droit. Quelques-unes, rares et minces, situées plus en arrière et en dehors, forment un deuxième plan qui tapisse la partie interne de l'espace fibro-celluleux placé entre le même tendon et l'orifice supérieur du canal inguinal, et forment avec le feuillet du *fascia transversalis*, qu'elles revêtent, le seul obstacle à la production de la hernie inguinale interne.

Connexions. Ce muscle, par sa *surface externe*, est entièrement recouvert par le petit oblique. Sa *surface interne* est en rapport avec le *fascia transversalis*, qui la sépare du péritoine.

Action. Le transverse resserre directement l'abdomen d'avant en arrière, et tend à appliquer sa paroi antérieure contre le rachis. Ce mode de mouvement, dû à la direction de ses fibres, représente la résultante des forces des deux muscles obliques, et complète leur action. Par rapport à la respiration, il est surtout *expirateur.*

DU GRAND DROIT ABDOMINAL. (1)

DROIT DU BAS-VENTRE ; STERNO-PUBIEN (*CHAUSS.*) ; M. RECTUS ABDOMINIS (*SOEMM.*).

Situation, configuration. Muscle très long, mince, aplati, rubané, situé verticalement de chaque côté de la ligne blanche, et renfermé dans une gaîne aponévrotique de la paroi antérieure de l'abdomen, entre le pubis et le rebord cartilagineux des côtes.

Divisions, insertions, fasciculation. Le grand droit, adossé à son congénère, procède du bord supérieur du pubis, depuis la symphyse jusqu'à l'épine par un tendon court, mais très fort, mince d'avant en arrière, souvent unique, mais parfois divisé en deux faisceaux, dont l'externe est le plus considérable. Les tendons des deux muscles droits, recouverts par les muscles pyramidaux, s'entrecroisent inférieurement sur la symphyse pubienne, parallèles entre eux, mais avec une légère inclinaison en dehors, qui augmente de bas en haut, ils sont séparés par le cordon médian de la ligne blanche. Leur bord externe donne attache, de chaque côté, au *fascia transversalis.* A quelques lignes de son origine, chaque tendon s'épanouit en une aponévrose ellipsoïde très forte. C'est de la cavité et des bords de cette aponévrose que procèdent les fibres musculaires, qui se dirigent ensuite verticalement avec une légère obliquité en dehors jusqu'au rebord cartilagineux des côtes interrompues à de courts intervalles, dans leur trajet, par des intersections aponévrotiques sur lesquelles nous reviendrons bientôt.

L'attache supérieure du muscle grand droit se fait par trois languettes : l'interne, la plus faible, s'insère sur le ligament costo-xiphoïdien, la base de l'appendice xiphoïde et l'extrémité du cartilage de la septième côte. La moyenne s'implante en bas et en avant du cartilage de la sixième côte ; l'externe, la plus large des trois, remonte encore, et s'attache à l'extrémité osseuse et au cartilage de la cinquième côte, en épanouissant ses fibres aponévrotiques avec celles de la deuxième languette du petit pectoral. Cette insertion supérieure, dans son ensemble, occupe une largeur de deux pouces et demi qui diminue graduellement en s'approchant du pubis ; son épaisseur, au contraire, est très mince, tandis que celle de la partie inférieure du muscle est portée jusqu'à cinq lignes.

Le grand droit est principalement remarquable par le nombre de ses intersections aponévrotiques ; généralement on en compte trois, quelquefois quatre ou même cinq, qui décomposent le muscle en autant de ventres charnus, plus un, qu'il y a d'intersections. Lorsqu'il n'en existe que trois, l'inférieure est située au niveau ou un peu au-dessus de l'ombilic ; la supérieure est placée en regard du bord des cartilages des côtes, et la moyenne, à distance à-peu-près égale dans l'espace intermédiaire entre les deux autres. Une quatrième intersection, quand elle s'offre, est ordinairement placée au-dessous de l'ombilic, à la hauteur de la crête iliaque. Toutes ces intersections traversent le muscle suivant une ligne irrégulière en zigzag, et dont la direction générale est plus ou moins horizontale ou oblique en bas et en dedans ; elles se composent de filamens aponévrotiques plus ou moins entremêlés de fibres musculaires très prononcées en avant, où elles sont fortement unies avec le feuillet profond antérieur de la gaîne qui les recouvre, et souvent, au contraire, à peine sensibles en arrière, et libres d'adhérence fibreuse avec l'aponévrose postérieure d'enveloppe. Il est rare que ces intersections soient complètes ; dans leurs intervalles elles sont traversées par des fibres musculaires, surtout très nombreuses en arrière, et qui lient de l'un à l'autre les ventres charnus. Leurs usages ne sauraient être douteux dans un muscle aussi long, et continuellement exposé à des pressions qui tendent à écarter ou alonger ses fibres ; leur objet, en le partageant en plusieurs petits muscles, est bien évidemment d'aug-

(1) Planches 63, 64, 65, 71, 72, 75.

menter sa force et sa résistance tout en conservant l'étendue de ses mouvemens.

Connexions. Le grand droit est engaîné dans presque toute sa hauteur entre les deux feuillets doubles de l'aponévrose antérieure des trois muscles larges abdominaux. D'après cette disposition, la *face antérieure* du droit est recouverte en haut par le grand pectoral, jusqu'à la sixième côte, et de ce point au rebord libre des cartilages par l'aponévrose qui, de ce dernier muscle, rejoint le feuillet du grand oblique pour se confondre avec lui. Du rebord des cartilages jusqu'au quart inférieur, c'est le feuillet antérieur du petit oblique qui est en rapport avec le grand droit; enfin plus bas s'interpose le feuillet du transverse et le muscle pyramidal. La *face postérieure* recouvre en haut le bord de l'appendice xiphoïde et l'extrémité antérieure des intercostaux externes et des cartilages des côtes de la cinquième à la neuvième. Au-dessous, le muscle est tapissé par le feuillet postérieur du petit oblique que double celui du transverse, jusqu'à son quart inférieur, où le passage de ce dernier feuillet en avant laisse le muscle droit en contact avec le péritoine (*Pl.* 71, 72, 75). Le *bord externe* est incliné de bas en haut et de dedans en dehors. Il est compris, pour ses trois quarts supérieurs, dans le dédoublement de l'aponévrose du petit oblique. Le *bord interne*, sensiblement vertical, est renfermé dans l'angle de jonction des mêmes feuillets à la ligne blanche. En regard de l'anneau ombilical il forme un angle rentrant d'où résulte entre les deux muscles un espace rhomboïdal entièrement aponévrotique qui explique la plus grande fréquence des hernies en ce point (*Pl.* 75).

Anomalies. Le muscle droit offre parfois une quatrième languette qui s'étend à la quatrième côte, disposition analogue à celle des mammifères (Meckel). Nous avons indiqué, à propos du grand pectoral (page 8), le faisceau accidentel qui continue le muscle principal et rejoint le sterno-cléido-mastoïdien. Des cas à-peu-près semblables, et où ce faisceau se termine à une hauteur plus ou moins considérable du sternum, ont été vus à plusieurs fois par Vésale, Albinus et Sabatier. Kelch a signalé un second muscle droit anomal placé en dehors à l'abdomen, et qui s'étendait, entre les deux obliques, de la dixième côte à la partie moyenne du bord inguinal de l'os des îles. L'anomalie la plus commune consiste dans la multiplication des intersections aponévrotiques qui rapproche l'organisation de l'homme de celle du singe. Enfin, dans l'ascite, la grossesse et les divers états où le volume de l'abdomen se trouve beaucoup augmenté, le grand droit est, par sa position, encore plus que les autres muscles abdominaux, sujet à une distension qui l'élargit en l'amincissant, et donne lieu à des éraillemens de la gaîne aponévrotique ou des éventrations, inconvénient qui fait encore mieux sentir la nécessité des intersections tendineuses qui forment sa charpente transversale.

Action. Ce muscle contribue, avec les deux obliques et le transverse, à resserrer le bas-ventre d'avant en arrière, et agit particulièrement comme *expirateur* en abaissant en arrière la portion chondro-sternale du thorax. Mais surtout, comme les muscles précités sont des *fléchisseurs latéraux* du tronc, celui-ci en est le *fléchisseur direct en avant*, soit qu'il amène la poitrine vers le bassin, ou, ce qui est plus rare, le bassin vers la poitrine. Il joue également le principal rôle pour redresser le tronc lorsqu'il a été renversé en arrière.

DU PYRAMIDAL. (1)

PUBIO-SOUS-OMBILICAL (*CHAUSS.*); M. PYRAMIDALIS (*SOEMM.*).

Situation, insertions. Ce petit muscle alongé, aplati, en forme de triangle, est situé verticalement, de chaque côté du plan moyen, à la partie inférieure de l'abdomen. Né par de courtes fibres aponévrotiques, en avant du bord supérieur du pubis et de son ligament supérieur, dans l'étendue d'un pouce derrière le pilier interne de l'anneau inguinal, ses fibres parallèles montent obliquement de dehors en dedans; les internes, très courtes, les autres, d'autant plus longues qu'elles sont plus externes; toutes viennent s'implanter sur le cordon ligamenteux qui termine inférieurement la ligne blanche, de manière à former supérieurement un sommet très aigu.

Connexions. La *face antérieure* est recouverte par les aponévroses des deux obliques. La *face postérieure* recouvre l'extrémité inférieure du grand droit. La base au pubis est encastrée dans une sorte de loge aponévrotique entre deux épanouissemens triangulaires, en arrière le ligament de la ligne blanche, et en avant le ligament inguinal interne (*Pl.* 71, 72).

Les *anomalies* de ce muscle sont très nombreuses. Sa hauteur la plus ordinaire est au tiers inférieur de l'espace qui sépare le pubis de l'ombilic, mais cette proportion est très variable, et dans des cas rares on l'a vu également remonter jusqu'au voisinage de l'ombilic, ou s'élever à peine au-dessus du pubis. Quant au nombre, on l'a trouvé double d'un seul côté, ou des deux à-la-fois (Winslow, Sabatier). Enfin il manque assez fréquemment en totalité d'un seul ou des deux côtés : dans ce cas on remarque une épaisseur plus considérable du grand droit, d'après Santorini, et du petit oblique suivant Glisson et Sabatier. Il est assez présumable que l'une et l'autre observations sont également vraies, et que l'augmentation d'épaisseur doit porter sur les deux muscles à-la-fois; cependant ces différences ne nous ont jamais parues bien sensibles.

Action. Son usage, comme Fallope l'avait anciennement reconnu, est de tendre la ligne blanche, qui devient ainsi une sorte de point fixe pour la contraction des grands muscles abdominaux, condition que l'on conçoit devoir être surtout favorable quand le tronc se meut d'un seul côté.

DES APONÉVROSES D'INSERTION

DES MUSCLES ABDOMINAUX.

Les muscles membraneux de l'abdomen, n'occupant que ses parties latérales, s'insèrent par leurs bords sur des aponévroses qui leur font suite, et complètent de chaque côté la demi-enceinte du tronc jusqu'au plan moyen où les antérieures se confondent dans la ligne blanche, et les postérieures s'implantent sur le rachis.

DE LA LIGNE BLANCHE. (2)

Situation, configuration, structure. On appelle de ce nom une bandelette fibreuse très résistante, tendue verticalement à la partie

(1) Planches 63, 71, 72.
(2) Planches 62, 63, 64, 69, 70, 71, 72, 75.

moyenne de l'abdomen, de l'appendice xiphoïde au pubis. Cette bandelette, qui n'est autre que la suture des deux aponévroses antérieures, est formée par la superposition de leurs quatre feuillets intimement unis, et dont les fibres obliques ou transversales s'entre-croisent d'un côté à l'autre, non-seulement d'un feuillet à celui qui lui est opposé, mais encore entre les différentes couches, de manière à former en commun un cordon inextricable d'une grande solidité. Il s'y mêle dans l'homme quelques fibres longitudinales, mais elles sont peu apparentes et beaucoup moins nombreuses que dans les quadrupèdes, chez lesquels cette corde tendineuse avait besoin d'être renforcée pour supporter la pression directe des viscères abdominaux. La ligne blanche procède du sommet de l'appendice xiphoïde; sa largeur, déterminée par l'écartement des bords internes des muscles grands droits dont elle occupe l'intervalle, est de quatre à cinq lignes dans toute sa partie supérieure jusqu'à deux pouces au-dessus de l'anneau ombilical; ses bords s'écartent ensuite jusqu'au niveau de cette cicatrice et se rejoignent à un pouce au-dessous, de sorte que l'ombilic situé à sa partie moyenne forme le centre d'une losange aponévrotique alongée verticalement. Plus bas, les muscles droits s'adossant l'un à l'autre, la bandelette de la ligne blanche, très resserrée, change ses diamètres et gagne en épaisseur d'avant en arrière ce qu'elle perd transversalement en largeur, disposition nouvelle qui lui permet d'offrir par ses faces latérales un espace suffisant pour l'implantation des muscles pyramidaux. Enfin, à son extrémité inférieure, ce ruban fibreux s'épanouit de chaque côté en un ligament triangulaire, de huit à dix lignes de hauteur, qui passe derrière le tendon du grand droit et s'attache par sa base, dans l'étendue d'un pouce, sur la symphyse et l'extrémité osseuse du pubis.

Connexions. La *face antérieure* de la ligne blanche est unie à la peau d'une manière moins lâche que le reste des parois abdominales; dans les sujets maigres, et même dans ceux qui n'ont qu'un embonpoint modéré, en raison du relief formé de chaque côté par les muscles droits, son trajet est marqué à l'extérieur par une dépression qui constitue le sillon médian. La *face postérieure* est en rapport avec le fascia transversalis, les *bords latéraux* se bifurquent pour envelopper les muscles grands droits.

L'objet de la ligne blanche est de former entre le pubis et l'appendice sternal un ligament qui sert d'appui aux muscles abdominaux et limite l'extension immodérée du tronc en arrière. Cette bandelette représente en réalité une sorte de sternum abdominal flexible lié à celui du thorax par l'intermédiaire du cartilage xiphoïde, pièce élastique et mobile de transition.

La ligne blanche manque quelquefois dans une étendue plus ou moins considérable, par absence primitive de réunion congéniale. Elle est sujette à des déchirures et des distensions par contraction musculaire, mais surtout à des éraillemens déterminés par l'accroissement de volume du bas-ventre, et qui sont suivis de hernies ombilicales et ventrales.

DE L'APONÉVROSE ABDOMINALE
ANTÉRIEURE. (1)

Elle se compose, sur la ligne blanche, de quatre feuillets : le superficiel appartient au grand oblique, le plus profond au transverse, et les deux moyens au petit oblique. Ces derniers, qui forment la surface interne de la gaîne du grand droit, en contact immédiat avec ce muscle, se réunissent en une seule lame, sur son bord externe, en sorte que, à partir de ce bord, l'aponévrose commune qui est quadruple en dedans, est seulement triple en dehors.

1° FEUILLET OU APONÉVROSE
DU GRAND OBLIQUE.

Situation, insertions, fasciculation. Elle naît des divers points sur lesquels nous avons vu s'implanter les fibres, en haut, de la ligne transversale qui termine le grand pectoral formant un angle droit avec celle descendante du bord antérieur du grand oblique, cette dernière se contournant en bas pour gagner l'épine iliaque antérieure et supérieure. De cette épine à celle du pubis l'aponévrose est tendue en un bord contourné, sur lequel nous reviendrons bientôt. Dans ses trois quarts supérieurs elle est rectangulaire et d'une largeur de trois pouces en haut et de quatre en bas. Les fibres principales continuent la direction oblique de celles du muscle de haut en bas et de dehors en dedans, en augmentant graduellement de longueur et d'inclinaison à mesure qu'elles sont plus inférieures. Leur direction est croisée à angle droit par d'autres fibres plus profondes qui semblent procéder de la ligne blanche et sont obliques en sens inverse des premières, c'est-à-dire de haut en bas et de dedans en dehors; toutes ces fibres, pour s'accommoder à l'incurvation de la paroi abdominale, principalement au-dessous de l'ombilic, décrivent une légère courbe à convexité inférieure.

La partie inférieure du feuillet aponévrotique du grand oblique offre une disposition spéciale très importante à bien étudier pour son intérêt médico-chirurgical. Elle se compose de quatre bandelettes, nettement séparées à leur attache inférieure, réunies par leurs bords, mais distinctes suivant leur longueur, d'autant plus que le système musculaire, dans son ensemble, est lui-même plus vigoureusement développé.

La *bandelette inférieure* convexe en dehors, épaisse et très résistante, termine en bas l'aponévrose du grand oblique, et l'unit à celle du bassin et de la cuisse. Tendue entre les épines iliaque et pubienne, c'est à cette disposition que répond le nom impropre qui lui a été donné de *ligament de Poupart*, ou même de *Fallope*, quoique ce dernier anatomiste n'en ait pas fait mention. On l'appelle aussi *arcade crurale* ou *fémorale*, en raison de la voûte qu'elle forme au-dessus des muscles psoas et iliaque dans le point où ils franchissent la branche horizontale du pubis, d'où résulte une ouverture elliptique de communication de l'abdomen avec la cuisse, circonscrite en dehors et en bas par l'aponévrose lombo-iliaque (*fascia iliaca*): c'est l'*orifice supérieur du canal crural* qui donne passage aux vaisseaux cruraux, artère, veine et nerf, et à des lymphatiques. Le ligament de Poupart forme un repli contourné de haut en bas et d'avant en arrière, passe sous le bord inférieur du petit oblique et du transverse, et se continue sur la face postérieure de ce dernier muscle avec le *fascia transversalis*. Par sa face externe et inférieure, convexe, il sert d'implantation à l'aponévrose fémorale; sa face interne et supérieure forme, à partir de l'épine iliaque, une *gouttière* qui, dans ses deux cinquièmes externes, donne attache aux fibres inférieures du petit oblique et du transverse, et, dans les trois autres, renferme le canal inguinal. Son extrémité inférieure se partage en trois divisions qui constituent autant d'attaches différentes : 1° En avant, parvenu auprès de l'épine du pubis, il s'y insère en dehors d'une autre attache que nous connaîtrons bientôt sous le

(1) Planches de 62 à 75.

nom de *pilier externe de l'anneau inguinal*. 2° A deux pouces en dehors de la symphyse pubienne, point correspondant environ au milieu du canal inguinal, il se dégage de son bord postérieur un repli aponévrotique, qui se dirige obliquement en bas et en arrière, et s'implante sur la crête du pubis: c'est le *ligament de Gimbernat*. Large de quatre lignes à son origine, ce ligament s'amincit en un sommet aigu jusqu'au pubis, de sorte qu'il forme un triangle alongé horizontalement. Sa base ou son bord libre, arrondi, falciforme, épais et résistant, inscrit le bord interne de l'anneau crural, situation qui explique son importance dans la hernie crurale. 3° Le dernier prolongement du ligament de Poupart naît d'abord par un angle aigu des fibres supérieures de la bandelette principale contournées derrière la première attache pubienne, et de cette attache elle-même, entre le sommet du ligament de Gimbernat et le pilier externe auxquels il est intimement uni, puis ses fibres procèdent successivement du pubis jusqu'à la symphyse; elles montent ensuite derrière les piliers de l'anneau inguinal et au-devant de l'attache pubienne du petit oblique et du crémaster, d'autant plus longues qu'elles sont plus supérieures, et se fixent par une base d'un pouce de hauteur à la partie inférieure de la ligne blanche, en formant un *ligament* triangulaire que nous nommons *inguinal interne* (1). Ce ligament semble constituer également l'attache pubienne antérieure de la ligne blanche, par opposition à celui qui s'insère derrière le tendon du muscle droit.

Les trois autres bandelettes, placées successivement au-dessus du ligament de Poupart, sont de simples rubans fibreux de renforcement compris dans la continuité du feuillet aponévrotique, et séparés seulement par des intervalles où les fibres de ce dernier sont beaucoup plus minces et transparentes. Toutes trois font suite aux fibres musculaires inférieures du grand oblique. D'abord peu distinctes à leur naissance, elles tendent d'autant plus à s'isoler qu'elles deviennent plus inférieures; mais en bas elles sont maintenues et renforcées par un plan de fibres superficielles, arrondies en filamens, qui, nées de l'arcade crurale, remontent vers la ligne blanche au-devant des bandelettes qu'elles unissent en croisant perpendiculairement leur direction; en sorte que l'aponévrose offre en ce point l'apparence d'une toile grossière. La bandelette supérieure se termine en bas à l'extrémité de la ligne blanche, en s'entre-croisant avec celle du côté opposé au-devant du ligament inguinal interne. Les *deux bandelettes* moyennes sont plus intéressantes: l'intervalle aponévrotique, plus rare, qui les sépare, augmente légèrement de haut en bas. Au-dessus et au-dehors de l'épine du pubis, les fibres qui occupent cet intervalle venant à manquer, il en résulte un trou nommé *anneau inguinal*, orifice inférieur du canal du même nom. Les extrémités des bandelettes, entre lesquelles l'anneau se trouve compris, se nomment *les piliers*. Le *pilier interne*, rubané, est double de l'autre en largeur et en longueur; il descend obliquement en bas et en dedans, au-devant du ligament inguinal interne, et s'entre-croise avec celui du côté opposé sur la face antérieure de la symphyse pubienne, au-dessus du ligament suspenseur de la verge. Entre son bord interne et l'extrémité de la bandelette supérieure est une arcade étroite et alongée qui donne passage au nerf ilio-scrotal. Le *pilier externe*, épais et arrondi, n'a que huit lignes de longueur; il s'implante sur l'épine du pubis, au-devant de la naissance du ligament inguinal interne, en dedans de la première attache du ligament de Poupart, et adhère à tous les deux. L'ouverture de l'anneau est oblique, suivant la direction du canal, de bas en haut, de dedans en dehors, et un peu d'avant en arrière, suivant une ligne extérieure qui s'étendrait de la racine de la verge à environ un pouce en dedans de l'épine iliaque antérieure et supérieure. Cet orifice offre une largeur d'environ quatre lignes sur une hauteur de huit; son milieu est éloigné de douze à quatorze lignes du plan moyen et élevé de six au-dessus de l'épine du pubis. Il offre trois bords: l'*interne* est droit; l'*externe*, en même temps *supérieur*, est formé par les dernières fibres de liaison qui, nées de la partie inférieure du pilier externe, décrivent une courbe parabolique en remontant vers l'interne, en sorte que l'anneau se termine supérieurement par un angle interne. De ce même bord externe et supérieur naît un prolongement vaginiforme qui accompagne le crémaster sur le cordon des vaisseaux spermatiques. Le *bord inférieur*, situé sur un plan plus profond, est le même que celui du ligament inguinal interne. Cette forme de l'anneau en triangle irrégulier, compris entre un côté rectiligne et deux curvilignes, est la plus ordinaire. Parfois cependant les piliers se trouvant réunis en bas par une lamelle à concavité inférieure, l'orifice devient ovalaire.

Connexions. L'aponévrose du grand oblique est recouverte à sa *face antérieure* par le fascia superficialis et le tissu adipeux sous-cutané. Sa *face postérieure* revêt dans ses trois quarts supérieurs une partie de l'extrémité des fibres du petit oblique, et de leur aponévrose d'insertion, et le feuillet antérieur de cette dernière, auquel elle s'unit à un demi-pouce de la ligne blanche, de manière à ne pouvoir en être séparée. En bas cette aponévrose recouvre l'extrémité inférieure du petit oblique, et constitue la partie la plus résistante de la paroi antérieure du canal inguinal. Son *bord externe* donne attache au grand oblique; l'*interne* fait partie de la ligne blanche; le *supérieur* donne attache au grand pectoral; l'*inférieur* est constitué par le ligament de Poupart et les piliers de l'anneau.

2° FEUILLET OU APONÉVROSE DU PETIT OBLIQUE.

Situation, division, insertions. Sa forme est celle d'un triangle alongé de haut en bas, dont la base est au rebord des côtes et le sommet au pubis. Née du bord antérieur de l'oblique interne, à sa partie supérieure, vers la jonction des neuvième et dixième cartilages des côtes, elle est d'abord éloignée du muscle droit, et s'en rapproche peu-à-peu en descendant jusqu'au niveau de l'épine iliaque antérieure et supérieure. Dans toute cette hauteur le feuillet aponévrotique est simple entre le petit oblique et le bord externe du grand droit; mais parvenu auprès de ce bord, il se divise en deux lames, qui passent l'une en avant et l'autre en arrière de ce muscle, et se rejoignent de nouveau au-delà de son bord interne sur la ligne blanche. Au-dessous de l'épine iliaque, il n'y a plus de lame postérieure; l'antérieure, qui n'est que la suite du feuillet simple d'origine, continue à recouvrir le grand droit, dont la sépare toutefois le feuillet inférieur du transverse, et se rétrécit de plus en plus inférieurement à mesure que le petit oblique envahit sur sa largeur; elle

(1) Ce ligament a été décrit et fidèlement dessiné par M. Jules Cloquet dans sa thèse inaugurale, mais sans lui imposer un nom. Nous avons cru devoir lui donner celui de *ligament inguinal interne*, par analogie avec le ligament de Gimbernat, qui n'est également qu'une attache de l'aponévrose du grand oblique. Seulement nous prévenons que cette dénomination a déjà été employée par *Hesselbach*, mais dans un autre sens, pour signifier le *fascia transversalis*, par opposition au ligament de Poupart et à la bandelette du pilier externe que le même auteur appelle en commun *ligament inguinal externe*.

s'implante avec lui sur le pubis, derrière le ligament inguinal interne. Les fibres de cette aponévrose continuent la direction de celles du muscle, c'est-à-dire qu'à partir de la crête iliaque, où elles sont transversales, les supérieures divergent de bas en haut, et les inférieures de haut en bas.

Connexions. Sa *face antérieure* est recouverte en haut dans la portion la plus large de son feuillet simple par le grand oblique, et dans le reste de son étendue par l'aponévrose de ce muscle, qui double la lame antérieure de la gaîne. Sa *face postérieure* recouvre les fibres et l'aponévrose du transverse. Son *bord interne* fait partie de la ligne blanche; l'*externe*, qui commence à la terminaison du petit oblique, est oblique de haut en bas et de dehors en dedans, et sinueux dans sa longueur. Le *supérieur* est le plus remarquable, et diffère pour chacune des lames qui enveloppent le muscle droit. La postérieure s'implante sur l'interstice du bord de l'appendice xiphoïde et des cartilages des côtes du septième au neuvième; l'antérieure ne s'attache que sur les points extrêmes, de sorte que le bord étant libre dans l'intervalle, laisse une fente que traverse l'extrémité supérieure du muscle grand droit.

3° FEUILLET OU APONÉVROSE DU TRANSVERSE.

Situation, division, insertions. Né du bord antérieur et interne du transverse, suivant une ligne courbe rentrante en dehors, ce feuillet profond décrit un demi-ovale de chaque côté de la ligne blanche. Vers son quart inférieur, il est divisé par une fente que traverse le muscle grand droit en deux portions inégales : la supérieure, d'une longueur triple de l'autre, passe derrière ce muscle et l'inférieure au-devant; la première en doublant la lame postérieure du petit oblique, et la seconde revêtue par son feuillet antérieur. Les fibres de l'aponévrose du transverse ont la même direction que celles du muscle lui-même, transversales pour la portion supérieure, et obliques en bas et en dedans pour les plus courts.

Connexions. La *face postérieure* de cette aponévrose recouvre supérieurement le fascia transversalis en haut, et en bas le muscle droit. Son *bord interne* fait partie de la suture de la ligne blanche. Son *extrémité supérieure* s'implante par un sommet aigu dans l'angle du cartilage xiphoïde et de la septième côte sur leur lèvre interne. L'*extrémité inférieure*, également effilée, s'attache au pubis, au-devant du pyramidal, avec les dernières fibres musculaires du transverse.

APONÉVROSE ABDOMINALE POSTÉRIEURE. (1)

Elle offre une étendue moins considérable que l'antérieure : mais sa distribution est aussi compliquée. Intermédiaire entre la douzième côte, l'os coxal et les vertèbres lombaires, cette forte aponévrose, de forme quadrilatère, constitue de chaque côté une charpente flexible qui élargit et maintient la colonne lombaire, et présente le triple usage d'unir, comme un vaste ligament, la poitrine au bassin et au rachis pour borner l'étendue des flexions latérales, de servir de point fixe en arrière aux muscles abdominaux et au diaphragme, et de former des gaînes pour les muscles postérieurs du tronc. Elle se compose des deux aponévroses du transverse et du petit oblique.

1° L'APONÉVROSE DU TRANSVERSE procède d'abord, par une lame unique, des fibres du bord postérieur de ce muscle. Parvenue en regard du bord externe du carré des lombes, il s'en détache un premier *feuillet antérieur*, très mince : celui-ci passe au-devant du carré des lombes, qu'il isole du grand psoas et s'insère à la base des apophyses transverses des quatre premières vertèbres lombaires; en haut, il se fixe sur l'arcade externe du diaphragme qui se termine au pilier par lequel ce muscle s'insère aux deux premières apophyses transverses lombaires. Après avoir fourni ce premier feuillet, l'aponévrose glisse derrière le carré des lombes; arrivée au bord externe du sacro-spinal, elle envoie derrière cette masse charnue un autre *feuillet postérieur*, assez mince, qui s'unit intimement à l'aponévrose du petit oblique, et s'attache en commun avec cette dernière aux apophyses épineuses lombo-sacrées. Enfin l'aponévrose principale, non moins forte qu'à son origine, continuant sous le nom de *feuillet moyen* sa direction première, sépare le carré des lombes de la masse des sacro-lombaire, long dorsal et transversaire épineux, et s'insère au sommet des apophyses transverses des quatre premières vertèbres lombaires : les trois attaches inférieures se font par des faisceaux de fibres en éventail qui convergent vers l'apophyse en un sommet commun; la première attache s'opère par ce que l'on nomme le *ligament cintré*. Ce prétendu ligament, qui n'est autre chose que l'extrémité supérieure épaissie de l'aponévrose principale, est constitué par une forte lame fibreuse, étendue de la dernière vertèbre dorsale et de l'apophyse transverse de la première vertèbre lombaire au sommet du cartilage de la douzième côte et au muscle transverse. Cette lame, formée de plusieurs bandelettes transversales, très résistantes, donne attache à un faisceau du diaphragme, en dehors de son arcade externe, et sert également d'implantation à l'aponévrose qui unit les fibres de ce muscle entre les deux côtes flottantes.

2° L'APONÉVROSE DU PETIT OBLIQUE, semblable à la précédente, naît du bord postérieur de ce muscle, interposée entre le feuillet postérieur du transverse et l'aponévrose du grand dorsal, auxquels elle est assez intimement unie. Elle se compose de deux plans de fibres, les unes transversales, et les autres obliques, suivant la direction de celles du muscle, de bas en haut et de dedans en dehors. Par son bord postérieur, elle s'implante, conjointement avec le feuillet postérieur du transverse, aux apophyses épineuses des deux dernières vertèbres lombaires, à celles des deux premières vertèbres sacrées, et aux ligamens qui les unissent. Son *bord supérieur* se confond avec le petit dentelé postérieur et inférieur; son *bord inférieur* s'attache sur la partie postérieure de la crête de l'os coxal.

CLOISON MUSCULAIRE THORACO-ABDOMINALE.

DU DIAPHRAGME. (1)

DIAPHRAGMA; SEPTUM TRANSVERSUM.

Situation, configuration. Le diaphragme, vaste muscle impair,

(1) Planches 66, 67, 68, 76, 80.

(1) De διαφράσσω, je sépare. — Planches de 76 à 81.

mais asymétrique, membraneux, arrondi en coupole, est renfermé par le squelette dans l'intérieur de la grande cavité du tronc, qu'il traverse obliquement d'avant en arrière, et divise comme une cloison courbe, de son tiers supérieur à son tiers inférieur, en séparant la cavité thoracique dont il forme le plancher convexe, de la cavité abdominale dont il constitue la voûte. Sa circonférence inférieure, irrégulièrement elliptique, est la même que celle du thorax, et s'étend de l'appendice xiphoïde, en suivant de chaque côté le rebord des côtes, jusqu'aux vertèbres lombaires, sur lesquelles il se termine par un sommet aigu.

Divisions, insertions, fasciculation. Le diaphragme est divisé, par le plan moyen, en deux moitiés, l'une *gauche* ou *gastro-splénique*, et l'autre *droite* ou *hépatique*, dont les diamètres sont semblables inférieurement, mais qui offrent quelques différences quant à la hauteur et à la forme de leurs voussures, et au mode de leur fasciculation; d'où il résulte que ce muscle, quoique circonscrit par l'enceinte régulière de la poitrine, n'est pas exactement symétrique. Sa forme générale étant orbiculaire, il est charnu dans son contour, et sa partie moyenne est occupée par une vaste aponévrose, vers laquelle les fibres musculaires convergent de toutes les directions; en sorte qu'il peut être considéré comme un assemblage de faisceaux digastriques radiés, dont les extrémités s'insèrent à la circonférence, et dont les tendons mitoyens se sont confondus au centre en une membrane fibreuse commune. Les moitiés du diaphragme forment deux voûtes séparées par la dépression moyenne de l'aponévrose. La voûte hépatique a environ sept pouces de hauteur, du cartilage de la onzième côte à son sommet. La voûte gastro-splénique est moins élevée de huit à dix lignes. Les deux moitiés ont le même diamètre antéro-postérieur, mais la droite, qui envahit sur le rachis, est un peu plus large que la gauche en travers.

Insertions fixes. Elles sont situées en bas et en arrière, sur une base solide divisée en trois parties : au milieu les premières vertèbres lombaires, et, de chaque côté, deux arcades fibreuses inextensibles, et la forte bandelette de l'aponévrose du transverse, dite le *ligament cintré*. Les fibres nées de ces trois attaches se rendent en commun sur une vaste échancrure que présente en arrière l'aponévrose centrale.

La *portion moyenne* forme une masse pyramidale dont la base est à l'aponévrose et le sommet sur les vertèbres lombaires; cette masse, qui embrasse les vertèbres, l'aorte et l'œsophage, fait en avant une saillie considérable et affecte une direction presque verticale, en sorte qu'elle s'isole de l'ensemble du muscle; d'où la distinction vicieuse encore admise par Winslow, d'après les anciens anatomistes, qui la décrivaient séparément sous le nom de *diaphragme inférieur* ou *petit diaphragme*. Elle se compose de deux faisceaux considérables, *droit* et *gauche*, nommés les *appendices*, les *jambes* ou les *piliers* du *diaphragme*. Le pilier droit est plus considérable que le gauche. Chacun d'eux se compose d'une série de fascicules juxta-posés et convergens qui enveloppent l'une des moitiés des vertèbres en regard. Le pilier droit, plus long que l'autre, est aussi plus large, car il recouvre en partie la face antérieure. La ligne qui forme leur jonction longitudinale est située un peu à gauche et présente une disposition particulière. Les bords adjacens des piliers sont formés par deux fascicules qui, nés, l'un auprès de l'autre, de l'aponévrose centrale, s'écartent en descendant pour se rejoindre plus bas, de manière à intercepter une ouverture ellipsoïde de deux pouces de hauteur, large de huit à dix lignes, dont le contour est entièrement musculaire : c'est l'*ouverture supérieure* ou *œsophagienne* qui donne passage à l'œsophage et aux nerfs pneumo-gastriques. Des deux commissures anguleuses de cet orifice, la supérieure, plus large, est en outre arrondie par l'entre-croisement en arcade de quelques fibres qui se dégagent des deux faisceaux. Du sommet de cette arcade naît un petit appendice musculaire, effilé en pinceau, qui se contourne en arrière, remonte de quelques lignes sur la face antérieure de l'œsophage, et vient se mêler avec ses fibres longitudinales. Cette disposition a été indiquée par Haller et quelques auteurs, mais comme un fait accidentel et peu ordinaire. D'après nos observations elle serait au contraire fort commune, tandis que nous regardons comme très rare le cas vu par M. Cruveilhier où l'ouverture œsophagienne était aponévrotique.

La commissure inférieure décrit un angle très aigu, formé par l'entre-croisement en X des deux fascicules adjacens : suivant la plupart des auteurs, c'est le fascicule gauche qui passe au-devant du droit; le rapport inverse nous a paru se rencontrer plus fréquemment(1). Au reste, tous deux se confondent au point de leur entre-croisement, redeviennent distincts au-dessous, et s'implantent sur une arcade fibreuse transversale, assez épaisse, qui forme le sommet de l'*ouverture inférieure* ou *aortique*. Cet orifice ovalaire, d'un pouce et demi de diamètre vertical, sur dix lignes de largeur, coupé obliquement de haut en bas et d'avant en arrière, forme la terminaison d'un *canal ostéo-musculaire* compris entre les piliers du diaphragme et les vertèbres, de la partie supérieure de la dixième dorsale au milieu de la première lombaire, et qui donne passage à l'artère aorte, à la veine azygos, au canal thoracique, et parfois au nerf grand splanchnique gauche. Les bords de l'ouverture sont formés par la naissance de deux tendons parallèles qui reçoivent de chaque côté les fascicules musculaires des piliers, descendent verticalement en s'épanouissant, et se fixent, le droit, le plus épais, sur le corps de la troisième vertèbre, et le gauche, sur celui de la seconde, jusqu'à leur partie inférieure, confondus par leurs bords avec le ligament vertébral commun antérieur, et souvent réunis ou entre-croisés, à leur sommet, par un prolongement du tendon le plus court.

Les deux longs tendons ne forment que l'attache vertébrale inférieure des piliers; il en existe au-dessus deux ou trois autres sur la même ligne verticale, et une dernière isolée en dehors, qui procèdent successivement des fascicules les plus externes. La seconde attache adhérant au tendon principal, s'implante sur le milieu de la seconde vertèbre lombaire; celles des deux côtés se réunissent en V sur la ligne médiane, où elles entre-croisent leurs fibres, en inscrivant le bord inférieur de l'orifice aortique. La troisième attache s'insère sur l'extrémité inférieure de la première vertèbre lombaire et le disque situé au-dessous. La quatrième, lorsqu'elle existe, se fixe sur le corps de la dernière vertèbre dorsale ou la base de l'apophyse transverse de la première lombaire, et quelquefois sur tous les deux. Enfin l'attache externe forme un *petit pilier surnuméraire* distinct, qui s'implante par un tendon spécial sur la deuxième vertèbre et le disque qui lui est inférieur, et souvent se prolonge par un mince filament jusqu'à la quatrième ou cinquième vertèbre; ce petit tendon est séparé du grand par une arcade fibreuse qui donne passage, de

(1) Planches 79, 80. Haller, dans la belle planche de ses fascicules, a figuré cet entre-croisement de la même manière.

chaque côté, au nerf splanchnique, et constitue en même temps l'attache de l'arcade fibro-musculaire des psoas.

Les portions latérales fixes ont une disposition uniforme des deux côtés. Elles naissent en décroissant du bord postérieur de l'échancrure de l'aponévrose, et se rendent, par de nombreux fascicules divergens, sur les deux arcades fibreuses et le ligament cintré. *L'arcade interne*, d'un pouce d'ouverture, procède du second pilier cité plus haut, décrit un demi-cercle fibreux, et redescend sous la forme d'une *bandelette aponévrotique* sensiblement verticale, mais avec un peu d'obliquité en bas et en dedans. Cette bandelette épaisse et forte constitue véritablement, comme l'ont pensé Haller et Sœmmerring, un troisième pilier, point d'appui intermédiaire des deux arcades. Elle se bifurque en *deux lamelles* dont l'*interne* et supérieure s'attache au sommet et en partie sur le bord supérieur de l'apophyse transverse de la seconde vertèbre lombaire, et dont l'*externe* et inférieure, plus large et plus longue, s'implante sur le bord supérieur de la troisième apophyse transverse lombaire. Cette seconde lamelle, qui fortifie singulièrement l'implantation inférieure du diaphragme, manque quelquefois. Sous l'arcade interne passe l'extrémité supérieure effilée des psoas, qui s'attachent en outre dans une cannelure de la bandelette d'insertion. *L'arcade externe*, plus large, est fermée en dedans par le bord externe de la même bandelette. Elle décrit une courbe parabolique également concave en bas, et vient se terminer en dehors sur la suture des deux premiers feuillets de l'aponévrose du transverse; sous cette arcade passe l'extrémité supérieure du carré des lombes : le sommet du cintre fibreux sert d'implantation au feuillet aponévrotique antérieur du transverse qui revêt ce muscle en avant. Le dernier fascicule, assez large inférieurement, s'attache en dehors de l'arcade externe, sur le ligament cintré, jusqu'auprès du sommet de la douzième côte. Il manque quelquefois et se trouve alors remplacé par l'aponévrose intermédiaire entre les deux côtes flottantes (*Pl.* 81).

Insertions mobiles. Elles se composent des attaches latérales chondro-costales et de l'attache médiane xiphoïdienne. 1° Les insertions mobiles commencent à la onzième côte. Pour s'y rendre, les premières fibres, à partir de l'échancrure du centre aponévrotique, décrivent une courbe et s'écartent du fascicule du ligament cintré en interceptant un espace triangulaire rempli par une aponévrose qui, parfois, comme nous venons de le dire, remplace ce fascicule lui-même et s'unit en bas à celle du transverse. Cette première insertion occupe une étendue de quinze lignes sur l'extrémité de la côte, et de six ou huit sur le cartilage, suivant une diagonale du bord inférieur de la première au bord supérieur du second; au-delà elle se confond avec une aponévrose du transverse qui pénètre entre la onzième et la dixième côte. L'implantation sur cette dernière est encore de quinze lignes, et d'un pouce sur le cartilage; sa direction est la même. La neuvième côte forme, pour une longueur de six lignes seulement, la dernière attache osseuse du diaphragme, qui continue ensuite de s'insérer sur les cartilages dans une étendue d'un pouce sur le neuvième, un pouce et demi sur le huitième, jusqu'à sa jonction avec le septième, et deux pouces et demi sur ce dernier. La structure de ces diverses insertions est la même; toutes se composent de courts filamens aponévrotiques entremêlés de fibres charnues. Les trois insertions costales forment vers leur extrémité postérieure un trousseau assez épais, sur lequel se rendent les fibres en saillie d'une attache sur l'autre, tandis que vers leur extrémité antérieure elles s'amincissent en un petit tendon membraneux de forme triangulaire. Les fibres, à partir des insertions latérales, se rendent sur l'aponévrose centrale en décrivant une courbe ascendante, les postérieures d'arrière en avant, les antérieures d'avant en arrière, et les moyennes de dehors en dedans. Elles sont très fines, lisses, brillantes, et disposées par fascicules rubanés, parallèles, peu adhérens entre eux, et parfois même offrant de légers écartemens entre lesquels s'adossent les deux membranes séreuses thoracique et abdominale. La longueur de ces fibres, qui n'est que de deux pouces et demi aux deux limites extrêmes d'insertion du septième cartilage et du ligament cintré, augmente progressivement de devant et d'arrière vers la partie moyenne, où elle atteint environ sept pouces, de l'aponévrose centrale à l'implantation de la dixième côte, ligne la plus élevée de la voussure du diaphragme. Les fascicules se réunissent en faisceaux assez distincts. Trois d'entre eux, aplatis, se rendent de chaque côté du cartilage de la septième côte sur le foliole médian de l'aponévrose centrale; au-delà, leur disposition n'est plus la même sur les deux moitiés du diaphragme. Sur la moitié gauche, jusqu'à l'attache de la dixième côte, dans une étendue correspondante à la grosse tubérosité de l'estomac, ces faisceaux larges et bombés présentent un aspect semblable à celui des côtes d'un melon; plus loin un vaste sillon indique le bord libre de la rate; la surface est lisse au-delà. Les faisceaux sont beaucoup moins prononcés à droite, et ne présentent pas le même aspect.

2° Le *faisceau xiphoïdien* naît de l'extrémité antérieure de l'aponévrose centrale, se dirige en bas et en avant en s'élargissant, jusqu'au milieu de l'appendice xiphoïde, puis se réfléchit et remonte derrière cet appendice pour s'insérer à sa base; ses fibres sont pâles et minces. Entre lui et le premier faisceau des septièmes côtes il existe un espace triangulaire, souvent libre, d'autres fois incomplétement fermé par une membrane fibro-celluleuse très mince, qui établit la communication celluleuse des deux grandes cavités thoracique et abdominale, et par lequel s'effectuent les hernies diaphragmatiques. Chez nombre de sujets le faisceau xiphoïdien lui-même manque en totalité ou en partie, et l'espace intermédiaire est ordinairement rempli par une aponévrose.

Aponévrose centrale. Environnée de tous côtés par les fibres musculaires qui, des diverses implantations fixes ou mobiles, se rendent à sa circonférence, découpée en trois folioles continus, un antérieur médian et deux latéraux, elle occupe la partie moyenne de la courbure du diaphragme; d'où les dénominations de *centre phrénique*, de *trèfle aponévrotique*, qui lui ont été imposées par beaucoup d'anatomistes. Elle forme, entre les deux moitiés du diaphragme, un plan déprimé, oblique d'arrière en avant, et de haut en bas, de l'orifice œsophagien vers l'appendice xiphoïde, et qui se relève à droite et à gauche vers chacune des voûtes latérales. Destinée à répondre au triple usage de servir d'insertion aux fibres du diaphragme, de réunir ses deux moitiés pour compléter la cloison thoraco-abdominale, et de faciliter ou de protéger le passage de l'œsophage et des gros vaisseaux artériels et veineux, elle a une forme et une construction toutes spéciales, qui ne nous semblent pas avoir été suffisamment analysées par les divers anatomistes, et par Haller lui-même. Voici ce que l'observation nous a fait reconnaître à cet égard.

La forme de *trèfle* est nécessitée par la saillie antérieure de la colonne rachidienne qui s'interpose en arrière entre les deux moitiés du diaphragme. Au-devant des vertèbres sont les trous ou les canaux du passage des gros vaisseaux, en sorte qu'il ne reste plus, suivant le diamètre antéro-postérieur, que la longueur du foliole médian antérieur. Ce foliole qui unit les deux moitiés est le plus large; il s'étend beaucoup à gauche, point où il correspond au péricarde; il reçoit les faisceaux musculaires des cartilages des septièmes côtes, et celui de l'appendice xiphoïde : c'est de la bifurcation de sa base en arrière que procèdent les deux folioles latéraux, qui s'étendent au sommet de la voûte de chacune des moitiés; le droit est plus large et se prolonge aussi un peu plus en arrière que le gauche. Ces deux folioles reçoivent toutes les fibres des insertions latérales du huitième cartilage à la onzième côte.

La structure de l'aponévrose centrale est très compliquée. Elle compose une sorte de charpente flexible qui a pour élément principal deux longues et fortes bandelettes fibreuses contournées, qui se superposent, lient entre eux les trois folioles, et servent d'insertion directe aux fibres musculaires dans certains points, mais plus généralement de point d'appui aux fibres aponévrotiques d'insertion. La *bandelette* la plus longue, que nous nommons *demi-circulaire postérieure*, naît de l'extrémité du foliole droit, dont elle forme le plan inférieur; elle est par conséquent visible d'abord par la face abdominale; elle parcourt, d'arrière en avant, l'étendue de ce foliole, forme le bord externe d'un orifice sur lequel nous reviendrons, et par lequel passe la veine cave inférieure, s'infléchit en dedans à angle obtus, passe transversalement au-devant de l'orifice œsophagien, et se contourne de nouveau en arrière pour faire partie du foliole gauche qu'elle parcourt dans toute sa longueur jusqu'à son extrémité postérieure. Cette dernière bandelette, dont la forme est celle d'un fer à cheval, reçoit comme un cordon de renforcement les extrémités supérieures des piliers et des autres fascicules à insertions fixes, unit l'un à l'autre les deux folioles latéraux, et décrit une arcade protectrice au-devant des trois grands canaux qui traversent le diaphragme. Elle donne attache par chacune de ses extrémités aux fibres musculaires les plus postérieures des deux folioles qui lui font suite, et de chaque côté, à des fibres aponévrotiques d'insertion qui lui sont presque perpendiculaires, en continuant la direction des fibres musculaires qui montent de droite à gauche et de gauche à droite sur chaque bord des folioles. La seconde bandelette ou *bandelette oblique, antéro-postérieure*, traverse en diagonale l'aponévrose centrale, de l'extrémité postérieure droite à l'extrémité antérieure gauche. Superposée au-dessus de l'autre dans le foliole droit, elle en forme d'abord le plan supérieur ou thoracique, et naît des fibres musculaires par des trousseaux convergens qui se réunissent à la base du foliole en un ruban fibreux. Ce ruban forme le bord interne de l'orifice de la veine cave, et le sépare de celui de l'œsophage; il embrasse ensuite par deux lames supérieure et inférieure l'arcade transversale de la première bandelette, et s'épanouit au-delà en triangle dans le foliole antérieur, en recevant de chaque côté les filamens aponévrotiques qui servent d'implantation aux fibres musculaires des septièmes cartilages, dont ils continuent la direction oblique. Au-delà de cette expansion triangulaire les filamens latéraux s'entre-croisent les uns avec les autres, et forment le bord d'insertion du faisceau xiphoïdien. Enfin, pour terminer ce qui a rapport à la structure de l'aponévrose médiane, au contour des folioles latéraux existe, sur la face thoracique, un plan de fibres courbes, perpendiculaires à la direction des fibres musculaires qui envahit sur ces dernières et les unit plus fortement à la membrane fibreuse du foliole. Celui du côté gauche, beaucoup plus large, contribue, pour une part considérable, à former le foliole lui-même, et constitue la liaison de la bandelette semi-circulaire avec le foliole antérieur.

L'*orifice de la veine cave inférieure* se trouve donc formé par les bords courbes des deux bandelettes entre leurs points de superposition en arrière et d'entre-croisement en avant; aussi sa forme la plus ordinaire est-elle *ellipsoïde*. A chacune de ses commissures les épanouissemens de la bandelette droite rejoignent les fibres du diaphragme par un trousseau de fibres à bord falciforme; un trousseau semblable se dégage sur la face abdominale, en sorte que l'espace intermédiaire forme, pour ainsi dire, un système à part, traversé par la bandelette demi-circulaire qui trace le bord externe de l'ouverture, et rempli par les fibres aponévrotiques d'insertion du troisième faisceau musculaire du cartilage de la septième côte droite, qui se rendent sur cette dernière. Chez les sujets où les bandelettes sont les plus écartées, les trousseaux falciformes des commissures forment deux bords qui expliquent la dénomination de *trou carré* (*foramen quadratum*), donnée par les anatomistes à l'orifice de la veine cave inférieure.

En résumé, l'aponévrose centrale du diaphragme a pour charpente deux fortes bandelettes qui interceptent l'orifice de la veine cave inférieure et servent d'attache directe aux faisceaux des insertions fixes du diaphragme, et de point d'appui commun aux fibres aponévrotiques de ses insertions mobiles. De ces bandelettes, l'une sert à réunir la partie postérieure des deux moitiés du diaphragme, et forme une enceinte inextensible au-devant des grands canaux; l'autre établit la liaison des deux extrémités antérieure et postérieure de la moitié droite, et unit cette dernière elle-même avec l'extrémité antérieure de la moitié gauche; les deux extrémités de celle-ci sont liées par une bandelette fibreuse particulière.

Connexions. La *face supérieure* ou *thoracique*, convexe, est déprimée à sa partie moyenne et presque plane en avant et à gauche, dans la portion la plus large du foliole médian qui supporte le cœur, et est uni intimement au péricarde dans la plus grande partie de son étendue. Au milieu correspondent les médiastins; les voûtes latérales, revêtues par les plèvres, sont en rapport avec la base des poumons. Les bords amincis de ces organes s'insinuent latéralement et en arrière entre les surfaces du diaphragme et du thorax. La *face inférieure* ou *abdominale*, concave en totalité en sens inverse de la convexité de l'autre, et par conséquent plus profonde à droite, et légèrement saillante à son milieu, répond en arrière, de chaque côté, aux reins et aux capsules surrénales, à sa partie moyenne, au pancréas et au plexus solaire; dans le reste de son étendue à droite au foie à gauche, à la rate et à la grosse tubérosité de l'estomac. Elle est partout revêtue par le péritoine, excepté au niveau du repli appelé le ligament suspenseur du foie, en sorte que le diaphragme est compris entre deux membranes séreuses. Par la plus grande partie de sa *circonférence*, comprenant ses insertions mobiles, il n'a de rapport direct qu'avec le transverse, ou, en arrière, son aponévrose, et, en avant, le triangulaire du sternum.

Anomalies. Le diaphragme manque parfois en totalité ou en partie à la naissance, par vice primitif de conformation. Il présente fréquemment des éraillemens entre ses fibres, qui donnent lieu à des *hernies;* souvent cet accident est le résultat d'une contraction brusque. M. Boyer a vu un faisceau musculaire anomal qui séparait les folioles droit et médian, et qui venait s'insérer au-devant de l'orifice de la veine cave. Winslow a signalé une bandelette accidentelle, détachée du faisceau xiphoïdien, qui descendait derrière la ligne blanche sur laquelle elle s'insérait au-dessus de l'anneau ombilical.

Action et usages. Le diaphragme, cloison contractile de séparation entre la poitrine et l'abdomen, sert d'appui au cœur et aux poumons, supporte en partie le foie et la rate, comprime directement l'estomac, refoule plus ou moins les viscères de l'une ou l'autre cavité splanchnique, et de plus exerce une action sur l'œsophage et les grands courans vasculaires qui le traversent. Aussi ce muscle, qui est l'agent principal de la respiration, a-t-il en outre une influence considérable sur la circulation, la digestion et les phénomènes qui en dépendent; ses mouvemens, presque toujours volontaires, s'exécutent parfois hors de la volonté, et dépendent de l'état des viscères; son histoire conséquemment se lie à toute celle de la physiologie et de la pathologie interne; l'importance et les effets variés de son action mécanique sur les fonctions de l'organisme lui assignent un rang très supérieur à celui des autres muscles de la vie animale, et le placent jusqu'à un certain point dans un rang intermédiaire entre ces derniers et les muscles de la vie organique, distinction qui justifie l'expression poétique employée par Haller à son égard, *nobilissimus, post cor, musculus diaphragma*.

Dans les contractions du diaphragme, les fascicules des piliers et des arcades fibreuses tirent à la manière des muscles longs sur la bandelette semi-circulaire et l'extrémité postérieure de la bandelette antéro-postérieure, qu'ils abaissent en arrière. L'aponévrose moyenne étant devenue à son tour un point fixe, les faisceaux radiés qui s'y attachent, et par leur autre extrémité se rendent aux insertions mobiles latérales et antérieures, entrent en jeu, chaque moitié agissant comme une poche contractile, de la circonférence vers le centre. L'effet nécessaire du raccourcissement des fibres courbes est de les rapprocher de la ligne droite, d'une quantité proportionnelle à leur longueur, d'où résulte, quant au diaphragme, l'aplatissement de sa voûte, et, quant aux attaches chondro-sternales, d'abord leur élévation, puis leur rapprochement du centre. L'ensemble de ces divers mouvemens est ce qui produit l'*inspiration*. L'abaissement du diaphragme, qui diminue légèrement l'aire de la circonférence inférieure de la poitrine, a surtout pour effet d'augmenter considérablement l'étendue de son diamètre vertical; l'ampliation progressive de la capacité thoracique détermine un vide que remplit à mesure l'introduction de l'air dans les poumons. Par rapport à l'abdomen, les effets sont inverses: le diamètre vertical de cette cavité diminue à proportion de l'abaissement du diaphragme. Ce muscle offrant un plan incliné de haut en bas et d'avant en arrière, dans sa contraction concentrique, il refoule les viscères suivant le prolongement de son axe en bas et en avant; et alors, si les muscles abdominaux sont relâchés, la pression du diaphragme détermine l'ampliation de la circonférence abdominale; mais si ces muscles sont contractés, la pression des viscères est prolongée vers la cavité du bassin. C'est d'après ce mécanisme que le diaphragme, auquel s'oppose inférieurement la réaction du plan musculaire périnéal, contribue, dans l'*effort*, à l'expulsion, par les ouvertures normales, des corps étrangers, les fèces, l'urine et le fœtus, dans l'accouchement; c'est encore le même phénomène qui détermine fréquemment la production des diverses sortes de hernies pelviennes et abdominales. Mais si le diaphragme est l'agent essentiel de l'*inspiration*, il n'en est pas de même de l'*expiration*, dans laquelle ce muscle, dans l'état de relâchement et véritablement passif, est remonté dans sa position première par la pression de bas en haut des muscles de l'abdomen. Comme agent de l'inspiration le diaphragme concourt aux divers phénomènes qui en dépendent, le *soupir*, le *bâillement* et l'*effort*, dont, suivant l'observation de M. J. Bourdon, l'inspiration est le prélude. Ce muscle contribue encore aux mouvemens qui mettent alternativement en jeu l'inspiration et l'expiration, tels que l'*anhélation*, le *rire*, le *sanglot*, l'*éternument*, le *hoquet;* M. Magendie a prouvé qu'il agit également avec beaucoup d'énergie dans le *vomissement;* enfin, par sa pression intermittente sur les viscères abdominaux, il produit un ballottement qui en active et facilite les fonctions. En raison de la disposition *côtelée* de ses faisceaux en avant de la moitié gauche, qui semble former un sac contractile tout spécial en regard de la grosse tubérosité de l'estomac, on serait induit à penser que ce muscle exerce une action mécanique sur l'acte de la chymification: nous ne possédons encore aucune donnée physiologique à cet égard; mais cette présomption nous paraît emprunter quelque probabilité de l'inspection de la structure anatomique.

Reste à considérer le diaphragme par rapport à l'action qu'il exerce sur les canaux auxquels il livre passage: il paraît évident que les piliers, en se contractant, compriment l'œsophage et même l'aorte, circonstance à laquelle M. Cruveilhier croit devoir attribuer la fréquence des anévrysmes de cette artère dans son canal ostéo-musculaire. Quant à la veine cave inférieure, on a beaucoup agité la question de savoir quel est à son égard le résultat de la contraction du diaphragme. Un auteur moderne d'un grand mérite pense qu'elle est rétrécie, et s'appuie de l'autorité de Haller, qui aurait vu le fait sur un animal vivant pendant l'inspiration. Toutefois la plupart des auteurs se rangent à l'opinion contraire, et c'est celle qui nous semble la plus probable en considérant la forme et la disposition des bandelettes qui circonscrivent l'orifice, et en se rendant compte des effets de la traction sur les divers points de sa circonférence.

PAROI POSTÉRIEURE DU TRONC.

Les muscles de cette paroi sont superposés en quatre couches. Leur nombre est si considérable, et ils offrent tant de variété pour l'étendue, la position relative, la direction et les usages, qu'il est presque impossible de les classer méthodiquement par des caractères communs et différentiels. La division la plus générale et la plus rationnelle consiste à les grouper en deux séries: la première se compose de muscles larges, à direction transversale ou oblique, qui sont superficiels et servent aux mouvemens, soit de l'épaule et du bras en arrière, soit des côtes. La seconde série est formée de muscles longs, situés plus près du squelette, dont la direction est plus ou moins verticale, et qui ont pour objet, dans leur ensemble, l'extension générale du tronc en arrière, et pour chacun d'eux en particulier, l'extension partielle ou les inclinaisons latérales de la tête, de la nuque et du dos. En général l'étendue, dans les muscles de chaque série, est plus considérable pour ceux qui sont plus superficiels, et diminue pour les plus profonds, qui se subdivisent en se rapprochant des os. Quant aux parties où ils sont situés, ils sont très nombreux et d'un volume peu considérable à la région cervicale qui est très mobile; la région lombaire, la plus fixe, ne comprend qu'un petit nombre de muscles, mais ils y sont très volumineux; la région dorsale tient le milieu entre les deux extrêmes.

MUSCLES DU DOS.

COUCHE SUPERFICIELLE.

DU TRAPÈZE. (1)

DORSO-SUS-ACROMIEN (*CHAUSS.*); MUSCULUS CUCULLARIS, S. TRAPEZIUS (*RIOL.*).

Situation, configuration. Muscle mince, membraneux, sous-cutané, en forme de triangle inéquilatéral à base interne, situé à la partie postérieure du cou, et postérieure et supérieure du dos et de l'épaule. Il tire son nom de la forme qu'il inscrit en commun avec son congénère.

Insertions, direction, fasciculation. Il procède comme *insertions fixes :* 1° Du tiers interne de la ligne courbe supérieure de l'occipital, par des fibres aponévrotiques très courtes, qui s'entremêlent avec celles du ventre postérieur de l'occipito-frontal. 2° A angle droit avec cette première insertion, du ligament sur-épineux cervical, des sommets des apophyses épineuses de la septième vertèbre cervicale, et successivement de toutes celles du dos jusqu'à l'une des trois dernières, mais le plus souvent la douzième, et de la portion dorsale du ligament sur-épineux qui les réunit. Toutes ces attaches se font par des filamens aponévrotiques unis en forme de membrane continue, élargie de chaque côté, en une demi-ellipse, de la cinquième apophyse épineuse cervicale à la troisième dorsale, et terminée inférieurement par une aponévrose triangulaire de deux pouces de longueur, à sommet très aigu, qui, par son épaisseur, constitue une sorte de tendon. A partir de ces diverses implantations les fibres, rassemblées en fascicules, se dirigent toutes vers le bord postérieur en fer à cheval que décrivent la clavicule et l'épine de l'omoplate. Elles se divisent en trois séries : les supérieures, de l'occipital à la cinquième apophyse cervicale, obliques de haut en bas et de dedans en dehors, très minces, d'autant plus courtes qu'elles sont plus inférieures, se rendent sur le bord postérieur du tiers externe de la clavicule, sur l'acromion et le ligament acromio-claviculaire. Celles de la portion occipitale, les plus longues, contournent le bord externe du cou pour gagner la clavicule. Les fibres de la série moyenne, nées de la demi-ellipse aponévrotique, sont les plus courtes, et se rendent presque horizontalement sur le bord postérieur et supérieur de l'épine de l'omoplate. Les fibres de la série inférieure forment les faisceaux les plus larges : obliques de bas en haut, elles augmentent progressivement de longueur; les inférieures sont les plus longues de toutes; elles s'implantent sur une aponévrose triangulaire qui glisse, par l'intermédiaire d'une synoviale, sur la racine bifurquée de l'épine de l'omoplate, et s'insère elle-même sur la crête terminale de cette apophyse.

Connexions. La *face postérieure* est recouverte par la peau à laquelle l'unit un tissu cellulaire assez dense. La *face antérieure* recouvre, de haut en bas, la moitié supérieure du splénius, et l'extrémité du grand complexus, une partie de l'angulaire, le rhomboïde, le bord supérieur du petit dentelé, une portion de l'aponévrose qui recouvre le sacro-spinal et l'extrémité supérieure interne du grand dorsal. Les *bords supérieur* et *inférieur* sont libres.

Action. Le point fixe le plus ordinaire de ce muscle étant à ses attaches occipito-vertébrales, il tire l'épaule en arrière; ses fibres supérieures l'élèvent, les inférieures l'abaissent; les moyennes, qui représentent la résultante moyenne des forces, portent directement l'omoplate en dedans et en arrière, de sorte que la contraction simultanée des deux trapèzes écarte les épaules en dehors et les rapproche du rachis. Si le membre thoracique est fixé, ce muscle entraîne le tronc. Les fibres de ses insertions supérieures en particulier, prenant leur point d'appui sur l'épaule, inclinent la tête en arrière, de côté ou directement, suivant qu'un seul trapèze se contracte, ou que les deux agissent à-la-fois.

DU GRAND DORSAL. (1)

LOMBO-HUMÉRAL (*CHAUSS.*); DORSALIS MAXIMUS (*LAUR.*); LATISSIMUS DORSI (*SOEMM.*).

Situation, configuration. Muscle très large, plat, membraneux, sous-cutané, en forme de triangle, dont la base est en haut, de l'extrémité supérieure de l'humérus au rachis, et dont le sommet se termine au coccyx, en sorte qu'il revêt la moitié inférieure du dos, les lombes et la région sacro-coccygienne.

Insertions, direction, fasciculation. Le grand dorsal se compose de deux parties, l'une musculaire et l'autre aponévrotique. L'aponévrose, qui forme son *insertion fixe*, s'attache sur toute la longueur du ligament sur-épineux et sur les apophyses épineuses dorso-lombaires et sacrées, à partir de la quatrième ou cinquième dorsale, sur les tubercules qui représentent les fausses apophyses transverses sacrées, et sur la moitié postérieure de la lèvre externe de l'os coxal, en se confondant pour ces deux dernières insertions, avec celles du grand fessier. Cette aponévrose en forme de triangle à base inférieure, est d'abord très large inférieurement, jusqu'à un pouce au-dessus de l'os coxal, point où commence la portion musculaire. Elle se rétrécit ensuite peu à peu en montant, suivant une ligne onduleuse, oblique de bas en haut et de dehors en dedans, tracée par la naissance des fibres charnues; ces dernières approchant d'autant plus près des vertèbres qu'elles sont plus supérieures. Les fibres de l'aponévrose elle-même forment deux séries : les externes, plus ou moins obliques, font suite à celles du muscle dont elles continuent la direction; les internes, qui forment l'implantation vertébrale, sont horizontales ou légèrement inclinées en bas et en dehors; les unes et les autres se confondent en une trame commune sur la partie moyenne de l'aponévrose. La portion charnue du grand dorsal est encore triangulaire. Elle commence par une base interne et inférieure sur la ligne de l'aponévrose. Les fibres qui en naissent, largement fasciculées, convergent toutes en haut et en dehors vers un tendon commun qui forme l'*insertion mobile* à l'humérus. Les supérieures, de la cinquième à la septième apophyse épineuse dorsale, redescendent d'abord en dehors en décrivant une courbe jusqu'à l'angle inférieur de l'omoplate. Ordinairement renforcées dans ce point par un faisceau particulier qui en naît, elles remontent en dehors, et vont s'insérer sur le côté externe et postérieur du tendon huméral. A partir de la septième apophyse épineuse dorsale, toutes les fibres se dirigent obliquement de bas en haut et de dedans en dehors vers le tendon commun; les plus inférieures, qui naissent près de l'os coxal, sont les plus longues de toutes; leur direction est presque

(1) Planches 83, 84.

(1) Planches 83, 84, 62, 109, 110.

verticale; elles s'insèrent par leur autre extrémité sur le côté du tendon qui forme sa face externe. Au-dessus et en dehors de son attache aponévrotique la plus inférieure, le grand dorsal offre, sur son bord externe, trois ou quatre insertions superposées qui se fixent sur les trois ou quatre dernières côtes en formant des digitations avec les languettes inférieures du grand oblique. Les fibres qui en naissent remontent verticalement, et s'implantent sur le côté antérieur et interne du tendon huméral.

Ce tendon lui-même est membraneux, long de trois pouces sur un de large; il contourne le bord inférieur épais du grand rond, dont il croise la direction, et remonte au-devant de ce muscle. Parvenu à son tendon, il en est d'abord isolé par une synoviale de glissement, puis il s'y unit, s'insère avec ce dernier sur la lèvre postérieure de la coulisse bicipitale, et se prolonge sur cette gouttière, qu'il tapisse en confondant ses épanouissemens avec ceux du tendon du grand pectoral. Une bandelette unit son bord interne à la petite tubérosité de l'humérus; une expansion, née de son bord externe, concourt à renforcer l'aponévrose brachiale.

De tout ce qui précède il résulte que le sommet commun, dont fait partie le tendon, reçoit les fibres de toute la vaste surface du grand dorsal, et que ces dernières, échangeant leur position relative, de l'aponévrose postérieure sur le tendon huméral, ce tendon lui-même se contourne pour rentrer en dedans; d'où il résulte une gouttière à cannelure interne qui loge la moitié inférieure du grand rond, et se termine par une anse que traverse la partie supérieure de ce muscle, dont le tendon s'attache au-dessous et en arrière de celui du grand dorsal.

Connexions. La *face postérieure* du grand dorsal est recouverte en haut et en dedans par l'extrémité inférieure du trapèze, et dans le reste de son étendue par la peau. L'*antérieure* est en rapport avec le petit dentelé postérieur et inférieur, son aponévrose et celle du petit oblique abdominal, une partie des muscles grand rond, grand dentelé, rhomboïde, intercostaux inférieurs, et la moitié postérieure des dernières côtes. Le *bord interne* constitue l'attache spinale. Le *supérieur*, remarquable par sa forme demi-circulaire, recouvre en partie l'angle inférieur de l'omoplate. L'*externe* est le plus intéressant : mince en bas, où il constitue les insertions costales, il est épais et arrondi supérieurement, où il forme le bord postérieur du creux de l'aisselle. Le tendon est en rapport avec les vaisseaux et nerfs axillaires.

Anomalies. D'après Wardrop, la plus commune consiste dans un faisceau transversal charnu ou aponévrotique qui passe au-devant du coraco-brachial, et unit les tendons du grand dorsal et du grand pectoral, en formant une bride qui peut comprimer les vaisseaux dans les mouvemens. Parfois, suivant Rosenmüller et M. Meckel, le tendon du grand dorsal envoie une bandelette qui longe le coraco-brachial et s'insère avec lui à l'apophyse coracoïde.

Action. Le grand dorsal, dont le tendon s'enroule autour de l'humérus, tire l'extrémité supérieure de cet os en bas et en arrière, en lui faisant subir une légère rotation, par l'effet de laquelle sa face postérieure devient externe. Il applique l'omoplate contre la poitrine, et, conjointement avec le grand pectoral, rapproche le bras du tronc et l'abaisse avec force lorsqu'il a été élevé. En prenant son *point fixe à l'humérus*, il concourt à l'*inspiration* en élevant les trois ou quatre dernières côtes, et entraîne ou enlève le tronc vers les membres supérieurs, quand on veut attirer le corps ou l'élever vers un objet fixe que l'on a saisi avec les mains. Enfin la tension de l'aponévrose de ce muscle facilite la coutraction de la masse charnue du sacro-spinal.

DEUXIÈME COUCHE.

DU RHOMBOÏDE. (1)

DORSO-SCAPULAIRE (*CHAUSS.*); MUSCULI RHOMBOIDEI.

Configuration, divisions, insertions. Ce muscle plat, large, assez épais, dont le nom représente exactement la forme, est situé obliquement à la partie supérieure du dos et inférieure du cou. Par son insertion fixe au rachis, il s'étend le plus ordinairement du ligament sur-épineux cervical, et du sommet de l'apophyse épineuse de la septième vertèbre cervicale, jusqu'à celui de la cinquième dorsale et aux ligamens inter-épineux correspondans. A partir de cette implantation, qui forme une lame aponévrotique continue, les fibres rassemblées en faisceaux parallèles descendent obliquement en dehors, et s'attachent sur l'interstice du bord spinal de l'omoplate, depuis l'insertion de l'angulaire jusqu'auprès de l'angle inférieur, fixées à chaque extrémité sur l'os lui-même, et dans le milieu, sur une arcade aponévrotique verticale, qui protège le passage de plusieurs rameaux de l'artère cervicale transverse. Le faisceau supérieur, plus ou moins isolé du reste du muscle, a été décrit par les auteurs sous le nom de *petit rhomboïde* ou *partie supérieure* du muscle rhomboïde. Albinus l'a figuré s'insérant par son bord spinal de la cinquième à la septième apophyse épineuse, et par son bord scapulaire derrière l'angulaire, sur les deux tiers supérieurs de la portion correspondante de l'interstice.

Connexions. La *face postérieure* de ce muscle est recouverte en haut par le trapèze, en bas et en dehors par le grand dorsal. Elle est sous-cutanée dans un petit espace triangulaire situé entre ces deux muscles et l'extrémité inférieure de l'omoplate. L'*antérieure* recouvre le petit dentelé postérieur et supérieur, une partie des splénius, sacro-spinal, intercostaux externes, et de l'extrémité postérieure des premières côtes. Le *bord supérieur,* dans sa moitié externe, est en rapport avec l'angulaire.

Action. Le rhomboïde tire l'omoplate en dedans et en haut, et par conséquent la rapproche du rachis en même temps qu'il la soulève. La contraction isolée de ses fibres inférieures, en élevant l'angle inférieur de cet os, lui fait éprouver un mouvement de bascule qui abaisse l'articulation scapulo-humérale. Les deux rhomboïdes, suivant les muscles avec lesquels se combine leur action, concourent également à faire hausser les épaules ou à les écarter en arrière.

DES DENTELÉS POSTÉRIEURS.

C'est, il nous semble, avec raison que M. Meckel considère comme un seul muscle les deux dentelés postérieurs, si parfaitement semblables de structure, de forme et d'attaches, situés à chaque extrémité du thorax, et réunis par une aponévrose en une bande longitudinale fibro-musculaire, disposition qui rappelle l'occipito-frontal avec ses deux ventres charnus opposés, unis par l'aponévrose épicrânienne.

(1) Planche 85.

DU DENTELÉ POSTÉRIEUR ET SUPÉRIEUR (1).

DORSO-COSTAL (*CHAUSS.*); MUSCULUS SERRATUS, S. DENTATUS SUPERIOR.

Ce muscle membraneux, demi-aponévrotique, de forme quadrilatère, est situé obliquement à la partie supérieure du dos. Son insertion spinale est assez variable : étendue dans tous les cas de la septième apophyse épineuse cervicale à la deuxième dorsale, en s'attachant à leurs sommets et aux ligamens inter-épineux, parfois elle procède de la sixième cervicale; dans sa plus grande extension, elle est comprise entre la cinquième cervicale en dessus et la troisième dorsale en dessous : c'est de cette manière qu'elle est figurée par Albinus. Cette insertion forme une vaste aponévrose rhomboïdale, à fibres parallèles, qui descend obliquement en dehors jusqu'à moitié de la longueur du muscle, en regard du bord externe du splénius. Les fibres musculaires qui en naissent continuent la direction première, et se partagent en quatre languettes qui vont s'implanter, en formant autant de digitations, sur le bord supérieur et la face externe des côtes, de la deuxième à la cinquième. Parfois ces languettes sont au nombre de trois ou de cinq : toutes sont fixées par de courts filamens aponévrotiques.

La *face postérieure* de ce muscle est recouverte par le rhomboïde, et en partie, en haut par le trapèze, en dehors, par l'angulaire et le grand dentelé. L'*antérieure* s'applique sur le splénius, et la partie supérieure du sacro-spinal, long dorsal et sacro-lombaire. Le *bord inférieur* adhère à l'aponévrose, qui l'unit au dentelé inférieur.

DU DENTELÉ POSTÉRIEUR ET INFÉRIEUR (2).

LOMBO-COSTAL (*CHAUSS.*); MUSCULUS SERRATUS, S. DENTATUS INFERIOR.

Semblable au précédent, comme lui mince, membraneux et quadrilatère, mais le double en hauteur, plus aponévrotique que musculaire, il est situé à la partie inférieure du dos et supérieure des lombes. Par son bord spinal *fixe*, il s'insère aux apophyses épineuses, de la dixième dorsale à la troisième lombaire, et aux ligamens inter-épineux correspondans. L'aponévrose qui procède de cette implantation, composée de fibres parallèles, obliques en sens inverse de celle du dentelé supérieur, remonte obliquement en dehors. Aux deux tiers externes de sa largeur, il en naît quatre languettes musculaires, qui s'insèrent à angle aigu sur le bord inférieur des quatre dernières côtes. La languette supérieure, la plus large, s'attache, de l'angle de la seconde fausse côte, dans une étendue de trois pouces sur son arc antérieur. Les insertions des trois autres se rétrécissent graduellement; la dernière occupe l'extrémité osseuse et une partie du cartilage de la douzième côte. Les bandelettes, pour se prêter à la courbe rentrante de la poitrine, sont bien isolées et sont imbriquées de haut en bas, le bord inférieur de chacune d'elles recouvrant le bord supérieur de celle qui est placée au-dessous.

La *face postérieure* de ce muscle est recouverte par le grand dorsal ; sa *face antérieure* est appliquée sur le feuillet postérieur de l'aponévrose du transverse, qui la sépare du sacro-lombaire et du long dorsal. Ses deux bords ne sont distincts que dans sa portion musculaire; sa portion fibreuse fait partie de l'aponévrose commune, qui est seulement plus épaisse en ce point.

(1) Planche 87.
(2) Planche 85.

L'APONÉVROSE DES DENTELÉS POSTÉRIEURS forme une bande fibreuse verticale qui occupe toute la partie postérieure du tronc. Elle procède de la partie inférieure des lombes, où elle est d'abord unie intimement à celle du grand dorsal. Très épaisse inférieurement, elle remonte sur les lombes et la partie inférieure du dos, où elle sert d'attache aux languettes qui constituent le dentelé inférieur : parvenue au-dessus de ce muscle, elle s'amincit beaucoup, et forme entre les deux dentelés une toile d'union qui sépare le grand dorsal des deux colonnes du sacro-lombaire et du long dorsal. Dans cet espace, elle s'implante en dedans sur les apophyses épineuses dorsales et leurs ligamens, et en dehors sur la portion des côtes voisines de leur angle et sur les fibres aponévrotiques des intercostaux externes; des fibres transversales ou obliques s'étendent de l'une à l'autre insertion. Arrivée en regard du dentelé supérieur, généralement elle adhère au bord inférieur de ce muscle, puis s'insinue entre lui et le splénius, dont elle maintient l'extrémité inférieure.

Action des dentelés. Placés aux deux extrémités de la poitrine, ils agissent en sens inverse pour alonger cette cavité par l'écartement des côtes qu'ils tirent en dedans vers leur insertion fixe. Le *supérieur élève* l'arc postérieur des seconde, troisième, quatrième et cinquième côtes, et sous ce rapport, de l'aveu même de tous les auteurs, il concourt à l'*inspiration*. L'*inférieur abaisse* bien véritablement les neuvième, dixième, onzième et douzième côtes : mais quel est l'effet de ce mouvement dans le jeu de la respiration? Bichat, MM. H. Cloquet et Cruveilhier pensent qu'il sert à l'*expiration*. M. Meckel au contraire croit qu'il produit l'*inspiration*. L'observation directe, sur une poitrine nue, du mécanisme visible des côtes, nous engage à nous ranger de cette dernière opinion. L'arc postérieur des quatre dernières côtes nous a paru constamment s'abaisser dans l'inspiration, tandis que l'extrémité antérieure s'élève, et par conséquent le dentelé inférieur, dans cette fonction, doit réagir sur la traction du diaphragme, et être synergique et non antagoniste avec le dentelé supérieur; disposition que rend encore plus plausible l'aponévrose qui, en unissant ces muscles, les sollicite à se contracter simultanément et limite leur action.

Les deux dentelés sont en outre tenseurs de leur aponévrose d'union, et forment avec elle et les côtes une longue gaîne ostéo-fibreuse contractile, qui resserre et contient les muscles long dorsal, sacro-lombaire et transversaire épineux. C'est à tort que Winslow, ne tenant pas compte de l'aponévrose, nie cet effet, admis avant et après lui par tous les anatomistes.

DE L'ANGULAIRE. (1)

TRACHÉLO-SCAPULAIRE (*CHAUSS.*); M. PATIENTIÆ (*SPIGEL.*); LEVATOR SCAPULÆ.

Situation, insertions. Muscle long, funiculaire, plat, mais épais et contourné en sens inverse à ses extrémités, situé à la partie latérale et postérieure du cou. Il procède, comme *insertion fixe* la plus habituelle, par quatre forts tendons, des tubercules postérieurs des apophyses transverses des quatre premières vertèbres cervicales. De ces tendons naissent autant de faisceaux, d'abord distincts et inclinés en bas et en dehors, qui s'unissent après un court trajet. Le muscle rubané qui résulte de leur réunion contourne d'avant en arrière la saillie latérale formée par le splénius et les complexus, et descend pour se fixer à l'angle interne et supérieur de l'omoplate et à la portion du bord spinal

(1) Planches 87, 83

placée au-dessus de l'épine. Par suite de la torsion que le muscle a subie, les fibres qui continuent le faisceau supérieur descendent le plus bas, auprès du rhomboïde; les fibres du faisceau inférieur au contraire, les plus courtes, s'insèrent au sommet de l'angle de l'omoplate.

Connexions. Recouvert par le trapèze et en partie le sterno-cléido-mastoïdien et la peau, l'angulaire recouvre une portion des splénius, dentelé supérieur, transversaire du cou et sacro-lombaire.

Action. Ce muscle, qui forme comme un appendice supérieur du rhomboïde, agit avec ce dernier pour élever l'angle interne et supérieur de l'omoplate, en abaissant le moignon de l'épaule par un mouvement de bascule. Ce mouvement est favorisé par l'inclinaison en avant qui résulte de l'enroulement que nous avons signalé pour l'extrémité supérieure de l'angulaire. Agissant avec le trapèze, il concourt à soulever l'épaule directement. Lorsque cette dernière est fixée, l'angulaire incline légèrement le cou de son côté; mais si son congénère se contracte en même temps que lui, tous deux concourent à maintenir la tête dans sa rectitude.

MUSCLES DES GOUTTIÈRES COSTO-VERTÉBRALES.

Ces muscles, si remarquables par leur nombre, leur superposition, les adhérences et l'intrication de leurs fibres, la multiplicité de leurs tendons et la variété de leurs usages, forment assurément le sujet le plus compliqué de la myologie : aussi est-ce un de ceux qui ont le plus exercé la sagacité des anatomistes, sans toutefois que l'on soit encore parvenu à s'entendre sur leur nombre et les dénominations qui leur sont imposées. Stenon le premier les a généralisés en les distinguant en *muscles droits*, *médians* et *latéraux*, et en *muscles obliques*, *convergens* et *divergens*. Winslow les a très bien analysés d'après leurs attaches; mais peut-être les a-t-il un peu trop multipliés, ce qui répand de la confusion sur leurs usages. Après lui, les anatomistes français nous semblent au contraire en avoir trop restreint le nombre. M. Meckel, en se rapprochant d'Albinus et de Winslow, a fait, selon nous, beaucoup mieux sous ce rapport. M. Cruveilhier, qui groupe ces muscles sous la dénomination de *spinaux postérieurs*, a répandu de la clarté sur leur étude, en prouvant que les nombreux faisceaux de la nuque sont les analogues et, pour ainsi dire, les extrémités modifiées des grandes masses dorso-lombaires. Nous allons nous-même essayer de traiter ce sujet en nous conformant aux dénominations reçues: nous le ferons avec la dernière exactitude, en ne prenant, comme à l'ordinaire, d'autre guide que la nature, et sans nous inquiéter des nombreuses contradictions qui règnent dans les auteurs, et nous ajouterons à ce qu'ils ont écrit pour certains faits que nous croyons ne pas avoir été convenablement observés.

Nous avons déjà fait la remarque que les muscles des gouttières costo-vertébrales, d'abord simples à la partie inférieure du tronc, se compliquent de plus en plus avec les mouvemens à mesure que l'on remonte vers sa partie supérieure. Du bassin à la naissance du cou, il n'y a que deux couches superposées formées par le sacro-spinal d'une part, et de l'autre par le transversaire épineux, auquel s'adjoint supérieurement le demi-épineux du dos. On voit que déjà nous retranchons de la première couche les inter-épineux dorso-lombaires, qui font partie du sacro-spinal. A la nuque on distingue quatre couches, le splénius, les deux complexus avec le transversaire du cou et le cervical descendant, le demi-épineux du cou et le transversaire épineux, au-dessus duquel sont les droits et obliques postérieurs de la tête. Pour faire cadrer ces muscles avec ceux du dos, nous concentrerons les quatre couches en deux. A ces muscles s'ajoutent les inter-épineux et inter-transversaires, et un muscle isolé, le carré des lombes, qui n'a de commun avec les précédens que sa position au-devant de la masse du sacro-spinal.

TROISIÈME COUCHE DES MUSCLES DU DOS.

DU SACRO-SPINAL. (1)

M. Chaussier décrivait sous ce nom les deux couches de muscles des gouttières vertébrales. Suivant l'exemple de MM. H. Cloquet et Meckel, nous en restreignons l'acception à l'union du long dorsal et du sacro-lombaire, auxquels nous ajoutons, pour le premier, le transversaire, et, pour le second, le cervical descendant.

MASSE COMMUNE.

Situation, insertions. Elle constitue un ventre charnu extrêmement fort et d'un volume considérable, d'une forme rectangulaire, dirigé verticalement, qui remplit et déborde en dehors toute la gouttière lombo-sacrée. Elle naît, 1° de la face antérieure et du bord externe d'une aponévrose très épaisse, qui forme en arrière le plan superficiel du ventre charnu; 2° de l'extrémité de la crête iliaque en avant de l'aponévrose; 3° de l'épine iliaque postérieure et supérieure, des ligamens sacro-iliaques postérieurs, et des fausses apophyses transverses sacrées, autour de l'épanouissement inférieur du transversaire épineux; 4° vers la partie antérieure et externe, des apophyses transverses lombaires par deux tendons verticaux ascendans, l'externe très large, qui s'attache aux deux tiers du bord inférieur de l'apophyse, et l'interne, funiculaire, qui s'implante sur le tubercule isolé (*processus accessorius*), situé à sa base. A partir de l'apophyse, les faisceaux rayonnés qui font suite à ces tendons, rejoignent la masse commune des fibres verticales, suivant une direction opposée: l'externe est oblique de haut en bas et d'arrière en avant; l'interne est oblique de bas en haut et de dedans en dehors. L'aponévrose, la plus forte de toutes celles d'insertion, procède elle-même : (*a*) du bord postérieur de la crête iliaque; (*b*) de la ligne des tubercules latéraux du sacrum jusqu'au coccyx, en se confondant avec les attaches supérieures du grand fessier; (*c*) des apophyses épineuses sacrées et de leurs ligamens, puis successivement des apophyses lombaires, par des bandelettes parallèles. A partir de ces diverses implantations, la masse charnue, d'abord peu considérable et triangulaire dans la gouttière sacrée, monte verticalement, acquiert deux pouces d'épaisseur d'avant en arrière, envoie ou reçoit en dedans les faisceaux transversaires des lombes, et s'élargit graduellement en dehors jusqu'auprès de la douzième côte, où commence la division en deux longues colonnes musculaires dorso-cervicales, l'une interne, le long dorsal, et l'autre externe, le sacro-lombaire. Toutefois, si l'union des deux muscles est intime jusqu'à ce point, ils peuvent être distingués beaucoup plus bas, les trois cinquièmes internes étant occupés par l'aponévrose que continue le long dorsal, tandis que les deux cinquièmes externes sont formés par les fibres charnues parallèles et verticales nées un peu au-

(1) Planches 86, 88.

dessus de la crête iliaque, et auxquelles font suite les faisceaux du sacro-lombaire.

LONG DORSAL.

LOMBO-DORSO-TRACHÉLIEN (*DUMAS*); SEMI-SPINATUS (*RIOL.*); LONGISSIMUS DORSI.

A partir de la bifurcation de la masse commune au-dessous de la douzième côte, l'aponévrose postérieure continue de monter en se rétrécissant jusqu'à la hauteur de la neuvième côte. Sa moitié externe, lisse, se compose de fibres verticales, d'où naissent successivement les fibres internes du sacro-lombaire et externe du long dorsal. Sa moitié interne est formée, comme nous l'avons dit, de bandelettes verticales, parallèles, nées des apophyses épineuses lombaires, de sorte qu'elles forment des courbes elliptiques qui s'enveloppent les unes les autres, d'autant plus externes et plus longues qu'elles procèdent d'une vertèbre plus inférieure. Ces bandelettes, très minces, sont unies latéralement, suivant leur longueur, dans le petit intervalle qui les sépare, par une mince aponévrose à fibres transversales. Depuis la deuxième apophyse épineuse lombaire, aux bandelettes succèdent des faisceaux charnus qui s'interposent entre la crête épinière dorsale et la grande aponévrose, en sorte que, dès son origine, le long dorsal se trouve partagé en deux colonnes ascendantes, l'une *interne*, *spinale*, et l'autre *médiane*, ou *costo-transversaire*, interposée entre la colonne spinale et celle que forme le sacro-lombaire, d'où la dénomination d'*épineux transversaire*, donnée au long dorsal par M. Cruveilhier.

La *colonne médiane*, ou le LONG DORSAL proprement dit, fait suite à l'aponévrose dont elle nait suivant une ligne courbe ascendante de dehors en dedans; elle forme un ventre charnu qui remonte en s'amincissant jusqu'à la première côte, limité par deux sillons cellulaires verticaux qui le séparent des faisceaux épineux et du sacro-lombaire. Ce ventre charnu, à sa partie supérieure, reçoit ordinairement une languette musculaire du transversaire du cou et de la portion digastrique du grand complexus. Il se compose lui-même de faisceaux ascendans peu distincts, obliques de dedans en dehors et de bas en haut, et qui semblent se perdre dans le sillon de séparation du long dorsal et du sacro-lombaire; mais si on renverse ce muscle de dehors en dedans, on s'aperçoit que les faisceaux ne font que se contourner en pas de vis sur son bord externe, et qu'ils s'isolent et se dirigent en dedans, sur la face costale du muscle, en formant deux séries de tendons ascendans. La série *externe* ou *costale* se compose de sept ou huit faisceaux, dont les tendons, épais et courts, se fixent au bord inférieur du col des côtes de la douzième à la sixième ou cinquième. La série *interne* ou *transversaire* (grand transversaire du dos, Winsl.; *épineux transversaire* Cruv.) comprend douze faisceaux, dont les tendons très grêles, d'un pouce et demi à deux pouces de longueur, s'insèrent au sommet des apophyses transverses de toutes les vertèbres dorsales.

La *colonne interne* (*grand épineux du dos*, Winsl.) se divise en deux parties qui se conduisent différemment. La *portion inférieure* (*inter-épineux dorso-lombaire*, H. Cloq.) se compose de faisceaux demi-elliptiques, grêles et longs, qui se renferment les uns les autres comme les bandelettes lombaires, et font suite à ces dernières par la bandelette de la première ou seconde vertèbre, qui, au lieu de rejoindre l'aponévrose, donne naissance à un premier trousseau musculaire. La disposition de ces petits faisceaux est assez irrégulière; généralement l'apophyse épineuse de la dixième ou douzième dorsale en est le centre. Un premier faisceau, le plus interne et le plus court, s'étend de la neuvième ou dixième apophyse à la onzième ou douzième : c'est celui qui est le plus évident et le mieux isolé. Il est renfermé par les autres, qui naissent successivement par des tendons grêles des huitième, septième, sixième et même cinquième apophyses dorsales, s'appliquent les uns contre les autres, entremêlent leurs fibres, s'insèrent en partie sur l'aponévrose du grand dorsal, et se terminent sur les deux premières bandelettes lombaires; en sorte que ces fascicules, bien distincts à leurs extrémités tendineuses, se fixent par leurs ventres charnus sur l'aponévrose, confondus dans leurs fibres d'une manière plus ou moins inextricable. Cette disposition est très différente de la régularité indiquée par quelques auteurs; mais au moins s'entendent-ils sur la forme générale de ces fascicules et sur le lieu qu'ils occupent jusqu'à la cinquième ou sixième apophyse dorsale. Il n'en est pas de même de ceux qui composent la portion supérieure, et dont aucun auteur, à notre connaissance, ne fait mention, quoique nous les ayons toujours rencontrés.

Cette *portion supérieure* s'étend depuis la quatrième ou cinquième apophyse épineuse dorsale jusqu'à la troisième cervicale, et comprend par conséquent neuf ou dix faisceaux grêles presque parallèles, terminés par de petits tendons arrondis, longs et déliés. Ces faisceaux naissent inférieurement du sommet de l'aponévrose et d'un prolongement qu'elle forme dans le sillon qui les sépare du ventre charnu du long dorsal. Ils montent obliquement en dedans, d'autant plus courts et plus obliques qu'ils sont plus inférieurs; les plus élevés sont presque verticaux. A la hauteur de la cinquième côte, ils sont séparés de l'extrémité supérieure du long dorsal par un espace triangulaire, dans lequel s'interpose l'extrémité inférieure des complexus et du transversaire du cou. Ces faisceaux adhèrent tous entre eux par leurs corps, et forment une colonne non interrompue avec ceux de la portion inférieure. Les fascicules supérieurs de cette portion spinale du long dorsal, situés entre le faisceau digastrique du grand complexus et les demi-épineux du cou et du dos, peuvent n'être pas aperçus d'abord; mais les fascicules inférieurs, placés sur le même plan que le ventre charnu du muscle, qu'ils séparent des apophyses épineuses, frappent d'évidence au premier aspect; aussi est-il surprenant qu'ils aient échappé à l'attention des anatomistes.

TRANSVERSAIRE. (1)

TRANSVERSALIS CERVICIS (*ALB.*); GRAND TRANSVERSAIRE DU COU (*WINSL.*).

Ce muscle rubané, mince, contourné suivant sa longueur, est situé à la partie latérale du cou et postérieure et supérieure du dos. C'est avec raison que la plupart des anatomistes, depuis Sabatier, le considèrent comme formant la partie supérieure, ou le prolongement cervical du long dorsal; seulement cette disposition est moins évidente que pour le cervical descendant: en effet, les tendons supérieurs et inférieurs de ce dernier continuent bien réellement la double série, à direction inverse, de ceux du sacro-lombaire, tandis que le transversaire, s'il fait véritablement suite à la colonne ascendante lombo-dorsale des faisceaux transversaires du long dorsal, s'en distingue néanmoins par ses tendons descendans.

(1) Planche 86.

Le transversaire procède par cinq ou six cordelettes tendineuses des apophyses transverses des troisième, quatrième, cinquième, sixième et septième vertèbres dorsales, et quelquefois de celles placées au-dessus ou au-dessous, la seconde ou la huitième. Ces tendons s'implantent à l'extrémité du bord supérieur de chaque apophyse, en dedans de ceux du long dorsal. Les faisceaux qui en naissent se rassemblent en un muscle rubané, qui s'enroule de bas en haut et de dedans en dehors, puis d'arrière en avant, autour de la saillie des complexus, appliqué sur eux par sa face interne et son bord supérieur, et, par l'inférieur, en rapport avec les derniers tendons transversaires du long dorsal et avec le cervical descendant qui suit la même direction. A sa naissance il se confond avec la partie supérieure du ventre charnu du long dorsal par un trousseau de fibres assez volumineux; à la partie supérieure de son bord interne, il entremêle également ses fibres, dans une assez grande étendue, avec celles du petit complexus. Enfin, pour ses attaches supérieures, le transversaire se divise de nouveau en cinq faisceaux, parfois un de moins que pour les attaches dorsales. Les tendons aponévrotiques, que des fibres musculaires très minces unissent par leurs bords jusqu'à leur terminaison, s'implantent sur les tubercules postérieurs des vertèbres cervicales, ordinairement depuis la seconde ou la troisième jusqu'à la sixième ou la septième, et très rarement sur la première.

SACRO-LOMBAIRE.

LOMBO-COSTO-TRACHÉLIEN (*DUMAS*); SACRO-LUMBUM, SACRO-LUMBALIS.

A partir de la bifurcation de la masse commune dont ce muscle forme les deux cinquièmes externes, il monte verticalement tout le long de la face postérieure du thorax, entre les angles des côtes et le bord externe du long dorsal, dont le sépare un sillon cellulaire. Il se rétrécit graduellement et s'incline en dedans à mesure qu'il se rapproche de son extrémité supérieure. Avant tout déplacement, ce muscle, par sa face postérieure, paraît seulement formé d'une série de fascicules ascendans, qui procèdent inférieurement de la masse commune, et se terminent par treize tendons longs et plats, régulièrement parallèles, qui forment la plus grande partie de sa largeur, et se fixent au fur et à mesure, en montant, sur l'angle des douze côtes; le plus élevé s'insère en arrière de l'apophyse transverse de la dernière vertèbre cervicale. Si, en écartant le long dorsal, on renverse le sacro-lombaire en dehors sur les attaches que nous venons de signaler, on trouve qu'il est formé, sur sa face costale, par dix ou onze faisceaux isolés dans leur moitié inférieure, confondus en commun supérieurement, qui s'insèrent par autant de tendons, également sur l'angle des côtes, mais un peu en dedans des premiers. Les quatre faisceaux supérieurs qui appartiennent aux deuxième, troisième, quatrième et cinquième côtes, sont formés par le *cervical descendant*, qui n'est réellement que la portion cervicale du sacro-lombaire, mais qui s'isole de ce muscle dans une plus grande étendue que les autres faisceaux. Ainsi le sacro-lombaire est bien réellement formé de deux séries de faisceaux et de tendons, qui augmentent de volume de haut en bas, les uns externes et superficiels, et les autres internes et profonds. Les faisceaux externes, nés de la masse commune, sont évidemment *ascendans*. Les tendons internes doivent-ils être considérés de même? Il nous semble que non; car, au lieu de faire mouvoir les côtes, ce seraient elles qui serviraient de point d'appui, et les faisceaux tireraient, pour ainsi dire, à vide sur le muscle lui-même; disposition dont le moindre inconvénient serait de neutraliser l'action sur les côtes des faisceaux externes. Ainsi nous regardons les faisceaux internes comme *descendans*, c'est-à-dire comme tirant de bas en haut, tandis que les autres tirent de haut en bas. Une dernière observation viendra confirmer cette opinion. On n'a jamais spécifié le point fixe d'insertion de ces divers tendons. L'examen fait voir que les tendons externes s'insèrent d'abord sur le bord inférieur des onzième et douzième côtes, dont la face externe est tournée en bas; à mesure que les côtes, étant plus élevées, se redressent, le point d'insertion gagne leur partie moyenne, puis supérieure; enfin ils se fixent tout-à-fait sur le bord supérieur des deux premières côtes, dont la face externe est tournée en haut. Que si l'on examine le point d'attache des tendons internes, on verra qu'il est inverse des autres aux extrémités, c'est-à-dire que ces tendons s'implantent sur le bord inférieur des premières côtes, également sur le milieu des côtes moyennes, mais sur le bord supérieur des dernières côtes. De cet examen anatomique du sacro-lombaire il ressort cette déduction physiologique, que ce muscle serait composé de deux rangs de faisceaux qui devraient être antagonistes dans leur action, quoique confondus en une seule colonne charnue. Nous dirons plus bas quelles sortes d'actions nous paraissent devoir être le résultat de cette conformation.

CERVICAL DESCENDANT. (1)

M. CERVICALIS DESCENDENS (*DIEMERBROEK*); S. ACCESSORIUS SACRO-LUMBALIS (*STEN.*); TRANSVERSAIRE GRÊLE DU COU (*WINSL.*).

Ce petit muscle n'est véritablement, comme l'indique le nom qui lui a été donné par Stenon, que l'accessoire, et, pour ainsi dire, que le complément du sacro-lombaire; aussi beaucoup d'auteurs n'en ont-ils fait qu'une description commune. Il se compose de quatre petits faisceaux réunis par leurs ventres, entre eux, et inférieurement avec le sacro-lombaire; mais la séparation des faisceaux adjacens de ces deux muscles est sensible dans une plus grande étendue que celle des autres. Ces faisceaux, comme ceux du transversaire, se terminent, à chaque extrémité, par un tendon cervical et un dorsal, et se renferment les uns les autres, de sorte que l'interne est le plus court, et l'externe le plus long. Cette disposition de fascicules, visibles dans toute leur longueur et terminés par deux tendons, est le caractère essentiel qui nous paraît distinguer le cervical descendant du reste du sacro-lombaire. Les tendons inférieurs ou dorsaux, déliés et bien séparés, s'implantent sur l'angle des côtes de la deuxième ou troisième à la cinquième ou sixième. Ce sont eux qui commencent les tendons descendans du sacro-lombaire. Les tendons supérieurs ou cervicaux sont réunis par des fibres musculaires; ils contournent la saillie du transversaire et des complexus, et font suite aux tendons ascendans du sacro-lombaire; par conséquent, le treizième de ces tendons se fixant à la septième vertèbre cervicale, ceux du cervical descendant s'implantent successivement sur le tubercule postérieur des apophyses transverses des sixième, cinquième, quatrième et troisième vertèbres de la même région.

CONNEXIONS DU SACRO-SPINAL. 1° *Portion lombo-sacrée.* La masse commune est recouverte en *arrière* par l'aponévrose du grand dorsal, unie au feuillet postérieur du transverse et du dentelé inférieur. La face antérieure recouvre une partie du sacrum,

(1) Planche 80.

la portion sacrée du transversaire épineux, le feuillet moyen de l'aponévrose du transverse, et les muscles inter-transversaires des lombes. En *avant et en dedans*, elle est en rapport avec la portion lombaire du transversaire épineux et les apophyses épineuses correspondantes. En dehors elle est embrassée dans la gouttière de duplicature des deux feuillets postérieurs de l'aponévrose du transverse. 2° *Portion dorso-cervicale*. Les muscles sacro-lombaire et long dorsal, logés dans les gouttières costo-vertébrales, sont revêtus en arrière par les dentelés postérieurs et leur aponévrose d'union, qui changent en une gaîne ostéo-fibreuse et musculaire l'espace dans lequel ils sont contenus. A leur extrémité supérieure, ils sont recouverts par l'extrémité inférieure du splénius, et en ce qui concerne le transversaire et le cervical descendant, par l'angulaire. Leur face antérieure s'applique sur les côtes, l'extrémité postérieure des intercostaux externes, les surcostaux, le demi-épineux du dos, la portion dorsale du transversaire épineux, et pour les prolongemens cervicaux, les deux complexus. Le sacro-lombaire lui-même est en partie recouvert en dedans par le ventre charnu du grand dorsal. Le sillon qui les sépare donne passage aux nerfs et aux vaisseaux qui gagnent les couches superficielles du dos. Dans l'écartement triangulaire que forment en haut les colonnes épineuse et transversaire de ce dernier muscle, est reçue l'extrémité inférieure des deux complexus et du demi-épineux du cou.

Action du sacro-spinal. En se portant au point de vue de la structure générale de ce muscle, on le trouve formé d'un ventre charnu inférieur d'une force considérable, qui s'appuie sur le sacrum et l'os coxal, et se divise en quatre colonnes ascendantes verticales, partagées en autant de faisceaux qu'il y a d'os à mouvoir, ces faisceaux s'implantant successivement de bas en haut sur chacune des zones vertébro-costales qui échelonnent le squelette dans toute la hauteur du tronc. Le fait le plus général de la contraction de chacune de ces colonnes multifides est de tirer les vertèbres et l'arc postérieur des côtes, leurs insertions mobiles, vers le bassin, leur insertion fixe. Mais comme, en raison de la convexité postérieure du thorax, qui forme pour la série des faisceaux une longue courbe de réflexion analogue à celle des extrémités articulaires des os des membres, elles s'enroulent autour de cette cavité, en même temps qu'elles abaissent les vertèbres et les côtes, elles les tirent en arrière, d'où résulte le redressement ou l'*extension du tronc*. L'importance de ce mouvement explique le volume considérable de la masse lombo-sacrée dans l'homme, en vue de la station bipède. Mais à cet effet, le seul qui ait frappé les physiologistes, nous pensons qu'il s'en joint nécessairement un autre sur la *respiration*. Pour comprendre ce double mécanisme, l'action si compliquée du sacro-spinal demande à être étudiée séparément : 1° dans la colonne spinale du long dorsal ; 2° dans ses deux colonnes transversaire et costale ; 3° dans le sacro-lombaire.

1° *Colonne spinale du long dorsal*. Dans la portion inférieure (*inter-épineux dorso-lombaires*), les faisceaux appuyés sur l'aponévrose du long dorsal produisent, en se contractant, des courbes, renfermées les unes dans les autres, qui déterminent l'inflexion latérale en arc de cercle de la portion dorsale du rachis, en faisant saillir et inclinant le corps des vertèbres du côté opposé. Les tendons cervicaux produisent le renversement de la nuque en arrière du même côté. Si les deux colonnes spinales se contractent simultanément, l'extension de la colonne épinière est directe.

2° *Colonne transversaire du long dorsal*. Son action générale, répartie sur toutes les apophyses transverses lombaires et dorsales, produit également l'érection du tronc avec ou sans inclinaison latérale, suivant qu'un seul ou les deux côtés agissent à-la-fois. Le renversement du tronc en arrière a pour conséquence nécessaire une ampliation des parois antérieures et latérales du thorax, qui déjà facilite les mouvemens de la respiration. Nous allons voir les autres colonnes musculaires y concourir d'une manière plus efficace.

3° *Colonne costale du long dorsal*. Les sept ou huit faisceaux qui s'insèrent au col des côtes tirent en bas et en arrière sur leur arc postérieur ; ils ont pour double effet l'extension du tronc et l'augmentation du diamètre vertical de la poitrine.

4° *Sacro-lombaire*. Le mécanisme de ses deux rangs opposés de faisceaux est certainement le plus obscur et le plus compliqué. Que la série de faisceaux externes, ou la colonne ascendante, tire de haut en bas, le fait est clair, puisque tous les faisceaux et leurs tendons font suite à la masse lombo-sacrée. Mais en est-il de même des faisceaux internes formant la colonne que nous nommons ascendante? Il est évident qu'elle n'a rien de commun avec la masse lombo-sacrée, n'étant constituée que par les faisceaux qui s'insèrent aux côtes. Mais les côtes sont-elles ici l'origine ou la terminaison des faisceaux, ou mieux, sont-elles le point d'appui, l'insertion fixe des faisceaux, ou leur insertion mobile, distinction d'après laquelle leur contraction se ferait de haut en bas, dans le premier cas, et de bas en haut, dans le second. Supposons que la force agissante tire vers le bas : les deux colonnes du sacro-lombaire, dans ce cas, étant synergiques, rien de plus simple que l'action de la colonne externe ; mais l'interne ne pourra entrer en contraction qu'après que les côtes auront été fixées par la première ; et encore sur quoi tirerait-elle, puisqu'il n'y a plus d'autres tendons au-dessus? Évidemment ce ne pourrait être que sur la masse charnue médiane résultant de la fusion commune des deux colonnes de faisceaux ; pour que ce mouvement pût avoir une utilité, il faudrait qu'il ne s'exécutât que progressivement de bas en haut, par étages, et alors chacune des côtes se trouvant d'abord fixée par son faisceau externe propre, servirait de point d'appui à son faisceau interne, qui lui-même augmenterait d'autant l'action des faisceaux externes situés au-dessus, et ainsi de suite, des côtes inférieures aux supérieures. Telle est au moins l'idée que l'on peut se faire de ce mouvement ; mais il est lent et saccadé. Toutefois, il est possible qu'il s'opère ainsi pour l'extension du tronc, dans la station verticale ; mais il ne doit pas être le seul, car alors on ne concevrait pas pourquoi tous les faisceaux internes ne tireraient pas, comme tous les autres, leur origine de la masse lombo-sacrée, ce qui, pour une action commune, semblerait devoir produire un résultat à-la-fois plus énergique et plus prompt.

Que si maintenant nous supposons que la force agissante tire vers le haut, l'induction physiologique se trouvera bien mieux d'accord avec la structure anatomique. Le point d'appui de la colonne de faisceaux internes sera pris sur les vertèbres cervicales par le prolongement supérieur, qui alors va justifier le nom de cervical descendant qui lui aurait été donné si heureusement par Diemerbroek. Tous les faisceaux qui font suite seront également descendans, comme l'indique leur direction. Ils tireront alors sur les côtes, devenues insertions mobiles, leur point d'appui, d'abord assez faible en haut, se trouvant sucessivement renforcé par un plus grand nombre de faisceaux à mesure qu'étant plus inférieurs ils deviennent plus volumineux.

Le sacro-lombaire étant ainsi analysé, son action paraîtra beaucoup moins équivoque. 1° *Sous le rapport de la station.* La colonne des faisceaux externes abaisse les côtes en les tirant, d'après la courbe du thorax, d'autant plus en arrière que leur position relative dans l'échelle commune est plus élevée, et par conséquent elle redresse le tronc, ou concourt à son *extension*. Elle est, sous ce rapport, l'auxiliaire des colonnes du long dorsal, et comme elles, élargit sur les côtes les mouvemens que celles-ci exécutent sur les vertèbres. Elle contribue pour une plus grande part aux inclinaisons latérales dans les contractions partielles d'un seul côté. 2° *Sous le rapport de la respiration.* Le sacro-lombaire, comme le long dorsal, contribue déjà à la respiration par cela seul qu'il facilite l'ampliation de la poitrine; mais chacune de ses rangées nous paraît produire ici une action spéciale. Si l'on se rappelle que les tendons ascendans s'insèrent de bas en haut, du bord inférieur au bord supérieur des côtes, et que les tendons descendans s'implantent de haut en bas sur le bord opposé, de sorte qu'ils s'enroulent sur les côtes extrêmes en sens inverse, il résulte de cette double disposition que les uns abaissant les côtes, les autres les élèvent; et que, dans les deux cas, les côtes, par le déroulement des tendons, subissent un léger mouvement de torsion sur leur axe de haut en bas et d'avant en arrière, ou de bas en haut et d'arrière en avant. Or, le point d'insertion de la puissance étant très rapproché du point d'appui articulaire, tandis que le levier de la résistance est très long, le plus faible mouvement de torsion de l'arc postérieur détermine un déplacement considérable à l'extrémité de l'arc antérieur. Comme conséquence de cette torsion, la colonne ascendante, abaissant les côtes en arrière, les élève en avant, et concourt à l'*inspiration*, renforcée dans ce mouvement par les autres colonnes d'extension du long dorsal; et la colonne descendante, élevant les côtes en arrière, les abaisse en avant, et concourt à l'*expiration*. Les colonnes antagonistes ne peuvent plus se contracter qu'alternativement. Telle est au moins l'idée qu'il nous semble que l'on peut se faire des usages du sacro-lombaire. Elle n'a à la vérité qu'une valeur d'opinion fondée sur l'examen de la structure : mais il en est de même de la plupart des muscles, car il en est bien peu dont les contractions aient été vues directement.

DU SPLÉNIUS. (1)

MASTOÏDIEN POSTÉRIEUR (*WINSL.*); MUSCULI SPLENII.

Situation, configuration. Ce muscle plat, membraneux, mais assez épais, est situé obliquement à la partie postérieure du cou, et s'étend un peu sur l'extrémité interne et supérieure du dos. En forme de triangle alongé, contourné suivant sa largeur, on ne sait pourquoi son nom se trouve emprunté de celui de la rate (σπλήν), à laquelle il ne ressemble nullement.

Division, insertions. Le splénius se compose de deux portions, dont les attaches supérieures sont différentes, et qui ne s'unissent qu'inférieurement; d'où la distinction rationnelle établie par les anciens anatomistes, et encore admise par M. Meckel, du splénius en deux muscles, le *splénius de la tête, splenius capitis* (*cervico-mastoïdien*, Chauss.); et le *splénius du cou, splenius cervicis* (*dorso-trachélien*, Chauss.).

(1) Planches 85, 87.

Ce muscle procède, 1° des apophyses épineuses des vertèbres dorsales, à commencer de la sixième ou huitième en remontant jusqu'à la septième cervicale, et des ligamens inter-épineux qui les unissent; 2° du ligament cervical postérieur jusqu'au niveau de la troisième vertèbre cervicale. Cette insertion se fait par une succession de fibres aponévrotiques, qui augmentent progressivement de longueur de haut en bas, et composent inférieurement une membrane triangulaire, à sommet aigu, comme pour le trapèze. Les fibres musculaires qui en naissent montent parallèlement de bas en haut et de dedans en dehors, d'autant plus longues et plus verticales qu'elles sont plus inférieures. Le muscle en se développant contourne la saillie latérale des complexus, et devient graduellement plus épais en se rapprochant de ses attaches supérieures. A deux pouces de l'insertion spinale commence la séparation des deux splénius. Celui du cou, qui fait suite aux trois vertèbres inférieures, se partage en autant de faisceaux, d'où naissent de forts tendons qui s'implantent sur le tubercule postérieur des apophyses transverses des trois premières vertèbres cervicales; le faisceau qui se rend à l'atlas est le plus volumineux. Le splénius de la tête, d'abord très large inférieurement, se rétrécit à la partie supérieure, et s'insère, par de courtes fibres aponévrotiques, sur la moitié externe de l'empreinte rugueuse située au-dessous de la ligne courbe supérieure de l'occipital, sur la portion mastoïdienne du temporal et sur le bord postérieur de l'apophyse mastoïde, sous et derrière l'attache du sterno-cléido-mastoïdien.

Connexions. Le splénius est le plus superficiel des muscles propres de la nuque. Sa *face postérieure* est recouverte par le trapèze, le petit dentelé postérieur supérieur, et le rhomboïde; près de son attache supérieure, elle est sous-cutanée. Sa *face antérieure* est appliquée sur les deux complexus, et en partie sur le transversaire et l'extrémité supérieure du long dorsal. Son *bord interne*, écarté en dehors à partir de la troisième vertèbre cervicale, laisse entre lui et son congénère un espace triangulaire, dans lequel l'extrémité supérieure des grands complexus est en contact avec les trapèzes. Son *bord externe* est en rapport en haut avec l'attache supérieure du sterno-cléido-mastoïdien, au milieu, avec l'angulaire, qui le contourne pour revêtir une partie de la face postérieure.

Action. Le splénius agit à-la-fois par ses deux portions, et d'une manière uniforme, sur la tête et les premières vertèbres du cou. L'effet de la contraction du splénius droit, par exemple, est de faire tourner la face du même côté, tandis que l'occiput est renversé en arrière et à gauche. Si les deux splénius agissent simultanément, la tête est renversée directement en arrière, mouvement qui constitue l'*extension* du cou.

DU GRAND COMPLEXUS. (1)

TRACHÉLO-OCCIPITAL (*CHAUSS.*).

Situation, configuration, division. Muscle plat, mais assez épais, de forme irrégulièrement rectangulaire, situé à la partie postérieure du cou et à l'extrémité supérieure et médiane du dos. Le grand complexus se compose de deux portions réunies dans leur attache supérieure et suivant leurs bords adjacens, mais dont beaucoup d'anatomistes jusqu'à nos jours faisaient deux

(1) Planches 86, 87.

muscles différens; l'une *interne*, presque verticale, le *digastrique du cou* (*biventer cervicis*, Albin.), formée, comme son nom l'indique, de deux ventres charnus réunis par un tendon mitoyen; l'autre *externe*, oblique et membraneuse, qu'ils appelaient spécialement *complexus*, quoique ce nom ne convienne réellement qu'à la réunion des deux portions.

Insertions, direction. Ce muscle naît par autant de tendons, 1° de la face postérieure des apophyses transverses des cinq premières vertèbres dorsales, et parfois même des suivantes, sixième, septième, et jusqu'à la huitième, en-dedans de l'attache des tendons du long dorsal et du transversaire; 2° des tubercules postérieurs des apophyses articulaires et de l'angle rentrant, qu'ils forment avec la racine postérieure des apophyses transverses des vertèbres cervicales de la septième à la troisième. Tous ces tendons sont aplatis en bandelettes, cernent, à leur implantation, la face libre des apophyses, et se dirigent obliquement de bas en haut et de dehors en dedans, réunis par les fibres musculaires des faisceaux auxquels ils donnent naissance. Ceux de ces faisceaux qui naissent des apophyses dorsales convergent en commun vers la partie inférieure et moyenne du cou, en se recouvrant un peu de haut en bas par leurs bords adjacens. Les trois inférieurs s'unissent en commun pour former le ventre inférieur de la *portion digastrique*, et se rendent sur son tendon mitoyen. Ce ventre est uni le plus souvent par un assez fort trousseau de fibres musculaires avec la partie supérieure du long dorsal; parfois aussi il adhère au transversaire. Le tendon, mince et funiculaire, dirigé verticalement, de deux pouces environ de hauteur, correspond à la partie inférieure du cou. A son côté interne, il est renforcé par un faisceau né, par un ou deux tendons, des apophyses épineuses, soit de la septième vertèbre cervicale, ou de celle-ci et de la première dorsale, souvent même des seconde ou troisième dorsales, mais très rarement des sixième ou cinquième cervicales. A la partie externe du même tendon mitoyen se rencontre ordinairement un autre tendon, aplati, qui reçoit les faisceaux des deux ou trois premières vertèbres dorsales. Tous deux contribuent à donner naissance aux fibres du ventre supérieur: celui-ci monte verticalement, en s'élargissant, pour s'insérer à l'occipital; à deux pouces de son attache, il est partagé transversalement par une intersection aponévrotique. La *portion externe* procède des cinq attaches cervicales; les tendons sont plus ou moins unis à ceux du petit complexus, les faisceaux qui leur font suite, d'autant plus obliques et plus courts qu'ils sont plus supérieurs, sont divisés dans leur trajet par la ligne d'intersection commune. Ils convergent tous vers l'implantation occipitale, et le ventre charnu qui en naît s'insinue au-devant de l'extrémité supérieure de la portion interne, en partie confondu avec elle. Toutes deux s'attachent, par de nombreux filamens aponévrotiques, sur les deux tiers internes de la vaste empreinte située entre les deux lignes demi-circulaires de l'occipital, en dedans du splénius, qui les recouvre en partie.

Connexions. Ce muscle est en rapport, par sa *face postérieure*, avec le trapèze, le splénius, le petit complexus, le transversaire et le long dorsal; par sa *face antérieure*, avec les muscles droits et obliques de la tête, et le demi-épineux du cou; par son *bord interne*, avec le ligament cervical postérieur et du tissu cellulaire adipeux, qui le sépare de son congénère. Il est uni par un mélange de fibres musculaires avec le long dorsal, le petit complexus, et parfois le transversaire.

Action. Ce muscle agit en sens inverse du splénius, c'est-à-dire que, si celui du côté droit se contracte isolément, il tourne la face à gauche, et renverse l'occiput en arrière de son côté. Quand, au contraire, les deux complexus agissent simultanément, ils étendent le cou, ou, ce qui revient au même, redressent la tête directement.

DU PETIT COMPLEXUS. (1)

MASTOIDIEN LATÉRAL (*WINSL.*); TRACHÉLO-MASTOIDIEN (*CHAUSS.*); PARVUS COMPLEXUS; TRACHELO-MASTOIDEUS.

Membraneux, grêle, de forme triangulaire, le petit complexus est situé en dehors du précédent, à la partie latérale et postérieure du cou.

Insertions. Il naît: 1° Des apophyses transverses, rarement de la troisième, et le plus souvent de la seconde et de la première des vertèbres dorsales; toutefois ces premières insertions manquent chez quelques sujets. 2° De la partie supérieure des tubercules articulaires et de l'angle rentrant qu'ils forment avec les racines postérieures des apophyses transverses des vertèbres cervicales, de la septième à la quatrième ou la troisième. Ces insertions se font par de minces bandelettes aponévrotiques, unies par des fibres musculaires très déliées; souvent elles sont remplacées par deux petites cordelettes tendineuses parallèles; mais, dans tous les cas, elles adhèrent, à leur origine, avec celles du grand complexus. Des fascicules plats qui en naissent, les inférieurs, les plus longs et les plus épais, sont presque verticaux; les autres diminuent de longueur et augmentent d'obliquité à mesure qu'ils sont plus supérieurs. Ils s'unissent par leurs bords, montent verticalement en s'épaississant, et convergent vers un sommet commun, qui s'insère par un tendon élargi sur le bord postérieur et inférieur de l'apophyse mastoïde. Le plus ordinairement une légère intersection aponévrotique parcourt les fibres du petit complexus à peu de distance de son implantation.

Connexions. Ce muscle, contournant le grand complexus, sa *face interne* et *antérieure* est appliquée sur ce dernier; en haut, elle est en rapport avec l'extrémité des obliques de la tête et du ventre postérieur du digastrique. Sa *face externe* et *postérieure* est en contact, dans la moitié supérieure, avec le splénius, et dans l'inférieure, avec le transversaire.

Action. Si l'un des petits complexus agit seul, il incline légèrement la tête de son côté, sans lui communiquer de rotation. Si les deux entrent en action, ils contribuent à l'extension directe de la tête.

QUATRIÈME COUCHE DES MUSCLES DU DOS.

DU TRANSVERSAIRE ÉPINEUX.

TRANSVERSO-SPINAL (*DUMAS*); ARTICULAIRE ÉPINEUX (*CRUV.*); M. MULTIFIDUS SPINÆ.

Sous ce nom, la plupart des anatomistes modernes comprennent deux longues colonnes musculaires demi-charnues et tendineuses, accolées longitudinalement, et composées chacune d'une succession de faisceaux obliques, unis par leurs ventres, et distincts à leurs attaches (*multifide du dos*), qui remplissent les

(1) Planches 86 et 87.

gouttières vertébrales entre les apophyses articulaires et les apophyses épineuses. La colonne postérieure ou superficielle est formée par les demi-épineux du cou et du dos, et la colonne antérieure ou profonde par le transversaire épineux proprement dit.

1° DEMI-EPINEUX DU COU. (1)

M. SPINATUS (*RIOL.*); SPINALIS CERVICIS (*ALBIN.*).

Situation, *insertions*. Muscle plat, assez épais, en forme de triangle alongé, situé dans la portion cervico-dorsale de la gouttière vertébrale. Il naît du bord supérieur, et près la base des apophyses transverses des cinq ou six premières vertèbres dorsales par un pareil nombre de tendons aplatis, auxquels succèdent des faisceaux unis par leurs bords, qui montent obliquement de dehors en dedans, et s'insèrent de chaque côté par quatre tendons incomplétement isolés à l'un des sommets des tubercules bifides des apophyses épineuses des vertèbres cervicales de la cinquième à la seconde. Le tendon supérieur qui s'attache à l'axis est de beaucoup le plus considérable; il forme le point convergent du triangle, et reçoit à lui seul les faisceaux des deux ou trois premières insertions dorsales. Ce muscle adhère souvent, par un mélange de fibres, avec la portion cervicale du transversaire épineux, sur laquelle il s'applique, et avec le demi-épineux du dos, qui lui fait suite.

2° DEMI-EPINEUX DU DOS. (2)

M. SEMI-SPINOSUS; SEMI-SPINALIS DORSI (*ALBIN.*).

Situation, *insertions*. Mince, plat, en forme de rhombe très alongé, ce muscle, qui, suivant la remarque d'Albinus, forme la continuation du précédent, moins épais, long, grêle, plus aponévrotique que charnu, procède inférieurement, par cinq ou six tendons du bord supérieur et près de la base des apophyses transverses dorsales, de la cinquième ou sixième à la onzième. Ses faisceaux, également ascendans, réunis par leurs bords, et presque verticaux, remontent la hauteur d'environ cinq vertèbres, et s'implantent par cinq ou six tendons aux apophyses épineuses des deux dernières vertèbres cervicales et des trois ou quatre premières dorsales.

Les deux muscles demi-épineux du cou et du dos ne sont autres que les longs faisceaux décrits, par les anatomistes français les plus modernes, comme formant la couche superficielle du transverse épineux.

3° MULTIFIDE DU DOS (*ALBIN.*, *MECK.*) (3), OU TRANSVERSAIRE ÉPINEUX PROPREMENT DIT.

Situation, *structure*, *insertions*. Ce muscle, très complexe, remplit immédiatement la gouttière vertébrale depuis la partie inférieure du sacrum jusqu'à la seconde vertèbre du cou. La superposition de ses faisceaux, étagés les uns au-dessus des autres, et réunis par leurs bords adjacens, constitue un long muscle continu, qui participe à la forme de la gouttière dans laquelle il est contenu, en sorte que, largement épanoui sur le sacrum, graduellement aminci aux lombes, étranglé au milieu du dos, il s'élargit de nouveau à la naissance du cou. Aussi Winslow et quelques anatomistes avant lui, en ont-ils fait trois muscles différens, un pour chaque région. La structure du transversaire épineux est très compliquée. La portion lombo-sacrée (*muscle sacré* des anciens anatomistes) remplit toute la gouttière du sacrum jusqu'à l'arcade osseuse qui sépare les deux derniers trous sacrés, environnée à ses attaches par l'expansion de la masse commune du sacro-spinal. Les faisceaux internes et inférieurs sont d'abord très courts; les autres s'alongent graduellement en devenant externes et supérieurs. Implantés entre les tubercules articulaires et les apophyses épineuses, ils adhèrent aux ligamens sacro-iliaques postérieurs et aux ligamens propres du sacrum. Cette portion musculaire, d'abord très mince inférieurement, devient fort épaisse aux lombes. A partir de ce point, la disposition générale du muscle est uniforme. Considéré dans sa totalité, on le voit évidemment composé de faisceaux obliques, dont les tendons extrêmes s'insèrent d'une vertèbre à la seconde, située au-dessus, de sorte que la vertèbre intermédiaire se trouve franchie sans insertion apparente; mais ces premiers faisceaux ne sont que superficiels, et ils en recouvrent d'autres plus profonds et plus courts. L'insertion inférieure des faisceaux superficiels se fait par de forts tendons funiculaires, au sacrum, aux lombes et au cou, sur les tubercules articulaires, et au dos, au bord supérieur de la base de l'apophyse transverse, point correspondant aux tubercules articulaires pour cette région. C'est à cette disposition que répond le nom d'*articulaire épineux*, donné à ce muscle par M. Cruveilhier. L'insertion supérieure a lieu, dans toute la hauteur, par l'intermédiaire d'un tendon rubané, qui s'attache sur les côtés du tubercule des apophyses épineuses. Ces faisceaux se confondent par leurs bords, et, par leur face postérieure plane, entremêlent dans un grand nombre de points leurs fibres avec ceux de la portion spinale du long dorsal et des demi-épineux du cou et du dos. Si on les sépare mécaniquement, on trouve au-devant d'eux un second, puis un troisième plan de fascicules, d'autant plus courts qu'ils sont plus immédiatement en contact avec les vertèbres. Les moyens s'implantent de la base des apophyses articulaires sur les côtés des apophyses épineuses, en envahissant plus ou moins sur les lames vertébrales; les plus courts s'étendent seulement d'une lame vertébrale à celle qui est placée au-dessus. Tous ces faisceaux, à divers plans, adhérant par leurs faces adjacentes, forment, par leur intrication, une masse commune; la direction est la même pour tous, oblique de bas en haut, et de dehors en dedans.

Action. Le transversaire épineux concordant, par ses divisions multipliées, avec les fractions nombreuses du rachis ou les vertèbres elles-mêmes, sur lesquelles il s'implante, et qu'il fait mouvoir, ses faisceaux devaient être liés pour se commander les uns les autres; mais aucun d'eux ne peut agir, que la vertèbre qui lui sert d'appui, et successivement toutes celles placées au-dessous, ne soient préalablement maintenues. C'est par conséquent l'implantation fixe au sacrum qui sert de point d'appui commun. Si donc le muscle se contracte brusquement de bas en haut, dans toute sa hauteur, et des deux côtés à-la-fois, il concourt avec le sacro-spinal à l'extension générale du tronc; mais ce n'est pas là son usage spécial. En considérant la direction de ses faisceaux, on conçoit que chacun d'eux, appuyé sur une apophyse articulaire inférieure, tire sur une apophyse épineuse supérieure, qu'il entraîne en bas et en dehors de son côté, tandis que le corps de la vertèbre, par une légère

(1) Planches 88, 89.
(2) Planches 88, 89.
(3) Planches 88, 89.

rotation sur son disque, remonte et se tourne aussi en dehors, mais vers le côté opposé. Ce mouvement, exécuté successivement par étages, du sacrum à l'axis, fait du transversaire épineux le muscle rotateur propre du rachis. Cet effet, bien compris, rend raison de sa structure dans les différentes régions : ses faisceaux sont les plus faibles à la région dorsale, où les côtes rendent la rotation très difficile : ils sont déjà plus longs et plus forts à la région lombaire; mais surtout ils augmentent beaucoup en longueur et en nombre au cou et à la partie supérieure du dos, dont les mouvemens de rotation sont très énergiques, jusqu'au point de former trois couches de muscles rotateurs, synergiques les uns avec les autres, le transversaire épineux, le demi-épineux et le grand complexus, dont l'analogie de fonctions avec les deux premiers avait déjà été saisie par Albinus.

MUSCLES DROITS ET OBLIQUES POSTÉRIEURS DE LA TÊTE. (1)

Au nombre de quatre, destinés aux mouvemens particuliers des articulations céphalo-rachidiennes, ils complètent l'ensemble des muscles postérieurs de la colonne vertébrale.

DU GRAND ET DU PETIT DROITS POSTÉRIEURS DE LA TÊTE.

M. Cruveilhier considère, avec raison, ces petits muscles comme les deux premiers interépineux du cou.

Le GRAND DROIT, *M. rectus capitis posticus major; axoïdo-occipital* (Chauss.); *interépineux axoïdo-occipital* (Cruv.), plat, en forme de triangle alongé, naît, par un sommet tendineux, de la partie supérieure de l'un des tubercules de l'apophyse épineuse de l'axis; de là il monte obliquement en arrière et en dehors, s'élargit graduellement, et s'implante en rayonnant sous la ligne courbe inférieure de l'occipital, entre le petit droit et le petit oblique.

Il recouvre *en avant* une petite étendue de l'occipital, l'arc postérieur de l'atlas, le ligament atloïdo-axoïdien postérieur, et le muscle petit droit. *En arrière*, il est en rapport avec le petit oblique et l'extrémité supérieure du grand complexus. Le grand droit postérieur de la tête est au nombre des extenseurs et des rotateurs de cette partie qu'il incline en arrière, de côté ou directement, suivant qu'il agit seul ou avec son congénère.

Le PETIT DROIT, *M. rectus capitis posticus minor; atloïdo-occipital* (Chauss.); *interépineux atloïdo-occipital* (Cruv.), en forme de triangle équilatéral, situé au-devant du précédent, procède également, par un court tendon, du tubercule postérieur de l'atlas; il monte verticalement en arrière en s'élargissant, et s'insère à la partie inférieure de l'occipital, de chaque côté de sa crête externe, dans la fossette qui sépare le bord du grand foramen de la ligne demi-circulaire inférieure.

Sa *face postérieure* est couverte par le grand droit et le grand complexus. L'*antérieure* s'applique sur l'occipital et le ligament occipito-atloïdien postérieur. Ce petit muscle est extenseur direct de la tête sur l'atlas.

(1) Planche 88.

DU GRAND ET DU PETIT OBLIQUES POSTÉRIEURS DE LA TÊTE.

Ils forment, d'après M. Cruveilhier, les deux premiers épineux transversaires.

Le GRAND OBLIQUE, *M. obliquus major* (Riol.); *capitis obliquus inferior; axoïdo-atloïdien* (Chauss.); *épineux transversaire axoïdo-atloïdien* (Cruv.), alongé, arrondi, fusiforme, naît, par de courtes fibres aponévrotiques, de l'un des tubercules de l'apophyse épineuse de l'axis, en dehors du tendon du grand droit, et au-dessus de celui du demi-épineux du cou. Il se dirige ensuite en dehors avec une légère obliquité en haut et en avant, et s'implante également par de courts filamens aponévrotiques dans une fossette que l'on remarque à la partie postérieure et inférieure du sommet de l'apophyse transverse de l'atlas.

Sa *face postérieure* est en rapport avec l'extrémité supérieure des deux complexus; l'*antérieure* s'applique sur la lame de l'axis, le ligament atloïdo-axoïdien et le coude formé par l'artère vertébrale à la sortie de son canal.

Ce muscle, dont le point fixe est à l'axis, attire en arrière l'apophyse transverse de l'atlas; il est par conséquent rotateur de la tête qu'il fait incliner de son côté.

Le PETIT OBLIQUE, *M. obliquus minor* (Riol.); *capitis obliquus superior; atloïdo-sous-mastoïdien* (Chauss.); *transversaire épineux atloïdo-occipital* (Cruv.), né, par de longues fibres aponévrotiques du bord supérieur du sommet de l'apophyse transverse de l'atlas, il monte obliquement en dedans et en arrière jusqu'au-dessous de la ligne courbe supérieure de l'occipital, où son insertion est intermédiaire entre celles du splénius et du grand droit. Recouvert, *en arrière*, par le splénius et le grand complexus, il s'applique, *en avant*, sur le bord du ligament occipito-atloïdien postérieur, l'occipital et l'attache du grand droit. Par son bord interne, il inscrit avec ce dernier et le grand oblique un espace celluleux triangulaire, au fond duquel est le coude formé par l'artère vertébrale à son entrée dans le crâne. Le muscle petit oblique concourt à l'extension de la tête.

DES INTEREPINEUX CERVICAUX. (1)

INTERCERVICAUX (*CHAUSS.*); M. INTERSPINALES CERVICIS.

Au nombre de douze, ils sont disposés en six paires, qui occupent les intervalles des apophyses épineuses cervicales. La première paire s'étend de l'apophyse de l'axis à celle de la troisième vertèbre cervicale. La dernière est placée entre les apophyses de la septième vertèbre cervicale et de la première dorsale. Chaque paire se compose de deux petits faisceaux parallèles, séparés par une membrane fibro-celluleuse, aplatis, membraneux, composés de fibres verticales, qui remplissent l'intervalle situé entre les apophyses épineuses, en s'étendant du bord inférieur de la vertèbre située au-dessus, au bord supérieur de celle placée au-dessous. Ces petits muscles, par leur *face externe*, sont en rapport avec les faisceaux du transversaire épineux, du demi-épineux du cou, et avec les tendons épineux du long dorsal. Prenant leur point d'appui sur la crête épinière dorsale, ils rapprochent de haut en bas les unes des autres les apophyses

(1) Planche 89.

épineuses cervicales, et, par conséquent, ils concourent à l'*extension du cou*.

MUSCLES ANTÉRIEURS ET LATÉRAUX DU RACHIS (FLÉCHISSEURS).

Le rachis est pourvu d'un certain nombre de muscles qui concourent à ses flexions antérieure et latérales. La *flexion antérieure*, qui devait s'isoler de l'ensemble pour la région cervicale, s'exécute au moyen de plusieurs muscles, les sterno-cléido-mastoïdiens, droits antérieurs de la tête, et longs du cou. Pour le reste du tronc, elle est produite par un long muscle déjà décrit, le grand droit abdominal, rejeté au-devant de la charpente thoraco-abdominale, et continué par le sterno-cléido-mastoïdien, de manière à former en commun la corde contractile de l'arc antérieur du rachis. Les *flexions latérales*, outre les puissances nombreuses que nous avons déjà vues y concourir, sont néanmoins produites plus spécialement par certains muscles, au cou, le droit latéral de la tête, les scalènes, et les intertransversaires; aux lombes, les intertransversaires et le carré.

PORTION CERVICALE.

DU STERNO-CLÉIDO-MASTOIDIEN. (1)

STERNO-MASTOIDIEN (*CHAUSS.*).

Situation, configuration. Muscle long, épais et rubané, plus étroit à son milieu qu'à ses extrémités, contourné sur lui-même, situé obliquement sur les parties latérale et antérieure du cou, en s'étendant du sternum et de la clavicule à l'apophyse mastoïde.

Insertions, direction, fasciculation. Ce muscle se compose de deux faisceaux, l'un sternal et l'autre claviculaire, accolés et confondus en haut, isolés seulement en bas, et dont Albinus, à l'exemple de quelques anatomistes, avait fait deux muscles particuliers, distinction justifiée par l'exemple de quelques mammifères, chez lesquels ces faisceaux sont entièrement séparés. Par son extrémité inférieure, point fixe le plus habituel, il forme une large base; l'attache interne, épaisse et funiculaire, naît au-devant de l'extrémité supérieure du sternum, par un tendon, qui s'entrecroise en bas avec celui du côté opposé, et qui se prolonge en haut sur les fibres charnues.

L'attache externe, membraneuse, procède, par de courts filamens aponévrotiques, de la face supérieure et du bord postérieur du tiers interne de la clavicule dans une étendue assez variable, mais qui n'est pas moins d'un pouce. Dans quelques cas, ces deux attaches sont unies; mais le plus souvent elles sont séparées par un intervalle celluleux de forme triangulaire, que la tension du muscle rend très apparent sous la peau. Les deux faisceaux font suite aux attaches inférieures; le sternal, le plus long et le plus épais, remonte obliquement en dehors et en arrière, en contournant la masse des muscles profonds. Le faisceau claviculaire, dirigé presque verticalement, s'insinue sous la face interne du premier, de manière à croiser en X sa direction: d'abord accolé à celui-ci, il s'y unit au-dessus de la partie moyenne du muscle; tous deux forment en commun l'insertion supérieure qui embrasse, par un fort tendon, le bord antérieur, le sommet et la face externe de l'apophyse mastoïde, et s'implante, par un épanouissement aponévrotique, sur le tiers externe de la ligne courbe supérieure de l'occipital.

(1) Planches 93, 94, 96.

Connexions. Peu de muscles en ont d'aussi importantes. Par leur direction en diagonale, et le relief qu'ils forment sous la peau, les sterno-cléido-mastoïdiens servent d'indice pour les rapports dans la plupart des opérations qui se pratiquent au cou. En avant, ils forment les côtés du triangle antérieur du cou, dans lequel s'inscrivent le pharynx et le larynx avec ses annexes. En arrière, chacun d'eux limite un second triangle à base inférieure, dont l'autre côté est formé par le trapèze. Considéré dans les détails, sa *face externe* ou superficielle est recouverte par le peaucier et par la peau; entre les deux muscles rampent la veine jugulaire externe et les rameaux du plexus cervical superficiel. Sa *face interne* ou profonde recouvre: 1° l'articulation sterno-claviculaire; 2° une partie des muscles de l'appareil hyoïdien et les extrémités de tous ceux dont les attaches se fixent aux apophyses transverses cervicales; 3° les nerfs pneumo-gastrique, grand hypoglosse, accessoire de Willis, grand sympathique, et la plupart des nerfs cervicaux; 4° la partie inférieure de l'artère carotide et de la veine jugulaire interne. Ses deux bords circonscrivent les triangles du cou; l'*antérieur* surtout guide l'incision dans nombre d'opérations chirurgicales.

Anomalies. Elles consistent dans des faisceaux accidentels; les uns ne forment que de simples languettes, isolées seulement par l'une de leurs attaches supérieure ou inférieure; les autres forment des faisceaux séparés, soit en arrière de la clavicule à l'occipital (Meckel), ou en avant du sternum, à l'angle de la mâchoire inférieure (Brugnone). Ces différentes dispositions ne font que rappeler l'organisation normale de certains animaux.

Action. Le sterno-cléido-mastoïdien, s'appuyant sur le thorax fixé par le grand droit abdominal, est principalement fléchisseur de la tête sur le cou, et du cou sur le thorax. Mais en raison de l'enroulement en diagonale qu'il décrit autour de la saillie des muscles profonds, en même temps qu'il fléchit la tête en avant, il l'incline de son côté, et, de plus, tourne la face et l'élève un peu du côté opposé. Sous ces divers rapports, on voit qu'il est l'antagoniste du splénius. Si les deux sterno-mastoïdiens agissent simultanément, la flexion de la tête et du cou est directe.

DU GRAND DROIT ANTERIEUR DE LA TÊTE. (1)

GRAND TRACHÉLO-SOUS-OCCIPITAL (*CHAUSS.*); M. RECTUS CAPITIS ANTICUS MAJOR (*MORGAGNI*).

Situation, insertions. Ce muscle, long et plat, plus épais supérieurement qu'inférieurement, est appliqué sur les parties latérales de la face antérieure des vertèbres cervicales. Son extrémité inférieure, effilée, naît des tubercules antérieurs des apophyses transverses des sixième, cinquième, quatrième et troisième vertèbres, par quatre tendons minces, qui augmentent de volume de bas en haut, et de la face antérieure desquels procède un pareil nombre de petits faisceaux charnus. Ces faisceaux montent obliquement en dedans. Les trois supérieurs, qui se recouvrent par imbrication, se confondent à la hauteur de la seconde vertèbre, et se terminent à la face postérieure d'une aponévrose assez forte et resplendissante, divisée en deux lames, dont l'antérieure descend très bas sur le muscle. Cette aponévrose, par ses bords et sa cavité, forme l'origine d'un faisceau supérieur unique qui

(1) Planche 92.

s'implante à l'apophyse basilaire, au-devant du grand trou occipital. Le faisceau interne et inférieur, né de la sixième vertèbre cervicale, est distinct des autres dans toute son étendue. En bas, il est souvent renforcé par une languette du muscle long du cou; en haut, il s'insère également par un sommet aigu à l'apophyse basilaire, en dedans du faisceau commun, et près de son congénère du côté opposé.

Connexions. Sa *face antérieure*, recouverte par le pharynx, est en rapport avec l'artère carotide, la veine jugulaire interne, le nerf pneumo-gastrique, le ganglion cervical supérieur et les rameaux qui en naissent. Sa *face postérieure* recouvre une partie des vertèbres correspondantes, les articulations occipito et axoïdo-atloïdiennes, le petit droit antérieur et une portion du long cou.

Action. Le muscle grand droit fléchit la tête sur le cou, et, vu son obliquité, incline légèrement la face de son côté. Comme dans tous les cas analogues, la contraction simultanée des muscles des deux côtés produit la flexion directe.

DU PETIT DROIT ANTÉRIEUR DE LA TÊTE. (1)

PETIT TRACHÉLO-SOUS-OCCIPITAL (*CHAUSS.*); M. RECTUS CAPITIS ANTIC. MINOR (*MORGAGNI*).

Très petit muscle quadrilatère, aplati, situé en haut de la face antérieure du cou. Il naît de la racine de l'apophyse transverse et de l'arc antérieur de l'atlas, par de courts filamens aponévrotiques. Ses fibres parallèles montent obliquement en dedans, et s'implantent sur l'apophyse basilaire et sur le cartilage de la suture pétro-basilaire. Recouvert *en avant* dans ses deux tiers internes, par l'insertion supérieure du grand droit, sur son tiers externe repose le ganglion cervical supérieur. En arrière, il recouvre le ligament occipito-atloïdien antérieur, et en partie l'articulation occipito-atloïdienne. Le petit droit contribue légèrement à fléchir la tête de son côté.

DU LONG DU COU. (2)

PRÉ-DORSO-ATLOIDIEN (*CHAUSS.*); M. LONGUSCOLLI.

Situation. Ce muscle, alongé, plat, fasciculé, est situé sur les parties latérales du cou, dans les gouttières latérales des vertèbres, étendu verticalement depuis l'atlas jusqu'au tiers supérieur de la colonne dorsale.

Division, insertions, fasciculation. Il se compose, suivant la plupart des auteurs, de deux, et, d'après M. Cruveilhier, de trois systèmes de faisceaux, formant en quelque sorte trois muscles distincts, quoique unis entre eux. 1° Trois fascicules nés, par des tendons plats, des tubercules antérieurs des apophyses transverses des cinquième, quatrième et troisième vertèbres cervicales. Ils se réunissent en un faisceau unique qui monte obliquement en dedans, et vient se fixer au tubercule antérieur de l'atlas. 2° Trois fascicules, qui proviennent du corps des trois premières vertèbres dorsales, se dirigent en haut et en dehors, et s'implantent au tubercule antérieur des apophyses transverses des quatrième et troisième vertèbres cervicales. 3° Six ou sept fascicules qui procèdent, par des tendons aponévrotiques, du corps des trois premières vertèbres dorsales en dedans de ceux déjà indiqués, et du corps et des disques des trois ou quatre dernières vertèbres cervicales; puis, assemblés en un seul faisceau, montent en décrivant une courbure à concavité interne, et se fixent sur le corps de l'axis et de la troisième vertèbre cervicale, et sur les disques intermédiaires, en partie confondus avec la naissance du ligament vertébral commun qui les sépare.

Connexions. Sa *face antérieure* est recouverte en partie par le grand droit antérieur, et, dans le reste de son étendue, est en rapport avec le pharynx ou l'œsophage, l'artère carotide, la veine jugulaire interne, et les filets de communication des ganglions cervicaux. Sa *face postérieure* est appliquée sur les vertèbres et leurs disques intermédiaires. Son *bord externe*, en regard des deux premières vertèbres dorsales, est séparé du scalène antérieur par un espace de forme triangulaire que traversent l'artère et la veine vertébrales.

Action. Elle varie pour chaque assemblage de faisceaux. Le premier fléchit l'atlas sur l'axis, et lui imprime un léger mouvement de rotation, qui tourne la face de son côté. Le second, tirant en sens inverse sur les apophyses transverses, tend à leur faire exécuter un mouvement de rotation qui incline la face du côté opposé. Enfin le troisième assemblage de faisceaux, en refoulant les disques intervertébraux, a pour objet de fléchir latéralement la colonne cervicale sur elle-même. Cette action représente encore, à peu de chose près, la résultante moyenne des trois forces. Il est inutile d'ajouter que la contraction des muscles des deux côtés produit la flexion directe.

DES MUSCLES SCALÈNES. (1)

COSTO-TRACHÉLIENS (*CHAUSS.*); MUSCULI SCALENI; LEVATORES COSTARUM LONGI.

Situation, configuration. Les scalènes, muscles longs, conoïdes, fusiformes, sont situés sur les parties latérales de la colonne cervicale du rachis. Etendus des apophyses transverses de cette région aux deux premières côtes, M. Cruveilhier les considère comme étant les longs transversaires du cou. En raison du parallélisme de leurs faisceaux et de leur isolement accidentel plus ou moins complet, il est facile d'en varier le nombre sur divers sujets. Ainsi Albinus en comptait cinq, Sabatier trois, Chaussier n'en admettait qu'un seul; Sœmmerring et M. Meckel, au contraire, reviennent au nombre trois, et le dernier en signale encore autant de surnuméraires, dont l'existence est plus ou moins accidentelle. La plupart des anatomistes français n'en reconnaissent que deux, l'un antérieur et l'autre postérieur. Cette division étant à-la-fois la plus évidente en anatomie, et la seule féconde en applications chirurgicales, c'est celle à laquelle nous nous arrêtons.

DU SCALÈNE ANTÉRIEUR.

Insertions, fasciculation. Il procède du tubercule situé au milieu de la face supérieure et sur le bord interne de la première côte, par un fort tendon qui s'épanouit en un cône aponévrotique, des bords et de la cavité duquel naissent les fibres charnues. A partir de cette insertion, le muscle monte obliquement en arrière et en dedans. D'abord fusiforme, il s'aplatit et se divise en quatre faisceaux superposés, qui augmentent de longueur de

(1) Planche 92.
(2) Planche 92.

(1) Planches 90, 91, 92, 94.

bas en haut. De ces faisceaux procède un pareil nombre de tendons qui viennent s'implanter au tubercule antérieur et sur la lèvre correspondante de la gouttière des apophyses transverses des vertèbres cervicales, de la sixième à la troisième. Parfois quelques faisceaux accidentels vont s'insérer aux tubercules postérieurs.

Connexions. En avant, le scalène antérieur répond inférieurement à la veine sous-clavière et au muscle sous-clavier, qui le séparent de la clavicule et croisent sa direction; au-dessus il est en rapport avec le sterno-cléido-mastoïdien, l'omoplate-hyoïdien, les artères cervicales, transverse et ascendante, et le nerf diaphragmatique. La *face postérieure* de ce muscle limite en avant un espace en forme de triangle alongé, à base inférieure, compris entre les deux scalènes, et sensible au toucher sous la peau. Cet espace est traversé en bas par l'artère sous-clavière, et dans le reste de sa hauteur, par les branches des nerfs cervicaux qui forment le plexus brachial. Son *côté interne*, inscrit, comme nous l'avons déjà vu, avec le long du cou, un autre espace triangulaire qui loge l'artère et la veine vertébrales. Enfin la saillie formée en commun par son tendon inférieur et le tubercule de la première côte, sur laquelle il s'implante, sert d'indice en chirurgie pour la ligature de l'artère sous-clavière.

DU SCALÈNE POSTERIEUR.

Insertions, fasciculation. Plus long et plus volumineux que le précédent, ce muscle naît inférieurement de deux tendons bien distincts. L'antérieur, épais et très fort, s'implante sur la face supérieure de la première côte, au-dessous et en dehors de la gouttière de réception de l'artère qui le sépare du tubercule d'insertion du scalène antérieur. Le tendon postérieur, plus mince et plus long, s'attache sur le bord supérieur de la seconde côte. Ces tendons s'amincissent en aponévroses, d'où procèdent les fibres des deux faisceaux qui montent obliquement en dedans et en avant, et se confondent en un seul corps de muscle qui se divise de trois en six fascicules, dont les tendons s'implantent sur les tubercules postérieurs des six dernières vertèbres cervicales. Parfois il existe un septième fascicule qui va gagner l'atlas. Dans quelques sujets, le faisceau né de la seconde côte, reste isolé de l'autre dans toute sa longueur; il s'attache en particulier par deux ou trois tendons aux apophyses transverses inférieures. Les deux muscles qui résultent de cette division constituent les scalènes *moyen* et *postérieur* des auteurs qui en admettent trois.

Connexions. Isolé *en avant* du scalène antérieur par le sillon que traversent le plexus brachial et l'artère sous-clavière, ce muscle est en rapport: *en arrière*, avec le cervical descendant, le transversaire, le splénius et l'angulaire; *en dedans*, avec le premier intercostal externe et les muscles intertransversaires postérieurs; *en dehors*, avec le sterno-cléido-mastoïdien, le faisceau supérieur du grand dentelé, l'artère cervicale transverse et de nombreux rameaux du plexus cervical.

Anomalies. Sous la dénomination de SCALÈNES SURNUMÉRAIRES on comprend, outre celui déjà indiqué, deux autres faisceaux accidentels, différens par leur situation et leur attache inférieure, mais qui ont de commun de se terminer supérieurement par deux ou trois petits tendons fixés aux apophyses des vertèbres inférieures. L'un (*scalenus minimus Albini*), accolé en arrière au scalène antérieur, naît, comme lui, de la première côte. Son existence est de quelque intérêt, en ce qu'il traverse ordinairement en diagonale l'intervalle des deux grands scalènes, en séparant les unes des autres les branches supérieures et inférieures des nerfs cervicaux qui forment le plexus brachial. L'autre faisceau (*scalenus lateralis*), également né de la première côte, et accolé au scalène postérieur, n'offre d'ailleurs rien de remarquable.

Action des scalènes. Ces muscles, en prenant leur point d'appui sur les côtes, concourent puissamment à fléchir la colonne cervicale de leur côté. Le scalène postérieur surtout, qui remonte très haut, produit plus efficacement cet effet. La flexion directe est le résultat de la contraction simultanée des muscles des deux côtés. Enfin, en tirant en sens inverse, les scalènes, prenant leur point fixe sur les vertèbres, soulèvent les deux premières côtes, et, dans ce cas, font partie des *muscles inspirateurs*.

DU DROIT LATÉRAL DE LA TÊTE. (1)

PREMIER TRANSVERSAIRE ANTÉRIEUR (*WINSL.*); ATLOIDO-SOUS-OCCIPITAL (*CHAUSS.*); M. RECTUS CAPITIS LATERALIS.

Situé en dehors du petit droit antérieur, semblable à lui pour la forme et la grandeur, ce petit muscle, qui n'est que le premier des intertransversaires cervicaux, naît, par une aponévrose, du bord antérieur et supérieur de l'apophyse transverse de l'atlas, monte verticalement, et se fixe sur une empreinte située derrière la fosse jugulaire. Sur sa *face antérieure* glissent, dans leurs arcades fibreuses, la veine jugulaire et les nerfs pneumo-gastrique, accessoire de Willis et grand hypoglosse, à leur sortie du crâne. Sa *face postérieure* correspond à l'artère vertébrale.

DES INTERTRANSVERSAIRES CERVICAUX. (2)

INTERTRANSVERSARII CERVICIS.

Au nombre de cinq paires de chaque côté, disposés par couples pour chaque espace, l'un antérieur et l'autre postérieur, ces petits muscles, de forme quadrilatère, composés de fibres parallèles, s'étendent en avant et en arrière de l'un à l'autre des bords supérieur et inférieur des deux lamelles des apophyses transverses en regard, séparés par un intervalle qui complète à-la-fois, dans chaque espace, le canal vertébral et les gouttières des branches antérieures des nerfs cervicaux. La première paire est située entre les seconde et troisième vertèbres; un seul muscle existe entre l'atlas et l'axis. La cinquième paire occupe l'intervalle des deux dernières apophyses transverses cervicales.

Les intertransversaires du cou répondent, par leurs faces opposées, *en avant*, au grand droit antérieur; *en arrière*, aux tendons des splénius angulaire, transversaire et cervical, descendant. Ces petits muscles, en rapprochant les apophyses transverses, déterminent l'incurvation ou flexion latérale de la colonne cervicale.

PORTION LOMBAIRE.

DU CARRÉ DES LOMBES. (3)

ILIO-LUMBO-COSTAL (*DUMAS*); ILIO-COSTAL (*CHAUSS.*); M. QUADRATUS LUMBORUM.

Situation, configuration. Muscle plat, épais, irrégulièrement

(1) Planche 92.
(2) Planche 92.
(3) Planches 76, 89, 103.

rectangulaire, plus large en bas qu'en haut, vertical, situé profondément, de chaque côté, à la région lombaire du rachis, entre la crête iliaque et la douzième côte, où il contribue à former la paroi postérieure de l'abdomen.

Insertions, fasciculation. Né par de longues fibres aponévrotiques, dans l'étendue d'environ deux pouces et demi, de la partie postérieure de la crête iliaque et du ligament ilio-lombaire, ce muscle se compose de deux et parfois de trois ordres de faisceaux ascendans. 1° Les faisceaux *externes*, les plus forts, dirigés verticalement, forment une masse commune qui monte directement avec une légère obliquité en dedans, devient plus mince et plus étroite, s'insinue sous l'arcade externe du diaphragme, et s'insère aux deux tiers internes du bord inférieur de la douzième côte, et souvent, par quelques fibres, au ligament cintré. 2° Les faisceaux *internes*, au nombre de quatre, naissent principalement de l'attache inférieure ligamenteuse. D'abord confondus avec le corps du muscle, ils s'en isolent bientôt, montent obliquement en dedans, et s'implantent par des languettes aponévrotiques au bord inférieur du sommet des apophyses transverses des quatre premières vertèbres lombaires. 3° Les faisceaux du troisième ordre, plus ou moins accidentels, procèdent, en sens inverse des précédens, du sommet des apophyses transverses des trois dernières vertèbres lombaires. A partir de cette origine, ils montent obliquement en dehors, et se confondent avec le corps du muscle, près de son attache costale.

Connexions. Le carré des lombes, comme nous l'avons vu en décrivant l'aponévrose abdominale postérieure (page 16), est engainé entre ses deux feuillets antérieur et moyen. Ses rapports médiats sont, *en avant*, à sa partie supérieure l'arcade fibreuse externe et la languette d'insertion du diaphragme ; inférieurement, une expansion aponévrotique transversale ; dans le reste de son étendue, en dedans, le muscle grand psoas, et en dehors le rein et l'intestin colon. *En arrière*, le carré des lombes correspond à la masse commune du sacro-spinal, dont le sépare le feuillet moyen de l'aponévrose du transverse.

Action. Ce muscle que M. Cruveilhier appelle le long intertransversaire des lombes, prenant son point d'appui le plus ordinaire sur la crête iliaque, tire en bas et sert à fixer la douzième côte. Sous ce rapport, il augmente, dans la respiration, le diamètre vertical de la poitrine, et forme le point du départ des contractions, de bas en haut, des intercostaux. Par ses faisceaux obliques, il tend à fléchir latéralement la colonne lombaire du rachis, en rapprochant les unes des autres les apophyses transverses.

DES INTERTRANSVERSAIRES DES LOMBES. (1)

INTERTRANSVERSARII LUMBORUM.

Au nombre de dix, cinq de chaque côté, par conséquent uniques, et non juxta-posés par paires, comme ceux du cou, ces petits muscles aplatis, quadrilatères, composés de fibres parallèles, occupent sous la forme d'une membrane verticale les intervalles qui séparent les apophyses transverses lombaires, étendus du bord inférieur de celle qui est située au-dessus, au bord supérieur de celle qui est placée au-dessous. Leurs insertions se font par l'intermédiaire de courtes fibres aponévrotiques. Le premier d'entre eux est situé entre la dernière vertèbre dorsale et la première lombaire ; le dernier entre les quatrième et cinquième vertèbres lombaires.

Ces muscles sont en rapport : *en avant*, avec le grand psoas ; *en arrière*, avec le transversaire épineux. Comme le carré des lombes dont ils ne sont que les accessoires, ils fléchissent latéralement la colonne lombaire par le rapprochement des apophyses transverses, ou la redressent si elle a été inclinée en sens opposé.

SECTION DEUXIÈME.

DES MUSCLES DE LA TÊTE.

L'appareil locomoteur de la tête, dont les usages sont à-la-fois si importans et si variés, est assurément, de toutes les fractions de la myologie générale, celle qui offre le plus d'intérêt. Dans un sujet qui renferme de si nombreux détails, il serait utile de coordonner les muscles dans un ordre méthodique, d'après leur situation et leurs usages, de manière à en faciliter l'étude, et à rappeler à la mémoire le plus grand nombre de faits. La disposition adoptée par quelques auteurs, qui se contentent de présenter les muscles les uns après les autres, n'ayant qu'une valeur d'énumération, est complétement insignifiante. La classification d'Albinus, par régions circonscrites, adoptée par Bichat et son école, offre le grave inconvénient d'isoler, sous un simple point de vue de localité, les diverses parties d'un même appareil qui, dans la nature, tendent à se lier pour l'exécution de mouvemens communs. L'analyse des divers mécanismes nous présentera un cadre plus fécond en applications physiologiques.

D'après ce que nous savons déjà de l'architecture de la tête

(1) Planche 88.

ostéologique, la face est percée, pour les organes des sens, de sept orifices, autour desquels doivent se grouper des muscles qui les ouvrent ou les ferment plus ou moins complétement à volonté. Si cet appareil musculaire n'avait pas d'autre usage, il faudrait, à l'exemple de M. Meckel, en renvoyer la description à celle des organes des sens; mais il n'en est pas ainsi. Les muscles faciaux, adhérens à la peau dans toute l'étendue de leur face extérieure, et prolongés, par des appendices, sous le cuir chevelu et sur le cou, forment en commun un masque mobile, appareil d'expression des idées et des passions. Ces muscles que, d'après l'expression de M. Cruveilhier, nous appelons *peauciers*, forment la première série des muscles de la tête. Une deuxième série comprend ceux qui meuvent la mâchoire inférieure, et une troisième série ceux de l'appareil hyoïdien. Nous ne traiterons ici que des muscles qui concourent aux mouvemens communs, renvoyant à l'étude de organes des sens et du larynx ceux qui exécutent leurs mouvemens partiels.

MUSCLES PEAUCIERS DE LA TÊTE.

La peau présente en regard des cavités orbitaires et buccale du squelette, des ouvertures, ellipsoïdes en travers, qui, à volonté, doivent être closes ou largement ouvertes. Un muscle orbiculaire spécial environne chacune de ces cavités; de là deux variétés correspondantes d'orbiculaires, l'un palpébral ou *crânien*, et l'autre buccal ou *facial*. Chacun de ces muscles ferme, par sa contraction, l'orifice musculo-cutané, autour duquel il est situé; mais comme il est inhabile à ouvrir cet orifice, cet usage est rempli par d'autres muscles qui viennent se confondre avec lui par l'une de leurs extrémités. Ainsi chacun des orbiculaires palpébral et buccal est le centre d'un système particulier de muscles peauciers: organe, par lui-même, d'occlusion des ouvertures et de rétraction des traits, de sa circonférence irradient des appendices musculaires fixes par leur autre extrémité sur les os, et qui exécutent le double mouvement excentrique de dilatation des orifices et d'expansion des traits.

A l'ORBICULAIRE DES PAUPIÈRES se rapportent: 1° le petit muscle de l'arcade sourcilière, son accessoire ou le *sourcilier*; 2° les muscles antagonistes de l'orbiculaire; (*a*) le vaste appendice du cuir chevelu, ou l'*occipito-frontal*; 3° un prolongement ou attache moyenne de ce dernier muscle, le *pyramidal du nez*; 4° l'*élévateur de la paupière supérieure*. Le système des deux orbiculaires est lié par le *petit zygomatique*.

L'ORBICULAIRE DES LÈVRES est l'aboutissant de presque tous les muscles de la face, ses antagonistes, qui en irradient dans toutes les directions. Ce système offre de chaque côté: 1° Des élévateurs sous plusieurs angles; (*a*) deux directs de son milieu, le *naso-labial* et le *myrtiforme*; (*b*) un oblique en dedans, l'*élévateur commun de l'aile du nez et de la lèvre supérieure*; (*c*) un direct de sa commissure, le *canin*; (*d*) trois de plus en plus obliques en dehors, l'*élévateur propre de la lèvre supérieure*, le *petit* et le *grand zygomatiques*. 2° Un diducteur latéral, le *buccinateur*. 3° Des abaisseurs sous plusieurs angles; (*a*) un direct de son milieu, l'*incisif*; (*b*) un direct de sa commissure, le *triangulaire du menton*; (*c*) deux obliques, le *carré du menton* et le vaste appendice cervico-thoracique, ou le *peaucier du cou*.

Les ouvertures nasales ou les narines, qui doivent toujours rester ouvertes, ne sont que peu rétrécies par un muscle, le *triangulaire du nez*, qui du reste se confond avec les releveurs; l'un de ces derniers les dilate en haut, et de plus elles ont latéralement en bas un petit muscle *dilatateur*.

Enfin, de l'oreille externe procèdent trois petits muscles peauciers, *antérieur*, *supérieur* et *postérieur*, qui participent au jeu de la physionomie.

PEAUCIERS DU CRANE.

DE L'ORBICULAIRE DES PAUPIÈRES. (1)

PALPÉBRAL (*RICH.*); MAXILLO-PALPÉBRAL (*DUM.*); NASO-PALPÉBRAL (*CHAUSS.*); DUO PALPEBRARUM MUSCULI (*VES.*); M. SPHINCTER PALPEBRARUM (*MOLINETTI*); ORBICULARIS OCULI (*SANTORINI*).

Situation, *configuration*. Mince, membraneux, occupant les régions supérieure et latérales de la face, au-devant de l'orbite qu'il dépasse beaucoup dans toutes les directions, excepté en dedans, ce muscle a la forme d'un ovale, dont le grand diamètre est incliné obliquement de haut en bas et de dedans en dehors dans le même sens que la cavité orbitaire. Appliqué sur le contour de cette cavité, il en indique la saillie extérieure, et se déprime au centre pour se mouler sur le globe de l'œil. Il est divisé à son milieu par la fente horizontale des paupières, et formé de fibres concentriques autour de cet orifice.

Insertions, *fasciculation*. Il procède de l'angle interne de l'œil par plusieurs origines: 1° Des deux côtés supérieur et inférieur, et de la face antérieure d'un petit tendon haut d'une demi-ligne et long de deux et demie. Ce tendon implanté sur la lèvre antérieure de la gouttière lacrymale, est renforcé par un petit cordon fibreux né de l'aponévrose du sac lacrymal, sous le nom de *tendon réfléchi du muscle orbiculaire*. Formé par la jonction de ces deux attaches, le tendon commun se dirige horizontalement en dehors, vers la commissure interne des paupières, et se bifurque pour se continuer avec l'un et l'autre des fibro-cartilages, compris dans leur épaisseur. 2° De la suture fronto-maxillaire et des extrémités correspondantes des deux apophyses, orbitaire interne du frontal et montante de l'os maxillaire. 3° De l'aponévrose d'enveloppe du sac lacrymal. 4° Du bord antérieur de la gouttière lacrymale et du tubercule du même nom.

A partir de ces diverses insertions, les fibres ascendantes et descendantes supérieures et inférieures se dirigent suivant des lignes courbes opposées, au-dessus et au-dessous de l'ouverture des paupières, inscrivent le contour de l'orbite, et se rejoignent en se confondant en dehors. Suivant quelques auteurs, leur jonction est fréquemment indiquée sur le prolongement de la commissure externe par une intersection aponévrotique très légère; toutefois nous n'avons jamais rencontré cette disposition. L'aspect et la courbure des fibres varient à diverses hauteurs; les fibres médianes qui recouvrent les paupières, pâles, minces et rares, ont été distinguées, par Riolan, sous le nom particulier de *muscles ciliaires* (*musculi ciliares*). D'abord à peine sensibles, et dirigées transversalement au voisinage du bord palpébral, elles deviennent graduellement plus colorées, plus fortes, et augmentent de courbure à mesure qu'elles s'en éloignent. Les muscles ciliaires, bien qu'ils se confondent, dans leur contour, avec l'orbiculaire, doivent cependant en être séparés, non-seulement par leur aspect, mais aussi, comme nous le verrons plus loin, en raison de leurs fonctions. Les fibres de la cir-

(1) Planches 93 94, 95.

conférence sont épaisses et disposées par couches de rubans demi-ovalaires concentriques, plus prononcées en dehors et en bas; en sorte qu'elles semblent parcourir le contour de l'orbe en entier. Ainsi, le muscle n'ayant qu'une attache interne vers laquelle se rassemblent les fibres, ce n'est qu'en théorie que quelques auteurs ont pu, à l'exemple de Vésale, le considérer comme formé de deux muscles palpébraux semi-elliptiques, réunis et confondus vers les commissures.

Connexions. L'orbiculaire forme la couche musculaire principale des paupières, et fait partie de l'appareil protecteur de l'œil (*tutamina oculi*). Sa *face antérieure* est recouverte par la peau. Adhérentes entre elles dans le contour orbitaire, où elles sont plus épaisses, les deux membranes en regard des paupières, et, pour en faciliter le mouvement partiel, s'amincissent et sont isolées par une couche de tissu cellulaire séreux, disposition qui justifie la distinction de l'orbiculaire en deux muscles. La *face postérieure* recouvre de haut en bas: au milieu, l'extrémité inférieure du frontal et le sourcilier, auxquels elle adhère; en dedans, les fibro-cartilages tarses, l'angle interne de l'orbite et le sac lacrymal; en dehors, l'angle externe et une portion de l'aponévrose temporale; en bas, la partie supérieure de l'os de la pommette et l'attache du releveur propre de la lèvre supérieure. La *circonférence* affecte des rapports très variés; la *courbe supérieure* forme un bord saillant au-devant du frontal; elle se confond avec lui profondément, et en dedans avec le pyramidal du nez. Les fibres venant se rendre dans la peau du sourcil ont une texture serrée. La *courbe externe* envahit beaucoup vers la tempe; elle est formée de fibres lâches, dont les plus extérieures, séparées de la masse par des intervalles celluleux éraillés, vont se confondre par leur extrémité dans le pannicule adipeux et dans le corps de la peau. La *courbe inférieure* inscrit un bord libre qui n'adhère, sur chacune de ses faces, que par un tissu cellulaire lâche à la peau et aux parties sous-jacentes. En dehors, il s'en dégage quelques fibres profondes qui concourent à former le petit zygomatique; en dedans, cette courbe est séparée de l'élévateur commun par un sillon dans lequel rampe la veine faciale. La *courbe interne* se compose des deux moitiés qui rejoignent les insertions communes.

Action. L'orbiculaire, sous le point de vue physiologique, s'isole de tous les muscles volontaires. Ses fonctions se résument dans les qualités nécessaires à son rôle d'organe protecteur de l'œil. Considéré en lui-même, son mécanisme est assez simple: d'après sa forme, on conçoit que les fibres circulaires se froncent de la circonférence vers l'ouverture médiane, en se rapprochant de leurs attaches sur le bord interne. Le premier résultat de cette contraction est l'occlusion des paupières; mais si le mouvement est porté aussi loin qu'il peut aller, l'orbiculaire entraînant avec lui les muscles qui lui adhèrent, le front s'abaisse, les joues s'élèvent, et il en résulte que tous les traits se grippent vers les orbites comme centres. Cet effet général étant reconnu, si maintenant on analyse les mouvemens partiels de l'orbiculaire, on reconnaît que sa distinction en deux muscles n'est pas moins fondée en physiologie qu'en anatomie. Ainsi, dans la simple occlusion des paupières, nommée *le clignement*, la portion palpébrale seule se contracte, la supérieure surtout, et ce mouvement se produit lors même que, la face étant épanouie, la circonférence de l'orbiculaire, au lieu d'être contractée, est élargie. Par opposition, sous l'influence d'une lumière vive, la circonférence du muscle se contracte fortement pour rétrécir l'ouverture par où arrivent les rayons lumineux, et cependant l'œil reste ouvert, la portion palpébrale cédant à l'action du releveur de la paupière supérieure. Mais c'est principalement par rapport aux excitations nerveuses auxquelles il obéit que ce muscle offre une singularité bien digne de l'attention des anatomo-physiologistes. Nous voulons parler de ses usages, eu égard aux deux états opposés de *veille* et de *sommeil*. En effet, pendant la veille, l'orbiculaire, ou au moins le muscle ciliaire, est ordinairement relâché: cependant, comme tous les muscles de l'appareil nerveux encéphalique, il obéit à la volonté, sauf cette différence qu'il reste plus que tout autre sous l'influence de l'instinct organique de conservation; il cligne les paupières à certains intervalles pour faciliter le cours des larmes, et il se contracte, même malgré la volonté, pour peu que l'œil soit menacé de la rencontre d'un corps étranger. Quand, au contraire, le besoin de sommeil se fait sentir, ce muscle clôt l'œil; il reste alors lui seul contracté, hors de l'influence cérébrale, pendant le repos des autres muscles, tant que dure le sommeil, et se relâche de nouveau au réveil. Bichat pense que l'orbiculaire est entièrement passif dans le sommeil, et que l'occlusion de l'œil est un simple effet de pesanteur causé par la chute de la paupière supérieure, dont l'élévateur est relâché. Pour achever de rendre son idée, il compare même le sommeil à la paralysie de l'élévateur, dont l'abaissement de la paupière supérieure est également le résultat. En observant ce qui se passe dans le sommeil, il nous semble que l'on est contraint d'adopter un avis contraire. La paupière supérieure d'un individu endormi n'est pas seulement abaissée; elle est froncée activement, et oppose au doigt qui la soulève une résistance qui augmente avec celle de l'effort employé; mais, en outre, si le dormeur est dans un lieu très éclairé, on voit que la circonférence de l'orbiculaire est également contractée pour s'interposer comme un écran au-devant de l'œil, jusqu'au point de faire grimacer tous les traits. Il suffit même, étant dans un lieu obscur, d'approcher ou d'éloigner une lumière des paupières d'une personne endormie, pour produire instantanément et voir d'une manière évidente la contraction ou la dilatation de cette circonférence. L'espèce et les propriétés des nerfs que reçoit l'orbiculaire peuvent seules rendre raison de ces curieux phénomènes.

DU SOURCILIER. (1)

M. SUPERCILII (*FABRIC.*); SUPERCILIARIS (*SANTOR.*); CORRUGATOR SUPERCILII (*ALBIN.*).

Situation, insertions. Petite languette musculaire très courte, mais assez épaisse, appliquée sur la moitié interne de l'arcade sourcilière du frontal, dont elle suit la courbure. Elle naît, par deux ou trois racines, de la partie interne de la bosse nasale, derrière le muscle pyramidal, se dirige en haut et en dehors, et se confond avec les fibres profondes de l'orbiculaire en regard de la partie moyenne de l'arcade orbitaire. C'est d'après cette disposition qu'Albinus considère ce muscle comme un appendice ou comme l'une des attaches de l'orbiculaire. Recouvert par le pyramidal, l'occipito-frontal et l'orbiculaire, le sourcilier recouvre l'os frontal, et les vaisseaux et nerfs sus-orbitaires à la sortie de l'échancrure qui leur livre passage.

Action. Ce muscle fronce le sourcil en dedans et en bas, et plisse le front verticalement. Sous ce rapport, il concourt puissamment à exprimer la colère, le mécontentement, et, en général, toutes les passions tristes.

(1) Planches 94, 96.

DE L'OCCIPITO-FRONTAL. (1)

Situation, configuration. Ce muscle membraneux, d'une étendue considérable, est situé à la partie supérieure du crâne, qu'il enveloppe comme une coiffe depuis les arcades sourcilières jusqu'aux deux lignes courbes supérieures de l'occipital. Il se compose de deux portions distinctes, l'une frontale, l'autre occipitale, que Bichat et M. Cloquet considèrent comme des muscles différens. Ces deux portions sont formées chacune de deux faisceaux symétriques, placés de l'un et l'autre côté du plan moyen. La vaste aponévrose épicrânienne, comme une trame commune, unit à-la-fois les deux muscles opposés, ainsi que les faisceaux de chacun d'eux. De la portion frontale procède une languette d'insertion, le muscle pyramidal du nez.

1° Muscle frontal. *M. frontis* (Fallop.). Occupant la région du front, irrégulièrement quadrilatère, de deux pouces et demi de hauteur, ses fibres procèdent de l'aponévrose épicrânienne par un bord supérieur convexe en haut, et descendent parallèlement vers le sourcil, où elles s'entremêlent avec celles de l'orbiculaire, et se continuent en dedans avec le pyramidal. Les faisceaux, entre leurs *bords internes*, sont séparés par un espace triangulaire, dans lequel pénètre l'aponévrose, et qui, d'abord très large en haut, se termine par un sommet aigu à la jonction des pyramidaux. Recouvert en avant par la peau, ce muscle recouvre en arrière l'os frontal et le bord du temporal. Dans son épaisseur rampent les vaisseaux frontaux.

2° Muscle occipital. *M. occipitalis* (Douglas); *supercilium trahens* (Colomb.). Situés à l'occiput, les deux faisceaux analogues aux précédens, moins élevés et plus régulièrement quadrilatères, sont également formés de fibres verticales parallèles, qui naissent en haut de l'aponévrose épicrânienne, et s'insèrent en bas par de courtes fibres aponévrotiques sur les deux tiers externes de la ligne courbe supérieure de l'occipital, au-dessus des attaches du splénius et du sterno-cléido-mastoïdien. Appliqué sur la portion supérieure de l'occipital, et un peu sur le pariétal et le temporal, des nerfs et des vaisseaux le recouvrent. Comme à l'extrémité frontale, l'aponévrose sépare les faisceaux sur le plan moyen.

3° *Aponévrose épicrânienne.* Cette vaste enveloppe fibreuse recouvre toute la partie supérieure de la tête, et forme le lien commun de ses petits faisceaux musculaires peauciers qu'elle isole dans leurs mouvemens partiels, et dont elle communique et rassemble l'action pour un mouvement commun. Etendue de l'un à l'autre des muscles frontal et occipital, elle s'insinue au milieu entre leurs faisceaux, et latéralement revêt les muscles temporaux, et sert d'attache aux auriculaires. Ses fibres, d'un aspect resplendissant, sont parallèles entre elles, et dirigées d'avant en arrière sur le sinciput. Sur les tempes, la direction la plus évidente est celle de fibres verticales traversées par des courbes horizontales. A la surface externe de cette aponévrose rampent les nombreux rameaux des artères et des veines frontales, temporales et occipitales, et les filamens des nerfs qui les accompagnent.

Les trois portions de l'occipito-frontal, unies seulement au péricrâne par un tissu cellulaire lâche, adhèrent, au contraire, fortement au cuir chevelu, au point qu'il est souvent très difficile d'isoler les faisceaux musculaires d'avec la peau.

(1) Planches 93, 95.

Action. L'occipito-frontal se contracte d'avant en arrière, ou d'arrière en avant, de l'une vers l'autre de ses portions musculaires ou de leurs attaches. L'alternative de ces deux contractions, d'un effet assez énergique chez certains sujets, imprime au cuir chevelu des mouvemens antéro-postérieurs très prononcés. Dans la plupart des cas, le muscle occipital, fixé sur sa ligne d'implantation, n'agit que comme tenseur de l'aponévrose épicrânienne, et celle-ci devient le point d'appui du muscle frontal, dont le jeu est l'un des plus importans pour l'expression de la physionomie. 1° Dans la *contraction d'avant en arrière*, le muscle occipital est seul en action : il tend l'aponévrose, le muscle frontal, et, par ce dernier, le demi-orbiculaire supérieur; par conséquent, le front est épanoui, et l'œil largement ouvert. En général, ce mouvement coïncide avec le rire et toutes les affections gaies. 2° Dans la *contraction d'arrière en avant*, c'est le frontal qui agit; le froncement de ce muscle, en rapprochant ses attaches, imprime à la peau des rides transversales. Si cet état coïncide avec le relâchement de l'orbiculaire, qui se trouve entraîné en haut, il concourt à exprimer l'hilarité, l'étonnement ou la méditation; mais si l'orbiculaire est lui-même contracté, l'expression est celle des affections tristes. Considéré dans son ensemble, l'occipito-frontal est, par rapport à l'ouverture et à l'occlusion de l'œil, congénère de l'élévateur de la paupière supérieure, et antagoniste de l'orbiculaire et du sourcilier. Comme muscle cutané, non-seulement il meut la peau, mais il la soutient, tant par ses fibres que par son aponévrose, et il l'isole du périoste. Les effets de cet isolement sont même très sensibles en pathologie; car il est rare que certaines maladies du cuir chevelu, la teigne, les dartres, pénètrent plus profondément, et par opposition, l'on sait que, dans les maladies du périoste ou des os, et dans l'érysipèle flegmoneux, il arrive souvent que le désordre est déjà très grave, avant que la peau ait manifesté d'altération bien évidente.

DU PYRAMIDAL DU NEZ. (1)

Situation, insertions. Situé au-devant des os propres du nez, ce petit muscle, comme l'ont pensé beaucoup d'anatomistes d'après Eustachi, n'est réellement qu'une continuation du frontal, ou, en d'autres termes, son attache médiane. C'est donc à tort que l'usage s'est introduit de le décrire isolément. Sa forme est triangulaire. Sa base supérieure, tout-à-fait arbitraire, est prise aux dépens de la partie inférieure du frontal. Il descend, en s'amincissant, sur l'os propre du nez, parallèlement à son congénère. Séparés l'un de l'autre supérieurement par un sillon celluleux qui fait suite à la languette médiane de l'aponévrose, tous deux s'unissent inférieurement, et s'épanouissent en commun sur l'aponévrose du triangulaire du nez. Recouvert par la peau, le muscle pyramidal recouvre le sourcilier, la bosse nasale, la suture fronto-nasale et l'os propre du nez.

Action. On a considéré ce muscle comme un élévateur de l'aile du nez; mais rien ne prouve qu'il puisse avoir cet usage. Sa fonction réelle est de servir de point fixe au muscle frontal. M. Cruveilhier pense qu'il abaisse l'angle interne du sourcil et la peau intermédiaire aux deux sourcils, et que, sous ce rapport, il concourt à l'expression de la physionomie.

(1) Planches 93, 95.

DE L'ELEVATEUR DE LA PAUPIÈRE SUPÉRIEURE. (1)

RELEVEUR PROPRE (*WINSL.*); ORBITO-PALPÉBRAL (*CHAUSS.*); M. ELEVATOR PALPEBRÆ SUPERIORIS.

Situation, *insertions*. Muscle long, mince, aplati, en forme de triangle, situé à la partie supérieure de la cavité de l'orbite, qu'il traverse horizontalement d'arrière en avant, en forme de triangle, dont la base se contourne au-devant du globe de l'œil. Il naît par un tendon grêle, membraneux, de la face inférieure de la petite aile du sphénoïde, un peu au-devant et au-dessus du trou optique, traverse horizontalement l'orbite d'arrière en avant, en devenant graduellement plus large et plus mince, se réfléchit de haut en bas sur le globe de l'œil, et s'épanouit en une mince aponévrose qui s'attache en partie sur le bord supérieur du fibro-cartilage de la paupière supérieure, s'amincit au-devant de ce fibro-cartilage qu'elle tapisse, et se termine en se fixant à son bord inférieur.

Connexions. La *face supérieure* est en rapport en arrière avec la branche frontale du nerf ophthalmique de Willis, et, dans le reste de son étendue, avec la voûte osseuse et le coussinet adipeux de l'orbite. Au-devant de l'œil, où elle devient antérieure, elle est séparée de l'orbiculaire par le ligament palpébral. La *face inférieure*, dans sa position horizontale, est appliquée sur le muscle droit supérieur de l'œil. En avant, elle est en rapport avec la conjonctive et le fibro-cartilage tarse.

Action. Ce muscle, réfléchi autour du globe de l'œil, élève la paupière supérieure et en même temps l'entraîne un peu en arrière.

PEAUCIERS DE LA FACE.

DE L'ORBICULAIRE DES LÈVRES. (2)

LABIAL (*DUM.*, *CHAUSS.*); CONSTRINGENS (*SPIGEL.*); CONSTRICTOR LABIORUM (*COWP.*); SPHINCTER LABIORUM (*DOUGLAS*).

Situation, *configuration*. Ce muscle, sphincter de l'ouverture buccale, épais, de forme ovalaire transversalement, se compose, comme l'a exprimé Winslow, de deux moitiés demi-elliptiques, séparées par la fente horizontale de la bouche, et correspondant à la division des lèvres qu'elles forment presque uniquement. A partir de l'ouverture labiale, la moitié supérieure s'étend jusqu'à la base du nez, et l'inférieure jusqu'à la dépression transversale placée au-dessus du menton. Toutes deux se confondent en dehors des commissures et envahissent en commun sur les joues.

Insertions, *fasciculation*. L'orbiculaire des lèvres suspendu au milieu des muscles de la face, qui viennent en rayonnant se confondre à sa périphérie, est le seul d'entre eux qui n'ait aucune insertion sur les os. Chacune des demi-ellipses labiales se compose de fibres concentriques, opposées par leur concavité d'une lèvre à l'autre, d'abord sensiblement horizontales vers le bord libre, et qui augmentent graduellement de courbure vers la circonférence jusqu'à former des demi-ovales. Lorsque la bouche est fermée, ces fibres, revenues sur elles-mêmes, sont plissées en zigzag suivant leur longueur; en sorte que leur déplissement permet d'une manière passive l'ampliation des lèvres. Elles sont disposées, d'avant en arrière, par couches superposées, entre lesquelles s'insinuent à la circonférence les extrémités convergentes des muscles de la face. Les fibres qui avoisinent l'ouverture buccale forment un faisceau particulier de revêtement qui se renverse ou se dédouble en dehors, et contribue à produire ce déjettement des lèvres très prononcé chez quelques individus et qui est exagéré dans la race nègre. C'est vers les commissures que s'unissent les fibres des deux moitiés de l'orbiculaire. Elles s'entre-croisent pour se confondre sous des angles variés entre elles et avec celles des autres muscles.

Connexions. L'orbiculaire, à part les modifications qui dépendent du squelette, détermine par son étendue la grandeur de la bouche. Il existe seul au pourtour de son orifice. *En avant*, il est uni intimement à la peau très dense qui le recouvre. Dans le *contour des lèvres* et *en arrière*, il est revêtu par la membrane muqueuse buccale, dont l'isolent les glandules labiales, les vaisseaux coronaires, et un nombre considérable de filamens nerveux. Sa circonférence reçoit les épanouissemens des muscles faciaux ses tributaires. Voici dans quel ordre les fibres nous ont paru se superposer de la surface vers la profondeur. 1° *Demi-ellipse supérieure*: au milieu, le naso-labial d'Albinus, l'orbiculaire, le myrtiforme; de chaque côté, l'orbiculaire renfermant les releveurs. 2° *Demi-ellipse inférieure*: le carré du menton, l'orbiculaire. 3° *Commissures*: le grand zygomatique, l'orbiculaire, le canin et le triangulaire du menton; puis l'orbiculaire, confondant en dehors ses fibres profondes avec celles du buccinateur.

Action. Considérée dans sa plus grande simplicité, la contraction de l'orbiculaire, en rapprochant les lèvres, a pour objet l'occlusion de la bouche. Mais ce mouvement, qui se produit également d'une manière passive par l'élévation de la mâchoire inférieure, emprunte du jeu de l'orbiculaire, et de l'opposition de ses antagonistes, les applications les plus variées. Ce muscle, dans son mouvement de totalité, se resserre, de la circonférence vers le centre, comme en général tous les sphincters; mais il s'en distingue par une propriété bien remarquable, et qui n'appartient qu'à lui: c'est de pouvoir se contracter isolément par fractions; ainsi non-seulement une lèvre ou une commissure peut agir seule, mais même un côté de lèvre se meut, le reste conservant son immobilité. On conçoit qu'en raison de cette faculté locomotrice partielle, l'orbiculaire est, dans les divers points de son contour, l'antagoniste de chacun des muscles qui s'y insère, comme il l'est de tous dans l'ensemble de sa circonférence. Quant à la direction dans laquelle s'exercent ses mouvemens, ce muscle peut également déjeter les lèvres en avant ou les renverser en arrière. Dans le premier cas, la bouche étant fermée par la contraction des fibres labiales, s'il s'y joint celle des commissures, les lèvres forment un bourrelet circulaire saillant; c'est ce qui a lieu dans le *sifflement*. En écartant un peu les lèvres de manière à former une ouverture infundibuliforme, la bouche est disposée pour la *succion* ou pour le *soufflement*. Le mouvement par lequel on rentre les lèvres vers l'intérieur de la bouche peut être porté jusqu'au point d'en envelopper la partie antérieure des arcades dentaires. Ces actions variées appartiennent en propre à l'orbiculaire; mais elles sont modifiées par divers muscles élévateurs, abaisseurs ou diducteurs, tant pour les fonctions nombreuses auxquelles prend part le mécanisme de la bouche que pour le jeu de la physionomie.

(1) Planches 94, 98.
(2) Planches 93, 94, 95, 98.

DU NASO-LABIAL (*ALBIN.*). (1)

Ce petit faisceau sous-cutané, qui n'est distinct que chez les sujets vigoureux, naît latéralement de l'extrémité antérieure du fibro-cartilage de la sous-cloison, de chaque côté du sillon nasal. Il descend obliquement en dehors, et se confond après quelques lignes de trajet dans l'épaisseur de l'orbiculaire. Ses fibres externes se contournent en dehors et en arrière, et forment des ansesrqui vont rejoindre le faisceau inférieur du petit muscle dilatateur de l'aile du nez. Le naso-labial, qui adhère fortement à la peau, est un élévateur médian de la lèvre supérieure ou de l'orbiculaire. Quelques auteurs le considèrent comme formant l'une des attaches de ce dernier.

DU MYRTIFORME. (2)

ABAISSEUR DE L'AILE DU NEZ; INCISIF MOYEN (*WINSL.*).

Muscle très court, rayonné, aplati, placé au-dessous de l'aile du nez. Il s'implante, par une extrémité aponévrotique étroite, dans la fossette incisive de l'os maxillaire supérieur, et se divise en deux faisceaux; l'un inférieur, descendant, se perd dans les fibres postérieures de l'orbiculaire; l'autre faisceau, supérieur et ascendant, atteint la partie postérieure de l'aile du nez, où elle se fixe à son bord inférieur et à sa face externe, au-dessous, en arrière et en dedans de son muscle dilatateur.

Recouvert par la membrane muqueuse buccale, l'orbiculaire, les élévateurs de la lèvre supérieure et le dilatateur de l'aile du nez, le myrtiforme s'applique en arrière sur l'os maxillaire. Son bord interne est en rapport avec le frein de la lèvre supérieure.

Ce petit muscle, par ses faisceaux opposés, est à-la-fois élévateur de la lèvre supérieure et abaisseur de l'aile du nez. Chaussier le considérait comme l'une des origines ou attaches supérieures de l'orbiculaire.

DE L'ELEVATEUR COMMUN DE L'AILE DU NEZ ET DE LA LÈVRE SUPÉRIEURE. (3)

GRAND SUS-MAXILLO-LABIAL (*CHAUSS.*); M. LEVATOR LABII SUPERIORIS ALÆQUE NASI.

Configuration, insertions. Mince, en forme de triangle alongé, situé obliquement de chaque côté du nez, ce muscle naît, par un sommet effilé, de l'apophyse orbitaire interne, au-dessous du tendon de l'orbiculaire des paupières. A partir de cette origine, il descend obliquement en dehors en s'élargissant. De son bord interne, il envoie en dedans un petit faisceau qui s'implante, en partie, au bord supérieur du cartilage de l'aile du nez, en partie dans la peau; le reste du muscle, après avoir fourni ce faisceau, s'épanouit en fibres superficielles qui se fixent à la peau de la lèvre supérieure, et en fibres profondes qui se confondent avec celles du triangulaire du nez, de l'élévateur propre de la lèvre supérieure et de l'orbiculaire des lèvres.

Recouvert dans la plus grande partie de son étendue par la peau, et en haut par l'orbiculaire, ce muscle recouvre en arrière l'apophyse montante de l'os maxillaire supérieur et une partie de l'élévateur propre, du triangulaire, et du dilatateur et de l'abaisseur de l'aile du nez. Son bord interne est en rapport avec le pyramidal.

Action. Ce muscle élève à-la-fois l'aile du nez et la lèvre supérieure en tirant sur la peau et sur le muscle orbiculaire. En élevant l'aile du nez, il dilate l'ouverture des narines, et, sous ce rapport, il concourt à l'*inspiration*. L'effet de sa contraction, dans le jeu de la physionomie, l'a fait surnommer le *muscle du dédain*.

DE L'ELEVATEUR PROPRE DE LA LÈVRE SUPÉRIEURE. (1)

ORBITO-MAXILLI-LABIAL (*DUM.*); MOYEN SUS-MAXILLO-LABIAL (*CHAUSS.*); LEVATOR LABII SUPERIORIS.

Configuration, insertions. Mince, irrégulièrement rectangulaire, situé à la partie moyenne de la face, il s'attache supérieurement, par deux ou trois petits faisceaux aponévrotiques, dans l'étendue d'un pouce, sur la portion de l'os maxillaire supérieur et de l'os de la pommette, qui forme le bord inférieur de la base de l'orbite. A partir de cette insertion, il descend en se rétrécissant avec une obliquité en dedans, d'autant plus prononcée que les fibres sont plus externes. Inférieurement, il s'insinue par sa partie interne sous l'élévateur commun de l'aile du nez et de la lèvre supérieure, recouvert par quelques fibres superficielles de ce muscle et du triangulaire. Sa partie externe adhère fortement à la peau; tout-à-fait en bas elle en est isolée par le petit zygomatique, et se confond avec lui et l'élévateur commun dans l'orbiculaire des lèvres.

Connexions. Recouvert *en avant* par l'orbiculaire des paupières, la peau et les muscles avec lesquels il entremêle ses fibres, l'élévateur propre recouvre *en arrière* les vaisseaux sous-orbitaires, une partie du canin et du myrtiforme. Il est séparé du premier de ces deux muscles par un intervalle triangulaire rempli d'un tissu cellulaire adipeux, au travers duquel rampent les vaisseaux.

Action. Ce muscle qui forme un angle obtus, avec la fente horizontale de la bouche, élève un peu en dehors la lèvre supérieure.

DU PETIT ZYGOMATIQUE. (2)

PETIT ZYGOMATO LABIAL (*CHAUSS.*); ZYGOMATICUS MINOR.

Ce petit faisceau funiculaire procède de la face externe de l'os malaire et des fibres profondes de la circonférence de l'orbiculaire des paupières. Composé de fibres parallèles, épais de deux lignes, il traverse obliquement la joue en diagonale de haut en bas et de dehors en dedans, et vient se confondre dans la peau et dans l'orbiculaire des lèvres, au-dessus de sa commissure, conjointement avec les deux élévateurs et le triangulaire du nez, au-devant desquels il s'interpose.

Recouvert *en avant* par la peau, ce muscle *en arrière* est en rapport médiat avec le canin, dont le sépare une couche abondante de tissu cellulaire adipeux. Il contribue à élever la lèvre supérieure en la tirant en dehors.

(1) Planches 93, 95.
(2) Planches 94, 98. Voyez pl. 94 les observations nouvelles, faites après l'impression, que nous y avons consignées.
(3) Planches 93, 95.

(1) Planches 93, 94, 95, 96.
(2) Planches 93, 96.

Le petit zygomatique réunit l'un à l'autre les deux orbiculaires palpébral et buccal, et les sollicite à se contracter simultanément. Il manque parfois chez certains sujets.

DU GRAND ZYGOMATIQUE. (1)

GRAND ZYGOMATO-LABIAL (*CHAUSS.*); M. ZYGOMATICUS MAJOR.

Configuration, *insertions.* Situé en dehors et un peu au-dessous du précédent, affectant la même direction, mais d'un volume plus considérable, ce muscle, dont l'existence est constante, naît, par une insertion aponévrotique, d'un sillon situé au bas de la face externe, et près de l'angle postérieur de l'os malaire, se dirige en bas et en dedans sous forme d'une bandelette de quatre à cinq lignes de largeur, à fibres parallèles, s'épanouit et, parfois même, se bifurque inférieurement, et vient se perdre en dehors de la commissure de l'orbiculaire, en confondant ses fibres profondes dans ce muscle, avec celles des élévateurs, du canin et du triangulaire du menton. Ses fibres superficielles qui recouvrent toutes les autres sont en rapport avec la peau.

Connexions. Le grand zygomatique est immédiatement renfermé dans une gaîne de tissu adipeux. Séparé de la peau par une couche graisseuse, ce muscle, tendu comme une corde, de l'os malaire à la lèvre supérieure, recouvre la partie antérieure de l'attache zygomatique du masseter, et, dans le reste de son étendue, est séparé du canin et du buccinateur par un épais flocon de tissu graisseux.

Action. Intermédiaire entre les élévateurs et le buccinateur, ce muscle, comme le précédent, élève et entraîne en dehors la lèvre supérieure.

DU CANIN. (2)

SUPER-MAXILLO-LABIAL (*DUM.*); PETIT SUS-MAXILLO-LABIAL (*CHAUSS.*); M. LEVATOR ANGULI ORIS (*ALBIN.*); CANINUS.

Configuration, *insertions.* Mince, irrégulièrement rectangulaire, ce muscle, à sa partie supérieure, est fixé profondément par de courtes aponévroses au milieu de la fosse canine, dont il a emprunté son nom. De là il descend en se rétrécissant, avec une légère obliquité en avant et en dehors, adhère au grand zygomatique, et, vers la partie externe de la commissure, entremêle ses fibres avec celles de l'orbiculaire et du buccinateur, et semble se continuer avec le triangulaire des lèvres.

Connexions. En avant, sa partie supérieure, profonde, est recouverte par l'élévateur de la lèvre supérieure, les vaisseaux sous-orbitaires et les flocons graisseux, qui le séparent du petit zygomatique. Sa partie inférieure, superficielle, est en rapport avec le grand zygomatique et le pannicule adipeux sous-cutané. *En arrière*, ce muscle recouvre la fosse canine, une partie du buccinateur et de la membrane muqueuse buccale.

Action. Le canin, en même temps qu'il élève la commissure, la tire un peu en dedans; mais s'il combine son action avec celle des zygomatiques, les obliquités en sens inverse se trouvant neutralisées, l'élévation de la commissure est directe.

(1) Planches 93, 95.
(2) Planches 93, 94, 95, 96.

DU RELEVEUR DU MENTON. (1)

HOUPPE DU MENTON; INCISIF INFÉRIEUR (*WINSL.*); ELEVATOR LABII INFERIORIS (*COWPER*).

Configuration, insertions. Ce petit muscle, situé à la partie inférieure de la face, contribue à former les saillies latérales du menton. Implanté au-dessous des dents incisives, dans la fossette qui existe de chaque côté de la symphyse du menton, il se partage en deux faisceaux. L'un interne, en forme de pinceau, rétréci en haut, large en bas, se compose de fibres très courtes, pâles, mélangées de graisse, qui descendent pour se fixer immédiatement à la peau. Le faisceau externe, aplati, est constitué par des fibres colorées, courbes et ascendantes, qui s'entremêlent en dehors avec celles du carré de la lèvre inférieure, et vont se confondre, en haut, dans le demi-orbiculaire inférieur. Par la réunion des deux releveurs, les faisceaux externes décrivent un croissant à concavité supérieure. Les faisceaux internes composent en commun une masse triangulaire à base inférieure, disposition d'après laquelle plusieurs anatomistes, et en particulier M. Meckel, considèrent les deux houppes du menton comme n'étant qu'un seul muscle médian, c'est-à-dire impair et symétrique. Toutefois ces muscles paraissent s'isoler, vu la double saillie latérale qu'ils déterminent, et cette dépression, correspondant à leur union moyenne, qui est indiquée à l'extérieur par le sillon vertical du menton, très prononcé chez quelques individus.

Action. Ce muscle fronce et ramène d'avant en arrière et de bas en haut la peau du menton. Ce mouvement, qui chasse et repousse la lèvre inférieure, a pour effet assez singulier de la soulever suivant une ligne courbe, en la renversant en dehors, au-devant de la supérieure.

DU CARRÉ DE LA LÈVRE INFÉRIEURE. (2)

ABAISSEUR DE LA LÈVRE INFÉRIEURE (*BICH.*); MENTO-LABIAL (*CHAUSS.*); DEPRESSOR LABII INFERIORIS (*ALBIN.*).

Configuration, insertions. Situé en dehors du précédent, membraneux, peu coloré, de forme rhomboïdale, ce muscle procède inférieurement: 1° de la moitié interne de la ligne oblique externe de la mâchoire inférieure; 2° du peaucier du cou, auquel il fait suite. Presque toujours, une intersection aponévrotique, adhérente à la base de la mâchoire, indique la séparation des deux muscles; mais dans ce cas même l'intersection est traversée par quelques fibres du peaucier, qui se continuent dans le carré. Né de cette double origine, ce dernier muscle, composé de fibres parallèles, se porte obliquement en haut et en dedans. Parvenu à la naissance de la lèvre inférieure, ses fibres profondes s'insinuent et se perdent dans le demi-orbiculaire correspondant. Les fibres superficielles passent au-devant de ce muscle, et vont se fixer à la peau de la lèvre, jusqu'au voisinage de la membrane muqueuse. Les fibres internes, à leur partie inférieure, s'unissent avec la houppe du menton, et à leur partie supérieure s'entre-croisent en X avec celles du côté opposé.

Connexions. Ce muscle est recouvert en dehors par le trian-

(1) Planches 93, 94, 95, 96.
(2) Planches 93, 94, 95, 96.

gulaire, et, dans le reste de son étendue, par la peau, à laquelle il adhère intimement, surtout à sa partie supérieure. *En arrière*, le carré recouvre une partie de la mâchoire et de la houppe du menton, le nerf et les vaisseaux mentonniers, et le demi-orbiculaire inférieur. Les deux carrés convergeant l'un vers l'autre comprennent en bas, dans leur écartement, les deux houppes du menton.

Action. Le carré abaisse obliquement en dehors la moitié de la lèvre inférieure de son côté; mais, vu l'entre-croisement de ses fibres internes au-delà du plan moyen, il tire un peu sur l'autre moitié, de sorte qu'il incline la lèvre en entier vers lui. Si les deux muscles congénères se contractent simultanément, la lèvre inférieure est moins abaissée, mais elle est fortement tendue transversalement. Au reste, les deux carrés n'étant que la continuation, et, pour ainsi dire, la terminaison labiale des peauciers du cou, leurs mouvemens empruntent de ces derniers presque toute leur énergie.

DU TRIANGULAIRE DES LÈVRES. (1)

MAXILLO-LABIAL (*CHAUSS.*); DEPRESSOR LABIORUM (*COWPER*); DEPRESSOR ANGULI ORIS (*ALBIN.*).

Configuration, insertions. Situé superficiellement à la partie inférieure de la face, en dehors du précédent, mince, triangulaire, dirigé verticalement, ce muscle naît, par une large base, du bord de la mâchoire inférieure au-dessous de la houppe du menton, et successivement, en montant en dehors, du bord inférieur de la ligne oblique externe jusqu'à un demi-pouce du masseter. De là ses fibres montent en convergeant vers la commissure des lèvres, les externes d'abord légèrement obliques d'arrière en avant et de dehors en dedans; les moyennes verticales et les internes en décrivant des courbes, dont l'inclinaison en arrière et en dehors est d'autant plus prononcée qu'elles se rapprochent davantage du plan moyen. Concentré en dehors de la commissure, le triangulaire forme un ruban épais, de quatre lignes seulement de largeur, intimement uni à la peau conjointement avec quelques-unes des fibres superficielles de l'orbiculaire, confondu en dedans avec les fibres profondes de ce muscle et celles du buccinateur, et qui supérieurement reçoit les fibres du grand zygomatique, et se mêle avec le canin qui semble former sa continuation.

Connexions. Le triangulaire, dans sa moitié inférieure, est compris dans la duplicature des deux feuillets du peaucier, ou, en d'autres termes, entre la couche sous-cutanée de ce muscle et le carré de la lèvre inférieure dont les fibres croisent sa direction. Supérieurement il s'unit avec tous les muscles de la commissure et avec la peau.

Action. Ce muscle est l'abaisseur de l'angle des lèvres, et, comme tel, il est l'antagoniste du canin et du grand zygomatique, fonction qui s'explique par leur fusion commune dans la commissure, coïncidant avec la direction inverse de leurs attaches osseuses. La même opposition se manifeste dans la part qu'ils prennent au jeu de la physionomie; car le triangulaire est l'agent des passions tristes, comme les deux autres le sont des passions gaies.

(1) Planches 93, 94, 95, 96.

DU BUCCINATEUR. (1)

ALVÉOLO-MAXILLAIRE (*DUM.*); BUCCO-LABIAL (*CHAUSS.*); M. BUCCÆ (*COLUMB.*) BUCCINATOR.

Situation, configuration. Membraneux, mais assez épais, de forme quadrilatère, le buccinateur, situé à la partie moyenne et latérale de la face, s'étend de l'un à l'autre des os maxillaires, et forme spécialement la couche musculaire de la joue.

Insertions, direction. Il naît: 1° *en arrière*, d'une aponévrose intermédiaire entre lui et le constricteur supérieur du pharynx. Cette aponévrose est tendue entre le sommet de l'aile interne de l'apophyse ptérygoïde et l'extrémité postérieure du bord alvéolaire inférieur. Elle donne naissance à deux feuillets : en arrière et en dedans, l'aponévrose pharyngienne; en avant, celle du buccinateur. 2° De la surface externe du bord alvéolaire supérieur, suivant une ligne courbe, depuis la tubérosité maxillaire jusqu'en regard de la première dent grosse molaire. 3° De la lèvre externe de la gouttière du bord alvéolaire inférieur, vis-à-vis les trois dents grosses molaires. A partir de ces diverses insertions, les fibres de longueur inégale se dirigent toutes d'arrière en avant en convergeant vers la commissure; les moyennes nées de l'attache postérieure et les plus longues, sont horizontales. Celles des deux bords alvéolaires deviennent de plus en plus courtes, à mesure qu'elles procèdent d'une attache plus antérieure. La direction des fibres supérieures est oblique de haut en bas et de dehors en dedans; celle des inférieures l'est en sens inverse. Toutes ces fibres sont larges, ridées en zigzag, et se revêtent par imbrication, de manière à pouvoir s'écarter dans les cas de distension du muscle. Elles adhèrent à l'aponévrose propre, qui a pour objet de limiter l'écartement. Vers la commissure, où le buccinateur se trouve rétréci en un sommet, il s'insinue dans l'épaisseur de l'orbiculaire sous les divers épanouissemens des muscles élévateurs et abaisseurs de l'angle des lèvres, et se confond avec eux. Quelques unes des fibres de ses bords s'entre-croisent pour se mêler au-delà de la commissure avec le demi-orbiculaire opposé.

Connexions. Le buccinateur, situé profondément dans sa partie postérieure, est en rapport médiat, par sa *surface externe*, avec un grand nombre de parties, mais il en est isolé jusqu'à son tiers antérieur par son aponévrose. Cette membrane, dont l'épaisseur diminue d'arrière en avant, resserre et contient les fibres musculaires. Au-delà le buccinateur est en rapport en arrière avec la branche de la mâchoire inférieure et le bord du masseter, dont le sépare une couche adipeuse; au milieu avec une boule graisseuse d'un volume variable suivant le degré d'embonpoint, mais qui se rencontre toujours, même chez les sujets les plus maigres. Cette masse graisseuse remplit le creux triangulaire de la joue causé par la saillie du masseter, et sépare le buccinateur du grand zygomatique et du risorius de Santorini. Parallèlement à la direction du muscle règnent les nerfs buccaux, les rameaux de l'artère faciale transverse, et le canal de Sténon, qui le traverse en regard de la seconde dent molaire, pour s'ouvrir sur la muqueuse buccale. A la commissure, le buccinateur s'insinue dans l'orbiculaire, sous le grand zygomatique, le canin et le triangulaire. Dans ce point, l'artère et la veine maxillaires externes traversent sa direction. Enfin, par sa surface

(1) De *buccinare*, sonner de la trompette. — Planches 93, 94, 95, 96, 99.

interne, ce muscle recouvre la membrane muqueuse de la bouche, dont il est séparé par les glandules buccales.

Action. Le buccinateur a trois attaches fixes et une seule mobile à la commissure; c'est donc sur l'angle des lèvres que doit principalement porter son action. Toutefois, comme il occupe l'intervalle des bords alvéolaires, il peut, en se concentrant, s'appliquer contre les dents. 1° En *tirant sur la commissure*, ce muscle détermine l'alongement transversal de la bouche, la tension et l'amincissement des lèvres, et le plissement de la peau de la joue en rides verticales. Le buccinateur, sous ce rapport, est l'antagoniste le plus direct de l'orbiculaire, dont il distend les fibres en ellipse. Le mouvement combiné des deux muscles a pour effet d'appliquer les lèvres et les joues contre les arcades dentaires. Appliqué à la mastication; on conçoit que, s'exécutant à-la-fois de haut en bas et de bas en haut, il a pour résultat d'exprimer ou de déloger l'aliment des deux gouttières situées entre les joues et les bords alvéolaires, et de le reporter sous le plan de broiement des arcades dentaires. A cet effet actif il s'en ajoute, dans certains cas, un autre absolument passif: si, la bouche étant fermée, on fait avec la langue le vide dans la cavité buccale, le buccinateur s'applique contre les dents, ou même se renverse dans leur intervalle lorsqu'elles sont écartées; c'est ce qui arrive dans le phénomène de la succion, soit de la salive ou des corps solubles. 2° Le mode de contraction du buccinateur de l'une à l'autre de ses insertions alvéolaires, ou *en travers de sa direction*, n'a lieu que dans le cas où, la bouche étant remplie par une substance quelconque gazeuse, liquide ou solide, la joue s'arrondit en une saillie demi-sphérique au-dehors; le muscle alors, dont les fibres parallèles sont déplissées et élargies, a perdu un peu de son diamètre antéro-postérieur, et beaucoup augmenté en diamètre vertical, et forme une voussure analogue à celles du diaphragme. Par sa contraction, les fibres, de curvilignes, tendant à redevenir rectilignes, la joue rentre en dedans, et les corps étrangers sont chassés de la cavité buccale, soit à l'extérieur, brusquement ou par gradation, suivant que l'orbiculaire, étant entr'ouvert, offre plus ou moins de résistance, comme dans l'action de souffler et l'expuition d'un corps solide ou fluide, soit en arrière, vers le pharynx, dans la déglutition.

PEAUCIERS DU NEZ.

Il faut comprendre sous ce nom les muscles qui concourent spécialement à dilater ou rétrécir les narines. Quelques-uns, qui ont encore d'autres usages, nous sont déjà connus: ce sont, l'abaisseur de l'aile du nez, le naso-labial et le petit faisceau alaire de l'élévateur commun. Il ne nous reste plus que le *triangulaire* et surtout le *dilatateur de l'aile du nez*. Nous avons décrit en son lieu le pyramidal, qui n'a qu'un rapport de situation avec le nez par sa voûte osseuse, et n'exerce aucune action sur la partie mobile de cet organe.

DU TRIANGULAIRE DU NEZ. (1)

MAXILLO-NASAL (*DUM.*); SUS-MAXILLO-NASAL (*CHAUSS.*); TRANSVERSAL (*CRUV.*); ELEVATOR ALÆ NASI (*COWPER*); TRANSVERSUS (*SANTORINI*); COMPRESSOR NARIUM (*ALBIN.*).

Situation, configuration. Ce petit muscle membraneux est situé en travers sur la partie latérale et moyenne du nez. Il commence inférieurement en dehors de l'aile du nez par un sommet de deux lignes de largeur. Les auteurs le font naître seulement d'une petite aponévrose implantée sur l'os maxillaire en dedans de la fosse canine, derrière l'élévateur commun de l'aile du nez et de la lèvre supérieure; mais, par une dissection attentive, on reconnaît que ce muscle, beaucoup plus épais à son extrémité inférieure, est disposé sur trois plans: 1° des fibres superficielles, immédiatement sous-cutanées, qui s'implantent à la peau au-dessous et en dehors de l'aile du nez, conjointement avec celles des deux élévateurs de la lèvre supérieure, entre les épanouissemens du petit zygomatique et du dilatateur de l'aile du nez. 2° Des fibres moyennes qui traversent la direction de celles des élévateurs avec lesquelles elles s'entre-croisent. 3° L'insertion osseuse déjà décrite et la seule signalée par les auteurs. A partir de cette triple origine, ce muscle monte obliquement en dedans, passe sur le bord supérieur du cartilage de l'aile du nez, s'amincit à mesure qu'il s'épanouit sur le cartilage latéral, et se termine en une large base par une aponévrose très mince, qui se confond, sur le plan moyen, avec celle du côté opposé.

(1) Planches 93, 94, 95.

Connexions. Le triangulaire du nez est recouvert par la peau à laquelle il adhère. Il recouvre le cartilage latéral, un peu celui de l'aile du nez, une petite portion de l'os maxillaire, et, par sa languette superficielle, les élévateurs avec lesquels il s'entremêle. En haut, son bord supérieur est en rapport avec l'épanouissement du pyramidal du nez.

Action. Son interprétation a été le sujet de nombreuses dissidences parmi les anatomistes, et, aujourd'hui même, elle n'est pas encore bien nettement déterminée. Riolan considère ce muscle comme un dilatateur de l'aile du nez (*qui alam naris dilatat sine elevatione nasi*). Cowper en fait un élévateur de la même partie. Il est constricteur, d'après Spigel (*constringens*), ou compresseur, suivant la dénomination d'Albinus. M. Cruveilhier pense que son action varie suivant que la forme de l'aile du nez est convexe ou concave en dehors, et qu'il est dilatateur dans le premier cas, et constricteur dans le second. Dans notre opinion, les usages de ce muscle diffèrent suivant son point fixe. 1° S'il s'appuie sur son extrémité inférieure, il déprime l'aile du nez et le cartilage latéral, et par conséquent il est constricteur des narines; 2° s'il est fixé à sa base, il devient, pour la peau de la commissure des lèvres, un auxiliaire des élévateurs obliques en dedans, et pour l'aile du nez, il est dilatateur. Nous allons voir, du reste, que cette dernière fonction est beaucoup mieux remplie par un petit muscle spécial.

DU DILATATEUR DE L'AILE DU NEZ. (1)

C'est le nom qui nous a paru convenir à un petit muscle toujours distinct, et même très apparent, chez les sujets vigoureux, placé en dehors et en arrière de l'aile du nez. Parfois il est remplacé par un faisceau triangulaire assez épais, composé de fibres convergentes, qui se détache du bord interne des élévateurs, et se rend horizontalement à l'aile du nez. Ce faisceau lui-même, quoique moins complètement isolé, diffère très peu du muscle normal.

Ce dernier naît, par une courte attache fibreuse, verticale, dans une hauteur de deux à trois lignes, de la partie postérieure de la face externe du cartilage de l'aile du nez. Dès son origine, il se divise en trois petits faisceaux divergens entre eux, et dans les

(1) Planches 93, 94, 95.

fibres qui les composent; un supérieur, ascendant; un médian, sensiblement horizontal; et un inférieur, descendant. Les deux premiers, après trois lignes de trajet, s'insinuent dans la masse du triangulaire et des élévateurs, pour se confondre avec leurs fibres. Le troisième s'entremêle avec le naso-labial en dedans, et en bas le demi-orbiculaire supérieur. Tous trois, dans leur portion libre, sont unis intimement à la peau. Pour bien voir ce muscle, il suffit, après avoir enlevé de très près l'enveloppe cutanée, de tirer l'aile du nez en dedans, et un peu en avant; les trois petits pinceaux de fibres, convenablement distendus, se dessinent alors nettement, celui du milieu étant séparé des autres par deux dépressions triangulaires.

Action. Elle nous paraît avoir pour effet irrécusable de tirer en dehors l'aile du nez et de la rendre convexe pour élargir l'ouverture des narines. Il est facile de s'assurer de ce mouvement, en saisissant avec légèreté les ailes du nez entre le pouce et l'indicateur, et en s'efforçant de dilater largement les narines: on perçoit alors nettement au toucher la tension des attaches de ces muscles, et on sent même leur contraction sous la peau dans la petite étendue de leur trajet. Il est, au reste, assez singulier que l'on n'ait pas découvert plus tôt ces dilatateurs des ailes du nez, dont cependant l'action était bien connue; car on voyait ici une fonction évidente, appréciable même à l'extérieur, sans que l'on eût songé à se demander par quel organe elle pouvait être exercée. Ces muscles ont une importance très grande, en ce qu'ils font partie des agens de l'*inspiration*. La même remarque s'applique aux abaisseurs des ailes du nez, ainsi qu'aux releveurs communs et aux triangulaires, dont l'action, combinée avec celle des dilatateurs, contribue à produire l'élargissement le plus considérable des ouvertures des narines.

PEAUCIERS DE L'OREILLE. (1)

Sous ce nom, l'on ne décrit ordinairement que les trois muscles extrinsèques de l'auricule ou ses dilatateurs. Rayonnés, pâles, membraneux et presque sans épaisseur, ils n'existent qu'à l'état de vestige chez l'homme, où ils ne suffisent pas à produire le plus léger mouvement du pavillon acoustique.

1° DE L'AURICULAIRE SUPERIEUR.

TEMPORO-AURICULAIRE (*CHAUSS.*); M. ATTOLLENS AURICULÆ (*ALBIN*).

Inséré par une mince attache fibreuse, dans une largeur de six lignes, sur la partie supérieure du fibro-cartilage de la conque auditive, il monte dans l'étendue de deux pouces, en rayonnant, sur une large surface, et se perd dans l'aponévrose épicrânienne. Recouvert par la peau, il recouvre l'aponévrose temporale. Il est destiné à élever la conque auriculaire.

2° DE L'AURICULAIRE ANTERIEUR.

ZYGOMATO-AURICULAIRE (*CHAUSS.*); M. ATTRAHENS AURICULÆ (*ALBIN.*).

Moins large et encore plus mince que le précédent, auquel il fait suite; comme lui, de forme triangulaire, il naît de la partie antérieure de l'hélix, qu'il contourne par son attache fibreuse, et s'épanouit sur l'aponévrose jusqu'auprès du muscle frontal. Inférieurement, il se perd dans le tissu cellulaire sous-cutané, au-dessus de l'apophyse zygomatique. Recouvert par la peau, ce muscle recouvre l'aponévrose temporale, l'artère et la veine du même nom. Il a pour objet de porter l'auricule en avant et en haut.

3° DE L'AURICULAIRE POSTERIEUR.

MASTOIDO-AURICULAIRE (*CHAUSS.*); TRES MUSCULI RETRAHENTES AURICULÆ (*ALBIN.*).

Plus fort et plus épais que les deux autres, mais d'une moindre étendue, il se compose de deux ou trois petits faisceaux plats, plus ou moins complétement isolés, qui se fixent, par de courtes aponévroses ou de petits tendons, à la partie postérieure de la conque auriculaire, descendent en arrière en s'épanouissant, et se terminent, suivant une ligne courbe, sur la portion mastoïdienne du temporal et sur le bord voisin de l'occipital. Recouvert par la peau, ce muscle est séparé, par du tissu cellulaire, du périoste des os, et n'a point de rapports avec l'aponévrose épicrânienne. Il porte l'oreille en arrière et en bas.

DU PEAUCIER DU COU. (1)

OU

PEAUCIER (*WINSL.*).

THORACO-MAXILLI-FACIAL (*DUM.*); THORACO-FACIAL (*CHAUSS.*); M. LATUS (*RIOL.*); DETRAHENS QUADRATUS (*SPIGEL.*); QUADRATUS GENÆ S. TETRAGONUS (*COWPER*); LATISSIMUS COLLI (*ALBIN.*).

Situation, configuration. Vaste muscle membraneux, pâle, très mince, de forme quadrilatère, mais rétréci à son milieu, étendu de l'extrémité inférieure de la face à l'extrémité supérieure de la poitrine et de l'épaule, en tapissant toute la région antérieure du cou, dont il double l'enveloppe cutanée.

Insertions, direction, fasciculation. Le peaucier naît par des fibres aiguës et dentelées, de la peau et du pannicule adipeux, au-devant du grand pectoral, et sur les faces externe et antérieure du deltoïde. Ces fibres, de longueur inégale, décrivent, par la succession de leur origine, une ligne sinueuse en zigzag, dont la hauteur varie suivant les divers sujets: chez les uns, elle s'arrête un peu au-dessous de la clavicule, tandis que, chez d'autres, mais plus rarement, elle descend jusqu'au voisinage du mamelon. A partir de leur insertion cutanée, les fibres plates et rubanées montent obliquement en avant et en dedans jusqu'au bord de la mâchoire. En arrière, sur le bord libre, il s'en adjoint successivement de nouvelles. En avant, les deux peauciers laissent d'abord un écartement assez considérable à la partie inférieure, et qui, par suite de leur convergence, se réduit à quelques lignes auprès du menton. Les bords, dans cet espace, sont unis par une mince aponévrose, point de départ de celle du cou. Mascagni a figuré en ce point un entre-croisement en X des fibres des deux côtés; mais nous n'avons jamais rencontré cette disposition. Dans tout le trajet du cou, les fibres sont parallèles et séparées par de légers intervalles que remplit un tissu fibro-cellulaire, de manière à former en commun une membrane qui s'applique sur les contours onduleux du cou. Parvenu sur le bord de la mâchoire, le peaucier distribue ses fibres suivant un ordre assez compliqué: 1° sous la symphyse du menton, les fibres les plus internes se dirigent horizontalement et

(1) Planches 93, 95.

(1) Planches 62, 93, 95.

se mêlent avec celles du côté opposé ; quelques-unes contournent le menton et se perdent au-dessous de la houppe. 2° En regard de la base du triangulaire des lèvres, le peaucier se divise en deux feuillets : l'un, superficiel, glisse jusque vers la commissure, entre le muscle et la peau, en s'unissant à tous les deux ; l'autre, profond, s'insinue sous le triangulaire, adhère à l'os maxillaire, et se confond avec le carré de la lèvre inférieure, qui en forme la continuation. 3° En dehors, les fibres s'attachent sur la ligne oblique externe de la mâchoire, et plus en arrière, elles remontent, et se perdent sur le masseter ordinairement jusqu'à son aponévrose, mais parfois beaucoup plus haut.

Les fibres postérieures du peaucier sont croisées dans leur direction par une languette musculaire accessoire, connue sous le nom de RISORIUS DE SANTORINI. Cette languette, dont l'existence n'est pas constante, procède de la région parotidienne ; presque transversale, elle se dirige un peu obliquement de haut en bas vers la commissure ; ses fibres parallèles décrivent de légères courbes à concavité supérieure.

Connexions. Ce muscle est uni à la peau dans toute son étendue. Toutefois son adhérence n'est pas partout la même : elle est intime inférieurement, un peu moindre au cou, et assez lâche sous le menton, pour permettre avec l'âge l'infiltration, ou mieux, l'imprégnation d'une certaine quantité de graisse. Par sa face interne, le peaucier s'applique sur l'aponévrose cervicale, qui forme le troisième feuillet d'enveloppe tégumentaire. Ce n'est donc qu'avec l'interposition de cette aponévrose, dont l'isole un tissu cellulaire lâche et extensible, qu'il recouvre médiatement un grand nombre de parties importantes : 1° A la région maxillaire inférieure, la glande parotide, le masseter, l'os maxillaire, le buccinateur, le triangulaire des lèvres et les vaisseaux maxillaires externes. 2° A la région sus-hyoïdienne, la glande sous-maxillaire, le digastrique, le mylo-hyoïdien et les ganglions lymphatiques de la base de la mâchoire. 3° A la région sous-hyoïdienne, les muscles sterno-hyoïdien, sterno-thyroïdien, thyro-hyoïdien, omoplat-hyoïdien et les vaisseaux thyroïdiens. 4° Dans toute la hauteur du cou, le sterno-mastoïdien, le plexus cervical superficiel, les ganglions lymphatiques et la veine jugulaire externe ; et plus profondément dans le sillon vasculaire, l'artère carotide, la veine jugulaire interne et le nerf pneumo-gastrique. 5° A la région sous-claviculaire, la clavicule, le deltoïde et le grand pectoral. En raison de ses nombreux rapports, le peaucier est un des muscles les plus importans sous le point de vue chirurgical, puisqu'il influe sur les délimitations et le mode de propagation d'une foule de maladies, et qu'il est intéressé dans la plupart des opérations qui se pratiquent au cou.

Action. Le peaucier peut être considéré comme un muscle de la face qui, pour plus d'énergie, et en raison de l'étendue considérable de la surface sur laquelle se porte son action, prend son point d'appui sur la poitrine et l'épaule. Dans sa contraction, il tire en bas et un peu en dehors la partie inférieure des tégumens et des muscles de toute la face, et il entraîne la peau du cou, qui lui adhère, en dessinant, par ses bords, deux cordes fortement tendues, dont la saillie devient permanente chez les vieillards. Par sa portion interne, la plus forte et la plus épaisse, il abaisse et tend la lèvre inférieure par la houppe du menton et le carré, ainsi que la commissure, par le triangulaire. Dans le jeu de la physionomie, il exprime la douleur et les passions tristes. La bandelette accessoire de Santorini, au contraire, qui tend et soulève la commissure, contribue, comme l'indique son nom de *risorius*, à exprimer le rire et la joie.

MUSCLES DE LA MACHOIRE INFÉRIEURE.

D'après ce que nous savons déjà du mécanisme de la mâchoire inférieure, elle doit posséder des muscles qui exécutent l'élévation, l'abaissement et la diduction, soit transversale, soit antéro-postérieure. Les élévateurs sont le *masseter*, le *temporal* et le *ptérygoïdien interne*. On trouve pour diducteurs le *ptérygoïdien externe*, et encore, pour une faible part, le *ptérygoïdien interne*. Ces divers muscles, qui opèrent les mouvemens énergiques de la mastication, sont épais et très forts, entremêlés qu'ils sont, dans leur texture, de fibres courtes et d'aponévroses qui leur donnent une grande résistance : leur développement devient énorme dans les animaux carnassiers. Les muscles abaisseurs, au contraire, sont relativement très faibles, la force légère dont ils ont besoin, déjà favorisée par la pesanteur même de la mâchoire, n'ayant pour objet que de disposer à une nouvelle contraction de leurs antagonistes. Les abaisseurs sont de deux ordres : les uns, qui ne vont qu'à l'hyoïde, sont en même temps les élévateurs de cet os : ce sont les *mylo-hyoïdien*, *génio-hyoïdien*, mais plus spécialement le *digastrique* ; les autres, situés au-dessous de l'hyoïde, l'abaissent directement, et, par son intermédiaire, tendent à communiquer le même mouvement à la mâchoire : tels sont les *sterno-hyoïdien*, *scapulo-hyoïdien*, et, comme représentant un seul muscle par leur continuation, les *sterno-thyroïdien* et *thyro-hyoïdien*. Tous ces muscles, excepté le digastrique, appartenant plus particulièrement à l'hyoïde, seront décrits avec le groupe dont il est le centre.

ÉLÉVATEURS

DU MASSETER. (1)

ZYGOMATO-MAXILLAIRE (*DUM.*, *CHAUSS.*) ; M. MANSORIUS (*COLUMB.*) ; MASSETER (*FALLOP.*).

Situation, configuration. Muscle rectangulaire, épais, très fort, situé presque verticalement en bas et en arrière des parties latérales de la face, où il est appliqué sur le plan externe des branches de l'os maxillaire inférieur.

Insertions, fasciculation. Le masseter se compose de deux plans, et, pour ainsi dire, de deux muscles superposés, dont le plus profond n'a que la moitié de la longueur de l'autre. 1° Le *muscle superficiel* naît d'une aponévrose large et très épaisse, qui s'attache aux deux tiers antérieurs du bord inférieur de l'arcade zygomatique, et contourne le bord libre du muscle en avant. Cette aponévrose quadrilatère, composée de fibres parallèles, descend un peu obliquement en arrière jusqu'à la partie moyenne du muscle, où elle semble se terminer à la superficie par huit ou dix lambeaux dentelés, qui dessinent des digitations avec l'extrémité, de même forme, des languettes charnues de continuation. Toutefois les dentelures aponévrotiques se prolongent par des cloisons entre les petits faisceaux nombreux et très forts dont le muscle se compose, en fournissant des insertions à leurs fibres. Les unes et les autres viennent s'implanter sur les rugosités de l'angle et du bord postérieur de la mâchoire. Dans son épaisseur, l'aponévrose comprend plusieurs

(1) De μασάομαι, je mange. — Planches 93, 94, 95, 97.

feuillets superposés, d'où se dégagent, par sa face interne, des lamelles de renfoncement; les fibres assez épaisses, qui en naissent en grand nombre, vont se fixer sur la moitié inférieure de la face externe de la branche de l'os maxillaire, au-dessus de l'insertion précédente, qui leur fait suite. 2° Le *muscle profond* se compose de deux faisceaux. Le *postérieur*, épais, conoïde, décroissant de haut en bas, naît profondément de la racine antérieure de l'apophyse zygomatique et de la face interne de l'arcade du même nom. Il descend verticalement en arrière de l'aponévrose, où il est d'abord apparent, puis s'enfonce sous sa face interne. Les fibres convergentes se réunissent sur un fort tendon plat, qui s'implante sur la partie moyenne de la branche de la mâchoire, au-dessus des attaches du muscle superficiel, aux fibres duquel il fournit quelques insertions. Le *faisceau antérieur* procède également de la face interne de l'arcade zygomatique, en partie confondu avec le précédent. Plus faible que ce dernier, d'abord recouvert par lui, il se dirige d'arrière en avant, et vient s'implanter le long du tendon du temporal et sur la face externe de l'apophyse coronoïde.

Connexions. La *face externe* du masseter est recouverte en arrière par la glande parotide, qui embrasse son bord postérieur; en bas, par le peaucier; en haut et en avant, dans une faible étendue, par le grand zygomatique; au milieu, par le risorius de Santorini, le canal de Sténon, le nerf facial et l'artère transverse de la face, qui croisent perpendiculairement sa direction. Sa *face interne* recouvre la branche de la mâchoire, l'attache du temporal et une partie du buccinateur, dont l'isole une masse de flocons graisseux. Son *bord antérieur*, saillant sous la peau, limite la joue en arrière.

Action. Ce muscle élève la mâchoire inférieure, qui a été abaissée, et fait frapper avec beaucoup de force son bord alvéolaire contre celui de la mâchoire supérieure. Vu l'obliquité de ses fibres, de haut en bas et d'avant en arrière, en même temps qu'il soulève la mâchoire, il lui imprime une légère projection d'arrière en avant. En outre, quand son mouvement semblerait achevé, lors même que les bords alvéolaires sont au contact, dans l'action de serrer les dents, il les applique encore avec une nouvelle force l'un contre l'autre. Cette puissante contraction du masseter, résultat combiné de sa texture, de son mode d'implantation et de sa direction avantageuse, par rapport au levier qu'il fait mouvoir, en fait l'agent le plus énergique de la mastication.

DU TEMPORAL. (1)

CROTAPHITE (de κρόταφος, tempe, *WINSL.*); ARCADI-TEMPORO-MAXILLAIRE (*DUM.*); TEMPORO-MAXILLAIRE (*CHAUSS.*); M. TEMPORALIS (*ALBIN.*).

Situation, configuration. Vaste muscle, rayonné en éventail, mi-partie fibreux et musculaire, très élégant de forme et de coloration, qui remplit la fosse temporale, où il est renfermé verticalement dans une gaine ostéo-fibreuse, formée en dedans par la surface des os du crâne, et en dehors par une aponévrose.

L'*aponévrose temporale superficielle*, enveloppe fibreuse extérieure, limite, par ses attaches, la circonférence du muscle. De forme ovalaire transversalement, elle naît du bord supérieur de l'arcade zygomatique, et s'implante successivement sur le bord postérieur de l'os malaire, la crête externe du frontal, la ligne courbe du pariétal, et la racine postérieure de l'apophyse zygomatique, en inscrivant tout le contour de la fosse temporale. Mince et violacée à sa partie supérieure, cette aponévrose inférieurement est resplendissante, d'un blanc nacré, plus épaisse et partagée en deux feuillets, entre lesquels s'interpose un peu de graisse, et dont l'externe, d'une texture plus rare que l'interne, dégénère, sur l'arcade zygomatique, en un tissu cellulaire fibreux.

Insertions, fasciculation. Le muscle temporal naît: 1° de la face interne de l'aponévrose d'enveloppe; 2° de toute l'étendue de la fosse temporale; 3° de la crête qui sépare l'une de l'autre les deux fosses temporale et zygomatique. Les fibres, à partir de ces diverses origines, descendent toutes en convergeant vers une aponévrose centrale, leur sommet commun; les antérieures sont obliques d'avant en arrière, les moyennes verticales, et les postérieures obliques d'arrière en avant, de sorte que le muscle, d'abord très mince dans son contour, à mesure que ses fibres se rejoignent, devient très épais inférieurement. L'aponévrose d'insertion, de forme radiée, procède des cloisons fibreuses qui séparent les faisceaux. Elle contourne en avant et en arrière les deux bords du muscle, devient plus épaisse inférieurement et se rétrécit en un tendon. A sa naissance, elle reçoit, par de longues dentelures, les fibres extérieures assez longues de l'aponévrose superficielle, puis successivement par sa face interne et sur le contour de la cavité qu'elle renferme, elle donne attache de haut en bas, jusqu'au voisinage du tendon, aux fibres nombreuses et de longueur inégale, qui procèdent de la vaste étendue de la surface osseuse et de la crête temporale. Le tendon très épais qui la continue descend verticalement dans l'étendue de quelques lignes derrière l'arcade zygomatique, et se fixe à l'apophyse coronoïde, dont il embrasse la face interne, le bord postérieur, le sommet, le bord antérieur, où il se prolonge sur la lèvre externe de la branche de la mâchoire et la partie supérieure de la face externe, au-dessus de l'attache de la languette interne du masseter. Parfois, de l'insertion à la crête temporale, provient un faisceau très fort, qui s'implante, par un tendon distinct, à la lèvre interne du bord antérieur de la branche maxillaire.

Connexions. Sa *face externe* est recouverte en bas par l'arcade zygomatique et le masseter; dans le reste de son étendue, par l'aponévrose épicrânienne et les muscles auriculaires antérieur et supérieur qui la séparent de la peau. Entre ces parties rampent les vaisseaux et les nerfs temporaux superficiels. Sa *face interne* tapisse la fosse temporale; inférieurement, elle est en rapport avec le ptérygoïdien externe, le bord postérieur du buccinateur, l'artère maxillaire interne et les vaisseaux temporaux profonds, dont l'isole une couche épaisse de tissu adipeux.

Action. Le muscle temporal concourt avec beaucoup de force à élever la mâchoire inférieure et à serrer les dents. Sa contraction, sous ce rapport, est synergique de celle du masseter; mais son insertion, trop rapprochée du point d'appui, est bien moins heureuse. Aussi la nature paraît-elle avoir contre-balancé cet inconvénient par une masse de fibres plus considérable, et qui augmente encore dans les animaux carnassiers. Quant au jeu spécial qu'exercent les fibres opposées, il est le résultat nécessaire de leur situation relative. Les antérieures élèvent la mâchoire en avant, les moyennes directement en haut, les postérieures en arrière. Ces dernières, quand l'os maxillaire est abaissé, utilisent, comme une poulie de renvoi, la gouttière zygomatique, autour de laquelle se réfléchit le tendon. Elles con-

(1) Planches 94, 96.

tribuent aussi à rappeler la mâchoire en arrière, lorsqu'elle a été projetée en avant par l'action des ptérygoïdiens.

DU PTÉRYGOIDIEN INTERNE. (1)

GRAND PTÉRIGOIDIEN (*WINSL.*); PTÉRYGO-ANGULI-MAXILLAIRE (*DUM.*); GRAND PTÉRYGO-MAXILLAIRE (*CHAUSS.*); M. PTERYGOIDEUS INTERNUS (*ALBIN.*).

Situation, configuration. Epais, rectangulaire, mi-partie fibreux et musculaire, appliqué sur la face interne de la branche de l'os maxillaire inférieur, étendu obliquement de l'angle de cet os à la fosse ptérygoïdienne, ce muscle, exactement semblable au masseter, dont il répète la forme, la structure et la direction sur la face opposée de l'os, justifie la remarque de Winslow, qui le considère comme un *masseter interne*.

Insertions, fasciculation. Il procède, par une forte aponévrose, 1° du fond de la fosse ptérygoïdienne et de la face interne de l'aile externe de l'apophyse ptérygoïde dans toute sa hauteur; 2° du crochet de l'aile interne de la même apophyse et de la face inférieure de la pyramide de l'os palatin; 3° souvent, enfin, de la tubérosité maxillaire, par un petit faisceau séparé seulement à sa partie supérieure, et qui embrasse en dehors l'attache du ptérygoïdien externe. Le muscle, né de ces diverses insertions, descend obliquement en arrière et en dehors, et vient s'implanter par de fortes lames aponévrotiques sur les rugosités de la face interne de l'angle de la mâchoire inférieure. L'aponévrose très épaisse, semblable à celle du masseter, occupe toute la moitié supérieure du muscle; elle donne attache aux fibres profondes par sa face interne, et se termine par des dentelures auxquelles font suite les cloisons fibreuses qui séparent les faisceaux.

Connexions. Sa *face interne* est en rapport en haut avec le muscle péristaphylin externe; en bas, elle est séparée du constricteur supérieur du pharynx par un espace celluleux triangulaire, qui renferme la glande sous-maxillaire, des vaisseaux et des nerfs. Sa *face externe* est en rapport avec la branche maxillaire, dont l'isolent en haut le ligament latéral interne de l'articulation temporo-maxillaire, le nerf lingual, les vaisseaux et le nerf dentaires inférieurs.

Action. Le ptérygoïdien interne, qui est surtout dirigé de haut en bas, concourt à *élever la mâchoire*; mais, en raison de sa double obliquité, à cette action principale s'en joignent deux autres. Son attache supérieure fixe étant située en avant et en dedans par rapport à l'insertion inférieure mobile, en même temps qu'il élève la mâchoire inférieure, il contribue à sa *prépulsion* ou transport en avant, et à sa *diduction latérale*; d'où il suit que ce muscle doit être considéré comme un intermédiaire entre les élévateurs et les diducteurs: auxiliaire puissant du temporal et du masseter, il l'est aussi, quoique pour une plus faible part, du ptérygoïdien externe.

DU PTÉRYGOIDIEN EXTERNE. (2)

PETIT PTÉRYGOIDIEN (*WINSL.*); PTÉRIGO-COLLI-MAXILLAIRE (*DUMAS*); PETIT PTÉRYGO-MAXILLAIRE (*CHAUSS.*); PTERIGOIDEUS ABDUCENS (*SPIGEL.*); S. INTERNUS (*ALBIN.*).

Situation, configuration, insertions. Muscle court, épais, conoïde, situé dans la fosse zygomatique, étendu horizontalement de l'aile externe de l'apophyse ptérygoïde au col de la mâchoire inférieure. Il naît, par ses insertions fixes: 1° de toute la hauteur de la face externe de l'aile externe de l'apophyse ptérygoïde et de la petite surface de la pyramide de l'os palatin qui la termine inférieurement; 2° de la partie postérieure de la crête temporo-zygomatique du sphénoïde et d'une épine qui en fait partie. Ces deux attaches se font par des fibres aponévrotiques assez courtes pour la première, et très longues pour la seconde. De là le muscle se porte transversalement de dedans en dehors et d'avant en arrière, divisé en deux faisceaux, dont l'inférieur est le plus considérable. Parfois dans le sillon celluleux qui les sépare, rampe l'artère maxillaire interne. Les deux faisceaux, formés de fibres convergentes, s'unissent en un sommet aponévrotique épais et tronqué, qui s'implante dans la fossette antérieure et interne du col de la mâchoire, et, par un appendice, adhérent à la masse principale, sur la partie antérieure de la circonférence du fibro-cartilage interarticulaire.

Connexions. Ce muscle, logé profondément dans l'enceinte osseuse de la fosse zygomatique, est en rapport, par sa *face externe*, avec le tendon du temporal, ordinairement avec l'artère maxillaire interne, et médiatement avec la branche de la mâchoire. Sa *face interne* est croisée inférieurement par le grand ptérygoïdien. Elle répond, dans quelques sujets, à l'artère maxillaire interne, et, chez tous, aux vaisseaux et nerf dentaires inférieurs et au ligament latéral interne de l'articulation. Ces parties remplissent, avec du tissu cellulaire graisseux, le sillon triangulaire qui sépare l'un de l'autre les deux ptérygoïdiens.

Action. Ce muscle tire le col de la mâchoire, son insertion mobile, *en dedans* et *en avant*, vers l'apophyse ptérygoïde. Le fibro-cartilage, qui fait partie de l'attache maxillaire, se trouve entraîné avec le condyle, qu'il n'abandonne jamais. Le résultat de cette contraction est un double mouvement horizontal de l'arcade alvéolaire inférieure sur la supérieure, d'*arrière en avant* et de *dehors en dedans*. Les ptérygoïdiens externes sont donc bien véritablement les diducteurs de la mâchoire, et conséquemment les agens essentiels du broiement dans la mastication. Dans la *diduction latérale*, les deux muscles opposés agissent alternativement. Le condyle étant obligé de descendre le rebord de la cavité glénoïde, le mouvement de la mâchoire s'exécute par une sorte de bascule, de manière que le frottement des arcades alvéolaires commence du côté de la contraction et se termine du côté opposé: l'action de l'autre ptérygoïdien détermine le retour en sens inverse. La *prépulsion* de la mâchoire résulte de la contraction simultanée des deux ptérygoïdiens; elle s'accompagne d'une déviation latérale, si l'un des deux muscles agit plus que l'autre. Le mouvement inverse de recul et de *rétropulsion* est produit, comme nous l'avons vu, en partie par le temporal, et en partie également par les abaisseurs de la mâchoire ou les muscles sous-hyoïdiens.

ABAISSEUR

DU DIGASTRIQUE. (1)

MASTOIDO-HYGÉNIEN (*DUM.*); MASTOIDO-GÉNIEN (*CHAUSS.*); M. DIGASTRICUS (*BIOL.*); BI-VENTER MAXILLÆ (*ALBIN.*).

Situation, configuration. Muscle long, grêle, situé à la partie supérieure du cou, au-dessous de la mâchoire inférieure, com-

(1) Planche 97.

(2) Planche 97.

(1) Planches 90, 91, 96.

posé, comme son nom l'indique, de deux ventres charnus. Ces deux faisceaux fusiformes, de longueur inégale, séparés par un tendon mitoyen, forment entre eux un angle droit.

Insertions, fasciculation. Le *faisceau postérieur* ou *temporal*, le plus long, naît, en arrière, par une large insertion, de la rainure dite digastrique de l'os temporal, et un peu en dehors, par une aponévrose, du bord antérieur de l'apophyse mastoïde, en dedans du sterno-mastoïdien. Ce faisceau, légèrement aplati, se porte obliquement en bas et en avant : d'abord un peu renflé près de son origine, il s'amincit et s'effile vers sa partie inférieure; ses fibres s'implantent sur les bords et dans la cavité d'un cône aponévrotique, auquel fait suite le tendon mitoyen. Celui-ci, long d'environ deux pouces, traverse ordinairement l'extrémité inférieure du muscle stylo-hyoïdien, ou quelquefois passe au-devant, s'engage dans une anse ou poulie fibreuse horizontale, fixée en bas sur l'os hyoïde, longue de quatre à six lignes, et pourvue d'une synoviale de glissement. Au sortir de cette poulie, le tendon change sa direction première pour remonter obliquement en dedans, et bientôt s'épanouit de nouveau en un cône aponévrotique qui reçoit les fibres du faisceau maxillaire. Par son bord interne, ce tendon est uni avec une lame fibreuse, l'*aponévrose sus-hyoïdienne*. Cette aponévrose, de forme triangulaire, qui remplit l'intervalle des deux muscles digastriques, donne attache en haut à quelques fibres du faisceau antérieur, et se fixe en bas sur l'os hyoïde, continue avec celle du côté opposé, par une suture plus ou moins intime, sur le plan moyen; toutes deux forment, par leur réunion, comme une plaque résistante d'insertion à la région sus-hyoïdienne. Le *faisceau antérieur* ou *maxillaire*, né, par une extrémité très mince, de l'aponévrose et du tendon mitoyen, monte suivant la direction de ce dernier, successivement plus épais et aplati d'arrière en avant. Il s'implante, par de nombreux filamens aponévrotiques, dans toute l'étendue de la fossette de la mâchoire inférieure, située au-dessous de l'apophyse géni, en entre-croisant au milieu ses épanouissemens fibreux avec ceux du côté opposé. Quand le muscle digastrique est très fort, les ventres antérieurs s'adossent en avant sur le plan moyen. Le plus souvent ils sont écartés et réunis seulement par un tissu fibreux ou une sorte de raphé à fibres transversales. Dans certains cas, ils s'unissent par quelques fibres au mylo-hyoïdien.

La plupart des *anomalies* appartiennent aux faisceaux antérieurs. Parfois ils sont unis sur le plan moyen (Meckel), ou ils sont séparés et comme doublés par un petit faisceau né de l'os hyoïde (Cruveilhier). Bien rarement les faisceaux, au lieu de s'étendre jusqu'au menton, s'attachent à la partie moyenne de la branche de la mâchoire (Platner). Ces dispositions variées rappellent l'état normal de plusieurs mammifères.

Connexions. Sa *face externe* est recouverte, en arrière, par la glande parotide, et les attaches supérieures du petit complexus et du sterno-mastoïdien; au milieu, par la glande sous-maxillaire que le muscle embrasse dans sa concavité; dans ses trois quarts antérieurs, par le peaucier. La *face interne* recouvre une partie des muscles styliens, mylo-hyoïdien et hyo-glosse, les artères carotide interne, carotide externe, et ses branches labiale et linguale, la veine jugulaire interne, et le nerf grand hypoglosse, qui longe la face inférieure du tendon.

Action. Le digastrique est indifféremment abaisseur de la mâchoire ou élévateur de l'os hyoïde, suivant que l'un de ces os est fixé, l'autre étant mobile, ou bien même les deux actions se produisent à-la-fois. Par sa contraction isolée, chacun des faisceaux élève l'os hyoïde, en l'inclinant de son côté, le postérieur en arrière, et l'antérieur en avant; leur action simultanée produit l'élévation directe. Mais ces effets demandent à être considérés dans chaque faisceau par rapport au plus ou moins de mobilité des deux os. 1° *Faisceau postérieur* : si tous les muscles sont relâchés, il soulève d'abord l'os hyoïde; mais, en outre, en tirant sur le tendon réfléchi, il abaisse en même temps la mâchoire par le faisceau opposé, qui, de plus, y ajoute son action. Si l'os hyoïde est fixé, l'abaissement de la mâchoire est le seul effet produit. 2° Le *faisceau antérieur* ne peut être le point de départ de la contraction qu'autant que la mâchoire à laquelle il s'attache est préalablement fixée. Dans ce cas, l'aponévrose sus-hyoïdienne est tendue, et l'os hyoïde est soulevé s'il est libre; mais s'il est contenu par ses muscles abaisseurs, l'action se communique par le tendon réfléchi au faisceau postérieur et à son attache temporale, et il en résulte, suivant l'observation de Ferrein, un léger mouvement de bascule du crâne sur l'atlas, qui élève un peu la mâchoire supérieure. Toutefois ce mouvement n'est qu'un très faible auxiliaire de celui déterminé par les muscles extenseurs de la tête. En résumé, il ressort de l'ensemble des considérations précédentes, que, des deux faisceaux du digastrique, le postérieur est plus particulièrement abaisseur de la mâchoire, et l'antérieur, élévateur de l'os hyoïde.

MUSCLES DE L'APPAREIL HYOIDIEN.

L'os hyoïde, comme l'avons vu dans l'ostéologie, est le centre ou le noyau solide d'un appareil très mobile qui commande le mouvement de deux groupes très importans, le larynx et l'appareil glosso-pharyngien. Nous décrirons après les muscles propres de l'hyoïde, ceux qui meuvent la langue, le voile du palais et le pharynx; mais nous renverrons au système digestif l'étude de la langue en elle-même, et à la description du larynx, celle de ses muscles intrinsèques.

L'hyoïde est entraîné alternativement dans deux sens opposés, l'élévation et l'abaissement. Les muscles élévateurs forment deux séries. Les uns, élévateurs directs, sont aussi, par opposition d'attaches mobiles, des *abaisseurs directs de la mâchoire inférieure*; ce sont, outre le digastrique décrit ci-dessus, les *mylo-hyoïdien* et *génio-hyoïdien*; un autre, le *stylo-hyoïdien*, est élévateur latéral. Ces muscles appartiennent en propre à l'hyoïde. Toutefois l'élévation, soit directe, soit latérale, est encore puissamment secondée par d'autres muscles assez nombreux, l'hyoglosse, le constricteur moyen, les styliens, le génio-glosse, qui font partie de l'appareil glosso-pharyngien, et concourent à l'élévation commune, soit qu'ils aient ou non des insertions à l'hyoïde.

Parmi les abaisseurs, il en est également de directs, les *sterno-hyoïdien*, *sterno-thyroïdien* ou *thyro-hyoïdien*; et un latéral, l'*omoplat-hyoïdien*.

MUSCLES PROPRES DE L'HYOIDE.

ÉLÉVATEURS (SUS-HYOÏDIENS).

DU MYLO-HYOIDIEN. (1)

Situation, configuration, insertions. Situé au-dessus du ventre

(1) Planches 90, 91, 98.

antérieur du digastrique, membraneux, alongé, compris entre quatre côtés de longueur inégale, le mylo-hyoïdien forme avec celui du côté opposé, avec lequel il s'unit sur la ligne médiane, un plancher musculaire à double plan incliné en bas et en dedans, qui est tendu dans l'espace compris entre la concavité de la mâchoire inférieure et l'os hyoïde. Il naît supérieurement, par de courtes fibres aponévrotiques, de toute l'étendue de la ligne oblique interne ou myloïdienne, depuis la dernière dent molaire jusqu'à la symphyse du menton. A partir de ce point jusqu'au tiers externe, les fibres parallèles, d'abord très courtes en avant et en dedans, puis graduellement de plus en plus longues, descendent obliquement en dedans et en arrière, pour se fixer en commun avec celles du muscle opposé sur un raphé fibreux médian, qui s'étend de la symphyse du menton à l'os hyoïde. Les fibres externes, moins obliques, s'implantent au bas de la face antérieure du corps de l'hyoïde.

Connexions. On peut considérer les deux mylo-hyoïdiens comme ne formant qu'un seul muscle, divisé par une intersection fibreuse médiane. Ce point de vue même est vrai pour certains sujets chez lesquels l'intersection n'existe pas. La *face externe et inférieure* de chacun de ces muscles est en rapport avec le digastrique, l'aponévrose sus-hyoïdienne, la glande sous-maxillaire et le peaucier. Sa *face interne et supérieure* est en contact avec les muscles génio-hyoïdien, hyo-glosse, stylo-glosse, les nerfs lingual et grand hypoglosse, le prolongement de la glande sous-maxillaire, le canal de Warthon et la glande sublinguale.

DU GENIO-HYOIDIEN. (1)

Configuration, insertions. Petit muscle funiculaire, en forme de triangle très alongé, situé au-dessus du précédent: il naît en avant, par un sommet aponévrotique très aigu, de chacun des tubercules inférieurs de l'apophyse géni, se dirige obliquement en arrière et en bas, et s'implante par sa base en avant du bord supérieur de l'os hyoïde, dans ses deux tiers internes, au-dessus de l'attache du mylo-hyoïdien. Les fibres divergent du sommet du muscle vers sa base; souvent, à son milieu, elles sont traversées par une intersection aponévrotique irrégulière.

Anomalies. Dans quelques sujets, les deux génio-hyoïdiens se confondent sur le plan moyen (Cruv.); plus rarement ils sont remplacés par un faisceau sous-jacent au mylo-hyoïdien, et qui adhère par ses bords au raphé fibreux de ce dernier muscle et au ventre antérieur du digastrique (Duille).

Connexions. Sa *face inférieure* est appliquée sur le mylo-hyoïdien; la *supérieure* sur le génio-glosse; l'*interne* sur son congénère, dont il est ordinairement séparé par un sillon celluleux.

DU STYLO-HYOIDIEN. (2)

M. STYLO-HYOIDEUS.

Configuration, insertions. Placé à la partie latérale et supérieure du cou, grêle et funiculaire, comme tous les muscles styliens, le stylo-hyoïdien naît de la partie moyenne de l'apophyse styloïde, entre le stylo-glosse et le stylo-pharyngien, par un petit tendon, qui près de son origine, longe l'apophyse en glissant sur une petite synoviale, et bientôt s'épanouit en cône fibreux, d'où naissent les fibres charnues. De là le muscle se dirige obliquement en bas, en avant et en dedans, sous la forme d'une cordelette légèrement aplatie, croise de dedans en dehors, à angle aigu, la direction du ventre postérieur du digastrique, s'écarte en une ouverture ellipsoïde, qui donne passage au tendon mitoyen de ce muscle, ou, plus rarement, ne fait que glisser au-devant de lui, et se termine inférieurement par une expansion tendineuse qui s'implante au bas de la face antérieure de l'os hyoïde, à distance moyenne, entre sa petite corne et la ligne médiane.

Connexions. Le stylo-hyoïdien est intermédiaire dans la série des muscles styliens, entre le stylo-glosse et le stylo-pharyngien. Son *bord supérieur* est comme renforcé par le ligament qui porte son nom. Il est recouvert en dehors par le faisceau postérieur du digastrique, et, du reste, affecte avec les autres parties les mêmes rapports que ce dernier. Le stylo-hyoïdien est quelquefois double, et formé de deux cordons parallèles plus ou moins complétement isolés.

ACTION DES MUSCLES SUS-HYOÏDIENS. Les mylo-hyoïdien et génio-hyoïdien, de même que le digastrique, meuvent alternativement la mâchoire ou l'os hyoïde. 1° *Action sur la mâchoire.* L'hyoïde étant fixé par les muscles inférieurs, les supérieurs, le stylo-hyoïdien excepté, tirant sur la mâchoire, l'abaissent en décrivant un arc de cercle d'avant en arrière, qui augmente l'ouverture de la bouche. Il est à remarquer que les muscles mylo-hyoïdien, génio-hyoïdien et digastrique qui prennent part à ce mouvement, quoique très faibles encore dans leur masse commune, produisent cependant un effet assez énergique, vu le mode avantageux de leur insertion perpendiculaire sur l'extrémité du levier opposée au point d'appui. 2° *Action sur l'hyoïde.* Elle a pour effet l'élévation de cet os, mouvement d'une grande importance, puisque de son exécution dépendent à-la-fois, pour la langue, sa projection en avant; pour le pharynx, la déglutition; et pour le larynx, la production des sons aigus. Le mylo-hyoïdien, le génio-hyoïdien et le faisceau antérieur du digastrique produisent l'élévation en avant; le faisceau postérieur du digastrique, et surtout le stylo-hyoïdien, dont l'insertion temporale est toujours fixe, sont les agens de l'élévation en arrière: l'élévation directe résulte de la contraction simultanée de tous les muscles sus-hyoïdiens. Ces trois mouvemens correspondent à des phases différentes de la déglutition. Nous verrons plus loin pour quelle part y concourent les muscles de la langue et du pharynx.

MUSCLES ABAISSEURS (SOUS-HYOIDIENS).

Ils sont disposés sur deux couches: l'une, superficielle, comprend le sterno-hyoïdien et l'omoplat-hyoïdien; la couche profonde se compose du sterno-thyroïdien et du thyro-hyoïdien.

DU STERNO-HYOIDIEN. (1)

CLÉIDO-HYOIDIEN (*CRUV.*); M. DEPRESSOR OSSIS HYOIDEI; STERNO-HYOIDEUS.

Configuration, insertions. Ce muscle, mince, aplati, rubané, parcourt, comme un long ruban, la partie antérieure du cou.

(1) Planches 75, 90.
(2) Planches 90, 91, 96, 99.

(1) Planches 90, 91.

Son insertion inférieure, largement épanouie, naît, par de courtes fibres aponévrotiques, du ligament sterno-claviculaire, postérieur, et seulement, par ses épanouissemens, du cartilage de la première côte et de la partie voisine de la première pièce du sternum; d'où il résulte que c'est avec raison que M. Cruveilhier substitue au nom impropre de sterno-hyoïdien celui, beaucoup plus exact, de *cléido-hyoïdien*. A partir de son attache inférieure, ce muscle contourne en arrière l'articulation sterno-claviculaire, puis, légèrement rétréci, monte verticalement en suivant les contours onduleux du corps thyroïde et du larynx, séparé de son congénère par un intervalle médian que remplit une membrane fibro-celluleuse. Il s'insère, par son extrémité supérieure, au bord inférieur du corps de l'os hyoïde, en dedans de l'omoplat-hyoïdien. Les fibres de ce muscle sont parallèles, minces et colorées. Souvent, à la hauteur du cartilage thyroïde, elles sont interrompues par une légère intersection fibreuse transversale. Dans d'autres cas, cette intersection est située à peu de distance de la clavicule.

Anomalies. Ce muscle est quelquefois double. Parfois il se confond inférieurement avec le sterno-thyroïdien (Albinus). On l'a vu aussi naître en bas du milieu de la clavicule (Kelch).

Connexions. Recouvert *en avant* par l'aponévrose cervicale, le peaucier, le sterno-mastoïdien et la clavicule, le cléido-hyoïdien recouvre *en arrière* les sterno-thyroïdien, thyro-hyoïdien et crico-thyroïdien, le corps thyroïde, les membranes thyro-hyoïdienne et crico-thyroïdienne, dont le séparent souvent des bourses synoviales; enfin, les vaisseaux thyroïdiens supérieurs, et médiatement la trachée-artère.

DE L'OMOPLAT-HYOIDIEN. (1)

SCAPULO-HYOIDIEN (*CHAUSS.*); M. RETRACTOR OSSIS HYOIDEI; OMO-HYOIDEUS; CORACO-HYOIDEUS.

Configuration, insertions. Muscle rubané, plus grêle et plus long que le précédent, digastrique ou composé de deux faisceaux extrêmes, réunis à angle obtus par un tendon mitoyen, et situé sur les parties antérieure et latérale du cou qu'il traverse en diagonale. Son *faisceau inférieur* ou *scapulaire* naît du bord cervical de l'omoplate sur la limite de l'échancrure coracoïdienne, et souvent aussi du ligament qui ferme cette échancrure. Les fibres aponévrotiques d'insertion se prolongent assez loin sur le bord supérieur. Le faisceau mince et plat qui leur succède, d'abord presque horizontal, monte ensuite obliquement d'arrière en avant et de dehors en dedans, glisse entre le trapèze, la clavicule, le peaucier et le sterno-mastoïdien, en avant, et en arrière les scalènes. En regard du scalène antérieur le muscle, plus étroit, est continué par le tendon mitoyen. Celui-ci, long d'un à deux pouces, aplati, incurvé suivant sa longueur, décrit le sommet de l'angle obtus des deux faisceaux. Il est renfermé dans une anse de glissement, formée par une mince duplicature du feuillet profond de l'aponévrose cervicale qui se fixe à la clavicule. Le *faisceau supérieur* ou *hyoïdien* procède en haut du tendon; il monte presque parallèlement au cléido-hyoïdien, et vient s'insérer en dehors de ce dernier muscle, au bord inférieur du corps de l'os hyoïde.

Anomalies. Elles sont assez communes et présentent de nombreuses variétés: 1° l'absence totale de ce muscle (Meckel); 2° l'élargissement de son faisceau scapulaire qui s'étend le long du bord de l'omoplate (Albinus); 3° son origine de la clavicule seule (Albinus), ou par deux faisceaux, de cet os et de l'omoplate (Kelch); 4° la fusion de son faisceau supérieur avec le sterno-thyroïdien (Sels); 5° l'insertion de ce faisceau à l'apophyse transverse de la seconde vertèbre cervicale, sans aucun rapport avec l'hyoïde (Sels), disposition qui annule complétement son principal usage.

Connexions. Indépendamment des muscles nombreux avec lesquels nous l'avons déjà vu en rapport, le scapulo-hyoïdien emprunte en chirurgie un nouvel intérêt de sa direction par rapport aux vaisseaux et aux nerfs. Traversant à-la-fois les deux sillons vasculaires des régions sous-hyoïdienne et sus-claviculaire, il passe au-devant de l'artère carotide et de la veine jugulaire interne pour la première région, de l'artère sous-clavière et du plexus brachial pour la seconde, et il gêne pour pratiquer l'incision qui doit mettre à découvert ces vaisseaux, principalement lorsqu'il s'agit de lier l'artère sous-clavière à sa sortie d'entre les scalènes.

DU STERNO-THYROIDIEN. (1)

M. BRONCHIUS (*RIOL.*); S. STERNO-THYROIDEUS.

Configuration, insertions. Situé verticalement le long de la partie antérieure du cou, derrière le cléido-hyoïdien; comme lui, mince, rubané, mais plus large, il naît inférieurement au-dessous de l'attache de ce muscle, par de courtes fibres aponévrotiques, de la partie moyenne et latérale de la face postérieure de la première pièce du sternum et du cartilage de la seconde côte. D'abord très large à son extrémité inférieure, il se rétrécit un peu, puis monte verticalement jusqu'au cartilage thyroïde, où il s'insère obliquement de bas en haut et de dedans en dehors sur la ligne de séparation de ses deux facettes, entre les attaches du thyro-hyoïdien et du constricteur intérieur du pharynx. Il reçoit toujours en ce point une languette musculaire de terminaison du dernier de ces muscles, et souvent se continue par quelques unes de ses fibres avec le premier. Les fibres du sterno-thyroïdien sont parallèles, fines et très colorées; ordinairement elles sont traversées, un peu au-dessus de la clavicule, par une intersection fibreuse transversale. Ce muscle, comme le cléido-hyoïdien, se présente quelquefois double (Gunz).

Connexions. Recouvert par les muscles cléido et scapulo-hyoïdiens, il recouvre en haut le corps thyroïde et ses vaisseaux, le muscle crico-thyroïdien, une partie du constricteur inférieur du pharynx; en bas, la trachée-artère, les veines sous-clavière et jugulaire interne, l'artère carotide, et, du côté droit, le tronc brachio-céphalique. Dans l'espace moyen des deux muscles rampent la veine thyroïdienne moyenne et ses rameaux affluens, qu'il est si important de ne pas léser dans l'opération de la trachéotomie.

DU THYRO-HYOIDIEN. (2)

M. HYO-THYROIDEUS.

Petit muscle membraneux, irrégulièrement quadrilatère, qui

(1) Planches 90, 91, 94, 96.

(1) Planches 76, 90, 100.
(2) Planches 90, 99.

semble n'être que la partie supérieure du sterno-thyroïdien isolée pour permettre les mouvemens partiels des parties sur lesquelles il s'insère. Il naît de la ligne oblique du cartilage thyroïde, monte verticalement, en diminuant un peu de largeur et augmentant d'épaisseur, et se fixe au bas de la face postérieure du corps de l'hyoïde, dans sa moitié externe et en dedans de la moitié antérieure de sa grande corne; en sorte que la longueur de ses fibres diminue du bord interne vers l'externe.

Recouvert par les muscles cléido et scapulo-hyoïdiens, il recouvre le cartilage thyroïde et la membrane hyo-thyroïdienne.

DE L'HYO-THYROIDIEN

DE DUVERNEY. (1)

C'est le nom donné par cet anatomiste à une petite languette musculaire, dont il a donné le dessin(2), et qui, suivant ses expressions, « se trouve quelquefois, prend son origine de la base de « l'os hyoïde, et vient se perdre sur le corps de la *glande thy-« roïde*, avant sa division en deux parties. » Ce muscle vertical naît, par un petit tendon grêle, du milieu du bord inférieur de l'os hyoïde, s'élargit en un petit faisceau plat sur l'angle antérieur du cartilage thyroïde, et s'épanouit en bas ou sur la commissure du corps du même nom, ou d'un seul côté sur l'un de ses lobes. Dans ce dernier cas, le muscle se dévie latéralement et semble une bandelette isolée du thyro-hyoïdien. Toutefois la situation médiane paraît la plus normale, car c'est toujours celle de l'attache hyoïdienne; et lors même que le faisceau musculaire n'existe pas, il est rare que l'on ne trouve au moins son tendon converti en un ligament filiforme, qui s'étend de l'os hyoïde au cartilage thyroïde, dont il limite la descension.

ACTION DES MUSCLES SOUS-HYOÏDIENS. Elle consiste à abaisser l'hyoïde, et, par son intermédiaire, le larynx et l'appareil glosso-pharyngien. Les trois grands cordons sous-hyoïdiens surtout, qui ont des attaches inférieures fixes, sont incapables de tout autre usage que d'entraîner en bas l'hyoïde ou de préluder aux mouvemens qui en sont les suites, tels que l'abaissement de la mâchoire ou la flexion médiane de la tête. Le cléido-hyoïdien et le sterno-thyroïdien sont des abaisseurs directs, le premier par lui-même, le second par le thyro-hyoïdien, sa continuation, ou en tirant sur le cartilage thyroïde. Le scapulo-hyoïdien est un abaisseur latéral; mais il n'incline l'hyoïde de son côté qu'autant qu'il agit seul. L'abaissement de tout l'appareil hyoïdien a pour effet, quant au pharynx, la chute du bol alimentaire dans l'œsophage, et quant au larynx et à l'isthme du gosier, la production des sons graves. Le thyro-hyoïdien est le seul, parmi les muscles sous-hyoïdiens, qui ait une fonction spéciale inverse de l'autre; car, s'il se contracte isolément, il change son point fixe, et, au lieu d'être abaisseur de l'hyoïde, il devient, au contraire, l'élévateur propre du cartilage thyroïde, dont le bord supérieur glisse derrière le corps hyoïdien. Ce muscle, sous ce dernier rapport, a une grande importance en physiologie, puisqu'il est l'agent essentiel de l'élévation de la charpente cartilagineuse du larynx, mouvement préparatoire indispensable pour la reproduction des sons aigus. Enfin, quant au petit muscle de Duverney, qui, du reste, se rencontre rarement, il est probable que ce n'est qu'un accessoire du thyro-hyoïdien, dont l'unique usage est d'aider à l'élévation du larynx sur le plan moyen.

(1) Planche 90.
(2) Myologie complète, pl. 4.

MUSCLES DE LA LANGUE.

La langue, organe musculaire très complexe, et douée d'un mécanisme admirable, se compose de deux sortes de muscles: les uns, compris dans son étendue, constituent la majeure partie de sa propre substance; ce sont les *muscles intrinsèques* nouvellement découverts et décrits par plusieurs anatomistes, mais surtout par M. Gerdy. Leur histoire appartient à celle de la langue en elle-même, dont ils forment le tissu par leur entrecroisement, et dont ils exécutent les mouvemens partiels. Les autres, bien qu'ils se rendent à la langue, ou s'y épanouissent par l'une de leurs extrémités, en sont néanmoins isolés dans une grande partie de leur étendue, servent à ses attaches osseuses, produisent ses mouvemens généraux, et la maintiennent en position; ce sont les *muscles extrinsèques*, anciennement connus, et les seuls dont nous ayons à nous occuper ici, comme appartenant au système musculaire commun. Ces muscles pairs, au nombre de quatre, sont: un élévateur latéral et rétracteur d'avant en arrière, le *stylo-glosse*, auquel s'adjoint le glosso-staphylin, un abaisseur latéral, l'*hyo-glosse;* un rétracteur latéral, le *mylo-glosse;* enfin, un muscle médian, à-la-fois abaisseur et projecteur de la langue, le *génio-glosse*. Les trois principaux de ces muscles n'étaient que très imparfaitement connus dans leur portion linguale avant le travail de M. Gerdy, qui, le premier, a formulé la disposition des divers muscles de la langue, et les a suivis dans toute leur étendue.

DU STYLO-GLOSSE. (1)

M. RETRACTOR LINGUÆ; S. STYLO-GLOSSUS (*ALBIN.*).

Configuration, insertions. Petit muscle mince, rubané, très long, étendu presque horizontalement de l'apophyse styloïde au sommet de la langue. Il naît au-dessus du stylo-pharyngien, par une mince aponévrose, de la partie supérieure de l'apophyse styloïde, l'accompagne jusqu'auprès de son sommet, et continue de s'insérer sur le ligament stylo-maxillaire. D'abord arrondi en cordelette juqu'au point où il abandonne ce ligament, au-delà il s'épanouit en membrane, se porte obliquement en bas, en avant et en dedans, distribue, par sa face interne, quelques unes de ses fibres aux constricteurs supérieur et moyen, remplit l'intervalle triangulaire qui sépare ces muscles en avant, conjointement avec l'hyo-glosse, auquel il envoie également des fibres; puis traverse avec ce dernier muscle l'aponévrose pharyngienne d'insertion myloïdienne, s'insinue sous la muqueuse buccale, embrasse la partie inférieure du petit muscle mylo-glosse, et vient s'appliquer, par un bord élargi, sur la partie latérale de la base de la langue. Dès qu'il s'est confondu avec cet organe, il prend la forme d'un long ruban mince, composé de fibres parallèles, contourne le bord de la langue, glisse sous sa face inférieure, reçoit en dessous l'extrémité antérieure du lingual *longitudinal inférieur* ou profond, qui se fond avec lui, se joint lui-même en dessus au lingual superficiel ou *longitudinal supérieur*, envoie, sous le tissu jaune, un faisceau qui s'unit à celui du côté opposé, et vient, à quelques lignes de la pointe de la langue, entremêler ses fibres avec celles de son congénère, sur le plan moyen, les deux muscles décrivant des courbes latérales qui se réunissent en ogive.

(1) Planches 98, 99, 101. — Voyez, pour un nouveau faisceau trouvé après l'impression, l'explication de la planche 99.

Connexions. La *portion pharyngienne* du stylo-glosse est en rapport, par sa *face externe*, avec le faisceau temporal du digastrique, la glande sous-maxillaire et le nerf lingual; par sa *face interne*, avec le muscle constricteur supérieur du pharynx, l'aponévrose pharyngienne inférieure et la membrane buccale. Sa *portion linguale* est recouverte par la membrane de la langue, et recouvre l'hyo-glosse, et en avant les linguaux verticaux. Elle est elle-même traversée par les fibres des linguaux transverses.

DE L'HYO-GLOSSE (*WINSL.*). (1)

HYO-CHONDRO-GLOSSE (*DUM.*); M. DEPRESSOR LINGUÆ; S. CERATO, BASIO ET CHONDRO-GLOSSI (*ALBIN.*).

Configuration, insertions. Muscle membraneux, quadrilatère, presque vertical, situé latéralement à la région sus-hyoïdienne. Il naît des trois divisions de l'os hyoïde, par autant de faisceaux que Winslow a réunis, avec raison, sous la dénomination commune d'*hyo-glosse*, mais qu'Albinus, à l'exemple des anciens anatomistes, avait décrits comme trois muscles différens. 1° Le faisceau *basio-glosse*, le plus épais, fixé en haut de la face antérieure du corps de l'hyoïde, monte un peu obliquement d'avant en arrière; c'est le plus externe. 2° Le *chondro-glosse* procède de la petite corne de l'hyoïde et du cartilage d'union du corps avec la grande corne. Il forme un petit faisceau interne, isolé, très court, qui pénètre dans la langue au-dessous des deux autres. 3° Le *cérato-glosse* (*corniculo-lingualis* de Verheyen), le plus large, naît du bord supérieur de la grande corne, et monte, en se rétrécissant d'arrière en avant. L'obliquité de ses fibres est d'autant plus grande qu'elles sont plus postérieures. Les internes, presque verticales, glissent sous le bord externe du basio-glosse, entre les deux faisceaux pénètre inférieurement l'artère linguale. Les trois portions de l'hyo-glosse, unies à leur partie supérieure, s'insinuent dans la langue par la moitié postérieure de la lèvre inférieure de son bord. Parvenu dans l'épaisseur de cet organe, le muscle monte obliquement en avant entre le stylo-glosse, en dehors et en dedans, le lingual longitudinal inférieur et le génio-glosse; ses fibres, d'autant plus obliques qu'elles sont plus antérieures, viennent se confondre sur la lèvre supérieure du bord de la langue avec celles du lingual longitudinal supérieur. Elles sont traversées dans leur trajet par celles des linguaux transverses.

Connexions. Les rapports nous sont déjà connus dans l'épaisseur de la langue. Dans sa portion libre ou *sous-linguale*, l'hyo-glosse est en contact, par sa *face externe*, avec la glande sous-maxillaire, le nerf grand hypoglosse, l'artère linguale, les muscles digastrique, stylo-hyoïdien, génio-hyoïdien, et il s'applique en grande partie sur le mylo-hyoïdien. Sa *face interne* recouvre une partie du constricteur moyen du pharynx, de l'artère linguale et du nerf glosso-pharyngien.

DU MYLO-GLOSSE. (2)

Sous ce nom, Winslow indique une petite bandelette mince, presque transversale, aplatie de haut en bas, qui s'insère en dehors sur le bord alvéolaire interne au-dessous de la dernière dent molaire. Cette bandelette, à son origine, s'applique sur l'insertion myloïdienne du constricteur supérieur; mais sa direction est différente. Elle se porte en dedans sur le côté de la base de la langue, où elle s'unit, en bas, au stylo-glosse, avec lequel elle se continue; en haut, au glosso-staphylin, avec lequel elle se perd dans le lingual longitudinal supérieur.

(1) Planches 98, 99

(2) Planche 98.

DU GENIO-GLOSSE. (1)

M. EXPULSOR, ATTRAHENS LINGUÆ; S. GENIO-GLOSSUS (*ALBIN.*).

Configuration, insertions. Le plus fort et le plus volumineux des muscles de la langue, situé verticalement avec son congénère de chaque côté du plan moyen, étendu de l'apophyse géni à la langue, membraneux et aplati transversalement, rayonné en éventail d'avant en arrière; il naît, par un petit tendon entremêlé de fibres charnues, du tubercule supérieur de l'apophyse géni, au-dessus de l'insertion du génio-hyoïdien. De ce tendon, leur sommet commun, procèdent les fibres qui montent en divergeant pour se distribuer à la langue, dans l'étendue de ses quatre cinquièmes postérieurs. Les fibres les plus antérieures se dirigent d'abord en haut, puis s'incurvent obliquement d'arrière en avant et de bas en haut, pour gagner la surface de la langue près de sa pointe. Au-delà les fibres les plus courtes se portent directement en haut et en arrière. Après celles-ci, les fibres de la série postérieure s'alongent et s'incurvent graduellement en arrière et en bas. En les suivant dans les limites de leur contour extérieur, voici ce que l'on observe: 1° les fibres les plus inférieures composent un vaste faisceau fusiforme isolé dans presque toute sa longueur, depuis l'apophyse géni (*génio-hyoïdien* de Winslow). En arrière, sous la base de la langue, il se termine par une lame fibreuse très dense, unie sur le plan moyen avec celle du côté opposé, et qui s'insèrent en commun à la partie moyenne de la face postérieure de l'hyoïde. Cette lame nous paraît former une aponévrose médiane sous-linguale et sus-hyoïdienne. Par sa face supérieure, elle donne attache au tissu jaune et au petit faisceau médian qui accompagne le ligament moyen de l'épiglotte, et s'insère à la face dorsale de ce fibro-cartilage. 2° En dehors, un autre faisceau s'attache au pourtour de la petite corne de l'hyoïde, au-devant du chondro-glosse. 3° Au-delà, les fibres les plus externes se continuent avec l'insertion hyoïdienne du constricteur moyen (*génio-pharyngien* de Winslow), ou se fixent sur une petite aponévrose intermédiaire entre les deux. 4° Enfin, en remontant, les fibres de la circonférence s'entre-croisent avec celles de la portion cérato-glosse de l'hyo-glosse jusque vers la ligne où ce dernier muscle et la masse du génio-glosse lui-même s'insinuent dans le tissu de la langue. Quant à la *portion linguale*, les deux génio-glosses, juxta-posés, pénètrent dans l'épaisseur de la langue par la partie moyenne de sa face inférieure. Accolés en arrière au lingual inférieur longitudinal et à l'hyo-glosse, et en avant aux linguaux inférieur et vertical, ils continuent de monter jusqu'à la surface de la langue, où ils s'épanouissent et se renversent un peu en dehors. Dans ce trajet, ils sont séparés par la cloison médiane de la langue, s'entre-croisent perpendiculairement avec les muscles linguaux transverses, et s'insinuent à travers les linguaux supérieurs longitudinaux, pour s'insérer d'avant en arrière à la membrane de la langue et au tissu jaune de sa base.

Connexions. Dans sa *portion maxillaire*, le génio-glosse est en

(1) Planches 98, 102.

rapport, par sa *face interne*, avec son congénère; par sa *face externe*, avec la glande sub-linguale, le mylo-hyoïdien et l'hyo-glosse. Son *bord inférieur* répond au génio-hyoïdien, et le *supérieur* à la membrane muqueuse buccale.

ACTION DES MUSCLES EXTRINSÈQUES DE LA LANGUE. La langue, vu sa texture essentiellement musculaire, est, de tous les organes, celui qui offre l'exemple de la mobilité la plus complète, et à laquelle participent plus ou moins les différens muscles qui la composent. Les *muscles extrinsèques* exécutent plus spécialement les mouvemens généraux, et préparent ou achèvent les mouvemens partiels. Les mouvemens généraux de la langue sont la *projection* ou le transport en avant, la *rétraction* ou le rappel en arrière, l'*élévation* et l'*abaissement*. Chacun de ces mouvemens se produit en masse ou d'un côté seulement; en outre, la langue par sa face dorsale s'arrondit, soit en travers, soit d'avant en arrière, ou, au contraire, se déprime en une gouttière longitudinale. La mobilité partielle de la langue, due à ses muscles intrinsèques, ne fait plus que compléter sa mobilité générale, et il en résulte une circumduction de sa pointe à divers plans, qui lui permet de parcourir la surface de la cavité buccale. Analysons provisoirement la part de chacun des muscles extrinsèques de la langue dans sa locomotion, sans tenir compte de celle des muscles intrinsèques.

1° Le *stylo-glosse*, aidé du glosso-staphylin, soulève la base de la langue en arrière et latéralement, et concourt en outre, avec l'hyo-glosse, à incliner la pointe de l'organe en bas et en arrière de son côté. Si les deux stylo-glosses agissent simultanément, l'élévation de la base ou l'abaissement de la pointe sont directs.

2° L'*hyo-glosse* abaisse latéralement la base de la langue en même temps qu'il élève l'hyoïde, à moins que cet os ne soit fixé. Par la contraction des deux muscles congénères, la langue s'abaisse directement par ses bords, et s'élargit à sa surface en une courbe transversale.

3° Le *mylo-glosse*, comme le pense Winslow, paraît avoir pour usage de maintenir la base de la langue de son côté, tandis que la pointe de cet organe s'élève du côté opposé. Si les deux muscles tirent à-la-fois, la base de la langue est élargie dans son diamètre transversal, en même temps qu'elle est un peu rétractée en arrière.

4° Le *génio-glosse*, le plus considérable des trois, est aussi celui qui a les usages les plus puissans et les plus variés, d'où le surnom de *polychreste* (πολὺς, plusieurs, χρηστὸς, utile), que lui donne Winslow. Ce muscle, en effet, par ses fibres extrêmes, répond à des mouvemens opposés. Par ses fibres postérieures, les plus nombreuses, il soulève l'hyoïde et projette l'extrémité antérieure de la langue hors de la cavité buccale. La contraction de ses fibres antérieures, aidée de celle des stylo et hyo-glosses, fait rentrer cet organe dans la bouche. Ses fibres moyennes, abaissant la langue par son milieu, concourent, avec les linguaux transverses, à la creuser en une gouttière longitudinale, et ses épanouissemens latéraux la rétrécissent. Enfin l'action du muscle en entier aide, avec l'hyo-glosse, à l'abaissement total. Quant à la comparaison des deux génio-glosses, comme ils sont accolés sur le plan moyen, il serait difficile de saisir une différence bien sensible entre leur contraction isolée ou simultanée.

MUSCLES DU VOILE DU PALAIS.

La cloison musculo-membraneuse, dite le voile du palais, renferme, de chaque côté, les épanouissemens de cinq muscles pairs, dont les extrémités forment ses attaches osseuses ou l'unissent aux parties molles voisines. Trois de ces muscles, qui descendent de la base du crâne au voile du palais, l'élèvent et le dilatent: ce sont les *péristaphylin interne*, *péristaphylin externe* et *palato-staphylin*. Les deux autres, situés au-dessous du voile du palais, l'abaissent et le rétrécissent en même temps qu'ils élèvent la langue ou le pharynx, leur autre extrémité mobile: ce sont le *glosso-staphylin* et le *palato-pharyngien*. Winslow, qui a beaucoup subdivisé tous les muscles de l'appareil hyoïdien, en compte neuf au voile du palais, ce qui tient à ce qu'il en fait quatre du péristaphylin externe et deux du pharyngo-staphylin.

DU PERISTAPHYLIN INTERNE. (1)

PÉTRO-SALPINGO-STAPHYLIN (*WINSL.*); PÉTRO-STAPHYLIN (*CHAUSS*); SPHÆNO-PHARYNGEUS (*RIOL.*); PTERYGO-STAPHILINUS INTERNUS (*MARCHETTI*); SPHÆNO-PALATINUS (*COWPER*); M. LEVATOR PALATI MOLLIS.

Configuration, *insertions*. Muscle funiculaire, épais pour son peu d'étendue, arrondi en haut, membraneux en bas, situé dans la paroi externe des ouvertures postérieures des fosses nasales. Il naît, par un faisceau de courtes aponévroses: 1° d'une surface rugueuse placée au-devant et en dedans de l'orifice inférieur du canal carotidien; 2° de l'extrémité externe et postérieure du cartilage de la trompe d'Eustache et du bord du canal osseux qui lui fait suite. De là le muscle descend obliquement d'arrière en avant et de dehors en dedans. Parvenu au voile du palais, il se coude en dedans et s'épanouit horizontalement pour en faire partie, glisse entre les deux couches du palato-pharyngien, en s'y unissant, adhère à l'aponévrose du péristaphylin externe, et se confond sur le plan moyen par une base élargie avec son congénère et le palato-staphylin.

Connexions. Sa *face externe* est en rapport, dans la *portion verticale*, avec le péristaphylin externe, et dans sa *portion horizontale*, où elle devient *face inférieure*, avec le constricteur supérieur du pharynx, les faisceaux péristaphylo-pharyngien et thyro-staphylin du palato-pharyngien, le péristaphylin externe et son aponévrose. Sa *face interne* est recouverte par les membranes muqueuses du pharynx et du voile du palais, et par le faisceau thyro-staphylin du palato-pharyngien.

DU PERISTAPHYLIN EXTERNE. (2)

PTÉRYGO-STAPHYLIN (*CHAUSS.*); M. PTERYGO-STAPHILINUS EXTERNUS (*MARCHETTI*); PTERYGO-PALATINUS (*COWPER*, *MORGAGNI*); M. TUBÆ EUSTACHIANÆ NOVUS (*VALSALVA*); PALATO-SALPINGÆUS (*DOUGLAS*); CIRCUMFLEXUS PALATI (*SOEMM.*).

Configuration, *insertions*. Situé comme le précédent, qui le recouvre en dedans et en arrière de l'aile interne de l'apophyse ptérygoïde, alongé, mince, étendu de l'épine du sphénoïde et de la trompe d'Eustache au voile du palais et à la luette, mais coudé à angle droit au milieu de son trajet, et offrant, par le fait de son changement de direction, deux portions, l'une ptérygoïdienne, *verticale*, funiculaire et aplatie transversalement; l'autre pala-

(1) Planches 98, 100, 101.
(2) Planches 98, 102.

tine, *horizontale* et membraneuse. Ce petit muscle, d'une structure complexe, est divisé par Winslow en quatre faisceaux que cet auteur considère comme trois muscles distincts, auxquels il assigne des noms particuliers. 1° Le *ptérygo-salpingoïdien ;* c'est une petite languette musculaire implantée supérieurement sur la face externe ou sphénoïdale de l'extrémité pierreuse de la trompe d'Eustache : très mince, elle descend verticalement et s'insère sur le bord de l'aile interne de l'apophyse ptérygoïde. Cette languette, dit Winslow, ne paraît servir qu'à dilater la trompe. Son existence nous a paru accidentelle, et, dans tous les cas, elle appartiendrait à la trompe, et non au péristaphylin externe, avec lequel elle n'aurait de commun que la direction. 2° Le *sphéno-salpingo-staphylin ;* c'est le péristaphylin externe proprement dit. Fixé en haut dans la fossette scaphoïdienne de l'apophyse ptérygoïde, un peu sur le cartilage de la trompe, et au-delà, sur la partie du sphénoïde voisine de son épine, il constitue un faisceau vertical, aplati en travers, qui descend parallèlement à l'aile interne de l'apophyse ptérygoïde, le long de son bord postérieur ; en bas, aux fibres charnues succède un tendon aplati, qui se réfléchit sous le crochet ptérygoïdien, sur lequel il glisse par l'intermédiaire d'une petite synoviale; un petit ligament le maintient. Au-delà, le tendon se porte horizontalement en dedans et s'épanouit dans le voile du palais, en une aponévrose qui en forme la charpente, s'insère en arrière sur la crête transversale du plancher de l'os palatin, et se confond sur le plan moyen avec celle du côté opposé. C'est, selon nous, sans nécessité que Winslow distingue, à part de ce muscle, un faisceau qu'il appelle *ptérygo-staphylin supérieur.* Ce faisceau externe, assez fort et constant, s'isole du muscle dans les trois quarts supérieurs, mais s'y unit inférieurement. 3° Le *ptérygo-staphylin inférieur* décrit par Heister; c'est un très petit pinceau de fibres horizontal, fixé en dehors au sommet du crochet ptérygoïdien, et qui s'épanouit en dedans sur l'aponévrose, en se dirigeant vers la luette. On pourrait le nommer plus exactement *hamulo-staphylin.* Il paraît être un muscle tenseur plus spécial de la luette. Du reste, il ne doit se rencontrer que bien rarement ; car nous n'avons pu réussir à en constater l'existence d'une manière bien évidente.

Connexions. La *face externe* du péristaphylin externe est en rapport dans la *portion verticale* avec le ptérygoïdien interne, et dans sa portion horizontale, où elle devient inférieure, avec la membrane muqueuse palatine, dont la sépare une couche épaisse de follicules mucipares. Sa *face interne* correspond en haut à la trompe d'Eustache et à l'aile interne de l'apophyse ptérygoïde; en bas, elle est séparée du péristaphylin interne par la bandelette ptérygoïdienne du constricteur supérieur du pharynx; au *voile du palais*, où elle est *face supérieure*, elle est unie aux muscles palato-pharyngien, péristaphylin interne et palato-staphylin.

DU PALATO-STAPHYLIN (1)

ÉPISTAPHYLIN (*WINSL.*); COLUMELLÆ MUSCULUS TERES, AZYGUS UVULÆ (*MORGAGNI*); PALATO-STAPHYLINUS (*DOUGLAS*).

Petit muscle funiculaire, situé à la partie moyenne du voile du palais, parfois unique, mais le plus souvent double, et séparé de son congénère par un sillon celluleux médian. Il s'implante en arrière à l'épine nasale postérieure et à l'aponévrose du péristaphylin externe, descend obliquement d'avant en arrière avec le voile du palais, et se termine au sommet de la luette. Il est en rapport, par sa *face nasale*, avec la membrane pituitaire, par l'intermédiaire de ses follicules mucipares. Par sa *face buccale*, il correspond à l'aponévrose du péristaphylin externe, au péristaphylin interne et au faisceau supérieur du palato-pharyngien.

(1) Planches 98, 101, 102.

DU PALATO-PHARYNGIEN. (1)

THYRO-PHARYNGO-STAPHYLIN (*WINSL.*); PHARYNGO-STAPHYLIN des auteurs français modernes; MUSCULUS COLUMELLÆ (*MORGAGNI*); THYRO-STAPHILINUS (*DOUGLAS*); THYRO-PALATINUS CUM HYPERO-PHARYNGÆO (*SANTORINI*); PALATO-PHARYNGEUS (*SOEMM.*, *MECKEL*).

Configuration, divisions, insertions. Muscle large, rubané, contourné sur lui-même, et décrivant une courbe parabolique du voile du palais à la partie latérale du pharynx, dont il forme la couche interne. Winslow le partage en deux bandelettes, le *thyro* et le *pharyngo-staphylin*, auxquelles M. H. Cloquet en adjoint une troisième, le *péristaphylo-pharyngien*, également empruntée de Winslow, mais que cet anatomiste avait rangée parmi les muscles du pharynx. Ces deux opinions sont également bien fondées; car, d'une part, il est naturel de considérer le péristaphylo-pharyngien comme une dépendance du palato-pharyngien; et, d'autre part, ces deux muscles n'appartiennent pas moins au pharynx, dont ils sont les élévateurs, qu'au voile du palais, dont ils sont les abaisseurs. 1° Le *thyro-staphylin*, le plus long et le plus fort, constitue en outre, inférieurement, le point d'appui solide du voile du palais. Il procède des trois quarts supérieurs de la lèvre interne du bord postérieur du cartilage thyroïde au-devant et en dedans de l'insertion du stylo-pharyngien. Près de son origine, il s'accole avec ce dernier muscle; la limite de leur attache inférieure est marquée par un petit tendon filiforme. 2° Le *pharyngo-staphylin* commence à être visible en dehors et en arrière du précédent, sur le constricteur inférieur, avec lequel ses fibres s'entremêlent perpendiculairement. Il se dirige un peu obliquement en haut et en dedans, pour joindre le thyro-staphylin. Tous deux montent, aplatis de dedans en dehors, en décrivant la courbe latérale du pharynx. Au milieu ils s'entrecroisent; le pharyngo-staphylin passe en dedans de l'autre, et d'externe et postérieur qu'il était en bas, il devient, en haut, interne et antérieur. 3° Le *péristaphylo-pharyngien* (*hypéro-pharyngien* de Santorini) est décrit par Winslow comme ne faisant que naître du pharynx ; mais tel que nous l'avons vu plusieurs fois sur la nature, il descend assez bas, car il procède à angle droit des fibres des constricteurs inférieur et moyen, et s'adjoint en haut au thyro-staphylin. Les trois bandelettes ascendantes s'incurvent en dedans. Parvenues derrière l'amygdale, elles concourent à former le pilier postérieur du voile du palais, et décrivent vers la luette la demi-arcade latérale et postérieure. Le pharyngo-staphylin passe derrière et en dedans du thyro-staphylin et au-dessus du péristaphylin externe, où il forme un plan fibreux, qui bride ce muscle et maintient l'angle qu'il décrit. Ce plan s'attache, par un prolongement filiforme, à l'épine palatine, et s'unit, sur la ligne moyenne, avec celui du côté opposé, sous le palato-staphylin. Le thyro-staphylin s'étend davantage en avant et en arrière, et s'infléchit dans le voile du palais, pour s'insérer à la face supérieure de l'aponévrose du péristaphylin interne, conjointement avec le péristaphylin-pharyngien. Ce dernier s'insère en partie au crochet ptérygoïdien, puis s'insinue, comme nous venons de le voir, sous le précédent, pour se confondre avec lui par son attache dans le voile du palais.

(1) Planches 98, 101, 102.

Connexions. Ce muscle forme l'insertion palatine du pharynx, et constitue, avec la bandelette ptérygoïdienne du constricteur supérieur, une couche de fibres internes descendantes, qui concourt spécialement, avec le stylo-pharyngien, à l'élévation. Le palato-pharyngien, par sa *surface extérieure*, est en rapport avec le stylo-pharyngien et les trois constricteurs avec lesquels se mêlent ses fibres. Au voile du palais, comme l'observe M. Meckel, il embrasse et contient le péristaphylin interne dans l'écartement des thyro et pharyngo-staphylins. Par sa *surface intérieure*, ce muscle n'est pas seulement en rapport avec la membrane muqueuse du pharynx; mais il lui adhère fortement par ses fibres, et nous nous sommes assuré que quelques-unes même, surtout à la partie inférieure, semblent s'y perdre. Cette union nous a paru s'opérer par l'intermédiaire d'une membrane fibro-celluleuse très fine, qui donne réellement attache aux fibres musculaires, et s'unit elle-même intimement à la membrane muqueuse. La même observation s'applique à la bandelette ptérygo-pharyngienne du constricteur supérieur, en sorte que la couche des fibres internes descendantes nous paraît devoir être considérée comme un véritable *muscle peaucier* de la membrane muqueuse pharyngienne. Des recherches faites sur le cheval nous ont donné le même résultat plus prononcé.

DU GLOSSO-STAPHYLIN. (1)

M. CONSTRICTOR ISTHMI FAUCIUM; GLOSSO-STAPHYLINUS.

Petit faisceau mince et très court, aplati en travers, situé d'avant en arrière dans l'épaisseur du pilier antérieur du voile du palais. Les auteurs le font naître de la partie latérale de la base de la langue. Cette indication est très vague; mais, en réalité, ces fibres, unies en ce point à celles du mylo-glosse, se continuent avec le lingual longitudinal supérieur.

A partir de cette origine, il monte au-devant de l'amygdale, et s'incurve en haut, pour pénétrer dans le voile du palais, en formant la demi-arcade latérale antérieure. Il s'unit au voisinage de la luette avec le pharyngo-staphylin, et se fixe sur l'aponévrose du péristaphylin externe. Il est en rapport avec la membrane muqueuse, le constricteur supérieur du pharynx, le pharyngo-staphylin et le mylo-glosse.

ACTION DES MUSCLES DU VOILE DU PALAIS.

La cloison membraneuse du voile du palais forme une sorte de valvule ou de soupape, placée comme intermédiaire entre les ouvertures de communication des fosses nasales et de la cavité buccale dans le pharynx. Mobile sur le bord postérieur des os palatins, comme sur une charnière, elle exécute de haut en bas des mouvemens de quart de cercle, dont il est curieux d'analyser les effets. 1° Dans l'état ordinaire, *au repos*, elle est inclinée obliquement en bas et en arrière, de sorte que les ouvertures buccale et nasales sont médiocrement ouvertes. Celles du nez donnent alors passage à l'air pour la respiration. 2° En *s'élevant*, le voile du palais ferme les ouvertures postérieures des fosses nasales et les orifices des trompes d'Eustache, et ouvre d'autant l'ouverture buccale. C'est ce qui a lieu pour la *déglutition* dans le premier instant où le bol alimentaire arrive à toucher le voile du palais. Cet effet est également produit, mais pour un résultat inverse, dans le *vomissement* ou dans la *toux* qui survient lorsque, en avalant, une petite quantité de matière alimentaire s'est introduite dans la glotte. Dans les deux cas l'élévation de la soupape a pour objet d'empêcher les corps étrangers de pénétrer dans les fosses nasales: néanmoins ce résultat survient encore fréquemment dans le trouble qui accompagne l'un ou l'autre phénomène. Les élévateurs, qui, par la continuité des parties molles, concourent à supporter et soulever le pharynx en avant, sont pour cela même les plus forts, et ont un point d'appui fixe à la base du crâne. 3° En *s'abaissant*, le voile du palais ouvre les ouvertures nasales, et tend à fermer celle de la bouche. Mais, comme la hauteur de la cloison mobile n'égale pas celle de l'aire buccale, l'occlusion est complétée par l'élévation simultanée de la base de la langue et du pharynx. Aussi, indépendamment des autres forces, beaucoup plus énergiques, qui concourent à la même action, en ce qui concerne spécialement le voile du palais, les mêmes muscles, dont les insertions extrêmes sont également mobiles, produisent-ils les deux mouvemens à-la-fois. En outre, comme par l'effet de la tension, de curvilignes ils tendent à devenir rectilignes, au rétrécissement vertical de l'isthme du gosier, ils en ajoutent un autre suivant le diamètre transversal. 4° La *constriction* de l'ouverture bucco-pharyngienne est le résultat de la diminution de ses diamètres. Dans un faible degré, en pressant sur le bol alimentaire, elle en détermine la chute dans le pharynx: portée plus loin, elle préside à la déglutition des liquides. Dans le trajet des corps étrangers en sens inverse, elle est, pour les vibrations de l'air et des parties molles, une des conditions nécessaires de la production des sons aigus; enfin, dans l'*expuition*, la rapidité imprimée au passage de l'air dans l'étroit canal inflexe compris entre la courbe dorsale de la base de la langue, d'une part, et de l'autre le pharynx et le voile du palais, aide à *détacher* et chasser les crachats. 5° La *dilatation* de l'isthme du gosier est le résultat combiné de l'élévation du voile du palais et de l'abaissement de la base de la langue. Elle permet la déglutition d'un bol alimentaire d'un grand volume ou l'inspiration rapide d'une masse d'air considérable dans le *bâillement*, et, en sens inverse, elle facilite, pour la voix, la production des sons graves, et dans le *vomissement*, l'éjection des corps étrangers.

Quant à l'action spéciale de chacun des muscles du voile du palais: 1° Le *péristaphylin externe* est *tenseur* en travers, et par conséquent *dilatateur*. Il concourt aussi à l'élévation, mais seulement jusqu'à la hauteur de la ligne horizontale des crochets ptérygoïdiens, autour desquels lui et son congénère se réfléchissent. Il agit en tirant sur son aponévrose, qui forme la cloison de support du voile du palais. Nous avons vu que son petit faisceau hamulo-staphylin est le tenseur direct de la luette.

2° Le *péristaphylin externe* est l'*élévateur essentiel*: il continue son action lorsque celle du muscle précédent a atteint ses limites. Il est aidé sur le plan moyen par le *palato-staphylin*.

3° Le *palato-pharyngien* abaisse en arrière le voile du palais et rétrécit en travers l'isthme du gosier, en même temps qu'il soulève le pharynx par les constricteurs et le cartilage thyroïde.

4° Le *glosso-staphylin* abaisse en avant le voile du palais, tandis qu'il soulève et rétracte la langue en arrière. Il sollicite à l'aider, dans cette dernière action, le mylo et le stylo-glosses avec lesquels se mêlent ses fibres. Les deux muscles abaisseurs concourent également à *rétrécir* l'orifice bucco-pharyngien, en changeant en ogive l'arcade demi-circulaire qu'il forme dans l'état de repos.

MUSCLES DU PHARYNX.

La couche musculaire de la paroi membraneuse du pharynx forme l'enveloppe extérieure de la grande cavité du même nom,

(1) Planches 98, 102.

dont elle inscrit trois des côtés, le postérieur et les deux latéraux. Suspendue à la base du crâne, elle s'insère de chaque côté sur la mâchoire inférieure, l'os hyoïde et la cage du larynx. L'espace compris entre les attaches constitue la paroi antérieure du pharynx formée par le voile du palais, la base de la langue et le larynx, et entrecoupée par les orifices de communication du nez, de la bouche et de la glotte, avec la cavité pharyngienne, leur aboutissant commun, en sorte que les muscles de cette cavité, qui en sont la partie essentielle, déterminent sa forme générale, appropriée à ses usages, et modifiée par l'écartement des points d'insertion latéraux et par les accidens de surface de la paroi antérieure. Cette forme est celle d'un cylindre membraneux, tendu par ses attaches supérieures, entre la base du crâne et les ouvertures nasales, évasé en entonnoir vers la bouche, un peu étranglé au-dessous, en regard de l'épiglotte, élargi de nouveau derrière le larynx, et enfin rétréci inférieurement, pour se continuer avec l'œsophage.

Les muscles pharyngiens se composent de bandelettes minces, nées directement ou par des aponévroses d'insertion, des attaches supérieures et latérales, et qui sont unies de haut en bas, sur la face postérieure, par un raphé médian fibreux. Les unes, plus ou moins verticales ou obliques, ont pour objet l'*élévation*; mais le plus grand nombre, horizontales ou radiées, opèrent la *constriction* ou exécutent à-la-fois les deux espèces de mouvemens. Quant à leur classification, quelques-uns des anatomistes les plus distingués, Duverney, Douglas, mais surtout Winslow, les avaient peut-être beaucoup trop subdivisés, en comptant autant de muscles différens qu'il y a d'attaches spéciales. Cette méthode, que n'éclaircissent pas suffisamment des descriptions trop succinctes, manque peut-être de liaison et d'ensemble; mais au moins elle forçait à étudier les moindres détails. Dans ces derniers temps, Chaussier, en n'admettant au pharynx qu'un seul muscle stylo-pharyngien, a donné dans un excès contraire et bien plus fâcheux, puisqu'il tend à réunir et confondre tant de faisceaux si différens de direction, d'insertions et d'usages. En considérant les bandelettes musculaires transversales du pharynx, il est facile de voir qu'elles se groupent en trois couches, qui se revêtent par imbrication de bas en haut. Santorini, l'auteur de cette division si naturelle, a nommé ces trois muscles *constricteurs*, d'après leur principal usage; sa classification a continué de régner dans les écoles. Mais aux constricteurs les anatomistes nos contemporains n'adjoignent qu'un élévateur, le *stylo-pharyngien* et cependant Duverney et Winslow en comptent deux autres, les *pétro* et *sphéno-salpingo-pharyngiens*, qui renforcent l'aponévrose supérieure, et dont le premier surtout est assez fort. Enfin, la plupart des auteurs terminent en bas le pharynx par un muscle impair, également très distinct, le *constricteur de l'œsophage*, dont la description appartient à celle de l'organe dont il emprunte le nom.

Nous aurons donc à décrire dans le pharynx: 1° ses aponévroses, dont nous allons connaître le détail; 2° six muscles, dont trois constricteurs, *supérieur, moyen* et *inférieur*, et les trois élévateurs nommés précédemment.

DES APONÉVROSES PHARYNGIENNES D'INSERTION.

Elles forment de chaque côté les attaches supérieures du pharynx, suivant une ligne courbe, oblique de haut en bas, de dedans en dehors et d'arrière en avant, depuis le corps sphéno-basilaire jusqu'à la grande corne de l'os hyoïde, en sorte que, de la réunion des deux courbes latérales, résulte une arcade qui inscrit la limite extrême de l'entonnoir supérieur du pharynx. Toutefois, l'arcade aponévrotique, interrompue dans sa continuité par les attaches osseuses ptérygoïdienne et maxillaire du constricteur supérieur, et traversée par la bandelette linguale de ce muscle, le stylo et l'hyo-glosses, ne peut être suivie qu'avec l'intermédiaire de leurs gaînes celluleuses, ce qui permet de la diviser en trois parties: une supérieure, médiane, l'*aponévrose céphalo-pharyngienne;* et deux latérales et paires, les *aponévroses ptérygo-myloïdienne* et *cérato-linguale*.

APONÉVROSE CÉPHALO-PHARYNGIENNE.

Configuration, insertions. On peut la considérer ou comme une seule aponévrose médiane et impaire, ou, ce qui est plus conforme à la division paire des autres parties molles, comme résultant de la suture de deux aponévroses latérales sur le plan moyen. Elle naît *supérieurement* suivant une ligne continue, coudée en dehors: 1° En travers du corps sphéno-basilaire, au-devant de l'insertion des muscles droits antérieurs de la tête. Elle est assez résistante en ce point, où elle est renforcée par l'attache basilaire des constricteurs supérieur et moyen (*muscle céphalo-pharyngien* des auteurs). 2° De la surface inférieure du rocher, derrière et en dedans de l'attache du péristaphylin interne. Cette insertion est épaisse, forte et doublée par le muscle pétro-pharyngien, qui est appliqué contre la face postérieure de l'aponévrose. 3° Au-delà, cette membrane se coude presque à angle droit, pour se porter en avant et s'implanter à l'aile interne de l'apophyse ptérygoïde, au-devant de l'attache du constricteur supérieur. En haut, elle s'insère au sphénoïde. Au dessous, elle se laisse traverser par le péristaphylin interne et se continue en dedans, sur ce muscle, par une gaîne celluleuse d'enveloppe, qui rejoint la bandelette ptérygoïdienne du constricteur supérieur. Cette partie de l'aponévrose est fortifiée par les fibres du sphéno-salpingo-pharyngien, quand il se rencontre. A partir de ces diverses origines, l'aponévrose céphalo-pharyngienne descend verticalement et inscrit trois des côtés d'un rectangle. Ses fibres ont une disposition rayonnée semblable à celle des petits muscles pétro-pharyngiens, et remplacent ces derniers quand ils manquent. En bas, la membrane s'insinue au-devant du constricteur supérieur, s'amincit et se perd dans les fibres de ce muscle.

Usages et connexions. Cette aponévrose forme la partie supérieure et l'attache crânienne du pharynx. Sa suture médiane, mais surtout les cordons épais de ses angles latéraux, nous semblent pouvoir être assimilés à des *ligamens suspenseurs*. Sa *surface interne* est en contact avec de nombreux follicules mucipares et avec la membrane muqueuse. Sa *surface externe* donne attache aux petits muscles qui lui sont propres; elle est en rapport en dehors avec le péristaphylin interne, et en bas, avec le constricteur supérieur.

APONÉVROSE PTÉRYGO-MYLOÏDIENNE. Elle fait suite à la précédente, et représente comme une sorte de ligament qui naît du crochet ptérygoïdien, se dirige en bas et un peu en dehors, et s'insère inférieurement à la partie supérieure de la ligne myloïdienne, intermédiaire entre l'attache du mylo-glosse et celle du constricteur supérieur. Dans le court espace interosseux qu'elle traverse, elle donne attache en arrière au muscle précédent, et en devant, au buccinateur, et se continue sur la face externe de ce dernier muscle, pour constituer son aponévrose spéciale.

APONÉVROSE CÉRATO-LINGUALE, ou *sus-hyoïdienne latérale*(1). De forme quadrangulaire, très mince, elle est située sur les côtés et au-dessus de l'hyoïde, entre la grande corne de cet os et la base de la langue, d'une part, et de l'autre, les attaches hyoïdiennes du génio-glosse et du constricteur moyen. Elle s'insère en bas sur le bord interne de la grande corne de l'os hyoïde, et se perd en haut sur la ligne latérale, où pénètrent dans la langue les mylo, stylo et hyo-glosses, et le constricteur supérieur. Elle parcourt l'espace triangulaire qui sépare les deux constricteurs supérieur et moyen, donne attache à quelques fibres des bords adjacens de ces muscles et des stylo-glosse et stylo-pharyngien. D'avant en arrière elle unit le constricteur moyen au génio et à l'hyo-glosse. Son usage paraît être d'établir la liaison entre ces divers muscles, et de former le réseau commun dans lequel s'entremêlent leurs fibres. Elle apparaît dans les différens points de son étendue plus ou moins évidente chez les divers sujets, suivant qu'il existe ou non des intervalles entre les épanouissemens de leurs fibres, ou, en d'autres termes, que l'intrication des fibres musculaires est plus rare ou plus serrée.

CONSTRICTEURS.

DU CONSTRICTEUR SUPERIEUR. (2)

PTÉRYGO ET GLOSSO-PHARYNGIENS (*WINSLOW*); PTÉRYGO-PHARYNGEUS (*DRAKE*, *MORGAGNI*); MYLO ET GLOSSO-PHARYNGEI (*SANTORINI*).

Configuration, insertions. Muscle membraneux, irrégulièrement quadrilatère, coudé sur lui-même, situé à la partie supérieure du pharynx. Nous le décrivons le premier, contre l'usage adopté généralement, vu ses nombreuses connexions avec les parties que nous venons d'étudier. Il procède, par son bord externe et supérieur, d'insertions fixes ou mobiles très variées: 1° du faisceau péristaphylo-pharyngien, du muscle pharyngo-staphylin et du péristaphylin interne; 2° de la moitié inférieure du bord de l'aile interne de l'apophyse ptérygoïde jusqu'au sommet de son crochet (*ptérygo-pharyngien* de Winslow); 3° de l'aponévrose ptérygo-myloïdienne qui lui est commune avec le buccinateur; 4° de l'extrémité supérieure de la ligne myloïdienne de l'os maxillaire inférieur au-dessous de l'attache du mylo-glosse (*mylo-pharyngien* de Douglas); 5° du côté de la base de la langue, entre le stylo-glosse et l'hyo-glosse (*glosso-pharyngien* de Winslow); 6° parfois d'un faisceau spécial qui descend de l'apophyse styloïde, ou se détache du muscle stylo-pharyngien. La première bandelette, ptérygoïdienne et palatine, se divise en deux parties : l'une, *ptérygo-pharyngienne*, qui est distincte du constricteur proprement dit, s'en détache en dedans, descend perpendiculairement aux fibres transversales de ce muscle, et parallèlement au palato-pharyngien, qu'elle renforce. Elle est unie intimement à tous les deux, et se perd inférieurement dans le constricteur; mais, par ses usages, elle semble appartenir au système des faisceaux élévateurs. L'autre bandelette, ou *ptérygo-basilaire*, forme le bord supérieur libre du constricteur. Dans sa forme générale, elle s'incurve d'abord de haut en bas et d'avant en arrière, puis elle remonte en sens opposé pour s'insérer, par un sommet aigu, au milieu du corps sphéno-basilaire et sur le raphé médian; en sorte qu'elle trace une courbe à concavité supérieure, dont le point déclive en dehors inscrit une anse assez épaisse autour de la saillie du péristaphylin interne et de l'angle latéral de l'aponévrose céphalo-pharyngienne. Cette disposition se rencontre telle que nous venons de la décrire, dans un grand nombre de sujets; mais chez d'autres, la grande arcade ptérygo-basilaire se trouve divisée en deux, les fibres de chaque côté remontant sur l'angle latéral de l'aponévrose, où elles rejoignent le petit muscle sphéno-salpingo-pharyngien, qui devient leur attache supérieure. Les bandelettes suivantes décrivent le contour du pharynx, et se rendent également sur le raphé médian. La bandelette linguale, la dernière, forme le bord inférieur du muscle, qui s'amincit de plus en plus en arrière vers la ligne moyenne. Quelques-unes de ses fibres se perdent sur l'aponévrose cérato-linguale, ou s'entremêlent avec celles des muscles voisins.

Connexions. Le constricteur supérieur, dont l'étendue en travers est considérable, forme la partie la plus large du pharynx. Sa *surface extérieure* est en rapport : *en arrière*, avec l'attache montante du constricteur moyen et avec l'aponévrose postérieure qui la sépare des muscles longs du cou et du corps des vertèbres cervicales supérieures : *latéralement* le constricteur supérieur est en contact avec le stylo-glosse et le stylo-pharyngien, dont quelques fibres se mêlent aux siennes. Il est séparé du ptérygoïdien interne par un vaste sillon celluleux, dans lequel rampent l'artère carotide interne, la veine jugulaire interne, les nerfs pneumo-gastrique, hypo-glosse et spinal, et plusieurs filamens du ganglion cervical supérieur. Par sa *surface intérieure*, ce muscle reçoit l'aponévrose céphalo-pharyngienne, se mêle avec le pharyngo-staphylin, et il est tapissé par la membrane muqueuse du pharynx. Son *bord supérieur* embrasse le péristaphylin interne; le *bord inférieur* limite en haut l'espace triangulaire compris entre les deux constricteurs supérieur et moyen, et qui est rempli par le stylo-glosse et l'hyo-glosse.

DU CONSTRICTEUR MOYEN. (1)

HYO-PHARYNGIEN (*WINSL.*); HYO-GLOSSO-BASI-PHARYNGIEN (*DUMAS*); HYO-PHARYNGEUS (*VALSALVA*, *SANTORINI*); GLOSSO-HYO-PHARYNGEUS.

Configuration, insertions. Membraneux, triangulaire et rayonné, ce muscle, situé à la partie moyenne du pharynx, est celui des trois qui offre la plus grande hauteur verticale et la moindre étendue en travers. Il naît : 1° de toute l'étendue de la grande corne de l'os hyoïde jusqu'à son sommet; 2° chez beaucoup de sujets, par un prolongement de la première insertion, de la base de la petite corne et du bord postérieur et supérieur du corps de l'os; 3° parfois au-dessus des attaches précédentes, d'un faisceau inférieur du génio-glosse (*génio-pharyngien* de Winslow), ou, lorsqu'il manque, de l'aponévrose cérato-linguale; 4° enfin, dans des cas rares, du bord postérieur du ligament qui unit la grande corne de l'hyoïde avec celle du cartilage thyroïde (muscle *syndesmo-pharyngien* de Douglas). A partir de ces diverses insertions, qui forment le sommet commun du triangle, les fibres se portent en divergeant sur la face postérieure pour se joindre avec celle du côté opposé sur le raphé fibreux. Toutes les fibres qui naissent en avant du sommet de la grande corne se dirigent obliquement en haut. Les fibres hyoïdiennes les plus antérieures et celles qui continuent le génio-glosse forment le bord supérieur libre. Ce bord courbe, d'une grande longueur, se dirige obliquement en haut, et vient, par un sommet aigu, s'insérer avec son congénère au milieu du corps sphéno-basilaire, conjointement avec l'attache moyenne du constricteur supérieur à laquelle il s'unit (muscle *céphalo-pharyngien* des au-

(1) Planches 90, 101.

(2) Planches 98, 99, 100, 101.

(1) Planches 99, 100, 101.

teurs); quelquefois cependant le constricteur moyen ne remonte pas aussi haut; il s'implante alors sur le raphé du muscle précédent. Les fibres qui naissent en avant du sommet de la grande corne font suite aux précédentes, et décroissent progressivement de longueur; celles du sommet sont d'abord horizontales et les plus courtes, puis elles s'incurvent en bas en augmentant de longueur. Ce sont elles qui naissent parfois du ligament thyro-cératoïdien. Les plus inférieures, qui forment le bord libre, descendent environ jusqu'au milieu du cartilage thyroïde, en sorte que le muscle s'étend beaucoup moins en bas qu'en haut. Toutes les fibres se rendent également sur le raphé fibreux qui les sépare de celles du côté opposé. Ce raphé, dont l'épaisseur est assez considérable vers la partie supérieure ou le point fixe, diminue peu-à-peu au-dessous, et se réduit inférieurement à une ligne fibro-celluleuse.

Connexions. La *surface extérieure* de ce muscle est en rapport en bas avec le constricteur inférieur; vers le sommet, avec l'hyo-glosse; et, dans le reste de son étendue, avec l'aponévrose postérieure. Elle reçoit quelques fibres des stylo-glosse et stylo-pharyngien. La *surface intérieure* est recouverte en arrière par la membrane muqueuse pharyngienne, et dans le reste de son étendue, par le stylo-pharyngien, la bandelette descendante du constricteur supérieur et le palato-pharyngien. Elle adhère fortement à ces muscles, dont les fibres s'entremêlent avec les siennes. Par son attache antérieure, ce muscle est lié fréquemment avec le génio-glosse. Les deux *bords supérieur* et *inférieur* forment des anses libres, sous lesquelles pénètre et d'où se dégage le stylo-pharyngien.

DU CONSTRICTEUR INFERIEUR. (1)

CRICO-THYRO-PHARYNGIEN (*DUMAS*); THYRO ET CRICO-PHARYNGIENS (*WINSL.*) THYRO ET CRICO-PHARYNGEI (*VALSALVA*).

Configuration, insertions. Plus fort et plus épais que les deux autres, membraneux, large, de forme rhomboïdale, il procède de haut en bas, par une ligne sinueuse non interrompue : 1° Du tiers postérieur du bord supérieur du cartilage thyroïde et de la face externe de la grande corne. Cette première attache ne se rencontre pas toujours, principalement chez les sujets faibles. 2° De toute la hauteur de la ligne oblique du même cartilage, en dedans de l'insertion du sterno-thyroïdien : ces deux muscles, en outre, sont unis par deux ou trois bandelettes musculaires assez fortes, qui passent sans interruption de l'un à l'autre. 3° Du bord inférieur et de la face externe de la petite corne thyroïdienne. Il est assez ordinaire que les attaches sur le cartilage envoient un ou deux petits pinceaux de fibres sur l'enveloppe du corps thyroïde en arrière. Ce sont elles que Winslow appelle fort improprement muscle *thyro-adénoïdien*. 4° De la membrane crico-thyroïdienne, derrière le muscle crico-thyroïdien, avec lequel cette insertion est souvent liée par une bandelette. 5° De la face externe du cartilage cricoïde et du premier anneau de la trachée-artère par un faisceau intimement uni au constricteur de l'œsophage. Nées de ces diverses origines, les fibres, qui toutes sont parallèles, épaisses, larges et rubanées, se dirigent obliquement en haut et en arrière vers le raphé médian. Celles du bord supérieur remontent en un sommet aigu, ordinairement jusqu'au milieu du constricteur moyen, mais quelquefois beaucoup plus haut, et même, dans des cas rares, par un prolongement filiforme, jusqu'à l'attache basilaire. A mesure que l'on descend, les fibres diminuent de longueur et d'obliquité; celles du bord inférieur sont les plus courtes.

Connexions. La *surface extérieure* de ce muscle est en contact, *en dehors*, avec le corps thyroïde, l'artère carotide, et, en partie, le muscle sterno-thyroïdien; *en arrière*, avec l'aponévrose postérieure, très mince en ce point, qui la sépare des muscles grand droit antérieur de la tête, long du cou, et de la portion cervicale du ligament commun prévertébral. Sa *surface intérieure* est en rapport, de haut en bas, avec le constricteur moyen, les épanouissemens des muscles palato et stylo-pharyngiens, la membrane muqueuse, dans une grande étendue, puis, tout-à-fait inférieurement, le constricteur de l'œsophage. Elle est fortement unie à toutes ces parties. Le *bord supérieur* est libre en dehors à sa naissance. L'*inférieur* l'est également; c'est au-dessous de l'anse qu'il forme que s'insinue le nerf laryngé inférieur du pneumo-gastrique.

ÉLÉVATEURS.

DU STYLO-PHARYNGIEN, (1)

OU STYLO-THYROÏDIEN (*WINSL.*); STYLO-THYRO-PHARYNGIEN (*DUMAS*); STYLO-PHARYNGEUS.

Configuration, insertions. Muscle long et mince, en forme de triangle alongé, funiculaire en haut, membraneux en bas, situé presque verticalement sur les parties latérales du pharynx, qu'il parcourt en diagonale, avec une légère obliquité de haut en bas et d'arrière en avant; étendu de l'apophyse styloïde au pourtour de la cage cartilagineuse du larynx. Il procède de la partie interne et supérieure de l'apophyse styloïde, près de sa base, par un petit tendon plat, qui accompagne cette aiguille osseuse jusqu'auprès de son sommet, où il s'en détache. Le cordon musculaire qui lui fait suite descend, avec une forte inclinaison en avant, dans l'espace triangulaire qui sépare les deux premiers constricteurs, jusqu'au niveau du bord supérieur libre du constricteur moyen. Dans ce trajet le muscle, qui s'élargit graduellement, envoie au constricteur supérieur des fibres en arcade qui accompagnent celles de ce muscle dans leur direction ascendante, et se mêlent plus ou moins avec celles du stylo-glosse et de l'hyo-glosse. Parvenu en regard de l'anse musculaire que lui offre le bord supérieur du constricteur moyen, il s'y enfonce et s'infléchit un peu en bas, de sorte que sa direction ultérieure est bien moins oblique. Il s'insinue entre le constricteur et le palato-pharyngien, uni intimement à tous les deux, mais principalement au dernier; puis il s'élargit considérablement, et, sans cesser d'être continu, présente trois attaches inférieures distinctes, un faisceau médian postérieur, et deux prolongemens antérieurs, l'un interne et l'autre externe. 1° Les *fibres moyennes* et *postérieures*, qui constituent la masse principale, suivent la direction première, accolées au thyro-staphylin, et descendent avec lui pour s'insérer à la lèvre externe du bord postérieur du cartilage thyroïde. 2° Les *fibres internes* contournent en dedans, en pas de vis, le bord libre du thyro-staphylin, tout en étant liées avec lui : leur implantation se fait d'arrière en avant et de dehors en dedans, suivant la ligne onduleuse du contour supérieur du larynx. Continuant l'attache moyenne thyroïdienne, elle monte sur la face externe de la grande corne du carti-

(1) Planches 99, 100, 101, 102.

(1) Planches 99, 101, 102.

lage thyroïde, contourne son sommet en arrière, redescend sur la face interne de sa base, puis envoie une languette inférieure qui s'attache par un petit tendon sur l'angle externe et supérieur du chaton du cartilage cricoïde, et par un épanouissement aponévrotique sur ce cartilage et sur l'arythénoïde; elle se termine en haut et en dedans par un pinceau détaché qui se fixe au milieu du bord latéral du fibro-cartilage de l'épiglotte. Ce pinceau musculaire, saillant sous la membrane muqueuse, forme la moitié inférieure de la ligne concave complétée en haut par le pharyngo-staphylin, et qui inscrit de chaque côté le contour de l'isthme du gosier. 3° Les *fibres externes* forment une languette qui s'insinue entre les grandes cornes de l'hyoïde et du cartilage thyroïde, en dedans de la membrane hyo-thyroïdienne, descend en divergeant, et s'insère, par une mince aponévrose, sur la lèvre interne de la grande corne et du bord supérieur du cartilage thyroïde, adhérant en arrière aux fibres internes, et isolée en avant, où elle se prolonge jusque derrière le muscle thyro-hyoïdien.

Connexions. La *face externe* de ce muscle est couverte, *en haut*, par le stylo-hyoïdien et l'artère carotide externe; *en bas*, par les constricteurs moyen et inférieur, la membrane thyroïdienne. Sa *face interne* est en rapport, *en haut*, avec le constricteur supérieur, et lui envoie des fibres; *en bas*, avec le palato-pharyngien, auquel elle s'unit, et avec la membrane muqueuse du pharynx.

DU PETRO-PHARYNGIEN. (1)

Petit faisceau musculaire, plat et triangulaire, situé obliquement en arrière, sur le côté de la partie supérieure du pharynx. Il s'attache, en haut, avec l'angle latéral de l'aponévrose céphalo-pharyngienne, et s'épanouit en rayonnant, en bas et en dedans, sur la face postérieure de cette aponévrose, qu'il fortifie. Suivant l'indication qu'en donne Winslow, il semble que ce soit une des attaches du constricteur supérieur; mais, d'après la manière dont il s'est offert à nous, ses fibres, au moins le plus ordinairement, n'atteignent pas jusqu'au bord libre de ce muscle. Le pétro-pharyngien ne se rencontre que chez les sujets vigoureux; dans la plupart des autres, il est remplacé par des fibres rayonnées de l'aponévrose. En arrière, il est en rapport avec l'aponévrose postérieure du pharynx.

DU SPHENO-SALPINGO-PHARYNGIEN. (2)

Moins large, mais plus long que le précédent, rubané ou filiforme, ce petit muscle se rencontre presque constamment. Il est situé auprès, mais en dehors du pétro-pharyngien, sur l'angle même ou sur le côté externe de l'aponévrose céphalo-pharyngienne. Il naît supérieurement en partie de la base de l'aile interne de l'apophyse cartilagineuse ptérygoïde, et en partie de la portion voisine de la trompe d'Eustache; mais parfois son insertion est beaucoup plus externe et n'a aucun rapport avec la trompe. Il descend, appliqué sur l'aponévrose, vers le constricteur supérieur, dans lequel il se prolonge assez bas. Quand le bord supérieur de ce muscle forme deux arcades, le sphéno-pharyngien réunit leurs fibres courbes, et forme leur attache supérieure; mais toutefois il s'en distingue encore par l'isolement de ses fibres verticales superficielles. Enfin, ce qui achève de le faire considérer comme un muscle séparé du constricteur, c'est qu'il n'en existe pas moins lors même que le bord supérieur de ce dernier ne forme qu'une seule arcade musculaire.

ACTION DES MUSCLES DU PHARYNX.

Le pharynx s'élève, s'abaisse, s'élargit et se resserre. Les deux mouvemens essentiels sont l'*élévation* et la *constriction*; les muscles du pharynx y prennent la part la plus active.

L'*élévation* est déterminée d'abord, pour la masse de l'appareil hyoïdien, par les élévateurs propres de l'hyoïde; mais, en outre, la paroi antérieure du pharynx est soulevée par les muscles de la langue, et les parois postérieure et latérales par ceux du voile du palais et ceux du pharynx lui-même, et parmi ces derniers, il faut comprendre les constricteurs. Ainsi le pharynx est soulevé: 1° *latéralement* (*a*) par le *stylo-pharyngien*, l'élévateur essentiel, qui l'entraîne en haut et en arrière, et en partie par le stylo-glosse; (*b*) par le *pétro-pharyngien*, le *sphéno-salpingo-pharyngien*, et la *bandelette ptérygo-pharyngienne*: le premier agit sur l'aponévrose, qu'il tend obliquement de dedans en dehors vers son attache supérieure; le second tire verticalement sur le bord libre du constricteur supérieur, et ce dernier se soulève de lui-même par son attache ptérygoïdienne. 2° *En arrière*, (*b*) par l'insertion basilaire des deux premiers constricteurs, ou le prétendu muscle *céphalo-pharyngien* des auteurs. Cette attache forme le point d'appui des constricteurs, pour soulever obliquement en arrière le larynx, et conséquemment, par son intermédiaire, le pharynx. Cette action est synergique de celle du stylo-pharyngien, qui ne soulève pas le pharynx seulement par ses muscles, mais aussi par les cartilages laryngiens; (*b*) de dehors en dedans par la languette *ptérygo-pharyngienne* du constricteur supérieur et par les trois portions du *palato-pharyngien*. Nous avons déjà fait remarquer que ces quatre bandelettes doivent être considérées comme une couche spéciale de muscles élévateurs, distincts des constricteurs qu'ils soulèvent avec la membrane muqueuse d'arrière en avant et de dehors en dedans, vers la cloison palatine, leur insertion supérieure. C'est pour ne pas fermer la communication nasale que ces bandelettes s'incurvent et se tordent en demi-voûte latérale, de manière à ne pénétrer que de côté dans le voile du palais. L'usage de cette couche musculaire est très important. Elle rapproche l'un de l'autre le voile du palais et le pharynx; de manière que ces parties ne forment qu'un seul plan curviligne qui presse en haut, en arrière et de côté, sur le bol alimentaire, dans la déglutition. Si on se rappelle qu'elle adhère à la muqueuse comme une sorte de peaucier, on concevra que cette membrane n'est que froncée dans le soulèvement, disposition importante, puisque, si l'union eût été lâche, la muqueuse, en s'élevant, eût formé des plis ou comme des valvules transversales, qui auraient fait obstacle au passage des corps étrangers dans le pharynx. 3° *En avant*, l'élévation s'opère par l'intermédiaire de la base de la langue. 4° *En avant et de côté*, elle a lieu par les insertions linguale et myloïdienne du constricteur, et, jusqu'à un certain point, par la continuation des fibres du constricteur moyen avec celles du génio-glosse. De la tension commune des élévateurs résulte, en coïncidence avec le soulèvement, la *dilatation* infundibuliforme de la partie supérieure du pharynx. Cet état constitue le premier temps de la déglutition, pour la réception du bol alimentaire à l'isthme du gosier.

La *constriction* est principalement déterminée par ceux des

(1) Planches 100, 101.
(2) Planches 99, 101.

muscles du pharynx qui en ont emprunté leur nom : toutefois elle l'est aussi en partie par les élévateurs eux-mêmes. La plupart des physiologistes modernes pensent, avec Bichat, qu'aussitôt la réception du bol alimentaire dans l'entonnoir du pharynx, les muscles élévateurs venant à se relâcher, ce bol descend immédiatement plus bas, évidemment par le simple effet de la pesanteur, quoiqu'ils évitent de s'exprimer à cet égard. Mais l'examen de la structure anatomique et l'observation sur soi-même, de ce qui se passe dans la déglutition, semblent induire à une opinion contraire. Nous avons vu plus haut les muscles, principalement constricteurs, agir néanmoins en partie comme élévateurs, pour concourir d'abord au soulèvement et à la dilatation de l'infundibulum pharyngien. Du moment que le bol alimentaire arrive dans ce point, ce sont les élévateurs propres et les bandelettes élévatrices de la couche interne, qui vont à leur tour commencer la constriction. Si on se rappelle bien les effets de l'élévation, la base de la langue est soulevée, et tend à s'appliquer contre la paroi postérieure ; le voile du palais est tendu et se continue par une surface commune avec cette même paroi. En suivant de bas en haut les entre-croisemens en diagonale des bandelettes ascendantes : d'avant en arrière s'étendent les stylo-pharyngien et stylo-glosse, et les attaches basilaires des constricteurs ; d'arrière en avant agissent les diverses bandelettes du constricteur supérieur, de l'apophyse ptérygoïde à la langue ; en arrière et sur les côtés sont tendus les ptérygo et palato-pharyngiens : ainsi le bol alimentaire, partout étroitement environné et comprimé de haut en bas, est forcé de suivre la seule issue qui lui soit offerte, c'est-à-dire de descendre. Les élévateurs, s'appuyant de haut sur la base de la langue, le cèdent graduellement aux fibres de plus en plus horizontales des deux premiers constricteurs, puis se relâchent peu-à-peu à mesure que le constricteur inférieur, le plus fort, s'emparant du corps étranger, se contracte sur lui de haut en bas, le fait cheminer de ses fibres supérieures aux inférieures, en s'appuyant sur la gouttière résistante des cartilages thyroïde et cricoïde, et le cède enfin à l'œsophage. Telle est la série des phénomènes que nous croyons constituer la déglutition. Nous ne nions pas absolument que la pesanteur ne puisse avoir quelque effet sur la progression du bol alimentaire ; ce que nous nions, c'est qu'une fonction aussi importante puisse être confiée à un simple effet physique, surtout dans un point du trajet où un arrêt que tout, dans la théorie, semblerait devoir faciliter, aurait pour effet de suspendre la respiration. Ce n'est pas ainsi que procède la nature ; en outre, nous ne voyons pas la nécessité d'avoir recours à une explication qui ferait supposer l'absence de puissances musculaires spéciales dans un lieu, au contraire, où les muscles sont si nombreux, sans aucun vide et si bien entremêlés, de manière à solliciter réciproquement leurs contractions pour une action commune. Au reste, en supposant que la pesanteur aidât à la déglutition dans l'homme, encore cet auxiliaire ne serait-il pas d'un grand secours, puisqu'il faut avoir recours à d'autres forces pour expliquer cette fonction quand on avale, la tête en bas ; à plus forte raison en est-il de même chez la plupart des animaux, dans lesquels, d'après la manière dont ils prennent leur nourriture, l'aliment, au lieu de descendre, remonte vers l'œsophage et l'estomac.

L'*abaissement* du pharynx contribue également à la déglutition : il est passif, quant aux muscles propres, et dépend du relâchement des élévateurs. Dans les cas où il va jusqu'à produire l'alongement, il est déterminé par les muscles abaisseurs de l'hyoïde et du cartilage thyroïde, et par le tiraillement de l'œsophage. Quant à la *dilatation*, elle est, comme nous l'avons vu, par le seul fait de l'écartement des attaches, l'une des conséquences de l'élévation. Elle augmente d'une manière passive dans la déglutition des corps étrangers d'un gros volume.

CONNEXIONS RÉCIPROQUES DES PARTIES DE L'APPAREIL HYOÏDIEN.

Nous avons signalé d'une manière générale l'hyoïde comme le point d'appui commun des mouvemens de la langue, du voile du palais, du pharynx et du larynx. Maintenant que nous connaissons en détail les muscles de ces parties, un court résumé nous suffira pour montrer leurs nombreux rapports, chacune d'elles étant pourvue à-la-fois de muscles propres pour ses fonctions spéciales, et de muscles communs ou de bandelettes de liaison avec les autres qui sollicitent des mouvemens d'ensemble.

1° L'*hyoïde* est uni par des muscles, des ligamens ou des aponévroses, en haut avec la mâchoire inférieure, par le digastrique, les mylo et génio-hyoïdiens ; avec l'apophyse styloïde du temporal par tous les muscles styliens ; en bas avec la clavicule et le sternum, par les sterno et scapulo-hyoïdiens et sterno-thyroïdien. Les insertions supérieures sont renforcées par celles des autres parties, en sorte qu'il peut être considéré comme s'attachant à la base du crâne par les élévateurs du voile du palais et du pharynx. Les puissances élévatrices réunies donnent par conséquent une force très supérieure à celle des trois muscles abaisseurs de l'hyoïde, qui sont les seuls aussi pour tout l'ensemble de l'appareil hyoïdien. Les connexions partielles de l'hyoïde sont très nombreuses : avec *la langue*, par la base de cet organe, qui s'y attache, et par les muscles génio, hyo et stylo-glosses, qui leur sont communs ; avec *le pharynx*, par les insertions du constricteur moyen et du stylo-pharyngien ; avec *le larynx*, par l'épiglotte, la membrane hyo-thyroïdienne et les ligamens qui l'unissent au cartilage thyroïde.

2° *La langue* s'unit *au voile du palais* par le glosso-staphylin ; *au pharynx*, par l'insertion latérale du constricteur supérieur et la bandelette de liaison du génio-glosse avec le constricteur moyen ; *au larynx*, par l'épiglotte.

3° *Le voile du palais* est lié *au pharynx* par la bandelette ptérygo-pharyngienne et les trois faisceaux du palato-pharyngien ; *au larynx*, par le faisceau thyro-staphylin.

4° Enfin la contre-partie nous montre *le pharynx* lui-même, lié à l'hyoïde, à la langue et au voile du palais, par les muscles déjà nommés, et de plus *au larynx*, par le constricteur inférieur et le stylo-pharyngien ; à l'*œsophage*, par son constricteur ; *au sternum* et à *la clavicule*, par la continuation des fibres du constricteur inférieur avec celles du sterno-thyroïdien.

Ainsi les muscles nombreux de l'appareil hyoïdien, plus ou moins confondus ou liés par des prolongemens de leurs fibres, peuvent donc être envisagés comme les bandelettes isolées d'un vaste ensemble, dont toutes les parties sont synergiques et tendent à se contracter en commun. Cette disposition unitaire, si bien adaptée à la jonction commune des diverses cavités dans celle du pharynx, semble indiquer que tous les muscles concourent plus ou moins à chacune des fonctions propres des quatre sections de l'appareil hyoïdien. Ces fonctions ayant pour objet le passage de divers corps étrangers au travers d'un même canal, on conçoit alors clairement la nécessité qu'elles se succèdent les unes aux autres, ou, en d'autres termes, l'impossibilité qu'il puisse s'en exécuter complétement plus d'une à-la-fois.

SECTION TROISIÈME.

MUSCLES DU BASSIN.

Le bassin comprend un grand nombre de muscles qui se divisent en deux séries. Ceux de la première tapissent l'une et l'autre surface des parois pelviennes postérieure et latérales, et s'insèrent par leur extrémité tendineuse au fémur : ce sont les muscles *pelvi-fémoraux*, uniquement destinés aux mouvemens de la cuisse, et dont, par conséquent, la description doit précéder celle du membre abdominal. La deuxième série forme un plan musculeux exclusivement propre au bassin, dont il clôt inférieurement l'excavation. Ce sont les muscles dits communément du périnée, mais dans une acception impropre, puisqu'ils s'étendent bien au-delà des limites de cette partie. Bichat les a décrits en deux régions, *anale* et *génitale*, que nous réunirons en une seule, en raison du prolongement des muscles de l'une à l'autre, ou de leur fusion intermédiaire dans les deux sexes.

MUSCLES DE LA RÉGION ANO-GÉNITALE.

Dans leur disposition générale, ils représentent une cloison contractile, tendue en travers de l'orifice inférieur de l'excavation pelvienne, et percée d'ouvertures pour les communications de cette cavité au-dehors. Ces muscles sont superposés en deux couches. La couche supérieure ou profonde est constituée par un grand muscle membraneux, le *releveur de l'anus*, qui s'unit en arrière à son congénère sur le plan moyen. La couche inférieure est formée au milieu par le *constricteur* ou *sphincter* de l'anus; en arrière, par un muscle de support, l'*ischio-coccygien*. *En avant*, la disposition change dans les deux sexes. Chez l'homme, au-devant du sphincter de l'anus, s'étend un muscle spécial, compresseur du bulbe de l'urèthre, le *bulbo-caverneux*, puis, deux autres compresseurs de la portion membraneuse de l'urèthre, le *pubo-uréthral* de Wilson et le *pubio-prostatique*, tous trois flanqués par un fort accessoire, l'*ischio-caverneux*. De chaque côté du même sphincter est le petit muscle *transverse du périnée*. Chez la femme, en avant du sphincter de l'anus, est un autre muscle spécial, le *constricteur du vagin*, auquel se rend le transverse du périnée : l'*ischio-caverneux* et l'*ischio-clitoridien*, d'un très petit volume, remplacent le muscle analogue de l'homme. En résumé, le releveur de l'anus forme la partie essentielle de la cloison musculaire périnéale. Par son union avec son congénère, il décrit une grande voussure à concavité supérieure, ou, comme l'a fort bien exprimé Winslow, une sorte de petit *diaphragme inférieur* courbé en sens inverse du grand diaphragme supérieur, auquel il fait opposition à l'extrémité pelvienne de la grande cavité abdominale; comme ce dernier, il est percé d'orifices de communication, mais qui sont pourvus de muscles spéciaux d'une force et d'un volume proportionnés aux efforts qu'ils ont à supporter pour expulser ou retenir les corps étrangers auxquels ils doivent livrer passage.

MUSCLES DE LA RÉGION ANALE COMMUNS AUX DEUX SEXES.

DU RELEVEUR DE L'ANUS. (1)

PUBIO-COCCYGI-ANNULAIRE (*DUM.*); SOUS-PUBIO-COCCYGIEN (*CHAUSS.*); M. SEDEM ATTOLLENS (*VESAL.*); MAJOR LEVATOR ANI (*RIOL.*).

Configuration, insertions. Membraneux, quadrilatère, plus large supérieurement qu'inférieurement, incurvé en quart de cercle de haut en bas et d'avant en arrière, ce muscle est situé sur les parois antérieure, latérale et inférieure de la cavité du petit bassin. Il s'insère le long de son bord supérieur : 1° Dans sa moitié antérieure, par de courtes fibres aponévrotiques, en bas de la face postérieure de la symphyse du pubis, et sur le corps de cet os en suivant le bord supérieur du trou ovale. 2° Au-delà, le long d'une bandelette fibreuse qui concourt à former l'arcade des vaisseaux obturateurs, et s'étend de ce point à l'épine de l'ischion. Le bord concave de cette bandelette sert d'implantation à une mince aponévrose qui, sur la marge du bassin, semble l'épanouissement du tendon du petit psoas, et tapisse l'obturateur interne. 3° En arrière, sur l'épine ischiatique. Les fibres, à partir de ces diverses insertions, descendent en convergeant un peu vers le plan moyen, les antérieurs presque verticales, les moyennes de plus en plus obliques, et les postérieures presque horizontales. Ces dernières s'implantent sur les deux côtés du coccyx, et un peu en avant de son sommet jusqu'au rectum, et s'unissent, avec celles du côté opposé, sur un raphé fibreux médian. Ce sont les seules qui aient des attaches inférieures communes aux deux sexes. Les fibres moyennes se confondent avec celles du sphincter de l'anus. Les fibres antérieures se conduisent différemment dans les deux sexes : chez l'homme, elles se mêlent dans l'entre-croisement du sphincter avec le transverse et le bulbo-caverneux, et s'insèrent, au-devant, par l'intermédiaire d'une lame fibro-celluleuse, au pourtour de l'extrémité inférieure du rectum et du col de la vessie, sur la prostate et sur le bulbe de l'urèthre; chez la femme, elles se terminent dans le constricteur du vagin.

Connexions. Ce muscle forme, avec son congénère, un plancher concave, qui supporte les viscères de la cavité pelvienne. Sa *surface intérieure*, concave, embrasse en avant, dans l'homme, le bas-fond de la vessie, la prostate et les vésicules séminales;

(1) Planches 104, 105, 106.

et dans la femme, le bord périnéal de l'orifice du vagin : en arrière, elle contourne l'extrémité inférieure du rectum. Sa *surface extérieure*, convexe, est en rapport avec les muscles obturateur interne, ischio-coccygien, grand fessier, transverse du périnée et sphincter de l'anus, constricteur du vagin dans la femme, et, dans les deux sexes, les vaisseaux et le nerf honteux internes.

DE L'ISCHIO-COCCYGIEN. (1)

ISKIO-COCCYGIEN (*CHAUSS.*); M. COCCYGEUS (*SOEMM.*).

Configuration, insertions. Mince, aplati, triangulaire, incliné en bas et en avant, ce muscle naît, par un sommet fibreux, du bord inférieur et de la face interne de l'épine sciatique, puis de la face pelvienne du bord inférieur aminci du petit ligament sacro-sciatique. De là il se porte en divergeant en dedans et un peu en bas, et vient s'insérer tout le long du bord du coccyx et à la partie inférieure de la face latérale du sacrum. Formé d'un mélange de fibres musculaires et aponévrotiques, ce muscle continue, en bas, le petit ligament sacro-sciatique, ou en d'autres termes, on peut le considérer comme n'étant que la moitié inférieure et le bord libre de ce ligament, modifié dans son tissu, de manière à devenir légèrement extensible et rétractile.

Connexions. Sa *face postérieure* et *inférieure* est recouverte par les deux ligamens sacro-sciatiques et par le grand fessier. Sa *face antérieure* et *supérieure* fait partie du plancher inférieur du petit bassin. Son *bord inférieur* inscrit une ligne concave; parfois il se continue avec celui du releveur de l'anus, mais le plus souvent il est libre, tranchant, et s'insinue un peu au-dessous de ce muscle.

Anomalie. Il n'est pas rare que l'on rencontre entre les ischio-coccygiens un petit faisceau accidentel qui n'a de commun avec eux que le voisinage. Ce faisceau, mince et plat, nommé par Sœmmerring *curvator coccygis* (*Pl.* 106), a été décrit par cet anatomiste comme s'étendant au milieu de la face pelvienne du coccyx, de son sommet à l'extrémité inférieure du sacrum. Nous l'avons trouvé pair, sous la forme de deux bandelettes convergentes, couvrant, de chaque côté du coccyx, l'attache du muscle ischio-coccygien.

DU SPHINCTER EXTERNE DE L'ANUS. (2)

CONSTRICTEUR DE L'ANUS (*BICH.*); COCCYGIO-ANAL (*CHAUSS.*); M. SPHINCTER ANI EXTERNUS.

Situation, configuration, insertions. Ce muscle, épais et fort, environne l'orifice cutané de l'anus. Son étendue est plus considérable qu'on ne l'indique généralement. Sa forme et ses rapports diffèrent un peu dans les deux sexes. Il se compose de deux portions : l'une, le *sphincter anal* proprement dit, est *inférieure* et *superficielle*; c'est à elle que se rapporte surtout la description donnée par les auteurs. Sa forme est elliptique dans l'homme, et ovalaire ou presque circulaire dans la femme. Il procède, en arrière, par un tendon fibro-celluleux bifurqué, de la face postérieure de la dernière pièce du coccyx et de la surface adjacente de la peau qui le revêt. Une expansion fibreuse, née du tendon, se prolonge un peu sur les fibres qu'elle soutient, et dont elle continue l'insertion. C'est elle que Winslow et quelques auteurs appelaient *ligament cutané*. Le faisceau musculaire, qui succède au tendon, se prolonge et s'élargit au-devant de l'attache postérieure, dans l'étendue d'un pouce, et aplati de haut en bas. Divisé sur le plan moyen près de son origine, il se prolonge en avant d'environ un pouce, puis se bifurque au devant de la commissure postérieure de l'anus en deux faisceaux latéraux semi-elliptiques qui entourent cet orifice, et s'appliquent de nouveau l'un contre l'autre au-delà de la commissure antérieure. A quelques lignes plus loin ils se rejoignent en un seul faisceau aplati, qui se termine également par une double attache : l'une au pannicule sous-cutané, et l'autre par l'entre-croisement de ses fibres avec celles du bulbo-caverneux et du transverse du périnée. Dans la femme, les deux demi-ovales s'entrelacent avec ceux du constricteur du vagin. Il résulte de ce qui précède que la portion elliptique du sphincter forme autour de l'anus un bourrelet saillant à fibres concentriques, adhérant par sa face inférieure à la peau et au bord terminal de la membrane muqueuse du rectum. La *portion supérieure* ou *profonde* du sphincter, décrite sous le nom de *sphincter interne* par les auteurs, mériterait le nom de *sphincter rectal*. Elle est située en dedans, et s'étend au-dessus de la précédente. Dans l'état de vacuité du rectum, elle inscrit autour de son extrémité anale un anneau de douze à quinze lignes de hauteur, terminé par deux bords libres, et rétréci en avant et en arrière. En rapport, par sa surface intérieure, avec la membrane muqueuse, elle est environnée à l'extérieur par le releveur de l'anus en haut, et en bas par la portion ellipsoïde du sphincter, et adhère à tous les deux. Dans l'état de distension du rectum, elle s'élargit et se moule autour du cul-de-sac de l'intestin, et représente une sorte de capsule étendue en travers par le déplissement de ses fibres, mais étranglée sur le raphé médian aux deux extrémités de son diamètre antéro-postérieur. En avant de sa face inférieure s'applique le transverse du périnée, qui lui envoie un petit faisceau, et tous deux viennent se terminer, par quelques fibres, dans l'entre-croisement commun avec le bulbo-caverneux.

Les *connexions* nous sont déjà connues. Par la *surface inférieure*, la portion elliptique est sous-cutanée; l'autre décrit une courbe ascendante qui se prolonge sur la face pelvienne du releveur de l'anus, en laissant entre ces muscles, la tubérosité sciatique et la peau, un vaste espace, épais en dehors, rempli de tissu graisseux, et dans lequel rampent les vaisseaux honteux. Par la *surface supérieure*, le sphincter externe est en rapport avec le sphincter interne, l'extrémité inférieure du rectum et le releveur de l'anus.

DU TRANSVERSE DU PERINÉE. (1)

ISKIO-PÉRINÉAL (*CHAUSS.*); M. LEVATOR ANI MINOR (*BIOL.*); TRANSVERSUS PERINÆI.

Configuration, insertions. Situé en avant de l'anus, sur les parties latérales du périnée, qu'il traverse en diagonale, ce petit muscle, mince, triangulaire, se conduit différemment dans les deux sexes. 1° Dans l'*homme* vigoureux, il est souvent formé de deux faisceaux parallèles plus ou moins complétement isolés. Le *faisceau postérieur* constitue le muscle normal quand il est seul. Il naît, par une aponévrose tendineuse, de la lèvre interne de

(1) Planches 104, 105.

(2) Planches 104, 105.

(1) Planches 104, 105.

la tubérosité, et de la branche ascendante de l'ischion, s'applique immédiatement sur la portion supérieure du sphincter externe, et, après quelques lignes de trajet, envoie dans l'épaisseur de ce muscle une bandelette récurrente qui se mêle à ses fibres. Au-delà, le transverse se partage en deux autres bandelettes continues : l'une, interne et inférieure, funiculaire, se porte en avant et en dedans, glisse au-dessus de la demi-ellipse du sphincter externe, et vient se mêler à ses fibres et à celles du bulbo-caverneux. L'autre bandelette, externe et supérieure, large et rayonnée, monte en s'élargissant, et, par sa base, s'implante sur une aponévrose qui elle-même se fixe sur l'enveloppe fibreuse de la racine du corps caverneux. Le *faisceau antérieur*, quand il existe, est plus grêle que le précédent : il s'attache à l'ischion, entre ce dernier et le corps caverneux, accompagne la bandelette interne et vient se mêler avec elle dans l'entre-croisement commun avec le bulbo-caverneux. 2° Dans la *femme*, comme le sphincter de l'anus, beaucoup moins long, cesse plutôt en arrière; le transverse, moins complexe que dans l'homme, se porte directement en travers sur le constricteur du vagin, dans lequel il s'épanouit. La plupart des auteurs d'anatomie affirment qu'il envoie souvent dans le sphincter externe de l'anus un faisceau, dont l'attache sciatique est un peu écartée de celle de l'autre. Nous n'avons pas rencontré cette disposition.

Connexions. La *face antérieure* et *inférieure* de ce muscle correspond à l'ischio-caverneux, dont elle est séparée par un sillon celluleux triangulaire que traverse l'artère du corps caverneux. Sa *face postérieure* et *supérieure* est appliquée sur le releveur et le sphincter de l'anus.

MUSCLES SPÉCIAUX DES PARTIES GÉNITALES.

1° DANS L'HOMME.

DU BULBO-CAVERNEUX. (1)

BULBO-URÉTHRAL (*CHAUSS.*); M. ACCELERATOR URINÆ.

Configuration, insertions. Mince, en forme de rhombe très alongé, plus large en arrière qu'en avant, ce muscle, accolé à son congénère sur le plan moyen, est situé sur le diamètre antéro-postérieur du périnée, au-dessous du bulbe de l'urèthre et de la racine de la verge. Ses fibres les plus postérieures deviennent apparentes au sortir de l'entrelacement qu'elles forment avec celles des transverses et de la couche profonde du sphincter de l'anus. Très courtes dans leur portion libre, elles se dirigent presque transversalement autour de l'extrémité du bulbe de l'urèthre et s'y insèrent; celles qui leur succèdent naissent d'un raphé fibreux médian, qui, chez beaucoup de sujets, est à peine sensible. Ces fibres augmentent graduellement de longueur et d'obliquité d'arrière en avant, de dedans en dehors et de bas en haut. Elles s'implantent d'abord, par une expansion aponévrotique, sur les côtés du bulbe de l'urèthre, puis, par de petits tendons membraneux, sous l'enveloppe fibreuse des corps caverneux, près du sillon uréthral, en sorte que les deux muscles, à partir de la dépression inférieure médiane, contournent de chaque côté en pas de vis le bulbe de l'urèthre et l'extrémité postérieure de sa portion spongieuse. En avant, il résulte de l'écartement de leurs fibres terminales un angle aigu, rentrant en arrière, où l'urèthre commence à être sous-cutané.

(1) Planches 103, 104.

Connexions. En arrière, sa face inférieure est en rapport avec l'extrémité du sphincter de l'anus, et son côté est isolé par un sillon celluleux de l'ischio-caverneux. En avant, il est sous-cutané. Son bord interne forme son attache fibreuse adhérente à l'urèthre et son point d'appui commun avec son congénère.

DE L'ISCHIO-CAVERNEUX. (1)

ISKIO-URÉTHRAL (*CHAUSS.*); ISCHIO-CAVERNOSUS, S. ERECTOR PENIS.

Configuration, insertions. Long et plat, situé sur les côtés du périnée, plus large en avant qu'en arrière, il naît au-devant de l'attache du transverse, par un sommet effilé, de la face interne de la branche ascendante de l'ischion, et continue de s'y insérer par de courtes fibres aponévrotiques dans l'étendue d'un pouce; puis il embrasse la racine du corps caverneux en bas et en dedans. Il s'implante, par ses fibres profondes les plus courtes, sur la membrane fibreuse de ce corps, et s'y termine par ses fibres superficielles, les plus longues, suivant une ligne oblique d'arrière en avant et de dedans en dehors. La direction de ce muscle est presque antéro-postérieure, comme le bord de l'ischion sur lequel il s'applique, et dont il contourne l'angle obtus, c'est-à-dire que l'écartement des deux ischio-caverneux est plus considérable en arrière, où ils limitent la largeur du périnée, qu'en avant, où ils ne sont séparés que par les bulbo-caverneux. Les fibres de ces muscles, parallèles et curvilignes, décroissent de longueur du bord interne vers l'externe.

Connexions. Sa *face interne* est séparée par un sillon celluleux et vasculaire des muscles transverse et bulbo-caverneux. Synergique avec ce dernier muscle, il s'étend beaucoup plus loin en arrière, et n'atteint qu'à la moitié de sa longueur en avant.

DES CONSTRICTEURS DE L'URÈTHRE. (2)

La portion membraneuse de l'urèthre est environnée par des fibres musculaires qui la fortifient : Wilson a décrit sous le nom de *pubo-uréthral* un muscle demi-circulaire de cette portie. Nous y en joignons un autre, qui nous paraît distinct du premier par ses attaches et sa direction inverse en diagonale, et que nous nommons *pubio-prostatique*.

1° PUBO-URÉTHAL.

PUBO-URETHRALIS (*WILSON*).

Configuration, insertions. Membraneux et trapézoïdal, offrant ses faces de dedans en dehors, et ses bords d'arrière en avant, dirigé presque verticalement et contourné en demi-gouttière à sa partie inférieure, ce muscle est situé profondément à la partie antérieure et moyenne du périnée, au-dessus de l'entre-croisement du sphincter avec les transverses et les bulbo-caverneux. Accolé à son congénère, il naît, de chaque côté, dans l'étendue d'un demi-pouce, par une petite aponévrose, du bord postérieur de la symphyse pubienne et du ligament sous-pubien, au-dessous de l'attache fibreuse de la vessie. Cette insertion est éraillée pour donner passage à un réseau veineux. A partir de cette origine commune, les deux muscles envoient d'abord une bandelette transversale, antéro-postérieure, qui revêt la paroi

(1) Planche 104.
(2) Planche 103.

supérieure de l'urèthre, et s'attache en arrière sur la prostate; puis ils s'écartent en dehors, en descendant, pour enceindre la portion membraneuse de l'urèthre, et se confondent, par une base élargie, à sa face inférieure, sur un raphé fibreux médian. Les fibres divergent et se dirigent un peu obliquement de haut en bas et d'avant en arrière. Par leur face inférieure, elles se mêlent, en dessous et en avant, aux fibres les plus antérieures du releveur de l'anus, tandis qu'elles en sont séparées en arrière par un réseau veineux, provenant de la prostate et du col de la vessie. Par l'extrémité du bord antérieur, elles se confondent avec les fibres postérieures du bulbo-caverneux. Considérés dans leur ensemble, les deux constricteurs de l'urèthre enveloppent de toutes parts la portion membraneuse de ce canal, et la fixent au pubis, de manière à lui servir à-la-fois de ligament suspenseur et d'anneau contractile.

Connexions. La *surface externe* de ce muscle correspond à la branche descendante du pubis, au releveur de l'anus et à des veines; sa *surface interne*, à la portion membraneuse de l'urèthre; son *bord antérieur*, à la portion bulbeuse du même canal et au muscle bulbo-caverneux; son *bord postérieur*, à la prostate.

2° PUBIO-PROSTATIQUE.

Configuration, insertions. Mince, membraneux, il se compose d'une bandelette épaisse et très forte, appliquée sur le muscle précédent, dont elle croise perpendiculairement la direction. Elle naît en arrière, de chaque côté de la face antérieure de la prostrate, se dirige obliquement en avant et en bas, et s'attache sur le repli aponévrotique falciforme qui tapisse la branche descendante du pubis, et sur la petite aponévrose que nous avons vue donner insertion au faisceau profond du transverse du périnée. Les fibres les plus inférieures se jettent dans le lacis musculaire du sphincter et du bulbo-caverneux.

Dans toute son étendue, le pubio-prostatique mêle intimement ses fibres à celles du pubio-uréthral, en sorte que c'est véritablement de leur action simultanée, coïncidant avec une direction inverse, que résulte la constriction de toute la portion membraneuse de l'urèthre.

2° DANS LA FEMME.

DU CONSTRICTEUR DU VAGIN. (1)

CONSTRICTOR CUNNI.

Configuration, insertions. Mince, ellipsoïde, ce muscle superficiel est placé sous la membrane muqueuse des grandes et des petites lèvres, où il inscrit presque entièrement le contour de la vulve. Il se compose de deux demi-ellipses, comme le sphincter anal, et fait suite à la commissure antérieure de ce dernier, dont les fibres des deux moitiés, par une disposition particulière à la femme, s'entrelacent en 8 de chiffre, pour donner naissance aux deux autres moitiés du constricteur du vagin. Cet entre-croisement des deux muscles, intermédiaire entre les commissures de l'anus et de la vulve, constitue le périnée, réduit chez la femme à une simple cloison, qui se déchire facilement sous la pression de la tête du fœtus dans l'accouchement. A partir de ce point, les demi-ellipses, convexes en travers et formées de fibres concentriques, inscrivent de chaque côté le contour de l'orifice du vagin. En haut, elles s'attachent au pourtour du méat urinaire, puis se continuent dans l'épaisseur des petites lèvres, par deux faisceaux cylindriques, ascendans, qui convergent vers la base du clitoris, au-dessous de laquelle ils s'insèrent par un petit tendon. En arrière, ce muscle est renforcé par un anneau vaginal très mince. Entre lui et ce dernier vient se perdre latéralement le transverse du périnée.

(1) Planche 105.

DE L'ISCHIO-CAVERNEUX. (1)

ISCHIO-CAVERNOSUS.

Ce muscle, long de quinze à dix-huit lignes, et beaucoup plus faible que dans l'homme, est également compris entre la branche ascendante de l'ischion et l'enveloppe du corps caverneux. Son insertion sciatique est située au-dessus de celle du transverse.

DE L'ISCHIO-CLITORIDIEN. (2)

C'est, selon nous, à tort que les anatomistes confondent généralement ce muscle avec le précédent, dont il nous a paru fort distinct dans la nature. Parallèle à l'ischio-caverneux, il naît de l'ischion au devant de ce dernier, sur la face externe duquel il reste accolé. Ses fibres musculaires, très longues, suivent la direction du corps caverneux et se terminent sur un petit tendon plat qui s'insère au-dessus de l'extrémité libre du clitoris.

ACTION DES MUSCLES DE LA RÉGION ANO-GÉNITALE.

Les muscles de la cloison inférieure du bassin étant plus ou moins confondus par leurs corps ou rattachés les uns aux autres par des bandelettes de liaison, forment, de même que les dépendances de l'hyoïde, un appareil synergique également susceptible de se contracter d'ensemble pour une action commune, ou par fraction distincte pour chaque fonction spéciale. Toutefois, en raison même des connexions réciproques des diverses parties de l'appareil, qui font qu'elles se prêtent un appui commun, les fonctions propres ne sont jamais complétement isolées, et l'ensemble y concourt, dans tous les cas, pour une part plus ou moins considérable. Il y a donc à considérer, d'abord le mécanisme général de la région ano-génitale, puis les mécanismes partiels des deux sous-régions anale et génitale.

1° *Action commune.* La cloison musculaire périnéale exécute, dans sa totalité, des mouvemens d'élévation et d'abaissement. L'*élévation* est le seul mouvement véritablement actif. Son organe essentiel est, comme déjà nous l'avons énoncé, le plancher formé par le *releveur de l'anus* et l'*ischio-coccygien;* mais ce dernier, dont la structure est trop fibreuse, n'y aide que faiblement, et représente un plan de support élastique et mobile, plutôt qu'un agent contractile. Le releveur de l'anus, dans sa contraction, prend son point d'appui sur ses attaches supérieures au pubis et à la bandelette ischio-pubienne; il tire par conséquent, de chaque côté, sur le raphé médian qu'il soulève, en tendant à devenir rectiligne. L'effet de ce mouvement est de comprimer de bas en haut les viscères pelviens, le rectum, la vessie et l'utérus chez la femme. Situé au fond de l'excavation pelvienne, il réagit avec avantage contre les efforts du diaphragme et des muscles abdominaux, dont l'excès de force s'est perdu sur

(1) Planche 106.
(2) Planche 106.

les parois osseuses déclives de l'infundibulum du bassin. Le résultat de cette contraction simultanée des muscles antagonistes, est de comprimer de toutes parts les corps étrangers contenus dans l'abdomen, et par conséquent de participer de concert à l'expulsion des matières fécales, des urines et du fœtus dans l'accouchement. Les connexions du releveur de l'anus nous semblent particulièrement adaptées à cet usage. On se rappelle que, par son bord interne et inférieur, qui est son insertion mobile, il s'attache au pourtour du sphincter de l'anus, dans les deux sexes, du col de la vessie, de la prostate et de la naissance de l'urèthre dans l'homme, et du constricteur du vagin dans la femme. Or, par sa contraction, en tirant perpendiculairement sur les sphincters, il tend à les dilater, et conséquemment à ouvrir leurs orifices. Cette disposition est le complément du mécanisme ingénieux par lequel ce muscle, en comprimant de bas en haut et d'avant en arrière, contribue cependant à expulser les corps étrangers de haut en bas et d'arrière en avant. Enfin, par ses rapports avec le bulbo-caverneux et les constricteurs de l'urèthre, le releveur de l'anus stimule l'action de ces muscles, et y ajoute une force nouvelle pour l'éjaculation du sperme.

L'*abaissement* de la cloison périnéale est purement passif et résulte du relâchement des puissances musculaires. Il augmente beaucoup par la pression du diaphragme et des muscles abdominaux dans une forte inspiration, une toux violente, l'éternument, etc.; enfin, dans l'accouchement, il se change en une forte distension, qui, elle-même, portée au-delà de l'énergie des muscles et de la résistance des tissus, amène parfois la rupture du périnée.

2° *Action des muscles de la sous-région anale.* L'usage du *sphincter* est de maintenir fermé l'orifice de l'anus, pour permettre l'accumulation, dans le rectum, des matières fécales, qui, sans cette disposition, s'écouleraient continuellement au-dehors. La *portion capsuliforme* est parfaitement organisée, pour former le fond du sac de l'intestin: elle s'arrondit sur les matières qu'elle supporte et refoule de bas en haut. La *portion elliptique*, par le rapprochement de ses deux moitiés, est plus essentiellement le muscle d'occlusion. Le sphincter a pour antagonistes le *transverse du périnée* dans l'homme, et dans les deux sexes, les fibres d'insertion du releveur de l'anus, mais surtout, comme l'observe judicieusement Bichat, les fibres circulaires et longitudinales du rectum, qui pressent sur les matières contenues dans l'intestin, et le diaphragme avec les grands muscles abdominaux. L'excès d'énergie de l'une des puissances antagonistes sur l'autre est au nombre des causes qui influent sur le plus ou moins de fréquence habituelle de l'acte de la défécation. Le sphincter se dilate de lui-même quand le besoin de rendre les matières fécales se fait sentir. Sous ce rapport, comme le remarque encore Bichat, il se rapproche des muscles de la vie organique, et il est lié avec ceux du rectum par une sympathie qui a pour effet de neutraliser son action. La paralysie de ce muscle entraîne l'incontinence des matières fécales. Chez quelques sujets où la constriction n'est pas assez vive, et surtout lorsqu'il existe à l'anus un peu de gonflement de la membrane muqueuse, hémorrhoïdal ou autre, l'orifice n'étant pas exactement fermé, il se fait entre les plis un léger suintement de mucus stercoral.

3° *Action des muscles de la sous-région génitale.* Elle est très prononcée chez l'*homme*, et a pour objet l'évacuation de l'urine et du sperme. L'*ischio-caverneux* tire en bas et en arrière le corps caverneux, le comprime et y refoule le sang d'arrière en avant, en imprimant au pénis une secousse qui fait relever son extrémité libre. Sous ces divers rapports, il est plus spécialement le *muscle érecteur*. Le *bulbo-caverneux*, qui environne en bas et sur les côtés le bulbe de l'urèthre, le comprime contre la cannelure fibreuse supérieure de l'enveloppe des corps caverneux, et conséquemment il applique l'une contre l'autre les deux moitiés du canal de l'urèthre, et tend à en exprimer l'urine et le sperme. Les *deux constricteurs* de la portion membraneuse de l'urèthre paraissent bien avoir, dans ce lieu, le même usage que le bulbo-caverneux dans le sien. Leur action même s'exerçant circulairement, sur des tissus mous, par des bandelettes obliques en divers sens, est plus directe. Leur vaste entre-croisement latéral paraît surtout devoir agir très efficacement pour vider l'intérieur du canal des fluides qu'il contient. Enfin la contraction de ces muscles, surtout dans l'éjaculation, s'opère brusquement par une sorte de spasme nerveux, qui non-seulement fait parcourir aux fluides toute l'étendue du canal, mais les projette à une distance plus ou moins considérable au-dehors. La puissance de ces divers muscles est augmentée par celle du transverse, du releveur et du sphincter de l'anus, avec lesquels ils sont liés, et qui entrent dans le même temps en action. L'exquise susceptibilité des muscles de l'urèthre, qui les fait se contracter au moindre contact, est l'une des causes qui nous semblent apporter le plus d'obstacle au cathétérisme de ce canal. Les constricteurs de la portion membraneuse, en particulier, doivent s'opposer avec énergie à l'introduction des sondes. C'est peut-être à la tension de ces muscles, qui se feraient traverser eux-mêmes, qu'il faut attribuer les fausses routes si communes dans ce point. Cette considération donnerait lieu à des observations thérapeutiques sur le choix des procédés de cathétérisme, sur lesquelles nous aurons occasion de revenir dans la partie chirurgicale.

Dans la *femme*, l'action des muscles génitaux est bien moins sensible. Les *ischio-caverneux* et *ischio-clitoridien* facilitent l'érection du clitoris. Le *constricteur du vagin* n'a d'action bien efficace que chez les filles vierges, ou chez la jeune femme dans les premiers temps du coït; encore est-il souvent peu développé chez beaucoup d'entre elles. Par la fréquence de la cohabitation, les effets de l'accouchement et les progrès de l'âge, le constricteur vaginal se relâche au point que son action devient tout-à-fait nulle. Il en est de même du *transverse*, qui, dans la femme, semble n'être que l'antagoniste ou le *dilatateur* du muscle précédent.

SECTION QUATRIÈME.

MUSCLES DES MEMBRES.

Les muscles des membres sont très nombreux. Ils se divisent, comme le squelette, en quatre sections. En général, les muscles qui font partie d'une section, c'est-à-dire qui lui donnent sa forme et son volume, sont étrangers à ses mouvemens. Ainsi, chacune d'elles est mue par les muscles de la section supérieure, dont elle reçoit les tendons, et ses muscles propres servent à mouvoir la section qui lui est inférieure.

Nous avons déjà remarqué que la forme et la disposition générale des muscles sont analogues à celles des os qu'ils revêtent. Les os larges des cavités du tronc et de la tête sont recouverts de muscles membraneux ; les os longs des membres le sont de muscles funiculaires. Cette forme, toutefois, éprouve des modifications dans chaque région, qui constituent ses caractères généraux. Au-dessous se rencontrent les modifications locales qui caractérisent chaque muscle en particulier. Ainsi, les muscles de l'épaule et ceux de la hanche, qui, de l'omoplate et de l'os coxal, s'étendent à l'extrémité troncique de l'humérus et du fémur sont épais, courts, rayonnés, de manière à contre-balancer par leur puissance le désavantage de leur insertion auprès de l'extrémité mobile du levier déterminé par toute la longueur du membre. Déjà leur configuration est intermédiaire entre les deux formes membraneuse et funiculaire. Les muscles du bras et de la cuisse sont longs comme l'humérus et le fémur, et se terminent inférieurement par des tendons funiculaires qui s'infléchissent autour des articulations du coude et du genou. Les muscles du bras et de la jambe, de même forme que les précédens, sont destinés à mouvoir l'extrémité terminale, la main ou le pied, et se continuent par de longs tendons, qui sont uniques quand ils s'attachent sur le métacarpe ou le métatarse, et deviennent multiples s'ils doivent mouvoir les doigts ou les orteils.

Les muscles des membres sont groupés, suivant chaque plan, par séries qui correspondent à des mouvemens communs de flexion ou d'extension, d'adduction ou d'abduction, de pronation ou de supination.

MUSCLES DU MEMBRE THORACIQUE.

Ils se divisent en muscles de l'épaule, du bras, de l'avant-bras et de la main.

MUSCLES DE L'ÉPAULE.

MOTEURS DE L'ARTICULATION SCAPULO-HUMÉRALE.

Nous avons décrit, avec le tronc, les muscles extrinsèques de l'épaule qui, du rachis et des côtes, se rendent à l'omoplate, dont ils gouvernent les mouvemens : les uns, élévateurs et abducteurs, le trapèze, l'angulaire et le rhomboïde ; d'autres, abaisseurs et adducteurs, les pectoraux, le grand dentelé et le grand dorsal, qui agit sur l'omoplate par l'intermédiaire de l'os du bras. Les muscles intrinsèques de l'épaule, qui font mouvoir l'humérus, se divisent en trois séries : 1° Les élévateurs : le *deltoïde*, le *sus-épineux* et le *coraco-brachial*. 2° Les abaisseurs : le *grand dorsal*, déjà connu, et son accessoire le *grand rond*. 3° Les rotateurs de la tête de l'humérus : le *sous-scapulaire*, le *sous-épineux* et le *petit rond*.

ÉLÉVATEURS.

DU DELTOÏDE. (1)

SOUS-ACROMIO-HUMÉRAL (*CHAUSS.*); SUB-ACROMIO-CLAVI-HUMÉRAL (*DUMAS*); M. ATTOLLENS HUMERUM (*SPIGEL*) ; ELEVATOR, S. EXTENSOR HUMERI ; DELTOIDES.

Situation, configuration. Muscle épais, rayonné, triangulaire, incurvé sur lui-même, suivant ses deux diamètres, de haut en bas et d'avant en arrière, de manière à enceindre l'articulation scapulo-humérale ; situé à l'extrémité supérieure du membre thoracique, où il forme le moignon de l'épaule. Il a reçu son nom de sa forme, que l'on a comparée assez grossièrement à la lettre Δ des Grecs, renversée.

Insertions, fasciculation. Ses fibres naissent, comme point fixe, suivant une ligne contournée en fer à cheval : 1° de toute la longueur du bord postérieur de l'épine de l'omoplate ; 2° du contour externe de l'acromion, et en partie des attaches de la capsule fibreuse scapulo-humérale ; 3° du tiers externe du bord antérieur de la clavicule. Ses épanouissemens aponévrotiques se confondent, sur les os, avec ceux du trapèze, dont l'insertion scapulaire est la même sur le bord opposé. Les longs filamens entre-croisés de ces deux muscles forment une zone blanchâtre, d'où procèdent plusieurs aponévroses, dont la principale tapisse la fosse sous-épineuse. A partir de cette triple origine, les fibres charnues se dirigent toutes de haut en bas, en convergeant vers le tendon huméral comme sur un sommet commun. Les postérieures, les plus longues, inclinées obliquement d'arrière en avant ; les antérieures, obliques d'avant en arrière, et les moyennes directes sur la face externe. Dans sa masse, le muscle deltoïde est partagé en un nombre considérable de faisceaux. Albinus en compte dix principaux ; M. Cruveilhier, dix-huit ou

(1) Planches 108, 83, 62, 78.

vingt; mais, par une dissection minutieuse, il serait facile d'en trouver un beaucoup plus grand nombre. Ces faisceaux sont séparés par des lamelles aponévrotiques, qui s'étendent le plus généralement de l'insertion scapulo-claviculaire au tendon huméral, et, par leurs faces, servent d'implantation aux fibres musculaires. Ils se divisent en trois groupes : les faisceaux postérieurs font suite à une aponévrose assez large : d'abord, simplement convergens, ils se contournent inférieurement, et se revêtent, en s'inclinant les uns au-dessous des autres, pour se fixer sur le tendon huméral, de la même manière que ceux du grand pectoral; du reste, ils sont parallèles entre eux. Les faisceaux antérieurs sont également parallèles, diminuent de longueur de dehors en dedans, et se rendent directement sur le bord antérieur du tendon. Les faisceaux médians sont les plus nombreux et les plus compliqués. Ils forment trois étages superposés irrégulièrement : ceux nés de l'acromion se terminent par un sommet effilé sur les cloisons aponévrotiques; un second rang leur succède, qui se fixe sur la naissance du tendon; le troisième rang accompagne ce tendon jusque auprès de son implantation; néanmoins quelques fascicules enjambent sur les autres, et parcourent presque toute la hauteur du muscle. Le tendon huméral qui réunit tous ces faisceaux présente une forme anguleuse en V, correspondant à la division des trois sortes de fascicules. La branche antérieure reçoit les fibres claviculaires, et se continue par une lamelle aponévrotique avec le tendon du grand pectoral. Sur la branche postérieure se rendent les fibres nées de l'épine. L'intervalle reçoit les fascicules médians. Le tendon lui-même s'implante sur l'éminence rugueuse, située à la partie externe de l'humérus, connue sous le nom d'*empreinte deltoïdienne*. Il est reçu dans la bifurcation de l'attache supérieure du brachial antérieur.

Connexions. Sa *surface extérieure* convexe, recouverte médiatement par la peau, le pannicule adipeux, l'épanouissement du muscle peaucier, et quelques filamens des nerfs sus-acromiens, est en rapport immédiat avec une mince toile fibro-celluleuse d'enveloppe, qui procède de la ceinture scapulaire et de l'aponévrose sus-épineuse, et se continue en avant et en bas avec l'aponévrose brachiale. Sa *surface intérieure*, concave, est également tapissée par une toile fibro-celluleuse, en sorte que le muscle, dans son entier, est renfermé dans une gaîne. Cette surface recouvre l'articulation scapulo-humérale, dont elle est séparée par une synoviale et un tissu cellulaire filamenteux très abondant, de manière à glisser sans frottement. Elle revêt en outre le tiers supérieur de l'humérus, l'apophyse coracoïde, l'extrémité supérieure des deux pectoraux, du biceps, du coraco-brachial, des deux muscles ronds, des sus et sous-épineux, les vaisseaux acromiens et circonflexes. Son *bord antérieur*, très épais, est séparé du bord externe du grand pectoral, qui lui est adjacent, par un sillon celluleux, dans lequel rampe la veine céphalique; en haut l'espace intermédiaire s'élargit, et forme, entre les muscles et la clavicule, un creux triangulaire qui sert de passage à une artère deltoïdienne, dans lequel s'enfonce la veine céphalique, et qui trace la voie par la ligature de l'artère axillaire par le procédé de Desault. Le *bord postérieur*, mince en haut, où il s'applique sur le sous-épineux, épais et contourné en bas par la torsion des faisceaux qui se rendent sur le tendon, est en rapport avec le triceps brachial. L'angle ou tendon inférieur, compris dans la bifurcation du brachial antérieur, est le point où s'effectue le moins de mouvement : c'est d'après cette raison qu'on l'a choisi pour y placer des cautères.

Anomalies. Présentées dans l'ordre de leur plus grande fréquence, les principales sont : 1° la division du muscle en deux portions par une scissure longitudinale (Meckel); 2° l'existence d'un faisceau qui, du bord axillaire de l'omoplate, rejoint le tendon deltoïdien (Albinus); 3° la présence d'un faisceau inverse, né du sous-épineux, et qui rejoint le bord postérieur du muscle.

Action. Le deltoïde ayant pour insertion fixe la ceinture scapulaire, maintenue par le trapèze, l'angulaire et le rhomboïde, tire sur son propre tendon huméral, et constitue par conséquent l'*élévateur* essentiel du bras. L'implantation de son tendon un peu en avant fait que l'élévation s'accompagne d'une légère adduction. En raison de sa forme convexe, il glisse et se réfléchit sur la saillie que lui forme la tête de l'humérus. Le bras étant élevé perpendiculairement, Bichat pense que le deltoïde peut contribuer à l'abaisser. M. Cruveilhier n'est pas de cette opinion. Quant à nous, il nous semble que, dans ce cas, la contraction de ce muscle, déjà rendue presque impossible par le refoulement de ses fibres, n'aurait, en raison des rapports des os, d'autre effet que de faire repousser l'omoplate en bas et en arrière; mais, dès que l'abaissement est commencé par l'action du grand pectoral et du grand dorsal, la tête de l'humérus ne s'offrant plus aussi perpendiculairement par rapport à la surface de la cavité glénoïde, et le deltoïde lui-même commençant à se déplisser, le muscle peut alors concourir à l'abaissement. Quand on s'élève sur les bras, le tendon huméral devenant l'insertion fixe, le deltoïde entraîne le tronc en haut. Au reste, l'action de ce muscle, qui représente le grand fessier de l'épaule, n'est pas aussi énergique qu'il le semblerait en raison de sa masse, du nombre et de l'intrication de ses faisceaux, vu la direction désavantageuse de ses fibres, toujours parallèles au levier qu'elles font mouvoir. La réflexion du deltoïde, sur la tête humérale, semble bien avoir pour effet de contrebalancer cet inconvénient, mais pas d'une manière assez efficace.

DU SUS-EPINEUX. (1)

PETIT SUS-SCAPULO-TROCHITÉRIEN (*CHAUSS.*); SUS-SPINI-SCAPULO-TROCHITÉRIEN (*DUMAS*); SUS-ÉPINEUX (*CRUV.*); M. SUPRA-SPINATUS (Nonnulli).

Situation, *configuration*. Muscle conoïde, épais, alongé, situé à la partie supérieure et postérieure de l'épaule, dans la fosse sus-épineuse; moulé dans sa cavité de manière à se trouver compris dans un canal ostéo-fibreux, entre la surface osseuse concave et l'aponévrose d'enveloppe, il naît : 1° par de courtes fibres aponévrotiques, de la surface de l'omoplate, à partir de son bord spinal et de la face correspondante de l'épine; 2° par quelques fibres superficielles, de la surface intérieure de l'aponévrose sus-épineuse; 3° des deux faces des minces lamelles aponévrotiques longitudinales, qui le divisent en longs faisceaux parallèles et convergens. Toutes ces fibres se rassemblent de dehors en dedans sur un tendon plat, leur sommet commun, qui passe sous la voûte de l'acromion et sous le ligament coraco-acromien, et vient s'implanter sur la première des facettes du grand trochanter huméral, confondu dans sa périphérie avec la capsule articulaire qu'il traverse, adhérent, par son bord inférieur, au tendon du sous-épineux, et séparé de celui du sous-scapulaire par la coulisse de glissement du tendon de la longue portion du biceps.

(1) Planches 107, 108.

Connexions. Recouvert par l'extrémité scapulaire de la clavicule, le ligament coraco-acromien, une portion du deltoïde et du trapèze, ce muscle tapisse la fosse sus-épineuse, la partie supérieure de l'articulation scapulo-humérale et les nerfs sus-scapulaires.

Action. Le sus-épineux, tendu comme une sorte de ligament contractile au-dessus de la tête de l'humérus, semble avoir pour premier usage de résister aux puissances qui tendent à élever l'os, et, sous ce rapport, de servir d'auxiliaire actif à la voûte passive acromio-coracoïdienne. Considéré comme puissance musculaire, il élève en avant l'extrémité inférieure de l'humérus, suivant un mouvement de bascule qui fait glisser la tête de cet os en bas et en arrière sur la cavité glénoïde. Sous ce point de vue, il est accessoire du deltoïde, mais son action ne peut être que très faible, l'avantage de son insertion perpendiculaire au levier devant se trouver presque neutralisé par la trop grande proximité du point d'appui. Ce muscle, par sa fusion avec la capsule, est un de ceux que Winslow appelle *articulaires*. Il lui attribue plus spécialement l'usage de tendre cette capsule et de l'empêcher d'être pincée entre les os dans le jeu de l'articulation. Si cette observation est fondée, elle doit s'appliquer également aux autres muscles capsulaires, et ne se rapporte plus particulièrement au sus-épineux, qu'autant que les mouvemens s'exécutent dans sa direction.

DU CORACO-BRACHIAL. (1)

CORACO-HUMÉRAL (*CHAUSS.*, *DUM.*); M. CORACOIDEUS (*RIOLAN*); PERFORATUS CASSERII; CORACO-BRACHIALIS.

Situation, *configuration*. Muscle funiculaire, mince, aplati de dehors en dedans, placé à la partie interne et supérieure du bras, étendu de l'apophyse coracoïde et du tendon de la courte portion du biceps à l'humérus.

Insertions. Il procède, par un faisceau de fibres aponévrotiques et musculaires, figurant un court tendon, de l'extrémité libre et du bord inférieur du sommet de l'apophyse coracoïde, entre le tendon du petit pectoral en dedans, et en dehors, celui de la courte portion du biceps brachial, auquel il est uni. A partir de cette insertion, les fibres parallèles descendent verticalement, mais avec une légère obliquité en dedans. Elles continuent de naître, dans l'étendue d'environ deux pouces, du bord interne du tendon de la courte portion du biceps; le muscle se renfle en cet endroit, puis descend en bas et en arrière, et vient s'insérer par un court tendon membraneux et vertical, de deux pouces de hauteur, suivant une ligne située sur le plan interne de l'humérus. La limite de cette implantation atteint environ, comme l'exprime Boyer, la partie moyenne de l'os. Winslow la fixe au tiers supérieur de l'humérus, et M. Cruveilhier, à son tiers inférieur. Le filet effilé qui ferme le muscle est reçu entre l'angle interne de la bifurcation du brachial antérieur et l'extrémité de la portion interne du triceps brachial. Il est assez ordinaire que l'aponévrose d'insertion, qui se prolonge beaucoup plus haut en arrière qu'en avant, soit unie, par quelques fibres, à la courte portion du triceps.

Connexions. La *face antérieure* du coraco-brachial est recouverte par le deltoïde, le tendon du grand pectoral et la courte portion du biceps. Sa *face postérieure* revêt les tendons du sous-scapulaire, du grand dorsal, du grand et du petit ronds. Par son *bord interne*, il recouvre d'abord, à sa partie supérieure, puis il longe dans le reste de son étendue, l'artère axillaire, et sa continuation, l'artère brachiale, les branches qu'elles fournissent et le nerf médian. Enfin, ce muscle est traversé par le nerf musculo-cutané, d'où le nom de *perforé de Cassérius* qui lui avait été donné. Parfois même il est également pénétré par une des branches du nerf médian.

Anomalies. Dans des cas rares, au lieu d'une simple perforation, le coraco-brachial offre une division qui occupe, ou sa moitié inférieure, ou même toute son étendue. Cette scission a été trouvée indépendante du nerf musculo-cutané qui passait comme à l'ordinaire par une ouverture spéciale. (Meckel.)

Action. Le coraco-brachial *élève* le bras vers le plan moyen, c'est-à-dire *en avant et en dedans*. Il est par conséquent congénère des faisceaux claviculaires du deltoïde et du grand pectoral; si le bras est porté en arrière, et tourné en dedans, il le ramène en avant, en lui imprimant un mouvement de rotation en dehors. Enfin, lorsque le bras est fixé, comme dans l'action de grimper, il refoule l'épaule vers l'humérus.

ABAISSEURS ET ADDUCTEURS DE L'HUMÉRUS.

Nous avons déjà décrit, avec les muscles du tronc, le grand dorsal et le grand pectoral, qui sont adducteurs et abaisseurs du bras; le petit pectoral, qui est abaisseur et adducteur de l'omoplate, et le grand dentelé, qui, par rapport à l'épaule, fait plus spécialement office d'adducteur. Il ne nous reste plus qu'à donner la description du grand rond.

DU GRAND ROND. (1)

SCAPULO-HUMÉRAL (*CHAUSS.*); ANGULI-SCAPULO HUMÉRAL (*DUM.*); M. TERES, S. ROTUNDUS MAJOR.

Configuration, *insertions*. Muscle long, rubané, très épais, situé parallèlement au petit rond, en arrière du creux axillaire. Il naît, par de courtes fibres aponévrotiques, au-dessous du sous-épineux, d'une surface quadrilatère qui termine la face postérieure de l'omoplate, au-dessus de son angle inférieur : latéralement, quelques-unes de ses fibres s'implantent sur les cloisons aponévrotiques qui le séparent du petit rond et du sous-scapulaire. Composé de fibres parallèles, le grand rond monte obliquement de bas en haut et de dedans en dehors : d'abord accolé au petit rond, il s'en écarte en montant, et passe au-devant de la longue portion du triceps brachial. Autour de la saillie qu'il forme en dehors, s'infléchit l'extrémité supérieure rubanée du grand dorsal. Chacun d'eux s'amincit en un tendon membraneux, large d'un pouce à un pouce et demi, aplati d'avant en arrière. Ces deux tendons s'appliquent l'un sur l'autre, et adhèrent par leurs faces adjacentes. Celui du grand dorsal reste plus antérieur et supérieur. Le tendon du grand rond, situé en arrière de l'autre, le dépasse beaucoup en bas, et se prolonge très loin sur les fibres charnues par la face inférieure. Tous deux s'implantent le long de la lèvre interne et postérieure de la coulisse bicipitale de l'humérus; mais au lieu que le tendon du grand dorsal tapisse cette gouttière, et vient y confondre ses épanouissemens fibreux avec ceux du tendon du

(1) Planches 111, 113, 109, 110.

(1) Planches 107, 108, 109, 110.

grand pectoral, celui du grand rond reste fixé sur la lèvre de la coulisse.

Connexions. La *face postérieure* de ce muscle est recouverte par la peau, par le grand dorsal et la longue portion du triceps brachial. Sa *face antérieure* est en rapport avec le sous-scapulaire, la courte portion du biceps, le coraco-brachial, le tendon du grand dorsal, les vaisseaux axillaires et le tissu cellulaire lâche du creux de l'aisselle. Son *bord interne* et supérieur est en rapport avec le petit rond et la longue portion du triceps. Son *bord externe* et inférieur forme, avec le long dorsal, la limite saillante du creux de l'aisselle en arrière.

Action. Le grand rond, par sa position, peut être considéré comme un faisceau du grand dorsal, qui en aurait été isolé pour s'insérer à l'omoplate. Ses usages sont par conséquent synergiques de ceux de ce dernier muscle, c'est-à-dire qu'il est *abaisseur* du bras en arrière et en dedans; mais en même temps, vu l'enroulement commun des tendons autour des faces postérieure et interne de l'humérus, ces deux muscles sont aussi *rotateurs* de l'os en dedans, et, sous ce rapport, congénères du sous-scapulaire.

MUSCLES ROTATEURS DE LA TÊTE DE L'HUMÉRUS.

Rotateurs en dedans.

DU SOUS-SCAPULAIRE. (1)

SOUS-SCAPULO-TROCHINIEN (*CHAUSS.*, *DUMAS*); M. IMMERSUS, S. SUBSCAPULARIS (*RIOL.*).

Situation, configuration. Épais, rayonné, triangulaire, ce muscle est situé sur la face antérieure de l'omoplate, où il remplit la presque totalité de la fosse sous-scapulaire, dont il a emprunté son nom. Il correspond à lui seul aux trois muscles sus-épineux, sous-épineux et petit rond, situés sur la face opposée de l'os.

Insertions, fasciculation. Le sous-scapulaire, quoique régulièrement rayonné, est assez complexe dans sa structure. Il se compose de neuf à dix faisceaux nés de la surface de l'os, et des cloisons aponévrotiques qui s'implantent sur les lignes convergentes que l'on y remarque. Les trois premiers faisceaux supérieurs, les plus courts, tapissent la partie supérieure de l'os, à partir du bord spinal et de la ligne d'insertion de l'angulaire. Ils se dirigent en dehors, et s'infléchissent autour de la base de l'apophyse coracoïde, comme sur une poulie de renvoi : une synoviale intermédiaire facilite leur glissement en ce point. Les trois ou quatre faisceaux qui suivent se rendent directement en haut et en dehors vers le tendon commun. Les trois faisceaux inférieurs s'enchevêtrent à angle aigu les uns dans les autres; ils naissent par de courtes aponévroses au-dessus de l'attache du grand dentelé, sur l'angle inférieur de l'os. Un dernier faisceau isolé, de forme funiculaire, procède de la partie inférieure du bord axillaire, au-dessus et au-devant de l'attache du grand rond. Il monte presque verticalement, renforcé, chez certains sujets, par quelques fibres nées d'une aponévrose fixée sur le bord de l'omoplate, et qui unit le sous-scapulaire au grand rond et à la longue portion du triceps brachial. Les divers faisceaux convergens se réunissent, vers l'angle scapulaire de l'omoplate, en un large tendon membraneux, qui contourne la face interne de l'articulation scapulo-humérale, traverse la capsule à laquelle il est uni en haut et qu'il concourt à former, et s'insère à la petite tubérosité ou petit trochanter de l'humérus. En arrière, le tendon n'adhère pas à la capsule, et l'on y trouve presque toujours une fente longitudinale qui est fermée seulement par une synoviale de glissement. En bas, il est assez ordinaire que le tendon se prolonge par une lame fibreuse sur la lèvre interne de la coulisse bicipitale, où il s'unit parfois au tendon du grand dorsal.

Connexions. La *face postérieure* du sous-scapulaire tapisse la fosse du même nom. En dehors elle en est séparée par les vaisseaux et les nerfs sous-scapulaires, et, plus à l'extérieur, elle revêt la capsule scapulo-humérale, une partie du grand rond et de la longue portion du triceps brachial. Sa *face antérieure* est en rapport avec le grand dentelé, dont elle est séparée par l'aponévrose sous-scapulaire et par une couche épaisse d'un tissu cellulaire très lâche. Son *bord externe* est en rapport avec les muscles coraco-brachial et deltoïde, en avant; en arrière, le grand et le petit ronds; mais surtout il forme la limite postérieure du creux de l'aisselle, et, sous ce point de vue, ses connexions les plus importantes sont celles qu'il offre avec les vaisseaux axillaires et le plexus brachial. En haut, le bord inférieur libre du tendon décrit une anse fibreuse, sous laquelle s'insinuent les vaisseaux circonflexes.

Action. Elle se rapporte à deux effets principaux : 1° Le sous-scapulaire étant oblique de bas en haut et de dedans en dehors, de son insertion fixe vers son attache mobile, il semble devoir être d'abord *abaisseur en dedans*, du bras qui a été élevé; mais surtout, en raison du bec saillant que forme la cavité glénoïde au-dessous de la tête de l'humérus, il tend à maintenir les surfaces articulaires en contact. 2° Mais, comme son tendon s'enroule autour de l'hémisphère interne de la tête de l'humérus, dans sa contraction il lui imprime un mouvement de torsion qui est d'autant plus prononcé, qu'il aurait été entraîné en dehors par les muscles de la face opposée. Le sous-scapulaire est donc, sous ce rapport, *rotateur en dedans*. S'il agit simultanément avec ses antagonistes, ils maintiennent en commun la tête de l'humérus contre la cavité glénoïde, et s'opposent aux luxations. C'est dans ce sens que d'anciens auteurs ont pu assigner à ces divers muscles l'usage d'appuyer le bras contre le tronc, ou, en d'autres termes, de faire l'office d'*adducteurs*. Enfin, dans la suspension par les bras, le sous-scapulaire tend à entraîner le tronc vers l'humérus; mais si le bras étant élevé, il survient une chute ou un effort quelconque sur la main ou le coude, on conçoit que la traction des rotateurs devienne une des causes de la luxation.

Rotateurs en dehors.

Ils se composent d'un groupe musculaire situé dans la fosse sous-épineuse, et qu'une scission longitudinale divise en deux muscles, le *sous-épineux* et le *petit rond*.

DU SOUS-EPINEUX. (1)

GRAND SUS-SCAPULO-TROCHITÉRIEN (*CHAUSS.*); SUS-SPINI-SCAPULO-TROCHITÉRIEN (*DUM.*); M. INFRA-SPINATUS (Nonnulli).

Situation, configuration. Muscle épais, rayonné, triangulaire, occupant presque toute l'étendue de la fosse sous-épineuse, de

(1) Planche 107.

(1) Planches 108, 83, 86.

l'épine de l'omoplate jusqu'auprès de son bord axillaire. Il se compose de deux faisceaux séparés par une cloison aponévrotique; le *faisceau supérieur*, ou épineux, naît de la lèvre inférieure de la bifurcation de l'épine de l'omoplate à sa naissance, et de toute l'étendue de la face inférieure de la même apophyse. Ses fibres, presque horizontales, mais avec une légère incurvation à concavité supérieure, se fixent sur l'aponévrose de séparation. Les plus externes, qui sont aussi les plus longues, contournent, comme une poulie de renvoi, la racine libre de l'épine pour se fixer sur le tendon huméral. Le *faisceau inférieur*, beaucoup plus considérable, s'étend depuis le précédent jusque vers l'attache du grand rond. Il procède, par sa base, de toute la hauteur de la lèvre postérieure du bord spinal. Il se compose de fascicules convergens, obliques de bas en haut et de dedans en dehors, mais avec une légère incurvation à concavité inférieure. Le plus grand nombre se rendent sur l'aponévrose de séparation; le fasicule inférieur et externe, le plus long, est le seul qui se rende directement sur le tendon huméral. Dans toute l'étendue du muscle, les fibres des divers fascicules naissent : 1° de la surface osseuse de la fosse sous-épineuse; 2° de minces lames fibreuses intermusculaires de séparation; 3° sur le bord supérieur et interne de la cloison aponévrotique de séparation avec le petit rond; 4° sur la face antérieure, pour quelques fibres superficielles de l'aponévrose sous-épineuse d'enveloppe. Dans l'insertion commune humérale, le faisceau supérieur reste superficiel; l'inférieur glisse au-devant. Tous deux, unis intimement, forment un tendon aplati, qui s'implante sur la deuxième facette de la grosse tubérosité ou grand trochanter de l'humérus, entre les tendons du sus-épineux et du petit rond, confondu par le mélange de ses fibres avec eux et la capsule scapulo-humérale.

DU PETIT ROND. (1)

PLUS PETIT SUS-SCAPULO-TROCHITÉRIEN (*CHAUSS.*); MARGINI-SUS-SCAPULO-TROCHITÉRIEN (*DUM.*); M. TERES MINOR (Nonnulli).

Configuration, insertions. Alongé, funiculaire, aplati de dedans en dehors, situé à la partie inférieure et externe de la fosse sous épineuse, ce muscle semble n'être qu'un faisceau du sous-épineux, qui s'en trouverait séparé par une cloison aponévrotique épaisse; aussi n'est-ce pas sans raison que M. Cruveilhier décrit ces deux muscles en un seul. Le petit rond naît, par un sommet effilé, intermédiaire entre le sous-épineux et le grand rond, d'une surface triangulaire et rugueuse, située à la partie inférieure de la fosse sous-épineuse, près du bord axillaire de l'omoplate. A partir de cette origine, il monte obliquement de bas en haut, parallèle au sous-épineux. Quelques-unes de ses fibres s'implantent en haut sur l'aponévrose qui le sépare de ce muscle, et en bas, d'une autre aponévrose très forte qui l'isole du grand rond. Toutes viennent se rendre sur un tendon large, qui descend assez bas sur le milieu de la face postérieure, et se fixe sur la troisième facette du grand trochanter huméral, intimement uni au tendon du sous-épineux et à la capsule de l'articulation.

Connexions des muscles sous-épineux et petit rond. Séparés l'un de l'autre par une cloison aponévrotique, ces muscles sont en rapport, par leur *face postérieure*, médiatement, avec la peau, le deltoïde, le trapèze et le grand dorsal; immédiatement, avec l'aponévrose sous-épineuse. Par leur *face antérieure*, ils recouvrent la fosse sous-épineuse, dont les isolent en dehors les vaisseaux et nerfs sus-scapulaires. En haut, ils revêtent la face postérieure de l'articulation, et se mêlent avec sa capsule. Le *bord inférieur* ou externe du petit rond, en particulier, est en rapport avec le grand rond et le faisceau scapulaire du triceps brachial.

Action des muscles sous-épineux et petit rond. La direction de ces muscles étant la même que celle du sous-scapulaire, mais sur la face opposée de l'omoplate, et leurs tendons s'enroulant en sens inverse autour de l'articulation, il est clair qu'ils doivent avoir pour usage opposé la *rotation* de la tête de l'humérus en *dehors*, et, pour usage commun avec le sous-scapulaire, de maintenir fortement en contact les surfaces articulaires. Le bras étant levé, ces trois muscles concourent à le maintenir dans cette position, en appliquant fortement la tête de l'humérus contre la cavité glénoïde; mais alors, comme nous l'avons remarqué à propos du sous-scapulaire, il y a danger de luxation.

MUSCLES DU BRAS.

MOTEURS DE L'ARTICULATION HUMÉRO-CUBITALE.

Ils se rapportent seulement à deux plans opposés : l'un antérieur, l'autre postérieur, correspondant, le premier à la flexion, le second à l'extension.

FLÉCHISSEURS.

Au nombre de deux : le biceps brachial et le brachial antérieur.

DU BICEPS BRACHIAL. (1)

(FLÉCHISSEUR DU RADIUS.)

SCAPULO-RADIAL (*CHAUSS.*); SCAPULO-CORACO-RADIAL (*DUM.*); CORACO-RADIAL (*WINSL.*); BICEPS INTERNUS, S. BICEPS BRACHII (Nonnulli).

Situation, configuration. Muscle long, épais, ovalaire sur sa coupe transversale, situé verticalement sur la face antérieure et un peu interne du bras.

Division, insertion, fasciculation. Le biceps se compose, dans sa moitié supérieure, de deux portions qui s'unissent et se confondent inférieurement. La portion externe ou *longue portion*, *caput longum*, *seu musculus gleno-radialis*, naît, par un long tendon funiculaire aplati, du milieu du bord supérieur de la cavité glénoïde de l'omoplate. Ce tendon, qui fait suite, de chaque côté, au bourrelet fibreux articulaire, est d'abord renfermé dans une duplicature de la membrane synoviale de l'articulation scapulo-humérale, qui lui forme une sorte de gaîne. Recouvert d'abord par la capsule fibreuse, il s'enfonce entre les deux trochanters de l'humérus dans la coulisse de glissement, dite *bicipitale*, qui lui est propre, revêtu, à sa sortie de l'articulation, par une bandelette fibreuse tendue entre les deux tubérosités, et maintenu, dans sa coulisse, entre les tendons du grand dorsal et du grand rond en arrière, et du grand pectoral en avant. En regard de ce dernier, le tendon s'épanouit pour donner naissance aux fibres charnues. La courte portion, *caput breve, seu m. coraco-radialis*, procède, par un tendon plat, du sommet de l'apo-

(1) Planches 108, 85, 86.

(1) Planches 111, 114, 82, 76.

physe coracoïde, en dehors de l'attache du coraco-brachial. Ce tendon descend en s'élargissant: d'abord il sert d'implantation au coraco-brachial, dans l'étendue de deux pouces, sur son bord interne; puis il commence à donner attache aux fibres charnues dans cette direction, et se prolonge sur le bord externe jusqu'au-dessous de l'union commune. Les deux portions s'unissent environ à la hauteur des deux cinquièmes supérieurs du bras; au-dessus du point de jonction, elles sont séparées par un intervalle celluleux à angle aigu. Après leur réunion, les deux faisceaux qui leur font suite, quoique confondus dans une masse commune, forment néanmoins encore deux courbes distinctes, et sont séparés par un léger sillon qui se prolonge jusqu'au bas. Tous deux se composent de fascicules verticaux dont les fibres sont parallèles. Un peu au-dessus du pli du bras naît le tendon inférieur, d'abord par un épanouissement aponévrotique qui commence plus haut sur le bord externe. Ce tendon, aplati d'avant en arrière, descend verticalement au milieu du pli du bras, entre les masses des supinateurs et des pronateurs; puis il s'incline légèrement en dehors, devient moins large et plus épais, contourne la tubérosité du radius, dont il est séparé par une bourse synoviale de glissement, et se fixe sur le bord postérieur de cette apophyse. De la face antérieure et du bord interne du tendon radial se dégage une lame aponévrotique très épaisse, la *bandelette bicipitale*, qui se dirige obliquement en bas et en dedans, où elle bride les muscles pronateurs et renforce l'aponévrose antibrachiale antérieure, avec laquelle elle se confond. Cette bandelette offre un grand intérêt en chirurgie, surtout pour la phlébotomie. Placée comme une cloison résistante, entre la veine superficielle médiane basilique et le nerf cutané interne, d'une part, et de l'autre, l'artère et la veine humérales et le nerf médian, elle protège ces vaisseaux, et, chez les sujets maigres, c'est le plus ordinairement dans son tissu que s'arrête la pointe de la lancette.

Connexions. Sa *face antérieure* est recouverte en haut par le deltoïde et le tendon du grand pectoral; en bas, par l'aponévrose brachiale antérieure, et médiatement par la peau. La *face postérieure* est en rapport supérieurement avec l'humérus; inférieurement avec le brachial antérieur. Son *bord interne* est uni en haut au coraco-brachial; dans le reste de son étendue, il recouvre et protège les vaisseaux huméraux, qui même décrivent un coude autour de la saillie inférieure du fascicule interne, pour se rendre au pli du bras: c'est la saillie de ce bord qui guide l'incision pour la ligature de l'artère humérale.

Anomalies. Les principales, dans l'ordre de leur fréquence, sont: 1° la division des deux fascicules jusque sur le tendon radial (Weitbrecht, Albinus, Rudolphi, Meckel); 2° l'existence d'un troisième faisceau plus petit que les deux autres, qui naît du milieu de la face interne de l'humérus (Albinus, Mayer), ou qui se détache du brachial antérieur; 3° enfin l'on rencontre quelquefois un quatrième et même un cinquième fascicule, qui, dans ce cas, sont unis et forment une troisième portion plus interne, qui se fixe à part au radius, et constitue réellement un fléchisseur surnuméraire, comme chez les oiseaux (Pietsch).

Action. Le biceps étendu, suivant une légère inclinaison en diagonale, du côté interne de l'articulation de l'épaule, à l'extrémité externe et supérieure de l'avant-bras, est *fléchisseur* de l'*avant-bras* sur le bras dans le sens de l'*adduction*; mais, en outre, son tendon inférieur s'enroulant autour de la tubérosité bicipitale, il fait subir au radius une demi-rotation sur son axe, en sorte que, au mouvement de flexion s'ajoute la *supination de l'avant-bras*. Par l'expansion de la bandelette bicipitale, il tend l'aponévrose antibrachiale, et contient les muscles pronateurs. Enfin, comme nous l'avons fait observer en traitant de l'articulation scapulo-humérale, le tendon de sa longue portion, en raison de la contractilité du muscle et de la mobilité de l'omoplate, entre lesquels se trouvent comprises ses extrémités, fait, au-dessus de la tête de l'humérus, l'office d'un ligament élastique, qui amortit les chocs de bas en haut.

DU BRACHIAL ANTERIEUR. (1)

(FLÉCHISSEUR DU CUBITUS.)

HUMÉRO-CUBITAL (*CHAUSS., DUM.*); BRACHIALIS INTERNUS, S. FLEXOR CUBITALIS ULNARIS (Nonnulli).

Situation, configuration. Muscle épais et large, situé en avant de la moitié inférieure de l'humérus, qu'il enveloppe de l'un à l'autre de ses bords latéraux.

Division, insertions. Il se compose de trois faisceaux, un médian et deux latéraux. Le faisceau médian ou supérieur constitue la masse principale du muscle. Il naît, en haut, par une extrémité bifurquée en deux sommets anguleux, du milieu de la face interne de l'humérus. Dans la bifurcation médiane est reçu le tendon huméral du deltoïde. Chacun des angles procède de la surface de l'os par de courtes fibres aponévrotiques; l'angle externe est limité en dehors par la portion externe du triceps, et l'interne est borné en dedans par le sommet du coraco-brachial, en sorte que la zone antérieure et interne de la partie moyenne de l'humérus est entrecoupée par une série de pointes musculaires verticales ascendantes et descendantes qui se reçoivent mutuellement: en haut, le coraco-brachial et le deltoïde; en bas, le sommet de la portion interne du triceps et les deux extrémités du brachial antérieur. A partir de l'attache supérieure, les fibres moyennes descendent verticalement; de chaque côté, elles sont renforcées par des fibres nouvelles: en dehors, elles naissent de l'aponévrose qui sépare le brachial antérieur de la portion externe du triceps et de la naissance de la crête externe qui donne attache au long supinateur; en dedans, elles procèdent de la ligne interne de l'os, en suivant les attaches du coraco-brachial et de la portion interne du triceps. Toutes ces fibres se rendent à la périphérie et dans la cavité intérieure d'un cône aponévrotique, qui se réfléchit autour de la trochlée humérale, et vient se mêler aux deux faisceaux inférieurs. Le *faisceau inférieur interne*, très épais, se fixe en avant de la moitié inférieure de la crête interne. Il descend de dedans en dehors, en contournant la saillie de l'articulation, et vient se joindre en un tendon inférieur qui lui est commun avec le *faisceau externe*. Ce dernier fait suite au faisceau médian sur la lèvre externe, contourne également l'articulation en dehors et vient joindre le tendon qui lui est commun, avec le précédent. Il résulte de cette disposition que les deux faisceaux inférieurs se rejoignent en V au-dessous du faisceau médian, qui est reçu dans leur intervalle et forment la limite inférieure de l'implantation cubitale. Cette implantation occupe la surface rugueuse et triangulaire située au-dessous du bec coronoïdien du cubi-

(1) Planches 111, 114.

tus; elle se fait par deux tendons adhérens entre eux. Le supérieur, qui fait suite au faisceau médian, est fixé dans la fossette placée au-dessous de l'apophyse coronoïde. Le tendon inférieur commun aux deux faisceaux s'attache sur la petite éminence oblongue située plus bas. Par ses bords, l'insertion cubitale dégage des lamelles fibreuses qui renforcent l'aponévrose antibrachiale.

Connexions. La *face antérieure* de ce muscle est couverte, au milieu, par le muscle biceps; de chaque côté, par l'aponévrose brachiale et par la peau. En dedans, le brachial antérieur est en rapport avec l'artère et la veine humérales, et le nerf médian, et, inférieurement, avec le rond pronateur. En dehors, il est en contact avec les vaisseaux collatéraux externes, et recouvert, à sa partie inférieure, par le long supinateur. La *face postérieure* environne le corps de l'humérus et revêt l'articulation huméro-cubitale. Souvent il existe en ce point une bourse synoviale qui facilite le glissement. L'anomalie la plus commune est la scission verticale du grand faisceau (Meckel).

Action. Le brachial antérieur, dont la direction générale de haut en bas est inverse de celle du biceps, ou de dehors en dedans, est *fléchisseur* du cubitus, qu'il amène un peu vers l'*abduction*. Si la main est fixée, ce muscle concourt avec le biceps à fléchir le bras sur l'avant-bras.

DU TRICEPS BRACHIAL. (1)

(EXTENSEUR DU CUBITUS.)

SCAPULO-OLÉCRANIEN (*CHAUSS.*); TRI-SCAPULO-HUMÉRO-OLÉCRANIEN (*DUMAS*); EXTENSOR CUBITI MAGNUS (*DOUGLAS*); M. TRICEPS BRACHII, S. CUBITI; BRACHIUS EXTERNUS, S. POSTERIOR (Nonnulli).

Situation, configuration. Muscle long, épais, d'un volume considérable, situé verticalement à la face postérieure du bras, dont il occupe toute l'étendue.

Division, insertions. Il se compose, dans ses quatre cinquièmes supérieurs, de trois portions, qui ne s'unissent en un seul muscle, qu'à la partie inférieure.

1° *La portion moyenne et supérieure* ou *longue portion* (*m. longus*, Riolan, Albinus (*caput longum; grand anconé*, Winslow), naît, par un tendon épais et court, du rebord inférieur de la cavité glénoïde de l'omoplate et de l'espace triangulaire qui forme la naissance de son bord axillaire. Ce tendon, aplati d'avant en arrière, ne descend que d'environ un pouce sur la face postérieure et inférieure, où il donne naissance à un faisceau vertical, fusiforme, distinct du reste de la longue portion qu'il rejoint, par un sommet effilé, à son angle de jonction avec la portion externe. De la face antérieure et supérieure du tendon, à sa naissance, procède une forte aponévrose large et très épaisse, qui contourne le faisceau scapulaire en dessus et en dedans, et vient s'épanouir sur la face postérieure. De cette aponévrose naissent des fibres descendantes sensiblement verticales, mais avec une légère inclinaison en dehors, qui se rendent sur la face antérieure et sur la moitié du bord interne de l'aponévrose commune d'insertion inférieure. Cette portion scapulaire du triceps, tendue comme un ligament actif au-dessous de l'articulation scapulo-humérale, contient la tête de l'humérus en bas et en arrière, comme elle l'est en haut et en avant par la longue portion du biceps, et latéralement par les muscles rotateurs.

2° *La portion externe* (*caput externum, s. magnum; m. anconeus magnus, s. externus; anconé externe*, Winslow; *vaste externe du triceps*, Cruveilhier) procède en haut, par un court tendon externe, de la face postérieure du col chirurgical de l'humérus, puis, d'une ligne rugueuse, qui descend en arrière de la tête de l'humérus à l'angle externe de l'os, et enfin de l'aponévrose intermusculaire externe. Les fibres, nées de ces trois origines, descendent en arrière et en dedans, les supérieures, presque verticales; les autres, d'autant plus obliques et incurvées qu'elles sont plus inférieures, et se rendent, par de petits fascicules parallèles, sur l'aponévrose inférieure commune. Les fibres charnues les plus inférieures, très courtes et presque horizontales, se continuent en bas avec l'extrémité supérieure de l'anconé.

3° *La portion interne* (*caput internum; anconé interne*, Winslow; *vaste interne*, Cruveilhier) naît, par un sommet aigu, du bord interne de l'humérus, derrière les tendons des grand dorsal et grand rond, et continue de s'y insérer plus bas, entre la longue portion et le coraco-brachial. Elle procède également de l'aponévrose intermusculaire interne. Les fibres, à partir de ces implantations, composent un faisceau descendant conoïde, alongé, qui contourne en dedans la saillie de la longue portion du triceps et vient s'insérer, de haut en bas, sur la face antérieure et la moitié inférieure du bord interne de l'aponévrose commune, au-dessous de l'implantation de la longue portion, et sur l'extrémité interne de l'olécrâne. Quelques fibres des plus inférieures, très courtes, se rendent directement de l'aponévrose musculaire interne sur la capsule articulaire.

4° *L'aponévrose commune d'insertion cubitale*, très épaisse, à fibres verticales, se compose d'un double repli, décrivant un cône aponévrotique; le feuillet postérieur forme, sur les deux cinquièmes inférieurs de la face postérieure du bras, un vaste rectangle fibreux, dont la dépression est sensible sous la peau dans les contractions du bras. Il reçoit, par ses bords, les fibres superficielles des trois portions du triceps, et s'insinue, en haut, par un prolongement anguleux, entre la longue portion et le vaste externe; les fibres profondes s'implantent, dans l'intervalle des deux lames, sur leurs faces adjacentes. En bas, le cône aponévrotique se fixe lui-même, par une masse fibreuse très épaisse, sur l'extrémité postérieure et supérieure de l'olécrâne: une synoviale sert à faciliter son glissement. En dehors, le tendon du triceps envoie un prolongement qui renforce l'aponévrose antibrachiale.

Connexions. Sa *face postérieure* est couverte supérieurement par les muscles deltoïde et petit rond, et, dans le reste de son étendue, seulement par l'aponévrose brachiale et la peau. La *face antérieure* est en rapport: supérieurement, avec les tendons des muscles sous-scapulaire, grand rond et grand dorsal; au-dessous, avec la face postérieure de l'humérus, dont elle est séparée par le canal ostéo-fibreux contourné, dans lequel passent le nerf radial et les vaisseaux collatéraux externes. De chaque côté, le triceps est bridé par les cloisons intermusculaires; l'extrémité supérieure de sa courte portion est en contact avec l'artère humérale.

Action. Le triceps est *extenseur* de l'avant-bras sur le bras. Sa

(1) Planches 112, 113, 109, 110.

puissance de contraction n'est point proportionnée à la masse considérable de ses fibres, vu le désavantage de sa direction parallèle au levier et la trop grande proximité du point d'appui à son insertion cubitale. Les muscles fléchisseurs, dont l'implantation est beaucoup plus avantageuse, prédominent à l'avant-bras, où le mouvement qu'ils produisent, correspondant à la préhension, était le plus nécessaire. Il en résulte que la position la plus favorable pour la contraction de l'extenseur est celle où l'avant-bras forme avec le bras un angle très ouvert. Nous aurons occasion de remarquer, en traitant du membre inférieur, que la disposition y est inverse, le grand extenseur à quatre têtes (quadriceps fémoral) offrant, et par son volume et par son mode d'implantation, une force très supérieure à celle des fléchisseurs, comme cela devait être, l'extension à ce membre étant le point de départ des deux mouvemens les plus essentiels, la station et la progression. La longue portion du triceps brachial en particulier, qui représente le droit antérieur de la cuisse, ne peut agir efficacement, pour tirer sur l'olécrâne, qu'autant que l'omoplate est fixée par ses muscles propres; mais si le point d'appui est transporté à l'autre extrémité, le triceps devenant extenseur du bras sur l'avant-bras, la longue portion produit avec énergie le même mouvement, de l'épaule sur le bras. C'est cette aptitude à mouvoir l'omoplate, qui a engagé quelques anatomistes à en faire un muscle particulier.

MUSCLES DE L'AVANT-BRAS.

L'avant-bras qui donne attache à la plupart des muscles moteurs de la main, et dont les deux os eux-mêmes sont mobiles l'un sur l'autre, est de toutes les fractions des membres celle qui comprend le plus grand nombre de muscles. On en compte vingt, superposés par plans sur trois faces, *antérieure*, *postérieure* et *externe*. Ces muscles répondent à six mouvemens opposés : pour la main, flexion ou extension, adduction ou abduction; pour l'avant-bras, pronation et supination. Les muscles situés sur un même plan ont des usages analogues; les muscles antérieurs sont fléchisseurs et pronateurs ou adducteurs : les muscles postérieurs sont extenseurs et abducteurs; les muscles externes sont supinateurs.

En considérant de haut en bas les puissances qui agissent sur les leviers, les os de l'avant-bras sont étendus sur le bras par un petit muscle, l'*anconé*. La pronation est produite plus spécialement par deux muscles, en haut le *rond*, en bas le *carré pronateurs*, qui ont pour antagonistes un *long* et un *court supinateurs*. Le carpe est mis en mouvement par cinq muscles : deux fléchisseurs et adducteurs, le *radial* et le *cubital antérieurs;* deux extenseurs et abducteurs, les *radiaux externes;* un extenseur et adducteur, le *cubital postérieur*. Les doigts sont mus par deux *fléchisseurs communs*, l'un superficiel et l'autre profond. Le pouce est pourvu d'un *long fléchisseur propre*. Les *extenseurs des doigts* sont encore plus nombreux : outre un *extenseur commun des quatre derniers doigts*, il existe un *extenseur propre de l'index* et un du *petit doigt;* enfin le pouce à lui seul possède *deux extenseurs* et un *long abducteur*. Il ne nous reste plus qu'à indiquer un dernier muscle superficiel de l'avant-bras, le palmaire grêle, qui est *tenseur* de l'aponévrose palmaire.

MUSCLES DU PLAN ANTÉRIEUR.

(FLÉCHISSEURS ET PRONATEURS.)

Ils sont superposés en trois couches : la première comprend de dehors en dedans les muscles qui s'insèrent en commun en avant de l'épitrochlée, les *rond pronateur*, *radial antérieur*, *palmaire grêle*, et *cubital antérieur;* la seconde couche est occupée par un seul muscle, le *fléchisseur superficiel des doigts;* à la troisième couche appartiennent deux muscles : en dedans le *fléchisseur profond des doigts;* en dehors le *long fléchisseur propre du pouce*. Derrière leurs tendons est situé, au bas de l'avant-bas, le *carré pronateur*.

DU ROND PRONATEUR. (1)

GRAND PRONATEUR (*BICH.*); ÉPITROKLO-RADIAL (*CHAUSS.*, *DUM.*); M. PRONATOR TERES (Nonnull.).

Situations configuration. Muscle rubané, décroissant de largeur de haut en bas, situé obliquement en diagonale, de la partie supérieure et interne de l'avant-bras, au milieu de son bord externe.

Insertions, fasciculation. Il naît supérieurement : 1° de l'extrémité de la lèvre antérieure de la crête interne de l'humérus; 2° de la partie antérieure du sommet de l'épitrochlée; 3° de la cloison intermusculaire qui lui est commune, en dedans avec le radial antérieur, en arrière avec le fléchisseur superficiel; 4° du bord interne de l'apophyse coronoïde et de l'aponévrose qui le sépare du tendon du brachial antérieur, par un faisceau distinct qui rejoint le corps du muscle après avoir donné passage, par une arcade fibreuse, au nerf médian. D'abord, large et mince, ce muscle, rétréci et plus épais, descend obliquement en dehors. Ses fibres parallèles, mais un peu convergentes, viennent se fixer autour et dans la cavité d'un tendon membraneux, qui contourne la face antérieure du radius, sous un angle de quarante-cinq degrés, et s'implante verticalement, dans une étendue de deux pouces, sur sa face externe.

Connexions. Ce muscle est recouvert en haut par l'aponévrose antibrachiale et la bandelette bicipitale, en bas par les radiaux externes, le long supinateur, le nerf et les vaisseaux radiaux. Par sa face postérieure, il recouvre le tendon du brachial antérieur, le long fléchisseur superficiel, le court supinateur, les vaisseaux cubitaux et le nerf médian. Son bord externe forme en dedans la limite de l'espace triangulaire du pli du bras, borné en dehors par le long supinateur, en haut par la masse charnue du biceps, et traversé verticalement par le tendon de ce dernier muscle. Cette espace est très important sous le rapport chirurgical, en ce qu'il contient le nerf médian, la terminaison de la veine et de l'artère humérales, et le point de leurs bifurcations en radiales et cubitales.

Anomalies. Le rond pronateur est quelquefois double; le muscle anormal étendu en arrière, du cubitus au tendon inférieur (Brugnone), ne nous paraît être que le faisceau postérieur, dont la scission est prolongée très loin.

Action. Ce muscle est essentiellement *pronateur*. Il agit avec d'autant plus de force que l'avant-bras, au point de départ de sa contraction, se trouve dans un état de supination plus prononcé, son tendon s'enroulant, comme sur une poulie, autour de la face antérieure du radius, lorsque cet os est fortement écarté en dehors. L'avantage de sa direction, par rapport à celle du radius,

(1) Planches 114, 115, 116.

et le lieu de son implantation à la partie moyenne de cet os, rendent son action plus forte que celle des supinateurs, quoique sa masse soit moins considérable. Ce muscle n'est pas seulement pronateur; il est en outre fléchisseur du bord externe de l'avant-bras sur le bord interne du bras, et, si la main est fixée, il produit le mouvement inverse.

DU RADIAL ANTERIEUR. (1)

GRAND PALMAIRE; ÉPITROKLO-MÉTACARPIEN (*CHAUSS., DUM.*); M. RADIALIS INTERNUS, S. FLEXOR MANUS RADIALIS (Nonnulli).

Situation, insertions. Alongé, fusiforme, épais et charnu dans ses deux cinquièmes supérieurs, ce muscle, situé à la partie antérieure de l'avant-bras, qu'il traverse obliquement en diagonale, naît supérieurement: 1° du bord antérieur et supérieur de l'épitrochlée; 2° des cloisons aponévrotiques qui lui sont communes, en dehors avec le rond pronateur, en dedans avec le palmaire grêle auquel il est intimement uni; 3° en arrière, de l'aponévrose d'insertion du fléchisseur superficiel; 4° en avant, par quelques fibres, de l'aponévrose antibrachial. A partir de ces diverses origines, ce muscle descend obliquement en dehors en s'élargissant. Ses fibres légèrement divergentes, se rendent au pourtour et dans la cavité d'un cône aponévrotique, aplati d'avant en arrière, qui commence à la partie moyenne de l'avant-bras, et se continue lui-même par un long tendon: celui-ci passe au-devant de l'articulation radio-carpienne, s'engage derrière les muscles court abducteur et opposant du pouce, dans une coulisse du trapèze, où il est retenu par une gaîne fibreuse; une synoviale facilite ses glissemens en ce point. Au-delà, il s'enfonce en arrière et un peu en dehors, et s'implante, par un épanouissement, sur une surface triangulaire située à la face palmaire de l'extrémité supérieure du second os du métacarpe, entre les attaches des deux premiers interosseux; quelquefois il s'insère aussi, par des prolongemens, au trapèze, au ligament transverse métacarpien, ou même au troisième os du métacarpe.

Connexions. Recouvert par l'aponévrose antibrachiale et les muscles de l'éminence thénar, le radial antérieur recouvre le fléchisseur superficiel, et en partie le long fléchisseur du pouce dont il croise la direction.

Action. Ce muscle fléchit de proche en proche le deuxième os du métacarpe sur la deuxième rangée du carpe, la deuxième rangée sur la première, et celle-ci sur le radius. En d'autres termes, il est fléchisseur de la main sur l'avant-bras; mais, en raison de sa direction oblique, de son extrémité inférieure externe à son extrémité supérieure interne, il incline le bord radial de la main sur le bord cubital de l'avant-bras, et, par conséquent, à la flexion s'ajoute une légère pronation.

DU PALMAIRE GRÊLE. (2)

PETIT PALMAIRE; ÉPITROKLO-PALMAIRE (*CHAUSS.*); ÉPITROCHLO-CARPI-PALMAIRE (*DUMAS*); LATESCENTIS CORDÆ MUSCULUS (*FALLOPE*); PALMARIS LONGUS (*RIOL.*).

Situation, insertions. Petit faisceau funiculaire, grêle, composé, par moitiés, d'un faisceau fusiforme alongé, que termine un long tendon. Situé longitudinalement à la partie antérieure et interne de l'avant-bras, il naît, par un petit cône aponévrotique, de la face antérieure de l'épitrochlée, entre le radial antérieur et le cubital antérieur, et adhère à tous les deux. Il descend obliquement en dehors; ses fibres se rendent autour d'un petit tendon plat, situé d'abord sous l'aponévrose antibrachiale, et qui continue la direction première. Parvenu au milieu de l'extrémité inférieure de l'avant-bras, sa direction devient verticale; il s'insinue dans l'épaisseur de l'aponévrose, et se trouve placé superficiellement derrière la peau, au-devant du ligament annulaire du carpe, auquel il envoie quelques prolongemens fibreux, et recouvert seulement par une mince lamelle. Au-dessous, il s'épanouit en éventail dans l'angle supérieur de l'aponévrose palmaire.

Connexions. Recouvert dans presque toute son étendue par l'aponévrose antibrachiale et seulement en bas par la peau, ce muscle est appliqué en arrière sur le fléchisseur superficiel.

Anomalies. Le long palmaire manque très souvent, soit d'un seul ou des deux côtés; la longueur relative de son faisceau charnu et de son tendon est très variable. Parfois il est remplacé par un tendon des fléchisseurs des doigts (Rosenmüller). Dans d'autres cas, au contraire, son tendon s'élargit en une bandelette aponévrotique (Albinus).

Action. Ce muscle est spécialement *tenseur* de l'aponévrose palmaire; en continuant son effet, il devient, comme l'indique Winslow, accessoire du radial antérieur, dont il longe la direction, c'est-à-dire qu'il est à-la-fois fléchisseur et légèrement pronateur de la main sur l'avant-bras.

DU CUBITAL ANTERIEUR. (1)

CUBITO-CARPIEN (*CHAUSS.*); ÉPITROCHLI-CUBITO-CARPIEN (*DUM.*); CUBITALIS INTERNUS (*RIOL.*); M. ULNARIS INTERNUS, S. FLEXOR ULNARIS (Nonnulli).

Situation, configuration, insertions. Long et plat, semi-penniforme, situé presque verticalement à la face antérieure et interne de l'avant-bras, au-devant du cubitus qu'il enveloppe, ce muscle, le plus interne de la couche superficielle, naît supérieurement: 1° Du bord inférieur du sommet de l'épitrochlée, au-devant de l'attache tendineuse du fléchisseur superficiel. 2° Du bord interne de l'olécrâne: entre ces deux attaches est une arcade fibreuse, traversée par le nerf cubital, et qui fait suite à la gouttière postérieure de l'épitrochlée, dans laquelle ce nerf est contenu. 3° Parfois, en avant, du bord interne de l'apophyse coronoïde du cubitus et d'une aponévrose qui le sépare du fléchisseur sublime. 4° En arrière, par de courts filamens aponévrotiques, des deux tiers supérieurs de la crête postérieure du cubitus. 5° Enfin par ses fibres superficielles, dans son tiers supérieur, de la face postérieure de l'aponévrose antibrachiale. Nées de ces diverses insertions, les fibres descendent en commun, les supérieures presque verticales, les autres obliques de haut en bas et d'arrière en avant. Toutes se rendent vers un tendon commun, situé en avant et sur le bord externe du muscle dont il occupe le tiers inférieur. Ce tendon descend verticalement jusqu'à l'os pisiforme, qu'il enveloppe, et se prolonge même, au-devant du ligament inférieur de cet os, jusqu'au pyramidal.

(1) Planches 114, 115.
(2) Planches 114, 116.

(1) Planches 118, 114, 116.

Connexions. Recouvert par l'aponévrose antibrachiale, le cubital antérieur recouvre le nerf cubital, le fléchisseur superficiel, un peu le fléchisseur profond; mais ses rapports les plus intéressans sont ceux qu'il affecte avec l'artère cubitale. Il la recouvre et la protège dans la plus grande partie de son étendue, en haut, par sa masse charnue; en bas, par le bord externe de son tendon, qui sert de guide au chirurgien, soit pour comprimer, soit pour inciser, dans l'opération de la ligature.

Action. L'insertion carpienne de ce muscle se prolongeant au-delà du pisiforme, non-seulement il tire sur cet os, mais il s'en sert également comme d'une saillie de réflexion pour agir sur l'extrémité supérieure du cinquième os métacarpien. Le résultat de sa contraction est d'incliner en avant ce dernier os sur le carpe, et celui-ci sur le cubitus, ou, en d'autres termes, il est *fléchisseur direct* du bord cubital de la main sur celui de l'avant-bras.

DU FLECHISSEUR SUPERFICIEL DES DOIGTS. (1)

FLÉCHISSEUR SUBLIME; ÉPITROKLO-PHALANGINIEN COMMUN (*CHAUSS.*); EPITROKLO-CORONI-PHALANGINIEN (*DUM.*); DIGITORUM SECUNDI INTERNODII FLEXOR (*SPIGEL.*); M. FLEXOR DIGITORUM COMMUNIS SUBLIMIS (Nonnulli); S. PERFORATUS (*COWPER*).

Situation, configuration. Muscle large, épais, trifide supérieurement, quadrifide inférieurement, étendu verticalement de l'extrémité intérieure de l'humérus aux secondes phalanges des quatre derniers doigts.

Insertions, fasciculation. L'insertion supérieure se divise en trois portions: 1° L'une, humérale, est constituée par un fort tendon aponévrotique, qui embrasse le bord inférieur de l'épitrochlée. Ce tendon ou cône aponévrotique, uni, en avant, à la grande attache commune des muscles superficiels, descend en s'élargissant, et se continue par des fibres charnues verticales, qui naissent de ses bords et de sa cavité intérieure. Il forme l'origine de deux faisceaux internes verticaux, d'où naissent plus bas les tendons fléchisseurs des deux derniers doigts. En dehors, le tendon huméral s'amincit en un bord tranchant, qui descend d'environ quatre pouces, s'incurve en dehors en une arcade aponévrotique à concavité supérieure et remonte le long du tendon du biceps brachial en une forte lamelle aponévrotique qui vient s'insérer au cubitus, entre les faisceaux médian et latéral externe du brachial antérieur. Cette arcade elliptique, haute d'un pouce et demi, donne passage aux vaisseaux cubitaux et au nerf médian. 2° La seconde attache est formée par cette même lamelle externe de l'arcade fibreuse; elle s'implante non-seulement au cubitus, mais au col du radius et au pourtour du tendon du biceps; en bas, elle rejoint le tendon huméral par le repli falciforme de l'arcade, et il en naît en commun une mince aponévrose superficielle qui tapisse le milieu de la face antérieure du muscle, et d'où procèdent les fibres charnues des faisceaux fléchisseurs du médius et de l'indicateur. 3° La dernière insertion se fait sur la crête du radius, qui descend de la tubérosité bicipitale à la partie moyenne du bord externe de l'os, au-dessous des attaches du court supinateur et du rond pronateur, et au-dessus de celle du long fléchisseur propre du pouce. Les fibres qui en naissent, par de courts filamens et de minces lamelles aponévrotiques, viennent se confondre, de haut en bas et de dehors en dedans, dans la masse moyenne; en sorte que cette masse est formée à-la-fois des fibres externes du tendon huméral et de toutes celles qui procèdent des attaches cubitales et radiales. Elles se divisent inférieurement en deux faisceaux superposés, dont les tendons inférieurs naissent sur leur bord interne. Le faisceau antérieur, le plus fort, et qui recouvre l'autre, se termine par le tendon du médian; le faisceau profond, le plus faible, se continue avec le tendon de l'indicateur.

Les quatre tendons du fléchisseur superficiel, qui ne commencent à paraître que vers les deux cinquièmes inférieurs de l'avant-bras, se rassemblent à la hauteur du carpe, séparés seulement les uns des autres par leurs gaînes synoviales, et côtoyés en dehors par le nerf médian, qui leur est parallèle, et, par son aspect, semble leur appartenir. Ils s'engagent dans l'arcade aponévrotique palmaire, de forme elliptique en travers, conjointement avec les tendons du fléchisseur profond, au-devant desquels ils forment un premier plan, et se superposent eux-mêmes en deux couches: en avant, les tendons de l'annulaire et du médius, en arrière ceux du petit doigt et de l'indicateur. Par rapport à leur direction, les deux tendons de l'annulaire et du petit doigt s'infléchissent à angle obtus autour de l'apophyse de l'os crochu, pour se rendre obliquement aux doigts auxquels ils appartiennent: ceux du médian et de l'indicateur suivent leur direction première au sortir de l'arcade palmaire. Ces quatre tendons plats s'écartent en divergeant, placés au-devant de ceux du fléchisseur profond, des muscles lombricaux et de l'adducteur du pouce. En regard des articulations métacarpo-phalangiennes, ils pénètrent dans les gaînes synoviales des doigts. Chacun d'eux s'élargit un peu, et se creuse en une gouttière qui s'applique sur la face du tendon profond correspondant. A la partie supérieure de la première phalange, le tendon se divise en deux lamelles latérales qui s'écartent; leurs lèvres postérieures contournent en pas de vis le tendon profond, et se rejoignent derrière lui sur la gouttière antérieure de la première phalange, de manière à livrer passage à ce tendon par une ouverture, et à tapisser sa coulisse phalangienne de glissement. Latéralement, les deux lèvres antérieures longent obliquement le tendon profond de haut en bas et de dedans en dehors. A la hauteur de la première articulation phalangienne, la lamelle, qui tapisse la coulisse, se bifurque de nouveau en deux embranchemens qui viennent se confondre avec les bandelettes latérales. Ces dernières viennent enfin s'implanter sur chacune des petites crêtes situées sur les côtes et à la partie moyenne de la face antérieure de la deuxième phalange. (Voyez *Pl.* 123, *fig.* 3, 4.)

Connexions. Sa *face antérieure* est recouverte par les aponévroses antibrachiale et palmaire, le rond pronateur, le radial antérieur, le palmaire grêle, le cubital antérieur, et une partie des vaisseaux radiaux. Sa *face postérieure* recouvre, à l'avant-bras, le fléchisseur profond et le fléchisseur propre du pouce, les vaisseaux cubitaux et le nerf médian; dans la paume de la main, les muscles lombricaux et les tendons du fléchisseur profond.

Anomalies. Parfois il manque un tendon, le plus ordinairement celui du cinquième doigt, et, dans ce cas, il est remplacé par un appendice venant du fléchisseur profond. Souvent aussi le faisceau de l'indicateur est séparé du reste du muscle dans

(1) Planches 116, 115, 119, 120.

sa hauteur, disposition qui rappelle l'isolement de l'extenseur propre sur la face opposée (Meckel).

Action. Ce muscle fléchit les deuxièmes phalanges sur les premières, celles-ci sur les os du métacarpe, et, en dernier lieu, la main sur l'avant-bras. Comme tous les tendons sont renfermés dans l'arcade aponévrotique palmaire, les doigts, convergeant tous dans leur action, se fléchissent directement sur le milieu du poignet. Il en résulte que c'est au mouvement propre des petits muscles de la main, à l'obliquité et au jeu des articulations métacarpo-phalangiennes, que sont dues les inclinaisons partielles auxquelles se prêtent les divers doigts dans la flexion.

DU FLECHISSEUR PROFOND DES DOIGTS. (1)

CUBITO-PHALANGIEN COMMUN (*CHAUSS.*); CUBITO-PHALANGETTIEN COMMUN (*DUM.*); FLEXOR TERTII DIGITORUM INTERNODII (*SPIGEL*); PERFORANS (*COWPER*); FLEXOR DIGITORUM COMMUNIS PROFUNDUS (Nonnulli).

Situation, configuration. Muscle long, situé derrière le précédent, moins large, mais plus épais à sa partie moyenne, comme lui, bifide supérieurement et quadrifide inférieurement.

Insertions, fasciculation. Il procède, à l'avant-bras : 1° Des trois quarts supérieurs des faces interne et antérieure du cubitus, en commençant à l'extrémité supérieure par une bifurcation en deux sommets, qui contourne le tendon du brachial antérieur, et dont l'interne remonte beaucoup plus haut que l'externe et se fixe dans un petit enfoncement au-dessous et en arrière de l'attache du ligament interne de l'articulation. 2° Des deux tiers internes du ligament interosseux, et, par quelques fibres obliques, du milieu de la face antérieure du radius, sur son bord interne. 3° Tout-à-fait en dedans, de la portion de l'aponévrose antibrachiale qui est en rapport avec la face interne du cubitus. A partir de ces diverses origines, les fibres se groupent en quatre faisceaux qui semblent former quatre muscles plus distincts que pour le fléchisseur superficiel. De ces faisceaux naît, vers la partie moyenne de l'avant-bras, un pareil nombre de tendons qui vont se rendre à chacun des quatre derniers doigts. Le faisceau le plus superficiel, très large, appartient à l'annulaire: son tendon remonte très haut; les fibres s'y rendent, des implantations supérieures et latérales, dans une disposition penniforme. Des trois autres faisceaux sous-jacens, l'interne appartient au petit doigt; le plus externe remonte très haut vers l'implantation supérieure: il est libre dans presque toute la hauteur de son ventre charnu; c'est celui de l'indicateur. Le faisceau du médius, caché par celui de l'annulaire, est presque confondu avec lui. Ces trois faisceaux sous-jacens sont semi-penniformes; les tendons se rapprochant de la ligne moyenne verticale du muscle, les fibres se rendent obliquement sur le bord correspondant à la périphérie du muscle lui-même, c'est-à-dire sur le bord interne du tendon interne, et *vice versâ* sur le bord externe des tendons externes. Ces tendons descendent sur le carré pronateur à la face antérieure du carpe; celui de l'indicateur isolé des trois autres. Tous quatre forment une deuxième rangée de tendons derrière ceux du fléchisseur sublime, et s'engagent avec eux dans l'ellipse aponévrotique palmaire. A la paume de la main, ils s'écartent de la même manière que ceux du fléchisseur superficiel qu'ils accompagnent, mais divergent un peu plus; de sorte que, des deux tendons fléchisseurs de chaque doigt, le profond est plus externe que le superficiel pour l'indicateur, et plus interne pour le petit doigt. Ces tendons présentent en outre une particularité : c'est de donner attache à de petits muscles, *les lombricaux*, qui modifient la direction de leurs mouvemens. Le tendon de l'indicateur, très écarté des autres en dehors, s'applique sur le muscle adducteur du pouce : il donne attache, par son bord externe, au premier lombrical. Le tendon du médius traverse longitudinalement la paume de la main : il s'applique en arrière sur l'attache métacarpienne de l'adducteur du pouce, et donne attache, par son bord externe, au deuxième lombrical, et, par son bord interne, au bord externe du troisième lombrical. Les tendons de l'annulaire et du petit doigt se contournent, comme ceux du fléchisseur superficiel, autour de l'apophyse de l'os crochu, et traversent la paume de la main avec une obliquité qui augmente à mesure que les doigts sont plus écartés. Le tendon de l'annulaire sert d'implantation, par les bords correspondans, aux troisième et quatrième lombricaux. Celui du petit doigt donne attache, seulement par son bord externe, au quatrième de ces muscles. Tous deux sont appliqués sur les interosseux. A la hauteur des articulations métacarpo-phalangiennes, les tendons du fléchisseur profond s'enfoncent, avec ceux du fléchisseur superficiel, dans les gaînes synoviales des doigts. Chacun d'eux présente d'abord, en regard de la première phalange, deux dépressions latérales obliques, pour le glissement des lamelles de bifurcation du tendon superficiel, et adhère à l'extrémité inférieure de la face antérieure de la première phalange, par un dédoublement synovial. Il s'élargit sur la première articulation phalangienne, puis se rétrécit de nouveau vers le milieu de la seconde phalange, et lui adhère, en arrière, dans toute son étendue, par un second ligament synovial. Vers le milieu, une scission longitudinale le divise en deux tendons, qui franchissent la deuxième articulation phalangienne et viennent s'implanter sur le tubercule bifide de la phalange unguéale.

Connexions. La *face antérieure* de ce muscle est couverte par le fléchisseur superficiel, les vaisseaux cubitaux et le nerf médian. La *postérieure* recouvre le cubitus, le ligament interosseux, le muscle carré pronateur, le ligament radio-carpien antérieur, les muscles adducteur du pouce et interosseux. Les tendons sont logés dans la gouttière de la face antérieure des phalanges. Son *bord externe* recouvre l'artère interosseuse et est recouvert par le bord correspondant du long fléchisseur du pouce.

Anomalies. Parfois il existe un faisceau accidentel, situé entre les deux fléchisseurs communs, qui procède en haut de l'épitrochlée, et vient rejoindre en bas le faisceau de l'annulaire du fléchisseur profond (Gantzer). Dans d'autres cas, une languette détachée du long fléchisseur du pouce vient se confondre avec le faisceau du fléchisseur profond, qui appartient au doigt indicateur.

Action. Ce muscle a pour usage plus spécial de fléchir la troisième phalange sur la deuxième. La succession des autres mouvemens de flexion appartient en commun aux deux fléchisseurs. Nous verrons, dans l'aponévrologie, comment glissent et sont maintenus les doubles tendons de chaque doigt. Renfermés en commun à la partie supérieure de la main, dans l'ouverture ellipsoïde palmaire, contenus, dans la paume, par des bandelettes digitales de l'aponévrose, et renfermés, suivant la longueur des

(1) Planches 116, 119, 120.

doigts, dans une gaîne fibreuse, mince au-devant des articulations, dont le jeu devait rester libre, ils présentent, sur le milieu des phalanges, des entre-croisemens de bandelettes résistantes, qui retiennent les tendons dans leurs coulisses. La conséquence de ce mécanisme est que, dans la flexion, les cordes tendineuses sont maintenues appliquées sur les os, par des liens résistans, depuis l'extrémité inférieure de l'avant-bras jusqu'aux phalanges unguéales; disposition nécessaire, puisque, sans elle, les tendons, au lieu de s'arrondir avec la courbe des os, se seraient tendus de l'une à l'autre extrémité, comme les cordes de l'arc osseux, et auraient empêché la main de se mouler sur les objets et de les saisir. Ainsi contenus, les doubles tendons fléchissent successivement les phalanges unguéales sur les internodiennes, celles-ci sur les phalanges métacarpiennes, et ces dernières sur les os du métacarpe; puis, le métacarpe lui-même sur le carpe, et enfin le carpe sur l'avant-bras. Comme tous les tendons se trouvent rassemblés en un faisceau, dans l'ellipse fibreuse palmaire, quelle que soit l'inclinaison de la main par rapport à l'avant-bras, c'est vers cette ellipse que convergent les efforts de flexion des doigts, mais avec une légère inclinaison vers l'organe d'opposition, ou le pouce, que nous avons déjà vue dépendre de l'obliquité des articulations métacarpo-phalangiennes. Ainsi la flexion des doigts est parfaitement harmoniée avec celle du pouce pour la *préhension*, et ce double mouvement reste isolé du levier de l'avant-bras, quel que soit l'angle que la main forme avec ce dernier dans les diverses inclinaisons en avant, en arrière ou sur les côtés, qui constituent sa *circumduction*.

DU LONG FLECHISSEUR DU POUCE. (1)

GRAND FLÉCHISSEUR DU POUCE; RADIO-PHALANGETTIEN DU POUCE (*CHAUSS.*); M. FLEXOR POLLICIS PROPRIUS, S. LONGUS.

Situation, insertions. Muscle long, vertical, penniforme, situé sur le bord radial de l'avant-bras et de la main. Il naît supérieurement, par un sommet effilé, de la crête du radius qui descend de la tubérosité bicipitale, derrière et au-dessous des attaches du rond pronateur et du fléchisseur superficiel. Ses fibres naissent de la partie moyenne de la face antérieure du radius, en dehors de la cloison aponévrotique externe, en dedans du bord du ligament interosseux, et descendent obliquement de chaque côté, jusqu'au milieu du carré pronateur, sur les bords et sur la face postérieure d'un tendon plat, mitoyen, qui apparaît vers la partie moyenne de l'avant-bras. Ce tendon descend verticalement sur le carré pronateur et la gouttière du carpe, parallèle aux autres tendons fléchisseurs et au nerf médian. Sous l'arcade palmaire, il s'infléchit, comme sur une poulie de renvoi, autour de la saillie du trapèze et du premier os métacarpien, contenu dans une gaîne fibreuse propre, qui est isolée, par une cloison, de l'ellipse des fléchisseurs communs. Au-delà il longe la gouttière du premier os métacarpien, glisse entre les deux faisceaux du court fléchisseur et les os sésamoïdes de l'articulation métacarpo-phalangienne, s'enveloppe sur le pouce, d'une gaîne fibreuse propre, passe, en s'élargissant, au-devant de l'articulation interphalangienne, et vient s'implanter sur le tubercule antérieur de la phalange unguéale, au-dessous duquel il s'épanouit.

Anomalies. Il n'est pas rare que ce muscle soit renforcé par un faisceau né, soit de l'épitrochlée, soit de l'attache humérale du fléchisseur superficiel (Gantzer).

Connexions. La *face antérieure* de ce muscle est couverte par le fléchisseur superficiel, le radial antérieur, le long supinateur, l'artère radiale, le ligament annulaire du carpe, les vaisseaux radiaux et le court fléchisseur du pouce. La *face postérieure* est appliquée sur le radius, le carré pronateur, le bord interne du ligament interosseux, les ligamens du carpe et le faisceau postérieur du court fléchisseur du pouce. Le tendon est pourvu d'une membrane synoviale et d'une gaîne fibreuse spéciales. La double attache du court fléchisseur lui fournit une ouverture de passage analogue aux fentes des tendons du fléchisseur superficiel que traversent ceux du fléchisseur profond.

Action. Ce muscle fléchit à lui seul la seconde phalange sur la première; mais il est aidé par le court fléchisseur pour la flexion de la première phalange sur l'os métacarpien. La coopération de ce dernier muscle, auquel se joint l'adducteur, ajoute à la flexion du premier os métacarpien sur le carpe, l'*adduction* qui constitue *l'opposition* avec les autres doigts.

DU CARRE PRONATEUR. (1)

CUBITO-RADIAL (*CHAUSS.*, *DUMAS*); PRONATEUR TRANSVERSE (*WINSL.*); M. PRONATOR QUADRATUS, S. INFERIOR (*RIOL.*, *COWPER*).

Configuration, insertions. Muscle mince, plat, de forme quadrilatère, situé au cinquième inférieur de l'avant-bras, au-devant de l'extrémité antibrachiale du radius et du cubitus. Il naît, par de courtes fibres aponévrotiques, du bord interne et de la face antérieure du cubitus. Ses fibres, parallèles, dont la longueur décroît de la superficie vers la profondeur, se dirigent transversalement et se fixent sur un tendon aponévrotique, très court, qui contourne la face antérieure du radius et se fixe en avant de son bord externe. Sur le bord supérieur du muscle, se distinguent deux petits faisceaux obliques et descendans, dont l'un naît du radius, et l'autre du cubitus, et qui se rejoignent, à angle obtus, pour se confondre avec la masse commune.

Connexions. Recouvert par les vaisseaux radiaux et cubitaux, les fascicules et les tendons du fléchisseur profond et du long fléchisseur propre du pouce, le carré pronateur recouvre les deux os de l'avant-bras et le ligament interosseux.

Anomalies. Meckel a trouvé un sujet chez lequel ce muscle manquait complétement. Dans deux autres cas, il l'a trouvé formé de deux faisceaux obliques, parfaitement distincts et qui s'entre-croisaient, disposition qui ne nous paraît être que l'exagération des deux petits fascicules supérieurs.

Action. Le carré pronateur, s'insérant en plein sur le cubitus par un bord épais, cette attache est toujours le point fixe. Celle du radius, plus mince, et contournant la face antérieure de cet os comme une poulie, est l'insertion mobile. Il en résulte que, la main étant en supination, le carré pronateur tire sur le bord externe du radius, auquel il fait subir un quart de cercle de dehors en dedans et d'arrière en avant. Ce muscle est donc purement pronateur. Par une disposition heureuse, bien rare dans la mécanique animale, la direction de ses fibres, perpendicu-

(1) Planches 116, 120.

(1) Planches 116, 121.

laires au levier, et leur situation à son extrémité inférieure mobile, ajoutent beaucoup à l'énergie de son action.

MUSCLES DU PLAN POSTÉRIEUR.

(EXTENSEURS ET ABDUCTEURS.)

Ils sont superposés en deux couches: à part un seul, tous s'étendent de l'avant-bras à ceux des doigts qu'ils font mouvoir. La première couche comprend: à sa partie supérieure, l'*anconé*, et dans le reste de son étendue, de dehors en dedans, trois muscles verticaux, *l'extenseur commun des doigts*, *l'extenseur propre du petit doigt* et *le cubital postérieur*. La seconde couche se compose de quatre muscles obliques, et décroissant de haut en bas: *le long abducteur du pouce*, son *court* et son *long extenseurs*, et *l'extenseur propre de l'indicateur*.

DE L'ANCONE. (1)

ÉPICONDYLO-CUBITAL (*CHAUSS., DUM.*); M. ANCONEUS (*RIOL.*); ANCONÆUS.

Situation, insertions. Muscle court, épais, triangulaire, situé derrière l'articulation huméro-cubitale, à la partie moyenne et au tiers supérieur de la face postérieure de l'avant-bras. Il naît, en haut, par un sommet tronqué divisé en deux parties: 1° En dehors, est un tendon court qui s'implante en bas et en arrière de l'épicondyle; ce tendon se prolonge très loin, par un épanouissement, sur le bord externe, et sert d'attache à l'aponévrose d'enveloppe. 2° En dedans, le sommet du muscle forme la continuation directe des fibres externes et inférieures du triceps brachial. A partir de cette double origine, les fibres de l'anconé, groupées en petits fascicules divergens, descendent obliquement de dehors en dedans; les supérieures, très courtes et presque horizontales, se fixent sur le contour externe de l'olécrâne, où elles font suite à celle du triceps, sans qu'il existe aucune ligne de démarcation. Celles qui suivent augmentent graduellement d'inclinaison et de longueur; les plus longues, qui forment le bord externe, se terminent en bas par un sommet effilé. Toutes se rendent sur la grande empreinte triangulaire située à la partie externe et postérieure du cubitus; la limite de leur implantation, qui inscrit le bord interne du muscle, est indiquée par la crête postérieure, sur laquelle l'anconé confond ses épanouissemens fibreux avec ceux du cubital antérieur.

Connexions. Ce muscle est renfermé dans une loge ostéo-fibreuse spéciale. Sa *face postérieure* est recouverte par une aponévrose qui fait partie de celle de l'avant-bras. L'*antérieure* est appliquée sur l'articulation huméro-cubitale, le ligament annulaire du radius, le muscle court supinateur et sur le cubitus, où son implantation a une étendue considérable.

Action. L'anconé tire en arrière l'extrémité supérieure du cubitus vers l'épicondyle. Il est par conséquent *extenseur* du bord interne de l'avant-bras sur le bord externe du bras. Par son usage, il est accessoire du triceps brachial; mais, en raison de sa continuité avec ce dernier muscle, on peut le considérer comme n'étant, pour ainsi dire, que son appendice, destiné à prolonger plus loin son insertion, et dont l'incurvation, en dehors de l'olécrâne, aurait le double effet de permettre le jeu de cette apophyse, et de modifier, par un faisceau isolé, rapproché du lieu de la résistance, la direction principale de la puissance extensive.

(1) Planche 117.

DE L'EXTENSEUR COMMUN DES DOIGTS. (1)

ÉPICONDYLO-SUS-PHALANGETTIEN COMMUN (*CHAUSS., DUM.*); MAGNUS EXTENSOR DIGITORUM (*RIOL.*); M. EXTENSOR DIGITORUM COMMUNIS (Nonnulli).

Situation, configuration. Muscle long, fusiforme, mi-partie charnu et tendineux, simple en haut, quadrifide inférieurement, où il se porte aux quatre derniers doigts, situé verticalement à la partie externe de la face postérieure de l'avant-bras.

Insertions. Il naît supérieurement de la face postérieure de l'épicondyle, par un tendon court et plat, qui lui est commun avec l'extenseur propre du petit doigt et le cubital postérieur.

Ce tendon est intimement uni avec les tissus fibreux voisins, en dehors, l'attache du second radial externe, en dedans, celle de l'extenseur du petit doigt, en arrière, l'aponévrose antibrachiale, et en avant, celle du court supinateur; de manière à former en commun une pyramide fibreuse quadrangulaire, de la cavité de laquelle les fibres naissent, de chaque côté, dans une disposition penniforme, pour se rendre vers une suture moyenne. Au tiers inférieur de l'avant-bras, le muscle se divise en deux, et, parfois, trois faisceaux, auxquels font suite des tendons. Le faisceau le plus considérable est postérieur ou superficiel. Son tendon plat, formé d'abord d'un cône aponévrotique, qui reçoit les fibres musculaires, se divise bientôt en deux bandelettes qui se rendent au médius et à l'annulaire. Parfois, de son bord interne, se dégage le tendon qui appartient au petit doigt; mais, dans d'autres cas, ce dernier procède d'un faisceau isolé plus profond. En dehors et au-devant du grand faisceau médian existe toujours celui de l'indicateur, grêle, mince, et distinct de la masse principale depuis la partie moyenne de l'avant-bras. Les tendons de l'extenseur commun passent sous le ligament annulaire du carpe, dans deux coulisses de glissement que l'on remarque sur le bord interne de l'extrémité carpienne du radius, à sa face postérieure. Ces coulisses, séparées par une cloison fibreuse qui s'implante sur une crête intermédiaire, sont pourvues chacune d'une synoviale: l'interne, plus considérable, renferme les trois tendons du petit doigt, de l'annulaire et du médius; dans l'externe, se trouvent compris les deux tendons extenseurs de l'indicateur. Au-delà de l'articulation du poignet, les tendons de l'extenseur commun s'écartent en divergeant: celui du médius, le plus direct, suit la face dorsale du troisième os métacarpien. D'abord étroit à sa partie supérieure, il s'élargit un peu au milieu, où il est divisé par une fente longitudinale, et se rétrécit de nouveau près de l'extrémité digitale. Le tendon de l'annulaire suit également la face dorsale du quatrième métacarpien. Au-dessus de la tête de cet os, il est lié avec celui du médius par une bandelette oblique en bas et en dehors. Le tendon du petit doigt longe celui de l'annulaire jusqu'à l'extrémité digitale du métacarpe; puis, il lui est uni par une forte lamelle, de manière à ne pouvoir s'en écarter, et il se termine par une autre lamelle, oblique en bas et en dedans, qui traverse le dernier espace métacarpien, et vient se confondre, avec le tendon de l'extenseur propre du petit doigt, sur son bord externe. En dehors, le tendon de l'indicateur est celui qui s'écarte le plus. A la sortie de sa coulisse, il est joint par celui

(1) Planche 117.

de l'extenseur propre, situé d'abord au-devant de lui, et qui s'accole bientôt à son bord interne, de manière à former en commun un ruban plat, divisé par une fente médiane longitudinale; ainsi formé, le double tendon traverse obliquement la face dorsale de la main pour se rendre sur le doigt indicateur.

Parvenu sur la face dorsale des articulations métacarpo-phalangiennes, chacun des tendons extenseurs des doigts ne forme plus qu'un seul ruban fibreux, dont la disposition est partout la même. Il envoie d'abord de l'un et de l'autre côté une lamelle fibreuse sur la capsule métacarpo-phalangienne; puis, il reçoit sur ses bords latéraux l'épanouissement triangulaire de l'attache du lombrical correspondant, qui l'accompagne tout le long de la première phalange, de manière à comprendre la face dorsale de cette dernière dans une sorte de gaîne. Sur la première articulation phalangienne, le tendon, pour faciliter le mouvement de flexion, présente une disposition remarquable. A sa partie moyenne, il s'écarte en deux bandelettes latérales qui contournent de chaque côté l'articulation, et se rejoignent au-dessous, de manière à circonscrire une vaste fente ellipsoïde, qui s'entr'ouvre et loge les saillies des os dans la flexion. Cette fente est remplie par une autre bandelette fibreuse médiane, qui revêt en arrière l'articulation, et à laquelle la synoviale est intimement unie. Le tendon reformé sur la deuxième phalange lui adhère assez fortement. Parvenu sur la seconde articulation phalangienne, il offre de nouveau une scissure longitudinale, puis franchit cette articulation, et s'implante, par ses deux languettes, sur le tubercule postérieur de la phalange unguéale, intimement uni en avant à la synoviale, et adhérent de chaque côté aux ligamens latéraux.

Connexions. L'extenseur commun des doigts est recouvert sur sa *face postérieure* par l'aponévrose antibrachiale, le ligament annulaire du carpe, l'aponévrose dorsale du métacarpe, et au doigt, par la peau. Sa *face antérieure* est en rapport avec le court supinateur, les long adducteur, court et long extenseurs du pouce et l'extenseur propre de l'indicateur, les nombreuses articulations du poignet, les muscles interosseux, les os métacarpiens, les phalanges et leurs articulations.

Anomalies. La plus commune est la division en deux ou trois faisceaux jusqu'à la partie supérieure. Parfois le tendon du petit doigt est double : dans ce cas, l'un de ses cordons s'unit au tendon de l'annulaire, et l'autre rejoint celui qui est propre au petit doigt (Albinus, Brugnone).

Action. Ce muscle est extenseur à-la-fois de la main dans son entier et de chacune de ses articulations en particulier; c'est-à-dire qu'il étend successivement, de bas en haut, la troisième phalange sur la seconde, celle-ci sur la première, puis les doigts sur le métacarpe, le métacarpe sur le carpe, et enfin ce dernier sur l'avant-bras. Par la liaison des divers cordons fibreux, dont celui de l'annulaire est le centre, on conçoit que le médius et l'annulaire sont sollicités à s'étendre simultanément; aussi, pour le jeu des instrumens, est-il besoin d'une grande habitude pour acquérir la faculté de les étendre isolément. L'indépendance du mouvement est plus prononcée au petit doigt, qui est pourvu d'un extenseur propre; mais surtout elle est complète pour l'indicateur, qui, outre qu'il possède un extenseur propre, demeure isolé des tendons de l'extenseur commun par le faisceau particulier que ce muscle lui envoie.

DE L'EXTENSEUR PROPRE DU PETIT DOIGT. (1)

ÉPICONDYLO-SUS-PHALANGETTIEN DU PETIT DOIGT (*CHAUSS.*); M. EXTENSOR DIGITI MINIMI PROPRIUS.

Situation, insertions. Petit muscle funiculaire, extrêmement grêle, situé en dedans du précédent, dont il semble n'être qu'un appendice. Il procède, en haut, par un sommet effilé, du cône aponévrotique, qu'il partage avec l'extenseur commun, et, dans l'étendue d'environ deux pouces, de la cloison aponévrotique intermédiaire. Dirigées verticalement le long de la partie moyenne de l'avant-bras, ses fibres charnues se rendent sur un tendon grêle, pourvu d'une synoviale propre. Ce tendon s'engage sur la face dorsale du carpe et derrière le ligament annulaire, dans une coulisse de glissement qui contourne, en dehors, celle du cubital postérieur; puis il s'élargit, et se dirige obliquement sur la face dorsale du cinquième os métacarpien jusqu'à la naissance du petit doigt, où il est renforcé par la bandelette que lui envoie le tendon de l'extenseur commun. Au-delà, il parcourt la face dorsale du cinquième doigt pour s'implanter à sa dernière phalange; du reste, sa distribution, exactement la même que pour le muscle précédent, n'offre rien qui ne nous soit déjà connu.

Anomalies. Ce muscle manque quelquefois complétement, et alors il est remplacé par un second tendon de l'extenseur commun (Brugnone, Meckel). Dans d'autres cas, au contraire, le tendon se bifurque en deux languettes, dont l'externe se distribue au quatrième doigt (Meckel).

Action. Ce muscle, ainsi que son nom l'indique, étend isolément le petit doigt. Toutefois, comme son tendon est lié, par une bandelette, avec celui de l'annulaire, sa contraction communique à ce dernier un mouvement assez prononcé chez la plupart des sujets, mais que l'habitude parvient à réprimer chez les personnes qui jouent des instrumens de musique.

DU CUBITAL POSTERIEUR. (2)

CUBITO-SUS-MÉTACARPIEN (*CHAUSS.*); ÉPICONDI-CUBITO-SUS-MÉTACARPIEN (*DUM.*); CUBITAL EXTERNE (*WINSL.*); M. ULNARIS EXTERNUS; EXTENSOR ULNARIS.

Situation, insertions. Muscle long, fusiforme, situé verticalement le long du cubitus, à la partie interne de la face postérieure de l'avant-bras. Il naît supérieurement: 1° de la partie interne du cône aponévrotique des extenseurs et de l'anconé, qui s'implante en arrière et au-dessous de l'épicondyle; 2° de la face antérieure de l'aponévrose antibrachiale; 3° de la face postérieure, excavée, du cubitus. Cette dernière implantation a pour limites, en haut, l'attache de l'anconé, qu'elle sépare du cubital antérieur, et en bas, la crête postérieure qui occupe le tiers moyen du cubitus, où les deux muscles cubitaux confondent leurs épanouissemens aponévrotiques. Toutes les fibres se rassemblent autour et sur la face antérieure d'un tendon qui commence au tiers inférieur de l'avant-bras, descend verticalement, en se rétrécissant, entre l'extenseur propre du petit doigt et le cubitus, contourne, comme une poulie, l'extrémité inférieure de cet os derrière le ligament annulaire du carpe, enveloppé dans une gaîne fibreuse pourvue d'une synoviale, qui l'accompagne jus-

(1) Planche 117.
(2) Planches 117, 118.

qu'auprès de son attache; s'infléchit, en dedans, sur les articulations du poignet, et s'implante, en s'épanouissant, sur le tubercule interne de l'extrémité carpienne du cinquième os métacarpien. Parfois il s'en détache une languette qui accompagne ce dernier os jusqu'au voisinage de la première phalange du petit doigt, où il s'unit au tendon de son extenseur propre.

Connexions. Placé entre l'anconé et le cubitus, d'une part, et de l'autre, l'extenseur du petit doigt, le cubital postérieur est recouvert, en arrière, par les aponévroses de l'avant-bras et de la main, et recouvre, en avant, le cubitus, le court supinateur, le long abducteur du pouce, ses extenseurs et celui de l'indicateur.

Action. Ce muscle est *extenseur* du cinquième os métacarpien sur le carpe, et de ce dernier sur l'avant-bras, mais, en même temps, il est *adducteur* de la main, dont il incline le bord interne sur le cubitus.

DU LONG ABDUCTEUR DU POUCE. (1)

GRAND ABDUCTEUR (*BICHAT*); CUBITO-SUS-MÉTACARPIEN DU POUCE (*CHAUSS.*); CUBITO-RADI-SUS-MÉTACARPIEN (*DUM.*); M. ABDUCTOR POLLICIS LONGUS.

Situation, insertions. Ce muscle, le plus considérable de la couche profonde, est situé au-dessus et en dehors des autres, au milieu de la face postérieure de l'avant-bras, qu'il traverse en diagonale. Il naît supérieurement: 1° de la face externe du cubitus, dans l'étendue d'un pouce et demi, entre le court supinateur et le long extenseur du pouce; 2° du ligament interosseux; 3° de la partie interne de la face postérieure du radius; 4° d'une lamelle aponévrotique qui le sépare des extenseurs du pouce. Ces diverses attaches se succèdent suivant une ligne oblique, qui trace la direction du muscle de haut en bas et de dedans en dehors. Commençant, en haut, par un sommet effilé, les fibres se rassemblent au milieu suivant une disposition penniforme, et composent un faisceau intermédiaire entre le court supinateur et les extenseurs du pouce, qui contourne en pas de vis le bord postérieur du radius. En ce point, aux fibres charnues, succède un tendon plat, auquel s'accole celui du court extenseur du pouce. Tous deux passent au-devant des tendons des radiaux externes et de celui du long supinateur, dont ils croisent la direction, glissent sous le ligament annulaire du carpe dans la coulisse externe de l'extrémité inférieure du radius, pourvus chacun d'une synoviale, et séparés par une petite cloison fibreuse; au-dessous, ils continuent leurs trajets parallèles; puis le tendon du long abducteur s'écarte un peu plus en dehors et en avant, envoie une forte lame fibreuse qui sert d'implantation au court abducteur du pouce, et se fixe lui-même au bord externe de l'extrémité supérieure du premier os métacarpien, enveloppé par sa membrane synoviale jusqu'auprès de son insertion.

Connexions. Ce muscle est recouvert, en arrière, par le long extenseur commun et le long extenseur propre du petit doigt. Dans le point où il contourne le radius, et jusqu'à sa terminaison, il est sous-cutané, et revêtu par une lamelle propre de l'aponévrose antibrachiale. En avant, il est en rapport avec le cubitus, le ligament interosseux, le radius, les tendons radiaux, qui lui font faire une forte saillie, sous la peau, sur le tiers inférieur du bord externe de l'avant-bras et sur le même côté de l'articulation du poignet.

Anomalies. Parfois, les deux tendons qui le terminent inférieurement forment une scission qui divise le muscle jusqu'auprès de sa partie supérieure. Dans des cas rares, on a vu le cordon qui sert d'attache au court abducteur du pouce s'implanter sur le trapèze (Fleischmann).

Action. Ce muscle étend le premier os du métacarpe, en arrière, sur le carpe, et en partie le carpe sur l'avant-bras. On l'appelait *extenseur* avant Albinus, qui l'a nommé *abducteur*. En réalité, il est à-la-fois l'un et l'autre, mais surtout abducteur. Il concourt en outre à l'*extension* de la main, et, comme le remarque Winslow, à son mouvement de *supination*.

DU COURT EXTENSEUR DU POUCE. (1)

PETIT EXTENSEUR DU POUCE (*BICHAT*); CUBITO-SUS-PHALANGIEN DU POUCE (*CHAUSS.*); M. EXTENSOR POLLICIS BREVIS.

Situation, insertions. Situé au-dessous et en dedans du muscle précédent, auquel il est accolé, plus court, mais aussi large inférieurement, il naît de la face postérieure du radius et du ligament interosseux, et s'insinue, par un sommet effilé, entre le long abducteur du pouce et son long extenseur, parfois, jusqu'au cubitus. Divisé en faisceaux parallèles entre eux et avec le long abducteur, il croise, appliqué sous ce dernier muscle, la direction des tendons du long supinateur et des radiaux externes, et se continue, en ce point, par un tendon plat, qui passe avec celui du long abducteur sur le bord externe du carpe, puis sur la face dorsale du premier os métacarpien, et vient s'insérer en arrière et en dehors de l'extrémité supérieure de la première phalange du pouce.

Connexions. Le court *extenseur* du pouce offre exactement les mêmes rapports que le long abducteur, avec lequel il est souvent confondu dans sa portion charnue, et dont il ne semble être, dans tous les cas, qu'un faisceau isolé, surtout dans sa partie inférieure, où leurs tendons, compris dans une synoviale à deux compartimens, s'écartent néanmoins à la partie inférieure pour faciliter leurs mouvemens.

Action. Ce muscle est d'abord *extenseur* de la première phalange sur le premier os métacarpien; lorsque ce premier effet est produit, il devient auxiliaire du muscle précédent comme *abducteur* et *extenseur* du premier os métacarpien.

DU LONG EXTENSEUR DU POUCE. (2)

GRAND EXTENSEUR DU POUCE (*BICHAT*); CUBITO-SUS-PHALANGETTIEN DU POUCE (*CHAUSS.*); M. EXTENSOR POLLICIS MAJOR, S. LONGUS; S. SECUNDI INTERNODII (*COWPER, DOUGLAS*).

Situation, insertions. Situé au-dessous et en dedans du court extenseur, entre ce muscle et l'extenseur propre de l'indicateur, alongé, fusiforme, il procède, en haut, par un sommet effilé, de la face externe et postérieure du cubitus, au-dessous du long abducteur du pouce, puis du ligament interosseux et de la cloison aponévrotique, qui le sépare, en dedans, du cubital posté-

(1) Planches 117, 118, 122, 123.

(1) Planches 117, 118, 122, 123.

(2) Planches 117, 118, 122, 123.

rieur. Né de ces diverses origines, il descend, sur la face postérieure du ligament interosseux, dans une direction presque verticale, mais avec une légère inclinaison en dehors. Ses fibres se rendent, de l'un et l'autre bord, vers une ligne fibreuse moyenne, et se terminent sur un tendon qui passe sur la face postérieure du radius, dans la coulisse des extenseurs, séparé, de ces derniers, par une cloison fibreuse et compris dans une synoviale propre. Une petite saillie osseuse de l'extrémité inférieure du radius lui forme une poulie de renvoi autour de laquelle il s'infléchit, à angle obtus, pour se diriger en dehors. Il passe alors sur la face dorsale du carpe et les tendons des radiaux externes, dont il croise la direction sur le trapèze. Il intercepte, entre lui et le tendon du court extenseur, un espace triangulaire qui, par la contraction des muscles, forme un creux sous la peau; puis il s'accole en dedans de ce tendon sur l'extrémité supérieure du premier os métacarpien, parcourt longitudinalement la face dorsale de cet os, s'élargit sur son articulation phalangienne, revêt la face dorsale de la première phalange et l'enveloppe dans une gaîne à sa partie supérieure, conjointement avec les épanouissemens fibreux de l'abducteur du pouce, qu'il reçoit sur son bord interne; élargi de nouveau sur l'articulation phalangienne, il la franchit, et s'implante, en se rétrécissant un peu, sur le tubercule postérieur de la phalange unguéale du pouce.

Connexions. Il diffère un peu, dans ses rapports, des deux muscles précédens, par sa direction verticale. Il est situé au-devant du long extenseur commun jusqu'auprès du ligament annulaire du carpe, où son tendon devient superficiel; mais surtout, son principal caractère consiste dans l'angle obtus de réflexion que forme ce tendon avec le ventre charnu.

Action. Ce muscle est *extenseur* de la seconde phalange sur la première, puis devient auxiliaire du court extenseur, pour coopérer au même mouvement de la première phalange sur le métacarpien. Son angle de réflexion, qui a pour effet d'entraîner le pouce très fortement en arrière, contribue avec force au plus grand écartement de la main. Sous ce rapport, il est évident qu'il concourt, non-seulement à l'*extension*, mais en outre, avec beaucoup d'énergie, à l'*abduction*, qu'il porte seul jusqu'à ses dernières limites, contradictoirement à l'opinion exprimée par quelques auteurs.

DE L'EXTENSEUR PROPRE DE L'INDICATEUR. (1)

CUBITO-SUS-PHALANGETTIEN DE L'INDEX (*CHAUSS.*, *DUM.*); M. ABDUCENS INDICEM (*SPIGEL*); INDICATORIUS S. INDICIS; EXTENSOR S. ABDUCTOR.

Situation, insertions. De même forme, mais plus petit que le précédent, qu'il longe sur son bord interne, de manière à former avec lui un petit groupe vertical isolé, il s'insère, en haut, sur le cubitus, au-dessous du long extenseur propre du pouce; puis successivement à l'aponévrose qui le sépare de ce muscle, et surtout au ligament interosseux. Il descend presque verticalement, charnu dans l'étendue de deux pouces, puis donne naissance à un tendon qui passe sous le ligament annulaire du carpe, dans une gaîne qui lui est commune avec celui de l'extenseur commun qui appartient à l'indicateur. De chaque côté, une cloison fibreuse sépare cette coulisse de glissement, en dehors, du long extenseur du pouce et, en dedans, des tendons extenseurs des trois derniers doigts. Sur la face dorsale du carpe, le tendon de l'extenseur propre, qui d'abord était placé au-devant de celui de l'extenseur commun, s'applique sur son côté interne, qu'il longe ensuite pour traverser obliquement en commun le métacarpe, séparé, comme nous l'avons dit, de ce dernier par une scissure longitudinale. Confondu sur la face dorsale de l'articulation métacarpo-phalangienne, leur trajet sur l'indicateur nous est déjà connu.

Anomalies. Elles sont très nombreuses et se rattachent aux variétés suivantes: 1° La division du muscle en un faisceau digastrique par un tendon mitoyen (Rosenmüller). 2° La bifurcation du tendon en deux languettes qui se rendent à l'index (Meckel). 3° La scission du faisceau charnu en deux ventres, qui se réunissent en un seul tendon (Albinus). Il existe, en outre, des muscles surnuméraires qui rapprochent plus ou moins l'organisation de l'homme de celle du singe. Les principaux sont: 4° Un deuxième tendon se rendant au médius (Gantzer). 5° Un muscle séparé, né du radius et du ligament radio-carpien postérieur, et qui s'attache à la première phalange de l'indicateur (Albinus, Peitsch). 6° Un extenseur propre du médius, provenant, soit du cubitus (Meckel), soit du ligament radio-carpien (Brugnone), soit du radius (Meckel). 7° Un extenseur accidentel à double tendon, qui s'implante sur les deuxième et troisième métacarpiens (Brugnone).

Action. Ce muscle communique à l'index la faculté de s'étendre isolément, disposition qui est facilitée par l'isolement du tendon provenant de l'extenseur commun, qui se sépare des autres auprès de la masse charnue: c'est à cette circonstance que l'indicateur doit l'indépendance de son mouvement d'extension, qui est supérieure à celle de tous les autres doigts, excepté le pouce.

MUSCLES DU PLAN EXTERNE.

(SUPINATEURS).

Ils sont au nombre de quatre, superposés en trois couches: le *long supinateur*, les *deux radiaux externes* et le *court supinateur*.

DU LONG SUPINATEUR. (1)

HUMÉRO-SUS-RADIAL (*CHAUSS.*, *DUM.*); M. SUPINATORUM PRIMUS (*SPIGEL*); SUPINATOR LONGUS; BRACHIO-RADIALIS.

Situation, configuration. Muscle superficiel, long et plat, charnu dans ses deux cinquièmes supérieurs, tendineux inférieurement, situé le long du bord radial de l'avant-bras, étendu depuis le tiers inférieur de l'humérus jusqu'à l'extrémité carpienne du radius.

Insertions. Il procède, en haut, dans l'étendue d'un pouce et demi, par de courtes fibres aponévrotiques, de la naissance de la crête externe de l'humérus et de la cloison aponévrotique externe, au-dessus du premier radial, intermédiaire du triceps brachial au brachial antérieur. Le ventre charnu, aplati d'avant en arrière et très épais, se dirige d'abord de dedans en dehors; puis il se contourne en bas et en dedans, autour de la saillie formée par le faisceau externe du brachial antérieur et par l'épicondyle. Il descend alors presque directement sous la

(1) Planches 117, 122, 123.

(1) Planches 118, 123.

forme d'un faisceau rubané, dont l'épaisseur diminue graduellement de haut en bas. Ses fibres, rassemblées en fascicules parallèles, se rendent, vers le milieu de l'avant-bras, dans la cavité et sur les bords d'un cône aponévrotique, auquel fait suite un tendon aplati, qui longe verticalement le bord externe du radius, et vient s'insérer, en s'épanouissant, au sommet de son apophyse styloïde.

Connexions. Ce muscle est recouvert, en dehors et en avant, dans presque toute son étendue, par les aponévroses brachiale et antibrachiale, et, près de l'extrémité inférieure de son tendon, par le long abducteur et le court extenseur du pouce, qui croisent très obliquement sa direction. En dedans et en arrière, ce muscle est en rapport avec le brachial antérieur, le court supinateur, le premier radial externe, l'attache radiale du rond pronateur et celle du fléchisseur superficiel des doigts. Son *bord interne* est séparé, en haut, du brachial antérieur, par le nerf radial; plus bas, il forme, en dehors, la limite du pli de flexion de l'articulation du coude, dans lequel s'enfonce le tendon du biceps: dans les deux tiers inférieurs de l'avant-bras, il recouvre l'artère radiale, et sert de guide pour la compression ou la ligature de ce vaisseau. Son *extrémité supérieure* forme un angle fibreux, qui commence au-dessous du canal inflexe ostéo-musculaire, par lequel les vaisseaux collatéraux externes débouchent de la face postérieure du bras sur sa face externe. Enfin, dans ses rapports généraux, ce muscle est compris au bras dans une gaîne aponévrotique qui lui est commune avec le brachial antérieur, tandis qu'à l'avant-bras, il est renfermé dans une gaîne qui lui est propre.

Action. Des trois conditions que présente ce muscle, de naître du tiers inférieur du bras, de contourner obliquement en pas de vis la saillie externe de l'articulation, et de se fixer, par son insertion mobile, à l'extrémité même du levier qu'il fait mouvoir, il résulte que, pour agir, il a besoin que l'avant-bras soit placé préalablement en pronation, circonstance dans laquelle, s'enroulant autour du radius en diagonale, il ramène fortement cet os en dehors, et conséquemment est un agent très actif de la supination. Dès que ce premier mouvement est opéré, le long supinateur, dont toute la longueur se rapporte à un même plan, ne peut plus agir que comme un très faible auxiliaire de la flexion de l'avant-bras sur le bras. Enfin, lorsque la main est fixée, l'insertion mobile se transportant à l'humérus, ce muscle agit alors en sens inverse, c'est-à-dire comme fléchisseur du bord externe du bras sur l'avant-bras.

DU COURT SUPINATEUR. (1)

PETIT SUPINATEUR (*BICHAT*); ÉPICONDYLO-RADIAL (*CHAUSS*, *DUM.*); M. SUPINATOR BREVIS; SUPINATORUM SECUNDUS (*SPIGEL*).

Situation, insertions. Muscle large, quadrangulaire, incurvé sur lui-même, en forme de cylindre creux, de manière à enrouler le tiers supérieur du radius, et formant à lui seul la couche profonde, externe sous le long supinateur et les radiaux. Il naît supérieurement: 1° du ligament latéral externe de l'articulation du coude avec lequel il est intimement uni, et, par le ligament, de la surface de l'épicondyle; 2° du contour du ligament annulaire du radius; 3° de la petite crête qui limite en dehors la cavité sigmoïde du cubitus, et de l'excavation triangulaire située au-dessous; 4° de la surface intérieure de l'aponévrose d'enveloppe, qui n'est elle-même que l'expansion de l'attache supérieure à l'épicondyle. A partir de ces diverses origines, les fibres contournent, de dehors en dedans et d'arrière en avant, l'extrémité supérieure du radius. D'abord sensiblement horizontales et très courtes vers l'attache cubitale, elles augmentent graduellement de longueur et d'obliquité, à mesure qu'elles s'éloignent en arrière vers l'insertion épicondylienne, et se rassemblent en deux faisceaux, qui s'écartent inférieurement pour embrasser la tubérosité bicipitale et le tendon du biceps. Le faisceau antérieur rhomboïdal, très court et légèrement oblique, passe au-dessus de ce tendon, et contourne en pas de vis le col du radius, en arrière duquel il s'insère. Par sa forme et sa position, il concourt très puissamment au mouvement de rotation de cet os sur son axe. Le faisceau inférieur, beaucoup plus long et de forme triangulaire, passe au-dessous de la tubérosité bicipitale, et s'implante sur la crête qui descend de cette tubérosité vers le bord externe de l'os.

Anomalies. Parfois il existe un petit faisceau supérieur surnuméraire, qui se porte transversalement sur le ligament annulaire du radius, dont il semble être un muscle tenseur (Cruveilhier). Il est plus rare qu'un faisceau accidentel, détaché de l'épicondyle, vienne s'insérer au milieu de la face externe du radius (Sandifort).

Connexions. Le court supinateur est recouvert, en avant, par le long muscle du même nom, les radiaux externes, un peu le rond pronateur, l'artère et les veines radiales; en arrière, par l'anconé et par l'attache humérale commune des muscles extenseurs communs des doigts, l'extenseur propre du petit doigt et le cubital postérieur. Par sa surface intérieure, le court supinateur enveloppe le tiers supérieur du radius, une partie de l'articulation du coude et du ligament interosseux. Il est, en outre, traversé par la branche profonde du nerf radial, qui se distribue aux muscles postérieurs de l'avant-bras.

Action. Ce muscle, qui contourne les quatre cinquièmes de l'extrémité supérieure du radius, vu le mouvement de rotation qu'il imprime à cet os, de dedans en dehors et d'avant en arrière, est l'agent le plus essentiel de la supination. Toutefois, en raison de sa proximité du point d'appui, qui neutralise, en partie, l'avantage de sa direction, sa puissance ne nous semble pas supérieure à celle du long supinateur, dont l'insertion, à l'extrémité du levier de la résistance, est beaucoup plus avantageuse. En fait, ces deux muscles, qui agissent chacun sur l'une des extrémités du levier de la supination, sont des auxiliaires indispensables l'un de l'autre. A partir de la pronation, c'est le long supinateur qui commence le mouvement avec le plus d'énergie, mais c'est le court supinateur qui l'achève.

MUSCLES RADIAUX EXTERNES.

Intermédiaires par leur situation et leurs usages, des supinateurs aux extenseurs, les deux radiaux, parallèles au long supinateur, avec lequel ils forment une masse commune, ne sont, pour ainsi dire, que deux faisceaux d'un même muscle accolés ensemble, mais distincts dans toute leur étendue.

(1) Planches 118, 116.

DU PREMIER RADIAL EXTERNE. (1)

LONG RADIAL EXTERNE; HUMÉRO-SUS-MÉTACARPIEN (*CHAUSS.*, *DUM.*); M. RADIALIS EXTERNUS LONGUS, S. EXTENSOR RADIALIS LONGUS.

Situations, configuration. Muscle long et plat, situé à la partie externe et postérieure de l'avant-bras, en arrière et en dedans du long supinateur, charnu dans son tiers supérieur, tendineux dans ses deux tiers inférieurs.

Insertions. Il naît supérieurement : 1° dans l'étendue de deux pouces, de la crête ou angle-plan externe de l'humérus, où il fait suite à l'attache du long supinateur; 2° de l'aponévrose intermusculaire externe. Le ventre charnu, aplati de dedans en dehors, contourne la saillie de l'épicondyle, conjointement avec le long supinateur, qui le recouvre par son bord antérieur, et, comme lui, plat et rubané. Le tendon, d'abord très large, descend, en s'amincissant, le long de la face externe du radius; il passe accolé à celui du second radial, sous l'entre-croisement du long abducteur et du court extenseur du pouce; puis il s'engage sous le ligament annulaire du carpe dans une coulisse située sur la face postérieure du radius, renfermé dans une synoviale commune avec le tendon du second radial. Tous deux descendent, en s'écartant, sur la face dorsale du carpe, croisés, dans leur direction, par le tendon du long extenseur du pouce. Enfin le tendon du premier radial s'implante un peu en dehors de l'empreinte triangulaire située sur la face dorsale de l'extrémité supérieure du deuxième os métacarpien.

Connexions. Ce muscle est recouvert par le long supinateur et l'aponévrose antibrachiale. Il recouvre le second radial, une partie de l'articulation du coude, de la face externe du radius et des articulations du carpe.

Anomalies. Parfois il se détache inférieurement de son tendon une languette fibreuse qui s'accole à celui du second radial, et s'insère au-dessus de lui sur la tête du troisième os métacarpien (Albinus).

DU SECOND RADIAL EXTERNE. (2)

COURT RADIAL EXTERNE; ÉPICONDYLO-SUS-MÉTACARPIEN (*CHAUSS.*, *DUM.*); M. EXTENSOR RADIALIS BREVIS.

Situation, insertions. Plus épais et moins long que le précédent, charnu dans ses deux tiers supérieurs, tendineux dans son tiers inférieur, il naît supérieurement : 1° de la partie externe ou du sommet de l'épicondyle, par un tendon assez fort, qui est uni, en dehors, avec celui des extenseurs des doigts; 2° de l'aponévrose intermusculaire qui le sépare des extenseurs des doigts; 3° d'une autre aponévrose postérieure de revêtement, qui, inférieurement fait partie de celle qui enveloppe le membre. A partir du tendon d'origine, qui descend très bas le long du bord interne du muscle, les fibres descendent parallèlement pour s'implanter sur le tendon inférieur, celui-ci, d'abord très large, descend, en se rétrécissant, sur la face postérieure du radius, accolé au tendon du premier radial dont il partage les rapports. A l'extrémité carpienne du radius, une petite crête osseuse, interposée entre les tendons, forme le point de départ de leur divergence; celui du second radial vient s'insérer, en s'épanouissant, en dehors de l'empreinte triangulaire située sur la face dorsale de l'extrémité supérieure du troisième os métacarpien.

Anomalies. Ce muscle manque quelquefois entièrement, et alors le premier radial est beaucoup plus fort, comme s'il était formé de la réunion des deux muscles; parfois le radial unique se divise, inférieurement, en deux tendons qui vont s'implanter comme à l'ordinaire, disposition analogue à celle de plusieurs mammifères (Salmann). Dans des cas opposés, les deux radiaux existant simultanément, c'est le second radial qui est bifide inférieurement, et dont les deux tendons s'insèrent au troisième et au quatrième os métacarpiens (Albinus, Meckel).

Action des deux radiaux. Nous avons déjà fait observer que ces muscles, par leur position, sont intermédiaires entre les supinateurs et les abducteurs du pouce, d'une part, et de l'autre, les extenseurs des doigts. Leurs usages participent également de l'un et de l'autre mode d'action. Ainsi, ils sont *extenseurs* du métacarpe sur le carpe, et de celui-ci sur l'avant-bras, et en même temps *abducteurs* de la main. Ce mouvement est surtout favorisé par la longue courbe oblique que les deux muscles décrivent le long du radius, leur masse charnue étant externe et même un peu antérieure, tandis que leur tendon métacarpien est tout-à-fait postérieur. Le premier radial, en particulier, en raison de son insertion humérale, peut concourir à la flexion de l'avant-bras sur le bras, et *vice versâ*, suivant l'extrémité qui sert de point fixe.

MUSCLES DE LA MAIN.

Nous avons fait remarquer, dans l'Ostéologie, le nombre considérable d'os et d'articulations qui fractionnent la charpente de la main, et lui impriment une si grande mobilité. Les muscles, en nombre proportionnel, qui mettent en jeu les pièces osseuses, composent deux séries : les uns, ou muscles extrinsèques, sont précisément la plupart de ceux de l'avant-bras, et ont, pour objet principal, les grands mouvemens de *flexion* et d'*extension*. Les muscles intrinsèques de la main sont aussi très variés, mais se rapportent plus spécialement aux mouvemens partiels d'*abduction* et d'*adduction*; d'où résultent l'écartement ou l'*extension en travers*, et le rapprochement ou l'*opposition*. Épais et fusiformes, leur longueur n'est en général que la moitié de celle de la main, du carpe, à l'extrémité supérieure des premières phalanges. Tous ces muscles sont situés sur la face palmaire, et par cela seul concourent à la *préhension*. Ils se divisent en trois groupes divergens, un moyen, déprimé dans la paume de la main, et deux latéraux, enveloppant la base du pouce et du petit doigt, où leur masse charnue triangulaire est désignée sous les noms d'*éminences thénar* et *hypothénar*, formées chacune de quatre muscles. A l'éminence thénar, appartiennent le *court abducteur*, le *court fléchisseur*, l'*opposant* et l'*adducteur du pouce*. L'éminence hypothénar renferme un muscle tenseur de la peau, le *palmaire cutané*; plus, l'*adducteur*, le *court fléchisseur* et l'*opposant du petit doigt*. Les muscles du groupe moyen sont disposés sur deux couches : l'une superficielle, bridée par l'aponévrose palmaire, comprend les *quatre lombricaux*, accessoires des tendons du fléchisseur profond, auquel ils s'insèrent; la couche profonde, située dans l'écartement des os, se compose de *sept muscles interosseux* adducteurs et abducteurs des doigts, qui,

(1) Planches 116, 118, 123.
(2) Planches 118, 116, 123.

par leur superposition, se divisent en *trois palmaires* et *quatre dorsaux*.

En résumé, la main comprend dix-neuf muscles, qui, dans leur intention la plus générale, sont des auxiliaires des fléchisseurs, avec lesquels ils concourent en commun à la préhension. En effet, les muscles des deux éminences, quelle que soit leur dénomination, ont également pour objet de rapprocher l'un de l'autre le pouce et le petit doigt vers la ligne moyenne de la main, ou de faire *opposition*, et de ce mouvement, combiné avec la flexion des doigts, résulte l'occlusion de la main ou la *préhension*. Quant aux lombricaux et aux interosseux, ils contribuent, quoique pour une faible part, à l'action commune; les premiers, en modifiant la direction des tendons fléchisseurs; et les seconds, en variant les inclinaisons des doigts.

MUSCLES DE L'ÉMINENCE THÉNAR OU INTRINSÈQUES DU POUCE.

DU COURT ABDUCTEUR DU POUCE. (1)

CARPO-SUS-PHALANGIEN DU POUCE (*CHAUSS.*); SCAPHO-SUS-PHALANGINIEN (*DUM.*); M. ABDUCTOR BREVIS POLLICIS MANUS.

Situation, insertions. Le plus superficiel des muscles de l'éminence thénar, il naît, par une attache aponévrotique rubanée: 1° d'une expansion du tendon du palmaire grêle; 2° du ligament palmaire situé au-devant des tendons fléchisseurs, et qui unit, au milieu, les attaches des muscles des deux éminences; 3° du rebord palmaire du scaphoïde; 4° dans quelques cas, d'une expansion fibreuse de la gaîne du radial antérieur. D'abord très large à son origine, et divisé, par un sillon longitudinal, en deux faisceaux parallèles, épais et plats, ce muscle descend obliquement en dehors, en se rétrécissant, et se termine par un tendon épais et court, qui se fixe sur le tubercule externe de la première phalange du pouce, et s'épanouit en dehors de l'attache du court extenseur avec lequel il est souvent uni.

Connexions. Recouvert par l'enveloppe fibro-celluleuse sous-cutanée, il recouvre l'opposant et le court fléchisseur du pouce.

Action. Ce muscle tire la première phalange du pouce *en avant et en dedans*. Dans ce mouvement, il écarte, à la vérité, le pouce de l'indicateur, mais c'est en qualité d'*opposant superficiel*, plutôt que d'*abducteur*, comme l'indiquerait le nom qui lui a été imposé.

DE L'OPPOSANT DU POUCE. (2)

CARPO-MÉTACARPIEN DU POUCE (*CHAUSS.*); M. OPPONENS POLLICIS MANUS.

Situation, insertions. Muscle trapézoïdal, aplati, rubané, situé à la partie externe de l'éminence thénar. Il naît: 1° du ligament palmaire, au-devant de la gaîne du tendon du radial antérieur qu'il contourne; 2° de la surface du trapèze et du ligament qui unit cet os au capitatum. De l'insertion supérieure aponévrotique, dont la forme est membraneuse, procèdent des fascicules parallèles qui se dirigent obliquement en dehors, et vont s'insérer, par de courtes fibres aponévrotiques, à toute la longueur du bord externe du premier os métacarpien. Le fascicule supérieur très court est presque horizontal; les autres s'inclinent de plus en plus de haut en bas. Le fascicule interne, le plus inférieur, se termine par un petit tendon qui se fixe en arrière et au-dessus de celui du court abducteur.

Connexions. Recouvert par une aponévrose qui l'isole en dedans du court abducteur, il est sous-cutané en dehors. Par sa face postérieure, il est en rapport avec le premier os métacarpien et la capsule qui l'unit au trapèze.

Action. Ce muscle porte le premier métacarpien *en dedans* et un peu *en avant*. Il est donc réellement l'*opposant* externe et profond du pouce.

DU COURT FLÉCHISSEUR DU POUCE. (1)

TRAPÉZO-PHALANGIEN (*CRUV.*); CARPO-PHALANGIEN DU POUCE (*CHAUSS.*); M. FLEXOR SECUNDI INTERNODII POLLICIS MANUS (*DOUGL.*); S. BREVIS.

Situation, insertions. Ce muscle, l'un de ceux dont les limites sont les moins précises, est situé à la partie interne de l'éminence thénar. Il naît, par une insertion supérieure bifide: 1° en avant et en dehors, de l'apophyse du trapèze, au-dessous de l'attache du court abducteur et de l'arcade du ligament palmaire, dont il forme le bord libre conjointement avec le court fléchisseur du petit doigt, avec lequel il s'entre-croise; 2° en dedans, de la face palmaire du grand os et des ligamens qui l'unissent aux os voisins; 3° dans l'espace intermédiaire, où il sert à lier les deux attaches du bord inférieur de la coulisse fibreuse de glissement du tendon du long fléchisseur propre du pouce, et celle du radial antérieur jusqu'au point d'implantation de son tendon. De ces diverses insertions, naît un muscle dont la division inférieure, véritablement arbitraire, a été considérée d'une manière différente par les anatomistes. En dehors, et formant la saillie interne de l'éminence thénar, est un faisceau fusiforme, très épais, parallèle au court abducteur et à l'opposant, qui passe inférieurement en dehors du long fléchisseur, et s'implante, par un tendon aplati, à l'os sésamoïde externe, et, par son intermédiaire, au tubercule correspondant de la première phalange, au-dessus et en arrière de l'attache du court abducteur.

En arrière, dans le creux intermédiaire, entre l'éminence thénar et la paume de la main, le court fléchisseur est déprimé par une gouttière profonde, dans laquelle glisse le tendon du long fléchisseur propre du pouce. Enfin les fibres internes, nées du grand os, se confondent en dehors avec celle du faisceau externe dans la gouttière, et en dedans, avec le fascicule supérieur de l'adducteur du pouce, de manière à former en commun un faisceau interne, qui se sépare de l'autre inférieurement, longe, en dedans, le tendon du long fléchisseur, et s'implante à l'os sésamoïde interne, en s'épanouissant, sur la première phalange du pouce.

De l'ensemble de ces dispositions, il résulte un muscle complexe, saillant en avant par l'un de ses faisceaux, déprimé profondément par l'autre, et canaliculé dans l'espace moyen, le tendon du long fléchisseur séparant une double attache aux os sésamoïdes. Dans l'impossibilité de fixer sa limite en dedans, Bichat et Boyer considèrent le faisceau interne comme appartenant au court fléchisseur. M. Cruveilhier, au contraire, restreint ce muscle à son faisceau externe. Quant à nous, le court fléchisseur, dans sa conformation comme dans ses usages, ne

(1) Planches 119, 120.
(2) Planches 120, 121.

(1) Planche 120.

nous semble être que le complément de l'*adducteur*, ou, en d'autres termes, nous envisageons ce dernier comme un muscle infléxe qui enveloppe, dans une anse à concavité interne, les tendons fléchisseurs; de telle sorte que, de la masse principale, située dans la paume de la main, procède un prolongement latéral qui, d'abord excavé pour le passage du tendon long fléchisseur du pouce, le contourne, et le revêt ensuite en avant par le faisceau externe né du ligament palmaire; d'où il résulte que l'adducteur, ainsi analysé, tire avec énergie sur les deux bords de la première phalange du pouce, tout en inscrivant, sur la moitié interne de la paume de la main, une vaste coulisse musculaire autour des tendons fléchisseurs.

Connexions. Le court fléchisseur, dans les limites ordinaires qu'on lui assigne, est recouvert par le court abducteur et l'enveloppe sous-cutanée fibro-celluleuse externe; il renferme le tendon du long fléchisseur du pouce, et recouvre le premier interosseux dorsal.

Anomalies. Parfois les deux attaches au trapèze et au ligament palmaire sont isolées, et divisent le faisceau externe en deux. Plus souvent encore le faisceau interne est confondu, dans toute sa hauteur, avec l'adducteur (Meckel).

Action. Ce muscle, accessoire de l'adducteur, amène la première phalange en dedans, et même l'incline un peu vers la paume de la main. Il est donc très légèrement fléchisseur de cette phalange sur son métacarpien, mais plus spécialement *adducteur* du pouce, ou opposant avec les autres doigts.

DE L'ADDUCTEUR DU POUCE. (1)

MÉTACARPO-PHALANGIEN DU POUCE (*CHAUSS.*); MÉSOTHÉNAR (*WINSL.*); PARS HYPOTHENARIS POLLICIS (*RIOL.*).

Situation, insertions. Muscle épais, triangulaire, rayonné, situé transversalement dans la paume de la main. Il naît, par une large base: 1° à la partie supérieure, suivant une ligne horizontale, de la face antérieure du trapèze, du trapézoïde, du grand os et des ligamens qui les unissent conjointement avec les courts fléchisseurs; 2° de haut en bas, suivant une ligne verticale, de la crête moyenne du troisième os métacarpien et de l'aponévrose interosseuse; 3° par quelques fibres superficielles d'une aponévrose qui tapisse sa face antérieure. Nées de ces diverses origines, les fibres se groupent en fascicules convergens; ceux qui procèdent de l'attache carpienne se rassemblent en un faisceau oblique de haut en bas et de dedans en dehors. Les fascicules inférieurs, dont la direction est de plus en plus horizontale, composent un second faisceau métacarpien, séparé du précédent par un sillon celluleux. Tous deux s'unissent, en un sommet commun, par un tendon bifide, dont le faisceau supérieur s'implante sur l'os sésamoïde interne, et l'inférieur sur le tubercule correspondant de la première phalange du pouce.

Connexions. Sa *face antérieure* est recouverte médiatement: en dedans, par les tendons fléchisseurs et les lombricaux de l'indicateur et du médius; en dehors, par l'aponévrose palmaire et la peau. Elle est enveloppée immédiatement par la gaîne que lui envoie l'aponévrose interosseuse. Sa *face postérieure* recouvre les muscles des deux premiers espaces interosseux, dont elle est séparée par les vaisseaux du même nom et par une aponévrose.

Anomalies. Il est assez ordinaire que ce muscle, divisé par des sillons profonds, se trouve formé par un plus ou moins grand nombre de faisceaux séparés. Parfois, quelques-uns de ces faisceaux inférieurs franchissent les derniers espaces interosseux pour s'insérer au quatrième ou au cinquième os métacarpiens.

Action. Ce muscle rapproche fortement le pouce de la ligne moyenne de la main; il est donc véritablement *adducteur*, ou, suivant une expression plus précise, d'après son mode d'insertion perpendiculaire à la partie moyenne du levier qu'il fait mouvoir, il est, pour l'*opposition* du pouce, avec les quatre derniers doigts, l'agent essentiel dont les trois autres muscles ne sont que les accessoires.

MUSCLES DE L'ÉMINENCE HYPOTHÉNAR OU INTRINSÈQUES DU PETIT DOIGT.

Ils se composent, comme nous l'avons vu, d'un *peaucier* et de trois muscles qui s'insèrent au côté interne du cinquième os métacarpien, ou de la première phalange du petit doigt.

DU PALMAIRE CUTANÉ. (1)

CARPIEUS (*RIOL.*); CARO QUÆDAM QUADRATA (*SPIGEL, DOUGL.*); PALMARIS BREVIS.

Situation, insertions. Petit muscle peaucier, quadrilatère, situé transversalement à la partie supérieure de l'éminence hypothénar. Il naît, en dehors, du bord interne du ligament palmaire jusqu'à son bord libre inférieur. Les fibres parallèles, horizontales, recouvrent la saillie des muscles profonds, et se terminent sur le bord interne de la main dans le corps de la peau, après un trajet d'environ un pouce et demi.

Connexions. Recouvert immédiatement par la peau, dans laquelle il se perd par son extrémité interne, ce muscle recouvre l'extrémité supérieure de l'adducteur et du court fléchisseur du petit doigt, dont il est séparé par l'enveloppe fibro-celluleuse interne.

Action. On lui attribue pour usage de froncer la peau de l'éminence hypothénar, et, sous ce rapport, il peut aider au mouvement d'*opposition* du petit doigt. Du reste, cette fonction ne semble pas être d'une grande importance; car ce muscle manque dans beaucoup de sujets, et n'est généralement bien développé que chez les plus vigoureux.

DE L'ADDUCTEUR DU PETIT DOIGT. (2)

PISI-PHALANGIEN (*CRUV.*); CARPO-PHALANGIEN DU PETIT DOIGT (*CHAUSS.*, *DUM.*); M. ADDUCTOR DIGITI QUINTI.

Situation, insertions. Situé sur le bord cubital de la main, ce petit muscle naît, par de courtes fibres aponévrotiques, de l'os pisiforme et de l'expansion du tendon du cubital antérieur. Il constitue un faisceau charnu, épais et fusiforme, qui descend le long du plan interne du cinquième os métacarpien, et vient s'insérer, par un tendon court et plat, sur le rebord interne de la première phalange du petit doigt.

(1) Planches 121, 122.

(1) Planches 119, 151.
(2) Planches 119, 120.

Connexions. Recouvert par l'enveloppe fibreuse interne et par le palmaire cutané, ce muscle recouvre l'opposant et le bord interne du court fléchisseur.

Action. Il tire, en dedans, le petit doigt, dont il est conséquemment l'*adducteur*. Par rapport aux mouvemens de la main, en particulier, c'est un muscle d'écartement qui contribue à donner à cet organe tout son développement en travers.

DU COURT FLECHISSEUR DU PETIT DOIGT. (1)

UNCI-PHALANGIEN (*CRUV.*); PORTION DU CARPO-PHALANGIEN DU PETIT DOIGT (*CHAUSS.*); M. FLEXOR PROPRIUS DIGITI QUINTI.

Situation, insertions. Situé en dehors du précédent, avec lequel il est parfois confondu, il procède, en haut, par une base assez large: 1° du bord libre du ligament palmaire, où il confond ses épanouissemens avec ceux du court fléchisseur du pouce; 2° de la face antérieure de l'os unciforme. Séparé, à son origine, de l'adducteur, par un sillon triangulaire, dans lequel s'enfonce un rameau de l'artère cubitale, il descend obliquement en dedans, renflé à son milieu, accolé à l'adducteur sous le bord externe duquel il s'insinue, et se termine par un petit tendon plat placé derrière et en dedans de celui de l'adducteur, avec lequel il se confond, et qui se fixe à l'extrémité interne du rebord antérieur de la première phalange du petit doigt.

Connexions. Recouvert par le palmaire cutané, l'enveloppe fibro-celluleuse interne et un peu l'adducteur, il recouvre l'opposant, les tendons fléchisseurs du petit doigt et une partie des trois derniers interosseux.

Action. Ce muscle, d'après ses insertions, du milieu de l'arcade palmaire à la première phalange du petit doigt, tire cette dernière en dehors, ou vers la paume de la main. Il est bien évidemment court fléchisseur ou *opposant*. C'est donc à tort que Chaussier, en a fait un seul muscle avec l'adducteur dont le mode d'action est inverse.

DE L'OPPOSANT DU PETIT DOIGT. (2)

UNCI-MÉTACARPIEN (*CRUV.*); CARPO-MÉTACARPIEN DU PETIT DOIGT (*CHAUSS., DUM.*); M. ABDUCTOR OSSIS MÉTACARPI QUINTI.

Situation, insertions. Semblable à l'opposant du pouce, mais plus faible, comme ce dernier, aplati, trapézoïdal, demi-aponévrotique et charnu, l'opposant du petit doigt naît supérieurement, par un large sommet fibreux tronqué, de l'apophyse et du bord inférieur de l'os crochu. Il se dirige obliquement en bas et en dedans, en s'élargissant, et s'implante en avant sur les trois quarts inférieurs du bord interne du cinquième os métacarpien. Ses fibres demi-charnues et aponévrotiques augmentent de longueur et d'obliquité de haut en bas; celles du bord externe, les plus inférieures et les plus longues, se rendent sur un court tendon plat, qui lui-même se fixe sur la tête de l'os métacarpien, et s'épanouit au-delà sur le ligament latéral interne de l'articulation et sur l'extrémité de la phalange, derrière les tendons des deux muscles précédens.

Connexions. Recouvert par l'adducteur et le court fléchisseur, ce muscle recouvre les tendons fléchisseurs du petit doigt et la partie supérieure des trois derniers interosseux.

Action. Comme son nom l'indique, ce muscle, en amenant le cinquième métacarpien en dehors et un peu en avant, contribue au mouvement d'*opposition* du petit doigt avec le pouce.

Connexions des muscles des éminences thénar et hypothénar. En résumé, de l'étude que nous venons de faire, il résulte que les éminences thénar et hypothénar inscrivent deux triangles musculaires adossés, à angle droit, par leurs bases, au milieu de la partie supérieure de la main. C'est cette base commune, siége des insertions fixes, qui est le centre du mouvement de charnière des leviers du pouce et du petit doigt, auquel contribuent tous les muscles, et qui constitue l'*opposition réciproque*, caractère essentiel de la main. Toutefois, les trois doigts intermédiaires agissant en commun avec le cinquième dans l'opposition générale de la main, il n'était pas nécessaire que ce dernier fût susceptible d'un déplacement considérable; tandis que le levier formé par le pouce, existant seul sur le bord radial, devait être à-la-fois et plus fort et plus mobile, de manière à s'opposer à-la-fois, avec la même énergie, aux quatre derniers doigts, dans leur ensemble, ou à chacun d'eux en particulier.

MUSCLES DE LA PAUME DE LA MAIN.

DES LOMBRICAUX. (1)

PALMI-PHALANGIENS (*CHAUSS.*); ANNULI-TENDO-PHALANGIENS (*DUM.*); M. FLECTENTES PRIMUM INTERNODIUM (*SPIGEL*); LOMBRICALES.

Disposition générale. Au nombre de quatre, ces petits muscles, avons-nous dit, ne sont que des accessoires des tendons longs fléchisseurs profonds. Insérés supérieurement sur les faces ou les bords de ces tendons, les fibres qui en naissent composent autant de petits faisceaux fusiformes qui traversent, en divergeant, le diamètre vertical de la paume de la main, et se terminent sur de petits tendons, au-dessus des têtes des os métacarpiens. Ces tendons contournent les articulations métacarpo-phalangiennes, puis la face externe des premières phalanges, s'adossent à ceux des interosseux, et viennent s'implanter, en arrière, sur le bord externe des tendons extenseurs, en regard de la moitié inférieure des mêmes phalanges.

Connexions communes. Recouverts médiatement par les tendons fléchisseurs superficiels, l'arcade superficielle de l'artère cubitale, l'aponévrose palmaire et la peau, ils recouvrent en partie les muscles et les vaisseaux interosseux, et les tendons fléchisseurs profonds, enveloppés par une membrane celluleuse très mince, qui n'est que l'expansion de la gaîne synoviale métacarpienne de ces tendons.

Action. Les auteurs ne sont pas d'accord sur les usages de ces muscles. Vésale les considère comme des adducteurs; Spigel comme des fléchisseurs. M. Cruveilhier pense, d'après Riolan et la plupart des auteurs, qu'ils sont destinés à maintenir appliqués les tendons extenseurs contre les phalanges, en leur tenant lieu de gaîne propre; mais, en outre, il leur attribue l'usage de servir de lien entre les tendons extenseurs et fléchisseurs, de manière à s'opposer au déplacement réciproque et des uns et des autres. Quant à nous, tout en reconnaissant la réalité de ces

(1) Planches 119, 120.
(2) Planche 121.

(1) Planches 120, 119.

divers usages, nous pensons qu'il en est encore un autre omis par les divers auteurs, et qui, cependant, ne nous paraît pas le moins essentiel. Transposant l'insertion mobile, la plus habituelle des lombricaux, des tendons extenseurs aux fléchisseurs, nous croyons que c'est principalement sur ces derniers qu'ils agissent. En effet, si l'on se rappelle que l'attache supérieure du fléchisseur profond étant tout-à-fait interne, la flexion de l'indicateur et du médius devrait se faire sur le bord cubital de la main, tandis que les tendons de l'annulaire et du petit doigt, détournés de leur direction par l'apophyse de l'os crochu, devraient se fléchir sur le bord radial, on concevra la nécessité des lombricaux, dont les attaches inférieures étant externes, ceux des deux premiers doigts tendent à rappeler leurs tendons un peu en dehors, tandis que les deux derniers les maintiennent plus fixes, de manière à rétablir la flexion directe, ou, en d'autres termes, à faire converger les diverses forces vers la ligne verticale et moyenne de la main.

Premier lombrical. Le plus long des quatre, implanté sur tout le bord externe du tendon de l'indicateur, composé de fibres dont la longueur décroît de haut en bas; il descend obliquement en dehors. Son tendon contourne l'articulation métacarpo-phalangienne de l'index, accolé à celui du premier interosseux dorsal, et se rend plus bas sur le tendon extenseur de l'indicateur. Ce muscle, comme le tendon auquel il appartient, est très écarté des autres en dehors.

Deuxième lombrical. Semblable au précédent, mais plus petit, il naît du bord externe du tendon du médius, dans le tiers moyen de la paume de la main, se dirige aussi en bas et en dehors, pour contourner la face externe du médius.

Troisième lombrical. Situé verticalement entre le deuxième et le quatrième, avec lesquels il forme un groupe convergent, il s'interpose entre les tendons du médius et de l'annulaire, fixé, par ses côtés, au tiers moyen du bord interne du premier et du bord externe du second. Il descend presque directement, et son tendon s'implante, soit au côté externe de l'annulaire, ou au côté interne du médius, et parfois, à tous les deux, par un cordon bifurqué. Par rapport à l'usage que nous attribuons aux lombricaux de tirer sur les tendons fléchisseurs, on conçoit que cette variante, dans l'insertion digitale du troisième lombrical, est insignifiante, tandis qu'elle paraît inexplicable aux auteurs qui ne font agir les lombricaux que sur les tendons extenseurs.

Quatrième lombrical. Le plus court de tous, décroissant de largeur de haut en bas, il naît de la partie antérieure et des bords adjacens des tendons de l'annulaire et du petit doigt, et descend obliquement en dedans pour contourner la face externe du petit doigt.

DES INTEROSSEUX. (1)

MÉTACARPO-PHALANGIENS LATÉRAUX (*Chauss.*); MÉTACARPO-LATÉRI-PHALANGIENS (*Dum.*); M. INTEROSSEI.

Disposition générale. Les muscles interosseux, ainsi nommés d'après leur situation dans l'intervalle des os du métacarpe, et qui, par leurs insertions mobiles, se rendent sur les premières phalanges, ont pour objet de servir aux inclinaisons latérales des doigts, et, par leurs rapports avec les lombricaux et les tendons extenseurs de concourir plus ou moins, aux mouvemens de flexion et d'extension. D'abord, assez mal connus des premiers anatomistes, Guillemeau et Habicot sont les premiers qui en aient fait une bonne description. On en compte sept: deux pour chacun des trois derniers espaces interosseux, et un seul pour le premier, le muscle complémentaire étant représenté par l'adducteur du pouce. Dans leur position relative, les deux muscles d'un même espace, dont les bords sont d'épaisseur inégale, sont situés l'un devant l'autre en diagonale, de manière à présenter alternativement la plus grande partie de leur étendue vers l'une ou l'autre face de la main, d'où la distinction des interosseux en *quatre dorsaux* et *trois palmaires*.

Pour comprendre l'intention générale de ces muscles, il faut, à l'exemple de M. Cruveilhier, les considérer au point de vue de leurs usages, comme *adducteurs* et *abducteurs* des doigts, en faisant converger leurs mouvemens vers la ligne moyenne verticale de la main, centre du mécanisme partiel de cet organe. Cette première donnée étant établie, chacun des interosseux dorsaux, plus éloigné de cette ligne à son insertion métacarpienne qu'à son attache digitale, se fixera, par cette dernière, sur le bord opposé du doigt correspondant, qu'il écartera de la ligne moyenne, ou dont il sera l'*abducteur;* et *vice versâ*, chacun des interosseux palmaires, plus rapproché de la ligne moyenne à son attache métacarpienne qu'à son insertion digitale, se fixera sur le bord de la phalange correspondant à cette ligne, vers laquelle il amènera le doigt, en faisant office d'*adducteur*.

Ainsi, parcourant la série des sept muscles interosseux, nous trouvons, quant aux attaches et aux usages de chacun d'eux: *Premier dorsal*, des premier et deuxième métacarpiens au *côté externe* de la première phalange de l'index; *abducteur de l'index*. *Deuxième dorsal*, des deuxième et troisième métacarpiens au *côté externe* de la première phalange du médius; *abducteur du médius*. *Troisième dorsal*, des troisième et quatrième métacarpiens au *côté interne* de cette même phalange du médius; *abducteur du médius*. *Quatrième dorsal*, des quatrième et cinquième métacarpiens au *côté interne* de la première phalange de l'annulaire; *abducteur de l'annulaire*. En sens inverse: *Premier interosseux palmaire*, du deuxième métacarpien au *côté interne* de la première phalange de l'index; *adducteur de l'index*. *Deuxième palmaire*, du quatrième métacarpien au *côté externe* de la première phalange de l'annulaire; *adducteur de l'annulaire*. *Troisième palmaire*, du cinquième métacarpien au *côté externe* de la première phalange du petit doigt; *adducteur du petit doigt*.

Ce n'est donc pas sans motif que nous rapportons les mouvemens de l'ensemble des interosseux à la ligne moyenne de la main; car, si on prenait pour terme de comparaison le plan moyen du corps, les troisième et quatrième dorsaux se trouveraient être des *adducteurs*, et le troisième palmaire un *abducteur*. Ainsi les interosseux fournissent des abducteurs et adducteurs à l'index, au médius et à l'annulaire, et un adducteur au petit doigt. Les mouvemens des deux doigts extrêmes sont complétés par les muscles des deux éminences: l'*abducteur* du petit doigt n'est autre que celui nommé son *adducteur*, par rapport au plan moyen du corps; et quant au pouce, nous connaissons déjà ses *abducteurs* et son *adducteur propre*, qui représente le premier interosseux palmaire, avec un volume plus considérable et une insertion prolongée plus loin, pour satisfaire au fort mouvement d'opposition du pouce.

(1) Planches 121, 122, 123.

INTEROSSEUX DORSAUX.

MÉTACARPO-PHALANGIENS LATÉRAUX SUS-PALMAIRES (*CHAUSS.*); M. INTEROSSEI EXTERNI.

Muscles longs, aplatis et prismatiques sur leur épaisseur, penniformes, étendus des deux métacarpiens, entre lesquels ils sont situés, à la première phalange et au tendon extenseur du doigt auquel ils appartiennent. De leurs bords d'insertion, l'un occupe dans toute sa largeur la face latérale de l'un des métacarpiens, depuis la crête palmaire jusqu'au bord dorsal; l'autre est borné à l'extrémité dorsale de la même face du métacarpien adjacent; de sorte qu'il résulte, au-devant de ce dernier, un autre espace triangulaire rempli par l'interosseux palmaire. Les fibres nées de ces deux insertions se rendent sur une aponévrose moyenne qui donne naissance au tendon digital, dont le trajet nous est déjà connu.

Le *premier interosseux dorsal* diffère beaucoup des autres. Situé dans le premier espace métacarpien, dont la mobilité du pouce rend l'écartement très considérable, ce muscle, d'un grand volume proportionnel, en forme de triangle alongé, se compose de trois faisceaux, un palmaire et deux dorsaux. Le *faisceau palmaire* présente deux ordres des fibres: les unes naissent, en dehors, de la moitié carpienne du bord interne du premier os métacarpien, et descendent verticalement jusqu'auprès du tendon commun. Les autres procèdent, en dedans, de la moitié palmaire de la face latérale du second os métacarpien, et descendent obliquement pour se mêler aux fibres verticales. Les *deux faisceaux dorsaux* naissent également de la moitié postérieure des faces adjacentes des deux os métacarpiens. L'*externe* est plus fort que l'*interne*. Leurs fibres obliques se rendent vers une ligne aponévrotique, très évidente sur la face dorsale, qui sert de jonction commune, et donne aux muscles, sur ce plan, une disposition penniforme. A la partie supérieure, les trois faisceaux sont séparés par une anse fibreuse, qui donne passage à la branche de l'artère radiale qui forme l'arcade profonde de la main. Inférieurement, les fibres se réunissent sur le tendon digital. Ce tendon fait suite au faisceau palmaire, et donne insertion à ceux du plan dorsal par sa face interne et postérieure; au-dessous, il contourne, par un large épanouissement, l'articulation métacarpo-phalangienne de l'index, qu'il enveloppe en dehors, et à laquelle il se fixe. Il se termine enfin, dans l'étendue d'un pouce, sur le bord externe du double tendon extenseur de l'indicateur, et s'unit, en bas, à celui du premier lombrical.

Connexions. Les interosseux dorsaux sont en rapport, en avant, avec les interosseux palmaires, l'adducteur du pouce, l'opposant et le court fléchisseur du petit doigt, les lombricaux et les tendons longs fléchisseurs. L'aponévrose interosseuse les sépare de leurs antagonistes, et dans les sillons intermédiaires rampent les artères interosseuses, et pénètrent les branches perforantes. Par leur face dorsale, ils sont en rapport avec les tendons extenseurs des doigts, et recouverts par une mince aponévrose. Le premier interosseux dorsal, en particulier, est plus directement en contact, en avant, avec l'adducteur et le court fléchisseur du pouce, et en arrière, avec la branche de terminaison de l'artère radiale, qui va s'anastomoser avec la cubitale.

Action. Ces muscles sont des abducteurs de la première phalange des doigts; leur contraction est d'autant plus énergique, que la main est placée dans l'extension.

INTEROSSEUX PALMAIRES.

MÉTACARPO-PHALANGIENS SOUS-PALMAIRES (*CHAUSS.*); INTEROSSEI INTERNI.

De même forme que les précédens, visibles seulement sur la face palmaire, au nombre de trois, si l'on en excepte l'adducteur du pouce, ils sont situés dans la paume de la main, et s'étendent de toute la longueur du bord palmaire de l'un des métacarpiens à la première phalange et au tendon extenseur du doigt correspondant. Le premier et le troisième de ces muscles ne forment qu'un seul faisceau; le second, situé entre les troisième et quatrième métacarpiens, est réellement penniforme.

Connexions. Recouverts, sur leur face postérieure, par les interosseux dorsaux, leurs rapports sont les mêmes que ceux de ces derniers muscles dans la paume de la main.

Action. Les interosseux palmaires sont, comme nous l'avons dit, des adducteurs des doigts. Ils exigent également, pour agir, que la main soit placée dans l'extension.

MUSCLES DU MEMBRE ABDOMINAL.

Ils se divisent en muscles de la hanche, de la cuisse, de la jambe et du pied.

MUSCLES DE LA HANCHE.

MOTEURS DE L'ARTICULATION COXO-FÉMORALE.

Ces muscles, que nous nommons *pelvi-fémoraux*, s'étendent de la circonférence du bassin à l'os de la cuisse, dont ils produisent les mouvemens sur le tronc. Ils composent trois séries: 1° Les fléchisseurs: le *grand psoas* et l'*iliaque* que nous décrivons en un seul muscle, et auxquels s'adjoint un tenseur des aponévroses, le *petit psoas*. 2° Les extenseurs: le *grand*, le *moyen* et le *petit fessiers*. 3° Les rotateurs de la tête du fémur: le *pyramidal*, les *deux jumeaux*, les *deux obturateurs* et le *carré crural*.

FLÉCHISSEURS DE LA CUISSE.

DU PSOAS ILIAQUE (*CRUV.*) (1)

Groupe musculaire considérable, situé à l'intérieur du tronc, sur la paroi postérieure et inférieure de la cavité abdominale, bifide supérieurement, où il se compose d'un long faisceau lombaire vertical, et d'un vaste faisceau radié qui remplit la fosse iliaque; tous deux, se confondant sur le rebord du bassin, franchissent l'arcade crurale, pour se fixer inférieurement, par un tendon commun, au petit trochanter.

Portion lombaire.

GRAND PSOAS (des auteurs; de ψόαι, *lombes*).

PRÉ-LOMBO-TROCHANTÉRIEN (*CHAUSS.*, *DUM.*); LOMBAIRE INTERNE (*WINSL.*); LUMBALIS (*SPIGEL*, *COWPER*); M. PSOAS MAGNUS; S. LOMBARIS.

Situation, *configuration*. Long muscle fusiforme, presque ver-

(1) Planches 103, 78, 106.

tical, situé sur les parties latérales de la colonne lombaire du rachis et sur le rebord du grand bassin.

Insertions. Il naît, 1° par un sommet effilé, de la moitié inférieure de la face latérale de la dernière vertèbre dorsale, et successivement de la face latérale des corps des cinq vertèbres lombaires et des disques intervertébraux. Ces attaches se font sur les disques et les bords saillans opposés des corps des vertèbres; la portion correspondant à leur étranglement moyen formant, pour le passage des vaisseaux lombaires, autant d'ellipses ostéo-fibreuses, dont le côté aponévrotique sert également d'implantation musculaire. 2° A la base des apophyses transverses des mêmes vertèbres en circonscrivant le canal de transmission des vaisseaux. Nées de ces diverses origines, les fibres, charnues, fines, parallèles et très colorées, descendent presque verticalement, mais avec une obliquité légère en dehors et très prononcée en avant. Elles composent un vaste faisceau conoïde, aplati d'avant en arrière, dont le sommet se dégage de dessous l'arcade interne du diaphragme. Ce faisceau, appliqué sur les corps des vertèbres et le muscle carré des lombes, franchit l'articulation sacro-iliaque, et fait saillie sur le rebord du grand bassin; puis il contourne à angle droit l'arcade crurale, et s'infléchit en bas et en dehors autour du tendon du droit antérieur de la cuisse, pour s'insérer au sommet du petit trochanter par un tendon plat qui reçoit ses fibres et celles du muscle iliaque. Au milieu de la hauteur du muscle, ce tendon envoie une lamelle verticale de prolongement qui reçoit de chaque côté les fibres dans une disposition penniforme.

Portion iliaque.

ILIACO-TROCHANTÉRIEN (*CHAUSS.*); ILIACO-TROCHANTIN (*DUM.*); M. ILIACUS, S. ILIACUS INTERNUS (Nonnulli).

Situation, configuration. Vaste muscle rayonné très épais qui remplit la fosse iliaque interne.

Insertions. A partir de la lèvre interne de la crête iliaque, il procède, par de courtes fibres aponévrotiques, de l'épanouissement des ligamens ilio-lombaire, ilio-vertébral et sacro-iliaque, et successivement de toute la surface de la fosse iliaque interne, jusqu'aux épines antérieures et au bord inguinal de l'os. Les fibres contournées en S, suivant leur longueur, se rendent obliquement de haut en bas et de dehors en dedans sur le côté externe du tendon du grand psoas, en augmentant graduellement de longueur de haut en bas. Les plus inférieures, nées de l'épine iliaque, derrière le tendon du couturier, forment un long faisceau, dont une partie s'attache sur le tendon du psoas; l'autre contourne ce tendon et le petit trochanter, et s'implante au-dessous de cette éminence sur la ligne du pectiné. En dedans se rencontre fréquemment un petit faisceau particulier (le *muscle iléo-capsulo-trochantérien*), qui procède du bas de l'épine iliaque antérieure et de la capsule coxo-fémorale, séparé du reste du muscle par le tendon du droit antérieur de la cuisse. Ce petit faisceau descend verticalement, et, après un court trajet, ou vient s'unir au tendon du psoas, derrière lequel il est situé, ou s'implante isolément, au-dessous du petit trochanter, sur la ligne pectinée.

Connexions. Le psoas iliaque représente une grande masse triangulaire, dont la base, adhérente à la colonne lombaire par un long prolongement, s'étale en dehors sur toute la largeur de l'os ilium, et dont le sommet est formé par l'attache fémorale. 1° Dans sa portion lombaire, le grand psoas est en rapport, en avant, avec l'aponévrose lombo-iliaque, fascia-pelviensis et fascia-iliaca, le petit psoas, le diaphragme, le rein, le péritoine; à droite, le colon ascendant, et à gauche, le colon descendant. En arrière, il recouvre les faces latérales des corps vertébraux, les apophyses transverses, le muscle carré des lombes et les artères lombaires. Dans son épaisseur, il est traversé par le plexus lombaire, disposition qui explique les douleurs fréquentes dont il est le siége. 2° La portion pelvienne du psoas iliaque est recouverte par l'aponévrose lombo-iliaque et le péritoine; elle forme les plans latéraux déclives de la partie inférieure de la cavité abdominale. Elle est en rapport, à droite, avec le cœcum et l'extrémité inférieure de l'intestin grêle; à gauche, avec l'S iliaque du colon; le bord interne du psoas, en contact avec les artères et veines iliaques primitives, iliaques internes et externes, et les nerfs cruraux, fait saillie vers la marge du bassin, dont il rétrécit le diamètre de trois lignes de chaque côté; son bord externe, par le relief qu'il forme au-devant du carré des lombes et de la portion iliaque, inscrit dans toute sa hauteur une gouttière triangulaire, le long de laquelle fusent les divers liquides dans les épanchemens, et en particulier le pus des abcès par congestion provenant de caries de la colonne vertébrale. 3° Sur l'arcade fémorale, le psoas iliaque remplit la gouttière située entre l'épine inférieure et l'éminence ilio-pectinée; il est en rapport avec les vaisseaux fémoraux et le ligament de Poupart. 4° A la partie supérieure de la cuisse, le faisceau commun se contourne profondément autour du tendon du muscle droit antérieur, recouvert en avant par une aponévrose et par les vaisseaux fémoraux situés dans un espace triangulaire qui le sépare du pectiné; en arrière, il revêt la capsule coxo-fémorale, sur laquelle il glisse par l'intermédiaire d'une vaste synoviale ellipsoïde de haut en bas, à parois épaisses, simple ou biloculaire (*Pl.* 159), et qui, parfois, communique avec celle de l'articulation.

Anomalies. Il n'est pas rare de rencontrer un psoas surnuméraire, situé entre le muscle normal et l'iliaque. Il naît de deux ou trois apophyses transverses des vertèbres supérieures, et s'implante, soit au tendon commun, soit isolément au petit trochanter (Meckel).

Action. Le psoas iliaque est *fléchisseur* de la cuisse sur le bassin, et légèrement *rotateur* du fémur d'avant en arrière et de dedans en dehors. L'inconvénient qui résulte de son insertion à l'extrémité supérieure du long levier, représenté par le membre abdominal, est contre-balancé par l'avantage de sa direction : d'une part, pour la flexion de la cuisse, son inflexion à angle droit sur l'arcade crurale; et, d'autre part, pour la rotation du fémur, sa torsion autour du tendon du droit antérieur de la cuisse. Quand les fémurs sont fixés dans la station, le psoas iliaque devient fléchisseur du tronc sur la cuisse, ou dans les mouvemens latéraux contribue plus ou moins à l'incliner de son côté.

PETIT PSOAS (1).

PRÉLOMBO-PUBIEN (*CHAUSS.*); M. PSOAS MINOR.

Situation, insertions. Petit muscle funiculaire, mi-partie charnu et tendineux, situé au-devant du grand psoas, dont il

(1) Planches 103, 78.

croise très obliquement la direction. Il naît, par un sommet effilé, de la dernière vertèbre dorsale, de la première lombaire, parfois même de la seconde, et des disques qui les unissent. Ses fibres, parallèles, descendent verticalement pour se réunir en regard de la quatrième vertèbre lombaire sur un tendon rubané, resplendissant, qui traverse de haut en bas, en diagonale, la face antérieure du grand psoas, de son bord externe vers l'interne, et vient s'implanter sur l'éminence ilio-pectinée. Ce tendon, par ses bords, donne attache au fascia-pelviensis et au fascia-iliaca, en sorte qu'il peut être considéré comme une bandelette de renforcement de ces deux aponévroses, dont sa portion charnue est le muscle tenseur.

Action. Le petit psoas est accessoire du muscle précédent comme *fléchisseur* de la cuisse sur le bassin, ou du bassin sur la cuisse; mais son usage le plus réel paraît être de *tendre* les aponévroses, et, sous ce rapport, de brider et contenir le psoas iliaque dans sa contraction. Le petit psoas manque fréquemment; parfois, au contraire, il est double et composé de deux petits faisceaux parallèles.

EXTENSEURS DE LA CUISSE.

DU GRAND FESSIER. (1)

SACRO-FÉMORAL (*CHAUSS.*); ILIO-SACRO-FÉMORAL (*DUM.*); GLUTÆUS MAXIMUS (*RIOL., DOUGLAS*).

Situation, configuration. Vaste muscle rhomboïdal, très épais, situé superficiellement à la partie postérieure du bassin; le plus considérable des muscles du corps humain, et, par sa masse, en rapport avec la station bipède dont il est le principal agent.

Insertions, direction, fasciculation. Le grand fessier procède, par son bord postérieur et supérieur : 1° de l'aponévrose du grand dorsal et de la courbe postérieure de la lèvre externe de la crête iliaque, à partir de son sommet, en descendant jusqu'à l'épine postérieure et inférieure; 2° de la surface rugueuse qui termine l'os des îles en ce point; 3° par de très forts filamens aponévrotiques, de la série des tubercules externes du sacrum et du ligament sacro-iliaque postérieur; 4° des tubercules adjacens du sacrum et du coccyx, et du ligament sacro-coccygien postérieur, en formant une arcade aponévrotique qui donne passage aux derniers nerfs sacrés postérieurs; 5° de la face postérieure des deux ligamens sacro-sciatiques, par un prolongement bifurqué, qui s'étend sur le grand ligament sacro-sciatique, et dont l'angle inférieur se termine en un tendon triangulaire; 6° enfin dans le plus grand nombre des cas, de la forte aponévrose postérieure du moyen fessier et de la surface triangulaire de la fosse iliaque externe, située entre ce dernier muscle et le pyramidal. Toutefois chez beaucoup de sujets cette dernière insertion n'a pas lieu, et le grand fessier, en ce point, est séparé de la surface osseuse par du tissu cellulaire séreux. Nées de ces diverses origines, les fibres se rassemblent en larges fascicules rubanés. Ces fascicules sont nettement séparés dans toute leur longueur par des sillons celluleux, entre lesquels pénètrent des cloisons qui se dégagent de l'enveloppe fibro-celluleuse superficielle. Parallèles entre eux, ils descendent obliquement en bas et en dehors, de l'insertion sacro-iliaque vers l'implantation fémorale, et, par leur disposition régulière, impriment au grand fessier un aspect qui le distingue de tous les autres muscles. Les fascicules composent *deux faisceaux* distincts dans leur forme, surtout par leur implantation fémorale. Le *supérieur*, d'une étendue considérable, forme à lui seul les deux tiers de la masse musculaire. Les divers fascicules qui le composent viennent se terminer dans une duplicature de l'aponévrose fascia-lata, et se réunissent en convergeant autour de la saillie formée par le grand trochanter, de manière à l'environner d'un demi-cercle musculaire inscrit par la terminaison de leurs fibres. Cette première insertion constitue l'implantation membraneuse du grand fessier. L'aponévrose, très épaisse en ce point, glisse, par l'intermédiaire d'une synoviale, sur le grand trochanter, ou plutôt sur les tendons du moyen fessier et du vaste externe, qui le recouvrent, et se prolonge en dehors et en avant, où elle donne attache au muscle fascia-lata. Inférieurement le mode d'insertion des fibres devient assez compliqué; l'aponévrose continue à recevoir les fibres du grand fessier, mais seulement les plus superficielles, qui s'y implantent directement sur un feuillet unique. Les fibres profondes, qui composent presque toute la masse du faisceau inférieur, très épais, et les derniers fascicules du faisceau supérieur, se contournent d'arrière en avant pour se fixer sur un fort tendon, qui, lui-même, s'insinue entre le vaste externe et le biceps, et vient s'implanter dans une longueur de trois pouces sur une saillie rugueuse verticale, de la face postérieure du fémur, depuis la limite d'insertion du carré crural jusqu'à la naissance de la ligne âpre, dont elle forme supérieurement la bifurcation externe; en sorte que l'attache inférieure du grand fessier se compose de deux élémens : 1° une *insertion aponévrotique* qui reçoit la presque totalité du faisceau supérieur et les fibres superficielles du faisceau inférieur; 2° une *insertion tendineuse* qui reçoit presque en entier les fibres du faisceau inférieur et les dernières fibres profondes du faisceau supérieur.

Connexions. Le grand fessier présente une *surface postérieure*, convexe dans ses deux diamètres, recouverte par un feuillet fibro-celluleux, et médiatement par un tissu adipeux très abondant et par la peau. Sa *face antérieure*, plane, recouvre : 1° les muscles moyen fessier, pyramidal, deux jumeaux, carré crural, les tendons des obturateurs, la grande échancrure sciatique, les ligamens sacro-sciatiques, l'attache supérieure des biceps, demi-membraneux, grand abducteur et vaste externe; 2° les vaisseaux et nerfs fessiers, ischiatiques et honteux internes, et les nerfs sciatiques, grand et petit. Son *bord inférieur*, libre, est indiqué à l'extérieur par une ligne courbe, saillante, à concavité supérieure; il trace en arrière la délimitation de la cuisse, et sert de guide dans les opérations.

Action. Le grand fessier ayant son point fixe à son insertion sacro-iliaque postérieure, tire à-la-fois sur l'extrémité supérieure du fémur par son tendon, et sur la face externe du genou par le tendon de l'aponévrose fascia-lata, qui elle-même fait, pour le mouvement, l'office d'une forte bandelette de communication; ainsi le grand fessier n'agit pas seulement sur l'extrémité supérieure du levier formé par le membre abdominal, mais il agit également sur la partie moyenne du même levier à sa face externe. Comme conséquence de sa direction, son usage principal est de tirer en arrière ou d'*étendre* la cuisse qui a été fléchie. Mais en outre il est légèrement *rotateur* en dehors du grand trochanter et de l'articulation du genou; et *abducteur* ou *adducteur* du membre en entier, suivant qu'il a été porté préalablement

(1) Planches 124, 128.

en dedans ou en dehors. Par la bandelette fascia-lata, il est *tenseur* très énergique de l'aponévrose fémorale, et contient, dans leurs contractions, les muscles de la cuisse, principalement le vaste externe. Enfin, quand le fémur est fixé, dans la station, il renverse le bassin en arrière de son côté, et imprime au tronc un léger mouvement de rotation en sens opposé.

DU MOYEN FESSIER. (1)

GRAND-ILIO-TROCHANTÉRIEN (*CHAUSS.*); ILIO-TROCHANTÉRIEN (*DUM.*); GLUTÆUS MEDIUS (*RIOL.*).

Situation, configuration. Muscle épais, triangulaire, composé de deux faisceaux superposés, situé en avant et en dehors du précédent, dans la fosse iliaque, qu'il recouvre presque en entier.

Insertions, fasciculation. Des deux faisceaux de ce muscle, l'un, *antérieur* et *externe*, très épais, naît en bas et en dehors de l'épine iliaque antérieure et supérieure, derrière l'attache du fascia-lata, et continue à s'implanter, par de courtes fibres aponévrotiques, sur la lèvre externe de la crête de l'os des îles jusqu'au tubercule qui sépare en deux parties la fosse iliaque externe. A l'extérieur, les fibres procèdent de la face interne de la forte aponévrose d'enveloppe qui, inférieurement, se continue avec la bandelette du fascia-lata. Ce premier faisceau, qui forme la masse principale du muscle, se compose presque en entier de fibres externes verticales, fasciculées, qui se rendent directement sur le fort tendon fémoral. Les fibres antérieures forment un bord épais: elles s'insèrent également à l'aponévrose et descendent un peu obliquement en arrière vers le tendon. Le *faisceau postérieur* ou profond, bien distinct du précédent, mince, triangulaire et rayonné, s'implante sur toute la surface osseuse comprise entre le bord de la crête iliaque formant la ligne courbe supérieure, et l'attache du petit fessier indiquant la ligne courbe inférieure, à partir du tubercule de séparation de la fosse iliaque où se réunissent ces deux lignes. Le faisceau postérieur descend obliquement en dehors vers le grand trochanter, en s'insinuant sous le bord épais du faisceau précédent. Ses fibres se réunissent toutes en convergeant sur une aponévrose rayonnée, qui se concentre elle-même, pour se réunir au tendon commun, à sa face interne. Ce tendon, aplati, court, épais et très résistant, s'insère à la face externe du grand trochanter, suivant une ligne très saillante, oblique de haut en bas et d'arrière en avant. Une synoviale intermédiaire facilite le glissement du tendon sur la surface du grand trochanter située au-dessus.

Connexions. Recouvert par le grand fessier, le fascia-lata et la peau, ce muscle recouvre le petit fessier et une partie de la fosse iliaque externe. Le faisceau postérieur, par la moitié inférieure de son bord libre, est en rapport avec le bord supérieur du pyramidal, et circonscrit, avec ce muscle, la fente de passage des vaisseaux fessiers.

Action. Ce muscle, dans sa totalité, est *abducteur* et *extenseur* de la cuisse. Le faisceau postérieur contribue le plus à l'extension, et l'externe à l'abduction. Les fibres antérieures de ce dernier concourent en outre à la *rotation* de la tête du fémur en dedans et à la *flexion* de la cuisse sur le bassin. Dans la station, le fémur étant fixé, le moyen fessier étend et incline le bassin de son côté, et, suivant qu'il agit davantage par ses fibres antérieures ou postérieures, incline légèrement la face antérieure du tronc de son côté ou en sens inverse.

(1) Planches 126, 131, 132.

DU PETIT FESSIER. (1)

PETIT-ILIO-TROCHANTÉRIEN (*CHAUSS.*); ILIO-ISCHII-TROCHANTÉRIEN (*DUM.*); GLUTÆUS MINIMUS, S. TERTIUS (*RIOL.*).

Configuration, insertions. Muscle rayonné, triangulaire, aplati, situé sous le moyen fessier dans la moitié antérieure de la fosse iliaque externe. Il naît: 1° par un bord demi-circulaire qui en forme la base, de la crête externe de l'os des îles, au-dessous du muscle précédent, à partir de l'épine iliaque antérieure et supérieure, jusqu'au tubercule de séparation de la fosse iliaque; puis le long de la ligne courbe inférieure, et au-delà, sur la lèvre postérieure du fond de la grande échancrure sciatique. 2° A toute la surface de la fosse iliaque externe comprise entre son bord circulaire et les attaches de la capsule coxo-fémorale. Les fibres sont d'autant plus longues qu'elles sont plus superficielles quant à l'épaisseur; dans le sens de la largeur elles sont très longues en avant, où elles forment un bord épais, et diminuent progressivement en arrière; les plus courtes sont celles qui naissent de l'échancrure sciatique, où le muscle est très mince. Toutes ces fibres se concentrent sur la face interne d'une aponévrose rayonnée, plissée sur elle-même, qui se convertit, à son sommet, en un tendon plat, adhérent en arrière à celui du pyramidal et à la capsule coxo-fémorale; en dehors, à celui du moyen fessier: ce tendon contourne le bord antérieur du grand trochanter, sur lequel il glisse par l'intermédiaire d'une synoviale et s'implante sur une large empreinte et un tubercule situé sur la face antérieure de cette apophyse, au devant de l'attache du moyen fessier.

Connexions. Recouvert par le moyen fessier et en avant par le fascia-lata, ce muscle recouvre une partie de la fosse iliaque externe, le bord externe du tendon réfléchi du droit antérieur de la cuisse, et la partie supérieure de l'articulation coxo-fémorale, dont il est séparé par du tissu cellulaire lâche.

Action. Les usages de ce muscle sont analogues à ceux du moyen fessier. Comme lui, il est *rotateur* du fémur en dedans, *abducteur* et légèrement *fléchisseur* de la cuisse; mais, vu son extrême épaisseur en avant, c'est le mouvement de rotation qui est le plus puissant. Quand le fémur est fixé, le petit fessier étend le bassin et l'incline de son côté, en rappelant dans le même sens la face antérieure du tronc.

Résumé de l'action générale des trois muscles fessiers. Ces muscles sont les agens essentiels de la station bipède, d'où le développement considérable qu'ils affectent dans l'homme. 1° Dans la *station:* les fessiers ayant leur point fixe au fémur, par la traction puissante qu'ils exercent sur le bassin en arrière, ils contre-balancent le poids du tronc et neutralisent sa tendance à se fléchir en avant. S'ils agissent des deux côtés à-la-fois, le tronc est étendu directement; si la contraction n'a lieu que d'un seul côté, ils produisent simultanément l'inclinaison du tronc. Enfin, suivant que l'action est exercée plus particulièrement par le grand fessier ou par les fibres antérieures des deux autres, le

(1) Planches 126, 131.

tronc subit une légère rotation du côté opposé dans le premier cas, ou du même côté dans le second. 2° Dans la *progression*, le point fixe étant au bassin, les fessiers, dans leur totalité, sont *extenseurs* et *abducteurs* de la cuisse. Le grand fessier agit en outre isolément comme *rotateur* en dehors, le petit fessier comme *rotateur* en dedans, et le moyen plus ou moins, suivant l'une ou l'autre action.

ROTATEURS DE LA TÊTE DU FÉMUR.

DU PYRAMIDAL. (1)

SACRO-TROCHANTÉRIEN (*CHAUSS.*); SACRO-ILI-TROCHANTÉRIEN (*DUM.*); M. PRIMUS QUADRIGEMINUS (*RIOL.*); S. ILIACUS EXTERNUS (*SPIGEL, COWPER*); S. PYRIFORMIS (*ALBINUS*).

Configuration, insertions. Muscle pyriforme, alongé, aplati d'avant en arrière, étendu des parois postérieures et latérales du bassin au grand trochanter. Il procède, par une large base, 1° du bord des gouttières des second et troisième trous sacrés antérieurs, et par des appendices, des ponts osseux qui séparent le second trou sacré du premier et du troisième; 2° de l'extrémité de l'os des iles formant le rebord inférieur de la symphyse sacro-iliaque; 3° de l'interstice et de la lèvre postérieure du bord iliaque de la grande échancrure sciatique et de la face antérieure de l'extrémité correspondante du grand ligament sacro-sciatique. Cette insertion se fait par des fibres aponévrotiques, très courtes en avant et longues en arrière. Les fibres charnues qui leur succèdent, agglomérées en fascicules plats, convergens, forment un muscle conoïde aplati d'avant en arrière, qui sort du bassin par la grande échancrure sciatique, dirigé obliquement de haut en bas, de dedans en dehors, et un peu d'avant en arrière. Il se concentre en un sommet, glisse sur la face postérieure de la cavité cotyloïde, interposé entre le moyen fessier et le jumeau supérieur, et se termine par un tendon funiculaire, aplati, qui s'implante au tubercule de l'angle postérieur et supérieur du grand trochanter, adhérant en haut au tendon du petit fessier, et en bas à celui des deux jumeaux et de l'obturateur interne.

Connexions. En raison de la position de ce muscle, elles sont des plus importantes. Sa *face antérieure* est en contact dans l'intérieur du bassin, des deux côtés, avec le fascia-pelviensis, les vaisseaux hypogastriques, le plexus sciatique, dont les branches se creusent des gouttières sur la surface du muscle, et à gauche avec le rectum; à l'extérieur du bassin, elle est en rapport avec la face postérieure du petit ligament sacro-sciatique et de la capsule coxo-fémorale. Sa *face postérieure* est recouverte par le muscle grand fessier. Son *bord supérieur*, adjacent au moyen fessier, inscrit entre lui et ce muscle la fente de passage des vaisseaux fessiers. C'est par cet orifice dilaté que se font les *hernies* dites *sciatiques*. Son *bord inférieur*, parallèle au jumeau supérieur, intercepte en arrière, avec le petit ligament sacro-sciatique, la fente de passage des vaisseaux honteux internes et ischiatiques, et des nerfs sciatiques, grand et petit.

Anomalies. Il n'est pas rare de trouver ce muscle partagé en deux moitiés; la supérieure est la plus faible; entre les deux passe le nerf fessier (Winslow, Meckel).

(1) Planches 126, 132, 65, 106.

DE L'OBTURATEUR INTERNE. (1)

SOUS-PUBIO-TROCHANTÉRIEN INTERNE (*CHAUSS.*); INTRA-PELVIO-TROCHANTÉRIEN (*DUM.*); M. MARSUPIALIS, S. BURSALIS (*COWPER, DOUGLAS*).

Situation, configuration. Muscle rayonné, triangulaire, situé dans la cavité du bassin, et remarquable par la réflexion à angle droit qu'il inscrit autour de la petite échancrure sciatique pour gagner la cavité digitale du fémur.

Insertions, fasciculation. L'obturateur interne, dont la structure est très complexe, se compose d'une série de fascicules convergens qui naissent de la circonférence interne de l'ischion et du pubis, et se réunissent, vers l'échancrure sciatique, en un sommet commun. Ces fascicules sont de trois sortes: descendans, transverses et ascendans. Des fascicules *descendans*, les uns procèdent de la face postérieure de la cavité cotyloïde, au-dessous de la marge du bassin, et descendent verticalement pour former une première réflexion à angle droit sous l'épine sciatique; les autres, obliques, s'implantent sur l'arcade aponévrotique qui complète le trou obturateur. Les faisceaux *transverses* naissent du rebord postérieur des branches horizontale et descendante du pubis, et les faisceaux *inférieurs* de la surface interne de la branche ascendante de l'ischion jusqu'auprès de sa tubérosité. Indépendamment de ces fascicules superficiels, qui sont les plus longs, d'autres, plus profonds, procèdent, en grand nombre, du rebord du contour osseux du trou sous-pubien et de toute la surface de la membrane obturatrice, d'autant plus courts, qu'ils sont plus près de son bord externe. Tous ces faisceaux se rassemblent sur une forte aponévrose rayonnée, située sur la face profonde, et divisée elle-même en cinq ou six tendons qui se dirigent en dehors, et s'infléchissent à angle droit, en avant et en dehors, pour franchir l'éperon osseux formé par la petite échancrure sciatique. Dans ce point existe la plus considérable de toutes les synoviales de glissement (*Pl.* 159). Elle occupe une ouverture de passage triangulaire, circonscrite, en haut, par l'épine sciatique et le petit ligament sacro-sciatique; en dedans, par le grand ligament sacro-sciatique; en dehors, par la surface même de l'os. Cette surface représente un sommet à angle droit arrondi: elle est enduite, dans l'état frais, d'un cartilage creusé de cinq ou six gouttières, séparées par des franges synoviales linéaires, pour servir au glissement des tendons qui composent l'aponévrose commune. La synoviale de glissement revêt cette surface osseuse, s'enfonce de chaque côté pour former un repli qui se prolonge très loin du côté de la cuisse, et se réfléchit sur l'aponévrose et les tendons, en formant autant de petits culs-de-sac dans leurs écartemens. Au-delà, les divers tendons se réunissent en un seul, très fort, aplati d'avant en arrière, et que les fibres charnues des faisceaux superficiels accompagnent jusque sur le col du fémur, sur sa face postérieure. Ce tendon, logé dans une gouttière que lui offrent les deux muscles jumeaux, reçoit, par ses bords, des fibres nombreuses de ces muscles et vient enfin s'insérer dans le haut de la cavité digitale du fémur, intermédiaire à ceux du pyramidal et de l'obturateur externe, avec lesquels il s'unit par ses côtés.

Connexions. 1° Dans le bassin, l'obturateur est en rapport, par sa *face antérieure*, avec la membrane sous-pubienne et le pourtour du trou obturateur; 2° par sa *face postérieure*, avec l'aponé-

(1) Planches 126, 159, 135, 125, 105.

vrose qui lui est propre, la bandelette fibreuse ischio-pubienne, et le releveur de l'anus, qui l'isole de la vessie. A sa sortie du bassin, sa direction est croisée par celle des vaisseaux et nerfs ischiatiques et honteux internes, et des nerfs sciatiques. Hors du bassin, il est recouvert par le grand nerf sciatique et le muscle grand fessier : il recouvre les deux jumeaux.

DES JUMEAUX. (1)

PETITS JUMEAUX (*WINSLOW*); ISCHIO-TROCHANTÉRIEN (*CHAUSS.*); ISCHIO-SPINI-TROCHANTÉRIEN (*DUMAS*); SECUNDUS ET TERTIUS QUADRIGEMINI (*RIOL.*); MARSUPIUM CARNEUM (*COLUMB.*, *SPIG.*); MUSCULI GEMINI FEMORIS, S. MARSUPIALES EXTERNI.

Situation, *insertions*. Au nombre de deux, l'un *supérieur*, l'autre *inférieur*, les *jumeaux* sont situés à la partie inférieure et postérieure du bassin, séparés en dedans par un écartement triangulaire que remplit le sommet de l'obturateur interne, et presque juxta-posés en dehors, où ils forment une gouttière mitoyenne, dans laquelle est reçu le tendon du même muscle. Le *jumeau supérieur* s'insère en dedans par un sommet effilé à la face postérieure de l'épine sciatique; l'*inférieur* s'implante, par un vaste épanouissement, à la lèvre interne de la tubérosité sciatique, entre la coulisse de glissement de l'obturateur interne et l'attache du grand ligament sacro-sciatique. Tous deux se dirigent transversalement en dehors, accolés au tendon de l'obturateur interne, sur les bords correspondans duquel viennent se rendre leurs fibres, et se terminent par un double sommet tendineux fixé au fond de la cavité digitale en commun avec le tendon de l'obturateur, auquel ils sont intimement unis.

Connexions, *anomalies*. Tous deux sont recouverts par le grand fessier; ils recouvrent la face postérieure de l'articulation coxo-fémorale. Le jumeau supérieur est compris entre le pyramidal et l'obturateur interne; l'inférieur, entre ce dernier muscle et le carré crural. Le premier manque plus souvent que le second (Gantzer). Meckel les a vus manquer tous les deux.

DE L'OBTURATEUR EXTERNE. (2)

SOUS-PUBIO-TROCHANTÉRIEN EXTERNE (*CHAUSS.*); EXTRA-PELVIO-PUBI-TROCHANTÉRIEN (*DUM.*); M. OBTURATOR EXTERNUS.

Situation, *configuration*. Triangulaire, rayonné, semblable pour la forme à l'obturateur interne, il est situé en sens inverse de ce muscle sur la face externe du pubis et de l'ischion, et comme lui réfléchi au-dessous de la cavité cotyloïde.

Insertions, *direction*. Il se compose de trois sortes de *faisceaux*, descendans, transverses et ascendans. Les *faisceaux descendans* naissent de la partie inférieure de l'épine du pubis, de la crête horizontale de cet os au-dessous de l'arcade crurale, et du demi-cercle aponévrotique du canal de passage des vaisseaux obturateurs. Les *faisceaux transverses* procèdent de la branche descendante du pubis, et les *ascendans*, de la branche montante de l'ischion. D'autres plus profonds naissent en grand nombre de la surface de la membrane sous-pubienne, d'autant plus courts qu'ils se rapprochent davantage de son bord externe. Tous convergent en un sommet commun qui se réfléchit à angle obtus dans la gouttière située entre le bord inférieur de la cavité cotyloïde et la tubérosité sciatique. Les fibres se rendent en commun sur un tendon horizontal situé entre le carré crural et le jumeau inférieur. Ce tendon glisse par l'intermédiaire d'une synoviale sur la face postérieure de la capsule coxo-fémorale, et vient s'insérer à la partie inférieure de la fosse digitale, au-dessous des tendons de l'obturateur interne et des jumeaux.

Connexions. Sa *face antérieure* est recouverte, au bassin, par la portion réfléchie du psoas iliaque, le second adducteur et le pectiné. Sa *face postérieure* recouvre la membrane obturatrice et le trou sous-pubien; son tendon fémoral est placé entre le jumeau inférieur et la capsule fémorale. C'est en arrière de ce muscle que s'étend la hernie dite *ovalaire*, du nom du canal ostéo-fibreux des vaisseaux obturateurs qui en est l'orifice de passage.

DU CARRÉ CRURAL. (1)

ISCHIO-SOUS-TROCHANTÉRIEN (*CHAUSS.*); TUBER-ISCHIO-TROCHANTÉRIEN (*DUM.*); M. QUARTUS QUADRIGEMINUS QUADRATUS (*RIOL.*); QUADRATUS FEMORIS.

Configuration, *insertions*. Muscle rectangulaire, très épais, situé horizontalement à la partie inférieure et postérieure du bassin. Il procède en dedans, par un faisceau linéaire de courtes fibres aponévrotiques, de la lèvre antérieure de la grosse tubérosité sciatique, au-devant des attaches du biceps fémoral et du troisième adducteur. De là ses fibres se portent transversalement rassemblées en fascicules rubanés parallèles. Il s'implante en dehors, par des fibres aponévrotiques très fortes, sur la ligne épaisse et large qui descend en arrière au petit trochanter, au-dessus et en dedans de l'attache du grand fessier. A sa partie supérieure, entre lui et le grand trochanter, existe chez quelques sujets une synoviale de glissement.

Connexions. Recouvert en arrière par le grand fessier, le carré crural est en rapport, par sa face antérieure, avec le tendon de l'obturateur externe, l'extrémité de la capsule coxo-fémorale, une portion du col du fémur, le tendon du psoas iliaque, le bord supérieur du petit et du grand adducteurs, et le petit trochanter.

Action des muscles rotateurs de la cuisse. Tous ces muscles, fixés d'une part sur le bassin, s'insèrent à angle droit sur la partie postérieure du grand trochanter. D'après leur direction perpendiculaire, ils tirent de la manière la plus avantageuse sur l'extrémité du levier, et contre-balancent, par leur mode d'insertion, le désavantage de l'extrême longueur ou du poids du membre. Le grand trochanter, étant amené en arrière, suivant un quart de cercle, le genou et la pointe du pied sont tournés en dehors; tandis que la tête du fémur roule en sens inverse en avant, le col de l'os servant de rayon. Tous ces muscles opèrent la rotation en se réfléchissant sur les courbes osseuses, qui leur servent de poulies de renvoi. L'énergie de chacun d'eux, indépendamment de sa masse, est modifiée d'après l'ouverture de l'angle de réflexion, qui elle-même varie suivant la direction de la tête de l'os au moment de la contraction. 1° Si l'on suppose la tête du fémur dans sa position naturelle, le pyramidal, le jumeau et le carré ne sont que très peu réfléchis; mais il n'en est pas de même de l'obturateur interne, qui peut augmenter de tension, mais dont le degré de la réflexion est inhérent à son trajet. Ainsi ce muscle, dont les faisceaux descendans s'incurvent d'abord à angle droit autour de l'épine

(1) Planches 125, 132, 159.
(2) Planches 126, 134.

(1) Planches 126, 135, 132.

sciatique, tandis que la masse dans son entier subit la même inflexion sur la petite échancrure, est nécessairement celui d'entre eux dont l'énergie est, dans tous les cas, la plus considérable : c'est même, en myologie, le seul exemple d'une insertion aussi avantageuse, comme c'est également le seul cas où il y ait autant d'inégalité entre la longueur du levier de la résistance et la brièveté de celui de la puissance. Les jumeaux, implantés sur le tendon de l'obturateur interne, le contiennent, le dirigent, et doivent n'être considérés que comme des accessoires de ce muscle, dont ils forment la portion extérieure au bassin. Dans cette position, l'obturateur externe, réfléchi à angle obtus autour de la tête du fémur, agit encore avec assez d'avantage. Il n'en est pas de même du pyramidal, qui ne tire que par sa masse, son incurvation sur la cavité cotyloïde étant très faible. 2° Si le grand trochanter est rappelé en arrière, la force des rotateurs secondaires se trouvant épuisée par l'absence de réflexion et le relâchement de leurs fibres, l'obturateur interne est le seul qui, par sa direction, puisse encore maintenir le mouvement. 3° Si, au contraire, le grand trochanter a été porté en avant, tous les tendons se trouvant fortement réfléchis, l'obturateur externe sur le col du fémur, le pyramidal et les jumeaux sur la cavité cotyloïde et la tête de l'os, ils agissent en commun avec une puissance considérable pour rappeler le fémur dans sa position. 4° Enfin, quand la cuisse est fixée, les rotateurs entraînent, suivant un quart de cercle, le bassin en arrière sur le fémur, tandis que la face antérieure du tronc décrit une courbe proportionnelle en sens opposé.

Action des muscles accessoires des rotateurs du fémur. La rotation de la tête du fémur sur la cavité cotyloïde, qui commande l'ensemble des mouvemens du membre abdominal, indépendamment des petits muscles propres qui l'opèrent à l'extrémité du levier, est facilitée, suivant la longueur de ce dernier, par le concours de plusieurs muscles de la cuisse, d'un volume plus considérable, et dont la force est bien mieux en rapport avec le poids du membre. Ainsi la rotation en dedans, déterminée par le petit fessier et le faisceau antérieur du moyen, est facilitée par la contraction des fléchisseurs internes et du poplité ; mais c'est surtout la rotation en dehors, beaucoup plus énergique, à laquelle prend part une masse considérable de muscles : directement, en dehors, le grand et le moyen fessier, et, en dedans, par le mouvement qu'ils impriment au fémur sur son axe, le psoas iliaque, le pectiné et les adducteurs.

MUSCLES DE LA CUISSE.

MOTEURS DES ARTICULATIONS COXO-FÉMORALE ET FÉMORO-TIBIALE.

Ces muscles se rapportent à quatre plans opposés, correspondant aux quatre mouvemens principaux du membre : en avant des extenseurs de la jambe, le *droit antérieur* et le *triceps fémoral*, ne formant qu'un seul et même muscle ; en arrière des fléchisseurs de la jambe, les *demi-tendineux*, *demi-membraneux* et *biceps fémoral ;* en dedans des adducteurs, disposés sur deux plans : 1° quatre muscles profonds implantés sur le fémur, et par conséquent adducteurs propres de la cuisse, le *pectiné* et les *trois adducteurs* proprement dits ; 2° deux muscles superficiels adducteurs et fléchisseurs de la jambe, le *couturier* et le *droit interne*. Enfin, en dehors, un abducteur, tenseur de l'aponévrose fémorale, le *fascia-lata*, auquel s'adjoint la portion externe du triceps fémoral ou *vaste externe*.

Dans l'agencement des muscles de la cuisse, la démarcation entre les divers appareils, soit synergiques, soit antagonistes, est beaucoup mieux prononcée d'avant en arrière que transversalement. Cette disposition est nécessitée par l'espèce de mouvement propre à la jambe ou à l'articulation fémoro-tibiale, qui n'est réellement susceptible que de flexion et d'extension, tandis que l'abduction et l'adduction, dont le centre est dans l'articulation coxo-fémorale, étant communes à tout le membre, les muscles qui les produisent s'insèrent à-la-fois sur le fémur et sur les os de la jambe. Quant à la différence proportionnelle entre ces deux mouvemens, il est remarquable à quel point l'adduction, qui rappelle le membre vers le centre de gravité, se distingue par le nombre et la masse des muscles qui l'opèrent, tandis que l'abduction, qui n'a pour objet que de disposer au mouvement inverse, est à peine représentée à la cuisse par deux muscles, dont elle n'est pas même l'objet principal.

EXTENSEURS DE LA JAMBE.

DU TRICEPS FEMORAL.(1)

TRI-FÉMORO-ROTULIEN (*CHAUSS.*); TRI-FÉMORO-TIBI-ROTULIEN (*DUM.*).

A l'exemple de Meckel et de M. Cruveilhier, nous réunissons le droit antérieur de la cuisse au triceps, dont il n'est qu'un appendice, et nous ne croyons pas devoir décrire à part le crural, qui en réalité n'existe pas isolément, puisque rien ne le distingue du vaste interne. Ainsi, pour nous, le triceps fémoral, extenseur propre de la jambe, est un vaste muscle situé sur les parties antérieure externe et interne de la cuisse, et composé de deux portions qui se réunissent inférieurement sur un tendon commun : 1° une portion moyenne, isolée, qui s'attache en haut au bassin : c'est le *droit antérieur* des auteurs ; 2° une portion profonde née du fémur, qu'elle enveloppe dans tout son contour : c'est le triceps des auteurs, composé de deux faisceaux considérables, l'un interne et antérieur, dit le *vaste interne*, auquel nous adjoignons le crural ; l'autre externe, ou le *vaste externe*.

1° DU DROIT ANTÉRIEUR DE LA CUISSE.

ILIO-ROTULIEN (*CHAUSS.*); M. RECTUS FEMORIS, S. EXTENSOR CRURIS MEDIUS SUPERFICIALIS.

Configuration, *insertions*, *fasciculation*. Long muscle fusiforme, aplati d'avant en arrière, situé verticalement au milieu du plan antérieur de la cuisse, compris entre deux tendons, du rebord du bassin à la rotule. Le tendon supérieur, très fort, naît de l'épine iliaque antérieure et inférieure, se contourne un peu en dehors, en descendant, autour de la tête du fémur et de l'extrémité inférieure du psoas iliaque ; puis il s'épanouit en rayonnant sur la face antérieure du muscle, et se prolonge à son milieu par une lamelle aponévrotique qui descend très bas. Les fibres charnues, nées de chaque côté de l'aponévrose d'expansion et de la cloison fibreuse médiane, descendent obliquement de chaque côté pour se rendre sur une aponévrose postérieure ; elles composent un vaste faisceau penniforme, très large au milieu et rétréci aux extrémités. Inférieurement, toutes se rendent sur le tendon commun du triceps : les plus inférieures, presque verticales, sur la face antérieure du tendon ; les autres, à mesure

(1) Planches 127, 131, 133, 135.

qu'elles deviennent plus profondes, sur l'aponévrose postérieure qui forme elle-même l'expansion du tendon. Celui-ci, très large, épais et aplati d'avant en arrière, reçoit par ses côtés les aponévroses d'insertion du vaste interne et du vaste externe, descend un peu obliquement en dedans, s'élargit vers la base de la rotule, enveloppe, par ses faces antérieure et latérales, cet os, qui n'est qu'un sésamoïde développé dans son épaisseur, et de chaque côté adhère, par des épanouissemens fibreux, aux ligamens latéraux de la rotule et au tendon de l'aponévrose fascia-lata. Au-dessous de la rotule, le tendon extenseur commun descend verticalement : d'abord très large, ses bords convergent vers un sommet tronqué, qui s'implante sur le tubercule antérieur du tibia.

2° TRICEPS CRURAL.

VASTE INTERNE (PORTIONS INTERNE ET ANTÉRIEURE).

VASTUS INTERNUS (Nonnulli).

Situation, configuration. Pyriforme de haut en bas, aplati d'avant en arrière, ce muscle est incurvé transversalement en demi-cercle, de manière à former une gouttière de réception qui environne le corps du fémur dans toute sa hauteur, en avant et sur ses faces latérales.

Insertions, direction. Il naît : 1° par un sommet effilé, du tubercule situé en avant du grand trochanter, qui limite l'implantation du moyen fessier; 2° par de courtes fibres aponévrotiques, d'une ligne rugueuse, qui traverse en diagonale la base du col du fémur depuis le tubercule précité jusqu'à la ligne âpre, dont elle trace la bifurcation supérieure et interne; 3° par de longues bandelettes fibreuses parallèles, de toute la hauteur de la lèvre interne de la ligne âpre et de la ligne interne de sa bifurcation inférieure jusqu'auprès du condyle, où elles forment une arcade pour le passage des vaisseaux articulaires internes. Ces bandelettes fibreuses constituent une vaste aponévrose d'insertion juxta-posée avec celle des adducteurs. Le sillon qui les sépare loge les vaisseaux fémoraux et profonds. Cette aponévrose donne attache aux fibres charnues par sa face externe, et se continue avec les plus superficielles. Au tiers inférieur de la cuisse, elle dégage une lamelle triangulaire, intermédiaire d'elle au tendon du grand adducteur, qui ferme en dedans le canal inflexe ostéo-fibreux des vaisseaux fémoro-poplités; 4° enfin dans toute l'étendue de la gouttière qu'il forme à l'entour du fémur, le vaste interne procède directement des faces interne et antérieure de l'os, de ses deux angles antérieurs et de la plus grande partie de sa face externe. Nées de ces diverses origines, les fibres de ce muscle convergent vers une aponévrose moyenne qui occupe la moitié inférieure de sa face antérieure. Les supérieures, presque verticales, descendent directement sur l'aponévrose; les fibres latérales s'y rendent obliquement de chaque côté, de haut en bas et d'arrière en avant, en contournant la saillie du corps du fémur; celles qui naissent de la face externe, peu épaisses, recouvertes par le grand faisceau du vaste externe, s'implantent sur le bord externe de l'aponévrose centrale; celles qui procèdent de la face interne contournent le fémur, en décrivant de longues courbes obliques : elles constituent, à partir de l'extrémité supérieure, un vaste faisceau qui augmente graduellement de saillie jusqu'au-dessus du genou. Ce faisceau varie de rapports dans ses deux moitiés : la supérieure, sous-musculaire, est creusée en gouttière pour recevoir le ventre charnu du droit antérieur; ses fibres, très fines, se rendent sur le bord correspondant de l'aponévrose centrale; la moitié inférieure, sous-cutanée, bridée par une aponévrose spéciale, forme à l'extérieur un relief très prononcé. Ses fibres, groupées en larges fascicules parallèles, contournées d'arrière en avant et de dedans en dehors, se rassemblent sur une sorte de tendon plat, qui lui-même se fixe sur le bord interne du tendon du droit antérieur de la cuisse, et sur la moitié supérieure du bord correspondant de la rotule. Inférieurement, le tendon membraneux du vaste interne adhère au ligament latéral interne de la rotule et à l'aponévrose d'enveloppe du genou.

L'aponévrose centrale du vaste interne occupe la moitié inférieure du muscle, au-devant du corps de l'os, et derrière le droit antérieur. Elle forme le centre d'une gouttière longitudinale, dont les bords déclives sont formés par les deux grands faisceaux latéraux, et qui loge en arrière le droit antérieur. Cette aponévrose, très épaisse, composée de fibres verticales parallèles, reçoit par ses bords, son sommet et sa face postérieure, toutes les fibres des deux tiers supérieurs du vaste interne; elle se continue inférieurement avec le ligament rotulien, qui lui-même fait suite au ventre charnu du droit antérieur. C'est cette partie moyenne, constituée par l'aponévrose, plus, la partie née de la face externe, qui constitue le prétendu *muscle crural* des auteurs, que rien ne distingue du vaste interne.

Derrière la portion moyenne se rencontre un petit faisceau vertical, né de la face antérieure du fémur à son quart inférieur. Il descend pour s'insérer à la partie supérieure de la capsule fémoro-tibiale; c'est le muscle *sous-crural*, que l'on pourrait appeler *fémoro-capsulaire*. Meckel assure que son existence est constante; cependant nous ne l'avons pas trouvé chez tous les sujets. On lui attribue pour usage d'être tenseur de la portion sous-rotulienne de la capsule fémoro-tibiale, dont il empêche le pincement dans l'extension.

VASTE EXTERNE.

VASTUS EXTERNUS (Nonnulli).

Situation, configuration. Vaste faisceau rectangulaire, très épais, situé sur la face externe de la cuisse, et contourné autour du fémur et de la portion externe du vaste interne, entre le biceps en arrière et le droit antérieur en avant.

Insertions, direction. Il naît : 1° du bord inférieur du grand trochanter jusqu'au tubercule antérieur, par un fort tendon membraneux qui se confond avec celui du moyen fessier. 2° En arrière, d'une ligne rugueuse qui descend de l'attache du moyen fessier à la ligne âpre, en dehors du tendon du grand fessier. 3° De toute la hauteur de la lèvre externe de la ligne âpre, de la ligne externe de sa bifurcation inférieure, et de l'aponévrose intermusculaire externe, qui le sépare de la courte portion du biceps, cette aponévrose formant également, au-dessus du condyle, une arcade de passage pour les vaisseaux articulaires externes. Dans sa hauteur, le vaste externe se compose de deux faisceaux : l'un supérieur, qui en forme presque la totalité; l'autre, inférieur et postérieur, né en arrière de son attache voisine du biceps. Le *faisceau supérieur* est compris entre deux vastes aponévroses formant l'épanouissement de ses tendons. De son attache trochantérienne naît l'aponévrose supérieure, superficielle, qui s'étale sur sa face externe, et descend beaucoup plus bas en arrière qu'en avant. Cette aponévrose est très épaisse et fasciculée; les fibres charnues continuent sa direction, et naissent également de toute sa face interne; elles se dirigent obliquement, de haut en bas, d'arrière en avant, et de dehors en dedans, en augmentant progressivement de longueur. En avant du muscle, elles forment un bord épais creusé en demi-gouttière pour recevoir le droit antérieur; puis se contournent sur elles-mêmes en pas de vis, et rentrent sur la face opposée du muscle pour se fixer sur la face externe d'une vaste aponévrose profonde inférieure. La torsion nous a paru s'effectuer autour des fibres postérieures servant de noyau, et qui se rendent presque verticalement sur le tendon commun. Le *faisceau postérieur et inférieur* ne se présente complétement isolé que chez les sujets vigoureux: beaucoup plus large en arrière qu'en avant, c'est lui qui constitue l'attache fémorale opposée à la courte portion du biceps. Ses fibres, très épaisses, diminuent de longueur et d'obliquité de haut en bas; toutes viennent se rendre sur la partie postérieure du tendon. Celui-ci, membraneux, fasciculé, très résistant, s'implante sur le bord externe du gros tendon rotulien et sur la moitié supérieure du bord correspondant de la rotule, adhérant en bas au ligament latéral externe de cet os et au tendon de l'aponévrose fascia-lata.

Connexions. Le droit antérieur de la cuisse, représentant la longue portion du triceps, est sous-aponévrotique dans ses trois quarts inférieurs. Dans sa partie supérieure, il est recouvert par le couturier, la portion réfléchie du psoas iliaque, et par le petit fessier. En arrière, il recouvre, par son tendon supérieur, la tête du fémur et la capsule coxo-fémorale, dont souvent il est séparé par une synoviale intermédiaire; puis l'attache du psoas iliaque et du pectiné, les vaisseaux circonflexes internes, et la partie moyenne des deux vastes qui lui forment une gouttière de réception. Inférieurement, son tendon, qui renferme la rotule, est en rapport, au-dessus de cet os, avec le prolongement de la synoviale articulaire, et au-dessous, avec un tissu adipeux abondant qui le sépare de cette membrane.

Les vastes interne et externe entourent le corps du fémur dans toute son étendue, la ligne âpre exceptée. En avant, ils reçoivent dans une cannelure le droit antérieur. Le vaste interne est sous-cutané dans sa moitié inférieure, et recouvert en dedans par le couturier; en arrière, il est en rapport avec les trois adducteurs, et séparé de ces muscles par un vaste sillon qui loge les vaisseaux fémoraux, l'artère profonde et ses divisions. Au tiers inférieur de la cuisse, de son aponévrose se dégage la forte lamelle triangulaire qui rejoint le tendon du troisième adducteur, et forme cet entonnoir fibreux qui constitue le canal de passage de l'artère fémoro-poplitée (*Pl.* 133, 134). Le vaste externe est recouvert, en haut, par le muscle fascia-lata; dans le reste de son étendue, par l'aponévrose du même nom et par la peau. Il est en rapport, en arrière, avec le tendon du grand fessier, l'attache fémorale du biceps, et l'aponévrose intermusculaire externe.

Action. Le triceps fémoral, dans son ensemble, est *extenseur* de la jambe sur la cuisse. D'après sa direction générale, légèrement oblique de haut en bas et de dehors en dedans, l'extension s'accompagne d'une légère *abduction*, disposition importante pour écarter le pied en dehors du centre de gravité pendant la marche. Le triceps est celui de tous les muscles dont la masse est la plus considérable; aucun ne possède des surfaces d'implantation aussi étendues, encore augmentées, dans le prolongement sur les fibres charnues, d'aponévroses larges et très résistantes. L'ensemble de cette disposition était nécessité pour produire l'extension de la jambe, celui de tous les mouvemens qui exige la plus puissante énergie, puisque dans la station, et surtout dans le saut, ce muscle fait à lui seul équilibre à tout le poids du corps. Son action pour maintenir le tronc aurait été nulle sans le droit antérieur, qui établit la communication directe entre la jambe et le bassin. Ce faisceau peut alternativement établir son point fixe sur l'une ou l'autre extrémité, et par sa direction commande le mouvement d'ensemble du triceps, dont il représente la résultante moyenne. L'implantation du tendon rotulien sur la tubérosité du tibia, et le parallélisme de la force au levier, semblent, au premier abord, des conditions très désavantageuses pour la station, et elles le seraient effectivement sans la présence de la rotule, qui fait office de poulie; toutefois, si au lieu de considérer les deux fractions du membre abdominal sur la même ligne, ce qui suppose l'extension achevée, ou du moins le membre au repos sur un plan horizontal, on prend, au contraire, pour point de départ la flexion, le tendon étant infléchi à angle droit sur la rotule, l'extension comme un ressort qui se détend, s'opère avec une extrême vigueur, par la rotation d'arrière en avant, en quart de cercle, du tibia sur le fémur. Les trois portions du triceps dans les mouvemens d'extension varient également et pour la somme de la force et pour sa direction. Le droit antérieur et les fibres médianes du vaste interne tirent, suivant l'inclinaison du tendon sous-rotulien, en haut et un peu en dehors. La moitié inférieure du vaste interne rappelle le même tendon en dedans; mais cette action, quoique très énergique, est plus que neutralisée par l'énorme puissance du vaste externe, qui tire la rotule en dehors. Le résultat de cette prédominance d'action est, comme nous l'avons dit plus haut, de produire, pour le membre en général, une légère abduction, et pour la rotule en particulier, une tendance à se luxer en dehors, qui déjà est favorisée par le peu de saillie du condyle externe. Aussi cette luxation en dehors de la rotule est-elle très commune, difficile à réduire, et surtout à maintenir réduite. On se rappelle à ce sujet le malade vu par M. Ant. Dubois, chez lequel cette luxation avait lieu chaque fois que le mouvement d'extension était produit avec un peu d'énergie. Au reste, d'après la structure que nous avons reconnue au vaste externe, on voit que la tendance vicieuse au déplacement, produite surtout par les faisceaux antérieurs tors, est en partie contre-balancée par la direction inverse des faisceaux postérieurs, qui tendent à appliquer la rotule contre sa coulisse de glissement. Enfin, dans la station, quand le membre abdominal est fixé, le triceps rappelle le fémur, et par conséquent le bassin, en avant, et contribue à fléchir ce dernier en tirant sur le tendon du droit antérieur.

FLÉCHISSEURS DE LA JAMBE.

La jambe est fléchie par trois muscles, formant sur la face postérieure de la cuisse un triangle vertical, alongé, dont le sommet commun s'implante sur la tubérosité sciatique, c'est-à-dire près du plan interne. De cette insertion naissent deux fléchisseurs internes, le demi-tendineux et le demi-membraneux, qui descendent presque verticalement pour s'implanter au tibia, et un seul fléchisseur externe, le biceps, d'abord unique, mais très volumineux, puis renforcé en dehors par un faisceau surnuméraire, sa courte portion, et favorisé en outre par sa direction oblique en dehors, où il s'insère au péroné, en sorte que le triangle inscrit par les fléchisseurs, ayant pour base inférieurement l'épaisseur du genou en travers, la flexion de la jambe peut se faire également avec inclinaison vers l'un ou l'autre des bords latéraux, ou directement par l'action simultanée des trois muscles. Mais, dans ce cas, la résultante moyenne ayant pour sommet la tubérosité sciatique, la flexion de la jambe s'accompagne d'une inclinaison en dedans, qui rapproche le talon du plan moyen.

DU BICEPS. (1)

FLÉCHISSEUR DU PÉRONÉ.

ISCHIO-FÉMORO-PÉRONIEN (*CHAUSS.*), ou PÉRONIER (*DUM.*); BICEPS FEMORIS, S. FIBULARIS; M. FLEXOR CRURIS EXTERNUS.

Situation, configuration. Long muscle funiculaire, épais, bifide supérieurement, et terminé en bas par un seul tendon, situé en dehors de la face postérieure de la cuisse.

Insertions, fasciculation. Les deux faisceaux du biceps ont reçu les noms de longue et courte portions. La *longue portion* naît de la partie externe et supérieure de la grosse tubérosité sciatique, au-dessus et en arrière de l'attache du troisième adducteur, par un tendon épais, court et très résistant, qui se distingue seulement par un léger sillon de celui du demi-tendineux, auquel il est intimement uni. A ce tendon succède une aponévrose qui donne naissance aux fibres de la longue portion par ses faces externe et postérieure, et à celle du demi-tendineux par sa face interne. Les deux muscles descendent, ainsi parallèlement unis, dans une étendue de trois pouces; au-delà, ils continuent le même trajet, séparés par un sillon celluleux, jusqu'au tiers inférieur de la cuisse, où les fibres, s'écartant latéralement pour rejoindre chacune le tendon qui lui appartient, interceptent l'espace triangulaire qui commence le creux du jarret.

Ainsi, la longue portion, d'abord sensiblement verticale, s'incurve, en dehors, au tiers inférieur de la cuisse: elle se compose de fascicules médians parallèles, auxquels s'en adjoignent d'autres latéraux, obliques, qui se contournent d'avant en arrière. Tous se rendent vers les bords d'une aponévrose moyenne, qui se rétrécit pour donner naissance au tendon terminal. Ce tendon continue à recevoir, par son bord interne et une partie de sa face antérieure, les fibres de la longue portion jusque derrière le condyle externe du fémur. Par son bord opposé, il donne attache aux fibres de la *courte portion*. Celle-ci naît, par de courtes fibres aponévrotiques, du tiers moyen de la lèvre externe de la ligne âpre du fémur, entre les attaches du troisième adducteur en dedans, et en dehors du vaste externe et de l'aponévrose intermusculaire externe. Cette portion représente un faisceau aplati de dedans en dehors, composé de fascicules parallèles, obliques de haut en bas et d'avant en arrière, qui s'implantent sur la face antérieure et le bord externe de l'aponévrose et de son tendon terminal jusqu'auprès de son attache. Ce tendon contourne la saillie formée par le jumeau externe, s'épanouit en demi-cercle, embrasse le ligament latéral externe, se fixe, d'avant en arrière, à la tête du péroné, et, par une double expansion, s'attache sur la tubérosité externe du tibia, et se confond avec l'aponévrose jambière.

(1) Planches 128, 130, 132.

Connexions. Le biceps est recouvert, en arrière, par le grand fessier et l'aponévrose fémorale; en avant, il recouvre en partie le demi-tendineux, le demi-membraneux et le vaste externe, le grand nerf sciatique, les artères perforantes et la partie supérieure des vaisseaux poplités. Par sa partie inférieure, il forme le côté externe du triangle supérieur du jarret.

Anomalies, action. Le point fixe le plus ordinaire de ce muscle étant à la tubérosité sciatique, il fléchit la jambe en inclinant son bord externe en dedans, et, par la continuation de ce mouvement, il étend un peu la cuisse en arrière sur le bassin. Dans la demi-flexion de la jambe, il lui imprime une légère rotation qui incline sa face externe en arrière. Enfin, dans la station, s'il prend son point fixe au péroné, il étend fortement le bassin, et empêche le tronc de s'incliner en avant.

FLÉCHISSEUR DU TIBIA.

DU DEMI-TENDINEUX. (1)

ISCHIO-PRÉTIBIAL (*CHAUSS.*); ISCHIO-CRETI-TIBIAL (*DUM.*); M. SEMI-TENDINOSUS, S. SEMI-NERVOSUS.

Situation, configuration. Long muscle fusiforme, situé à la partie postérieure et interne de la cuisse, formé, comme son nom l'indique, d'un faisceau charnu que termine un long tendon funiculaire.

Insertions. Il procède : 1° en arrière, du rebord interne et supérieur de la grosse tubérosité sciatique, en dedans de l'insertion du biceps à laquelle il est uni; 2° de la face antérieure et du bord interne de l'aponévrose d'insertion de ce dernier muscle. Les fibres charnues, qui naissent presque immédiatement de la surface d'implantation, composent un faisceau conoïde qui descend verticalement sur la face postérieure de la cuisse, accolé au biceps jusqu'à la naissance du triangle supérieur du jarret, que ces muscles forment par leur écartement. En ce point commence le tendon du demi-tendineux; d'abord aplati, ce tendon reçoit les fibres charnues suivant une ligne diagonale de haut en bas, de son bord interne vers l'externe; au-dessous, il s'arrondit, descend un peu obliquement en dedans, en arrière et au-dessous de celui du demi-membraneux, contourne avec ce dernier, de haut en bas et d'arrière en avant, la saillie du condyle interne, entre cette éminence et le jumeau interne, en décrivant une courbe à concavité antérieure et supérieure; enfin il s'infléchit au-dessous de la tubérosité interne du tibia, jusqu'auprès de l'attache du tendon du couturier, où il se bifurque. Le cordon supérieur ou horizontal passe derrière ce tendon avec celui du droit interne, et s'insère sur le tibia jusqu'auprès de sa tubérosité antérieure. C'est de l'intrication des fibres de ces trois tendons que résulte l'épanouissement commun dit la *patte-d'oie*. Le cordon inférieur du tendon du demi-tendineux continue, en dedans de celui du couturier, la direction première, et s'épanouit sur une petite rugosité verticale, en arrière de la face cutanée de cet os.

Connexions. Recouvert en arrière par l'aponévrose fémorale et par le grand fessier, ce muscle est en rapport, par sa face antérieure, avec le demi-membraneux et le troisième adducteur.

(1) Planches 128, 129, 132, 133.

Son tendon est pourvu d'une longue synoviale propre, qui l'accompagne jusqu'auprès de son attache tibiale.

Action. Ce muscle est *fléchisseur interne* de la jambe, ou, en d'autres termes, du tibia sur la cuisse; en outre, par l'enroulement de son tendon autour de l'articulation du genou, il imprime à la jambe demi-fléchie un léger mouvement de rotation qui porte la pointe du pied en dedans et en bas, et, sous ce rapport, il est synergique du muscle poplité : lorsque la jambe est fixée, comme les autres fléchisseurs, il devient extenseur du bassin.

DU DEMI-MEMBRANEUX. (1)

ISCHIO-POPLITI-TIBIAL (*CHAUSS.*, *DUM.*); M. SEMI-MEMBRANOSUS.

Situation, configuraiton. Long muscle épais et plat, situé verticalement à la partie postérieure de la cuisse.

Insertions, fasciculation. Le demi-membraneux, comme son nom l'indique, se compose d'un ventre charnu, contourné longitudinalement en S, et compris entre deux forts tendons membraneux, l'un externe et supérieur, et l'autre interne et inférieur. Le tendon supérieur, large, épais et rubané, naît de la partie la plus élevée et la plus externe de la tubérosité sciatique, entre les attaches du biceps et du demi-tendineux en arrière, et du troisième adducteur en avant. Ce tendon descend verticalement jusqu'au tiers inférieur de la cuisse, libre d'abord dans le tiers de sa hauteur, et formant des angles mousses et arrondis. La même disposition continue vers son bord externe jusqu'au quart inférieur, tandis que le bord interne forme une duplicature qui donne naissance aux fibres charnues. Ces fibres s'implantent de la manière suivante : 1° sur les deux tiers inférieurs du bord interne de l'épanouissement aponévrotique jusqu'à son sommet; 2° sur le tiers inférieur du bord externe du tendon. Toutes ces fibres descendent avec une inclinaison en dehors, disposées en fascicules parallèles, dont l'obliquité diminue de haut en bas. Ces divers fascicules viennent s'implanter dans la cavité du cône aponévrotique inférieur, né sur le bord interne à la hauteur où finit le tendon supérieur. A cette aponévrose, à la hauteur du condyle interne, succède un fort tendon arrondi, sur lequel se rendent les fibres externes et inférieures sous forme d'un faisceau courbe très épais, saillant à l'extérieur, qui inscrit le côté interne du triangle supérieur du jarret. Le tendon du demi-membraneux contourne l'articulation de la même manière que celui du muscle précédent, et s'épanouit en formant trois cordons membraneux unis par leurs bords : le premier, horizontal, se dégage du bord externe, et concourt à former la capsule articulaire du condyle interne; le second, vertical, s'implante sur la face postérieure de la tubérosité interne du tibia; le troisième, qui forme la continuation du tendon, contourne la tubérosité interne, et s'y insère entre les tendons du droit interne et du demi-tendineux.

Connexions. Le demi-membraneux est recouvert *en arrière* par le demi-tendineux et par l'aponévrose fémorale. Il recouvre par sa *face antérieure* une partie du grand adducteur et l'attache du jumeau interne. Son *bord externe* est en rapport, en arrière, dans presque toute son étendue, avec le grand nerf sciatique, en bas et en avant, avec les vaisseaux poplités. Son tendon inférieur, comme celui du demi-tendineux, est pourvu d'une synoviale de glissement (*Pl.* 159). Le demi-membraneux, par son écartement avec le biceps, intercepte, comme nous l'avons dit, un espace triangulaire formant l'angle supérieur du losange inscrit par le jarret. Les deux muscles, par la saillie de leurs bords libres, servent également de guide au chirurgien pour atteindre, dans cette cavité, que le volume considérable de ses vaisseaux et le grand nombre de ses communications cellulaires rendent le siége de fréquentes opérations.

Action. Elle est semblable, mais non pas identique, à celle du muscle précédent : 1° le demi-membraneux est plus fort que le demi-tendineux, vu le nombre et la brièveté de ses fibres, qui, en outre, descendent plus bas sur le tendon inférieur; 2° comme rotateur, il agit à-la-fois sur le fémur et le tibia, et sa brièveté est plus que compensée par l'enroulement plus complet de son tendon en arrière, que commande le vaste faisceau poplité; 3° enfin, quand la jambe est fixée, il maintient avec énergie l'extension du bassin.

ADDUCTEURS DE LA CUISSE ET DE LA JAMBE.

Au nombre de quatre : deux superficiels, le *pectiné* et le *moyen adducteur*; et deux profonds, le *petit* et le *grand adducteur*.

DU PECTINE. (1)

SOUS-PUBIO-FÉMORAL (*CHAUSS.*); PUBIO-FÉMORAL (*DUM.*); M. PECTINÆUS, S. PECTINALIS.

Configuration, insertions. Muscle rectangulaire, rubané, situé obliquement à la partie antérieure et interne de la cuisse. Il naît, en haut, de la partie antérieure de la branche horizontale du pubis, sous l'arcade crurale, dans un espace triangulaire aponévrotique, formé par l'expansion des piliers de la capsule fémorale. A partir de cette origine, les fibres descendent parallèlement de dedans en dehors et un peu d'avant en arrière, et se rendent sur un tendon membraneux qui se fixe sur la lèvre externe de la bifurcation interne et supérieure de la ligne âpre, en dehors de l'attache du vaste interne.

Connexions. Le pectiné est recouvert, en avant, par le feuillet profond de l'aponévrose fémorale, et en dehors, un peu par le bord réfléchi du psoas iliaque. Il recouvre en arrière l'obturateur externe, les vaisseaux qui traversent ce muscle, et le faisceau supérieur du petit adducteur. Son *bord externe* forme, avec le psoas iliaque, qui le recouvre, un sillon celluleux triangulaire qui loge les vaisseaux fémoraux. Son *bord interne* est juxta-posé avec le moyen adducteur dans ses deux tiers supérieurs; inférieurement il s'en écarte, mais reste uni à ce muscle par une aponévrose. Son extrémité supérieure est appliquée sur le trou des vaisseaux obturateurs, et se trouve par conséquent placée au devant des hernies ovalaires. Le tendon fémoral est souvent perforé pour le passage des vaisseaux circonflexes internes. Au-dessous, il limite l'arcade de passage de l'artère perforante.

Anomalies. Winslow a signalé un pectiné surnuméraire, qui s'attache en haut et à la partie interne du trou sous-pubien, et rejoint supérieurement le tendon fémoral.

(1) Planches 132, 133, 129.

(1) Planches 134, 131, 127.

DU MOYEN ADDUCTEUR (BICH.) (1)

PREMIER ADDUCTEUR (BOYER); PREMIER ADDUCT. SUPERF. (CRUVEILH.); PUBIO-FÉMORAL (CHAUSS.); ADDUCTOR FEMORIS LONGUS, S. CAPUT PRIMUM TRICIPITIS.

Configuration, *insertions*. Muscle plat, long, triangulaire, situé au-dessous du pectiné. Il naît de la partie inférieure de l'épine du pubis, par un fort tendon plat qui descend dans l'étendue de trois pouces, et s'épanouit en un cône aponévrotique d'où naissent les fibres charnues; celles-ci composent un faisceau épais, oblique en dehors sous un angle aigu, et terminé par une aponévrose largement épanouie, qui s'insère sur la lèvre interne de la ligne âpre, depuis la partie moyenne jusqu'au quart inférieur de l'os. Cette aponévrose, percée en bas d'un orifice pour le passage de la troisième artère perforante, adhère fortement en arrière au troisième adducteur; elle contribue en outre à former le canal ostéo-fibreux des vaisseaux poplités, et la lame aponévrotique triangulaire commune au troisième adducteur et au vaste interne, qui forme en dedans la paroi de l'infundibulum du même canal.

Connexions. Ce muscle est recouvert *en avant*, de haut en bas, par l'aponévrose fémorale, le couturier, le droit antérieur et le vaste interne. Dans le sillon intercepté entre lui et ces trois muscles rampent les vaisseaux fémoraux et la terminaison de l'artère profonde. Ce rapport avec l'artère fémorale est l'un des plus importans; car c'est vers le milieu de ce muscle, à son bord interne, que se pratiquent ordinairement la compression et la ligature, et c'est sur la surface déclive de son aponévrose que l'artère s'enfonce en bas et en arrière pour devenir poplitée. La *face postérieure* du premier adducteur est en rapport avec les muscles du même nom, le petit et le grand. Son *bord interne* et le plus long est recouvert par le droit interne; son *bord interne* forme, près du fémur, la limite de l'arcade de passage de la seconde artère perforante.

DU PETIT ADDUCTEUR (BICHAT) (2)

SECOND ADDUCTEUR (BOYER); PETIT ADDUCT. PROFOND (CRUVEILH.); SOUS-PUBIO-FÉMORAL (CHAUSS.); M. ADDUCTOR FEMORIS BREVIS, S. CAPUT SECUNDUM TRICIPITIS.

Configuration, *insertions*. Muscle plat, membraneux, triangulaire, situé à la partie supérieure et interne de la cuisse, derrière le pectiné et le premier adducteur. Il naît, par un faisceau de fibres aponévrotiques très courtes, de l'excavation située au-dessous de l'épine du pubis, derrière le tendon du premier adducteur et entre les attaches de l'obturateur externe et du droit interne; puis il descend obliquement, en s'élargissant, à angle de quarante-cinq degrés, et se divise en deux faisceaux, l'un supérieur, plus petit, l'autre inférieur plus considérable, qui continuent de s'élargir, et se terminent par une double aponévrose fixée aux deux cinquièmes supérieurs de la ligne âpre du fémur, le faisceau supérieur derrière le pectiné, et l'inférieur dans l'écartement triangulaire qui sépare ce muscle du premier adducteur.

Connexions. La *face antérieure* de ce muscle est recouverte par le pectiné, le premier adducteur et leur aponévrose d'union; sa *face postérieure* recouvre une partie de l'obturateur externe et du grand adducteur. Près du fémur, entre ses deux faisceaux, existe l'arcade de passage de la première perforante; son bord supérieur limite celle de la circonflexe interne, et son bord inférieur, celle de la seconde perforante.

(1) Planches 134, 131, 127.

(2) Planches 134, 136.

DU GRAND ADDUCTEUR (BICHAT). (1)

TROISIÈME ADDUCTEUR (BOYER); GRAND ADDUCT. PROFOND (CRUVEILH.); ISCHIO-FÉMORAL (CHAUSS.); ADDUCTOR FEMORIS MAGNUS, S. CAPUT TERTIUM TRICIPITIS.

Situation, *configuration*. Vaste muscle triangulaire, très épais, situé dans toute l'étendue de la partie interne et moyenne de la cuisse.

Insertions, *direction*, *fasciculation*. Le grand adducteur se compose de trois faisceaux distincts, horizontal, oblique et vertical, confondus par leurs bords dans leur attache pubienne, mais parfaitement isolés dans leur trajet et dans leur insertion fémorale.

Le *faisceau vertical* ou *interne*, d'un volume considérable, forme le tiers moyen de l'épaisseur de la cuisse à sa face interne. Il naît, par un trousseau de courtes fibres aponévrotiques, du sommet large et mousse de la tubérosité de l'ischion, et, par un fort tendon, de la partie externe, la plus saillante, de cette tubérosité. Les fibres naissent de cette première implantation et des deux bords d'une expansion tendineuse qui descend jusqu'au milieu de la cuisse : rassemblées en fascicules parallèles, qui forment en dedans une face de deux à trois pouces d'épaisseur, elles sont séparées, en arrière, du faisceau oblique, par un vaste sillon celluleux. Toutes s'insèrent dans la cavité d'un large cône aponévrotique, qui commence au milieu de la face antérieure du muscle. De cette aponévrose procède, en avant, une lame fibreuse, de forme triangulaire, dont nous avons déjà parlé, qui s'insère, à l'autre extrémité, sur l'aponévrose postérieure du vaste interne, et inscrit en dedans la paroi de l'infundibulum des vaisseaux fémoro-poplités. Cet infundibulum, ouvert en haut, forme un *canal ostéo-fibreux*, circonscrit, en avant, par le vaste interne; en arrière, par le grand adducteur; en dehors, par une lamelle aponévrotique courbe, fournie par ces deux muscles et le premier adducteur, et qui l'isole de l'os; en dedans, par l'aponévrose triangulaire sus-mentionnée. Oblique de haut en bas, de dedans en dehors et d'avant en arrière, ce canal contourne le fémur à la naissance de la bifurcation interne et inférieure de la ligne âpre, où la surface de l'os est adoucie pour le glissement des vaisseaux; le plan même du passage, de la face interne sur le triangle postérieur, où les vaisseaux, de fémoraux deviennent poplités, est indiqué dans l'état frais par une ouverture ellipsoïde, fermée en dehors par le bord de l'os, et dans le reste de son contour par l'aponévrose du faisceau vertical, qui, en haut, l'unit au faisceau oblique, et, en bas, s'insère sur la ligne interne jusqu'au-dessus du condyle, où elle forme une autre arcade de passage pour les vaisseaux articulaires supérieurs et internes. Plus bas, cette aponévrose rejoint le tendon commun. Ce dernier fait suite au cône aponévrotique; épais et aplati d'avant en arrière, il descend verticalement entre le vaste interne et le demi-membraneux, et s'implante sur un tubercule situé en haut de la face interne du

(1) Planches 135, 133, 134, 132, 137.

condyle interne, en formant de larges épanouissemens sur la tubérosité située au-dessous.

Le *faisceau oblique* ou *moyen* naît supérieurement au-devant de l'attache du faisceau vertical, qu'il contourne, en suivant, sur la face antérieure, le rebord de la tubérosité sciatique depuis son extrémité interne, en remontant sur la branche ascendante de l'ischion. A partir de cette insertion, le faisceau oblique, d'abord uni au faisceau vertical, contourne en pas de vis la masse de ce dernier; puis, descendant en dehors, il s'épanouit en un triangle membraneux, qui s'implante par une courte aponévrose dans l'interstice de la ligne âpre, en dedans de l'attache de la courte portion du biceps. Cette insertion est traversée par les arcades des deux premières artères perforantes. Le *bord inférieur* du faisceau oblique, séparé du faisceau vertical dans les deux tiers de son étendue, se termine en bas par un triangle qui renferme les arcades de passage de la dernière perforante et des vaisseaux poplités.

Le *faisceau horizontal* ou *supérieur* naît, en commun avec le précédent, des branches ascendantes de l'ischion et descendantes du pubis, au-dessous de l'attache du petit adducteur. Il contourne le grand faisceau, et s'épanouit en un muscle triangulaire très mince, qui s'insère sur la bifurcation externe et supérieure de la ligne âpre en dedans du tendon du grand fessier, contigu, par son bord inférieur, avec le faisceau oblique, par son bord supérieur avec le carré crural, et traversé par les branches de l'artère circonflexe interne.

Connexions. Le grand adducteur est recouvert *en avant* par le moyen et le petit muscles du même nom, et par le vaste interne. Il recouvre *en arrière* le demi-membraneux et la longue portion du biceps; *en dedans*, il est en rapport dans presque toute son étendue avec le droit interne; en haut, avec l'aponévrose fémorale, et en bas, avec le muscle couturier : sa *base* longe l'obturateur externe et le carré crural. Ses rapports les plus importans sont ceux qu'il affecte avec le premier adducteur et le vaste interne, pour la formation du canal de passage des vaisseaux fémoro-poplités.

Action des muscles adducteurs.

Ces muscles, en raison de leur obliquité, correspondent à trois sortes de mouvemens. L'insertion pelvienne, la plus élevée, étant surtout plus interne, le premier mouvement produit, et le plus fort, est l'adduction. L'inclinaison d'avant en arrière y ajoute une légère flexion de la cuisse sur le bassin; et enfin, l'enroulement des aponévroses d'insertion fémorale, qui contournent la face interne de l'os, pour se fixer sur son angle postérieur, convertit les adducteurs en rotateurs très énergiques en dehors, disposition qui est encore favorisée, dans le plus petit, par la torsion en pas de vis de son extrémité supérieure, autour du grand faisceau vertical du troisième; en sorte que la rotation en dehors, que nous avons vue déjà produite, en sens inverse, par tous les muscles de la région fessière, a, dans les muscles adducteurs, un auxiliaire d'une puissance considérable, tant par le volume de leurs fibres que par leur direction et le mode avantageux de leur implantation dans toute la hauteur de l'os. La proportion suivant laquelle chacun de ces muscles agit dans les divers mouvemens, varie suivant leur masse et leur direction. Les adducteurs superficiels sont en même temps fléchisseurs, et, parmi eux, le pectiné est en outre plus essentiellement rotateur. Le troisième adducteur est celui de tous qui mérite plus particulièrement ce nom. Il concourt également à la rotation; mais l'éloignement de son insertion pelvienne, en arrière de la cavité cotyloïde, le rend, par son faisceau vertical, l'antagoniste des précédens, d'où il résulte qu'au lieu d'être fléchisseur de la cuisse, il en est, au contraire, l'un des extenseurs. Lorsque la cuisse est fixée dans la station, les adducteurs tirent le bassin en bas et en dehors, et disposent le tronc à se fléchir ou à s'incliner de leur côté. Dans ce cas, au contraire, le grand faisceau, congénère des muscles fléchisseurs de la jambe, contribue à étendre le bassin en arrière.

DU COUTURIER. (1)

FLÉCHISSEUR ET ROTATEUR DE LA JAMBE.

ILÉO-PRÉTIBIAL (*CHAUSS.*); ILIO-CRETI-TIBIAL (*DUM.*); M. FASCIALIS (*SPIGEL*); SARTORIUS, S. LONGUS (*BIOL.*).

Situation, configuration. Ce muscle, plat, rubané, le plus long de ceux du corps humain, est situé à la partie antérieure et interne de la cuisse, qu'il traverse en diagonale, depuis le rebord externe du bassin jusqu'à la partie interne et supérieure de la jambe.

Insertions, direction. Il naît supérieurement : 1° par un fort tendon, du sommet de l'épine iliaque antérieure et supérieure, et de la moitié supérieure de l'échancrure placée au-dessous; 2° d'une cloison aponévrotique épaisse qui le sépare du muscle fascia-lata. Les fibres nées de cette aponévrose et de la cavité d'un cône aponévrotique qui fait suite au tendon iliaque, se rassemblent en un faisceau qui traverse obliquement de haut en bas, de dehors en dedans, et un peu d'avant en arrière, les faces antérieure et interne de la cuisse jusqu'à son tiers inférieur; puis, devenu vertical, longe la face interne de l'articulation du genou, et enfin se termine par un tendon, qui contourne d'arrière en avant la tubérosité du tibia, et s'insère, par un large épanouissement, sur la lèvre interne de la tubérosité antérieure et de la crête du tibia. Dans ce long trajet, le couturier, d'abord épais et ovalaire transversalement, passe sur le tendon du droit antérieur de la cuisse, s'élargit jusqu'à la partie moyenne, où ses fibres postérieures, qui s'enfoncent dans le sillon des vaisseaux, donnent à sa coupe transversale la forme d'un prisme triangulaire. A son tiers inférieur il est rubané: ses fibres, parallèles, parcourent toute sa longueur, de l'une à l'autre de ses attaches. Son tendon inférieur, ou tibial, se compose de deux portions, intimement unies par leurs bords adjacens: sa portion supérieure, membraneuse, commence sur le bord antérieur du muscle, au niveau du plan articulaire; elle descend le long de la tubérosité interne du tibia pour devenir transversale et s'épanouir jusqu'au bord de la tubérosité antérieure de l'os. La portion inférieure du tendon, épaisse, arrondie et funiculaire, reçoit les fibres charnues les plus inférieures; elle descend, avec une légère obliquité en avant, en dedans du tendon du droit interne et de la bifurcation supérieure du demi-tendineux, avec lesquels elle s'épanouit, et s'insère sur l'extrémité supérieure de la face interne de l'os jusqu'auprès de sa crête, en formant l'épanouissement dit la *patte-d'oie*.

Connexions. Le couturier est le plus superficiel des muscles de la cuisse; sa longueur, déjà si considérable, en ne

(1) Planches 127, 129.

tenant compte que de l'éloignement de ses attaches, est beaucoup augmentée par ses nombreuses inflexions. Dans toute sa longueur, il est compris dans une duplicature ou gaîne aponévrotique; sa *face superficielle* est en rapport avec la peau par l'intermédiaire de l'aponévrose fémorale; sa *face profonde* recouvre de haut en bas les tendons du droit antérieur et du psoas iliaque, les extrémités adjacentes du pectiné, du premier adducteur et du vaste interne; en bas, son *bord postérieur* est longé par le droit interne et son tendon. Mais le rapport le plus important du couturier est celui qu'il affecte avec les vaisseaux fémoraux: aussi, est-ce vers l'un de ses bords que se pratique l'incision pour la ligature de l'artère par les divers procédés mis en usage. A la partie supérieure de la cuisse, ce muscle est placé en dehors de l'artère, et trace le côté externe d'un triangle, formé en dedans par le psoas iliaque et le pectiné, et dans lequel s'enfoncent les vaisseaux. Au tiers moyen de la cuisse, la direction de l'artère traverse celle du couturier en diagonale, en sorte que le vaisseau répond successivement au bord interne, puis à la face postérieure, et enfin au bord externe du muscle. Inférieurement, du sillon graisseux, qui sépare son bord antérieur du vaste interne, se dégage le nerf saphène; la veine interne du même nom longe le bord postérieur dans toute son étendue.

Action. Le point fixe étant à l'épine iliaque, le couturier fléchit d'abord la jambe, puis la renverse en dedans en la croisant sur celle du côté opposé. Quand ce mouvement est achevé, il contribue à fléchir la cuisse sur le bassin. Si la jambe est fixée, ce muscle incline en avant le bassin sur la cuisse et lui imprime un léger mouvement de rotation qui incline la face antérieure du tronc en sens opposé.

DU DROIT INTERNE. (1)

ADDUCTEUR ET FLÉCHISSEUR DE LA JAMBE.

SOUS-PUBIO-PRÉTIBIAL (*CHAUSS.*); SOUS-PUBIO-CRÉTI-TIBIAL (*DUM.*); GRACILIS INTERNUS (Nonnulli).

Situation, *configuration.* Muscle long, plat, rubané, large et charnu à ses trois cinquièmes supérieurs, tendineux dans ses deux cinquièmes inférieurs, situé verticalement le long du plan interne et superficiel de la cuisse.

Insertions. Il naît supérieurement par une longue attache linéaire sur le côté de la symphyse pubienne, en dedans de l'implantation des adducteurs, depuis l'épine du pubis jusqu'à la branche ascendante de l'ischion. Cette insertion se fait par des fibres aponévrotiques resplendissantes, fasciculées, dont la longueur diminue d'avant en arrière. Les fibres charnues qui leur succèdent descendent verticalement, agglomérées en fascicules parallèles, et viennent se rendre dans la cavité et sur les bords d'un cône aponévrotique, qui commence sur le bord postérieur du muscle au tiers inférieur de la cuisse. Dans ce trajet, le muscle est contourné en travers, de manière à embrasser dans une gouttière verticale interne la saillie du troisième adducteur. Le tendon mince et grêle longe, en descendant, le bord postérieur du couturier, et reçoit sur son bord antérieur les fibres les plus longues, qui l'accompagnent jusqu'à l'articulation du genou. Devenu libre, ce tendon, accolé au couturier, contourne en arrière les tubérosités internes du fémur et du tibia, s'infléchit obliquement de haut en bas et d'arrière en avant, au-dessous de cette dernière, glisse en dehors du tendon du couturier, placé, dans le sens vertical, entre ce tendon et celui du demi-tendineux, vient conjointement avec eux s'insérer, en s'élargissant, à la crête du tibia, et concourt à former l'épanouissement dit *la patte-d'oie*.

(1) Planche 120.

Connexions. Recouvert *en dedans* par l'aponévrose fémorale, il recouvre en sens inverse le bord interne des trois adducteurs et le ligament latéral interne de l'articulation du genou.

Action. Ce muscle est adducteur et fléchisseur de la jambe, et agit principalement lorsque le membre est écarté du corps. Par la réflexion de son tendon, il est légèrement rotateur de la jambe en dedans, et, sous ce rapport, synergique avec le couturier. Dans la station sur les pieds, il fait dévier le bassin, qu'il abaisse directement vers lui.

DU POPLITÉ. (1)

ROTATEUR DE LA JAMBE.

FÉMORO-POPLITI-TIBIAL (*CHAUSS.*, *DUM.*); SUPPOPLITEUS (*SPIG.*); POPLITÆUS (Nonnulli).

Configuration, insertions. Muscle mince, en forme de triangle alongé, situé obliquement en diagonale dans la fosse que présente la partie supérieure de la face postérieure du tibia, au-dessus de la ligne dite *poplitée*. Il naît supérieurement, par un petit tendon plat, de la fossette profonde, en forme de gouttière transversale, située à la partie postérieure de la tubérosité externe du fémur, où il confond, en haut, ses épanouissemens avec ceux du jumeau externe. Ce tendon, logé profondément en arrière et en dedans du ligament latéral externe, et revêtu par la synoviale articulaire, contourne, en arrière et en bas, la saillie du condyle externe du fémur et la tubérosité correspondante du tibia, derrière l'articulation péronéo-tibiale supérieure, et au-dessus de l'attache du soléaire. En ce point, il se divise en plusieurs cordelettes fibreuses, d'où naissent autant de fascicules qui se portent obliquement en divergeant en bas et en dedans, disposés en plusieurs plans. Les fibres profondes, les plus courtes, s'implantent de proche en proche sur la surface triangulaire du tibia. Les fibres superficielles se rendent sur une lame aponévrotique très résistante, qui elle-même se fixe sur le tiers supérieur de l'angle interne et postérieur du tibia, où elle est renforcée par le prolongement du ligament latéral articulaire interne, et l'épanouissement inférieur du tendon du demi-membraneux.

Connexions. Le poplité est recouvert à sa *face postérieure* par une aponévrose spéciale, et par une bandelette fibreuse verticale, dégagée du ligament postérieur de l'articulation, qui forme l'attache supérieure interne de l'arcade de passage des vaisseaux poplités dans l'attache supérieure du soléaire; disposition qui rappelle une pareille bandelette que présente à l'avant-bras le fléchisseur sublime. Médiatement, le poplité est en rapport sur la même face avec les jumeaux, le plantaire grêle, les vaisseaux poplités et le nerf sciatique poplité interne. En *avant*, il recouvre une partie du tibia et de l'articulation péronéo-tibiale.

(1) Planches 142, 137.

Action. Ce muscle, prenant son point fixe sur le fémur, imprime au tibia un mouvement de rotation qui porte le talon en dehors. Ce mouvement s'accompagne d'une légère flexion. Il est donc, par ce double usage, synergique avec le couturier et le droit interne, et antagoniste du biceps.

MUSCLE DU FASCIA-LATA. (1)

TENSEUR DE L'APONÉVROSE ET ABDUCTEUR DE LA JAMBE.

ILIO-APONÉVROSI-FÉMORAL (*CHAUSS.*); M. TENSOR FASCIÆ LATÆ (Nonnulli).

Configuration, insertions. Alongé, épais, quadrilatère, étroit en haut, large en bas, ce muscle, le plus volumineux des tenseurs aponévrotiques, occupe le tiers supérieur de la face externe de la cuisse, renfermé dans une duplicature de l'aponévrose fémorale. Il procède en haut, par un tendon épais et court: 1° de l'extrémité antérieure de la lèvre externe de la crête iliaque; 2° de la lèvre externe de l'épine iliaque antérieure et supérieure, au-devant de l'attache du moyen fessier, et en dehors du tendon du couturier auquel il est uni. Les fibres qui font suite au tendon iliaque sont disposées en fascicules rubanés parallèles, qui descendent en s'écartant, avec une légère obliquité, en arrière et en dehors. Quelques-uns de ces fascicules, nés de la partie interne de l'attache supérieure, contournent le bord antérieur du muscle dans le sillon qui le sépare du couturier, pour devenir, en bas, externes et superficiels. Vers l'extrémité inférieure élargie, les divers fascicules se terminent successivement dans la duplicature de l'aponévrose fascia-lata; les plus longs se perdent directement sur les fibres superficielles de la bandelette de renforcement.

Connexions. Le muscle du fascia-lata est renfermé entre deux feuillets de l'aponévrose du même nom, c'est-à-dire que, revêtu sur sa *face externe* par le feuillet superficiel, continuation réelle de cette aponévrose, et qui forme avec celle du moyen fessier son attache pelvienne, il est tapissé sur sa *face interne* par un feuillet profond plus mince, qui l'isole du quadriceps fémoral. Son *bord antérieur* côtoie en haut le bord externe du couturier, dont le sépare inférieurement la saillie du droit antérieur; son *bord postérieur* est contigu au moyen fessier.

Action. La principale a pour objet de tendre la bandelette de renforcement de l'aponévrose fascia-lata, et, sous ce rapport, de contenir les muscles de la cuisse, et spécialement le vaste externe, celui de tous qui a le plus de tendance au déplacement; mais, en outre, si l'on se rappelle que cette bandelette, très épaisse, peut être considérée comme un vaste tendon membraneux qui s'insère à la partie externe et antérieure du genou, sur le fémur et le tibia, on conçoit que le muscle du fascia-lata devient, par ce prolongement, extenseur et abducteur de la jambe. Quelques auteurs l'ont considéré comme légèrement rotateur de la cuisse en dedans; ses fibres antérieures, réfléchies, nous paraissent assez bien adaptées à cet usage.

MUSCLES DE LA JAMBE.

MOTEURS DE L'ARTICULATION TIBIO-TARSIENNE ET DE CELLES DES ORTEILS.

Ces muscles se rapportent à trois plans, un antérieur et externe, un postérieur et un tout-à-fait externe. Dirigés plus ou moins obliquement, inclinés ou réfléchis dans leurs tendons, ils exécutent, par les combinaisons variées de leurs forces, quatre sortes de mouvemens, comme s'ils appartenaient à quatre plans opposés. Le mouvement le plus essentiel du pied étant celui par lequel il se détache du sol, en soulevant le poids du corps, les muscles les plus puissans sont les extenseurs ou les muscles du mollet, *les deux jumeaux et le soléaire* (triceps sural), qui forment la couche postérieure superficielle. Leur insertion inférieure se fait sur le tarse au calcanéum: ils ont comme accessoires, pour les inclinaisons latérales du pied, cinq autres muscles tarsiens: le *jambier postérieur*, extenseur du pied; le *jambier antérieur*, fléchisseur du même organe, tous deux concourant, en sens inverse, à élever son bord interne; les *trois péroniers*, élévateurs du bord externe ou abducteurs du pied, dont ils sont en outre extenseurs. Tous ces muscles sont seulement moteurs de l'articulation tibio-tarsienne. Les autres, longs, grêles et faibles, relativement aux premiers, en même temps qu'ils font mouvoir l'articulation du coude-pied, servent plus spécialement à la flexion et à l'extension des phalanges, où ils ont pour congénères les petits muscles du pied. Ce sont, en avant, le *long extenseur* du gros orteil et l'*extenseur commun* des orteils, également fléchisseurs du pied; en arrière, les *long fléchisseur* propre du pouce et *long fléchisseur commun* des orteils, qui concourent aussi à l'extension du pied.

EXTENSEURS DU PIED.

DU TRICEPS SURAL. (1)

JUMEAUX SOLÉAIRE, ET PLANTAIRE GRÊLE.

M. TRICEPS SURÆ, S. GEMELLI CUM SOLEO.

Situation, configuration. Ce muscle, très épais, extrêmement fort, situé verticalement à la face postérieure de la jambe, forme la plus grande partie de sa masse charnue et constitue en particulier le mollet. Son développement, considérable dans l'homme, constitue l'un des principaux caractères de la station bipède. Il se compose de trois faisceaux volumineux, l'un antérieur, le soléaire, terminé inférieurement par le fort tendon commun, et deux postérieurs, les jumeaux interne et externe, fixés sur l'aponévrose d'expansion du tendon. La plupart des auteurs décrivent séparément ces trois faisceaux; mais c'est avec raison que, fondés sur la synergie de leur action, quelques anatomistes modernes ont recommencé à les décrire en commun sous le nom de *triceps sural.*

1° JUMEAUX.

GASTROCNÉMIENS, de κνήμη, jambe, et de γαστήρ, ventre; BI-FÉMORO-CALCANIENS (*CHAUSS.*, *DUM.*); GASTROCNEMEI (*RIOLAN*, *HEISTER*, *WINSLOW*); GEMELLI (*SPIG.*)

Les jumeaux constituent un seul et même corps charnu, bigéminé, épais, large, aplati d'avant en arrière, situé à la moitié supérieure de la face postérieure de la jambe.

Insertions. Ils naissent isolément, chacun par un tendon court et plat, des empreintes digitales situées, en haut et en arrière des condyles du fémur, sur les limites de l'os, et leur implan-

(1) Planches 130, 127, 153.

(1) Planches 139, 136, 137, 140, 141.

tation se continue au-dessus par un petit faisceau aponévrotique, sur une surface triangulaire rugueuse, qui remonte vers les deux lignes de la bifurcation inférieure de la ligne âpre, et s'épanouit sur les attaches de la membrane fibreuse postérieure de l'articulation fémoro-tibiale. En raison de la saillie et de la hauteur du condyle interne, l'attache du jumeau de ce côté est située plus en arrière et plus haut que l'autre; le tendon également est plus fort et plus épais. Des deux tendons procèdent des aponévroses, qui descendent et s'épanouissent sur les bords externe et interne, jusqu'au tiers supérieur de la jambe. D'abord étroits vers le jarret, les jumeaux s'élargissent, en descendant, jusqu'auprès de leur insertion inférieure, pour former l'épaisseur du mollet. Les fibres charnues affectent deux directions: les unes médianes font suite à l'implantation aponévrotique supérieure et à la partie voisine du tendon; elles sont obliques de haut en bas, de dedans en dehors ou de dehors en dedans, de manière à converger de l'un ou l'autre jumeau vers un raphé fibreux médian, en formant un épais faisceau penniforme, vertical, saillant isolément sous la peau. Les autres fibres naissent de la face antérieure des aponévroses d'expansion des tendons, ou font suite à leur épanouissement. Obliques de haut en bas et d'arrière en avant, elles se rendent sur la face postérieure d'une autre aponévrose très résistante, qui tapisse le muscle en avant et se confond inférieurement avec celle du soléaire. Les dernières fibres de l'expansion aponévrotique postérieure s'implantent directement sur l'aponévrose du tendon d'Achille, en décrivant deux courbes à concavité supérieure, séparées au milieu par un angle rentrant, et dont l'interne descend plus bas que l'externe; elles inscrivent à l'extérieur la démarcation du mollet.

En haut, les deux jumeaux, quoique formant une masse commune, présentent, avant leur jonction, un écartement dont les deux bords convergens, convexes, tracent le triangle inférieur du losange du jarret. Après leur réunion, et au-delà, dans toute leur étendue, bien que conjoints par le raphé médian, leur démarcation est encore indiquée par le long sillon vertical, qui se termine à l'angle de réunion de leurs courbes inférieures, d'où ils s'écartent de nouveau; tous deux font saillie en haut par les deux faisceaux convergens, et forment un plan incliné vers les faces latérales de la jambe, dans la portion de leur étendue tapissée par l'aponévrose postérieure. L'interne, qui remonte le plus haut, descend aussi le plus bas: il est également plus large et plus épais que l'externe.

Connexions. Tapissés en *arrière* par l'aponévrose jambière, les jumeaux sont en rapport, par leur *face antérieure*, avec le ligament postérieur articulaire, l'extrémité inférieure des vaisseaux poplités et les origines des vaisseaux articulaires, les muscles poplités, plantaire grêle et soléaire. Dans le point de leur étranglement, au-dessous du jarret, les tendons latéraux, avant de s'épanouir en aponévrose, forment un rétrécissement sur lequel s'infléchissent, pour leur glissement, les tendons des muscles de la cuisse: sur le jumeau externe, le biceps, et sur le jumeau interne, les demi-tendineux, demi-membraneux et droit interne. Parfois, chez les vieillards, des os sésamoïdes se développent dans leurs tendons fémoraux, surtout dans celui du jumeau interne.

2° PLANTAIRE GRÊLE.

PETIT FÉMORO-CALCANIEN (*CHAUSS., DUM.*); EXTENSOR TARSI MINOR (*DOUGL.*); M. PLANTARIS (Nonnulli).

Petit faisceau charnu, fusiforme, très variable pour le volume et la longueur, situé entre les jumeaux et le soléaire, il naît, par de courts filamens aponévrotiques, de la capsule fibreuse du condyle externe du fémur, et parfois aussi du condyle lui-même, au-dessous du tendon du jumeau du même côté, au-dessus et en dedans de l'attache du poplité. A partir de cette origine, le faisceau charnu descend obliquement en dedans, jusqu'à la hauteur de l'arcade de passage des vaisseaux tibio-poplités au travers du soléaire, où ses fibres se rendent sur le bord d'un tendon grêle et rubané. Ce tendon continue à descendre obliquement sur la face postérieure du soléaire, de manière à traverser l'épaisseur de la jambe en diagonale; au-delà du jumeau, il s'accole sur le bord interne du tendon d'Achille, qu'il accompagne jusqu'à sa partie inférieure où sa terminaison est très variable. Chez quelques sujets, il se confond avec le tendon d'Achille; chez d'autres, il se perd au-devant du bord interne de ce tendon dans le tissu adipeux, se fixe sur les aponévroses, ou s'attache au calcanéum.

3° SOLÉAIRE.

TIBIO-CALCANIEN (*CHAUSS.*); TIBIO-PÉRONÉI-CALCANIEN (*DUM.*); GASTEROCNEMIUS INTERNUS (*SPIG., COWPER*).

Situation, configuration. Alongé, vertical, épais et large au milieu, rétréci aux extrémités, ce muscle est situé au-devant des jumeaux, à la face postérieure de la jambe, dont il occupe presque toute la hauteur, de la tête du péroné au calcanéum.

Insertions, fasciculation. Le soléaire naît en haut, du péroné au tibia, suivant une ligne oblique en bas et en dedans, qui suit le bord inférieur du poplité. L'insertion péronière se fait par un fort tendon en arrière et en dedans de la tête du péroné, et se continue par des fibres aponévrotiques sur la moitié supérieure du bord externe de l'os et le tiers supérieur de sa face postérieure. Les insertions tibiales ont lieu: 1° le long de la ligne oblique poplitée; 2° à une aponévrose fixée sur le tiers moyen du bord interne du tibia; enfin, entre les attaches tibiale et péronière, règne une anse fibreuse à concavité inférieure, qui donne passage aux vaisseaux tibio-poplités, et sert d'implantation aux fibres médianes du soléaire. De l'une et l'autre des insertions tibiale et péronière, procède une expansion fibreuse, dont l'interne est plus épaisse et plus large que l'externe, et dont la réunion compose l'aponévrose antérieure, très épaisse, du soléaire, divisée par un raphé médian. Les fibres naissent des attaches supérieures et de la face postérieure de cette double aponévrose, et se rendent, les unes verticalement, les autres obliquement, en arrière, sur l'origine ou la face antérieure d'une autre aponévrose très épaisse qui tapisse la face postérieure du soléaire, et naît environ à la hauteur de la partie moyenne des jumeaux. L'aponévrose postérieure, plissée en fascicules convergens vers le bas, est également divisée en deux parties par le raphé médian fibreux, qui semble partager verticalement le soléaire, comme les jumeaux, en deux portions, d'où la dénomination de *gastrocnémien interne*. Vers la moitié de la hauteur de la jambe, l'aponévrose postérieure du soléaire sert d'implantation à celle qui règne au-devant des jumeaux, et aux fibres les plus inférieures de ces muscles. Au-dessous elle se rétrécit en un triangle alongé pour donner naissance au tendon d'Achille. Sur ses bords, elle donne attache à des fibres rentrantes et incurvées, qui naissent latéralement des insertions tibiale et péronière.

Tendon d'Achille. Il résulte immédiatement de la jonction des aponévroses antérieure des jumeaux et postérieure du soléaire, et fait suite à cette dernière. D'abord large à la hauteur du mollet, et tourné directement en arrière, il s'alonge et se rétrécit inférieurement pour constituer le tendon proprement dit. La portion supérieure, qui fait la base du triangle, n'est d'abord qu'une aponévrose qui devient de plus en plus épaisse, conserve encore l'empreinte du raphé médian, et continue de donner attache aux fibres charnues du soléaire par sa face antérieure et ses bords. Ces fibres sont plus nombreuses et descendent plus bas sur le bord externe que sur l'interne. Le tendon proprement dit, le plus large et le plus fort de tous ceux du corps humain, aplati d'avant en arrière, descend verticalement, mais avec une inclinaison en dedans; il s'implante sur une éminence rugueuse, qui occupe en travers le milieu de la face postérieure du calcanéum, et s'épanouit jusque sous la face inférieure de cet os. Au-dessus de cette insertion est une surface lisse, tapissée, dans l'état frais, d'une synoviale pour le glissement du tendon.

Connexions. Le soléaire, par sa *face postérieure*, est en rapport avec les jumeaux et le plantaire grêle. Il revêt par sa *face antérieure* une partie du tibia et du péroné, les muscles jambier antérieur, long fléchisseur propre du gros orteil, et long fléchisseur commun des orteils, les vaisseaux et nerfs tibiaux postérieurs et poplités. Ce muscle, très large au milieu des jumeaux, offre sa plus grande épaisseur au-dessous de ces derniers, où il forme la saillie postérieure de la jambe. Inférieurement, le tendon d'Achille, sous-cutané en arrière, laisse entre lui et les muscles, par sa face antérieure, un espace celluleux assez considérable, sensible au dehors par deux gouttières longitudinales placées entre ce tendon et les malléoles, et que remplissent en partie les tendons réfléchis des fléchisseurs et péroniers, et les vaisseaux qui les accompagnent.

Anomalies. Le triceps sural, ou au moins le faisceau du soléaire, est quelquefois double. Nous avons vu un cas où le faisceau tibial, isolé de l'autre, s'implantait par un tendon particulier sur le bord interne de la tubérosité du calcanéum, en dedans du tendon d'Achille, plus faible que de coutume; celui-ci faisait suite au faisceau péronier et aux deux jumeaux.

Le plantaire grêle manque assez fréquemment. C'est avec raison que Meckel relève comme inexacte une assertion de Gantzer, que ce muscle manque plus rarement que son analogue à l'avant-bras, le palmaire grêle. Probablement Gantzer aura été induit à cette opinion par une répétition fortuite de quelques cas rares.

Action du triceps sural. Ce muscle est essentiellement extenseur du pied sur la jambe. L'effort par lequel il détache le talon du sol, en soulevant le poids du corps, est favorisé par plusieurs conditions avantageuses : l'isolement des faisceaux à divers plans, leur longueur, la masse énorme de leurs fibres, leur multiplicité, leurs intrications, l'intermédiaire de plusieurs fortes aponévroses d'insertion, et enfin la direction tout-à-fait perpendiculaire de la force par rapport au levier qu'elle fait mouvoir. Toutefois, comme le pied forme un levier du second genre, dont le point d'appui est aux articulations métatarso-phalangiennes, et la résistance à l'articulation tibio-tarsienne, la brièveté de la branche calcanienne de la puissance, neutralisant une partie de la force, on s'étonne que les contractions du triceps sural soient encore assez énergiques pour les efforts auxquels il est soumis dans les marches forcées, le saut et le transport de lourds fardeaux. Aussi la différence entre les forces produites par une même masse musculaire est-elle très considérable entre les divers individus, suivant le plus ou moins de longueur du calcanéum en arrière. Il est remarquable que la grande longueur du calcanéum que l'on observe chez les nègres, quoiqu'elle favorise la course, soit cependant un caractère de dégradation de l'espèce humaine. Cette disposition, au reste, contre-balance, dans cette race, le peu de volume proportionnel du mollet.

L'énergie que le triceps déploie, dans un saut brusque, pour enlever le pied, situé sur un plan déclive, le talon étant plus bas que les orteils, explique les cas de rupture du tendon d'Achille et de fracture de la grosse tubérosité du calcanéum. Nous avons vu, en parlant de la structure de cet os, comment la nature, en prolongeant sous le calcanéum une bande de fibres osseuses continues au tendon, avait mis obstacle à la fracture, qui, sans cette disposition, serait beaucoup plus fréquente. Des faisceaux qui composent le triceps sural, le soléaire n'est seulement qu'extenseur du pied; mais les jumeaux, qui s'insèrent au fémur, ajoutent à l'extension du pied une légère flexion de la jambe sur la cuisse. Lorsque le pied est fixé dans la station, le soléaire étend la jambe, en la maintenant fixement sur le pied, et les jumeaux tendent à fléchir la cuisse, mais avec un effort assez faible, leurs insertions étant trop rapprochées du point d'appui. Quant au plantaire grêle, par analogie avec ce qu'il est chez certains animaux et avec le palmaire grêle, on doit le considérer comme un tenseur de l'aponévrose plantaire, que les conditions de fixité de cette dernière ont condamné à l'état rudimentaire: au reste, l'insertion vague de son tendon le réduit à un rôle insignifiant.

Le triceps sural est un des muscles dont le volume proportionnel est le plus variable; par l'inaction prolongée, il passe facilement à l'état graisseux.

DU JAMBIER POSTERIEUR. (1)

TIBIO-SOUS-TARSIEN (*CHAUSS.*); TIBIO-TARSIEN (*DUM.*); TIBIAL POSTÉRIEUR (*MECK.*); TIBICUS POSTICUS (*RIOL.*); NAUTICUS, S. TIBIÆUS POSTICUS (*SPIG.*).

Situation, configuration. Ce muscle, le plus profond de la face postérieure de la jambe, alongé, aplati, penniforme, prismatique et triangulaire sur sa coupe, épais en haut, mince en bas, occupe toute la profondeur de la gouttière postérieure de la jambe placée entre le tibia, le péroné et le ligament interosseux.

Insertions. Il naît: 1° en haut, par deux faisceaux que sépare l'arcade de passage des vaisseaux tibiaux antérieurs: (*a*) de la face postérieure du tibia au-dessous de la ligne poplitée, au-devant du soléaire et du long fléchisseur des orteils; (*b*) du bord et de toute la face interne du péroné et du ligament interosseux; 2° de toute l'étendue de la face postérieure du ligament interosseux; 3° d'une aponévrose postérieure qui sépare les muscles profonds des muscles superficiels; 4° enfin, par quelques fibres, des cloisons fibreuses latérales du long fléchisseur commun en dedans, et du fléchisseur propre du gros orteil en dehors. Nées de ces diverses insertions, les fibres convergent obliquement de haut en bas vers un raphé fibreux médian qui commence à l'extrémité supérieure, et se dirige en dedans et en avant, vers le tiers inférieur de la jambe, où il forme un tendon aplati, qui continue à recevoir obliquement les fibres péronières les plus inférieures. En bas le muscle, appliqué sur le tibia,

(1) Planche 143.

s'insinue au-devant du long fléchisseur commun des orteils. Son tendon, placé en dedans et en avant de celui de ce dernier muscle, dont il est séparé par une cloison fibreuse, glisse, dans une gaîne synoviale qui lui est propre, derrière la face postérieure de la malléole interne, puis sur le ligament latéral interne de l'articulation tibio-tarsienne et le ligament calcanéo-scaphoïdien inférieur, et s'implante sur le tubercule de l'os scaphoïde par un large épanouissement, qui se prolonge en avant sur les deux premiers os cunéiformes et les têtes des deux premiers métatarsiens. Près du point où il se fixe au scaphoïde, le tendon comprend dans son épaisseur un os sésamoïde.

Connexions. Séparé en *arrière*, par des aponévroses, du soléaire, du fléchisseur propre du gros orteil, et des vaisseaux tibiaux et péroniers, il est en rapport en *avant* avec une partie du tibia et du péroné, et l'étendue presque entière du ligament interosseux. Dans le cours de son trajet, il offre quelques arcades fibreuses pour le passage de rameaux des vaisseaux péroniers.

Action. Le jambier ou tibial postérieur, agissant par la réflexion de son tendon sur la poulie de la malléole interne, tire de bas en haut et de dedans en dehors sur le scaphoïde, et par conséquent, étend sur la jambe, le pied, dont il élève le bord interne. Il est, sous ce dernier rapport, synergique avec le jambier antérieur, et antagoniste des péroniers. Dans les cas de rupture du tendon d'Achille, c'est le jambier postérieur qui opère le mouvement d'extension, en transformant le pied en un levier du troisième genre. Lorsque le pied est fixé, le jambier postérieur concourt à étendre ou à maintenir la jambe en arrière.

EXTENSEURS ET ABDUCTEURS

DU LONG PERONIER LATERAL. (1)

PÉRONÉO SOUS-TARSIEN (*CHAUSS.*); TIBI-PÉRONÉO-TARSIEN (*DUM.*); PERONEUS POSTICUS (*RIOL.*); S. PRIMUS FIBULÆUS (*SPIG.*); S. LONGUS (*ALB.*)

Situation, *configuration*. Long, étroit, quadrangulaire sur sa coupe, dans la moitié supérieure de la jambe, aplati de dedans en dehors, et penniforme dans la moitié inférieure, réfléchi par son tendon sous-tarsien, ce muscle est placé superficiellement sur la ligne moyenne verticale de la face externe de la jambe.

Insertions, *trajet* (*a*) sur la jambe : 1° au contour externe et antérieur de la tête du péroné et à la partie voisine de la tubérosité externe du tibia ; 2° au tiers supérieur de la face externe du péroné ; 3° aux aponévroses intermusculaires externes, qui séparent ce muscle, en avant du long extenseur, des orteils, et en arrière, du jambier postérieur ; 4° à une aponévrose fine, à fibres verticales, semblable à celle du jambier antérieur, et qui se termine également sur le muscle. Nées de ces diverses insertions, les fibres charnues descendent verticalement, en formant un faisceau renflé vers la partie moyenne de la jambe, où elles se rendent sur le sommet et le bord postérieur d'un tendon plat qui s'incline en arrière, en descendant, sur la face déclive du péroné. Ce tendon glisse, en formant un angle de cent degrés, derrière et sous la malléole externe, renfermé dans une coulisse ostéo-fibreuse, en commun avec celui du court péronier, qui lui est supérieur, et dont il n'est séparé que par une duplicature synoviale. Réfléchi de haut en bas et d'arrière en avant, il longe le côté externe du calcanéum, séparé du tendon du court péronier par une petite apophyse qui leur fournit à chacun une gaîne propre. Parvenu sur le côté externe du cuboïde, il s'infléchit de nouveau de dehors en dedans, et un peu d'arrière en avant, en glissant sur la facette cartilagineuse du cuboïde, point où il s'élargit et présente un os sésamoïde. Enfin, il traverse le canal ostéo-fibreux, formé en haut par la gouttière du cuboïde, en bas par le grand ligament calcanéo-cuboïdien et métatarsien (voyez *Pl.* 58); passe sous les articulations tarso-métatarsiennes, et s'insère au tubercule plantaire externe et à l'extrémité postérieure du premier os métatarsien, en formant sous la face inférieure de l'os un vaste épanouissement rayonné qui s'entremêle avec celui du tendon du jambier antérieur. Dans son trajet, ce tendon subit une triple réflexion sous la malléole, le calcanéum et le cuboïde, à chacune desquelles correspond une gaîne fibreuse et une synoviale propres.

Connexions. Le long péronier latéral est en rapport, en dehors, avec l'aponévrose jambière; en arrière, avec le péroné et le court péronier latéral. Il est séparé par des cloisons aponévrotiques, en avant, de l'extenseur commun des orteils; en arrière, du jambier postérieur, du long fléchisseur propre du gros orteil et du soléaire. Son tendon, sous-cutané à la jambe et sur le calcanéum, est situé profondément, en contact avec les os du tarse, sous la voûte plantaire.

Action. En suivant la double inflexion de ce muscle, il est facile de se rendre compte de ses usages. Si l'on tire le tendon en haut par l'angle qu'il forme derrière la malléole, le pied est d'abord étendu sur la jambe; puis immédiatement, la réflexion à angle droit sous le cuboïde a pour effet l'abaissement du bord interne du pied, et, comme conséquence de la rotation en dedans de l'astragale, l'élévation du bord externe. Nous insistons sur ce fait primitif de l'abaissement du bord interne, qui donne à ce muscle une grande importance dans la station, où il devient accessoire des fléchisseurs des orteils. Ainsi le long péronier latéral est à-la-fois extenseur et abducteur, ou rotateur du pied, dont il tourne la face plantaire en dehors. C'est d'après ce mécanisme que ce muscle tend, dans les chutes, à luxer en dedans l'astragale, et, dans la fracture du tiers inférieur du péroné, à produire le déplacement, en soulevant le fragment inférieur.

DU COURT PERONIER LATERAL. (1)

GRAND PÉRONÉO-SUS-MÉTATARSIEN (*CHAUSS.*, *DUM.*); PETIT PÉRONIER (*WINSL.*); PERONEUS ANTICUS (*RIOL.*); S. SECUNDUS, S. SEMI-FIBULÆUS (*SPIGEL.*); S. BREVIS (*ALB.*).

Configuration, *insertions*. Plus court que le précédent, en dedans duquel il est situé, aplati, penniforme en haut, semi-penniforme en bas, réfléchi, par son tendon, sous la malléole externe, ce muscle procède : 1° des deux tiers inférieurs de la face externe du péroné, où il commence en haut par un sommet effilé; 2° des bords antérieur et postérieur du même os et des cloisons aponévrotiques qui s'y insèrent. Les fibres directes ou conver-

(1) Planches 141, 142.

(1) Planches 141, 142.

gentes descendent sur la face interne ou sur les bords d'un tendon aponévrotique moyen, situé sur la face externe du muscle; celles du bord postérieur se prolongent jusqu'au bas de la jambe. Le tendon lui-même, accolé d'abord en dedans de celui du long péronier latéral, passe en avant et au-dessus de lui dans leur gaîne commune de glissement, derrière la malléole, en formant un angle de cent vingt degrés; puis il accompagne parallèlement le même tendon, passe au-dessus de la petite apophyse du calcanéum, qui leur fournit une gaîne fibreuse, longe obliquement d'arrière en avant et de haut en bas, la face externe du cuboïde, laissant en dedans le tendon du long péronier latéral, et se fixe en s'épanouissant sur le tubercule externe du cinquième os métatarsien.

Connexions. Ce muscle est en rapport, par sa *face externe*, avec le long péronier et les aponévroses de la jambe et du pied; par sa *face interne*, avec le péroné, le calcanéum et le cuboïde.

Action. Le tendon du court péronier latéral, n'ayant qu'une inflexion, agit directement sur l'os métatarsien. Il a pour usage plus spécial l'extension du bord externe du pied, à laquelle se joint une légère rotation de haut en bas et de dehors en dedans de l'articulation tibio-tarsienne, et par conséquent l'élévation du bord externe du pied, dont la face plantaire est faiblement tournée en dehors. Sous ces divers rapports, il est congénère du long péronier latéral, dont il diffère, en ce que celui-ci est plus fortement rotateur.

FLÉCHISSEUR DU PIED.

DU JAMBIER ANTERIEUR. (1)

TIBIO-SUS-TARSIEN (*CHAUSS.*); TIBIO-SUS-MÉTATARSIEN (*DUM.*); TIBIAL ANTÉRIEUR; TIBIUS ANTICUS (*RIOL.*); TIBIÆUS ANTICUS (*SPIG.*).

Situation, configuration. Le plus puissant des muscles de la face antérieure et externe de la jambe, superficiel, alongé, épais, mi-partie charnu et tendineux, en forme de prisme triangulaire sur sa coupe transversale, le jambier antérieur occupe le large sillon vertical placé entre le tibia, les extenseurs et le ligament interosseux.

Insertions. Il est fixé supérieurement: 1° au tubercule et à la crête inférieure de la tubérosité externe du tibia, en descendant vers son tubercule antérieur: 2° aux deux tiers supérieurs de la face externe de cet os, incurvée en ce point par une excavation pour recevoir le muscle; 3° au tiers supérieur du ligament interosseux, en dedans des vaisseaux et nerfs tibiaux antérieurs; 4° à la face postérieure d'une aponévrose spéciale très mince, qui occupe la moitié supérieure du ventre charnu; 5° à la cloison fibreuse externe et antérieure qui le sépare des extenseurs. Nées des parois ostéo-fibreuses de la pyramide quadrangulaire qui les renferme, les fibres du jambier antérieur descendent verticalement; les plus profondes se rendent presque parallèlement sur une lame fibreuse médiane; les superficielles convergent en bas vers un tendon, d'abord largement épanoui, qui commence sur le bord antérieur du muscle, à la hauteur des deux cinquièmes inférieurs de la jambe. Ce tendon, large, aplati d'avant en arrière, glisse obliquement de haut en bas, et un peu de dehors en dedans, sur l'angle antérieur et externe arrondi que présente inférieurement le tibia; s'engage dans une coulisse spéciale, sous le ligament annulaire du tarse; traverse en diagonale la face dorsale du tarse, sur la tête de l'astragale et le scaphoïde, autour desquels il s'infléchit en bas et en dedans, et vient s'implanter au tubercule du premier os cunéiforme, en formant un épanouissement qui se prolonge sur le premier os métatarsien.

(1) Planches 138, 140, 143.

Connexions. Recouvert par les aponévroses jambière et dorsale du pied, il est en rapport, en *arrière*, avec le ligament interosseux, la coulisse de glissement du tibia, et la face dorsale du tarse; en *dedans* et en *haut*, avec la face externe du tibia; en dehors, avec les extenseurs, commun des orteils et propre du gros orteil, dont il est séparé par les vaisseaux et nerfs tibiaux antérieurs.

Action. Le jambier antérieur est d'abord fléchisseur du pied sur la jambe; et comme son tendon s'enroule de haut en bas sur la face interne du tarse, il relève avec énergie le bord interne du pied, en tournant sa plante en dedans. Sous ce dernier rapport, il est synergique avec le jambier postérieur, et, dans tous les cas, antagoniste des péroniers.

MUSCLES MOTEURS DES ARTICULATIONS DU COUDE-PIED ET DES ORTEILS.

FLÉCHISSEURS DU PIED.

DU LONG EXTENSEUR COMMUN DES ORTEILS ET DU PERONIER ANTERIEUR. (1)

1° LONG EXTENSEUR.

PÉRONÉO-SUS-PHALANGETTIEN (*CHAUSS.*); PÉRONÉO-TIBI-SUS-PHALANGETTIEN COMMUN (*DUM.*); CNEMODACTYLEUS (*RIOL.*); EXTENSOR LONGUS DIGITORUM PEDIS (*ALB.*).

Situation, configuration. Alongé, aplati d'avant en arrière, charnu, et rectangulaire sur sa coupe à la partie supérieure, formé inférieurement par un tendon, réfléchi, à quatre divisions, ce muscle est situé presque verticalement à la face antérieure et externe de la jambe sur la face dorsale du pied.

Insertions, trajet. Il naît: 1° de la tubérosité du tibia en dehors du jambier antérieur; 2° de toute la partie de la face interne du péroné, située au-devant du ligament interosseux, et de la partie voisine de ce ligament; 3° en dehors, d'une aponévrose superficielle semblable à celles du jambier antérieur et du long péronier latéral, et qui entre-croise ses fibres avec celles de ces dernières, de manière à former en commun, pour l'attache supérieure des muscles externes, une membrane fibreuse d'insertion, dont le long extenseur est le centre, et qui s'appuie profondément sur les cloisons intermusculaires; 4° de ces cloisons elles-mêmes qui séparent le long extenseur des deux muscles voisins. Nées de ces diverses origines, les fibres charnues descendent, les supérieures médianes, verticalement, les fibres latérales, avec une légère obliquité. Toutes se rendent sur le sommet et les bords d'un tendon aplati, qui commence sur le bord interne du muscle en regard de la partie moyenne de la jambe. Ce tendon descend parallèlement à celui du long extenseur propre du gros orteil jusque sous le ligament annulaire du tarse, où il se réfléchit. Dans ce trajet, il continue à recevoir sur son bord externe les fibres obliques qui se confondent plus

(1) Planches 138, 141, 143.

ou moins avec celles du péronier antérieur. Sous le ligament annulaire, le tendon passe dans une coulisse spéciale; en dehors de la tête de l'astragale, retenu par une forte bandelette dégagée de la face externe du calcanéum. Dans cette coulisse, il s'élargit en s'amincissant, et s'infléchit à angle d'environ cent degrés, en changeant sa direction verticale à la jambe pour une autre presque horizontale sur le coude-pied. A la sortie, il se divise en quatre tendons plats, qui descendent d'arrière en avant sur la face dorsale du pied, en croisant obliquement la direction du pédieux, et vont gagner, en divergeant, la face dorsale des quatre derniers orteils. Le cordon du troisième orteil continue la direction du tendon commun; celui du second est légèrement oblique en dedans; les deux derniers sont graduellement plus obliques en dehors. Parfois, de celui du cinquième orteil se dégage une bandelette qui va se confondre avec le tendon du péronier antérieur, ou se fixe au-devant de lui sur le cinquième os du métatarse. Ces quatre cordons fibreux sont unis, entre leurs bords, par des lamelles transversales adhérentes à l'aponévrose dorsale du pied. Parvenus sur l'une des articulations métatarso-phalangiennes, chacun des tendons glisse sous le ligament métatarsien transverse, en dedans de celui du pédieux, longe la face dorsale de la première phalange, où il reçoit, par ses bords, les petits ligamens triangulaires et les épanouissemens des tendons lombricaux et interosseux; puis il se divise en trois bandelettes, une médiane plus large, qui revêt, en haut, la première articulation phalangienne, et s'insère au tubercule de la seconde phalange; deux latérales, plus étroites, qui contournent la première articulation, se réunissent en V vers l'extrémité antérieure de la seconde phalange, tapissent, en haut, la seconde articulation, et s'implantent sur le tubercule dorsal de la troisième phalange.

2° PÉRONIER ANTÉRIEUR.

PETIT PÉRONÉO-SUS-MÉTATARSIEN (*CHAUSS.*, *DUM.*); PERONEUS TERTIUS (*ALB.*); PARS EXTENSORIS LONGI (*COWPER*); QUINTUS TENDO EXTENSORIS LONGI (*MORGAG.*).

Situé à la partie externe et inférieure de la jambe, alongé, plat, semi-penniforme, réfléchi inférieurement, ce muscle a été considéré alternativement par les auteurs, tantôt comme un faisceau distinct, tantôt comme n'étant que la portion externe et inférieure du long extenseur, dont il est rare qu'il s'isole complétement. Il naît: 1° du tiers inférieur de la face antérieure du péroné; 2° de la partie voisine du ligament interosseux; 3° de l'aponévrose externe qui le sépare du court péronier latéral; 4° des fibres externes du long extenseur. Il constitue un faisceau charnu, mince, dont les fibres, obliques en bas et en dedans, se rendent jusqu'auprès du ligament annulaire du tarse, sur un tendon interne qui accompagne en dehors celui du long extenseur, se réfléchit avec ce dernier dans sa coulisse de glissement, puis s'en dégage en dehors, en croisant en diagonale la face dorsale du pédieux, et vient s'implanter, en s'épanouissant, sur la face externe de l'extrémité postérieure du cinquième os métatarsien, au-devant et au-dessus de l'attache du court péronier latéral.

Connexions. Ce muscle est en rapport, par sa *face libre*, avec les aponévroses de la jambe et du pied; profondément, avec le péroné et le ligament interosseux; par sa face *interne et antérieure*, avec le long extenseur propre du gros orteil et l'aponévrose qui le sépare du jambier antérieur; par la *face opposée*, avec la cloison qui l'isole du court péronier latéral. Au pied, le tendon sous-aponévrotique croise l'articulation tibio-tarsienne et le muscle pédieux.

Action. Ce double muscle, réfléchi sous le ligament annulaire du tarse et sur les articulations des orteils, est à-la-fois extenseur des orteils et fléchisseur du pied. Malgré le nom spécial qui lui a été donné, la flexion du pied nous paraît être le mouvement le plus essentiel, dont l'autre ne serait que le complément par la prolongation des tendons. En effet, si l'on fait agir le muscle seul et avec lenteur, on sent que le premier mouvement produit est la flexion du pied, et le second, l'extension des orteils; que si l'on veut exécuter l'un de ces mouvemens isolément, la flexion du pied est produite sans l'extension des orteils; mais l'extension des orteils ne peut s'opérer sans la flexion du pied, qu'autant que l'on réagit vers la face plantaire, en donnant un point fixe aux orteils, par la contraction de leurs courts fléchisseurs. On conçoit, au reste, qu'il en devait être ainsi, l'extension des orteils n'étant qu'un mouvement secondaire; car on peut très bien marcher, lors même que les orteils ne peuvent plus s'étendre par suite de maladie, ou par la pression d'une chaussure trop serrée; tandis que le membre devient presque inutile, si une ankylose empêche l'articulation tibio-tarsienne de se fléchir, lors même que l'extension des orteils serait demeurée libre. Le long extenseur est donc, en réalité, un fléchisseur externe et médian du pied, aidé, dans la flexion directe, par le long extenseur du gros orteil et le jambier antérieur, fléchisseurs internes, car de lui-même il tend, avec le péronier antérieur, à relever le bord externe. Quant à l'extension des orteils, c'est également à tort qu'on l'a fait procéder, *à priori*, de l'extrémité libre vers la base, comme si les orteils étaient droits. Ces organes, dans leur position normale, formant une courbe autour du bourrelet adipeux et cutané sous-métatarso-phalangien, sont, à l'état de repos, dans une demi-flexion qui fait de leurs articulations des poulies de renvoi. Le premier mouvement produit s'exerce donc de proche en proche, de la base vers l'extrémité libre, et a pour premier effet le redressement de l'orteil; ce n'est qu'alors que commence, en sens inverse, l'extension de la troisième phalange sur la seconde, puis de celle-ci sur la première, et ensuite de l'orteil dans son entier sur le métatarse. Enfin le long extenseur est si bien fléchisseur du pied, qu'il le devient, de la jambe sur cet organe, quand celui-ci est fixé sur le sol.

DU LONG EXTENSEUR PROPRE DU GROS ORTEIL.(1)

PÉRONÉO-SUS-PHALANGETTIEN DU GROS ORTEIL (*CHAUSS.*); PÉRONÉO-SUS-PHALANGINIEN DU POUCE (*DUM.*); EXTENSOR PROPRIUS POLLICIS PEDIS (*ALB.*).

Configuration, insertions. Alongé, mince, penniforme, situé à la partie antérieure de la jambe, entre le jambier antérieur et le long extenseur commun des orteils, il naît de la face interne du péroné et de la partie voisine du ligament interosseux dans l'étendue de cinq à six pouces, à partir de son tiers supérieur. Son extrémité effilée procède en ce point par un petit tendon plat qui remonte très haut sur le péroné. Les fibres, verticales ou obliques, se rendent sur un tendon plat qui occupe le bord antérieur, et l'accompagnent jusqu'à la partie inférieure de la jambe. Ce tendon, situé entre ceux du jambier antérieur et du long extenseur commun, s'infléchit dans une gaîne propre sous le ligament annulaire du tarse, longe d'arrière en avant la face dorsale et les articulations du scaphoïde, du grand os cunéiforme, du premier

(1) Planche 138.

métatarsien et de la première phalange du gros orteil, et se fixe, par un large épanouissement, sur le tubercule dorsal de la deuxième phalange. Le plus souvent, en regard de l'articulation cunéo-métatarsienne, il se détache, de son côté interne, un petit tendon qui l'accompagne jusqu'à l'extrémité postérieure de la première phalange du gros orteil, où il s'insère.

Connexions. Compris à la jambe d'*avant* en *arrière*, entre l'aponévrose d'enveloppe, d'une part, et de l'autre, le péroné et le ligament interosseux, il répond, en *dehors*, au long extenseur, en *dedans*, au jambier antérieur, dont il est séparé inférieurement par les vaisseaux et nerfs tibiaux. Au pied, son tendon forme une saillie considérable sous la peau, et sert de guide au chirurgien pour trouver l'artère pédieuse qui longe son bord externe. Sur le gros orteil, il revêt l'expansion du tendon correspondant du pédieux. Il est maintenu, sur l'articulation métatarso-phalangienne, par un large épanouissement du ligament commun, et sur l'articulation phalangienne, par une bande fibreuse qui lui est propre.

Action. Ce muscle, extenseur de la première phalange sur la seconde, puis de l'orteil sur le premier os métatarsien, est en outre fléchisseur du pied par son bord interne, qu'il tend à relever en portant la pointe du pied en dedans. Si le pied est fixé, il fléchit la jambe sur cet organe.

Récapitulation des fléchisseurs du pied. D'après tout ce qui précède, nous voyons que la flexion du pied résulte d'un ensemble de mouvemens complexes exécutés par des muscles qui, en général, outre cet usage, en ont d'autres très variés; ce qui explique à cet égard le silence des physiologistes. Il n'y a pas, en réalité, de fléchisseurs directs ou médians. Tous sont latéraux par leurs tendons: les uns, externes, le long extenseur commun et le péronier antérieur, en même temps qu'ils fléchissent le pied, élèvent son bord externe, et sont, par ce second usage, congénères des péroniers latéraux; les autres, internes, le long extenseur propre et le jambier antérieur, fléchissent le pied en élevant son bord interne, et sont, sous ce dernier point de vue, accessoires du jambier postérieur et du triceps sural.

FLÉCHISSEURS DES ORTEILS.

DU LONG FLÉCHISSEUR COMMUN DES ORTEILS. (1)

TIBIO-PHALANGETTIEN COMMUN (*CHAUSS.*, *DUM.*); PERO-DACTYLEUS (*RIOL.*); PERFORANS (*SPIG.*, *COWPER*); FLEXOR PROFUNDUS (*DOUGLAS*); FLEXOR LONGUS DIGITORUM PEDIS (*ALB.*).

Situation, configuration. Long, aplati, penniforme, situé longitudinalement le long de l'angle interne et postérieur du tibia qu'il enveloppe, composé d'un faisceau jambier vertical et d'un tendon plantaire horizontal, réfléchi, quadrifide antérieurement, pour se distribuer aux quatre derniers orteils.

Insertions, trajet. Il procède : 1° par un sommet effilé, de l'extrémité interne et inférieure de la ligne oblique du tibia, au-dessous de l'attache du poplité et du soléaire; 2° des trois cinquièmes moyens de la face postérieure du tibia, de son angle interne et postérieur, et un peu de la partie voisine de la face sous-cutanée du même os; 3° en dehors et en arrière, de la cloison aponévrotique qui le sépare du jambier postérieur et du soléaire. Les fibres charnues, qui font suite à ces insertions, descendent, en convergeant, vers un tendon mitoyen; les supérieures médianes, directement de haut en bas; celles des deux côtés, obliquement de dehors en dedans ou de dedans en dehors, en affectant une disposition penniforme. Le tendon lui-même, qui commence très haut, sous forme d'une cloison fibreuse, médiane, s'élargit, et devient plus épais vers le tiers inférieur de la jambe, où il se détache du tibia, et passe derrière celui du jambier antérieur, qu'il croise très obliquement. Les fibres cessent en ce point sur son bord interne, et celles du bord externe l'accompagnent jusqu'auprès de la malléole. Arrivé à la hauteur de cette apophyse, il s'infléchit à angle obtus, derrière et au-dessous d'elle, et glisse dans une coulisse fibreuse qui lui est propre, entre le tendon du jambier postérieur, qui lui est interne et supérieur, et celui du long fléchisseur propre du gros orteil, qui lui est externe et inférieur, séparé de chacun d'eux par une forte cloison fibreuse; au-delà, devenu horizontal, il s'infléchit obliquement d'arrière en avant et de dedans en dehors, pour gagner le milieu de la plante du pied. Dans ce trajet, il passe sous la petite tubérosité du calcanéum; puis sous le tendon du long fléchisseur propre du gros orteil, qu'il croise très obliquement, s'élargit et donne implantation, par son bord externe, à son muscle accessoire. Enfin, parvenu au milieu de la face plantaire du pied, il se divise en quatre tendons grêles et arrondis qui servent d'attache aux lombricaux, et vont se distribuer aux quatre derniers orteils. Le tendon du second orteil est droit; les autres sont de plus en plus inclinés en dehors; le dernier forme une inflexion latérale pour entrer dans la gaîne du petit orteil. La disposition de ces tendons est la même pour tous; chacun d'eux pénètre en arrière des articulations métatarso-phalangiennes, dans une gaîne fibreuse et synoviale, qui lui est commune avec le tendon correspondant du court fléchisseur; traverse l'écartement de ce dernier dans la gouttière de la première phalange, et glisse directement pour s'implanter, par une extrémité bifurquée, sur le tubercule plantaire de la phalange unguéale. On voit que cette disposition est en tout semblable à celle des fléchisseurs des doigts. De même qu'à la paume de la main, il existe également à la plante du pied trois sortes de synoviales: ainsi, indépendamment des synoviales digitales communes au long et au court fléchisseur, on rencontre de plus une synoviale métatarsienne et une tarsienne, qui appartiennent seulement au long fléchisseur; leurs replis s'adossent un peu au-dessus de l'entre-croisement de ce tendon avec celui du fléchisseur propre du pouce, point où ils sont enveloppés en commun par un vaste repli de même nature, que double une lamelle fibreuse transversale, assez molle et lâche pour se prêter à leur glissement mutuel.

Connexions. 1° A la jambe, ce muscle est en rapport, en *avant*, avec le tibia, et inférieurement avec le jambier postérieur; en *arrière*, avec l'aponévrose qui le sépare du soléaire et des vaisseaux et nerfs tibiaux postérieurs; 2° au pied, son tendon passe au-dessus de l'adducteur du gros orteil et du court fléchisseur commun, au-dessous du tendon du long fléchisseur propre du gros orteil, de son abducteur oblique, des interosseux et du transverse des orteils.

Action. Ce muscle a un double usage par rapport aux orteils: les articulations métatarso-phalangiennes, faisant office de poulies, il fléchit spécialement la troisième phalange, puis, conjointement avec le court fléchisseur, la seconde phalange sur la

(1) Planches 142, 144, 140, 150.

première, et l'orteil dans son entier sur le métatarse. L'objet de ce mouvement, qui est d'assurer la station en saisissant les inégalités du sol, est presque annulé par nos chaussures. Par rapport au pied, ce muscle est extenseur de cet organe sur la jambe, et par conséquent accessoire du triceps sural et du jambier postérieur, situés sur le même plan de la jambe.

DU LONG FLÉCHISSEUR PROPRE DU GROS ORTEIL. (1)

PÉRONÉO-SOUS-PHALANGETTIEN DU POUCE (*CHAUSS.*); PÉRONÉO-PHALANGINIEN DU GROS ORTEIL (*DUM.*); FLEXOR LONGUS POLLICIS PEDIS (Nonnulli).

Configuration, situation. Alongé, épais, aplati, penniforme, prismatique et triangulaire sur sa coupe, ce muscle se compose par moitié : 1° d'un faisceau jambier sensiblement vertical, situé aux trois cinquièmes inférieurs de la face postérieure de la jambe, entre le court péronier et le jambier postérieur; 2° d'un long tendon plantaire horizontal, réfléchi sous la malléole interne.

Insertions. Elles ont lieu : 1° aux deux tiers inférieurs de la face postérieure du péroné et aux deux bords opposés de l'os, sur la limite des attaches du jambier postérieur et du court péronier latéral; 2° sur les aponévroses qui séparent le fléchisseur propre de ces deux muscles; 3° en bas, par quelques fibres, sur le ligament interosseux. Les fibres charnues, à partir de ces diverses origines, convergent dans une disposition penniforme, vers une cloison fibreuse médiane, qui, au milieu du muscle, constitue un tendon que les fibres accompagnent sur ses bords jusqu'à la partie inférieure de la jambe, en nombre plus considérable sur le bord externe, épais et mousse. Dans sa direction le faisceau charnu n'est pas directement vertical, mais légèrement oblique de dehors en dedans; de sorte que, l'extrémité supérieure correspondant au péroné, l'inférieure formée par le tendon abandonne la jambe, en s'infléchissant à angle obtus sous la coulisse interne de l'astragale. Dans ce point, le tendon épais et large est situé dans une gouttière qui lui est propre, au-dessous de l'astragale et du calcanéum, en bas et en dehors du tendon du long fléchisseur commun, dont il est séparé par une cloison fibreuse très épaisse; au-delà, il croise très obliquement la direction de ce dernier, au-dessus duquel il passe, et se dirige d'arrière en avant, avec une légère obliquité de dehors en dedans : il est reçu dans une gouttière que lui présente le court fléchisseur du gros orteil, pénètre dans la gaîne digitale, sous l'articulation métatarso-phalangienne, large et aplati en ce point, où il est compris entre les deux os sésamoïdes; puis il longe la coulisse plantaire de la première phalange du gros orteil, se bifurque en deux languettes, et s'implante, en s'épanouissant, sur le tubercule plantaire de la deuxième phalange. Ce tendon possède deux synoviales, l'une digitale et l'autre tarso-métatarsienne; celle-ci offre une très grande longueur, comme nous l'avons dit en parlant du long fléchisseur commun. Dans le point d'entrecroisement des deux tendons, il existe une adhérence lâche entre les synoviales; une forte bandelette fibreuse transversale tendue entre les ligamens calcanéo-cuboïdien et cunéo-scaphoïdien, auxquels elle s'insère, maintient les deux tendons appliqués contre la voûte plantaire. (Voyez *Pl.* 159.)

Connexions. 1° A la jambe : tapissé en *arrière* par son aponévrose d'enveloppe, qui l'isole des vaisseaux péroniers, du soléaire et du tendon d'Achille, ce muscle est en contact, en *avant*, avec le péroné, les vaisseaux péroniers et le jambier postérieur; 2° au pied : le tendon, par sa *face inférieure*, est en rapport avec l'adducteur du gros orteil, le tendon du long fléchisseur commun et l'aponévrose plantaire.

Action. Ce muscle fléchit la seconde phalange sur la première, et l'orteil lui-même sur le premier os métatarsien; mais comme sa direction générale, depuis son extrémité supérieure, est oblique de dehors en dedans, la flexion du gros orteil se fait avec une inclinaison vers le milieu de la voûte plantaire, ce qui facilite dans la marche le transport, en diagonale, d'un pied sur l'autre. Enfin, lorsque la flexion du gros orteil est produite, ce muscle devient, comme le précédent, extenseur du pied sur la jambe.

(1) Planches 142, 144, 159.

MUSCLES DU PIED.

Analogues à ceux de la main, les muscles du pied sont très nombreux et composent également deux séries. Les muscles de la première série ou extrinsèques, sont précisément ceux de la jambe, dont les tendons parcourent plus ou moins la longueur du pied, leur insertion fixe. Ils ont, comme nous l'avons dit, pour objet, les grands mouvemens de flexion ou extension, et les inclinaisons latérales du pied. Les muscles intrinsèques de cet organe, au nombre de vingt, ou servent d'accessoires pour la flexion et l'extension, ou déterminent l'écartement du pied, pour saisir les surfaces dans une plus grande étendue, d'où résultent, comme à la main, une extension en travers et une sorte d'opposition ou de préhension du sol. En général, ils sont épais, fusiformes et très résistans. En raison de la forme alongée du tarse, les plus puissans, qui forment la couche superficielle, ont une longueur assez considérable, du calcanéum aux phalanges des orteils. Ceux de la couche profonde n'ont que la longueur du métatarse; un seul appartient à la face dorsale et ne pouvait avoir pour objet que de détacher les orteils du sol; aussi est-ce le *court extenseur commun des orteils* ou *pédieux*. Les muscles de la face plantaire, très variés, sont ceux-là même qui servent à la préhension du sol. Ils se divisent, comme leurs analogues de la face palmaire de la main, en trois groupes divergens, deux latéraux et un médian. Le groupe interne comprend quatre muscles appartenant au gros orteil, l'*adducteur*, le *court fléchisseur*, l'*abducteur oblique* et l'*abducteur transverse*. Au groupe externe ou du petit orteil, se rapportent son *abducteur* et son *court fléchisseur*. Le groupe médian est disposé sur trois plans : l'inférieur est formé par le *court fléchisseur commun des orteils*; le moyen, par l'*accessoire du long fléchisseur* et les *quatre lombricaux*; le supérieur, par les *sept interosseux*, *trois plantaires* et *quatre dorsaux*.

DU COURT EXTENSEUR DES ORTEILS OU PÉDIEUX. (1)

CALCANÉO-SUS-PHALANGETTIEN COMMUN (*CHAUSS.*, *DUM.*); PEDIEUS (*RIOL.*); M. EXTENSOR BREVIS DIGITORUM PEDIS (*ALB.*).

Situation, configuration. Mince, aplati, rectangulaire, simple en arrière, divisé en avant en quatre tendons, ce muscle est situé à la face dorsale du pied, qu'il parcourt en diagonale du calcanéum aux quatre premiers orteils.

(1) Planches 145, 143.

Insertions. Il procède, en arrière, par une extrémité tendineuse arrondie : 1° de l'excavation externe et postérieure formée par le calcanéum et l'astragale ; 2° plus en avant, de la face dorsale de la petite apophyse du calcanéum, au-dessus et en dedans de la coulisse de glissement du court péronier latéral et des ligamens calcanéo-astragalien et scaphoïdien. Cette insertion a lieu par des fibres aponévrotiques, courtes, épaisses et très résistantes. Les fibres charnues, qui en naissent immédiatement, composent un large faisceau qui contourne la partie externe de la face dorsale du tarse, en suivant une ligne oblique d'arrière en avant et de dehors en dedans. Après un court trajet, en regard des articulations cunéo-cuboïdiennes, il se divise en quatre faisceaux penniformes, qui croisent à angle aigu les tendons du long extenseur commun, et, s'écartent en divergeant, pour se rendre, par un long tendon plat, aux quatre premiers orteils. Ces faisceaux et les tendons qui leur font suite diminuent graduellement de volume de l'interne vers l'externe, chacun proportionnellement à l'orteil auquel il appartient. Le tendon du gros orteil, le plus considérable, s'insinue sous celui du long extenseur propre, qu'il croise à angle très aigu, appliqué sur l'articulation métatarso-phalangienne, et s'insère, par un large épanouissement, à l'extrémité postérieure de la face dorsale de la première phalange. Les trois derniers tendons appartenant aux second, troisième et quatrième orteils, parvenus sur le côté externe des articulations métatarso-phalangiennes, longent en dehors les tendons du long extenseur commun, avec lesquels ils se confondent pour compléter la gaîne fibreuse de la face dorsale, et se terminent, en particulier, sur le côté externe de la troisième phalange.

Connexions. Recouvert par l'aponévrose dorsale du pied et les tendons du long extenseur commun, le pédieux recouvre une partie de la rangée antérieure du tarse, le métatarse, les muscles interosseux et les phalanges. L'extrémité antérieure du premier faisceau est en rapport avec l'artère pédieuse, qu'elle recouvre un peu par son bord interne, dans le point où cette artère se divise pour traverser le premier espace interosseux.

Anomalies. La plus commune est l'isolement complet du faisceau du gros orteil ; parfois cette disposition est commune aux quatre faisceaux, qui semblent former autant de muscles distincts. Dans certains cas, il en existe un surnuméraire, détaché du bord interne du second, et qui s'attache, soit à l'os métacarpien correspondant, soit sur la face interne de la seconde phalange (Alb.). Enfin on rencontre quelquefois un cinquième faisceau appartenant au petit orteil (Meckel).

Action. Le pédieux concourt à étendre, dans toute leur longueur, les second, troisième et quatrième orteils sur le métatarse ; celui du gros orteil n'agit que sur la première phalange. A raison de son obliquité inverse de celle du long extenseur commun, dont il est l'accessoire, il tend à élever vers le bord externe les orteils que le long extenseur élève vers le bord interne ; de sorte que les deux obliquités venant à se neutraliser, l'extension est directe. Cette observation toutefois n'a point lieu pour le premier orteil, où les deux muscles tirent dans une direction commune, disposition qui était nécessaire pour le détacher complètement du sol.

MUSCLES DU GROS ORTEIL.

DE L'ADDUCTEUR DU GROS ORTEIL. (1)

CALCANÉO-SOUS-PHALANGIEN DU PREMIER ORTEIL (*CHAUSS.*) ; CALCANÉO-PHALANGIEN DU POUCE (*DUMAS*) ; POLLICEM ADDUCENS (*CASSERUIS*, *SPIGEL*) ; ADDUCTOR HALLUCIS (*SOEMM.*).

Situation, insertions. Situé superficiellement le long du bord plantaire interne, long, aplati, épais et volumineux dans sa moitié postérieure, tendineux en avant, ce muscle se compose de deux faisceaux, l'un, *interne* et *superficiel*, s'insère : 1° en dedans, à la crête interne et postérieure du calcanéum ; 2° à l'aponévrose calcanienne d'insertion du ligament annulaire du tarse, qui livre passage aux vaisseaux et nerfs tibiaux postérieurs ; 3° à une lamelle spéciale de l'aponévrose plantaire, et à la cloison qui sépare l'adducteur du court fléchisseur commun. Ce premier faisceau longe le bord interne du pied, et ses fibres convergentes se réunissent sur la naissance du tendon commun, en regard du premier os cunéiforme. Le faisceau *profond*, *externe* et *supérieur* naît, à la hauteur du tendon du long fléchisseur commun, d'une forte lame aponévrotique, sous-jacente à la coulisse de ce tendon, et qui est fixée sous la face interne du calcanéum, en dedans de l'attache du muscle accessoire. Ce faisceau, appliqué sous la gaîne des tendons fléchisseurs, le ligament cunéo-scaphoïdien inférieur et l'extrémité du court fléchisseur du gros orteil, vient rejoindre le tendon commun par sa face supérieure et son bord interne. Le tendon lui-même longe directement le bord interne du pied, en donnant attache à la portion interne du court fléchisseur, et vient se fixer à l'os sésamoïde interne et sur le côté correspondant de la première phalange du gros orteil.

Connexions. Recouvert par l'aponévrose plantaire, ce muscle recouvre le court fléchisseur du gros orteil, une partie du muscle accessoire, les tendons des deux longs fléchisseurs, la face inférieure du scaphoïde, du grand cunéiforme et de leurs articulations, l'extrémité des tendons des jambiers antérieur et postérieur, et les vaisseaux et nerfs plantaires.

Action. Ce muscle, dont le tendon s'infléchit sur l'os sésamoïde interne, est bien réellement adducteur du gros orteil qu'il tire en dedans ; mais, une fois ce mouvement produit, il agit avec force comme long fléchisseur du bord interne du pied, fonction dans laquelle il est aidé par le faisceau interne du court fléchisseur auquel il donne attache.

DU COURT FLECHISSEUR DU GROS ORTEIL. (2)

TARSO-SOUS-PHALANGIEN DU PREMIER ORTEIL (*CHAUSS.*) ; TARSO-PHALANGIEN DU POUCE (*DUM.*) ; INTEROSSEUX (*SPIG.*) ; FLEXOR BREVIS POLLICIS PEDIS (*ALBIN.*).

Situation, insertions. Ce petit muscle, tel qu'il est décrit dans la plupart des auteurs, naît en arrière, par un fort tendon membraneux, de l'extrémité interne et antérieure du premier os cunéiforme, de la saillie voisine du troisième os du même nom et des ligamens obliques cunéo et calcanéo-cuboïdiens, au-dessous et en dedans de la première articulation cunéo-métatarsienne. Il se divise en deux faisceaux séparés par un sillon cel-

(1) Planches 144, 146, 148.
(2) Planche 146.

laleux, longitudinal, dans lequel se trouve un raphé fibreux qui continue l'insertion commune. Le *faisceau interne*, oblique en dedans, longe le tendon de l'adducteur du gros orteil; les fibres internes, obliques d'arrière en avant et de dehors en dedans, se rendent, en augmentant progressivement de longueur, de l'attache postérieure sur la face externe du tendon de l'adducteur; les fibres externes, longitudinales, se rendent, de l'attache postérieure commune et du raphé médian, sur un tendon court, qui se fixe antérieurement à la face postérieure de l'os sésamoïde interne, intimement uni en dedans avec le tendon de l'adducteur. Le *faisceau externe*, dont les fibres sont obliques en sens inverse du précédent, se rend du tendon postérieur et du raphé médian sur une aponévrose externe, qui elle-même se confond avec le tendon antérieur; celui-ci s'implante sur la face postérieure de l'os sésamoïde externe et sur la face externe du ligament glénoïdien, confondu en dehors avec le tendon de l'abducteur du gros orteil, et séparé en dedans de celui du faisceau interne par un espace triangulaire. Dans sa disposition générale, ce petit muscle biceps se fixant à-la-fois aux deux os sésamoïdes, ses deux faisceaux semblent n'être que des accessoires des autres muscles du gros orteil, l'interne de l'adducteur, et l'externe de l'abducteur oblique.

Connexions. Ce muscle, sur sa *face inférieure*, est divisé par une gouttière longitudinale, dans laquelle est logé le tendon du fléchisseur propre. Dans le reste de son étendue, il est en rapport avec l'aponévrose plantaire. Par sa *face supérieure*, il recouvre le grand cunéiforme, le premier os métatarsien et l'épanouissement des tendons du jambier antérieur et du long péronier latéral.

Action. Ce muscle n'est que très peu fléchisseur de la première phalange du gros orteil, sur laquelle il ne s'insère pas même directement. En analysant son action, on voit qu'il est accessoire de l'adducteur et de l'abducteur oblique.

DE L'ABDUCTEUR OBLIQUE DU GROS ORTEIL. (1)

MÉTATARSO-SOUS-PHALANGIEN DU PREMIER ORTEIL (*CHAUSS.*); TARSO-MÉTATARSI-PHALANGIEN DU POUCE (*DUM.*); INTEROSSEUS AD INDICEM PERTINGENS (*BUCHETIUS*); ABDUCTOR HALLUCIS (*SOEMM.*).

Situation, *configuration*. Prismatique, aplati, triangulaire, ce muscle est placé au milieu de la face plantaire qu'il traverse obliquement d'arrière en avant et de dehors en dedans. Le plus volumineux des muscles sous-métatarsiens, il représente au pied l'analogue de l'adducteur du pouce à la main. Comme ce dernier, il est confondu avec le faisceau voisin du court fléchisseur, et s'il est moins étendu vers la voûte plantaire, au moins se trouve-t-il suppléé en ce sens par un accessoire, l'abducteur transverse des orteils.

Insertions. Il naît, en arrière, par une large base aponévrotique, de la face inférieure du cuboïde, de l'extrémité postérieure des troisième et quatrième os métatarsiens, et de la gouttière fibreuse de glissement du tendon du long péronier latéral, en faisant suite dans ces divers points aux grands ligamens calcanéo-cuboïdien et métatarsien. A partir de cette origine, les fibres, divisées en deux faisceaux par un raphé fibreux médian, se rendent en convergeant vers un tendon commun, qui s'unit

(1) Planche 146.

à celui du faisceau externe du court fléchisseur, s'implante sur la face interne de l'os sésamoïde externe et du ligament glénoïdien de la première articulation métatarso-phalangienne, et se termine, par un fort épanouissement, sur le tubercule externe de la première phalange.

Connexions. Il est en rapport, par sa *face inférieure*, avec le tendon du long fléchisseur des orteils, son accessoire et les lombricaux; par sa *face supérieure*, avec les muscles interosseux et l'artère plantaire externe; par son *bord interne*, avec le court fléchisseur.

Action. Il amène avec beaucoup d'énergie la phalange du premier orteil en bas, en avant et en dehors, et par conséquent il est fléchisseur et abducteur oblique de cet orteil.

DE L'ABDUCTEUR TRANSVERSE DU GROS ORTEIL. (1)

MÉTATARSO-SOUS-PHALANGIEN TRANSVERSAL DU PREMIER ORTEIL (*CHAUSS.*); MÉTATARSO-PHALANGIEN DU POUCE (*DUM.*); TRANSVERSUS PEDIS (*RIOL.*).

Situation, *insertions*. Petit muscle rubané, triangulaire, situé transversalement sous l'extrémité antérieure des os métatarsiens, où il représente, à la main, le faisceau le plus inférieur de l'adducteur du pouce, étendu depuis la tête du cinquième, et quelquefois seulement du quatrième os métatarsien, jusqu'à l'os sésamoïde externe du gros orteil. Il est formé quelquefois par un faisceau unique; mais le plus souvent par une succession de faisceaux horizontaux, rentrant les uns dans les autres. Le faisceau postérieur, le plus long, s'étend du cinquième orteil à l'os sésamoïde; les autres faisceaux, graduellement plus courts, naissent successivement du quatrième, du troisième et du second os métatarsien, et viennent, par des lamelles aponévrotiques, se rendre sur un tendon commun, qui se fixe du côté externe du ligament glénoïdien et de la première phalange du gros orteil, intimement uni, à sa face inférieure, avec le tendon de l'abducteur oblique.

Connexions. En rapport, par sa *face inférieure*, avec les tendons fléchisseurs communs, les muscles lombricaux et les vaisseaux et nerfs collatéraux des orteils, il recouvre, par sa *face supérieure*, une partie des interosseux.

Action. Accessoire de l'abducteur oblique, il tire en dehors le gros orteil; et comme il n'a point d'insertion fixe, ses diverses attaches, dans sa contraction, se rapprochant les unes des autres, il arrondit transversalement en un arc les articulations métatarso-phalangiennes des orteils, et sert d'intermédiaire entre les muscles du gros et du petit orteil, pour aider à saisir les inégalités du sol.

MUSCLES DU PETIT ORTEIL.

DE L'ABDUCTEUR DU PETIT ORTEIL (2).

CALCANÉO-SOUS-PHALANGIEN DU PETIT ORTEIL (*CHAUSS.*); CALCANÉO-PHALANGIEN DU PETIT DOIGT (*DUM.*); M. ABDUCTOR DIGITI QUINTI (Nonnulli).

Situation, *insertions*. Semblable à l'adducteur du gros orteil, situé superficiellement le long du bord plantaire externe, alongé,

(1) Planche 146.

(2) Planches 144, 141.

aplati, épais et volumineux, ce muscle se compose de deux faisceaux postérieurs, auxquels il s'en adjoint fréquemment un antérieur. Les deux faisceaux postérieurs, confondus en arrière, s'implantent par des fibres aponévrotiques sur la crête du contour externe et inférieur de la face postérieure du calcanéum. De là, le *faisceau externe*, sans s'isoler complétement du corps du muscle, se rend, après un court trajet, sur un tendon, qui lui-même se fixe en dehors du tubercule du cinquième os métatarsien, au-dessous du tendon du court péronier latéral. Le *faisceau interne*, qui forme le muscle lui-même, est parcouru à son plan inférieur par une aponévrose de renforcement, qui donne insertion à ses fibres charnues par sa face supérieure, détache une languette qui s'insère au tubercule du cinquième os métatarsien, et sert au-delà d'attache à d'autres fibres inférieures superficielles, qui se réunissent avec les fibres postérieures pour venir en commun s'implanter sur un tendon aplati, épais et court. Ce tendon contourne en dehors l'articulation métatarso-phalangienne du petit orteil, et vient se fixer au tubercule externe de sa première phalange; enfin, parfois en dehors se présente le petit *faisceau antérieur* plus ou moins isolé, qui, né de l'extrémité postérieure du cinquième os métatarsien, longe son bord externe et vient rejoindre en avant le tendon commun.

Connexions. Recouvert par l'aponévrose plantaire, ce muscle recouvre une partie du calcanéum et du cuboïde, la gouttière de réflexion du tendon du long péronier latéral, le court fléchisseur du petit orteil et le dernier muscle interosseux plantaire.

Action. Abducteur et fléchisseur du petit orteil.

DU COURT FLECHISSEUR DU PETIT ORTEIL. (1)

TARSO-SOUS-PHALANGIEN DU PETIT ORTEIL (*CHAUSS*); MÉTATARSO-PHALANGIEN DU PETIT DOIGT (*DUM.*); INTEROSSEUX (*SPIG.*); FLEXOR BREVIS DIGITI MINIMI PEDIS (*ALB.*).

Configuration, insertions. Petit faisceau charnu, fusiforme, appliqué sur les faces externe et inférieure du cinquième os métatarsien. Il naît, conjointement avec les deux derniers interosseux, du bord externe du grand ligament calcanéo-cuboïdien et métatarsien, et un peu de la partie voisine de l'extrémité du cinquième os métatarsien. A partir de cette origine, il se dirige obliquement d'arrière en avant et un peu de dedans en dehors, et se fixe, par un tendon plat, sous les faces externe et inférieure du ligament glénoïdien de l'articulation phalangienne du cinquième orteil, et, par un prolongement, au tubercule externe de la première phalange.

Connexions. Recouvert par l'aponévrose plantaire et le tendon de l'abducteur du petit orteil, ce muscle est en rapport, par sa face supérieure, avec le dernier muscle plantaire et le cinquième os métatarsien.

Action. Légèrement fléchisseur et abducteur du petit orteil.

MUSCLES MÉDIANS OU COMMUNS DES ORTEILS.

DU COURT FLECHISSEUR COMMUN DES ORTEILS. (2)

CALCANÉO-SOUS-PHALANGINIEN (*CH.*); CALCANÉO-PHALANGIEN COMMUN (*DUM.*); PEDIEUS INTERNUS S. PTERNODACTYLEUS (*RIOL.*); PERFORATUS (*SPIG.*, *COWP.*); FLEXOR-SUBLIMIS (*DOUGL.*); FLEXOR BREVIS DIGITORUM PEDIS (*ALB.*).

Situation, configuration. Court, épais, ovalaire sur sa coupe transversale, situé superficiellement au milieu de la face plantaire du pied, qu'il parcourt directement d'arrière en avant, ce muscle, simple à son extrémité postérieure, est divisé antérieurement en quatre tendons, qui vont se distribuer aux quatre derniers orteils.

Insertions et divisions. Il procède, en arrière : 1° de la partie moyenne de la crête située sous le calcanéum, entre les attaches de l'adducteur du pouce et de l'abducteur du petit orteil; 2° de la face supérieure de la bandelette médiane de l'aponévrose plantaire; 3° des cloisons aponévrotiques latérales qui le séparent des muscles voisins. Les fibres charnues, nees de l'intérieur du cône aponévrotique formé par ses diverses attaches, constituent un faisceau charnu, épais et rétréci en arrière, plus mince et plus large en avant, qui se divise, à la hauteur de la ligne antérieure du tarse, en quatre faisceaux fusiformes, dont trois superficiels ou inférieurs, et un supérieur ou profond, qui est en même temps le plus externe. En regard de la partie moyenne du métatarse, ces faisceaux se rendent sur autant de tendons aplatis, situés au-dessous de ceux du long fléchisseur, et divergent pour gagner les coulisses digitales, au milieu de la face plantaire des articulations métatarso-phalangiennes. Le tendon médian, destiné au troisième orteil, se porte directement en avant suivant l'axe du muscle. Le tendon du second orteil est incliné en dedans, et celui du troisième en dehors. Le quatrième, qui fait suite au faisceau profond, est encore plus oblique, et s'infléchit en dehors, avec celui du long fléchisseur, pour pénétrer dans la gaine digitale du cinquième orteil. A partir des articulations métatarso-phalangiennes, ces tendons se comportent d'une manière qui leur est commune : chacun d'eux s'élargit et s'applique sur la face inférieure du tendon profond, se divise vers la première phalange en deux lamelles latérales, qui se rejoignent en arrière dans la coulisse de glissement, et viennent s'implanter sur les bords de la gouttière de la seconde phalange, en donnant passage dans leur écartement au tendon du long fléchisseur, disposition en tout semblable à celle que présente le fléchisseur superficiel à la main.

Connexions. Sa *face inférieure* est enveloppée par l'aponévrose plantaire; sa *face supérieure* est en rapport avec l'accessoire et le tendon du long fléchisseur, les muscles lombricaux, et les vaisseaux et nerfs plantaires.

Action. Ce muscle, conjointement avec le long fléchisseur commun, fléchit la seconde phalange sur la première, et celle-ci sur le métatarse. Son action est sensiblement directe pour les second et troisième orteils, tandis que pour le quatrième et le cinquième la flexion se fait avec une inclinaison en dedans.

DU MUSCLE ACCESSOIRE DU LONG FLECHISSEUR COMMUN DES ORTEILS. (1)

ACCESSORIUS MUSCULI PERFORANTIS (Nonnulli).

Configuration, insertions. Aplati, quadrangulaire, ce muscle naît, en arrière, par une extrémité bifurquée : 1° en dehors, par un tendon aponévrotique, de la face externe et inférieure du calcanéum et du grand ligament calcanéo-cuboïdien; 2° en dedans, de l'angle qui sépare les faces interne et inférieure du

(1) Planche 146.

(2) Planches 144.

(1) Planche 144.

calcanéum et du ligament calcanéo-scaphoïdien inférieur. Parfois, chez les sujets vigoureux, ces deux insertions sont réunies par une aponévrose de forme triangulaire. En avant, les deux faisceaux convergens s'unissent sans se confondre, l'externe plus long et plus considérable que l'interne : tous deux se rendent obliquement, par l'intermédiaire d'une forte aponévrose fasciculée, sur la face supérieure et sur le bord externe du tendon du long fléchisseur commun, dans la portion élargie qui précède le point de sa division. Le faisceau interne, au point de jonction, s'unit, par une forte lamelle, au tendon du long fléchisseur propre du gros orteil, et l'aponévrose du faisceau externe se prolonge sur les trois premiers tendons du long fléchisseur commun qu'elle contribue à renforcer.

Connexions. En rapport, par sa face inférieure, avec le court fléchisseur commun des orteils, les vaisseaux et nerfs plantaires, ce muscle répond, par sa face supérieure, au calcanéum et aux ligamens de la voûte plantaire.

Action. Ce muscle, n'ayant point de tendon qui lui soit propre, ne concourt à la flexion des orteils qu'en tirant sur les tendons des deux longs fléchisseurs. Il paraît avoir bien évidemment pour objet de maintenir celui du fléchisseur propre, et de rappeler, vers la ligne moyenne du pied, le mouvement de flexion que la direction du tendon du long fléchisseur commun entraîne, en dedans, vers la malléole interne, sa poulie de renvoi.

DES LOMBRICAUX (1).

PLANTI-SOUS-PHALANGIENS (*CHAUSS.*); PLANTI-TENDINEUX-PHALANGIENS (*DUM.*); LOMBRICALES PEDIS (Nonnulli).

Disposition générale. Au nombre de quatre, comme à la main, ces muscles ne sont également que des accessoires du tendon du long fléchisseur commun des orteils après sa division quadrifide, en sorte que ce tendon, dans sa direction diagonale, se trouve renfermé entre deux groupes de faisceaux charnus surnuméraires ; en arrière, l'accessoire proprement dit ; en avant, les lombricaux. Ces petits muscles, insérés postérieurement sur les bords et en partie sur la face inférieure des tendons des quatre derniers orteils, composent autant de petits faisceaux fusiformes, situés au milieu de la moitié antérieure de la face plantaire qu'ils traversent, en divergeant, du tendon fléchisseur, leur sommet commun, vers la face interne des articulations métatarso-phalangiennes, leur base ; ils se terminent par des tendons aplatis en travers, qui contournent la face interne de ces articulations, puis celles des premières phalanges, s'adossent aux tendons des interosseux et viennent se confondre avec les languettes correspondantes des tendons extenseurs, près de l'extrémité antérieure des mêmes phalanges.

Connexions communes. Enveloppés par une mince toile celluleuse, expansion de la synoviale commune des tendons (*Pl.* 159), ils sont recouverts médiatement par les tendons du court fléchisseur commun, l'aponévrose plantaire et le pannicule adipeux sous-cutané. Ils recouvrent les abducteurs oblique et transverse du gros orteil, les derniers muscles interosseux et les vaisseaux correspondans.

Action. Elle est la même qu'à la main, c'est-à-dire qu'ils servent : 1° à maintenir appliqués les tendons extenseurs contre les phalanges ; 2° à former un lien entre ces tendons et les fléchisseurs ; 3° à diriger l'action des tendons du long fléchisseur : mais ici ils diffèrent un peu de ce qu'ils offrent à la main ; le muscle accessoire ayant déjà rappelé avec énergie, en dehors, le tendon qui amène trop fortement la flexion vers le bord interne, où est située la coulisse de glissement, les lombricaux tendent généralement à contre-balancer cette dernière influence, sans la neutraliser.

Différences entre les lombricaux. Distingués par des noms numériques de dedans en dehors, ils diminuent progressivement de longueur du premier vers le quatrième, suivant la convergence de la ligne de division des tendons avec celle des articulations métacarpo-phalangiennes.

PREMIER LOMBRICAL. Inséré sur le bord interne du second orteil, il est légèrement oblique d'arrière en avant et de dehors en dedans, de manière à contre-balancer l'action du muscle accessoire, en rappelant un peu le tendon vers lui.

DEUXIÈME LOMBRICAL. Intermédiaire des tendons du premier et du second orteil, et fixé de l'un et de l'autre côté sur leurs bords adjacens, il suit directement la ligne médiane antéro-postérieure du pied. Il est le centre d'action des lombricaux, dont il trace la résultante moyenne.

TROISIÈME LOMBRICAL. Placé entre les second et troisième tendons, auxquels il s'attache, sa direction est légèrement oblique en dehors.

QUATRIÈME LOMBRICAL. Fixé entre les derniers tendons et appliqué sur le quatrième, comme ce dernier, il est très oblique, et son tendon s'incurve pour contourner l'articulation. Par le fait de sa direction, il est à-la-fois antagoniste du long fléchisseur et de son accessoire.

DES INTEROSSEUX (1).

MÉTATARSO-PHALANGIENS LATÉRAUX (*CHAUSS.*); MÉTATARSO-LATÉRI-PHALANGIENS (*DUMAS*); M. INTEROSSEI PEDIS (Nonnulli).

Disposition générale. Les muscles interosseux du pied sont en tout semblables à ceux de la main, dont ils répètent la forme et les usages. Ainsi ils sont au nombre de sept, quatre dorsaux et trois plantaires, disposés par paires pour chacun des trois derniers espaces interosseux, et un seul dorsal pour le premier espace, le muscle plantaire correspondant étant représenté par les abducteurs oblique et transverse du gros orteil. Comme les intervalles des os métatarsiens sont fort étroits, les muscles interosseux se recouvrent encore plus qu'à la main, en sorte que les dorsaux font une saillie beaucoup plus considérable à la face plantaire que leurs analogues à la main.

Dans leur intention générale, les interosseux sont des abducteurs et adducteurs des quatre derniers orteils. En faisant converger leurs mouvemens vers la ligne moyenne du second orteil, centre de leur mécanisme partiel, les trois derniers interosseux dorsaux sont des abducteurs, et le premier dorsal, plus les trois plantaires, des adducteurs. Ainsi, parcourant la série de ces muscles interosseux, nous trouvons, quant aux attaches de chacun d'eux : *deuxième dorsal*; des second et troisième métatarsiens au *côté externe* de la première phalange du

(1) Planche 144.

(1) Planches 145, 146.

second orteil ; *abducteur du second orteil.* — *Troisième dorsal:* des troisième et quatrième métatarsiens, au *côté externe* de la première phalange du troisième orteil; *abducteur du troisième orteil.* — *Quatrième dorsal:* des quatrième et cinquième métatarsiens, au *côté externe* de la première phalange du quatrième orteil; *abducteur du quatrième orteil.*—En sens inverse *premier dorsal,* des premier et second métatarsiens, au *côté interne* de la première phalange du second orteil; *adducteur du second orteil.* — *Premier plantaire:* du troisième métatarsien au *côté interne* de la première phalange de l'orteil correspondant; *adducteur du troisième orteil.* — *Second plantaire:* du quatrième métatarsien, au *côté interne* de la première phalange, qui lui est continue; *adducteur du quatrième orteil.* — *Troisième plantaire:* du cinquième os métatarsien, au *côté interne* de la phalange correspondante; *adducteur du cinquième orteil.*

Ainsi, les trois orteils médians sont mus, dans leurs inclinaisons latérales, par les muscles interosseux. Les mouvemens des doigts extrêmes sont complétés: pour le petit orteil, par son abducteur propre, et pour le gros orteils par les muscles puissans que nous lui connaissons déjà, et qui rendent son action indépendante de celle des quatre derniers orteils.

INTEROSSEUX DORSAUX.

Muscles longs, aplatis et prismatiques dans leur épaisseur; penniformes sur leur face dorsale, arrondis et fusiformes sur leur face plantaire; étendus des deux métatarsiens, entre lesquels ils sont situés, à la première phalange et au tendon extenseur du doigt auquel ils appartiennent: ces muscles ayant généralement pour objet l'abduction des orteils, d'où résulte leur écartement ou extension en travers, mouvement qu'ils sont les seuls à produire, il en résulte que les interosseux dorsaux, beaucoup plus forts que les plantaires, présentent, comparativement à ces derniers, une triple insertion osseuse, c'est-à-dire que chaque espace interosseux présentant quatre facettes d'insertions, l'interosseux dorsal occupe à lui seul les deux facettes de même dénomination, plus l'une des deux facettes plantaires, l'autre suffisant à contenir le muscle plantaire correspondant.

L'insertion supérieure des interosseux dorsaux se fait de chaque côté sur les faces de l'un et l'autre des os métatarsiens correspondans, à part le premier, le plus volumineux de tous, qui n'a de rapport avec le premier métatarsien que par une attache tendineuse postérieure. Les fibres se réunissent obliquement d'arrière en avant sur un raphé fibreux médian, en arrière, chacun d'eux s'insère sur le ligament interosseux, en laissant une arcade de passage pour les artères perforantes, dont celle du premier espace, la plus considérable, forme l'origine de l'arcade artérielle profonde du pied, née de l'artère pédieuse. Sur la face plantaire, les interosseux dorsaux s'attachent, en arrière, par un tendon aponévrotique, sur l'extrémité des têtes des os métatarsiens et sur les ligamens interosseux: le premier s'applique sur la face interne du second os métatarsien; le second, le troisième et le quatrième, sur la face externe des os correspondans, en laissant les facettes internes, libres, occupées par les interosseux plantaires.

INTEROSSEUX PLANTAIRES.

Alongés, fusiformes, semblables à la portion plantaire saillante des interosseux dorsaux, avec lesquels ils forment un plan musculaire continu, ils s'implantent, chacun par un faisceau tendineux de fibres aponévrotiques, au milieu de l'extrémité postérieure des trois derniers os métatarsiens, auprès des tendons plantaires des interosseux dorsaux, avec lesquels ils forment une succession de six attaches. Ces muscles recouvrent la face interne des os sur lesquels ils sont situés, et qu'ils parcourent en diagonale d'arrière en avant, pour contourner, par leurs tendons, la face interne des articulations métatarso-phalangiennes.

Connexions communes aux interosseux dorsaux et plantaires. Sur la face dorsale, les muscles correspondans sont séparés des tendons extenseurs par une forte lame aponévrotique; ils n'occupent que l'espace même situé entre les os, en laissant leur face supérieure à nu. Sur la face plantaire, ils sont recouverts médiatement par les muscles abducteur, oblique et transverse du gros orteil, les tendons fléchisseurs, le court fléchisseur du petit orteil, les vaisseaux et nerfs plantaires, isolés de ces différentes parties par une aponévrose qui leur est propre, et qui communique avec celle de la face dorsale par des cloisons qui séparent les diverses paires de muscles interosseux.

Action. Nous avons déjà vu que les interosseux sont des abducteurs et des adducteurs des orteils; leur contraction suppose que ces organes sont placés dans l'extension, comme nous avons déjà eu occasion de le remarquer en parlant des interosseux de la main.

ANATOMIE DESCRIPTIVE

OU PHYSIOLOGIQUE.

APPAREIL DE RELATION,

ORGANES DE LA LOCOMOTION.

LIVRE QUATRIÈME.

APONÉVROLOGIE.

> La connaissance des aponévroses est d'une grande importance sous le point de vue pathologique, à cause des étranglemens qu'elles peuvent déterminer; elle ne l'est pas moins dans la chirurgie (opératoire), à cause de leurs rapports avec les muscles et les vaisseaux.
>
> BÉCLARD, *Élémens d'Anatomie générale.*

Les aponévroses (de ἀπὸ de, et de νεῦρον, nerf) sont des membranes, ou toiles fibreuses inextensibles, qui enveloppent et contiennent les muscles en leur fournissant de larges surfaces d'insertions, et protégent les vaisseaux et les nerfs. Fraction essentielle de l'appareil de la locomotion, on peut les considérer comme des appendices du squelette, dont elles constituent les embranchemens flexibles, étendus à travers les épaisseurs des parties molles jusqu'aux surfaces dont ils dessinent les contours, en contribuant à maintenir les formes extérieures.

DES APONÉVROSES EN GÉNÉRAL.

Considérées d'abord partiellement et en petit nombre par les anatomistes, Bichat le premier les a généralisées comme une dépendance du système fibreux; mais ce n'est que dans ces derniers temps que leur importance dans les maladies ayant appelé l'attention des chirurgiens, les aponévroses, sous le nom de *fasciæ*, emprunté de la bandelette fémorale *fascia-lata*, ont été décrites avec plus de soin dans chaque région spéciale, par un grand nombre de chirurgiens, pour l'aine; M. Bouvier, pour le périnée; M. Gerdy, pour les membres; puis enfin, réunies comme un ensemble général, par M. Godman, de Philadelphie, et M. Paillard.

CONFIGURATION, DIVISIONS.

Dans leur intention la plus générale, nous venons de présenter les aponévroses comme n'étant qu'une extension du squelette, devenu flexible et mince, pour se mêler aux parties molles en se prêtant à leurs mouvemens. Ces membranes se divisent en cinq ordres, dont les quatre premiers sont établis d'après leurs rapports avec les muscles : 1° celles qui servent d'attache à ces organes, ou *aponévroses d'insertion;* 2° celles qui les renferment et les contiennent, ou *aponévroses de contention;* 3° celles qui, affectant à-la-fois les deux usages, sont en même temps *aponévroses d'insertion et de contention;* 4° les feuillets fibro-celluleux plus minces, ou *les gaînes spéciales des muscles*, moyens de contention, et, selon nous, de glissement; 5° le dernier est formé par les aponévroses sous-cutanées, ou le *fascia superficialis* général, organe de liaison de la peau avec les tissus sous-jacens.

Aponévroses d'insertion. Destinées à enceindre les parois des cavités, elles ne sont que les tendons membraneux des muscles de même forme (Ex. aponévroses abdominale antérieure, occipito-frontale). Toutefois cette première distinction n'est pas rigoureuse, l'aponévrose abdominale étant toujours organe de contention par rapport au muscle grand droit et aux viscères, et celle de l'occipito-frontal n'étant exempte de cette nécessité que par la disposition des os qu'elle recouvre.

Aponévroses d'insertion et de contention. Elles présentent aussi plusieurs variétés : (*a*) Les unes naissent des attaches osseuses, et se répandent sur la surface des muscles qui s'y insèrent et qu'elles isolent de l'enveloppe commune (Ex. aponévrose supérieure du jambier antérieur et du long péronier). (*b*) Les autres ne sont que des tendons modifiés ou élargis pour donner insertion à un plus grand nombre de fibres charnues; soit que, nées des muscles, elles convergent vers le tendon (Ex. jumeaux et soléaire); ou que, procédant du tendon, elles s'épanouissent vers le muscle (Ex. petit pectoral, longue portion du biceps). Souvent l'aponévrose élargie et disposée en cône reçoit les fibres dans sa cavité (Ex. attache des pronateurs et des fléchisseurs à l'épitrochlée).

Aponévroses de contention. Elles diffèrent dans le tronc et dans les membres : 1° *Pour le tronc*, elles s'étendent (*a*) entre des muscles (Ex. aponévrose des petits dentelés); (*b*) entre des bandelettes fibreuses (Ex. aponévrose du releveur de l'anus); (*c*) entre des os et un raphé fibreux médian (Ex. aponévroses inférieure du périnée et pré-vertébrale). Ces deux dernières forment des espèces de diaphragmes qui séparent entre eux des groupes de parties, et dans leurs fonctions et dans leurs maladies; (*d*) entre des os et des bandelettes fibreuses où elles maintiennent des muscles et ferment des ouvertures (Ex. aponévroses du pyramidal et de l'obturateur interne); (*e*) entre des bords osseux, où elles ferment la communication entre la cavité de la poitrine et ses parois (Ex. aponévroses intercostale interne et cervico-thoracique). 2° *Pour les membres.* Les aponévroses de contention forment ici un système de loges emboîtées les unes dans les autres et en rapport avec les mouvemens. On y distingue : (*a*) correspondant aux mouvemens du membre dans son entier, l'*enveloppe commune* sous-jacente au fascia superficialis, et qui renferme tous les muscles; (*b*) en rapport avec les mouvemens synergiques, la *gaîne commune* aux divers groupes de muscles qui ont des fonctions analogues (Ex. gaînes communes des extenseurs, fléchisseurs, etc.); (*c*) pour le mouvement partiel d'un muscle isolé la *gaîne spéciale* de chacun d'eux; (*d*) enfin, à partir de la face interne de l'aponévrose d'enveloppe, et se rendant sur les os, des *cloisons* qui séparent les uns des autres les groupes ou les muscles partiels, et leur servent en même temps d'insertion.

CONNEXIONS.

Les aponévroses situées à tous les plans ont des rapports avec tous les organes.

1° *Avec les muscles.* Les aponévroses leur fournissent des enveloppes, polyèdres irréguliers dont la forme est déterminée par celles de ces organes eux-mêmes. Ces cavités sont remplies par les muscles, mais avec interposition, dans les sillons celluleux, de graisse, dont l'accumulation gêne les mouvemens. De la face interne des cloisons naissent des prolongemens qui séparent les faisceaux et les fascicules.

Presque toutes les aponévroses sont tendues dans les mouvemens; le fait est évident pour les aponévroses d'insertion. Parmi celles de contention, les unes ont leur tenseur propre (Ex. les aponévroses fémorale, palmaire, épicrânienne, et la ligne blanche abdominale, sur lesquelles tirent le fascia-lata, le petit radial, les muscles frontal et occipital, et le pyramidal du bas-ventre); d'autres sont tendues par des muscles différens de ceux qu'elles enveloppent. Dans tous les cas, la tension a pour effet de faciliter la contraction des muscles, en s'opposant à leur gonflement immodéré ou à leur déplacement. Pour les membres, elle s'opère successivement du tronc vers l'extrémité terminale, les muscles, par l'intermédiaire des bandelettes fibreuses spéciales, sollicitant de haut en bas la contraction les uns des autres pour des mouvemens analogues. Au membre thoracique, le deltoïde tend l'aponévrose du bras, et le biceps celle de l'avant-bras; l'aponévrose palmaire a, comme nous l'avons vu, son muscle tenseur propre. Une disposition à-peu-près analogue s'observe en arrière, quoique moins évidente. Au membre abdominal, outre le muscle fascia-lata, tenseur propre de l'aponévrose fémorale, en arrière, le grand fessier remplit le même objet, et au jarret, des bandelettes aponévrotiques établissent la continuation des fléchisseurs de la jambe avec les jumeaux et le soléaire pour solliciter l'extension du pied.

2° *Avec les os ou avec d'autres aponévroses.* Les enveloppes communes sont cylindroïdes, et décrivent toute la circonférence des membres à la cuisse et au bras. Dans les autres fractions des membres, elles s'implantent sur les faces ou les angles plans sous-cutanés des os. Les grandes cloisons forment des plans en rayons, qui se fixent de l'aponévrose d'enveloppe sur l'os central, où elles se confondent avec le périoste.

3° *Avec la peau.* Partout où existe le fascia superficialis, c'est par son intermédiaire que les aponévroses d'enveloppe adhèrent à la peau. A la région dorsale, où manque ce fascia, s'interpose le pannicule adipeux sous-cutané; dans quelques points où le tissu est très serré, la peau est fortement unie à l'aponévrose sous-jacente, soit avec l'interposition d'un tissu adipeux assez abondant qui adoucit les pressions (Ex. paume de la main, plante du pied); soit directement, lorsque ce tissu est inutile ou nuisible par son volume (Ex. cuir chevelu). Enfin, lorsque la peau doit rester mobile en regard d'un organe variable de volume, ou dont elle forme le bouclier protecteur, le fascia superficiel est uni à tous les deux par un tissu cellulaire lâche et dépourvu de graisse (Ex. paupières, pénis).

4° *Avec les vaisseaux et les nerfs.* Les troncs principaux, vasculaires et nerveux, circulent dans les polyèdres celluleux formés par l'adossement des loges aponévrotiques, où ils sont enveloppés par des gaînes fibro-celluleuses spéciales; c'est ce que l'on observe principalement pour les membres. Les divisions des vaisseaux, pour établir la communication entre les loges aponévrotiques, les traversent, et celles-ci leur fournissent ou des canaux de protection (Ex. canaux cruraux, sous-pubiens, aortique du diaphragme), ou des arcades circulaires ou ellipsoïdes (Ex. foramen de la veine cave au diaphragme, trous des adducteurs de la cuisse, et des ligamens interosseux de la jambe et de l'avant-bras). Ceux de ces orifices qui sont soumis aux tractions musculaires sont disposés de telle sorte, que, dans les mouvemens, aucun d'eux ne paraît être rétréci pour la totalité de l'aire qu'il inscrit. Quelques-uns perdent en largeur, mais c'est qu'alors ils gagnent en longueur (Ex. arcades perforantes des adducteurs de la cuisse). D'autres acquièrent en longueur sans rien perdre en largeur (Ex. canal aortique du diaphragme, arcades fémoro-poplitée, sous-pubienne, et celles du fléchisseur sublime et du soléaire). Le trou de la veine cave au diaphragme est au contraire élargi suivant ces deux diamètres; enfin, les arcades interosseuses de l'avant-bras et de la jambe, n'étant soumises à aucune traction musculaire, restent fixes. Dans tous les cas, et quelle que soit la forme des orifices vasculaires, ils adhèrent circulairement aux gaînes fibro-celluleuses des vaisseaux par des prolongemens qui les renforcent, et, en leur servant d'appui, à de courtes distances, leur fournissent de nouveaux points de départ pour leurs divers embranchemens. Au reste, et malgré les précautions prises par la nature pour empêcher la circulation d'être gênée par les orifices vasculaires de passage, il paraît bien cependant que cette gêne a lieu dans ces certaines circonstances, comme le témoignent les anévrysmes, plus fréquens au voisinage de ces arcades inextensibles.

VOLUME ET RÉSISTANCE.

Ils sont proportionnés à la force des membres eux-mêmes et au nombre des muscles. Ainsi les aponévroses sont plus épaisses aux membres inférieurs qu'aux membres supérieurs. Dans un même membre, la résistance des aponévroses diminue de la surface vers la profondeur; elle augmente, au contraire, dans les différentes sections du tronc, vers l'extrémité terminale. Ainsi l'aponévrose du membre thoracique, d'ailleurs très mince au deltoïde, s'épaissit graduellement sur le bras, puis à l'avant-bras, et acquiert à la paume de la main son maximum de densité. Dans les points de flexion, où il s'agit de maintenir contre les os les tendons réfléchis, l'épaississement est porté au point de fournir de véritables ligamens annulaires, comme on l'observe au carpe et au tarse.

DÉVELOPPEMENT.

Le système aponévrotique est toujours proportionné au système musculaire; aussi est-ce chez les individus vigoureux et peu chargés de graisse qu'il convient surtout de l'étudier. Sous ce rapport, on observe la plus grande différence entre les individus. Telle aponévrose intermusculaire en particulier serait à peine sensible, au point de nier son existence, si on ne la cherchait que sur une femme ou sur un enfant, tandis qu'elle est très évidente sur un homme adulte fortement musclé. L'étude des grands animaux, surtout des carnassiers, est également utile pour éclairer certains points douteux, en offrant très développés quelques feuillets dont les analogues, chez l'homme, sont à peine visibles.

STRUCTURE.

Les aponévroses sont des toiles fibreuses, et, comme telles, elles sont formées au moins de deux séries de fibres perpendiculaires entre elles, et entre-croisées à angle droit. Cette disposition est la plus générale. Toutefois, des deux séries de fibres, il y en a toujours une qui est la principale, et, même au premier aspect, la seule apparente. Ces fibres, disposées par bandelettes parallèles plus ou moins fortes, font suite à celles des muscles dans les aponévroses tendineuses ou d'insertion (Ex. aponévroses des muscles abdominaux, du grand fessier et du soléaire). Au contraire, elles sont transversales à la direction des fibres musculaires, dans les aponévroses d'enveloppe ou de contention, comme celles des membres en offrent partout des modèles. La forte bandelette fascia-lata, située à l'extérieur, semble s'écarter de la règle; mais elle y rentre, au contraire, si l'on se rappelle qu'elle n'est qu'accidentellement aponévrose de contention, son usage le plus spécial étant de former le tendon jambier membraneux de ses deux tenseurs, les muscles fascia-lata et grand fessier.

Dans les insertions des aponévroses aux tubercules apophysaires, les fibres sont manifestement rayonnées. Cette disposition est utile, soit pour lier ensemble les enveloppes de deux fractions d'un membre, comme à l'épitrochlée, à l'épicondyle, à la crête externe du tibia, à la malléole externe; soit pour offrir à une lame aponévrotique des attaches, par des sommets isolés qui se lient au moyen de leurs entre-croisemens; mode d'insertion dont le feuillet moyen de l'aponévrose du transverse abdominal, fixé aux apophyses lombaires, présente le meilleur modèle.

Les gaînes spéciales des muscles nous semblent former des enveloppes distinctes des aponévroses proprement dites; elles constituent des feuillets en apparence fibro-celluleux ou celluleux, qui renferment les muscles et leurs tendons, et de la surface interne desquels naissent des lamelles qui séparent les faisceaux et les fascicules des uns et des autres. Ces gaînes propres nous ont paru tapisser même la face interne des aponévroses de contention.

TERMINAISONS.

Les aponévroses d'insertion font suite aux fibres musculaires, et par leur autre extrémité, s'implantent sur les os ou sur d'autres aponévroses : 1° *Sur les os*, soit directement, sans changer leur forme lamellaire, par des pinceaux radiés, unis entre eux, comme se fixent les aponévroses cervicales sur la base du crâne ou sur les clavicules, soit par des tendons propres, dont quelques-uns ont été surnommés *piliers*. 2° *Sur d'autres aponévroses*, ou par une fusion commune, comme est l'aponévrose des jumeaux sur celle du soléaire, ou, ce qui est le plus ordinaire pour les grandes surfaces, en formant avec leurs congénères, sur le plan moyen, des sutures ou raphés, qui lient les deux moitiés du squelette fibreux dans les points où une grande mobilité doit s'allier à la solidité : telles sont les lignes blanches cervicales, abdominale et périnéale.

Les aponévroses de contention des membres s'implantent de haut en bas au pourtour des articulations et sur les bords ou les épanouissemens des tendons. En *travers*, le mode d'insertion est plus varié : 1° Les grandes enveloppes cylindroïdes du bras et de la cuisse se font suite à elles-mêmes dans le pourtour de la circonférence du membre; celles de l'avant-bras et de la jambe, de la main et du pied, se fixent sur les os, dans leurs faces sous-cutanées. 2° Les grandes cloisons ou rayons aponévrotiques s'implantent de la face interne de l'aponévrose d'enveloppe sur les os. 3° Les cloisons partielles ou les gaînes spéciales, suivant la profondeur à laquelle elles sont situées, se fixent sur les enveloppes et les cloisons communes, ou les unes sur les autres. 4° Les feuillets fibro-celluleux propres ou les gaînes spéciales des muscles naissent généralement de l'attache fibreuse quelconque de leur insertion fixe, et se continuent, par une dégradation d'épaisseur insensible, sur les tendons de l'insertion mobile pour former leur synoviale de glissement; en sorte que ces gaînes des muscles, qui déjà, par leur texture, s'éloignent des simples aponévroses de contention, s'en écartent peut-être aussi par leurs usages, et sembleraient devoir être considérées elles-mêmes comme des synoviales moitié musculaires, moitié tendineuses : en effet, à notre sens au moins, rien ne répugne à admettre que les surfaces musculaires, mobiles ou susceptibles de frottemens et de légers déplacemens, comme, à un plus haut degré, les surfaces tendineuses ou articulaires, doivent leur être assimilées dans un besoin commun d'enveloppes de glissement.

USAGES.

Les usages des aponévroses d'insertion et de contention sont entièrement fondés sur leur force de cohésion et leur inextensibilité. C'est d'après ces propriétés que les unes sont des tendons membraneux sur lesquels tirent les muscles, et que les autres, en limitant ces organes, les brident, les contiennent et s'opposent à leurs déplacemens. Leur résistance, dans les inflammations, est la cause de ces étranglemens si ordinaires dans les parties où elles abondent, et nécessite parfois des débridemens très étendus. L'obstacle qu'elles présentent à l'issue du pus ou des divers fluides détermine les foyers et les fistules dont l'évacuation oblige souvent à de nombreuses contre-ouvertures. Tendues brusquement avec violence, elles peuvent se rompre comme les tendons; distendues graduellement et avec lenteur pendant un temps considérable, elles cèdent, s'éraillent, et laissent les organes sous-jacens former des hernies au travers de leurs écartemens. Une fois en cet état, comme elles sont absolument dépourvues d'élasticité, elles ne reviennent jamais que très imparfaitement sur elles-mêmes; l'histoire des éventrations abdominales, suite de grossesses ou d'ascite, en offre fréquemment des exemples.

Les feuillets celluleux des muscles, si nous ne sommes pas dans l'erreur, doivent être distingués des aponévroses et rangés parmi les organes de glissement.

DES APONÉVROSES EN PARTICULIER.

APONEVROSES SOUS-CUTANÉES.

La surface profonde de la peau n'est pas immédiatement unie avec les parties sous-jacentes, soit les muscles ou leur aponévrose d'enveloppe; un tissu fibreux intermédiaire les isole et facilite pour la peau une mobilité partielle qui lui permet également, ou d'accompagner dans leurs mouvemens les parties qu'elle recouvre, ou même de se déplacer en sens inverse, ou dans les directions les plus variées par l'effet des pressions ou des chocs extérieurs. Cette membrane sous-cutanée est composée de lamelles et de filamens fibreux, confondus à courtes distances par de nombreux entre-croisemens en forme de réseau ou de filet, interceptant des mailles ou aréoles en grand nombre, disposées par lignes, ou parallèles ou concentriques, dont la succession, ou la superposition, détermine une direction commune en rapport avec l'espèce de mouvement le plus ordinaire pour chaque lieu déterminé. Dans ces mailles ou aréoles de forme plus ou moins circulaire ou ellipsoïde, sont déposés la graisse dans l'état de santé, la sérosité ou les divers fluides dans les infiltrations. C'est dans leur épaisseur que rampent en si grand nombre les vaisseaux et les nerfs sous-cutanés, et que sont logés les ganglions lymphatiques. C'est à leur surface extérieure que se développe le muscle peaucier dans les animaux. Telle est, dans son ensemble, la membrane décrite dans ces derniers temps, sous le nom de *fascia superficialis*.

Reconnue à toute époque par les anatomistes, Clisson l'avait envisagée comme une enveloppe musculaire générale; mais aucun auteur n'en avait donné une description spéciale. Considérée d'abord comme enveloppe des hernies dans la région inguinale, où son épaisseur est assez considérable, elle a été décrite en premier lieu par Camper, puis successivement et avec des développemens d'applications chirurgicales, par un grand nombre de chirurgiens modernes, et plus particulièrement par Hesselbach, Scarpa et Astley Cowper. Sous un point de vue plus général, Godman l'a étendue à toute la surface du corps, et a été suivi dans cette recherche par M. Paillard, qui en a complété la description générale.

Le fascia superficialis, plus ou moins rare ou abondant, peut être démontré anatomiquement dans presque toutes les parties du corps, et constitue par le fait une enveloppe commune interrompue seulement dans quelques points où les muscles et les aponévroses adhèrent à la peau, formant partout ailleurs une doublure pour cette membrane, au tissu de laquelle il fait suite par sa face externe, tandis qu'il se confond avec les aponévroses ou le périoste des os par sa face interne. Dans son point de vue général, ses usages sont des plus importans : sa texture fibreuse aréolaire était le seul moyen de permettre les mouvemens de la peau, qui, sans cette disposition, aurait été fixée aux parties sous-jacentes, comme on le voit dans les vastes cicatrices des brûlures ou des phlegmons érysipélateux. Réservoir de la graisse, il forme une couche isolante, qui sert de trame et de coussinet mobile pour les divisions des vaisseaux et des nerfs sous-cutanés, et fait office de cohibant, pour préserver les organes des influences physico-chimiques extérieures.

Toutefois la texture et l'aspect du fascia superficialis offrant de nombreuses variétés, il convient, pour faciliter sa description, de le considérer par régions. Il est épais, abondant et d'un tissu lâche dans les parties susceptibles d'ampliation ou d'une grande mobilité : telles sont l'aine, l'aisselle et la paroi antérieure abdominale. Au contraire, il est mince, serré, à peine sensible là où la peau est peu mobile, comme à la surface du dos. Son épaisseur et sa densité sont intermédiaires pour les membres.

1° APONÉVROSE SOUS-CUTANÉE DU TRONC.

Elle se compose de deux parties : le feuillet d'enveloppe musculaire et le fascia, qui revêt les aponévroses et les plis de flexion des membres.

(a) *Feuillet fibro-celluleux abdomino-thoracique.*

Très mince, il forme une toile filamenteuse, qui revêt les muscles grand pectoral, grand oblique et grand dentelé, dont les filamens sont en direction perpendiculaire à celle des fibres musculaires. Celui du grand pectoral affecte une disposition concentrique vers le tendon huméral. Il se confond, en dedans, avec le corps de la peau, sur le milieu du sternum; en dehors, avec le feuillet du deltoïde, en fermant le sillon intermédiaire entre les deux muscles, que traverse supérieurement la veine céphalique. En bas, il se perd avec le fascia de l'aponévrose. Les feuillets du grand dentelé et du grand oblique, plus minces que le précédent, n'offrent rien de remarquable.

(b) *Fascia sous-cutané inguinal*, ou *fascia superficialis des auteurs* (1).

C'est celui qui a été décrit d'abord par les chirurgiens comme enveloppe superficielle. Cette membrane fibro-celluleuse, principalement remarquable sur la moitié inférieure de la surface abdominale, n'appartient pas uniquement à cette région, mais s'étend, en avant, sur le quart supérieur de l'aponévrose fémorale, en sorte que, pour être bien compris, ce fascia, qu'il faut appeler *abdomino-fémoral* ou *inguinal*, doit être considéré, à partir du pli de l'aine, sa ligne moyenne, où son épaisseur la plus considérable est d'environ trois à quatre lignes; de là, il

(1) Planche 148.

diminue graduellement à mesure qu'il s'étend, en haut sur l'abdomen, et en bas sur la cuisse.

Le pli de l'aine forme la suture médiane ou la ligne de jonction entre les deux membranes dont les mailles ont une direction différente. La *portion abdominale* revêt, sous forme d'une toile cellulo-adipeuse, toute la partie supérieure de l'abdomen jusqu'au niveau de l'ombilic. Au-dessous de ce plan, et dans un espace compris entre la ligne blanche et le plan vertical de l'épine iliaque antérieure et supérieure, le fascia s'épaissit; ses mailles, d'autant plus prononcées qu'elles sont plus inférieures, sont disposées suivant des lignes courbes à concavité supérieure, d'après la direction des fibres de l'aponévrose du grand oblique qu'elles renferment. Au pli de l'aine, et parallèlement à sa direction, elles forment de vastes loges oblongues ou ellipsoïdes superposées de haut en bas et d'avant en arrière, et qui servent d'enveloppe à des flocons graisseux ou à des ganglions lymphatiques. En dedans, ce fascia s'amincit pour se confondre du côté opposé sur la ligne blanche, et, dépourvu de graisse à sa partie inférieure, il passe sur l'anneau inguinal, et forme une première enveloppe celluleuse, très fine, qui revêt le dartos et accompagne le cordon spermatique. A partir de l'aine, où le fascia superficialis contracte des adhérences très fortes avec la suture des aponévroses abdominale et fémorale, il continue sans interruption d'être parsemé de ces grandes loges adipeuses et lymphatiques, plus nombreuses et plus rapprochées en regard de l'arcade fémorale. En ce point aussi, il est perforé par les orifices de passage des artères tégumenteuse abdominale, honteuse externe, et de la veine scaphène interne, et présente plusieurs feuillets superposés, entre lesquels rampent de petits vaisseaux. Les lignes suivant lesquelles sont disposées les loges adipeuses sont également courbes et concentriques, mais à concavité supérieure, comme celles de l'aponévrose fémorale sous-jacente, de manière à s'adosser avec celles de la portion abdominale dans le pli de l'aine où se fait leur jonction commune. A trois pouces au-dessous de ce pli, et de chaque côté au-delà du couturier et des adducteurs, le fascia inguinal s'amincit pour se confondre avec celui de la cuisse.

(c) *Fascia sous-cutané périnéal* (1).

Sa structure est aréolaire comme celle de tous les fascia compris dans les plis articulaires; mais, en raison de sa position, devant servir de coussinet dans la station assise, son épaisseur est très considérable, et de dix lignes, terme moyen, dans un sujet d'un médiocre embonpoint. Ses aréoles, très nombreuses, sont superposées par plans de bas en haut, et s'inscrivent suivant des lignes concentriques autour de l'orifice de l'anus. Ce fascia fait suite à celui de la cuisse et de la fesse dans le pli de flexion où son épaisseur est la plus considérable; il s'amincit graduellement, pour se perdre, en avant, sur l'aponévrose des bulbo et ischio-caverneux, et en dedans, sur le sphincter rectal, dont les fibres le traversent, pour adhérer aux replis mucoso-cutanés.

(d) *Fascia sous-cutané axillaire.*

Assez semblable à celui de l'aine, ses mailles sont en général transversales et remplies par de la graisse et des ganglions lymphatiques: confondu, en avant et en arrière, avec les feuillets fibro-celluleux des muscles, il accompagne assez bas le bord axillaire des deux muscles pectoraux.

2° APONÉVROSES SOUS-CUTANÉES DES MEMBRES THORACIQUES ET ABDOMINAUX.

Elles font immédiatement suite aux fascia de l'aine et de l'aisselle, et constituent des gaines fibreuses, minces, dont les mailles superficielles, chargées de graisse, forment la couche adipeuse sous-cutanée, parcourue à divers plans par un nombre considérable de vaisseaux et de nerfs. Toutefois cette disposition n'existe que dans la longueur des grandes fractions des membres; au voisinage des grandes articulations, le fascia semble former une membrane fine, distincte du tissu adipeux. A la main et au pied, il disparaît dans la portion des aponévroses plantaire et palmaire, voisine de leur point de départ; mais il reparaît sous forme d'une toile mince à fibres courbes transversales (voyez *Pl.* 151 et 157), sous les articulations phalangiennes du métacarpe et du métatarse, et forme au-delà, pour les doigts et les orteils, autant de petites gaines superficielles à fibres annelées.

APONÉVROSES DU TRONC.

APONÉVROSES THORACIQUES.

Elles comprennent les aponévroses intercostales et celle des petits dentelés postérieurs. (Voyez, pour cette dernière, *Myologie*, page 23 et *Pl.* 85.)

Aponévroses intercostales (1). Elles constituent une superposition de lamelles fibreuses disposées sur trois plans :

1° *Aponévrose intercostale externe.* Mince et superficielle, elle enveloppe à l'extérieur la couche des muscles intercostaux externes, adhérant, dans toute son étendue, aux nombreux filamens aponévrotiques qui entrent dans la structure de ces muscles. En avant, elle contribue, avec ces derniers, à former le plan aponévrotique très épais qui fait office de ligament et maintient les côtes et leurs cartilages. (Voyez tome I, *Pl.* 50, et tome II, *Pl.* 65.) Fixée sur les bords adjacens des côtes, elle donne attache aux épanouissemens des tendons ou des aponévroses des muscles qui s'y insèrent.

2° *Aponévrose intercostale interne.* Semblable en tout à la précédente pour les insertions, l'épaisseur et les usages, elle tapisse la surface du muscle intercostal interne.

3° *Aponévrose sous-pleurale.* Sous-jacente à la précédente, très mince, adhérente au périoste des côtes et à l'aponévrose précédente, elle tapisse la surface interne du thorax. Séparée de la plèvre costale par une couche de tissu cellulaire sous-

(1) Planche 148.

séreux, c'est cette membrane, complétée en haut par la cloison fibreuse cervico-thoracique, qui empêche réciproquement la communication entre la cavité de la poitrine et ses parois dans les collections ou les infiltrations des divers fluides.

APONÉVROSES ABDOMINALES.

A ce groupe appartiennent: 1° l'aponévrose antérieure d'insertion des muscles abdominaux, déjà décrite (voyez *Myologie*, tome Ier, pages 13-16, et *Planches* 62-65); 2° l'aponévrose postérieure d'insertion (voyez *Myologie*, page 16, et *Planches* 66-85); 3° l'aponévrose postérieure de la paroi antérieure ou le fascia transversalis; 4° le feuillet de dédoublement sous-péritonéal; 5° l'aponévrose lombo-iliaque.

Fascia transversalis (1).

Située sur la face postérieure du transverse, où elle semble compléter en arrière la gaîne fibreuse de réception des muscles abdominaux qu'elle forme en commun avec celle du grand oblique, cette lame fibro-celluleuse est principalement épaisse au pourtour de l'orifice interne du canal inguinal, et c'est en raison de l'obstacle qu'elle présente à la formation des hernies, et des modifications qu'elle apporte dans leur étiologie et leur configuration, qu'elle a été d'abord entrevue, puis décrite par MM. Astley Cooper, Lawrence, Hesselbach et Jules Cloquet. Si l'on se rappelle le mode d'incurvation de bas en haut et d'avant en arrière des bandelettes de l'aponévrose du grand oblique, formant au-dessus de l'arcade crurale, de l'épine iliaque au pubis, une gouttière à concavité supérieure, dans laquelle sont reçus les muscles petit oblique, transverse et crémaster, on conçoit que, de cette incurvation, va naître une nouvelle aponévrose postérieure ascendante: c'est celle qui constitue le *fascia transversalis*. Elle naît par conséquent de la réflexion des bandelettes du grand oblique sur l'arcade crurale, et par quelques fibres, en bas et en dedans, de la surface du pubis; en haut et en dehors, de la terminaison de l'aponévrose lombo-iliaque, avec laquelle elle se joint, en formant une autre gouttière de réflexion, ouverte, en arrière et en dedans, vers l'abdomen. Au pourtour de l'orifice inguinal interne, le fascia transversalis constitue deux fortes *bandelettes*: l'une *interne* et *inférieure*, étendue de haut en bas, entre le ligament de Poupart et l'aponévrose abdominale antérieure, et de dehors en dedans, entre le bord interne de l'orifice inguinal péritonéal et le bord externe du muscle grand droit, forme la cloison fibreuse de séparation du canal inguinal avec la partie inférieure de l'abdomen. Épaisse et très résistante, elle se compose de fibres courbes parallèles, à concavité externe, nées de l'arcade crurale et du pubis, et qui se perdent très haut sur la face postérieure du transverse. Ces fibres, d'abord parallèles au rebord externe du muscle grand droit, s'incurvent de plus en dehors, de manière à tracer, pour le contour interne de l'orifice inguinal, un bord libre tranchant, véritable *pilier interne* de l'anneau inguinal péritonéal, dont la naissance remonte très haut par un pinceau de fibres aponévrotiques dans la gouttière, formée par la jonction de l'aponévrose lombo-iliaque. C'est cette cloison interne, destinée à remplir le vide que laissent les arcades inférieures du transverse et du petit oblique, qui résiste ordinairement à la pression des viscères, mais dont le relâchement permet leur sortie directe par l'anneau inguinal externe, et constitue la hernie directe connue, depuis Hesselbach, sous le nom d'*inguinale interne*. La *bandelette externe* et *supérieure*, née très bas par un sommet effilé de la gouttière du ligament de Poupart, au-devant de celle que nous venons de décrire (voyez *Pl.* 70), remonte obliquement en dehors pour se perdre sur la face postérieure du muscle transverse, en formant également un bord épais, ou *pilier externe* de l'orifice inguinal péritonéal. C'est du contour de cet orifice, formé par les deux bandelettes et l'arcade fibreuse qui les unit au-dessous du bord libre du transverse, que naît le prolongement cellulo-fibreux infundibuliforme que le fascia transversalis fournit au cordon des vaisseaux spermatiques, et sur lequel s'épanouit le muscle crémaster. On admet que lors de la descente du testicule chez le fœtus, cet organe pousse au-devant de lui le fascia transversalis, dont l'alongement forme son enveloppe spéciale. Au-dessus de l'anneau inguinal interne, le fascia transversalis tapisse de bas en haut la face postérieure du transverse jusqu'au niveau de l'orifice de l'ombilic, où sa ténuité devient telle, qu'il se confond avec le tissu cellulaire et le feuillet sous-péritonéal. En dehors, il se perd également au-dessus du plan vertical de l'épine iliaque; en dedans, il se confond avec l'aponévrose du transverse sur le bord du muscle grand droit.

Feuillet sous-péritonéal.

Cette enveloppe fibro-celluleuse, très mince, tapisse toute la surface abdominale, où elle double et renforce le péritoine, à la face externe duquel elle est unie par un tissu cellulaire lâche. Suivant toutes les inégalités de surface des parois abdominales, sa forme est très complexe, et son épaisseur varie dans les divers points. Elle est unie à sa face externe, avec les muscles et les aponévroses, par un tissu cellulaire assez dense, et percée par un grand nombre de trous pour le passage des vaisseaux et des nerfs.

Aponévrose lombo-iliaque (1).

Cette aponévrose, le *fascia iliaca* des modernes, forme l'enveloppe de toute la portion abdominale du muscle psoas iliaque, bifide supérieurement, comme le muscle auquel elle appartient. 1° La portion destinée au psoas naît en haut de l'arcade interne du diaphragme qui livre passage au sommet effilé des psoas, et, jusqu'à la naissance de la crête iliaque, elle s'insère d'un côté sur le feuillet antérieur de l'aponévrose du transverse, et de l'autre sur les ligamens du rachis, percée de part et d'autre d'arcades pour le passage des vaisseaux lombaires. A partir de la crête iliaque, et jusqu'à la jonction du psoas avec l'iliaque, elle enveloppe isolément le psoas, et adhère à la marge du bassin. 2° La *portion iliaque* ou *fascia iliaca* proprement dit, procède de toute l'étendue de la lèvre interne de la crête iliaque, et vient se joindre antérieurement avec le fascia transversalis, en formant la gouttière dont nous avons parlé à propos de ce dernier. C'est dans l'épaisseur de ce repli que se trouve renfermée l'artère circonflexe iliaque. Jusqu'à la jonction du psoas, cette aponévrose tapisse le muscle iliaque, et vient s'insérer, en dedans, derrière le grand psoas, sur le rebord du bassin. Au point d'insertion commune des deux faisceaux, ils sont réunis par une vaste bande aponévrotique spéciale née de la partie antérieure de la crête et de la gouttière citées précédemment. Cette bandelette, qui forme l'enveloppe inférieure commune des deux

(1) Planches 71, 72.

(1) Planche 106.

faisceaux, les accompagne ensuite dans tout le reste de leur étendue. Au niveau de l'*arcade fémorale*, la gouttière des fascia iliaca et transversalis s'épanouit de manière à environner l'*anneau crural*. En haut, elle inscrit le contour de l'anneau, donne attache à la bandelette interne du fascia tranversalis, et s'unit intimement avec la face postérieure de l'aponévrose du grand oblique, qu'elle double pour former l'arcade fémorale. En bas, en suivant le sillon de séparation des deux faisceaux du psoas iliaque, elle forme la courbe inférieure anguleuse de l'anneau crural. Ce feuillet postérieur accompagne sur la cuisse le muscle psoas iliaque à sa sortie du bassin, et complète sa gaîne aponévrotique jusqu'au petit trochanter. En dedans, il constitue la paroi postérieure de la gaîne des vaisseaux fémoraux, et concourt à former le feuillet profond de l'aponévrose fémorale.

L'*anneau crural* lui-même est une ouverture ellipsoïde de haut en bas, de dehors en dedans, et d'arrière en avant; il donne passage, du bassin vers la cuisse, aux vaisseaux iliaques externes qui deviennent fémoraux. D'après ce que nous avons vu, la courbe supérieure ellipsoïde ou *arcade crurale* est formée, par la suture commune du ligament de Poupart, du fascia transversalis et de l'aponévrose lombo-iliaque. La courbe postérieure rentrant en angle dans le sillon du psoas iliaque, est constituée en entier par l'aponévrose lombo-iliaque; l'anse externe et supérieure est inscrite par l'élargissement de la gouttière de la même aponévrose unie au fascia transversalis; l'anse interne et inférieure est formée par le bord libre du pilier pubien du ligament de Poupart, ou le *ligament de Gimbernat*, fortifié, sur sa surface postérieure, par l'attache pubienne de l'aponévrose lombo-iliaque et du fascia transversalis.

Structure. Mince à sa partie supérieure, l'aponévrose lombo-iliaque s'épaissit à mesure qu'elle approche de l'arcade fémorale. Comme toutes les aponévroses d'enveloppe, elle est formée de fibres dont la direction est perpendiculaire à celle des muscles. Dans son épaisseur se trouve compris le tendon du petit psoas, quand il existe, et tous deux vont s'insérer en commun à la partie latérale du détroit supérieur, où leurs épanouissemens vont se confondre avec l'aponévrose de l'obturateur interne.

Connexions. En rapport, par sa face libre, avec le péritoine, dont l'isole un tissu cellulaire séreux, elle enveloppe les deux muscles psoas et iliaque, et renferme, à l'exception d'un filament, tous les nerfs du plexus lombaire; en sorte que, sur l'arcade fémorale, elle isole le nerf crural, situé en dedans, des vaisseaux situés au-dehors, et qu'elle n'enveloppe que par l'anneau crural. En pathologie, elle a des effets très remarquables, en ce qu'elle isole les inflammations qui ont leur siége dans l'un des deux tissus cellulaires sous-péritonéal ou sous-aponévrotique, distinction importante dans les abcès par congestion.

APONÉVROSES PELVIENNES.

On en compte cinq : deux sont extérieures au bassin, l'aponévrose superficielle du périnée et celle qui est profonde ou intermusculaire; trois autres aponévroses tapissent l'intérieur de la cavité, et revêtent les muscles releveur de l'anus, obturateur interne et pyramidal; elles sont renforcées par trois bandelettes fibreuses.

1° APONÉVROSES EXTRA-PELVIENNES.

Aponévrose superficielle du périnée ou *sous-périnéale* (1).

Inscrite dans un triangle alongé, dont la base est au grand ligament sacro-sciatique et le sommet à l'enveloppe fibreuse du corps caverneux, tandis que les côtés sont représentés par le plan moyen et par le rebord osseux de l'ischion et du pubis, cette aponévrose est tendue transversalement sous le plan musculaire superficiel du périnée, et en rapport par sa face inférieure avec le fascia superficialis adipeux. La *portion postérieure*, située entre le sphincter anal et la tubérosité sciatique, est épaisse et formée de larges bandelettes parallèles très résistantes, dont la direction est transversale, mais avec une légère incurvation à concavité antérieure. Elle s'insère, par *sa base*, et par son *bord externe*, d'arrière en avant, suivant une ligne courbe, sur le grand ligament sacro-sciatique et sur la grosse tubérosité sciatique, en confondant son épanouissement avec le feuillet fibro-celluleux du grand fessier et avec l'aponévrose fémorale. Par son *bord interne*, elle se confond avec le tissu cellulaire du sphincter rectal et avec le fascia superficialis. Sa *face supérieure* est séparée par un coussin adipeux du sphincter rectal, et adhère au transverse du périnée. La *portion antérieure*, beaucoup plus mince, également à fibres transversales, revêt la face inférieure du transverse, de l'ischio et du bulbo-caverneux; elle s'insère en dehors sur la branche de l'ischion, et se confond en dedans avec celle du côté opposé sur le raphé médian; en arrière, elle continue, sans ligne de démarcation, la précédente, et en avant elle vient se perdre sur l'enveloppe fibreuse des corps caverneux.

Cloison inférieure du périnée, cette aponévrose est traversée par un grand nombre de vaisseaux destinés au fascia superficialis et à la peau. Dans les maladies, elle sépare les inflammations et les collections sous-cutanées de celles qui ont leur siége dans le plan musculaire. Sa densité en arrière explique la tendance qu'ont les infiltrations urinaires à se porter en avant.

Aponévrose intermusculaire du périnée ou *intra-périnéale* (2).

Décrite par M. Carcassonne sous le nom de *ligament périnéal*, et sous celui d'*aponévrose périnéale* par les chirurgiens modernes, mais considérée vaguement comme une cloison aponévrotique destinée à remplir le haut de l'arcade pubienne, cette lame fibreuse nous paraît avoir pour objet d'offrir en avant une double surface d'insertion, à-la-fois point d'appui et d'union des extrémités sous-urétbrales des muscles de la région ano-génitale. De forme triangulaire, épaisse et résistante, elle s'insère, en arrière et en dehors, aux branches ascendante de l'ischion et descendante du pubis, au-dessus de l'implantation de l'ischio-caverneux, se dirige obliquement d'arrière en avant et de dehors en dedans, appliquée sur le sphincter rectal et l'extrémité du releveur de l'anus, en donnant insertion, par sa face inférieure, au transverse du périnée. Parvenue en regard de la portion membraneuse de l'urèthre, elle donne attache, par sa face inférieure, à l'extrémité du transverse et au bulbo-caverneux dans leur point de jonction; par sa face supérieure, elle adhère au pubio-uréthral de Wilson, sous lequel elle glisse, et sert d'implantation à l'autre petit muscle constricteur latéral, que nous avons

(1) Planche 148.
(2) Planche 103.

nommé *pubio-prostatique;* enfin, en avant, conjointement avec ce dernier muscle, elle prend en dehors sa dernière insertion au pubis, et se confond, en dedans, avec celle du côté opposé, sur le raphé fibreux médian; en sorte que, dans la manière dont nous le considérons, le plan aponévrotique intra-périnéal, loin de remplir l'arcade du pubis, forme avec cette dernière un angle opposé en regard; le losange moyen qu'ils inscrivent étant rempli par les portions prostatique et membraneuse de l'urèthre et par les muscles qui leur appartiennent.

2° APONÉVROSES INTRA-PELVIENNES.

Aponévrose du releveur de l'anus et de l'ischio-coccygien ou suspérinéale (1).

C'est sous ce nom que nous désignons l'enveloppe supérieure de la cloison fibro-musculaire périnéale, dite *aponévrose recto-vésicale* ou *pelvienne supérieure.* Elle forme un plancher inférieur complet qui tapisse la face supérieure du releveur de l'anus et de l'ischio-coccygien, au fond de l'excavation du bassin. Elle s'insère: 1° En avant, par de fortes brides ou cordes fibreuses isolées les unes des autres, à la face postérieure de la symphyse pubienne: ces premières attaches vont se fixer sur la partie antérieure de la vessie, où elles sont connues sous le nom de *ligament antérieur* de cet organe. 2° Plus en dehors, sur la face postérieure de la branche du pubis, au-dessus de l'attache du releveur de l'anus. 3° Sur la bandelette antéro-postérieure ischio-pubienne, où elle confond ses épanouissemens avec ceux de l'obturateur interne. A partir de ces deux dernières insertions, l'aponévrose tapisse la face supérieure du releveur de l'anus; elle est formée de fibres parallèles entre elles et celles du muscle, disposition inverse de ce que présentent ordinairement les aponévroses d'enveloppe. Parvenue sur le plan moyen, elle se confond en un raphé avec celle du côté opposé, et adhère circulairement par des brides à l'intestin rectum dans le point où il la traverse; en arrière, elle tapisse l'ischio-coccygien, et s'insère sur le petit ligament sacro-sciatique et sur la membrane fibreuse du sacrum.

Connexions. Sa *face supérieure*, concave, est unie au péritoine par un tissu cellulaire lâche; sa *face inférieure,* convexe, revêt le releveur de l'anus et l'ischio-coccygien.

Aponévrose du pyramidal (2).

D'une étendue peu considérable, elle ferme, à l'intérieur du bassin, la grande échancrure sciatique, convertie, par les deux ligamens sacro-sciatiques, en un vaste trou quadrilatère, que traverse le muscle pyramidal. Elle s'implante, du corps du sacrum et du sommet de l'échancrure sciatique, à une bandelette fibreuse née de l'épine sciatique, qui borde en dehors la même échancrure, et au petit ligament sacro-sciatique, en suivant, dans ses fibres, une direction transversale à celle du pyramidal. Cette aponévrose est remarquable par les arcades et les trous considérables dont elle est perforée pour le passage des vaisseaux et des nerfs, auxquels elle fournit des gaînes d'enveloppe.

(1) Planche 106.
(2) Planche 106.

Aponévrose de l'obturateur interne (1).

De forme triangulaire, elle naît: 1° de la face postérieure du pubis, au-dessus du pourtour du trou sous-pubien; 2° d'une forte arcade fibreuse qu'elle forme avec le muscle obturateur pour le passage des vaisseaux du même nom; 3° du rebord du bassin jusqu'à la naissance de la grande échancrure sciatique; 4° en arrière, de la bandelette ischiatique. Ses fibres, obliques de haut en bas et d'arrière en avant, se rendent inférieurement sur la bandelette ischio-pubienne. Cette aponévrose, appliquée contre l'obturateur interne, circonscrit en dehors l'excavation périnéale.

Bandelettes de renforcement des aponévroses intra-pelviennes.

Ces bandelettes ont pour objet de couper le grand espace inter-osseux du bassin, en fournissant des insertions aux muscles et aux aponévroses. Toutes trois procèdent du sommet et de la face interne de l'épine sciatique. La première, ou *bandelette ischio-pubienne*, épaisse, très forte, s'étend de l'épine sciatique à la face postérieure de la branche du pubis au-dedans du trou obturateur; elle donne attache, en bas, au muscle releveur de l'anus et à son aponévrose; en haut, à l'aponévrose de l'obturateur interne. La seconde bandelette, qui continue la direction de la précédente, est formée par le *petit ligament sacro-sciatique*, qui donne attache à l'ischio-coccygien, aux aponévroses du releveur de l'anus et du pyramidal. La troisième bandelette, ou *ischiatique,* la plus faible, double verticalement le rebord de la grande échancrure, de l'épine sciatique jusqu'auprès de la symphyse sacro-iliaque; elle donne attache aux aponévroses du pyramidal et de l'obturateur interne.

Connexions et usages des aponévroses intra-pelviennes. Ces aponévroses et leurs bandelettes tapissent en commun toute l'excavation pelvienne, et forment le premier plan de la cloison fibro-musculaire, qui ferme en bas la grande cavité pelvi-abdominale. Cette grande capsule aponévrotique, continue dans son ensemble, est percée d'un nombre considérable d'orifices fibreux: au milieu les grands trous de passage de l'urèthre et du rectum dans les deux sexes, et du vagin dans la femme. Des deux côtés, les arcades fibreuses de sortie des vaisseaux et des nerfs fessiers, sciatiques et honteux pour l'aponévrose du pyramidal, et des vaisseaux sous-pubiens pour celle de l'obturateur. Partout ces orifices adhèrent par des prolongemens fibreux avec les parois des canaux qui les traversent; c'est à leur relâchement sous la pression du diaphragme et des viscères abdominaux, que sont dues les différentes hernies, ovalaires, ischiatiques, périnéales, etc. Enfin, dans les inflammations, la couche aponévrotique pelvienne forme une cloison de séparation entre les épanchemens de la cavité péritonéale et les infiltrations des parties molles du périnée.

APONEVROSES CERVICALES (2).

Le cou, dans son ensemble, est composé d'une colonne osseuse centrale, et d'un très grand nombre de muscles divisés par leur position et leurs usages en deux groupes principaux, antérieur et postérieur; intermédiaire entre la tête et la cavité thoraci-

(1) Planche 106.
(2) Planche 147.

que, et traversé de haut en bas par les canaux de communication de ces deux cavités, le conduit aérien et l'œsophage, il comprend dans sa structure un nombre considérable de membranes fibreuses, aponévroses d'enveloppe, cloisons de séparation, et aponévroses partielles de réflexion ou d'insertion.

Dans sa division aponévrotique la plus générale, on distingue au cou : 1° l'*aponévrose cervicale superficielle* d'enveloppe antérieure; 2° la grande cloison médiane, qui coupe au-devant du rachis le diamètre transversal, ou l'*aponévrose pré-vertébrale*, moyen d'isolement de l'appareil hyo-glosso-pharyngien et du sterno-mastoïdien, avec les muscles spinaux, latéraux et postérieurs; 3° au-devant de celle que nous venons d'indiquer, l'*aponévrose pharyngienne postérieure*, enveloppe spéciale du pharynx; 4° les *feuillets fibro-celluleux*, plus prononcés dans le groupe musculaire postérieur que dans le groupe antérieur; 5° le *feuillet de réflexion* du scapulo-hyoïdien; 6° trois petites aponévroses partielles d'insertion des muscles du pharynx déjà décrites : l'*aponévrose céphalo-pharyngienne*, attache du constricteur supérieur (voyez page 56 et *Pl.* 100 et 101); l'*aponévrose ptérygo-myloïdienne*, attache du constricteur supérieur et du buccinateur (voyez page 56 et *Pl.* 99-101); l'*aponévrose cérato-linguale* ou *sus-hyoïdienne latérale*, qui réunit plusieurs muscles (voyez pages 57 et 99). 7° Deux petites *aponévroses sus-hyoïdiennes*, l'une *inférieure*, attache du muscle digastrique (voyez page 48 et *Pl.* 90); l'autre *supérieure* ou *sous-linguale*, attache du génio-glosse (voyez page 52 et *Pl.* 98, *fig.* 3); 8° deux petites aponévroses, *hyo-thyroïdienne* et *crico-thyroïdienne*, qui appartiennent spécialement au larynx, et dont il sera parlé en traitant de cet organe; 9° enfin, et comme complément, la forte cloison *cervico-thoracique*, qui sépare les parties molles du cou de la cavité de la poitrine.

APONÉVROSE CERVICALE SUPERFICIELLE (1).

C'est un feuillet mince, fibro-celluleux, qui enveloppe toute la région antérieure du cou. Il s'étend de la base de la mâchoire inférieure et des aponévroses massétérine et ptérygoïdienne interne au sternum et aux clavicules, où il se confond avec celui du grand pectoral. Plus épais sur le plan moyen, il forme une ligne blanche cervicale assez prononcée : latéralement il renferme dans son épaisseur le muscle peaucier, en remplissant l'intervalle de ses fibres, et vient se perdre dans le tissu cellulaire. La veine jugulaire externe, sous-jacente à ce feuillet à la partie supérieure du cou, le traverse pour devenir sous-cutanée dans ses deux tiers inférieurs, et au-dessus de la clavicule le perfore de nouveau pour rejoindre les gros vaisseaux. En arrière, ce feuillet envoie un prolongement qui se bifurque sur l'angle antérieur du sterno-mastoïdien, pour former la gaîne dans laquelle ce muscle est enveloppé. En dedans, des prolongemens celluleux vont isoler les uns des autres les muscles abaisseurs de l'hyoïde.

APONÉVROSE PRÉ-VERTÉBRALE.

C'est une lame fibreuse verticale, assez épaisse, située au-devant du rachis et des muscles longs du cou et droits antérieurs de la tête. 1° *En travers*, au milieu du cou, à partir du rachis, elle double l'aponévrose pharyngienne postérieure jusqu'à l'enveloppe fibro-celluleuse des gros vaisseaux, passe derrière cette gaîne au-devant du scalène, et rejoint latéralement le feuillet postérieur du sterno-mastoïdien; 2° *de haut en bas*, elle naît supérieurement de deux attaches fibreuses : l'une médiane, fixé sur l'apophyse basilaire, constitue un plan de fibres internes verticales, qui descendent jusqu'à la septième vertèbre cervicale et s'attachent sur le corps de cette vertèbre, ou se perdent sur les tendons des muscles longs du cou. La seconde attache a lieu à l'éminence basilaire; elle se compose de fibres, dont les supérieures, très courtes, sont transversales, et les autres obliques, et d'autant plus longues qu'elles sont plus inférieures; toutes vont rejoindre, vers son angle postérieur, la gaîne du sterno-mastoïdien. A la partie inférieure du cou, outre l'attache interne à la septième vertèbre, il y en a une moyenne et une externe; l'attache intermédiaire forme comme un pinceau de fibres résistantes étalées par une base triangulaire sur le bord supérieur de l'apophyse transverse de la septième cervicale; l'attache externe se compose d'une lamelle qui glisse sur le sterno-mastoïdien pour s'implanter sur la clavicule. Entre les deux, l'aponévrose se fixe par des fibres verticales sur le bord interne de la première côte, où elle se confond avec la cloison cervico-thoracique. Dans cette étendue, elle livre passage à l'artère et à la veine sous-clavières et au faisceau inférieur du scapulo-hyoïdien en adhérant circulairement à leurs parois.

L'aponévrose pré-vertébrale trace, dans les maladies, la grande limite de séparation entre les deux moitiés antérieure et postérieure du cou. En bas, elle isole également le tissu cellulaire de cette partie de celui de l'aisselle : complétée en avant par l'aponévrose cervicale superficielle, elle renferme dans un groupe distinct les sterno-mastoïdiens et tout l'appareil hyo-glosso-pharyngien.

APONÉVROSE PHARYNGIENNE POSTÉRIEURE.

Placée immédiatement au-devant de la précédente, elle est appliquée sur la face antérieure de cette dernière, depuis le plan moyen, où elle s'unit à celle du côté opposé, jusqu'à la gaîne latérale des gros vaisseaux qui l'en sépare. Elle naît supérieurement, par une série de bandelettes fibreuses, de l'apophyse basilaire, du bord antérieur du golfe de la veine jugulaire, et de la base de l'apophyse styloïde, puis, en descendant, de l'aponévrose ptérygoïdienne interne, jusqu'à la base de la mâchoire inférieure, au-dessous du bord antérieur du muscle ptérygoïdien interne, où ses attaches sont très fortes. Elle revêt de haut en bas la face postérieure du pharynx et celle des muscles styliens, le contour du corps thyroïde, diminue et se perd inférieurement sur l'œsophage; latéralement elle passe derrière le faisceau inférieur du scapulo-hyoïdien, au-devant de l'attache claviculaire de l'aponévrose pré-vertébrale, et nous a paru se perdre, en s'amincissant, derrière la clavicule, sur le feuillet postérieur de l'aponévrose coraco-claviculaire. En avant, elle se confond avec le tissu cellulaire sur les limites des constricteurs et du corps thyroïde. Dans son trajet, elle est perforée par l'artère carotide externe et les vaisseaux thyroïdiens. L'aponévrose pharyngienne postérieure forme l'enveloppe spéciale du pharynx, du larynx et de leurs annexes, qu'elle sépare des gros vaisseaux et des muscles sterno-mastoïdiens. Elle est comprise, avec ces parties, dans l'enveloppe pré-vertébrale.

La *gaîne fibro-celluleuse* des gros vaisseaux du cou s'interpose, dans un espace triangulaire, entre les aponévroses que nous venons de décrire, et le feuillet postérieur du sterno-mastoïdien. Dans la gaîne sont renfermées l'artère carotide et la veine jugulaire interne; l'angle postérieur loge le nerf pneumo-gastrique et le filet de communication du grand sympathique.

(1) Planche 93.

FEUILLET DE RÉFLEXION DU SCAPULO-HYOÏDIEN (1).

C'est une duplicature fibro-celluleuse qui accompagne le faisceau inférieur du scapulo-hyoïdien jusqu'au-dessus de l'angle de réflexion de son tendon mitoyen, lieu où son épaisseur est assez considérable, et au-delà duquel il s'amincit brusquement et semble se perdre dans les gaînes cellulaires.

Le feuillet antérieur naît des trois quarts internes du bord postérieur de la clavicule, se dirige verticalement, s'infléchit autour du bord supérieur du scapulo-hyoïdien pour redescendre en formant le feuillet postérieur; celui-ci s'insère à la clavicule jusqu'à son tiers interne, puis s'en isole pour glisser derrière le sterno-thyroïdien, où il se confond en dedans avec celui du côté opposé, et en haut avec le feuillet qui tapisse le thyro-hyoïdien.

Nous ne décrirons point les feuillets fibro-celluleux des muscles spinaux, comme trop peu évidens pour mériter une mention spéciale.

APONÉVROSE CERVICO-THORACIQUE (2).

C'est une cloison épaisse et résistante, qui remplit l'aire du cercle osseux compris entre les deux premières côtes, la première vertèbre dorsale et la première pièce du sternum. Traversée par les divers canaux qui établissent la communication du cou et de la poitrine, sa structure est fort complexe. Elle se compose de deux folioles aponévrotiques latéraux et un médian. Les folioles latéraux, falciformes, sont formés de deux lamelles: 1° Une lamelle postérieure qui naît en quart de cercle du milieu et de la face latérale du corps de la première vertèbre dorsale et des tendons des muscles longs du cou, se dirige en dehors, et vient s'insérer sur le bord interne de la moitié postérieure des premières côtes : du côté gauche, elle se fixe aux parois de l'artère sous-clavière. 2° Une lamelle antérieure née du bord interne de l'extrémité de la première côte et de son cartilage de continuation. Elle se dirige en arrière et en dedans, et vient se fixer de chaque côté sur le tronc veineux brachio-céphalique. Des bandelettes antéro-postérieures réunissent les deux lamelles d'un même foliole, et une bandelette transversale, placée derrière le sternum, unit les deux lamelles opposées. Le foliole médian, de forme circulaire, s'unit latéralement aux deux bords concaves des folioles latéraux. En arrière, il se fixe sur le corps de la première vertèbre dorsale, et en avant, sur la membrane fibreuse de la première pièce du sternum, en formant un repli transversal au-dessous de l'attache des muscles sterno-thyroïdiens. Ce foliole est traversé au milieu et en arrière par l'œsophage et la trachée-artère; latéralement et en avant, par le tronc artériel brachio-céphalique, et par l'artère carotide gauche. Il présente en outre un certain nombre de trous plus petits, pour le passage des nerfs et des vaisseaux de moindre dimension. La direction de ses fibres est très variée; elles sont disposées par bandelettes, qui vont rejoindre les parois des gros vaisseaux sur le contour desquels elles sont fixées.

La cloison cervico-thoracique nous paraît avoir une haute importance en physiologie et en pathologie. Elle forme, à la partie supérieure de la poitrine, une sorte de diaphragme fibreux, tapissé sur les folioles latéraux par le repli de la plèvre costale, et dont la résistance empêche le sommet des poumons de repousser en haut le tissu cellulaire et de faire au-dessus de la clavicule une hernie sous-cutanée; disposition qui s'observe dans les anciennes phlegmasies, lorsque le lobe inférieur des poumons étant de moins en moins perméable à l'air, le lobe supérieur devient graduellement emphysémateux, et, par l'ampliation de son volume, distend peu-à-peu la cloison, qui seule faisait obstacle à son prolongement en haut. Cet accident, au reste, qui n'est que le résultat d'une disposition morbide, aurait dû faire deviner l'existence d'une cloison fibreuse, puisqu'il surviendrait nécessairement chez tous les sujets, si la poitrine communiquait directement par du tissu cellulaire avec la partie inférieure du cou.

Enfin, on conçoit que la cloison cervico-thoracique, beaucoup plus épaisse que le feuillet sous-pleural, doit avoir également pour effet d'empêcher les épanchemens pleurétiques de communiquer dans les espaces celluleux du cou, et, en sens inverse, les infiltrations de ces derniers de pénétrer dans la cavité de la poitrine.

Nous ne rappelons que pour les mentionner les APONÉVROSES DE LA TÊTE, qui, étant toutes d'insertions musculaires, ont été décrites dans la *Myologie* chacune dans son lieu. Ce sont : 1° pour le crâne, l'*aponévrose occipito-frontale* (voyez *Myologie*, page 38 et *Pl.* 95); l'*aponévrose temporale* (voyez page 46 et *Pl.* 95); 2° pour la face, l'*aponévrose buccinato-zygomatique* (voyez page 42 et la *planche* 101 avec son explication); l'*aponévrose massétérine* (voyez *Pl.* 100); l'*aponévrose ptérygoïdienne interne* (voyez *Pl.* 147); et enfin l'*aponévrose parotidienne*, qui sera décrite en son lieu.

APONÉVROSES DES MEMBRES.

Dans leur disposition générale, elles se composent : 1° d'une vaste enveloppe commune, divisée dans les diverses fractions par gaînes plus au moins épaisses et liées l'une à l'autre par des bandelettes de renforcement, remarquables surtout dans les points de réflexion des tendons, où elles forment des ligamens annulaires; 2° de grandes cloisons perpendiculaires à l'aponévrose d'enveloppe, et qui, de la face interne de cette dernière, vont se rendre sur les os, en isolant par groupes les différens muscles qui ont des usages analogues; 3° d'enveloppes fibro-celluleuses communes à plusieurs muscles, ou propres à chacun d'eux. Ainsi envisagées, les aponévroses constituent la charpente flexible des membres, que traversent les canaux de communication.

(1) Planche 94.
(2) Planche 147, fig. 2.

APONEVROSES DU MEMBRE THORACIQUE.

APONÉVROSE D'ENVELOPPE COMMUNE (1).

Divisée en un nombre de fractions pareilles à celles du membre, elle comprend, de haut en bas, les aponévroses scapulaires brachiale, anti-brachiale, palmaire, dorsale de la main, et les gaînes des doigts. A chacune de ces divisions se rapportent les cloisons et les loges aponévrotiques propres à la région dont elles font partie.

APONÉVROSES DE L'ÉPAULE.

La principale est l'enveloppe du deltoïde, au-dessous de laquelle se groupent les aponévroses sus-épineuse, sous-épineuse et sous-scapulaire.

Feuillet fibro-celluleux du deltoïde.

Dense, plus épais en arrière qu'en avant, il naît de l'expansion du feuillet du grand pectoral, tapisse le sillon intermédiaire qui longe la veine céphalique, enveloppe en demi-cercle la face externe convexe du deltoïde, et vient s'implanter en arrière sur l'aponévrose sous-épineuse, pour se continuer au-dessus avec le feuillet du trapèze. Formé de fibres courbes transversales à concavité supérieure, il s'insère, en haut, au pourtour de la clavicule, de l'épine de l'omoplate, et de leur articulation. Au-dessus de lui, sur l'acromion, est une bourse muqueuse sous-cutanée, ellipsoïde de dehors en dedans. Par sa surface interne, il adhère aux cloisons qui séparent les faisceaux nombreux du deltoïde. Par son extrémité inférieure, il se lie, en arrière, avec l'aponévrose brachiale sur le triceps. En avant, il s'épaissit pour se fixer sur le tendon du deltoïde, et envoie, sur l'aponévrose brachiale antérieure, au-devant de la longue portion du biceps, une forte *bandelette verticale* de renforcement, qui sert de point de départ aux fibres aponévrotiques. Le feuillet du deltoïde enveloppe et contient ce muscle, qui, en outre, par la bandelette dont nous venons de parler, devient tenseur de l'aponévrose brachiale.

Aponévrose sus-épineuse. Lamelle fibreuse, très résistante, insérée au pourtour du bord cervical et de la lèvre supérieure de l'épine de l'omoplate; renfermant, dans une loge ostéo-fibreuse, le muscle sus-épineux, elle se fixe en partie sous la voûte de l'acromion et se perd sur le tendon.

Aponévrose sous-épineuse. Semblable à la précédente, mais plus vaste, elle tapisse le pourtour de la fosse sous-épineuse sur la lèvre inférieure de l'épine de l'omoplate, le bord spinal et la cloison interne de séparation avec le petit rond. Elle se perd, en haut, sur le tendon, et adhère, par des prolongemens, au bord postérieur du feuillet du deltoïde, à l'aponévrose brachiale postérieure et à la cloison du grand rond. Par sa face interne, elle s'unit aux lamelles interfasciculaires du sous-épineux.

Feuillet fibro-celluleux du sous-scapulaire. Mince dans la plus grande partie de son étendue, plus épais sur le bord interne, il naît du pourtour de la fosse sous-scapulaire, et se perd sur la capsule scapulo-humérale.

(1) Planche 149.

APONÉVROSES DU BRAS.

Aponévrose brachiale.

Vaste loge qui enveloppe les muscles du bras: elle naît circulairement, en haut, de la clavicule, de l'acromion, du bord axillaire de l'omoplate, des tendons du grand pectoral, du grand dorsal et du deltoïde; en dedans, elle forme la continuation du feuillet du grand pectoral et du fascia superficialis axillaire; et en arrière, elle adhère à l'aponévrose du sous-épineux et au feuillet du grand dorsal. A partir de ces diverses origines, elle descend jusqu'à l'articulation du coude, où elle adhère aux éminences osseuses, et se continue avec l'aponévrose anti-brachiale. Par sa surface profonde, elle est unie aux cloisons intermusculaires, dont les deux principales, l'interne et l'externe, séparent les groupes des muscles fléchisseurs d'avec les extenseurs, et permettent de considérer à l'aponévrose brachiale deux surfaces, l'une antérieure et l'autre postérieure.

La *portion antérieure*, dont l'épaisseur augmente de haut en bas, procède successivement du tendon du grand pectoral, de celui du deltoïde et de sa bandelette de renforcement, et de la cloison intermusculaire externe. Ses fibres obliques, de haut en bas et de dehors en dedans, passent au-devant du ventre du biceps qu'elles supportent, et vont se rendre sur la cloison intermusculaire interne et sur un faisceau implanté à l'épitrochlée. En bas, cette aponévrose est percée d'une arcade elliptique pour le passage de la veine radiale sous-cutanée, et fortifiée par la *bandelette bicipitale*. Cette bandelette, née du bord interne du tendon du muscle biceps, se dirige en bas et en dedans, adossée à l'aponévrose brachiale, et vient s'épanouir, en regard des muscles pronateurs, dans l'épaisseur de l'aponévrose anti-brachiale; elle simule une sorte de tendon membraneux du biceps, considéré comme muscle tenseur de l'aponévrose anti-brachiale, et en outre elle fortifie cette aponévrose et forme une enveloppe de protection pour les gros vaisseaux au pli du bras. L'attache que nous avons signalée à l'épitrochlée constitue un *faisceau divergent*, demi-circulaire, dont les fibres radiées et très résistantes servent d'attache à la cloison musculaire interne et aux aponévroses brachiale et anti-brachiale, dont elles sont à-la-fois le point d'appui et la suture commune.

La *portion postérieure* de l'aponévrose brachiale, comprise entre l'une et l'autre des cloisons intermusculaires, sert d'enveloppe au triceps. Elle se compose de fibres courbes transversales à concavité supérieure. Née, en haut, du tendon du grand dorsal et des enveloppes du grand rond et du sous-épineux, elle se perd en bas, où elle se fixe sur la tête du cubitus; sur le point culminant de cet os existe une bourse synoviale sous-cutanée, ovalaire transversalement.

Aponévroses partielles du bras.

La *cloison intermusculaire externe*, née du bord antérieur de la coulisse bicipitale, se fixe sur le bord et la crête externes de l'humérus, en séparant la loge de l'extenseur, le triceps, de celle des fléchisseurs, le biceps et le brachial antérieur. Inférieurement elle se bifurque pour donner naissance à la loge anti-brachiale des muscles supinateurs, l'une de ses lamelles se terminant à l'épicondyle, et l'autre sur le cubitus. Cette cloison est traversée très obliquement par le nerf radial et les vaisseaux collatéraux externes, qui contournent en pas de vis la face postérieure de l'humérus.

La *cloison intermusculaire interne* naît du bord postérieur de la coulisse bicipitale; au-dessous du tendon du grand rond, se fixe sur le bord, puis sur la crête interne de l'humérus jusqu'à l'épitrochlée, où elle vient rejoindre le faisceau divergent. Elle sépare également le coraco-brachial du brachial antérieur et du biceps. Le nerf cubital, qui longe cette lame de haut en bas, la traverse près de l'articulation pour glisser derrière l'épitrochlée. Les deux grandes cloisons que nous venons de décrire servent de point de départ aux gaînes spéciales des muscles. 1° Une lame transversale, étendue de l'une à l'autre, sépare le brachial antérieur du biceps, et complète les gaînes de ces deux muscles. 2° En arrière, elles forment, avec l'aponévrose postérieure, la gaîne du triceps. 3° Une autre lame dégagée de la cloison interne enveloppe le coraco-brachial, et vient se fixer sur le tendon de la courte portion du biceps. 4° De l'aponévrose brachiale postérieure, qui enveloppe le faisceau scapulaire du triceps, procèdent deux petites cloisons latérales qui rejoignent l'humérus en isolant ce faisceau des deux inférieurs. 5° Une gaîne spéciale qui longe la cloison interne sert d'enveloppe aux vaisseaux huméraux profonds et au nerf médian; elle renferme, en haut, les nerfs cubital et cutané interne, et se trouve percée d'un trou pour le passage de la veine basilique. 6° Enfin, aux dépens de l'aponévrose brachiale d'enveloppe, sont formées les gaînes spéciales des vaisseaux et des nerfs sous-cutanés.

APONÉVROSES DE L'AVANT-BRAS (1).

Plus épaisse que la précédente, l'*aponévrose anti-brachiale* n'offre par un aspect aussi uniforme sur ses deux faces. Elle est composée d'un grand nombre de lamelles fibreuses destinées à envelopper les muscles de l'avant-bras, variées dans leurs directions, suivant le groupe auquel elles appartiennent, mais continues à l'extérieur, les unes avec les autres, pour former une enveloppe commune. Cette aponévrose, au reste, d'après les groupes des muscles qu'elle renferme, doit être décrite sur ses deux surfaces antérieure et postérieure.

Aponévrose anti-brachiale antérieure.

Elle naît: 1° en dedans, des fibres divergentes du faisceau de l'épitrochlée; 2° au milieu de la bandelette bicipitale et des fibres inférieures de l'aponévrose brachiale. Dans cette partie de son étendue, l'aponévrose forme l'enveloppe spéciale du groupe des muscles pronateurs; 3° en dehors, l'aponévrose anti-brachiale procède des lamelles de bifurcation de la cloison intermusculaire externe du bras, qui renferme le groupe des muscles supinateurs; et, plus en dehors, du bord antérieur de l'épicondyle. Les fibres aponévrotiques principales parcourent transversalement la face antérieure de l'avant-bras, en formant de grandes courbes à concavité supérieure; au pli du bras, elles unissent, par une lamelle transversale triangulaire, les deux groupes pronateur et supinateur, au-devant du tendon du biceps et des gros vaisseaux, au-dessous et en dehors du trou de passage de la veine radiale sous-cutanée et de la bandelette bicipitale. Inférieurement, l'aponévrose, qui devient graduellement plus épaisse, est traversée très obliquement par les tendons du radial antérieur, et surtout du palmaire grêle, qui, de profonds, deviennent superficiels, et auxquels elle fournit une gaîne spéciale vers la partie inférieure de l'avant-bras.

En avant et en dedans, l'aponévrose anti-brachiale antérieure forme, avec les os et le ligament interosseux, la *grande loge de contention des muscles pronateurs et fléchisseurs*. Cette loge est partagée, d'avant en arrière, en trois plans, par deux lamelles transversales, tendues entre deux cloisons verticales nées du radius et du cubitus, et dont l'une sépare la première couche des pronateurs du fléchisseur superficiel, et l'autre isole ce dernier des fléchisseurs profonds. Des feuillets verticaux ou obliques en grand nombre servent à isoler les muscles les uns des autres, de manière à circonscrire autant de loges spéciales pour chacun d'eux. En dedans règne la cloison interne principale, intermédiaire entre le muscle cubital antérieur et le postérieur, et qui s'étend de l'aponévrose superficielle au cubitus. Plus en avant sont les cloisons spéciales qui complètent les loges partielles: 1° au premier plan, celles des muscles cubital antérieur, palmaire grêle, radial antérieur et rond pronateur; 2° au second plan, en dehors, le feuillet fibro-celluleux du bord radial du fléchisseur superficiel, qui n'existe que dans la moitié inférieure au-dessous de son attache radiale; 3° au troisième plan, un mince feuillet qui sépare l'un de l'autre les deux longs fléchisseurs. Partout les cloisons et les feuillets s'amincissent inférieurement, pour se continuer avec les gaînes d'enveloppe des tendons.

En dehors, la *grande loge externe des supinateurs* est coupée transversalement par une cloison qui sépare le long supinateur du premier radial, et par un mince feuillet d'isolement situé entre les deux radiaux. Le court supinateur est revêtu par une aponévrose qui lui est propre, et qui forme au-devant de sa bifurcation sur son attache radiale, en regard du tendon du biceps, une arcade fibreuse sur laquelle s'étend parfois la synoviale de glissement. Sur leurs bords, les supinateurs sont compris entre deux cloisons, qui sont la continuation des lamelles supérieures. La cloison interne, qui sépare ce groupe du brachial antérieur, vient rejoindre l'aponévrose du court supinateur et se fixe au radius; la cloison postérieure descend de l'épicondyle sur la face postérieure du radius, intermédiaire entre les supinateurs et les extenseurs.

Les deux grandes loges externe et antérieure de l'avant-bras sont encore traversées par les gaînes fibro-celluleuses des vaisseaux; l'artère et les veines radiales sont pourvues, dans toute leur longueur, d'une gaîne qui suit la cloison interne du long supinateur; les vaisseaux cubitaux n'en sont revêtus qu'inférieurement.

Aponévrose anti-brachiale postérieure.

Ayant déjà décrit à part le groupe des supinateurs, cette aponévrose ne s'étend pour nous en travers, qu'à partir de la cloison postérieure de ces muscles jusqu'à la grande cloison cubitale. Encore plus épaisse que l'aponévrose antérieure, celle-ci est également formée de fibres transversales à concavité supérieure. Dans l'espace qu'elle renferme, conjointement avec les os et le ligament interosseux, sont contenus les extenseurs, disposés sur deux plans. A l'extérieur, l'aponévrose d'enveloppe dessine quatre loges distinctes: en haut, la petite loge de l'anconé, circonscrite par le cubitus; en dehors, le groupe vertical des extenseurs des quatre derniers doigts; au-dessous, la portion sous-cutanée des extenseurs du pouce, où l'aponévrose, dans ses fibres principales, prend une direction oblique; en dedans, la loge du cubital postérieur, point où l'aponévrose offre le plus d'épaisseur. Entre ces divers groupes, les fibres, quoique d'inclinaisons variables, se confondent en une surface continue.

Profondément, la grande loge postérieure est coupée en travers par l'aponévrose du court supinateur et par une autre assez

(1) Planche 160.

épaisse, tendue entre le radius et le cubitus, et qui tapisse la face postérieure des extenseurs propres du pouce et de l'indicateur; des cloisons verticales du premier plan, l'externe placée entre les supinateurs et l'extenseur commun nous est déjà connue. Une autre, interne, très résistante, s'attache sur la partie postérieure du cubitus, entre le cubital postérieur, l'anconé et l'extenseur du petit doigt. Comme l'os est presque sous-cutané en ce point, cette cloison n'est, pour ainsi dire, que l'attache de l'aponévrose postérieure au cubitus. Un simple feuillet sépare les extenseurs communs des doigts et propre du petit doigt. Au plan profond, les long abducteur et court extenseur du pouce sont compris dans une loge commune; le long extenseur propre du pouce et l'extenseur propre de l'indicateur ont chacun une loge spéciale.

Ligament annulaire du carpe.

C'est une bandelette annulaire, large d'un pouce et demi, sorte de bracelet fibreux qui environne l'extrémité carpienne de l'avant-bras et l'articulation du poignet. Terminaison inférieure de l'aponévrose anti-brachiale, il ne s'en distingue à sa surface externe que par une plus grande épaisseur; mais, en raison de ses usages par rapport aux tendons, il mérite une description spéciale : on l'a divisé en deux segmens, antérieur et postérieur.

Le *ligament demi-annulaire antérieur du carpe* (1) naît, en dedans : 1° par une attache interne, de l'extrémité sous-cutanée du cubitus; 2° par une attache externe, de l'os pisiforme de l'apophyse de l'os crochu et du tendon du cubital antérieur. Les deux faisceaux se réunissent de manière à comprendre le tendon dans leur épaisseur, et forment au-delà de son bord externe une forte bandelette à fibres transversales, qui passe au-devant des tendons fléchisseurs. Cette bandelette séparée du ligament palmaire par une arcade fibreuse, comprend dans une duplicature les tendons du palmaire grêle et du radial antérieur, entre lesquels elle donne attache, par une lamelle aponévrotique, au court abducteur du pouce; puis, au-delà du dernier tendon, elle s'attache, par sa face interne, au radius, au trapèze et au scaphoïde, et franchit sans interruption les tendons du long abducteur et du court extenseur du pouce, pour se continuer sous le nom de *ligament annulaire postérieur*. Par son bord supérieur, elle se continue avec l'aponévrose anti-brachiale; par son bord inférieur, elle s'unit par un feuillet celluleux avec l'aponévrose palmaire et le bord carpien du muscle palmaire cutané.

Le *ligament demi-annulaire postérieur du carpe* (2) forme la continuation du précédent : plus résistant que ce dernier, également formé de fibres transversales parallèles, il passe sur la face postérieure de l'articulation du poignet et sur les nombreux tendons qui la recouvrent, fixé fortement, dans ce trajet, sur la crête de l'extrémité carpienne du radius qui sépare les tendons des radiaux de ceux des extenseurs, et vient se terminer où nous avons pris le demi-anneau précédent, sur le cubitus, l'os pisiforme et l'apophyse de l'os crochu. La manière dont il se conduit par rapport aux tendons postérieurs est fort remarquable. De sa face interne se dégagent de petites cloisons antéro-postérieures, fixées sur les os et les ligamens, et qui séparent les gaînes synoviales de ces tendons. En comptant de dehors en dedans, on trouve successivement : 1° sur le bord externe, la gaîne dorsale qui réunit le long abducteur et le court extenseur du pouce; 2° un peu plus en dedans sur le radius, la gaîne des deux radiaux externes, d'abord simple, mais qui se bifurque presque aussitôt; 3° sur le bord opposé du radius, la grande gaîne commune des extenseurs : à sa partie supérieure, elle réunit en commun le long extenseur propre du pouce, l'extenseur propre de l'indicateur, et l'extenseur commun des doigts; mais bientôt de petites cloisons qui occupent toute la hauteur du ligament annulaire renferment dans leurs gaînes spéciales, d'une part, les deux tendons de l'indicateur, et de l'autre, celui du long extenseur propre du pouce, qui s'incurve isolément en dehors; 4° près du cubitus, une gaîne propre, incurvée en dedans, appartient à l'extenseur propre du petit doigt; 5° enfin, sur la surface postérieure du cubitus, une dernière gaîne, fortifiée en haut par une petite arcade ligamenteuse, renferme le tendon du cubital postérieur.

Développé dans l'épaisseur de l'aponévrose d'enveloppe commune, le ligament demi-annulaire postérieur du carpe se continue, par son bord supérieur, avec l'aponévrose anti-brachiale, et par son bord inférieur, avec l'aponévrose dorsale de la main.

APONÉVROSES DE LA MAIN.

Elles comprennent l'aponévrose palmaire et les deux feuillets fibro-celluleux des éminences thénar et hypothénar, les aponévroses palmaire profonde, dorsale de la main, et les cloisons inter-osseuses; enfin, les gaînes fibreuses et synoviales, carpiennes, métacarpiennes et digitales.

Aponévrose palmaire sous-cutanée (1).

En forme de triangle, épaisse, résistante, composée de bandes divergentes, réunies par des fibres transversales, elle tapisse la paume de la main, dont elle forme le plan sous-cutané.

Elle naît : 1° de l'épanouissement du tendon du muscle palmaire grêle, qui forme son angle supérieur ou son sommet; 2° par sa face postérieure, du ligament palmaire et de l'aponévrose du muscle palmaire cutané, avec lesquels elle est intimement unie. A partir du tendon, elle se divise en six ou huit bandelettes divergentes, qui vont rejoindre les articulations phalangiennes en inscrivant la base du triangle. De ces bandelettes : 1° L'une, moyenne, droite, s'insère au milieu de l'articulation métacarpo-phalangienne du médius. 2° Trois autres, qui appartiennent à l'indicateur, se rendent sur une bandelette transversale, qui quelquefois forme une arcade au-dessus de l'articulation; dans d'autres cas, elle ne présente qu'un vaste plan aponévrotique transversal, qui bride sur le bord radial le premier interosseux dorsal et l'adducteur du pouce, et vient rejoindre l'aponévrose dorsale de la main. 3° Deux bandelettes qui se dirigent vers l'annulaire, s'insèrent au-dessus de l'articulation métacarpo-phalangienne sur une arcade fibreuse transversale, au-dessous de laquelle passent les tendons des lombricaux et des interosseux. Cette bandelette est fixée, en dedans, sur l'articulation du cinquième doigt, en dehors, sur celle du médius, où elle forme, au-dessous de la bandelette de ce dernier, un entre-croisement en X, avec une demi-arcade provenant de l'indicateur; de sorte que le médius se trouve le point de jonction médiane. Sur les extrémités, règnent les bandelettes qui inscrivent les côtés du triangle. 4° Celle du pouce contourne la saillie des muscles de l'éminence thénar, et s'implante en bas sur leurs

(1) Planches 119 et 123. (2) Planches 122, 123.

(1) Planche 131.

tendons et sur l'os sésamoïde interne; elle est liée par une arcade fibreuse avec les bandelettes de l'indicateur. 5° La bandelette interne contourne la saillie des muscles de l'éminence hypothénar, et s'épanouit sur l'articulation métacarpo-phalangienne du petit doigt. Dans toute son étendue, l'aponévrose palmaire adhère fortement au corps de la peau, par de nombreux prolongemens filamenteux ou lamellaires; le bord externe en particulier s'y perd complétement. Ses bandelettes sont réunies et séparées par de nombreuses fentes vasculaires ellipsoïdes ou demi-circulaires. Cette aponévrose forme un plan sous-cutané très solide, qui bride les tendons fléchisseurs, et maintient la concavité de la paume de la main. Sa résistance est une cause fréquente d'étranglement dans les inflammations.

Feuillets fibro-celluleux externe et interne. Tous deux enveloppent en commun l'éminence dont ils font partie. Sous-cutanés au-delà des limites de l'aponévrose palmaire, ils s'enfoncent au-dessous d'elle pour rejoindre l'aponévrose profonde, de manière à séparer entre eux les trois groupes de muscles.

Le *feuillet thénar* naît des tendons des deux abducteurs et du premier os métacarpien, et se perd inférieurement au pourtour de l'articulation phalangienne. Le *feuillet hypothénar* naît du tendon du cubital antérieur et du cinquième os métacarpien, et se perd également sur l'articulation digitale. Les deux feuillets sont également formés de fibres transversales à la direction des muscles, et adhèrent par leur surface interne aux cloisons celluleuses qui séparent ces derniers.

Aponévrose palmaire profonde.

Mince, mais assez résistante, elle tapisse la face profonde de la main, sur l'adducteur du pouce et les muscles interosseux, qu'elle sépare des tendons fléchisseurs et des lombricaux. Le muscle adducteur en particulier est compris comme dans une duplicature de cette aponévrose, qui donne attache par sa face interne aux muscles profonds qu'elle revêt.

Aponévrose dorsale de la main (1).

C'est une toile fibreuse, très mince, à fibres transversales, qui continue sur la face dorsale de la main le ligament demi-annulaire postérieur du carpe. Étendue transversalement de l'un à l'autre bord, elle revêt les tendons extenseurs auxquels elle adhère, et la petite aponévrose qui recouvre les muscles interosseux dorsaux. A la naissance des doigts, elle se perd sur les tendons des extenseurs, autour des bourses synoviales sous-cutanées, qui existent sur les articulations métacarpo-phalangiennes.

Aponévroses interosseuses.

La plus considérable est celle que nous avons vue tapisser la face palmaire profonde. Sur la face dorsale, il en existe quatre entre les os métacarpiens: elles sont réunies d'avant en arrière par de petites cloisons qui séparent les muscles interosseux palmaires et dorsaux.

Gaînes fibreuses digitales

Leur texture est uniforme pour les quatre derniers doigts; elle ne présente que de légères différences au pouce.

A partir de l'aponévrose palmaire, les doubles tendons fléchisseurs, pour chacun des quatre derniers doigts, sont renfermés dans un canal ostéo-fibreux, qui commence au-dessus des articulations métacarpo-phalangiennes, et se termine sur la phalange unguéale. En premier plan, les quatre derniers doigts sont réunis par un ligament commun.

Le *ligament transverse sous-cutané* décrit, comme la ligne des articulations digitales, une courbe à concavité supérieure. Il procède, à chaque extrémité, par un large épanouissement, des faces terminales des articulations métacarpo-phalangiennes, externe de l'index et interne du petit doigt, et passe successivement sur le médius et l'annulaire. Son *bord supérieur* concave se perd dans le corps de la peau, auquel il adhère aussi par sa *face antérieure*. Sa *face postérieure* est unie aux prolongemens de l'aponévrose palmaire, aux gaînes digitales, et fixée aux tubercules des premières phalanges. Son *bord inférieur* est le plus remarquable: il se compose, dans les intervalles des doigts, de deux petites bandelettes juxta-posées, qui s'écartent en formant un angle en ogive, et viennent s'entre-croiser en X sur la gaîne fibreuse du médius et de l'annulaire, les deux bandelettes extrêmes s'épanouissant sur les bords opposés de l'indicateur et du petit doigt. Ces arcades fibreuses interdigitales, complétées par les tendons des lombricaux et des interosseux qui se dégagent au-dessous d'elles, forment, dans l'angle de réunion des doigts, un plan sous-cutané, non moins flexible que résistant, qui se prête à leur mobilité en divers sens, s'oppose à leur écartement, et protége le point de bifurcation des vaisseaux et des nerfs collatéraux.

Chacune des *gaînes digitales* est formée en arrière par la gouttière osseuse de la face antérieure des phalanges; en avant et sur les côtés, par un demi-cylindre fibreux. En premier plan existe un fascia à double feuillet. Nous prendrons pour modèle d'une description commune la gaîne du médius.

1° Le *fascia sous-cutané* adhère au corps de la peau par l'intermédiaire d'un tissu fibreux et adipeux, dont les filamens et les lamelles, très denses, expliquent l'étranglement si ordinaire dans les inflammations des doigts. La *face interne* de ce feuillet présente une surface lisse, séparée de la gaîne au milieu par un espace entrecoupé de nombreuses adhérences filamenteuses; de chaque côté, sur le bord des phalanges, le feuillet forme un repli traversé par quelques ramuscules des vaisseaux collatéraux. Cet espace ou cette cavité, qui règne dans toute la longueur du doigt, nous paraît avoir la plus grande analogie avec les bourses synoviales sous-cutanées.

2° La *gaîne ostéo-fibreuse* (1) comprend: (*a*) au-dessus de l'articulation métacarpo-phalangienne, un demi-anneau fibreux, très dense, compris entre les tendons des lombricaux et des interosseux, et fixé de chaque côté sur la tête de l'os métacarpien et sur le ligament métacarpien transverse. (*b*) Sur l'articulation deux bandelettes, nées des ligamens latéraux, et qui s'entre-croisent en X. (*c*) Un fort ligament annulaire qui maintient l'articulation des deux premières phalanges. (*d*) Sur la première phalange deux bandelettes entre-croisées en X, qui s'insèrent par leurs extrémités sur les articulations opposées. (*e*) Sur le milieu de la seconde phalange un pareil entre-croisement de deux bandelettes, mais dont la plus forte est celle qui est tournée vers la ligne moyenne de la main. (*f*) Entre les anneaux articulaires et les bandelettes phalangiennes, une mince toile fibreuse à fibres transversales qui laisse apercevoir les tendons sous-jacens. C'est cette dernière enveloppe qui termine le cy-

(1) Planche 149.

(1) Planche 119.

lindre fibreux sur la phalange unguéale. (*g*) Sur sa paroi postérieure continue, la gaîne est formée par une lame fibreuse qui tapisse uniformément toute la gouttière métacarpo-phalangienne. D'après la structure de la gaîne ostéo-fibreuse, on voit que les tendons fléchisseurs, maintenus de la manière la plus solide, ne peuvent jamais éprouver aucun déplacement. Sans cette disposition, ils formeraient, dans les contractions, une corde sous-cutanée de l'une à l'autre extrémité du doigt fléchi, comme on l'observe d'une manière plus ou moins complète dans les panaris, lorsqu'une portion de l'enveloppe fibreuse a été détruite par la suppuration.

La *gaîne propre du pouce* offre aussi deux anneaux articulaires, l'un entre les os sésamoïdes, et l'autre sur l'articulation phalangienne. Quant au mode de contention du tendon du long fléchisseur, cette gaîne, située tout-à-fait en dehors, et ne répondant qu'au mouvement de flexion interne ou d'opposition, ne présente que deux bandelettes parallèles, obliques de haut en bas, de l'os sésamoïde interne vers la face externe de la première phalange et de l'articulation phalangienne, de manière à résister à la tendance du tendon à se déplacer vers la paume de la main.

Gaînes synoviales de la main (1).

Les synoviales de la main sont répandues sur la face palmaire et sur la face dorsale. La face palmaire comprend trois espèces de synoviales pour les tendons des muscles fléchisseurs communs, une carpienne commune, quatre métacarpiennes et quatre digitales, le tendon du long fléchisseur du pouce ayant une synoviale isolée.

Synoviale carpienne commune. Située dans l'ellipse ostéo-fibreuse, palmaire, bornée en avant par le ligament demi-annulaire antérieur du carpe et l'arcade palmaire; en arrière, par la gouttière osseuse radio-carpienne; latéralement, par les coulisses du scaphoïde et du trapèze en dehors, de l'os crochu en dedans, elle réunit en un seul faisceau les huit tendons des fléchisseurs superficiel et profond, qu'elle environne dans une ellipse. De sa face interne se dégagent des cloisons antéro-postérieures, qui séparent les paires de tendons les unes des autres, et ces dernières sont unies par des cloisons transversales servant à l'isolement des tendons d'une même paire. De nombreuses lamelles, dégagées de la face interne des gaînes partielles, s'insinuent perpendiculairement entre les fibres d'un même tendon. Il résulte de cet ensemble une masse commune, de structure complexe, parfaitement disposée pour une mobilité d'ensemble, mais dont les cloisons lâches, extensibles, permettent cependant des mouvemens partiels. En suivant son trajet, à partir de la gouttière interne, l'enveloppe extérieure, ou la synoviale commune, tapisse la gouttière postérieure carpienne, rencontre en dehors, le nerf médian dont elle enveloppe le contour, s'adosse de nouveau à elle-même, s'applique d'arrière en avant sur la gaîne du long fléchisseur du pouce, se continue au-delà sur la face antérieure, et rejoint la gouttière interne au premier point de départ. En haut, la synoviale carpienne se confond avec le feuillet celluleux des muscles, mais c'est surtout en bas, au-dessous de l'arcade palmaire, que la disposition qu'elle offre est remarquable. A partir de sa juxta-position avec la synoviale du pouce, en descendant obliquement vers le petit doigt, elle est fermée par un vaste repli, résultat de son adossement avec les synoviales métacarpiennes.

Synoviales métacarpiennes. Au nombre de quatre, elles ont une disposition commune. Chacune d'elles commence supérieurement à la cloison transverse de séparation, où elle s'adosse avec la synoviale carpienne; inférieurement, elle se termine sur les articulations métacarpo-phalangiennes, par un semblable repli accolé à celui de la synoviale digitale; transversalement, elle procède de chaque côté de l'enveloppe fibreuse des muscles lombricaux, qui n'en semblent pas distincts. En suivant son trajet, à partir de la face postérieure, ses feuillets s'adossent derrière le tendon profond, tapissent ses faces latérales, se rejoignent derrière le tendon superficiel et enveloppent ce dernier, au-devant duquel ils se confondent, en laissant une cavité entre le feuillet d'enveloppe tendineuse et celui de revêtement émané de la face antérieure des lombricaux. Ainsi les quatre synoviales métacarpiennes, quoique isolées les unes des autres, forment cependant une masse commune, liées, comme elles le sont, les unes aux autres par les feuillets d'enveloppe des muscles lombricaux.

Synoviales digitales. Leur forme et leur trajet étant les mêmes pour toutes, il suffira également de décrire celle du médius. De *haut en bas*, elle commence au repli d'adossement avec la synoviale métacarpienne et se termine sur le milieu de la phalange unguéale. *Transversalement*, à partir du milieu de la face antérieure de la gaîne fibreuse, elle tapisse ses faces latérales, puis la gouttière ostéo-fibreuse des phalanges, s'adosse à elle-même au milieu, en formant des *replis*, et s'écarte de nouveau pour envelopper les tendons, de manière à former deux feuillets tendineux et capsulaires. Les *replis* synoviaux (*vincula tendinum*, Meckel) présentent une disposition assez remarquable. Pour les bien distinguer, il faut érigner en avant les deux tendons, en les écartant de la gouttière des phalanges. Le *repli phalanginien*, le plus considérable, occupe presque toute la longueur de la seconde phalange. Destiné au tendon profond qu'il enveloppe, il est assez lâche pour permettre un écartement de quatre à cinq lignes, en formant derrière le tendon une sorte de ligament postérieur, entre les feuillets duquel s'insinuent les vaisseaux nourriciers. Deux *replis phalangiens* triangulaires, plus courts que l'autre, se dégagent de la moitié inférieure des bords latéraux de la première phalange, et forment le lien et l'enveloppe des bandelettes de bifurcation des tendons superficiels. Leurs usages et leur structure sont les mêmes que pour le précédent. Plus haut, dans le point de leur bifurcation, les deux lamelles du tendon superficiel sont unies avec la tête de la première phalange par des ligamens filiformes de cinq à six lignes de longueur. Enfin, entre les tendons, la synoviale présente *trois replis*, deux en regard de la moitié supérieure de la première phalange, qui forment des anses synoviales ou des anneaux, réfléchis du tendon superficiel autour du tendon profond; le troisième est, en avant, dans l'angle de bifurcation des lamelles latérales du tendon fléchisseur.

Synoviale du tendon du long fléchisseur du pouce. Unique dans toute la hauteur du tendon, sa structure est très simple. Elle naît, en haut, de la terminaison des fibres du feuillet celluleux de la portion charnue, et se termine inférieurement sur la phalange unguéale, adossée latéralement à la synoviale carpienne commune, dont elle s'isole dans la paume de la main.

Les faces externe et postérieure de la main présentent des synoviales isolées, divisées en deux séries; les unes accompagnent les tendons jusqu'au point de leur implantation. Ce

(1) Planche 138.

sont les synoviales: 1° des *extenseurs et abducteurs du pouce*; 2° des *deux radiaux externes*, distincts pour chacun d'eux; 3° du *cubital postérieur*. Les synoviales de la seconde série ne sont bien distinctes que derrière le ligament demi-annulaire postérieur du carpe; elles ne nous ont paru accompagner les tendons que jusque vers la partie moyenne de la main. Ce sont: 4° la *synoviale de l'extenseur propre du petit doigt* et celle de l'*extenseur commun*. Cette dernière, en raison du nombre de ses tendons, est assez complexe; divisée par des cloisons de séparation antéro-postérieures, elle rappelle la disposition que nous avons décrite pour la synoviale carpienne commune, et permet à-la-fois, comme cette dernière, des mouvemens communs ou isolés.

APONÉVROSES DU MEMBRE ABDOMINAL.

APONÉVROSE D'ENVELOPPE COMMUNE.

Elle comprend les aponévroses des muscles de la hanche, le feuillet fibro-celluleux du grand fessier, les aponévroses fémorale, jambière, dorsale et plantaire du pied. A chacune de ces divisions se rapportent les cloisons et les gaînes partielles pour chaque fraction de membre. Enfin, comme au membre supérieur, nous terminerons par les gaînes synoviales des orteils.

APONÉVROSES DES MUSCLES DE LA HANCHE.

Aponévrose du moyen fessier (1).

Épaisse, très forte, elle est située sur le moyen fessier, à la partie postérieure et externe du bassin, où elle forme en ce point un appendice ou attache supérieure de l'aponévrose fémorale, dans sa bandelette fascia-lata. Elle naît, en haut, de la lèvre externe de la crête iliaque, depuis l'épine antérieure et supérieure jusqu'à l'attache du grand fessier. Elle descend sur la face externe du moyen fessier, aux fibres superficielles duquel elle donne attache dans la moitié supérieure de sa face interne; au-delà, elle continue de descendre jusque sur le grand trochanter, où elle se continue avec la bandelette du fascia-lata. En ce point existe une capsule synoviale qui facilite le glissement de l'aponévrose sur le tendon d'épanouissement du moyen fessier et du vaste externe. Ses fibres verticales, parallèles, sont épaisses et fasciculées. Sur ses bords, l'aponévrose se bifurque, en avant, pour donner naissance aux feuillets de la gaîne fibreuse du fascia-lata; en arrière, pour former les feuillets du moyen et du grand fessier, le bord supérieur de ce dernier se trouvant compris dans une duplicature à laquelle elle s'insère.

Feuillet fibro-celluleux du grand fessier. Mince, demi-transparent, plutôt celluleux que fibreux, en tout semblable à ceux du grand pectoral et du deltoïde, il revêt toute la surface postérieure du muscle grand fessier. Il se compose manifestement de deux plans de fibres: les plus légères, parallèles à celles du muscle; les plus fortes, perpendiculaires à la direction de ces dernières, et formant des couches concentriques à concavité interne, nées en haut et en dehors de l'aponévrose du moyen fessier et de la bandelette du fascia-lata, et venant se confondre sur le bord inférieur de l'aponévrose fémorale, en formant, pour le muscle, une sorte de capsule de contention.

Feuillet fibro-celluleux profond du moyen fessier. Il fait suite à la forte aponévrose d'insertion et de contention, et constitue l'un des deux feuillets amincis de sa duplicature sur le bord supérieur du grand fessier. Il tapisse le faisceau profond du moyen fessier jusqu'à son bord interne et postérieur, où il se termine sur la cloison qui sépare ce muscle du pyramidal.

Feuillet du petit fessier. Encore plus mince que le précédent, il sépare l'un de l'autre les deux muscles, et s'étend du feuillet postérieur du fascialata à la cloison du pyramidal.

Feuillet des muscles rotateurs du fémur. Il fait suite à celui du moyen fessier, tapisse la face postérieure du pyramidal et des jumeaux, et s'insère en dedans sur l'os coxal, au pourtour de la grande échancrure sciatique, et en bas sur le grand ligament sacro-sciatique et sur la cloison de séparation du jumeau inférieur avec le carré crural. Ce feuillet est remarquable par les arcades vasculaires, ellipsoïdes, qu'il forme pour le passage des vaisseaux et nerfs fessiers, honteux et ischiatiques.

APONÉVROSE FÉMORALE (1).

Cette aponévrose conoïde forme l'enveloppe commune sous-cutanée de la cuisse; c'est la plus forte et la plus épaisse de toutes les enveloppes de ce genre. Continue avec elle-même suivant sa coupe transversale dans toute la circonférence de la cuisse, elle se divise néanmoins de haut en bas en trois plans distincts pour la forme et la structure, et correspondant à un pareil nombre de régions, l'une externe, l'autre antérieure, et la troisième interne et postérieure.

Région externe. Elle est formée par une vaste bandelette, dite *fascia-lata*, la plus épaisse et la plus forte parmi les aponévroses de contention. Cette bandelette, qui enveloppe à l'extérieur le vaste externe, fait suite en haut sur le grand trochanter: 1° au milieu, à l'aponévrose du moyen fessier, que nous avons considérée comme son attache supérieure; 2° latéralement, à deux muscles qui en sont les tenseurs, en arrière, le grand fessier, dont l'attache aponévrotique forme l'origine postérieure et supérieure de la bandelette fascia-lata; en avant, les deux feuillets de la gaîne du muscle du même nom: en sorte que cette gaîne elle-même, fixée à l'épine iliaque antérieure et supérieure, n'est autre que l'attache, en ce point, de la bandelette fascia-lata, renfermant dans une duplicature son muscle tenseur propre. Des *deux feuillets* de la gaîne du fascia-lata, considérés comme appendices ou attaches de la bandelette principale, le *superficiel*, né de l'épine par un tendon membraneux, donne attache, par ses faces interne et antérieure, aux fibres du muscle. Le *feuillet profond* sépare le muscle fascia-lata des bords antérieurs des moyen et petit fessiers. Les deux gouttières latérales de la gaîne forment des cloisons de séparation; l'externe et postérieure se confond avec la forte aponévrose du moyen fessier; l'interne et antérieure sépare le fascia-lata, aux fibres courbes duquel elle donne attache, de l'extrémité supérieure du couturier et du droit antérieur de la cuisse. Enfin, la base du muscle fascia-lata s'insère dans la gouttière de jonction des deux feuillets, à laquelle fait suite l'aponévrose dont il est le tenseur.

Née supérieurement de ces diverses origines, l'aponévrose fascia-lata descend sur le muscle vaste externe jusqu'auprès de l'articulation du genou. En avant, elle s'unit à la portion antérieure

(1) Planche 163.

(1) Planche 162.

de l'aponévrose fémorale sur le sillon du droit antérieur, et s'attache inférieurement, par des fibres courbes à concavité interne, sur le bord adjacent du tendon du muscle, où elle se confond avec l'aponévrose superficielle du genou. En arrière, la bandelette fascia-lata se continue avec l'aponévrose fémorale postérieure, en adhérant fortement par sa face interne à la forte cloison qui sépare le vaste externe de la longue portion du biceps. Enfin, à sa partie inférieure, l'aponévrose fascia-lata se concentre en un tendon membraneux très épais, qui descend obliquement d'arrière en avant sur la face externe de l'articulation fémoro-tibiale, reçoit le ligament latéral externe de la rotule qui vient se confondre dans son épaisseur, s'implante avec lui sur les tubérosités du fémur et du tibia, et se termine sur le bord externe de la rotule et du tendon commun des extenseurs de la cuisse.

La bandelette fascia-lata supporte dans l'état de repos le poids du muscle vaste externe, le contient dans ses mouvemens, et diminue, par sa résistance, l'effort par lequel il tend à luxer la rotule en dehors. Le tendon inférieur, très apparent sous la peau dans les contractions, fait en outre, pour l'articulation, l'office d'un ligament latéral externe et antérieur.

Région antérieure. Elle comprend tout l'espace qui s'étend de haut en bas depuis le pli de l'aine jusqu'au genou, et transversalement, du sillon externe du grand droit au sillon antérieur du droit interne. Sa texture varie dans chaque point, suivant les muscles qu'elle recouvre. En haut, dans le milieu du triangle compris entre l'arcade crurale, le couturier et le premier adducteur, se trouve le trou du passage de la veine saphène interne, qui s'enfonce pour se jeter dans la veine fémorale. Le contour de l'orifice offre une disposition particulière. L'aponévrose, à partir du pubis, forme de grandes anses à concavité supérieure, qui remontent en dehors pour se fixer à l'arcade crurale, en inscrivant un ovale dont la petite extrémité, à bord épais, est tournée en bas. Le fond de l'anse est un repli falciforme, sur lequel s'infléchit la veine saphène pour traverser le plan aponévrotique. L'aire de l'ovale est formée par une lame fibreuse rayonnée, détachée du bord externe, et qui va se fixer à l'arcade crurale en ne laissant d'ouvert que le trou inférieur. C'est cette lame, qui porte le nom de *feuillet superficiel*, et qui est censée former la paroi antérieure du canal crural, canal qui n'existe pas en réalité, vu l'adhérence du feuillet avec sa face postérieure. Ce feuillet, du reste, assez mince, est percé d'un nombre considérable de petits trous vasculaires (voyez *Pl.* 69), d'où le nom de *fascia cribriformis* qui lui a été donné. L'aponévrose fémorale est formée de fibres courbes à concavité supérieure, au milieu et en dedans de la cuisse, sur les muscles adducteur, couturier et droit antérieur. Elle présente inférieurement, sur ce dernier muscle et sur le triceps, d'autres fibres à concavité inférieure. Une bandelette verticale, détachée du vaste interne, vient se rendre sur le bord interne du tendon du couturier, en établissant la liaison des aponévroses fémorale et jambière. Enfin, de l'enveloppe inférieure des deux vastes, se dégage une bandelette à anses concentriques, tournées en haut, qui enveloppe la rotule et son ligament : cette bandelette, fixée inférieurement sur le tibia, forme l'aponévrose superficielle du genou qu'elle supporte en avant.

Mais c'est principalement à la partie supérieure de cette région que l'aponévrose fémorale offre une particularité remarquable. Du sommet de l'épine iliaque antérieure et supérieure, au-devant de l'attache du couturier, procède un épais faisceau aponévrotique rayonné. L'embranchement principal, qui fait suite au tendon commun, s'isole en irradiant sur le droit antérieur, jusqu'au tiers inférieur de la cuisse, et latéralement il s'épanouit en dehors sur la bandelette fascia-lata. Supérieurement, du tendon commun, naissent des épanouissemens qui se distribuent, en dedans, sur la gaîne du couturier et des adducteurs; en dehors, sur le feuillet superficiel du fascia-lata. Ce vaste faisceau rayonné, qui attache l'aponévrose fémorale à l'épine iliaque, et supporte, par cette dernière, le poids des masses charnues, n'a pas, à proprement parler, de tenseur spécial, probablement en raison des usages variés des muscles qu'il recouvre.

Région interne et postérieure. L'aponévrose y est plus mince que partout ailleurs, et de texture très simple. Elle se compose de fibres courbes transversales, qui, nées en arrière de la bandelette fascia-lata et de la cloison intermusculaire externe, forment l'enveloppe des muscles fléchisseurs et adducteurs, et viennent rejoindre l'aponévrose antérieure sur le sillon du couturier. Vers le creux du jarret, l'aponévrose postérieure contracte des adhérences avec les gaînes des tendons, et envoie, sur l'enveloppe des jumeaux, deux bandelettes verticales qui établissent la liaison commune. Enfin, dans le creux du jarret, entre les tendons du biceps, du demi-tendineux et des jumeaux, cette aponévrose forme une toile transversale percée par l'arcade de passage de la veine saphène externe.

Circonférence supérieure de l'aponévrose fémorale. 1° A la région antérieure, elle s'attache sur l'adossement de l'aponévrose du grand oblique, dit le *ligament de Poupart*, et, par l'intermédiaire de ce dernier, les muscles abdominaux deviennent les véritables tenseurs de l'aponévrose fémorale en avant. Au-dessous de l'arcade crurale, c'est le feuillet superficiel qui est l'enveloppe extérieure, le feuillet profond, comme nous le savons déjà, étant formé par le prolongement de l'aponévrose lombo-iliaque. 2° En dedans, l'aponévrose fémorale naît du corps et de la branche descendante du pubis; 3° en arrière, elle est fixée sur la tubérosité sciatique et le grand ligament sacro-sciatique; 4° en dehors, nous avons vu qu'elle faisait suite latéralement à ses deux tenseurs, et qu'au milieu elle s'implantait sur la crête iliaque par l'aponévrose du moyen fessier.

Circonférence inférieure. Celle-ci nous est déjà connue, en arrière, par sa continuation avec l'aponévrose jambière; en avant, par la formation de l'aponévrose superficielle du genou; et sur les côtés, par l'insertion du tendon du fascia-lata en dehors, et en dedans, par l'union de l'aponévrose fémorale avec le tendon du couturier.

APONÉVROSES PARTIELLES DE LA CUISSE (1).

Les muscles de cette région, de longueur inégale, et parcourant des portions plus ou moins grandes de la longueur de la cuisse, composent un système de loges aponévrotiques très complexe. Il n'existe, à proprement parler, qu'une grande cloison intermusculaire commune, qui occupe à-peu-près toute la hauteur du membre : c'est la cloison externe; les autres, qui n'appartiennent qu'à certains muscles, leur servent d'implantation, et font partie de leur gaîne spéciale.

Cloison intermusculaire externe. Elle naît du grand trochanter, et s'unit au tendon du grand fessier; au-delà, elle longe la lèvre externe de la ligne âpre, suit la ligne inférieure de bifurcation

(1) Planches 164 et 167, fig. 2.

correspondante, et se termine en bas au condyle externe. Épaisse et très forte, elle est à-la-fois aponévrose d'insertion et de contention; elle donne attache en dehors au vaste externe et à la courte portion du biceps; et en dedans, elle forme la paroi de la gaîne des muscles fléchisseurs; par ses bords, elle s'étend du fémur à l'aponévrose d'enveloppe fémorale.

Quelques auteurs ont considéré comme cloison intermusculaire interne la grande aponévrose du vaste interne; mais, comme elle sert uniquement d'insertion à ce muscle, nous l'avons décrite dans la *Myologie*.

Gaînes musculaires de la cuisse. La cuisse, suivant sa longueur, se partage en trois groupes aponévrotiques: en avant, les extenseurs; en arrière, les fléchisseurs; et en dedans, les adducteurs. Le groupe antérieur est séparé des deux autres, en dehors, par la cloison intermusculaire externe, et en dedans, par la grande aponévrose d'insertion du vaste interne. La gaîne du grand adducteur sépare les deux groupes interne et postérieur.

Gaîne des extenseurs. Elle est assez simple en elle-même, car elle ne se compose que de l'enveloppe du triceps et du droit antérieur; mais au-devant d'elle s'adapte la gaîne du couturier, et sous l'enveloppe commune de l'aponévrose fémorale se trouve également comprise la terminaison de celle du psoas-iliaque.

1° La *gaîne du droit antérieur* est formée, en avant, par l'aponévrose fémorale et le faisceau d'épanouissement dont nous avons parlé; en arrière et en dehors, elle est constituée par un simple feuillet fibro-celluleux, qui l'isole du crural antérieur et du vaste externe; en dedans, elle s'adosse aux gaînes du couturier et du vaste interne.

2° La *gaîne du triceps* nous est déjà connue par la réunion des parties qui la composent: pour le vaste externe, la bandelette fascia-lata; en avant, le feuillet du droit antérieur; dans la portion sous-cutanée du vaste interne, l'aponévrose fémorale; et en arrière, les cloisons intermusculaires.

3° La *gaîne du couturier* est spéciale à ce muscle. Elle est formée, pour sa face sous-cutanée, par l'aponévrose fémorale; et, pour sa face profonde, par un feuillet propre.

4° Quant à la terminaison de la *gaîne du psoas iliaque*, nous avons vu que ce muscle, au sortir du bassin, était enveloppé par un prolongement de l'aponévrose lombo-iliaque; en dedans, une aponévrose spéciale recouvre le pectiné. C'est dans la gouttière commune de ces deux aponévroses que se trouve logée la gaîne des vaisseaux fémoraux.

Gaîne des adducteurs (voyez *planche* 154). Elle est comprise entre l'aponévrose d'insertion du vaste interne en avant; en arrière, le feuillet postérieur d'enveloppe du troisième adducteur, et en dedans, l'aponévrose fémorale. Elle se compose de cinq loges renfermant le pectiné, le droit interne et les trois adducteurs. Le droit interne, comme le couturier, est renfermé dans une loge spéciale formée par l'aponévrose fémorale en dedans, et en dehors un feuillet fibro-celluleux propre. Les adducteurs sont renfermés en commun dans une grande loge triangulaire, dont la base est en haut, et qui elle-même se trouve subdivisée par les cloisons qui séparent le petit adducteur de ses deux congénères. En bas, la gaîne commune est unie à l'aponévrose du vaste interne par une enveloppe triangulaire du canal fémoro-poplité. (Voyez *planche* 133.)

Gaîne des fléchisseurs. Elle renferme en commun le biceps, le demi-tendineux et le demi-membraneux. Limitée de dehors en dedans, entre la cloison intermusculaire externe et le troisième adducteur; et en arrière, par l'aponévrose fémorale, elle est coupée par les feuillets de séparation des muscles.

Gaîne des vaisseaux fémoraux (1). Comprise d'abord à la partie supérieure de la cuisse dans le sillon des psoas iliaque et pectiné, et recouverte au-delà par le feuillet postérieur du couturier, elle s'enfonce dans le canal fémoro-poplité, et reparaît au milieu du jarret; les ramifications de l'artère profonde traversent successivement d'avant en arrière les aponévroses d'insertion et d'enveloppe des adducteurs, pour entrer dans les gaînes des muscles fléchisseurs.

APONÉVROSE JAMBIÈRE (2).

Elle forme l'enveloppe propre des muscles de la jambe, entre l'articulation du genou et celle du coude-pied. A l'extérieur, elle se compose manifestement de deux portions, l'une externe et antérieure, et l'autre interne et postérieure. La portion externe et antérieure naît en haut de la crête externe du tibia, de la tête du péroné et du tendon du biceps, par d'épais faisceaux aponévrotiques, qui descendent en rayonnant sur les muscles, et viennent se confondre au milieu de la jambe avec un autre plan de fibres, qui procèdent du péroné par les cloisons latérales. Les faisceaux aponévrotiques supérieurs ne servent point, comme on l'a dit, d'insertion par leur face interne aux muscles sous-jacens, cet objet étant rempli par une aponévrose spéciale que nous avons décrite avec ces derniers. Au niveau du tiers supérieur de la jambe, la direction des fibres, comme nous venons de le voir, devient oblique de haut en bas et de dehors en dedans, à partir des grandes cloisons externes, en se rendant vers l'angle antérieur sous-cutané du tibia. De cet angle procèdent d'autres fibres très courtes, obliques, en sens inverse, qui se lient et s'entre-croisent avec les premières. Cette disposition continue de régner jusqu'à la partie inférieure de la jambe au voisinage du ligament annulaire du tarse, où la direction des fibres devient inverse. L'aponévrose, en ce point, revêt la face sous-cutanée du tibia pour gagner la face interne; de sorte qu'à la partie inférieure de la jambe elle embrasse toute la circonférence du membre, tandis qu'à sa partie moyenne elle s'arrête sur les angles du tibia, sans revêtir la face sous-cutanée de cet os. La portion interne et postérieure de l'aponévrose jambière, beaucoup plus mince que la précédente, enveloppe les jumeaux et le soléaire. Elle est formée de grandes fibres transversales courbes à concavité supérieure, qui enveloppent les deux jumeaux comme une sorte de capsule de suspension. Elle s'étend en travers, des cloisons intermusculaires externes à l'angle interne du tibia, excepté inférieurement, où, comme nous venons de le dire, elle recouvre cet os pour se continuer avec l'aponévrose antérieure.

La *circonférence supérieure* fait suite à l'aponévrose fémorale au contour du genou. En avant, sur la crête externe du tibia, la liaison est déterminée par un faisceau rayonné, qui se confond en haut avec le tendon de l'aponévrose fascia-lata; en dedans, avec l'aponévrose superficielle du genou et le ligament rotulien; en bas, avec les épanouissemens du tendon du couturier. Sur la face interne et antérieure, ce même tendon, intermédiaire entre les aponévroses des deux fractions du membre, leur sert d'union commune par des bandelettes fibreuses, qui rejoi-

(1) Planche 154, et tome IV, page 43.
(2) Planche 155.

gnent, par son bord supérieur, l'aponévrose superficielle du genou, et, par son bord inférieur, celle de la jambe. En arrière, nous avons vu que les aponévroses continues des deux fractions du membre sont également fortifiées par des bandelettes dégagées des tendons de la cuisse, et qui s'épanouissent en regard des jumeaux. La *circonférence inférieure* de l'aponévrose jambière forme l'épaississement qui constitue le *ligament annulaire du tarse.*

Aponévroses partielles de la jambe.

Elles comprennent deux grandes loges communes, l'une externe et antérieure, l'autre interne et postérieure, qui se subdivisent à leur tour en deux autres.

Gaîne commune externe et antérieure (voyez *planche* 156). Elle renferme les muscles extenseurs et péroniers; elle est bornée, en avant, par la face externe du tibia; en dehors et en arrière, par une grande cloison verticale, née de l'angle postérieur du péroné, qui sépare les muscles péroniers du jambier postérieur et du soléaire. Une autre cloison verticale, qui procède de l'angle externe du péroné et du ligament interosseux, divise en deux parties la gaîne commune et sert de moyen d'isolement entre les gaînes spéciales, des péroniers en arrière, et, en avant, du jambier antérieur et des extenseurs. Au-dessus de la malléole externe cette cloison se bifurque en deux lamelles, qui s'attachent sur les crêtes du péroné, dont la portion intermédiaire est sous-cutanée.

La gaîne des extenseurs est de nouveau subdivisée, à sa partie supérieure, par une aponévrose assez forte, qui donne attache au jambier antérieur et au long extenseur commun, et, dans le reste de son étendue, par des feuillets propres à ces deux muscles et au long extenseur du gros orteil.

Gaîne commune postérieure. Elle se subdivise en deux autres, qui renferment les muscles superficiels et les muscles profonds. La *gaîne superficielle* des jumeaux et du soléaire est formée, en arrière et sur les côtés, par l'aponévrose jambière postérieure; en avant, elle est séparée des péroniers par la grande cloison intermusculaire externe, et des muscles profonds, par leur aponévrose postérieure. La *gaîne profonde* renferme le jambier postérieur et les fléchisseurs des orteils. Son aponévrose postérieure, très forte, forme une cloison transversale, tendue entre le péroné et l'aponévrose jambière dans le point où elle s'insère à l'angle interne du tibia. De la face antérieure de cette aponévrose se dégagent des feuillets partiels, qui séparent les uns des autres les trois muscles de cette région.

Ligament annulaire du tarse (1).

C'est une forte bandelette circulaire, résistante, développée dans l'épaisseur des aponévroses jambière et dorsale du pied, dans la ligne de leur jonction commune. Dans sa forme générale, il représente une bride, fixée de chaque côté sur les tubercules plantaires du calcanéum, et qui embrasse, dans une anse, l'articulation tibio-tarsienne, maintient les nombreux tendons qui la franchissent, et fait, pour ceux des muscles fléchisseurs du pied, l'office de poulie de renvoi.

Le ligament annulaire du tarse se compose évidemment de trois portions, une médiane et deux latérales. La portion médiane, la plus essentielle, forme une large bande oblique de haut en bas et de dedans en dehors, qui s'insère de la malléole du tibia à celle du péroné et à la gaîne des tendons péroniers latéraux (voyez *planche* 141); en dedans, une bandelette inférieure, qui rejoint l'aponévrose plantaire, maintient isolément les tendons de l'extenseur propre du pouce et du jambier antérieur (voyez *planche* 138). Cette bandelette médiane se continue supérieurement avec l'aponévrose jambière, et lui est unie en dehors par un faisceau divergent né de la malléole externe (voyez *planche* 155). Par son bord inférieur, elle se continue avec l'aponévrose dorsale du pied; elle contient dans des gaînes les tendons du jambier antérieur, des deux extenseurs, des péroniers, et les vaisseaux tibiaux antérieurs.

Les deux portions latérales font suite à la précédente: l'interne naît de la malléole tibiale, et se fixe, en bas, à la crête interne du calcanéum. Dans son trajet, elle maintient et renforce les gaînes de glissement des tendons du jambier postérieur et des deux longs fléchisseurs des orteils; elle protége également la gaîne des vaisseaux et nerfs tibiaux postérieurs, auxquels elle fournit un canal, et présente des arcades de passage pour les ramuscules vasculaires des os. La portion externe concourt en commun, avec l'anse médiane à former la gaîne, des tendons péroniers; elle s'insère en bas et en arrière sur la crête externe du calcanéum.

APONÉVROSES DU PIED.

Il y en a deux principales, dorsale et plantaire, auxquelles se rapportent les divisions secondaires de l'une et l'autre face du pied.

Aponévrose dorsale (1).

Elle fait suite au bord antérieur du ligament annulaire du tarse, et s'étend sur la voûte du pied, où elle sert à contenir les tendons des extenseurs. Formée de fibres courbes transversales, elle enveloppe le pied de l'un à l'autre bord, confondue vers la face plantaire avec les feuillets de l'adducteur du gros orteil et de l'abducteur du petit orteil, en adhérant de chaque côté à la portion sous-cutanée des os métatarsiens. En avant, elle se continue avec les gaînes synoviales des tendons sur les articulations métatarso-phalangiennes. Sous l'aponévrose dorsale se trouvent la gaîne *fibro-celluleuse propre* du muscle pédieux et les *petites aponévroses interosseuses dorsales* qui ferment en haut les espaces des os métatarsiens.

Aponévroses plantaires (2).

Au nombre de trois, l'une moyenne et deux latérales, elles offrent dans leur distribution la plus grande analogie avec celles de la main.

Aponévrose plantaire moyenne. Tendineuse, épaisse, et la plus forte des aponévroses d'insertion et de contention, elle s'implante en arrière à la crête médiane inférieure du calcanéum, au-dessous de l'attache du court fléchisseur commun des orteils, qu'elle embrasse, et aux fibres duquel elle sert d'implantation par sa face supérieure. Dirigée d'arrière en avant suivant la ligne moyenne du pied, elle se rétrécit d'abord à un pouce de son origine, puis s'élargit de nouveau, et se divise en cinq bandelettes digitales, distinctes quoique unies par leurs bords, qui gagnent, en divergeant, les articulations métatarso-phalangiennes des orteils.

(1) Planche 155, 150 et 143.

(1) Planches 155 et 156.
(2) Planche 157.

Au niveau de ces articulations, la structure de l'aponévrose plantaire moyenne, assez complexe, offre à considérer : 1° Un feuillet à fibres courbes transversales, recouvert lui-même par un tissu aréolaire adipeux, étendu de l'un à l'autre bord du pied : il constitue un *fascia superficialis*, espèce de coussinet sous-méta-tarso-phalangien. Dans ce fascia viennent se rendre des lamelles superficielles, dégagées du bord interne des bandelettes digitales, qui forment en avant les attaches de l'aponévrose plantaire dans le corps de la peau où elles se terminent. 2° Sous le fascia superficialis se présente un *ligament transverse cutané, sous-métatarso-phalangien*, étendu, comme son analogue à la main, de l'un à l'autre bord, confondu sous la gaîne synoviale des orteils par un entre-croisement en X, et adhérant par son bord postérieur libre aux bandelettes digitales de l'aponévrose. 3° Ces bandelettes elles-mêmes s'isolent les unes des autres, au milieu de la région métatarsienne, réunies seulement dans leurs intervalles par des prolongemens du fascia sous-cutané ; chacune d'elles se divise en deux lamelles, l'une interne et superficielle, que nous avons déjà vue rejoindre le fascia superficialis pour se jeter dans le corps de la peau, et l'autre externe profonde, qui contourne les articulations métatarso-phalangiennes en dehors, où elle s'implante sur les ligamens latéral externe et glénoïdien.

L'aponévrose médiane plantaire contient avec énergie le groupe des muscles et des tendons fléchisseurs des orteils. Sur ses bords, elle est unie dans toute la longueur avec les aponévroses latérales par une suture commune, que renforcent trois rangs de bandelettes transversales, un postérieur au-devant du calcanéum, un moyen sous les articulations tarso-métatarsiennes, et en dedans, sous l'adducteur du pouce, une forte lame aponévrotique qui maintient ce muscle, et se fixe sur la face interne du premier os métatarsien.

L'aponévrose plantaire interne, également très épaisse, forme l'enveloppe de l'adducteur du pouce, dont les fibres s'insèrent à sa face profonde. Née du calcanéum et du ligament annulaire du tarse, elle se continue en haut avec l'aponévrose dorsale du pied ; en bas, elle est unie avec l'aponévrose médiane plantaire, et se confond avec la bandelette de renforcement détachée de cette dernière ; en avant, elle se perd au pourtour de l'articulation métatarso-phalangienne.

L'aponévrose plantaire externe naît aussi, en arrière, du calcanéum et du ligament annulaire du tarse. Très épaisse en dehors, elle adhère au tubercule du cinquième os métatarsien, et se divise au-delà en deux bandelettes, dont l'externe, qui en forme la continuation, vient se fixer sur le bord correspondant de l'articulation phalangienne du cinquième orteil, tandis que l'interne rejoint l'aponévrose moyenne, avec laquelle elle se confond.

Les trois aponévroses plantaires servent à-la-fois d'enveloppes et de surfaces d'insertion aux groupes musculaires correspondans de la voûte du pied. Dans leur ensemble, elles constituent un fort épanouissement fibreux triangulaire, implanté sur toutes les saillies superficielles des os, que l'on peut considérer comme un vaste ligament sous-musculaire, qui contribue puissamment à maintenir dans ses rapports la grande voûte tarso-métatarsienne, portion immobile de la charpente osseuse du pied.

Les *aponévroses plantaires partielles* sont en assez grand nombre : 1° deux cloisons latérales, externe et interne, nées de l'aponévrose médiane, qui séparent le court fléchisseur de l'adducteur du gros orteil et de l'abducteur du petit orteil, en servant à leurs attaches communes ; 2° un feuillet de séparation du court fléchisseur, avec l'accessoire et le tendon du long fléchisseur ; 3° des feuillets partiels en nombre pareil à celui des petits muscles du premier et du cinquième orteil ; 4° une aponévrose commune interosseuse plantaire, d'où partent des cloisons qui rejoignent l'aponévrose interosseuse dorsale, en séparant les deux muscles d'une même paire. Ces diverses lames fibreuses, analogues de celles de la main, ne méritent pas une description étendue.

Gaînes synoviales des tendons du pied (1).

Face dorsale. Le jambier antérieur et l'extenseur propre du gros orteil ont chacun une synoviale qui accompagne le tendon dans toute son étendue. Le tendon de l'extenseur commun présente une disposition différente. Une synoviale s'étend depuis l'origine des tendons jusqu'à sa division quadrifide sur la face dorsale du tarse. En ce point existe un adossement ou repli transversal, au-dessous duquel existent, pour les quatre tendons destinés aux orteils, autant de synoviales qui nous ont paru se perdre sur les articulations métatarso-phalangiennes.

Face plantaire. Le tendon du court péronier latéral n'a qu'une synoviale. Il en existe deux pour celui du long péronier latéral, adossées dans l'angle de réflexion sur le cuboïde, l'une verticale ou jambière, et l'autre transversale ou sous-métatarsienne. Le tendon du long fléchisseur propre du gros orteil est également pourvu de deux synoviales, l'une tarso-métatarsienne, et l'autre digitale. Enfin, il en existe, comme à la main, de trois sortes pour les tendons fléchisseurs communs : 1° Une synoviale tibio-tarsienne pour le tendon long fléchisseur, jusqu'au point de son entre-croisement avec le fléchisseur du pouce. En ce point existe un vaste repli qui facilite le glissement des deux tendons et se trouve fortifié par une bride fibreuse transversale, étendue entre le calcanéum et l'articulation cunéo-scaphoïdienne. 2° Au-dessous de ce point commence une synoviale métatarsienne, qui se divise, avec le tendon, en quatre embranchemens, dans lesquels s'insinuent les tendons du court fléchisseur commun. Ces quatre synoviales se terminent sous les articulations métatarso-phalangiennes, pour s'adosser avec celles des orteils, suivant une disposition en tout semblable à celle des doigts.

(1) Planche 139.

COUP D'ŒIL GÉNÉRAL

SUR L'ENSEMBLE ET LES FONCTIONS

DU SYSTÈME LOCOMOTEUR.

Dans l'appréciation des divers mécanismes, on abrége et on simplifie singulièrement l'étude, en partant de ce point de vue de causalité, que, tout organisme étant disposé par une sagesse et une prévision infaillibles de la manière la plus heureuse pour le but qu'il doit remplir, les appareils qui en dépendent, et les systèmes qui composent ces appareils, sont nécessairement liés entre eux par une harmonie commune en rapport avec l'intention générale de l'organisme, de telle sorte que la connaissance de l'un de ces systèmes, dans ces détails, doit faire préjuger les principales particularités des autres. Cette méthode, à laquelle nous aurons fréquemment recours dans notre Anatomie philosophique, n'est peut-être qu'un artifice susceptible d'être combattu, dans les détails, pour les organes rudimentaires ou de transition dans l'échelle animale; mais au moins elle est féconde et vraie dans l'appréciation des appareils.

Toutefois, si l'imperfection de nos connaissances rend une semblable appréciation très difficile, ou même impossible, pour les appareils complexes, il n'en est pas de même du système locomoteur, si simple dans sa structure et dans ses fonctions. Il suffit, en effet, de considérer attentivement le squelette syndesmologique, pour y reconnaître, dans leur coordination relative, les mouvemens possibles, qui sont aussi, par rapport à l'organisme, les mouvemens nécessaires; et une fois cette connaissance acquise, pour en déduire l'existence, et même la situation, la forme et la plupart des qualités des muscles qui y concourent, dans des limites et avec des détails dont la certitude serait en raison directe de l'étude plus ou moins approfondie du squelette lui-même et de la portée de notre esprit.

De cet examen il ressort deux faits généraux:

1° Tous les mouvemens du corps humain sont subordonnés à la station verticale sur les membres abdominaux, les membres thoraciques, étrangers au support et suspendus librement à l'extérieur, n'étant que des organes de préhension; d'où il résulte que l'homme est essentiellement *bipède* et *bimane*.

2° Les mouvemens partiels sont coordonnés en un ensemble harmonique et se résument en deux mouvemens généraux, l'*extension* et la *flexion*, toujours opposés l'un à l'autre, et dont chacun a pour objet plus spécial d'établir les rapports, soit de l'homme avec lui-même, soit de l'organisme avec le monde extérieur.

Nous ne ferons que tracer, dans un aperçu rapide, l'indication de ces deux conditions fondamentales de l'appareil locomoteur.

STATION VERTICALE.

On en trouve les preuves à-la-fois dans les trois systèmes, osseux, ligamenteux et musculaire.

SYSTÈME OSSEUX.

Squelette.

La superposition des leviers, la tête, le rachis, le fémur, le tibia, dans une ligne verticale, reposant sur une base horizontale, le pied.

Tronc.

1° La forme pyramidale, les courbures inverses et le peu de flexibilité du rachis, la largeur croissante du corps des vertèbres du cou vers les lombes, la brièveté de la colonne cervicale, la direction, la forme conique et le mode d'emboîtement du sacrum; et l'incurvation en dedans du coccyx. 2° Le peu de hauteur et la grande largeur des os iliaques, la forme capsulaire et le mode d'inclinaison du bassin, et la direction en bas des cavités cotyloïdes. 3° La courbure considérable des côtes, d'où résulte l'ampliation et la voussure du thorax destiné à proéminer en avant.

Tête.

1° La position du trou occipital plus antérieure que chez les quadrupèdes, la direction des condyles horizontale comme les arcades dentaires. 2° La face aplatie, verticale et tournée en avant, disposition corrélative avec la direction des condyles, et sans laquelle les organes des sens seraient fixés vers le sol.

Membres abdominaux.

1° La longueur et le volume des os plus considérables que dans le membre thoracique. 2° La direction des surfaces articulaires, et leur emboîtement disposé pour la station verticale. 3° La largeur du pied, sa forme en double voûte, sa prolongation en avant, et le volume considérable du tarse par rapport à l'exiguïté des orteils. 4° L'angle droit, formé par l'articulation tibio-tarsienne. 5° L'isolement complet des deux os de la jambe, le volume assez considérable du péroné et l'existence de la malléole externe. 6° La longueur et l'obliquité du col du fémur, et en général l'extrême longueur de cet os dans son entier.

Membres thoraciques.

Tous les caractères de ces membres, univoques pour en faire un organe de préhension, excluent absolument la possibilité qu'il puisse servir à la station: 1° Leur brièveté et leur faiblesse comparativement aux membres abdominaux. 2° Leur écartement considérable du plan moyen, causé par l'existence de la clavicule. 3° La direction de la cavité cotyloïde en dehors. 4° La largeur de la main, sa forme voûtée, la longueur des doigts et leur mouvement d'opposition. 5° Le contact des surfaces de l'articulation radio-carpienne, qui n'a lieu que dans la continuité du membre. 6° L'étroitesse des surfaces huméro-cubitale et radiale, favorable à la rapidité de la flexion, mais, par cela même, incapable de fixité comme support. 7° La mobilité partielle du radius, et la direction du coude en dehors qui indique la tendance du membre à se fléchir vers l'adduction.

SYSTÈME LIGAMENTEUX.

1° La résistance et la flexibilité différentes des ligamens, qui permettent plus de mobilité dans les membres thoraciques, et plus de solidité dans les membres abdominaux. 2° Le peu de développement du ligament cervical postérieur.

SYSTÈME MUSCULAIRE.

Les argumens qu'il fournit en faveur de la station verticale sont très nombreux.

Sujet complet.

1° Son développement en hauteur. 2° La largeur des épaules comparativement à l'étroitesse du bassin. 3° La forme de prisme rectangulaire du tronc et l'excès du diamètre transversal sur le diamètre antéro-postérieur. 4° Le parallélisme des muscles de la station aux leviers qu'ils font mouvoir, plus évident que chez les quadrupèdes.

Tronc.

1° Le développement considérable de la masse du sacro-spinal, destinée à produire l'extension. 2° La force proportionnelle des muscles de la nuque, moindre que dans les quadrupèdes relativement au poids de la tête, mieux supportée par le rachis. 3° Le peu d'inclinaison du diaphragme et la faiblesse de son foliole médian et de ses attaches chondro-xiphoïdiennes, qui n'ont point à supporter le poids des viscères abdominaux.

Tête.

L'aplatissement des lèvres de l'homme, qui ne permettent l'alimentation qu'à l'aide du membre thoracique, organe intermédiaire de préhension.

Membres abdominaux.

1° L'existence et le grand nombre de muscles plantaires destinés à saisir le sol. 2° Le volume et la force considérables des muscles extenseurs: (*a*) le mollet, extenseur du pied; (*b*) le groupe antérieur de la cuisse, extenseur de la jambe; (*c*) les fessiers, extenseurs de la cuisse. 3° La faiblesse proportionnelle des muscles fléchisseurs.

Il est presque inutile de reproduire les différences que présentent les muscles des membres thoraciques, où la prédominance en nombre, en force et en volume, qui appartient aux fléchisseurs, fait partie de leurs caractères comme organes de préhension.

PUISSANCES MUSCULAIRES DANS LA STATION.

La station verticale de l'homme est un phénomène complexe, qui a pour effet d'établir la succession des os du squelette dans une contiguïté rectiligne. La superposition des leviers qui se transmettent le poids de haut en bas, est bien la première cause de la rectitude du corps; mais, vu la forme arrondie, le peu de contact et le poli des surfaces de glissement, les articulations tendraient aussitôt à se fléchir, si elles n'étaient incessamment maintenues dans leurs rapports par un effort musculaire énergique et soutenu. Dans toute la hauteur du corps, les muscles qui agissent principalement dans la station sont les extenseurs. A l'exception du membre thoracique, étranger au support, ces muscles sont, dans toutes les régions, les plus forts et les plus volumineux, l'extension étant par le fait le mouvement essentiel, qui enlève le poids du corps, ou, en d'autres termes, qui neutralise la force de gravitation, tandis que la demi-flexion tend à se produire d'elle-même, par un simple effet de pesanteur, dans l'état d'inertie des muscles, comme on l'observe accidentellement dans le sommeil, la syncope, l'ivresse, ou d'une manière permanente chez les individus faibles, le jeune enfant et le vieillard.

Station verticale sur les deux membres abdominaux. Les pieds sont fixés par les muscles du mollet, les jambes par les triceps fémoraux, et les cuisses par les fessiers. Toutefois les fléchisseurs ne sont pas absolument inactifs. Les fléchisseurs du pied maintiennent le tibia; ceux de la jambe tirent sur la grosse tubérosité sciatique, pour empêcher le bassin de faire bascule sous l'effort des triceps, et le psoas iliaque et le pectiné résistent à la traction du fémur en arrière, opérée par les puissans muscles fessiers.

Le bassin étant fixé sur les membres inférieurs, la rectitude du tronc est opérée par les masses sacro-spinales, et l'extension de la tête par les muscles de la nuque. Dans cette position, sans cesser d'être maintenu par ses extenseurs, le tronc obéissant à l'action isolée des colonnes charnues des gouttières vertébrales, ou à celles de ses nombreux fléchisseurs, est susceptible de mouvemens variés, soit de torsion sur la colonne lombaire, soit d'inclinaisons ou de flexions en divers sens qui facilitent l'indépendance de mobilité partielle de la tête et du membre thoracique auxquels il sert d'appui.

La *station sur un seul pied* ne diffère qu'en ce que le centre de gravité se trouve porté sur une seule articulation coxo-fémorale, le tronc, pour répartir le poids, se trouvant fortement incliné du côté soutenu : elle a pour conséquence l'élévation du bassin, coïncidant avec l'inclinaison latérale du rachis et l'abaissement de l'épaule du même côté. Dans cette attitude, le pied qui porte, se trouvant placé sous le centre de gravité, le membre abdominal est incliné obliquement, la hanche faisant saillie en dehors. A l'action des puissances musculaires citées précédemment, s'ajoute celle des muscles externes, les péroniers, qui maintiennent fortement le bord interne du pied sur le sol, et les fessiers, qui fixent le bassin et l'empêchent de basculer vers le côté non soutenu.

Dans la *station sur la pointe des pieds* ou sur les articulations métatarso-phalangiennes, le pied étant étendu, l'effort encore plus considérable, déterminé par le mollet, est soutenu par les divers muscles tarsiens, le jambier postérieur et les péroniers; les fléchisseurs des orteils, et en général les trois groupes plantaires, maintiennent avec énergie les orteils fixés sur le sol; les fléchisseurs du pied ne font que réagir. L'étroitesse de la base de sustentation, qui porte principalement sur l'articulation métatarso-phalangienne du gros orteil, rend cette attitude si fatigante, qu'elle ne saurait être long-temps supportée.

Le *pas* résulte d'une série de flexions et d'extensions consécutives, par lesquels les membres abdominaux, portés alternativement l'un au-devant de l'autre, se transmettent le poids du tronc par une suite de mouvemens en diagonale ; en sorte que l'action des abducteurs s'ajoute à celle des extenseurs, et l'action des adducteurs se combine avec celle des fléchisseurs. La succession des pas constitue la *marche* ou la *progression*.

La *course* n'est qu'une marche rapide, où, par économie de temps et de frottement, le support est pris sur les articulations métatarso-phalangiennes. La rapidité du mouvement, dans la course, est augmentée par l'inclinaison du corps en avant.

Enfin, le *saut* consiste dans une extension brusque de toutes les articulations demi-fléchies, qui se détendent comme un ressort. Le contre-coup déterminé par la résistance du sol a pour effet l'enlèvement du corps.

COORDINATION DES MOUVEMENS.

En considérant l'action musculaire dans son intention la plus générale, on voit qu'elle a pour objet deux sortes de mouvemens.

1° Du centre à la circonférence, ou l'*écartement*, l'*expansion*, pour se transporter, chercher, atteindre, ou repousser (*extension* à laquelle se rapportent l'*abduction* et la *supination*).

2° De la circonférence au centre, ou le *rapprochement*, la *concentration*, pour se reposer, embrasser, saisir, s'approprier, ou se garantir (*flexion*, sous laquelle se rangent l'*adduction* et la *pronation*).

Chacun de ces mouvemens établit plus particulièrement les rapports de l'homme : le premier avec la nature, le second avec lui-même ; mais ce n'est que de leur coordination que résulte l'harmonie des deux sortes de rapports.

Comparés entre eux, ils sont alternativement dans l'un des deux états ou de succession ou d'opposition. Ainsi, l'individu supposé d'abord inactif, au repos, toute action nouvelle exige préalablement l'extension, puis la flexion. Dans la marche, elles se succèdent ; dans la station, elles s'opposent.

Ajoutons à cet énoncé général une courte analyse *à posteriori*.

Tronc.

L'objet spécial de cette partie étant de renfermer les viscères de la vie organique, elle n'a de mouvemens nécessaires que ceux, absolument partiels, qui se rapportent à la respiration et aux divers actes digestifs. Ses mouvemens généraux, au contraire, sont peu essentiels au tronc en lui-même, et semblent plutôt disposés pour faciliter la mobilité distincte et si importante de la tête et des membres thoraciques.

En effet, le *rachis* présente la flexion et l'extension directes et latérales et une demi-torsion du cou et des lombes. Dans ces divers mouvemens, il est évident qu'il agit comme un levier auxiliaire qui agrandit la portée d'action de la tête et du membre thoracique.

Tête.

La flexion, l'extension directes et latérales, et une rotation horizontale, composent ses mouvemens, dans lesquels elle est aidée par la colonne cervicale du rachis, qui en forme la base ou le pivot mobile. L'étendue considérable des mouvemens de la tête a surtout pour objet de faciliter l'usage des organes des sens.

Membre thoracique.

Organe de préhension, il forme un arc brisé, dont les diverses fractions se replient vers la bouche ou au-devant du plastron thoraco-abdominal. Comme conséquence, tous les mouvemens qui se rapportent à un même plan sont analogues entre eux, et auxiliaires les uns des autres : en avant, les flexions ; en arrière, les extensions.

La *flexion* de l'épaule n'est qu'une adduction en avant ; celles du bras et de l'avant-bras, de la main et des doigts, sont des élévations en dedans ; la flexion de la main en particulier s'accompagne d'une pronation interne.

L'*extension* de l'épaule est une abduction en arrière : celles du bras, de l'avant-bras, de la main et des doigts, se résument dans un abaissement en arrière. A l'extension de la main s'adjoint une supination externe, qui complète son mouvement de circumduction.

Membre abdominal.

Organe de progression, les mouvemens des diverses fractions sont opposés dans leur succession sur un même plan : en *avant*, flexion de la cuisse, extension de la jambe, flexion du pied, extension des orteils ; en *arrière*, extension de la cuisse, flexion de la jambe, extension du pied, flexion des orteils. Dans la plupart des mouvemens, à la flexion se joint l'adduction, à l'extension, l'abduction.

En résumé, l'*extension*, moyen de transport, d'attaque et d'appréhension, tend à écarter du plan moyen : c'est le mouvement essentiel pour tout le corps, mais secondaire pour le membre thoracique, où elle ne fait que disposer à une flexion nouvelle. La *flexion*, au contraire, rapproche du plan moyen : essentielle pour le membre thoracique, elle n'est pour le reste du corps, au point de vue de locomotion, que secondaire ou propre à amener le retour de l'extension. C'est, par rapport au monde extérieur, la disposition à saisir et s'approprier les objets, et, par rapport à l'individu, la tendance à s'enrouler sur lui-même pour se préserver de toute atteinte, en ployant, l'un vers l'autre, les deux cônes du tronc, et rappelant les extrémités vers le centre épigastrique ou vers le plexus soléaire et ses dépendances, mal protégés en avant, tandis qu'au-dehors se présentent l'occiput et la carapace (rachis, sacrum, omoplate, côtes), la surface la mieux garantie dans le squelette, et dont aussi les masses musculaires et les tégumens sont les plus épais.

FIN DU TOME SECOND.

ÉPILOGUE.

En terminant l'Appareil locomoteur, qu'il nous soit permis de jeter un regard en arrière sur l'ensemble des travaux dont il a, pour nous, été l'objet.

Désireux de faire preuve de conscience et de probité scientifiques, et fidèles à nos promesses en tant que notre zèle et la faiblesse de nos facultés nous le permettent, indépendamment du soin et de l'exactitude que nous apportons dans notre ouvrage, entièrement fait d'après nature, nous appliquons tous nos efforts à renouer la chaîne si fréquemment interrompue de la science et à en combler les lacunes, soit en exhumant des auteurs originaux des faits connus anciennement, mais déjà oubliés par les anatomistes modernes, soit en y ajoutant les découvertes récentes de nos contemporains et le tribut quotidien de nos observations personnelles.

Voici l'énumération des faits pour l'examen desquels nous réclamons l'attention et la vérification des anatomo-physiologistes.

En tête des généralités :

Une TABLE DES PROPORTIONS et la description du corps humain à l'extérieur.

OSTÉOLOGIE.

(a) Un travail original sur la structure des os, où il nous paraît prouvé que ces organes, tant dans leur tissu spongieux et réticulaire que dans leur tissu compacte, ont une *architecture propre à chacun d'eux*, et qui est dans un rapport rigoureux avec leurs usages pour chaque point déterminé ; de telle sorte que, d'après la simple inspection anatomique, on peut également sur l'homme ou sur l'animal calculer le mécanisme des os, le degré de leur résistance, et prévoir assez exactement jusqu'à la nature, au siége et à la fréquence de leurs diverses maladies.

(b) Des recherches sur l'état de l'ossification dans le fœtus à terme suivies dans tous les os. Nous croyons y avoir démontré que l'ossification des épiphyses ne s'effectue pas régulièrement d'un centre unique à une périphérie, mais par la succession à divers temps d'un grand nombre d'îlots calcaires épars, formant, autour du noyau primitif, autant de centres d'irradiation, jusqu'à solidification complète.

SYNDESMOLOGIE.

Un nombre considérable de ligamens appartenant au rachis, au bassin, à la main, au pied, à diverses articulations, et, de plus, une foule de détails de structure et d'insertion encore inédits.

MYOLOGIE.

(a) Quatre muscles nouveaux découverts par nous :

1° Le *dilatateur de l'aile du nez* ;

2° Le *rétracteur de la lèvre supérieure*, séparé du myrtiforme ou abaisseur de l'aile du nez ;

3° Le *pubio-prostatique*, constricteur latéral de la portion membraneuse de l'urèthre, distinct du muscle de Wilson, mais synergique avec ce dernier ;

4° L'*ischio-clitoridien*, existant dans la femme, indépendamment de l'ischio-caverneux.

(b) Quatre muscles découverts par d'anciens auteurs, retrouvés et dessinés par nous :

1° L'*hyo-thyroïdien*, de Duverney ;

2° Le *dépresseur de la lèvre inférieure*, dessiné par Albinus ;

3° Le *mylo-glosse*, rétracteur latéral de la langue ;

4° Le *sphéno-salpingo-pharyngien*, élévateur latéral du pharynx.

Ces deux derniers décrits par Duverney et Winslow.

(c) Muscles, complétés :

1° Le *diaphragme* avec son *aponévrose*, dont la structure admirable, et cependant jusqu'à ce jour à peine entrevue, et si bien appropriée aux résistances qu'il doit subir, qu'elle peut jeter un nouveau jour sur ses nombreuses fonctions ;

2° Les muscles nombreux de l'appareil hyo-glosso-pharyngien, que nous avons trouvés confondus à leurs attaches par quelques pinceaux de fibres, de manière à former un système synergique propre à plusieurs usages, mais ne pouvant exécuter qu'une seule fonction à-la-fois ; et parmi eux :

3° Le *stylo-glosse*, auquel nous avons reconnu deux nouveaux faisceaux élévateurs : l'un qui se confond dans la base de la langue avec le génio-glosse ; l'autre isolé, qui s'attache à la petite corne de l'hyoïde ;

4° Le *stylo-pharyngien*, qui, par la multiplicité de ses faisceaux non décrits, et leurs attaches distinctes au contour supérieur de la cage du larynx, serait mieux nommé *stylo-laryngien ;*

5° Le *plan sous-muqueux des élévateurs du pharynx*, dont l'intrication et les usages, soigneusement analysés, nous semblent modifier la théorie de la déglutition, et donnent l'explication du mécanisme de cette fonction de bas en haut, en montrant le bol alimentaire toujours soumis à l'action des puissances musculaires ;

6° Le *constricteur de l'œsophage*, connu des anciens auteurs, et naguère reproduit dans la science par M. Meckel.

(d) Quelques études spéciales :

1° Du canal inguinal de l'homme et de la femme ;

2° Des anneaux ombilical et crural.

(e) Des classifications et des recherches propres à éclairer l'anatomie et la physiologie de différens groupes musculaires, mais surtout des peauciers de la face, des muscles des gouttières vertébrales, et de ceux de la région ano-génitale.

APONÉVROLOGIE.

Outre la systématisation générale, nous avons à signaler comme le produit de nos observations :

1° L'*aponévrose pharyngienne postérieure*, enveloppe spéciale de l'appareil hyo-glosso-pharyngien ;

2° La *cloison cervico-thoracique*, qui forme en haut de la poitrine un petit diaphragme fibreux ;

3° Le *fascia superficialis* du périnée et celui de l'aisselle ;

4° La *structure particulière observée dans toutes les grandes aponévroses de contention ;* d'où il résulte qu'elles sont toujours en rapport avec les résistances, et renforcées suivant la résultante des tractions qu'elles ont à subir.

5° Les *petites aponévroses d'insertion* intermusculaires du pharynx et du périnée, et celles des muscles superficiels des membres ;

6° Des recherches nombreuses sur les *gaînes* et les *bourses synoviales :*

(a) En général, les gaînes synoviales tendineuses, mais principalement celles de la main et du pied, divisées en trois parties comme le squelette.

(b) Les bourses sous-cutanées.

(c) Les *feuillets musculaires propres* que nous avons suivis partout, et que nous croyons pouvoir être assimilés, dans leurs usages, aux synoviales tendineuses qui leur font suite.

De l'examen de ces organes, et de leur rapprochement avec les synovialesarticulaires, les membranes séreuses des viscères et le tissu cellulaire séreux sous-cutané des parties où la peau est très mobile, il nous semble que l'on peut déduire cet énoncé général, que la diversité des appareils empêche de trouver sa place nulle part, savoir : qu'il n'y a pas, dans l'organisme, de mouvemens ou de déplacemens habituels et nécessaires, sans une enveloppe spéciale de glissement appropriée à la structure des parties mobiles.

TABLE DES MATIÈRES

CONTENUES

DANS LE DEUXIÈME VOLUME.

COUP-D'ŒIL GENERAL

SUR L'ENSEMBLE ET LES FONCTIONS DU SYSTÈME LOCOMOTEUR.

FIN DE LA TABLE DES MATIÈRES DU DEUXIÈME VOLUME.

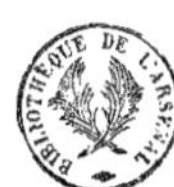
BIBLIOTHÈQUE DE L'ARSENAL

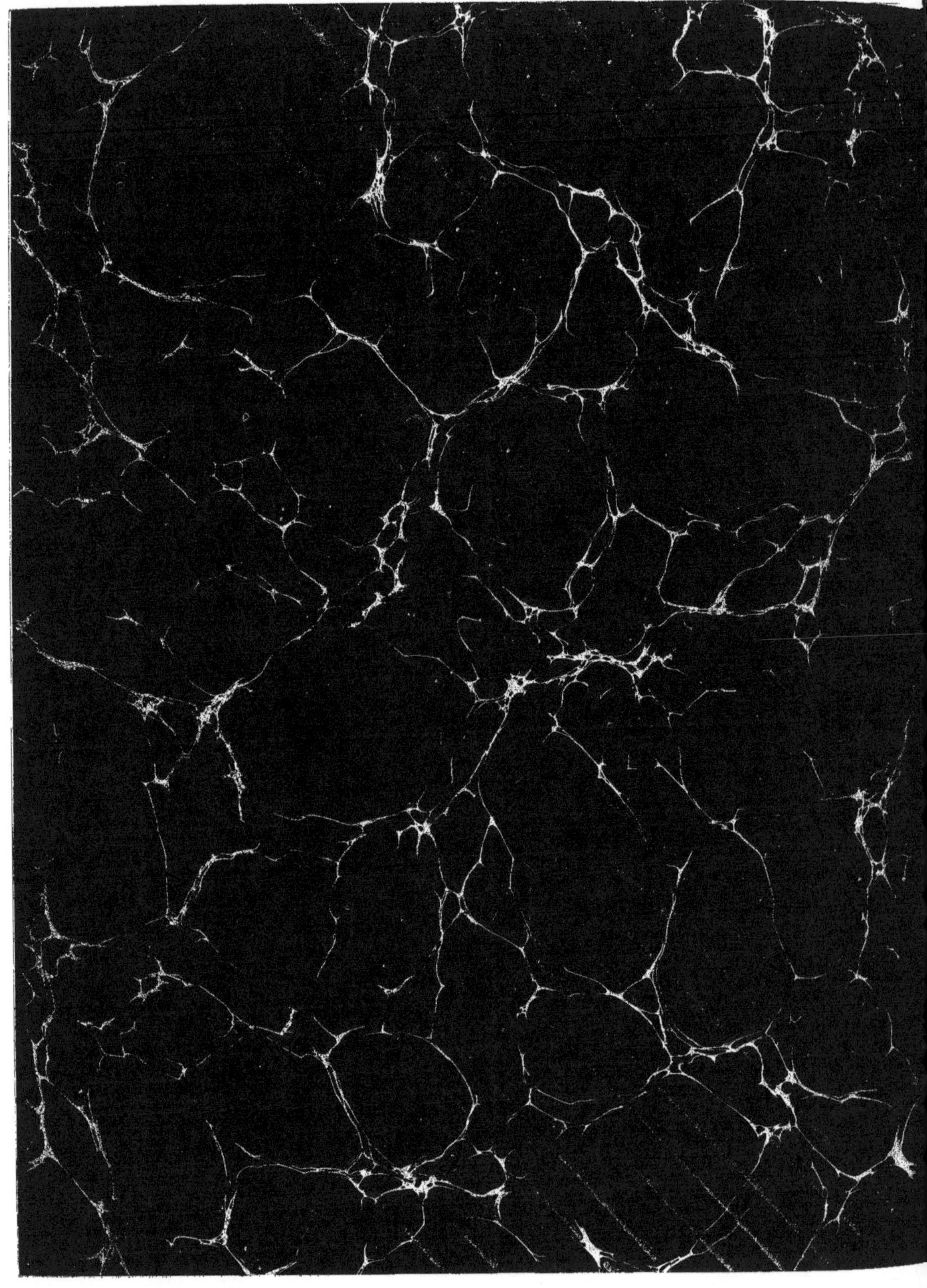

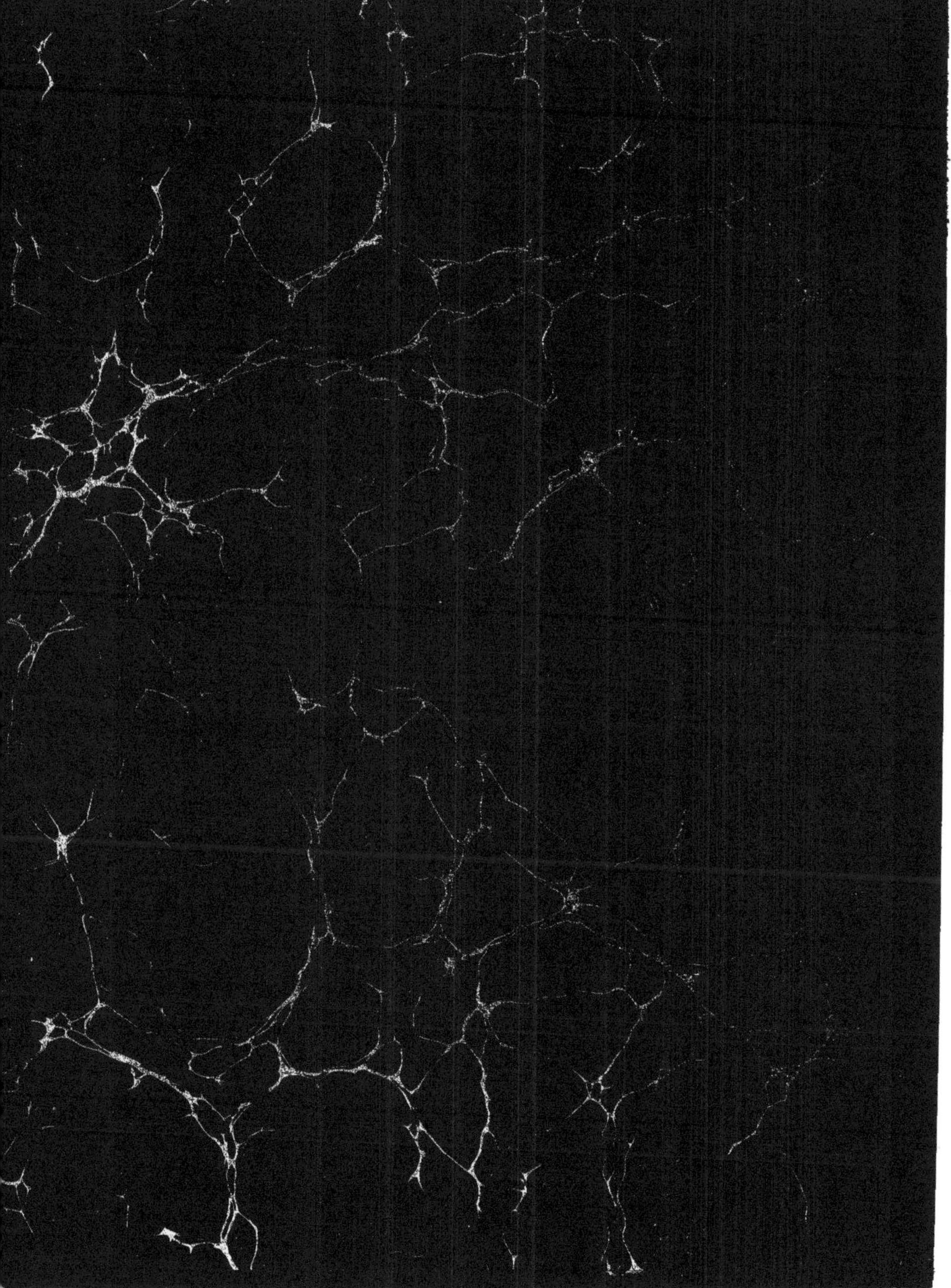

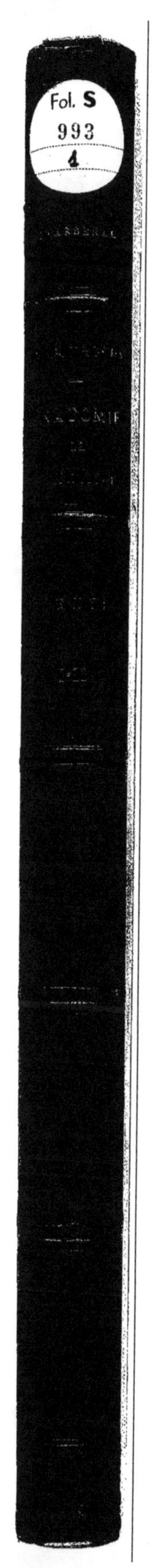
Fol. S
993
1

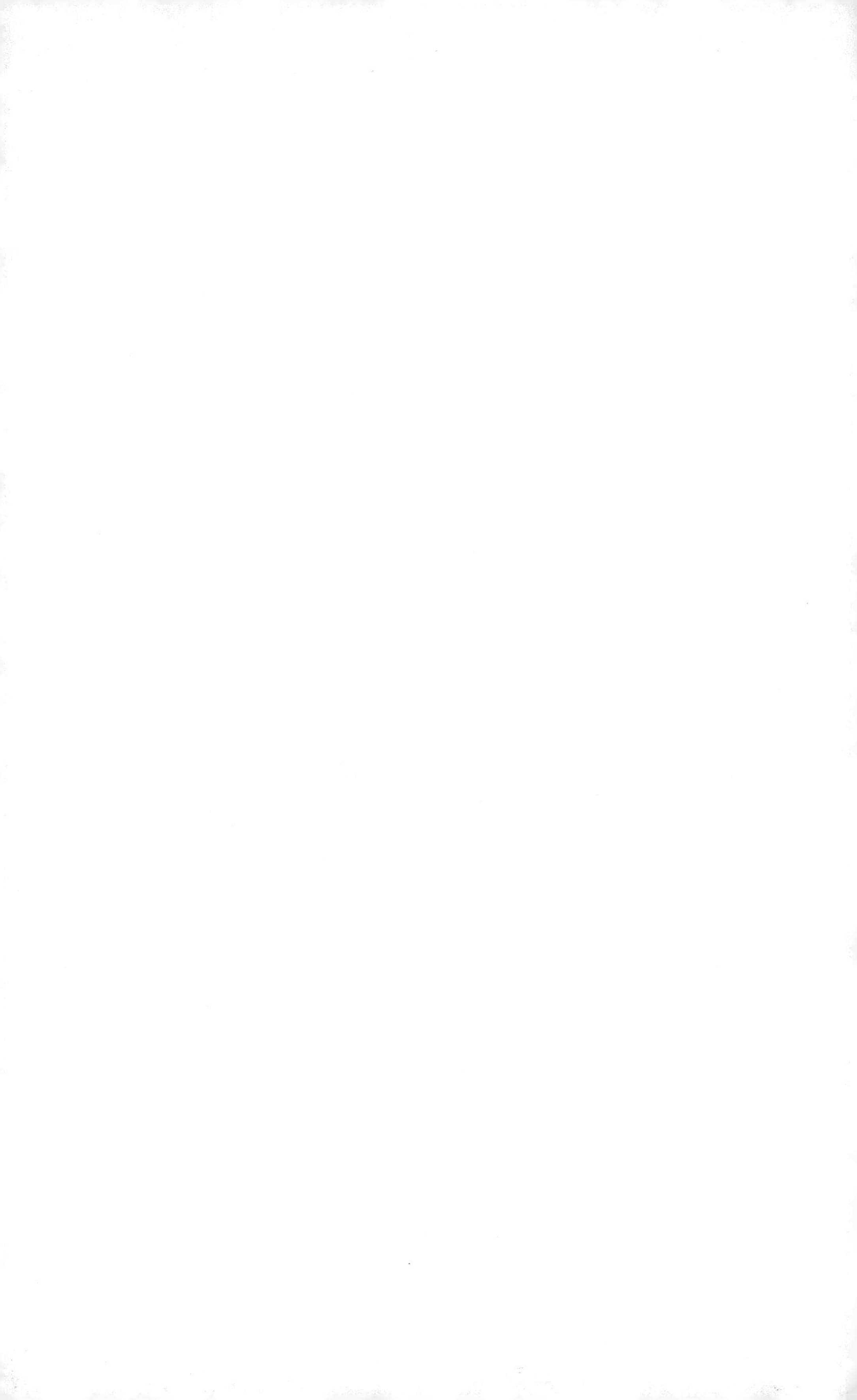